CHANGJIAN BING ZHONGYI
ZHENDUAN YU ZHILIAO

常见病中医诊断与治疗

主编 麦建益 等

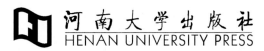
河南大学出版社
HENAN UNIVERSITY PRESS

·郑州·

图书在版编目（CIP）数据

常见病中医诊断与治疗 / 麦建益等主编 . –– 郑州：
河南大学出版社 ,2022.3
　ISBN 978-7-5649-5048-4

　Ⅰ. ①常… Ⅱ. ①麦… Ⅲ. ①常见病 – 中医诊断学②
常见病 – 中医治疗学 Ⅳ. ① R24

　中国版本图书馆 CIP 数据核字 (2022) 第 049408 号

责任编辑：孙增科
责任校对：陈　巧
封面设计：河南树青文化

出版发行：河南大学出版社
　　　　　地址：郑州市郑东新区商务外环中华大厦 2401 号
　　　　　邮编：450046
　　　　　电话：0371-86059750（高等教育与职业教育出版分社）
　　　　　　　　0371-86059701（营销部）
　　　　　网址：hupress.henu.edu.cn
印　　刷：广东虎彩云印刷有限公司
版　　次：2022 年 3 月第 1 版
印　　次：2022 年 3 月第 1 次印刷
开　　本：880 mm×1230 mm　1/16
印　　张：29.25
字　　数：948 千字
定　　价：116.00 元

编 委 会

主编简介

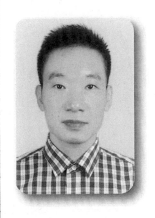

　　麦建益，男，1980年12月出生，籍贯广东英德，汉族，2005年毕业于广州中医药大学，现工作于广东省江门市新区妇幼保健院，中医内科副主任中医师。主要研究方向：以脾胃、呼吸疾病、内科疑难病作为主攻方向，具有相当丰富的理论与实践经验。治疗用药具有岭南中医特色。现任广东省针灸学会妇女儿童保健专业委员会委员，广东省中医药学会会员。主持广东省江门市卫生计生局科研立项1篇，发表学术论文6篇。

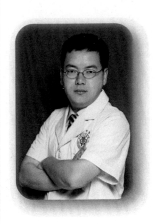

　　何锦雄，男，1982年7月出生，籍贯广东省东莞市，汉族，周正东莞市名中医工作室成员。2012年7月硕士毕业于暨南大学医学院，现工作于广州中医药大学东莞医院，中西医结合主治医师。主要研究方向：脾胃病及肝病。从事消化病和肝病临床多年，擅长中西医结合诊治胃炎、消化性溃疡、功能性胃肠病、溃疡性结肠炎、克罗恩病、肝炎、脂肪肝、肝硬化等各种消化道疾病及肝病；熟练胃肠镜及各种镜下治疗。发表SCI论文多篇（如：Inhibitory Effect of Chlorogenic Acid on the Expression of the TLR7 Signaling Pathway in the Presence of H1N1 Infection In vitro；Immunologic Mechanism of Patchouli Alcohol Anti-H1N1 In?uenza Virus May Through Regulation of the RLH Signal Pathway In Vitro；Hygrothermal environment may cause influenza pandemics through immune suppression 等）。

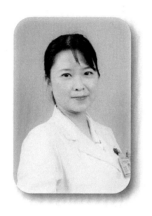

马拯华，女，1981年4月出生，籍贯陕西省西安市，2005年毕业于陕西中医药大学，取得中医学专业本科学历。2008年毕业于陕西中医药大学，取得中医临床基础专业研究生学历。2008年7月至今在深圳市第三人民医院肝病科、中西医结合科、慢病随访科工作。从事中西医结合防治肝病科研和临床工作10余年，对病毒性肝炎、肝硬化腹水、肝衰竭、肝细胞癌的中西医治疗有丰富临床经验。尤其在母婴阻断传播，妊娠期肝病、肝衰竭、肝硬化腹水等方面疗效显著。参与国家十三五科技重大专项HBeAg阳性慢乙肝课题组及省市级科研项目多项，发表论文数篇。

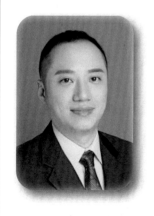

陈志，男，1980年12月出生，籍贯广东省梅州市，2004年7月本科毕业于广州中医药大学针推系，副主任中医师，东莞市人民医院康复医学科医生组组长，教学主任，广州中医药大学中医骨伤科在职研究生、东莞市肢体残疾康复技术指导中心主任、东莞市医学会物理医学与康复学分会副主任委员、东莞市中医学会中西医康复专业委员会常务委员、广东省康复医学会脊椎伤病康复专业委员会第三届委员、东莞市中医学会第九届监事会监事、东莞市中医学会名中医药专家传承工作委员会委员、广东省医学会社区康复学分会第四届委员会委员，从事中西医结合康复临床、教学及科研工作15年，先后发表专业论文多篇，参与市级科研课题1项。为东莞市第二批名中医师承项目传承人，师从全国名中医蔡立民教授，擅长运用中西医结合康复治疗手段，如中西药内服外用、针刀松解、毫针、放血、罐疗、手法、牵引、穴位注射、局部封闭等治疗四肢骨关节病、颈肩腰腿痛、各部位狭窄性腱鞘炎（如弹响指等）、顽固性头晕头痛等，有较丰富的临床经验。

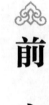

前言

　　中医学凝聚了几千年来中国人民与疾病做斗争的丰富经验，并经无数的中医人不断总结和提炼，形成了自己独特的理论体系，临床疗效十分显著。数千年来关于中医学的著作更是数不胜数，给我们留下了永恒的经典。中医学因其理论独特，自成体系，经验宝贵，疗效显著，在中华民族的繁衍昌盛中发挥着重要作用，也为世界各民族人民的健康做出了重要贡献。随着经济和社会的迅速发展，人民生活水平的普遍提高，中医学知识在世界范围内迅速传播，人们对中医药的需求也不断增长，应用中医药防治疾病逐渐被更多人群所接受。为了使广大临床中医医护人员更好地学习和掌握中医学理论、知识、技术和方法，我们组织了多位具有相关丰富中医临床经验的医务人员编写了此书。

　　本书对中医学进行了详细的阐述，介绍了中医基础知识与基础理论、针灸推拿基础、脑系病证、心系病证、肺系病证、脾胃病证、中医骨伤常见疾病，以及儿科、妇科常见疾病的中医治疗，最后还介绍了常见消化系统疾病和泌尿系统疾病的中西医结合疗法。全书力求资料翔实、内容丰富、通俗易懂，希望为广大医务人员提供参考和帮助。

　　本书在编写过程中，借鉴了许多中医相关书籍与文献资料，但由于编校水平有限，书中难免存在疏漏及不足之处，恳请广大读者批评指正。

编　者

2021 年 11 月

第一章　中医基本知识与基础理论 ······················ 1
　　第一节　病因 ······································· 1
　　第二节　发病 ······································· 8
　　第三节　病机 ······································ 14
　　第四节　八纲辨证 ·································· 29
　　第五节　脏腑辨证 ·································· 33
　　第六节　气血津液辨证 ······················· 45
　　第七节　治疗原则 ·································· 47
　　第八节　常用治法 ·································· 54

第二章　针灸推拿基础 ································· 66
　　第一节　经络 ······································ 66
　　第二节　腧穴 ······································ 81
　　第三节　针灸治疗原则 ······················· 95

第三章　脑系病证 ······································ 98
　　第一节　头痛 ······································ 98
　　第二节　眩晕 ···································· 102
　　第三节　中风 ···································· 106
　　第四节　颤证 ···································· 111

第四章　心系病证 ···································· 115
　　第一节　惊悸、怔忡 ··························· 115
　　第二节　胸痹心痛 ······························ 125
　　第三节　不寐 ···································· 135
　　第四节　病毒性心肌炎 ······················· 142
　　第五节　感染性心内膜炎 ···················· 150

第五章　肺系病证 ···································· 156
　　第一节　感冒 ···································· 156
　　第二节　咳嗽 ···································· 160
　　第三节　喘病 ···································· 165

第六章　脾胃病证 ···································· 169
　　第一节　胃痛 ···································· 169
　　第二节　腹痛 ···································· 174
　　第三节　泄泻 ···································· 181
　　第四节　便秘 ···································· 186

目 录

第七章　骨伤常见疾病中医治疗…………………………………… 189

　　第一节　上肢骨折………………………………………………… 189

　　第二节　下肢骨折………………………………………………… 208

第八章　儿科常见疾病的中医治疗………………………………… 230

　　第一节　感冒……………………………………………………… 230

　　第二节　反复呼吸道感染………………………………………… 234

　　第三节　咳嗽……………………………………………………… 237

　　第四节　哮喘……………………………………………………… 241

　　第五节　厌食……………………………………………………… 247

第九章　妇科常见疾病的中医治疗………………………………… 253

　　第一节　闭经……………………………………………………… 253

　　第二节　痛经……………………………………………………… 262

第十章　内科疾病的针灸治疗……………………………………… 270

　　第一节　心脑病证………………………………………………… 270

　　第二节　肺系病证………………………………………………… 289

第十一章　常见消化系统疾病的中西医结合治疗………………… 295

　　第一节　胃食管反流病…………………………………………… 295

　　第二节　慢性胃炎………………………………………………… 301

　　第三节　胃癌……………………………………………………… 308

　　第四节　功能性消化不良………………………………………… 319

　　第五节　炎症性肠病……………………………………………… 325

　　第六节　胆囊炎…………………………………………………… 336

　　第七节　急性上消化道出血……………………………………… 342

　　第八节　脂肪性肝病……………………………………………… 350

　　第九节　肝硬化…………………………………………………… 357

　　第十节　酒精性肝病……………………………………………… 364

　　第十一节　药物性肝病…………………………………………… 372

　　第十二节　原发性肝癌…………………………………………… 378

　　第十三节　病毒性肝炎…………………………………………… 390

　　第十四节　暴发型肝衰竭………………………………………… 401

第十二章　常见泌尿系统疾病的中西医结合治疗………………… 409

　　第一节　慢性肾衰竭……………………………………………… 409

　　第二节　狼疮……………………………………………………… 415

第三节　过敏性紫癜性肾炎……………………………………………418

第四节　糖尿病肾病………………………………………………………420

第五节　前列腺癌…………………………………………………………426

第六节　前列腺增生症……………………………………………………431

第七节　淋证………………………………………………………………435

第八节　癃闭………………………………………………………………439

第九节　遗精………………………………………………………………442

第十节　阳痿………………………………………………………………445

第十一节　水肿……………………………………………………………447

第十二节　关格……………………………………………………………453

参考文献………………………………………………………………459

第一章　中医基本知识与基础理论

第一节　病因

病因是指能影响和破坏人体阴阳相对平衡协调状态，导致疾病发生的各种原因，又称致病因素。病因学说是研究致病因素的致病性质和特点，以及引起疾病后的典型临床表现的学说。病因学说的特点是辨证求因和审因论治。

在中医学术发展过程中，历代医家从不同的角度，对病因提出了不同的分类方法。

"淫生六疾"。秦国名医医和提出的"六气致病"说，被称为病因理论的创始。如《左传·昭公六年》："六气，曰阴、阳、风、雨、晦、明也……阴淫寒疾，阳淫热疾，风淫末疾，雨淫腹疾，晦淫惑疾，明淫心疾。"

阴阳分类。《内经》以阴阳为总纲，对病因进行分类。《素问·调经论》："夫邪之生也，或生于阴，或生于阳。其生于阳者，得之风雨寒暑；其生于阴者，得之饮食居处，阴阳喜怒。"《内经》将病因明确分为阴阳两大类，将来自于自然界气候异常变化，多伤人外部肌表的，归属于阳；将饮食不节，居处失宜，起居无常，房事失度，情志过极，多伤人内在脏腑精气的，归属于阴。

三种致病途径。东汉时期张仲景以外感六淫为病因，脏腑经络分内外，将病因与发病途径相结合进行研究。《金匮要略·脏腑经络先后病脉证》："千般灾难，不越三条：一者，经络受邪入脏腑，为内所因也；二者，四肢九窍，血脉相传，壅塞不通，为外皮肤所中也；三者，房室、金刃、虫兽所伤。以此详之，病由都尽。"张仲景的病因分类法，对后世影响极大，并沿用了相当长的时间。如梁代陶弘景《肘后备急方·三因论》："一为内疾，二为外发，三为它犯。"

三因分类。宋代陈无择在《金匮要略》的基础上明确提出了"三因学说"。认为六淫邪气侵犯为外所因，七情所伤为内所因，饮食劳倦、跌仆金刃及虫兽所伤等为不内外因。由于陈氏比较全面地概括了各种致病因素，分类也比较合理，故对宋以后的病因研究起到了很大的推动作用。《三因极一病证方论》："六淫，天之常气，冒之则先自经络流入，内合于脏腑，为外所因；七情，人之常性，动之则先自脏腑郁发，外形于肢体，为内所因；其如饮食饥饱，叫呼伤气，尽神度量，疲极筋力，阴阳违逆，乃至虎狼毒虫，金疮踒折，疰忤附着，畏压溢溺，有悖常理，为不内外因。"

致病因素多种多样，诸如气候异常、疠气传染、七情内伤、饮食失宜、劳逸失度、持重努伤、跌仆金刃、外伤及虫兽所伤等，均可成为病因而导致疾病的发生。

在疾病发展过程中，原因和结果是相互作用的，某一病理阶段中的结果，可能会成为下一个阶段的致病因素，即病理产物可成为病因。如痰饮、瘀血是脏腑气血功能失调所形成的病理产物，当其形成后，又可导致新的病理变化而成为新的病因。

一、六淫

（一）六淫的基本概念

1. 六淫

六淫是指风、寒、暑、湿、燥、火六种外感性致病因素的总称。"淫"，有太过和浸淫之意。六淫可以理解为六气太过，或是令人发病的六气。六淫之名，首见于《三因极一病证方论》，可能是由医和的"淫生六疾"和《素问·至真要大论》的"风淫于内""热淫于内""湿淫于内""火淫于内""燥淫于内""寒淫于内"概括而来。

2. 六气

六气是指风、寒、暑、湿、燥、火六种正常的气候变化。《素问·至真要大论》的"六气分治"，是指一岁之内，六气分治于四时。六气是万物生长变化的最基本条件，也是人体赖以生存的必要条件。六气对人体是无害的，六气一般不致病。《素问·宝命全形论》："人以天地之气生，四时之法成。"

3. 六气转化为六淫的条件

六气异常变化：六气太过或不及，六气变化过于急骤，非其时而有其气，或"至而不至"，或"至而太过"或"至而不及"等。正气不足：六气异常，若逢人体正气不足，抵抗力下降，就会侵犯人体，引起疾病发生而成为致病因素。

（二）六淫致病的共同特点

（1）六淫致病多与季节气候和居处环境有关。六淫为六气的太过或不及，而六气变化，有一定的季节性，所以，六淫致病与季节有关。如春季多风病，夏季多暑病，长夏多湿病，秋季多燥病，冬季多寒病。因六淫致病与时令气候变化有关，故又称"时令病"。此外，久居湿地或长期水中作业，则易患湿病；而长期高温环境下作业，则易患燥热或火邪为病。

（2）六淫邪气既可单独侵袭人体而致病，也可两种或两种以上共同侵犯人体而致病。如风寒感冒、湿热泄泻、暑湿感冒等为两种邪气共同致病，痹证则为风寒湿三邪相并侵犯人体而致病。

（3）六淫邪气侵犯人体后，病证的性质可随病情的发展和体质的不同，而发生转化。如病情发展，寒邪入里化热，湿郁化火，暑湿日久化燥伤阴等。而体质不同，病性也可从阳化热，或从阴化寒。

（4）六淫邪气侵犯人体的途径为肌表或口鼻，因邪从外来，多形成外感病，故六淫又有"外感六淫"之称。

（三）六淫邪气各自的性质和致病特点

1. 风

风虽为春季主气，但四季皆可有风，故风邪引起的疾病虽以春季为多，但其他季节亦均可发生。

风邪的性质和致病特点如下。

（1）风为阳邪，其性开泄，易袭阳位：风性主动，具有升发向上的特性，所以风属于阳邪。其性开泄，是指风邪侵犯人体，留滞体内，易引起腠理疏泄开张，表现出汗出恶风的症状。阳位是指头面部，因风邪具有升发向上的特性，所以风邪侵袭，常伤及人体的头面部，出现头昏头沉、鼻塞流涕、咽痒咳嗽等症状。

《素问·风论》："风气藏于皮肤之间，内不得通，外不得泄。腠理开则洒然寒，闭则热而闷。"《素问·太阴阳明论》："故犯贼风虚邪者，阳先受之""伤于风者，上先受之"。

（2）风性善行而数变："善行"，是指风邪致病具有病位游移、行无定处的特性。例如，风邪偏盛所致的痹证，以游走性关节疼痛，痛无定处为特点，风邪为主引起的痹证又称为"行痹"或"风痹"。"数变"，是指风邪致病具有变幻无常和发病迅速的特性，如风疹就有皮肤红癍发无定处，此起彼伏，瘙痒难忍的特点。另外，由风邪所致的外感疾病，一般也多有发病急、传变快的特点。

《素问·风论》："风者，善行而数变。"《景岳全书·卷十二》："风气胜者为行痹。盖风者善行而数变，故其为痹，则走注历节，无有定所，是为行痹，此阳邪也。"

（3）风为百病之长：是指风邪为六淫病邪中最主要和最常见的致病因素。寒、暑、湿、燥、火诸邪多依附于风而侵犯人体，风邪为外邪致病的先导。另外，风邪致病可以全兼其他五邪，如兼寒为风寒，兼暑为暑风，兼湿为风湿，兼燥为风燥，兼火为风火，而其他五邪则不可全兼。

《素问·风论》："风者，百病之长也。至其变化，乃为他病也。无常方，然致有风气也。"

《临证指南医案·卷五》："盖六气之中，惟风能全兼五邪，如兼寒曰风寒，兼暑曰暑风，兼湿曰风湿，兼燥曰风燥，兼火曰风火。盖因风能鼓荡此五气而伤人，故曰百病之长也。其余五气，则不能互相全兼。"

2. 寒

寒为冬季主气，寒邪致病多见于严冬。但盛夏之时人们贪凉饮冷，所以也容易受到寒邪侵袭。

寒邪为病有内寒与外寒之分。

内寒是指阳气不足，温煦功能减退，寒由内生的病理变化。外寒指寒邪侵犯人体，寒从外来的病理变化。外寒又分为伤寒和中寒。伤寒是指寒邪损伤肌表，郁遏卫阳的病理变化；中寒是指寒邪直接侵犯脏腑，伤及脏腑阳气的病理变化。

外寒与内寒既有区别，又有联系。阳虚内寒之体，容易感受外寒；而外来寒邪侵入机体，日久不散，又能损伤阳气，导致内寒。

寒邪的性质及致病特点如下。

（1）寒为阴邪，易伤阳气：寒为自然界阴气盛的表现，故其性属阴。阴阳之间存在着对立制约的关系，若阴阳处于正常状态，能够相互制约，则机体阴阳平衡。

若阴寒偏盛，对阳气的制约加强，就会损伤阳气，引起阳气不足。故《素问·阴阳应象大论》说"阴胜则阳病"。例如，外寒侵袭肌表，卫阳被遏，就会出现恶寒；寒邪直中脾胃，损伤脾胃阳气，就会出现脘腹冷痛、呕吐、腹泻等症；若心肾阳虚，寒邪直中少阴，就会出现恶寒、手足厥冷、下利清谷、小便清长、精神萎靡、脉微细等症。

（2）寒性凝滞：凝滞，凝结、阻滞之意。气血津液之所以能运行不息，通畅无阻，全赖一身阳和之气的温煦推动。阴寒之邪侵袭人体，损伤阳气，就会影响气血运行，导致气血阻滞不通，不通则痛，故寒邪伤人多见疼痛症状。例如，寒邪偏盛所致的痹证，以关节剧烈疼痛为特点，寒邪为主引起的痹证又称为"痛痹""寒痹"。

《素问·痹论》："寒气胜者为痛痹。"寒邪侵犯肌表会出现全身疼痛，寒邪直中脾胃会出现脘腹冷痛。

《素问·举痛论》："经脉流行不止，环周不休。寒气入经而稽迟，泣（通涩）而不行，客于脉外则血少，客于脉中则气不通，故猝然而痛。"《素问·痹论》："痛者，寒气多也，有寒故痛也。"

（3）寒性收引：收引，收缩牵引之意。寒性收引是指寒邪侵袭人体，会引起气机收敛，腠理、经络、筋脉收缩牵急。

《素问·举痛论》："寒则气收。"例如，寒邪侵袭肌表，腠理闭塞，卫阳被遏不得宣泄，就会出现无汗发热；寒客血脉，则气血凝滞，血脉挛缩，可见头身疼痛，脉紧；寒客经络关节，经脉拘急收引，则可使肢体屈伸不利，或冷厥不仁。

3. 暑

暑为夏季的主气，为火热之气所化。《素问·五运行大论》："在天为热，在地为火，其性为暑。"

暑邪致病有明显的季节性，《素问·热论》："先夏至日者为病温，后夏至日者为病暑。"

暑邪的性质及致病特点如下。

（1）暑为阳邪，其性炎热：暑为火热之气所化，具有酷热之性，火热属阳，故暑为阳邪。炎热是指温热上炎，所以暑邪伤人，多出现一系列阳热症状，如壮热、脉象洪大等。暑邪上扰于面，出现面赤；扰乱心神，出现心烦，甚则神昏。

（2）暑性升散，耗气伤津：暑为阳邪，阳性升发，暑邪侵犯人体，直入气分，可致腠理开泄，迫津外泄，所以暑邪侵犯人体可引起大汗出。汗为津液所化，汗出过多，则耗伤津液，津液亏损，可出现口渴喜饮、尿赤短少等。由于津能载气，在大量汗出的同时，气随汗泄，引起气虚，可出现气短乏力、声低懒言等。

（3）暑多夹湿：是指暑邪侵犯人体容易兼夹湿邪。盛夏之季，气候炎热，雨水较多，热蒸湿动，湿邪弥漫，故暑邪为病，常兼夹湿邪侵犯人体。其临床表现，除发热、心烦、口渴喜饮等暑邪致病的症状外，常兼见四肢困倦，胸闷呕恶，脘痞腹胀，大便溏泻不爽等湿阻症状。

4. 湿

湿为长夏主气。夏秋之交，阳热下降，水气上腾，氤氲熏蒸，潮湿弥漫，故湿邪致病多见于长夏季节。另外，久居湿地、涉水淋雨或长期水下作业，也易罹患湿病。

湿邪为病，有内湿与外湿之分。内湿是指脾失健运，水湿停聚，湿由内生所形成的病理变化。外湿则多由气候潮湿，居处潮湿，湿邪侵袭人体，湿从外来所致的病理变化。

外湿和内湿虽有不同，但在发病过程中常相互影响。伤于外湿，湿邪困脾，健运失职则易形成内湿；而脾阳虚损，水湿不化，也易招致外湿的侵袭。

湿邪的性质及致病特点如下：

（1）湿为阴邪，易阻遏气机，损伤阳气：湿性类水，水为阴之征兆，故湿为阴邪。湿为有形之邪，侵及人体，留滞于脏腑经络，最易阻遏气机，使气机升降失常，经络阻滞不畅。湿邪侵犯人体，弥漫三焦。上焦气机不畅，可出现胸闷不适；中焦气机不畅，则见恶心呕吐、脘痞腹胀；下焦气机不畅，则见小便短涩、大便不爽等。由于湿为阴邪，阴胜则阳病，故其侵犯人体，最易损伤阳气。脾为阴土，喜燥而恶湿，故湿邪外感，留滞体内，常先困脾，而使脾阳不振，运化无权，水湿停聚，发为腹泻、尿少、水肿、腹水等。

（2）湿性重浊：重，沉重或重着之意。湿性重是指湿邪侵犯人体，可引起带有沉重感的症状。如头重如裹，周身困重，四肢酸懒沉重等。湿邪偏盛所致的痹证，以关节疼痛重着为特点，湿邪为主引起的痹证又称为"着痹"或"湿痹"。浊，秽浊或浑浊之意。湿性浊是指湿病患者的分泌物、排泄物多秽浊不清。如面垢眵多、大便溏泻、下痢黏液脓血、小便浑浊、妇女白带过多、湿疹浸淫流水等。

（3）湿性黏滞：黏滞，即黏腻停滞。湿性黏滞，主要表现在两个方面：一是指湿病患者分泌物、排泄物的排出多黏滞不爽，如小便不畅、大便不爽等。二是指湿邪为病多缠绵难愈，病程较长或反复发作，如湿痹、湿疹、湿温等。

（4）湿性趋下，易袭阴位：阴位是指二阴和下肢。湿性类水，水曰润下，湿邪有趋下的特性，故湿邪为病多见下部的症状。如淋浊、带下、泻痢等病证，多由湿邪下注所致。

5. 燥

燥为秋季主气。秋气当令，天气敛肃，空气中缺乏水分濡润，因而出现秋凉而劲急干燥的气候。

由于燥邪兼夹的邪气不同，所以燥病有温燥、凉燥之分。初秋之时，有夏末之余热，燥与温热相合侵犯人体，则多见温燥病证；深秋之季，有近冬之寒气，燥与寒邪相合侵犯人体，故多见凉燥病证。

燥邪的性质及致病特点如下。

（1）燥性干涩，易伤津液：燥邪为干涩之邪，故外感燥邪最易耗伤人体的津液，造成阴津亏虚的病变。津液受损，滋润濡养功能减退，肌表孔窍失养，可见口鼻干燥，咽干口渴，皮肤干涩，毛发不荣，小便短少，大便干结等症。

（2）燥易伤肺：肺外合皮毛，开窍于鼻；肺为娇脏，喜润而恶燥。燥邪伤人，多从口鼻而入，燥与肺又同属金令，故燥邪袭人最易伤及肺脏，出现干咳少痰，或痰液胶黏难咳，或痰中带血，以及喘息胸痛等症。

6. 火

火、热、温三者均为阳盛所生，故火热温经常并称。

火、热、温性质相同，程度有别。热为温之渐，火为热之极；热多属外淫，如风热、暑热、湿热之类；火多由内生，如心火上炎、肝火亢盛、胃火上炎之类。火热为病亦有内外之分，属外感者，多是直接感受温热邪气之侵袭；属内生者，多由脏腑阴阳气血失调，阳气亢盛而成。

火热邪气的性质和致病特点如下。

（1）火热为阳邪，其性炎上：火热之性，燔灼焚焰，升腾向上，故属于阳邪。火热伤人，多见高热、恶热、汗出、脉洪数等症。因其炎上，故火热阳邪常可上炎扰乱神明，出现心烦失眠，狂躁妄动，神昏谵语等症。火热病证，也多表现在人体的头面部位，如心火上炎出现口舌生疮，肝火上炎出现目赤肿痛，胃火上炎出现牙龈肿痛。

（2）火热易伤津耗气：伤津是指损伤津液。火热之邪，侵袭人体，迫津外泄，消灼阴液，使人体阴津耗伤，出现口渴喜饮、咽干舌燥、小便短赤、大便秘结等津伤之症。耗气是指损伤气。火热之邪，侵袭人体，阳热亢盛，"壮火食气"，所以火热之邪易于损伤气，出现气短乏力，懒言声低。

（3）火热易生风动血：生风又称动风，是指以动摇不定症状为主要临床表现的病理变化。火热之邪侵袭人体，燔灼肝经，劫耗阴液，筋脉失养，致肝风内动，称为"热极生风"，临床表现为高热，神昏谵语，四肢抽搐，目睛上视，颈项强直，角弓反张等。动血是指引起出血，火热之邪侵入血中，迫血妄行，灼伤脉络，可引起各种出血，如吐血、衄血、便血、尿血、皮肤发斑及妇女月经过多、崩漏等。

（4）火热易致肿疡：火热之邪入于血分，聚于局部，腐蚀血肉，致血腐肉烂，可发为痈肿疮疡。《医宗金鉴·外科心法要诀》："痈疽原是火毒生。"。

（5）火热易扰心神：火热与心相应，心藏神，故火热邪气侵犯人体，易扰乱心神，引起神志不安，烦躁，或谵妄发狂，或昏迷等。

二、疠气

（一）疠气的概念

疠气是一类具有强烈传染性的外感病邪。疠气又称瘟疫之气、戾气、乖戾之气等。

（二）疠气的致病特点

发病急骤、病情较重、症状相似，传染性强、易于流行。

（三）疫疠发生与流行的因素

1. 气候因素：自然气候的反常变化，如久旱、酷热、湿雾瘴气等。
2. 环境和饮食：如空气、水源，或食物受到污染。
3. 没有及时做好预防隔离工作。
4. 社会影响。

三、内伤七情

（一）内伤七情的概念

七情是指喜、怒、忧、思、悲、恐、惊七种情志活动，是人体对客观事物的反映。正常的情志活动一般不会引起疾病，而突然、剧烈或长期持久的情志刺激，超过了人体的正常生理活动范围，使人体气机紊乱，脏腑阴阳气血失调，就会导致疾病的发生，而成为致病因素。

七情致病首先影响内脏，引起内脏的病变，是造成内伤病的主要致病因素，故称内伤七情。

（二）七情与内脏气血的关系

人体的情志活动与内脏有密切的关系，情志活动是以五脏精气为物质基础的。《素问·阴阳应象大论》说："人有五脏化五气，以生喜怒悲忧恐。"心在志为喜，肝在志为怒，脾在志为思，肺在志为忧，肾在志为恐。所以，五脏功能正常，情志活动就正常，五脏功能异常，情志活动就出现异常。当情志变化成为致病因素时，便会直接损伤内脏，引起内脏的病变。如"怒伤肝""喜伤心""思伤脾""忧伤肺""恐伤肾"。

气血是情志活动的物质基础，气血正常，情志活动就正常，气血异常，情志活动也会异常。如《素问·调经论》说："血有余则怒，不足则恐。"当情志变化成为致病因素时，就会影响气血，导致气血失常。

（三）内伤七情致病特点

1. 直接伤及内脏

七情与五脏有着密切的关系，所以七情内伤致病便会直接损伤内脏，影响脏腑功能。如《素问·明阳应象大论》所说的"怒伤肝""喜伤心""思伤脾""忧伤肺""恐伤肾"等。

尽管不同的情志刺激对内脏有不同的影响，但人体是一个有机的整体，各种情志刺激都与心有关，心是五脏六腑之大主，为精神之所舍，为七情发生之处，所以情志刺激首先伤及心神，心神受损可涉及其他脏腑。

心主血脉，心主藏神；肝主藏血，肝主疏泄，促进气血运行，调畅情志活动；脾主运化，是气机升降的枢纽，为气血生化之源，故情志所伤的病证，以心、肝、脾三脏为多见。

2. 影响脏腑气机

怒则气上，是指过度愤怒可使肝气横逆上冲。临床见面红目赤，头胀头痛，呕血咯血，甚则昏厥猝倒。

喜则气缓，包括缓和紧张情绪和引起心气涣散两个方面。在正常情况下，喜能缓和紧张情绪，使营卫通利，心情舒畅。当暴喜过度，成为病因时，可使心气涣散，神不守舍，出现精神不集中，甚则失神狂乱等症状。

悲则气消，是指过度悲伤，可使肺气耗伤出现气短神疲、乏力声低懒言等。

恐则气下，是指恐惧过度，可引起肾气不固，气泄以下，可见二便失禁、骨酸痿软、手足厥冷、遗精等。

惊则气乱，是指突然受惊，可导致心无所倚，神无所归，虑无所定，惊慌失措。

思则气结，是指思虑、焦虑过度，可伤神损脾导致气机郁结。思发于脾而成于心，故思虑过度既可耗伤心血，也会影响脾气，引起心脾两虚，出现心悸、健忘、失眠、多梦、纳呆、乏力、脘腹胀满、便溏等。

3. 情志异常波动

情志异常波动，可使病情加重，或使病情恶化。

四、饮食劳逸

（一）饮食失宜

饮食是人类生存和维持健康的必要条件。若饮食失宜，饥饱失常，饮食不洁，或饮食偏嗜便会影响人体生理功能，使气机紊乱或正气损伤，从而引起疾病的发生。饮食物的消化吸收主要与脾胃的功能有关，所以饮食失宜主要损伤脾胃，导致脾胃升降失常，又可聚湿、生痰、化热或变生他病。

1. 饥饱失常

饮食应以适量为宜，长期的饥饱失常可引起疾病发生。过饥则摄食不足，气血生化之源匮乏，久之则气血衰少，正气虚弱，抵抗力降低，易于产生疾病。过饱则饮食摄入过量，超过了脾胃的消化、吸收和运化能力，可导致饮食物阻滞，脾胃损伤，出现脘腹胀满、嗳腐反酸、厌食、吐泻等食伤脾胃病证。因小儿脏腑娇嫩，脾胃之气较成人为弱，故过饱引起的病证，更多见于小儿。婴幼儿食滞日久还可以酿成疳积，出现手足心热、心烦易哭、脘腹胀满、面黄肌瘦等症。经常饮食过量，还可影响气血流通，使筋脉瘀滞，引起痢疾或痔疮。过食肥甘厚味，易于化生内热，甚至引起痈疽疮毒等病证。

2. 饮食不洁

进食不洁，可引起多种疾病，出现腹痛、吐泻、痢疾等。

3. 饮食偏嗜

饮食适宜，才能使人体获得较为全面的营养。若有所偏嗜，过寒过热，或五味偏嗜，则可导致阴阳失调而发生疾病。

（1）饮食偏寒偏热：如多食生冷寒凉，可损伤脾胃阳气，导致寒湿内生，引起腹痛泄泻等症；若偏食辛温燥热，引起胃肠积热，可引起口渴、腹满胀痛、便秘或酿成痔疮。

（2）饮食五味偏嗜：五味与五脏，各有其亲和性，《素问·至真要大论》说："夫五味入胃，各归所喜攻，酸先入肝，苦先入心，甘先入脾，辛先入肺，咸先入肾。"。

如果偏嗜某种食物，日久使该脏功能偏盛，损伤内脏，便可发生多种病变。《素问·至真要大论》："久而增气，物化之常也。气增而久，天之由也。"《素问·生气通天论》："味过于酸，肝气以津，脾气乃绝；味过于咸，大骨气劳，短肌，心气抑；味过于甘，心气喘满，色黑，肾气不衡；味过于苦，脾气不濡，胃气乃厚；味过于辛，筋脉沮弛，精神乃央。"

《素问·五藏生成篇》："多食咸，则脉凝泣而变色；多食苦，则皮槁而毛拔；多食辛，则筋急而爪枯；多食酸，则肉胝皱而唇揭；多食甘，则骨痛而发落。"

（二）劳逸所伤

适度的劳动和锻炼，有助于气血流通和脾胃的运化，有增强体质、强身去病的作用。必要的休息，可以消除疲劳，恢复体力，有利于健康。所以，《素问》提出了既要"不妄作劳"，又要"常欲小劳"的养生之道。若长时间的过度劳累，或过度安逸，影响脏腑功能和气血运行，就会成为致病因素而使人发病。

1. 过劳

过劳是指过度劳累。包括劳力过度、劳神过度和房劳过度三个方面。

（1）劳力过度：是指较长时间的体力劳动太过。劳力过度则伤气，久之则气少力衰，神疲消瘦。《素问·举痛论》的"劳则气耗"和《素问·宣明五气篇》的"久立伤骨，久行伤筋"，即指此而言。

（2）劳神过度：是指较长时间的脑力劳动太过。由于脾在志为思，而心主血藏神，所以劳神过度，可耗伤心血，损伤脾气，引起心脾两虚，出现心神失养的心悸，健忘，失眠，多梦及脾不健运的纳呆、乏力、腹胀、便溏等。

（3）房劳过度：是指较长时间的性生活不节，房事过度。由于肾为封藏之本，主藏精，主生殖，所以房劳过度会耗泄肾精，引起腰膝酸软、眩晕耳鸣、精神萎靡、性功能减退、遗精、早泄，或阳痿等。

2. 过逸

过逸是指长时间不进行身体活动，过度安闲。适当的身体活动，可以增强脾胃运化功能，使气血生化有源，并促进气血运行。若长期不从事体育锻炼，不仅影响脾胃运化，导致气血乏源，还可影响气血运行，使气血郁滞不畅。气血是构成人体和维持生命活动的基本物质，气血失和，便可继发多种疾病。

五、痰饮瘀血

（一）痰饮

1. 痰饮的概念

痰饮是水液代谢障碍形成的病理产物。一般以较稠浊的为痰，清稀的为饮。痰可分为有形之痰和无形之痰。有形之痰是指咳吐出来有形可见的痰液。无形之痰是指瘰疬、痰核和停滞在脏腑经络等组织中而未见咳吐痰液的病证。饮形成后停留于人体的局部，因其停留的部位及症状不同而有不同的名称，如《金匮要略》的"痰饮""悬饮""溢饮""支饮"等。

2. 痰饮的形成

痰饮是水液代谢障碍形成的病理产物，水液代谢是一个复杂的生理过程，与肺、脾、肾、三焦以及肝、膀胱等脏腑的功能活动有关。由于肺主宣降，通调水道，敷布津液；脾主运化，运化水液；肾阳主水液蒸化；三焦为水液代谢之道路，所以水液代谢与肺、脾、肾及三焦的关系尤为密切。若外感六淫、内伤七情或饮食劳逸等致病因素侵犯人体，使肺、脾、肾及三焦等脏腑气化功能失常，影响及水液代谢，引起水液代谢障碍，便可形成痰饮。

3. 痰饮的病证特点

痰饮形成之后，由于停滞的部位不同，病证特点也各不相同。阻滞于经脉的，可影响气血运行和经络的生理功能。停滞于脏腑的，可影响脏腑的功能和气的升降。

痰的病证特点：痰滞在肺，可见喘咳咳痰；痰阻于心，影响心血，则心血不畅，可见胸闷胸痛；影响及心神，若痰迷心窍，则可见神昏，痴呆；若痰火扰心，则可见狂乱；痰停于胃，胃失和降，可见恶心呕吐，胃脘痞满；痰在经络筋骨，则可致瘰疬痰核，肢体麻木，或半身不遂，或成阴疽流注等；痰浊上犯于头，可致头晕目眩；痰气交阻于咽，则形成咽中如有物阻，吐之不出，咽之不下的"梅核气"。

饮的病证特点：饮在肠间，则肠鸣沥沥有声；饮在胸胁，则胸胁胀满，咳唾引痛；饮在胸膈，则胸闷、咳喘，不能平卧，其形如肿；饮溢肌肤，则见肌肤水肿，无汗，身体疼重。

（二）瘀血

1. 瘀血的概念

瘀血是指血行不畅，或停滞于局部，或离经之血积存体内不能及时消散所形成的病理产物。

2. 瘀血的形成

由于血液运行与五脏、气、津液、温度等很多因素有关，所以引起瘀血的原因也是较为复杂的。主要有以下五个方面。

（1）气虚引起血瘀，气为血帅，血液的运行必须依赖着气的推动作用。气虚行血无力，血行迟缓而瘀滞。

（2）气滞引起血瘀，气停留阻滞于局部，不能行血，血液因之而停滞，从而形成瘀血。

（3）血寒引起血瘀，血液得温则行，遇寒则凝。寒性凝滞，侵入血中，则血行迟缓或停滞于局部，形成瘀血。

（4）血热引起血瘀，热入血中，灼伤津液，使得血行迟缓，形成瘀血。或热邪损伤血络，迫血妄行，引起出血，而形成瘀血。

（5）外伤引起血瘀跌扑损伤，造成血离经脉，积存于体内不得消散而形成瘀血。

3. 瘀血病证的共同特点

（1）疼痛：其性质多为刺痛，痛处固定不移，拒按，夜间痛甚。

（2）肿块：外伤肌肤局部，可见青紫肿胀；瘀积于体内，久聚不散，则可形成症积，按之有痞块，固定不移。

（3）出血：血色多呈紫暗色，并夹有血块。

（4）望诊方面，久瘀可见面色黧黑，肌肤甲错，唇甲青紫，舌质暗紫，舌边尖部有瘀点、瘀斑。

（5）脉象多见细涩、沉弦或结代等。

4. 瘀血的病证特点

瘀血的病证特点因瘀阻的部位和形成瘀血的原因不同而异。常见者为：瘀阻于心，影响心主血脉，可见心悸，胸闷胸痛，口唇指甲青紫；瘀血攻心，影响心神，可致发狂；瘀阻于肺，可见胸痛，咳血；瘀阻胃肠，可见呕血，大便色黑如漆；瘀阻于肝，可见胁痛痞块；瘀阻胞宫，可见少腹疼痛，月经不调，痛经，闭经，经色紫暗成块，或见崩漏；瘀阻肢体末端，可成脱骨疽；瘀于肢体肌肤局部，可见局部肿痛青紫。

（赵玉伟）

第二节　发病

发病是指疾病的发生或复发。发病学是研究疾病发生的基本原理、途径、类型和影响疾病发生的因素的理论。

一、发病原理

疾病发生的机制错综复杂，可是概括而论，不外是正气与邪气两种力量的相互抗争的过程。因此，正邪相搏是疾病发生、发展、变化、预后全过程的最基本最核心的机制。

（一）正与邪的含义和作用

1. 正气的含义与作用

正气是机体脏腑、经络、气血津液等生理功能的综合作用。包括脏腑、经络、官窍和精气血津液神的功能活动，以及防御、抗病、祛邪、修复、再生、康复、自愈、自我调控、适应等能力，简称"正"。

正气的强弱取决于三个基本要素。一是人体脏腑、经络、官窍等组织的结构形质的完整性；二是精气血津液等生命物质的充盈程度；三是各种生理功能的正常与否及其相互和谐有序的状态。精气血津液是产生正气的物质基础，脏腑经络等组织器官的生理功能活动是正气存在的表现。因此，精气血津液充沛，脏腑经络等组织器官的功能正常，人体之正气才能强盛。

正气的作用方式有四：一是自我调节与控制。随着自然环境、社会文化环境的不断变化，正气能调节、影响、控制体内脏腑、经络、气血、津液等功能状态，以适应体外环境的变化，人体内环境的协调、有序和统一。二是抗御外邪的入侵。邪气侵入机体，正气必然会与之抗争，正气强盛，抗邪有力，则邪气难以入侵，可不发病。三是祛邪外出。邪气入侵，正气强盛，可在正邪抗争的过程中，及时祛除病邪，消除或减弱邪气的致病能力，就不发病，或虽发病，邪气难以入深，易被祛除，病情较轻，很快痊愈，预后良好。四是修复和再生作用。对于邪气入侵而导致的阴阳失调、气血津液神失常或脏腑器官损伤，正气具有修复、重建、再生的能力，纠正阴阳失调，修复脏腑器官损伤，促使精气血津液的再生等，有利于疾病的痊愈。

2. 邪气的含义与作用

邪气泛指一切致病因素。简称"邪"。包括来自外部环境中的自然、社会等多种因素，诸如六淫、七情、疫气、饮食、劳逸、寄生虫、意外伤害等，其次是来自体内的具有致病作用的因素，诸如水湿、痰饮、瘀血、结石等。《儒门事亲·汗下吐三法该尽治病诠》云："夫病之一物，非人身素有之也。或自外而入，或自内而生，皆邪气也。"邪气概念首见于《内经》，《素问·调经论》云："夫邪之生也，或生于阴，或生于阳，其生于阴者，得之风雨寒暑；其生于阳者，得之饮食居处、阴阳喜怒。"明确将邪气分为自然因素和社会文化因素。这些邪气都具有损伤脏腑、经络、器官等组织，破坏阴阳平衡，损耗精气血津液神等，从而导致正气受损，发生疾病。

邪气侵犯人体，主要对脏腑、经络、器官等组织产生损害，或生理功能障碍。因而，邪气的损害作用主要有三：一是造成脏腑组织的损害。邪气入侵人体，可以造成机体的五脏六腑、经络、官窍、皮肤、骨骼、肌肉等器官不同程度的形态结构破损或缺失；或造成精气血津液等物质损耗，使生命的物质结构遭受破坏，甚至难以维系生命活动。二是导致脏腑生理功能障碍。邪气进入人体，可导致机体的阴阳失衡、精、气、血、津液代谢紊乱，或神志活动失常等，从而出现生命现象异常。三是改变体质类型。邪气入侵所导致的脏腑形质损害和生理功能的紊乱，从而改变了构成人体特质的物质基础，进而使人体特质产生逆转，出现新的体质特征。可以表现出体形特征、生理功能、心理特征以及易患某些疾病的倾向的改变。例如阳邪致病，损伤阳气，病久可使人体由原型体质转变为阳虚体质，阳虚体质更易罹患阴寒之邪。《医学真传》云："人身本无病也。凡有所病，皆自取之，或耗其精，或劳其神，或夺其气。"

（二）正邪在发病中的作用

发病学认为，任何疾病的发生都有其一定的原因，这些原因不外乎机体功能状态与致病因素两个方面。《灵枢·顺气一日分为四时》云："夫百病之所生者，必起于燥湿、寒暑、风雨，阴阳、喜怒、饮食、居处。气合而有形，得藏而有名。"所谓"气合而有形"即指正气与邪气相互作用，方能呈现一定的病形。

任何疾病的发生都是在一定的条件下，正邪相争，正不胜邪的结果。发病是人体在某种条件下，生理功能状态、抗病能力、修复能力与致病因素相互抗争的过程。中医学认为正气虚是发病的基础，邪气盛是发病的条件。

1. 正气不足是发病的内在根据

（1）正气存内，邪不可干：发病学特别重视人体正气的动态。认为在通常情况下，人体正气旺盛或邪气毒力较弱，则正气足以抗邪，邪气不易侵犯机体，或虽有侵袭，亦不能导致发病。人体脏腑、经络、器官、精气血津液神等生理功能活动和变化尚在常态范围，即正能御邪，故不发病。

《素问·遗篇·刺法论》云："正气存内，邪不可干。"反之，如果机体脏腑、经络、器官等生理功能失常，超越了常态范围，导致正气虚衰，抗病能力低下，不足以抵御邪气，或邪气乘虚而入，即正不胜邪而发病。

（2）邪之所凑，正气必虚：正气虚弱是发病的必要条件。所谓正气虚弱不外乎两种情形：一是机体脏腑组织的生理功能低下，抗邪防病和修复、再生能力不足；二是由于邪气的致病毒力异常过强，超越了正气的抗病能力，使正气表现为相对虚弱。在这两种状态下，均可导致邪气入侵机体，使脏腑、经络、气血等功能失常而发生疾病。疾病的发生，涉及正气与邪气两个方面，但是起决定性作用的仍然是正气，邪气必须借助正气不足才有可能侵入发病。

《灵枢·百病始生》云："风雨寒热不得虚，邪不能独伤人。猝然逢疾风暴雨而不病者，盖无虚，故邪不能独伤人。此必因虚邪之风，与其身形，两虚相得，乃客其形。"正气的虚损或不足是人体是否发病的内在根据。《素问·评热病论》概括为："邪之所凑，其气必虚。"

2. 邪气侵袭是发病的重要条件

发病学强调正气在发病中的主导作用的同时，也极为重视邪气在发病中的特殊作用。邪气作为发病的重要因素，与疾病发生的关系极为密切。

首先，邪气是导致发病的外因。通常发病是邪气入侵人体引起正邪抗争的结果。因而，邪气是导致疾病发生的重要因素。

其次，邪气是决定和影响发病的性质，特征、证型的原因之一。不同的邪气侵犯人体，必然表现出不同的发病的方式、特征、证候类型等。通常六淫外邪致病、发病急骤、病程较短，初期多为表证，又有外感风、寒、暑、湿、燥、火等不同的证型。内伤七情，发病缓慢，病程较长，发病方式多见直中脏腑，病理损害以气机紊乱为特征。饮食劳倦，多伤脾胃，或伤精耗气等。意外伤害，多损伤皮肤、肌肉、骨骼或关节等。

再次，影响病位及病情、预后等。邪气的性质与致病特征、受邪的轻重与发病的部位、病势的轻重、预后的良好与否高度相关。通常外感六淫，侵犯肌表，病情较轻，预后较好；如果由表入里，则病位较深，病势较重，预后不良。七情内伤，直中脏腑，病位较深，病势较重，病程缠绵，预后不佳。其次，感邪轻重，病位多表浅，多为表证，临床症状较轻；受邪重者，病位多深，都为里证，症状较重，预后不良。

最后，在某些特殊情形中，邪气在发病中还起主导作用。在邪气的毒力或致病性特别强盛，而正气不虚，但是也难以抗御的情况下，邪气在发病的过程中可以起到决定性的主导作用。例如疫气的传播到瘟疫的暴发和流行，或高湿、高温、高压、电击、战伤、溺水、虫兽伤等，即便正气强盛，也不可避免而发生疾病。故《素问·遗篇·刺法论》强调应该"避其毒气"，或如《素问·上古天真论》云："虚邪贼风，避之有时。"

3. 邪正相争的变化决定发病与否

邪正相争是正气与邪气之间的相互对抗与交争。邪正相搏贯穿于疾病的全过程，不仅影响到疾病的发生，而且还关系到疾病的发展和预后。

正胜邪去则不发病。邪气侵袭人体，正气即刻抗邪，若正气充足，抗邪有力，则病邪难以入侵，或侵入后被正气祛除于外，机体免受邪气干扰，不产生病理损害，不出现临床症状或体征，即不发病。实际上，自然环境中每时每刻都有致病因素的产生，可是大部分人群并不发病，此即正胜邪却的缘故。

邪胜正负则发病。在正邪相争的过程中，正气虚弱，抗邪无力；或邪气强盛，超过正气的抗邪能力，正气相对不足，邪胜正负，从而使脏腑、经络等功能失常，精气血津液神失调，气机逆乱，便可导致疾病的发生。

发病之后，由于邪气性质的不同、感邪轻重的差异、病位深浅的差别以及正气强弱状态的有别，可以产生证候类型、病变性质、病情轻重、预后转归等不同的复杂证候。通常正气强盛，邪正抗争剧烈，多形成表证、实证、阳证、热证；正气虚弱，抗邪无力，多形成虚证、里证、寒证、阴证。感受阳邪，易形成实热证、热证；感受阴邪，易形成实寒证。感邪轻浅，正气强盛，病位多表浅，病势多轻，预后良好；感邪深重，正气不足，病位多深，病势多重，预后不良。最后，疾病还与病邪所中的部位高度相关。病邪进入人体，有停留在皮毛者，有阻滞于经络者，有沉着于骨者，有直中于内脏者，病位不同，病证不可穷尽。

发病学的基本原理为：发病是正邪相互抗争、相互博弈的结果。疾病发生的根本原因，不在于致病邪气，而在于体内正气的状态。正气是发病的内在依据，邪气是发病的必要条件。

二、影响发病的因素

疾病的发生与机体的内、外环境密切相关。外环境主要是指人类赖以生存的自然和社会环境。自然环境包括地域、地形、地貌、大气、气候以及人类生活、居住、活动的场所。社会环境包括人的政治地位、经济状况、文化层次、社会交往等。内环境主要是指机体的解剖结构、生理功能、心理特质等。正气的强弱、体质特征、心理特质等都直接关系到内环境的动态。疾病的发生不仅与人体内环境的正气、体质、心理等因素相关，还与外环境的气候、地理、社会文化等因素息息相关。

（一）气候因素与发病

四时气候的形成主要是地球大气层的年节律的变化。大气层是人类赖以生存的自然环境之一。早在《内经》成书之前就认识到生命节律和周期现象与大气气候的变化密切相关，尤其是气候变化对发病的影响。《素问·八正神明论》云："天温日明，则人血淖液而卫气浮，故血易泻，气易行；天寒日阴，则人血凝涩而卫气沉。"

首先，四时气候各自不同的特点，容易引起相应部位的疾病。《灵枢·四时气》云："四时之气，各不同形，百病之起，皆有所生。"这是四时气候变化与疾病部位相关的基本原则。这与四时气候变化之中，阴阳二气的消长变化相对应。通常春季发病多在经络，夏季发病多在孙脉，秋季发病多在六腑，冬季发病多在五脏。

其次，在四时气候变化的影响下，容易发生季节性的多发病或常见病。《素问·金匮真言论》云："春病善鼽衄，仲夏善病胸胁，长夏善病洞泄、寒中，秋善病风疟，冬季善病痹厥。"春季易伤风热，夏季易中暑、胸胁胀满、腹泻，秋季多发疟疾，冬季多发痹病、厥证等，说明常见病、多发病都与四时气候变化有关。特别是四时气候的异常变化，是滋生和传播邪气，导致疾病发生的重要因素。

《素问·六微旨大论》云："其有至而至，有至而不至，有至而太过……至而至者和；至而不至，来气不及也；至而太过，来气有余也。"气候变化有应时而至的，有时至而气候不至的，有先时而至的。应时而至的六气是正常气候，时至而气候不至的，或时未至而气候先至的，都是非时之六气，属于异常气候变化。异常气候变化，常表现为久旱、水涝、暴热、暴冷等，既可伤及正气，又常有疫疠暴发和流行。诸如麻疹、猩红热、水痘等多在冬季暴发和流行。在异常气候变化下发生的多发病和常见病或流行病、传染病，往往与气候因素（六气）的阴阳变化五行属性相关。

（二）地域因素与发病

发病学认为，人与自然息息相关，人体受地域环境的直接影响和间接影响，可以反映出各种相应的生理和病理变化，易导致带有地域特征的常见病或多发病。《灵枢·邪客》云："人与天地相应。"《素问·宝命全形论》又云："人以天地之气生。"发病学不仅要研究社会文化因素与发病的关系，更要研究地域环境等自然因素与发病的关系。因此《素问·气交变大论》强调："上知天文，下知地理，中知人事。"

不同的地域（地理、地形、地貌）常形成局部的小气候特征。《素问·阴阳应象大论》认为我国具有五个局部小气候地域：东方生风，南方生热，西方生燥，北方生寒，中央生湿。地域不同，有不同的气候类型和特征，成为影响发病的重要因素。诸如北方多寒冰，南方多热病，西方多风燥盛，东方多风盛，中央多湿盛。

地域不同，有不同的地理、地形、地貌、水土性质等差异，存在着常见或多发的地方病。《素问·异法方宜论》指出：东部地区，地势低凹，滨海傍水，食鱼嗜咸，人易患痈疽；西部地区，山高险峻，大漠砂石，干燥多风，多食酥酪、牛羊，人易患饮食、情志疾病；北方地区，地势高陵，风寒冰冽，多游牧而乳食，人易患脏寒、腹泻；南方地区，地势低洼，沼泽湖泊，雾露瘴气，多嗜酸食腐，人易患挛痹；中原地区，地势平坦，湿润多雨，食杂而恶劳，人最易患痿厥、寒热。地域差异，饮食行为不同，致病因素迥异，所以有地域性多发病和流行病。

根据流行病分布资料显示，西部地区微量元素碘缺乏，高发瘿病（地方性甲状腺肿大）；北方林区多发森林脑炎；南方湖泊、沼泽、江河流域多发血吸虫病等；西北地区好发包虫病等。地域不同，水土性质、地质元素及致病生物的差别，形成有地域分布特征的地方流行病和多发病。

（三）体质因素与发病

体质是生命个体的形体结构、生理功能及心理活动的特征，是个体在遗传因素的基础上，受后天环境的影响，所形成的形体结构、生理功能和心理活动过程中相对稳定的特质，是先天因素和后天习得因素相互作用的综合反映。这种特质往往决定着人体对某些致病因素的易感性及其所产生证候类型的倾向性。《灵枢·寿夭刚柔》云："人之生也，有刚有柔，有弱有强，有短有长，有阴有阳。"体质作为人体内环境的体现，与正气密切相关。

首先，体质决定和影响着正气的强弱动态变化。通常禀赋充盛，体质强壮，意味着脏腑经络等器官功能活动旺盛，精气血津液神充足，正气强盛，抗病能力强，不易发病或发病易自愈；若禀赋不足，体质虚弱，则脏腑经络等器官功能活动减退，精气血津液神不足，正气衰弱，抗病能力弱，易发病，甚至预后不良。

不同的体质特征，对某些邪气具有易感性。脏腑经络和精气血津液神在解剖形态、生理功能上的特性，是产生体制差异的根源。因而是不同的个体对某种或某些邪气具有易感性。一般阳虚体质，易感受寒邪；阴虚体质易感受火热。婴幼儿处于生长发育的最快时期，可使脏腑娇嫩，形气未充，功能不全，易感外邪，或伤于饮食，或受邪后易化热生风，或易患先天性发育不良等疾病。老年人群，功能处于衰退时期，脏腑减弱，精气神不足，调节能力和抗病康复能力均下降，易感受外邪，易化虚化寒，病程缠绵，预后不良。体形肥胖或痰湿偏盛者，易感寒湿阴邪；体形瘦弱或阴虚体质者，易感燥热阳邪。

体质差异决定和影响发病的倾向性。脏腑、经络、气血在生理功能上的特殊性，导致个体的差异性，因而决定和影响发病的倾向性以及证候类型的特殊性。《灵枢·五变》云："肉不坚，腠理疏，则善病风""五脏皆柔弱者，善病消瘅""小骨弱肉者，善病寒热""粗理而肉不坚者，善病痹"。诸如女子以血为本，具有经、带、胎、产的生殖生理特征，发病具有特异性，而且证候类型常涉及肝郁、血虚、血瘀等要素；男子以精为本，精气易失难守，易患肾中精气亏虚之候。《妇科玉尺》云："男子之为道也，以精；妇女之为道也，以血。"因此，"盖男子之病，多由伤精；女子之病，多由伤血。"

相同的病邪侵犯，可因体质差异，形成不同的证候类型。同样感受风寒之邪，卫气盛者，或阳盛之体，易成为表实证；卫气虚者，或阳虚之体，易形成表虚证。同遇湿气，阳盛体质易化热形成湿热证；阴盛之体则易寒化成为寒湿证。反之，体质趋同或接近的人，尽管感受不同的邪气，可表现出相同或相近的证候类型。如阳盛之体，无论感受阳热之邪或阴寒之邪，大多形成热证、实证、表证。

人的体质特异性在很大程度上，决定和影响着疾病的发生、发展、预后以及治疗上的难易程度。体质是人体内环境真实和直接的反映，是构成人体正气的重要内涵。体质因素决定了正气的强弱动态变化，影响着对邪气的易感性、发病的倾向性、证候类型差异性以及疾病的整个演变过程，是发病学的重要内容。

（四）情志因素与发病

情志因素是七情和五志的总称，都是对客观事物的体验和反映，概括了人类的全部心理活动过程。正常的情志状态是人体内环境与外环境和谐、有序的反映，同时又能促进人体生理功能的正常发挥。故情志舒畅，精神愉快，气机调畅，气血调和，脏腑生理功能协调，则正气旺盛，不易发病。可是，长期持续不良的情志状态和心理冲突，或突然强烈的情志刺激，超越了心神的可调节和可控制范围，可以导致阴阳失调、脏腑功能紊乱、气机运动障碍，或精气血津液代谢失常，从而正气减弱，易发疾病。

首先是个体的需求或欲望得不到满足时，容易导致心理冲突，造成焦虑、抑郁、愤怒等情绪状态，影响脏腑经络气血等生理功能，导致气血内乱。《灵枢·贼风》云："因而志有所恶及有所慕，血气内乱，两气相搏。"或生活中的意外事件，使人产生愤怒、大喜、大悲等激烈的情志刺激，进而影响脏腑气血紊乱，正气衰弱。《素问·疏五过论》云："离绝菀结，忧恐喜怒，五脏空虚，血气离守。"生离死别的悲哀、抑郁，或过度的忧虑、恐惧、喜怒等都可导致五脏空虚，正气衰弱，或遭遇社会地位、经济状况、生活遇境等变故，造成情志创伤，使正气内耗。《素问·疏五过论》云："故贵脱势，虽不中邪，精神内伤，身必败亡。始富后贫，虽不伤邪，皮焦筋屈，痿躄为挛。"社会人际关系和睦与否与发病有一定的联系。《灵枢·逆顺肥瘦》云："上合于天，下合于地，中合于人事。"人事即社会人际关系，包括同事关系、邻里关系、亲属关系、家庭关系等，人际关系协调，心情愉快，情志正常，可促进心身健康。反之，则易引起心理冲突和矛盾，情志不和，久蓄为病。

情志变化导致发病的机制主要有：

（1）情志因素易伤气机，继伤脏腑：《素问·举痛论》概括云："百病生于气。"情志刺激是导致气机失调的主要原因之一，气机失调继而又伤及脏腑，导致发病。

（2）情志过激直接伤及脏腑：《灵枢·百病始生》云："喜怒不节，则伤脏。"由于情志为五脏所主，也是五脏生理活动的外在表现。情志过激可直接伤及内脏。

（3）情志因素可先伤心，继而损伤脏腑：《灵枢·口问》云："悲哀愁忧则心动，心动则五脏六腑皆摇。"情志变化由心发出，情志刺激常先伤心，继而影响到其他脏腑，并可引起全身性疾病。

（4）情志过激损气伤精耗血：长期不良的情志刺激，或持续的心理冲突得不到缓解，致使精气血日渐耗损，正气衰微，邪气内犯，表现为"身体日减，气虚无精，病深无气，洒洒然时惊"（《素问·疏五过论》）。情志过激在表耗损卫气，在里劫夺精血，正如《素问·疏五过论》所云："尝贵后贱，虽不中邪，病从内生，命曰脱营；尝富后贫，命曰失精。"。

情志因素是影响疾病发生、发展、预后的重要因素。一方面取决于情志变化刺激的强度、频率和时限，另一方面取决于对情志变化刺激的敏感性和耐受性。更重要的是情志变化刺激导致的正气强弱的变化，因而具有重要的临床意义。

三、疾病发生、发展的一般规律

中医的发病学认为，疾病在"正邪相争""正不胜邪"的发生、发展过程中，由于邪气侵入机体有其一定的途径，"正"与"邪"两者之间的力量对比亦有其盛衰消长的变化，因此在整个疾病的发生发展过程中就产生了各个不同的发展阶段，而在发病途径、病变部位以及疾病的传变等方面，都存在着发生、发展的一般规律。

（一）发病途径及病变部位

中医发病学认为，疾病的发生途径，大致有如下几方面。

1. 病由外入

主要是指病邪由外侵袭机体，其侵袭途径则由皮毛而经络而脏腑，或由口鼻而入。

所谓病邪由皮毛而侵袭机体，即如《素问·调经论》所论："风雨之伤人也，先客于皮肤，传入于孙脉，孙脉满则传入于络脉。"《素问·皮部论》也说："络脉满则注于经脉，经脉满则入舍于脏腑也。"伤寒病的"六经传变"，即是由表入里，由皮毛而经络入脏腑而发病，并以太阳、阳明、少阳、太阴、少阴、厥阴顺序进行传变。而病邪由口鼻而入，常是温热病的发病途径。如叶天士《温热论》说："温邪上受，首先犯肺。"指出了现代临床常见的多种呼吸道或消化道传染病的传染途径。

（1）空气相染：古代医家已经认识到被病邪污染的空气，常可经呼吸将病邪传染于人。

（2）饮食相染：系指进食陈腐不洁并被疫邪所污染的食物，经口而入，则病邪即可直犯胃肠而发病，如霍乱、痢疾等。

（3）接触相染：吴又可在《温疫论》中指出："疠气，若众人触之者，即病。"此即指接触传染而言。

同时，古代医家还认识到能够影响易染的因素，除了疫病病邪致病毒力的强弱、正气的盛衰外，还与气候的反常有关。目前，由于现代工业和现代农业的发展、人口的增加、人类活动范围的增大，所带来的环境的污染和破坏，也将成为引起疾病的原因和途径。

2. 病由内生

主要是指精神刺激、饮食、房室、劳逸所伤，以及年老体衰等因素作用于机体，导致机体对周围环境的适应能力低下，从而使脏腑组织阴阳气血的功能发生失调，紊乱或减退，因而导致病由内生。如《灵枢·口问》说："阴阳喜怒，饮食居处，大惊卒恐，则血气分离，阴阳破败，经络厥绝，脉道不通，阴阳相逆，卫气稽留，经脉虚空，血气不次，乃失其常。"

3. 外伤致病

主要即是指跌仆、刀枪、虫兽伤等意外损伤，则可使机体皮肉、经络破损，气血亏耗，同样亦可以导致脏腑组织阴阳气血功能紊乱而发病。

（二）疾病的发展与传变

中医发病学认为，人体皮表肌肉与内脏之间、各脏腑组织器官之间，都是通过经络系统作为联络通路而发生影响的。因此，在疾病的发展过程中，发生于机体任何一个部位的病变，都可以通过经络发生表里、上下及脏腑之间的传变。

1. 表里相传

病邪侵入机体，常由皮毛肌表通过经络而由表传里，再传至脏腑；另一方面，体内脏腑发生病变后，其病邪亦可由里达表，在体表皮肤出现各种不同的病理反应。例如麻疹病证之皮疹外透，即是疹毒由里达表的体现。

2. 上下相传

不同性质的外邪，常由机体或上或下的不同部位，循其不同途径而侵袭机体。如《灵枢·百病始生》说："清湿袭虚，则病起于下；风雨袭虚，则病起于上。"但是，人体是一个有机整体，邪侵部位虽有不同，但是依然可以通过经络发生上下传变，反映出整体的病理反应和证候。故《素问·太阳阳明论》说："阳病者，上行极而下；阴病者，下行极而上。故伤于风者，上先受之；伤于湿者，下先受之。"

3. 脏腑相传

所谓脏腑病变，主要即是脏腑功能的失调或障碍，主要反映为功能的太过或不及两方面。脏腑病变又可通过经络的联系，彼此发生影响，一般有如下几种可能。

（1）一脏功能太过可以影响及相关脏腑，从而使该脏腑功能失调：如肝气亢逆易于乘袭脾土，而使脾运化功能失调，出现腹痛、泄泻等症，临床上则称之为肝气犯脾。同样，也可以因为一脏功能太过，而促使另一脏腑功能偏亢。如肝气亢盛，化热化火，从而引发心火偏亢，出现心烦、少寐等症。临床则称之为肝火引动心火，或心肝火旺。

（2）一脏功能不足可以使另一脏功能失调或不足：如脾气虚损，可以导致肺气不利，宣肃失职，甚至肺气虚弱，从而出现气短、语声低弱、咳嗽、咳痰等症，临床上称之为脾虚及肺。也可以由于一脏功能不足，制约他脏能力减退，从而导致另一脏功能偏亢。如肾阴不足，则肾精不能滋养肝阴，肝肾阴亏，不能制约肝阳，则肝阳偏亢，因而出现肝风上扰证候，如眩晕、耳鸣、抽搐、震颤等症，临床上则称之为阴虚肝旺，即水不涵木，肝风内动。

（3）一脏病变可循经传于与其互为表里的脏腑，从而使该脏功能也发生紊乱：如心火可以循经下移于小肠；脾虚可以导致胃纳失职；肺失肃降则大肠传导功能失常；肾气虚衰则气化失司，膀胱贮尿排尿功能紊乱等，皆属此类传变。

应当认识到，疾病是人体跟来自外界环境或身体内部有害因素做斗争的复杂过程，即"正邪相争"。疾病的发生，即是由于正邪相争，从而引起机体阴阳、气血、脏腑经络的功能失调所致。一般而言，正气的强弱不仅决定着疾病的发生，而且疾病的发展和传变，也主要取决于正气，的盛衰变化。

（赵玉伟）

第三节　病机

病机，即疾病发生、发展与变化的机制。疾病过程极其复杂，牵涉局部和全身的各个层次，对病机的研究也可以从不同的层面和角度进行，从而形成多层次的病机理论。

第一层次为基本病机。包括邪正盛衰、阴阳失调、精气血津液失常。第二层次是从脏腑、经络等某一系统来研究疾病的发生、发展、变化和结局的基本规律。如脏腑病机、经络病机等。第三层次是研究某一类疾病的发生、发展、变化和结局的基本规律，如六经病机、卫气营血病机和三焦病机等。第四层次是研究某一种病证的发生、发展、变化和结局的基本规律。如感冒的病机、哮证的病机、痰饮的病机、疟疾的病机等。第五层次，是研究某一种症状的发生、发展、变化的病机。如疼痛的病机、发热的病机、健忘的病机等等。本章仅讨论基本病机。

一、基本病机

基本病机是指机体对于致病因素侵袭所产生的最基本的病理变化，是病机变化的一般规律。基本病机主要包括邪正盛衰、阴阳失调和精气血津液的病理变化，内生"五邪"是在上述病变基础上产生的常见病理状态，有重要临床意义，故一并介绍。

（一）邪正盛衰

邪正盛衰，是指在疾病过程中，机体的抗病能力与致病邪气之间相互斗争中所发生的盛衰变化。

邪气侵犯人体后，正气和邪气即相互发生作用，一方面是邪气对机体的正气起着损害作用；另一方面是正气对邪气的抗御、驱除作用，以及正气的康复功能。邪正双方不断斗争的态势和结果，不仅关系着疾病的发生，而且直接影响着疾病的发展和转归，同时也决定病证的虚实变化。从一定意义上来说，疾病过程就是邪正斗争及其盛衰变化的过程。

1. 邪正盛衰与虚实变化

在疾病过程中，正气和邪气这两种力量不是固定不变的，而是在其不断斗争的过程中，发生力量对比的消长盛衰变化。一般地说，正气增长而旺盛，则促使邪气消退；反之，邪气增长而亢盛，则会损耗正气。随着体内邪正的消长盛衰变化，形成了疾病的虚实病机变化。

（1）虚实病机：《素问·通评虚实论》说："邪气盛则实，精气夺则虚。"虚和实是相比较而言的一对病机概念。

实，指邪气盛，是以邪气亢盛为矛盾主要方面的一种病理状态。虽然邪气强盛，而正气未衰，能积极与邪抗争，故正邪相搏，斗争剧烈，反应明显，临床上出现一系列病理性反映比较剧烈的、有余的证候，并表现相应的典型的症状，称为实证。

实证常见于体质壮实的患者外感六淫和疠气致病的初期和中期，或由于湿、痰、水饮、食积、气滞、瘀血等引起的内伤病证。常见壮热、狂躁、声高气粗、腹痛拒按、二便不通、脉实有力、舌苔厚腻等；而内伤病实证则表现为痰涎壅盛、食积不化、水湿泛滥、气滞瘀血等各种病变。

虚，指正气不足，是以正气虚损为矛盾主要方面的一种病理反映。亦即机体的正气虚弱，防御能力和调节能力低下，对于致病邪气的斗争无力，而邪气已退或不明显，故难以出现邪正斗争剧烈的病理反映，临床上表现一系列虚弱、衰退和不足的证候，称为虚证。

虚证，多见于素体虚弱，精气不充；或外感病的后期，以及各种慢性病证日久，耗伤人体的精血津液，正气化生无源；或因暴病吐利、大汗、亡血等使正气随津血而脱失，以致正气虚弱，或阴阳偏衰。临床上，虚证常见神疲体倦、面色无华、气短、自汗、盗汗，或五心烦热，或畏寒肢冷，脉虚无力等表现。

（2）虚实变化：邪正的消长盛衰，不仅可以产生比较单纯的虚或实的病理变化，而且在某些病程较长、病情复杂的疾病中，还会出现虚实之间的多种变化，主要有虚实错杂、虚实转化及虚实真假。

①虚实错杂：指在疾病过程中，邪盛和正虚同时存在的病理状态。邪盛正伤，或疾病失治、误治，以致病邪久留，损伤人体正气；或因虚体受邪，正气无力祛邪外出；或本已正虚，又兼内生水湿、痰饮、瘀血等病理产物凝结阻滞，都可形成正虚邪实的虚实错杂病变。细分之下，虚实错杂又有虚中夹实和实中夹虚两种情况。

虚中夹实：是指病理变化以正虚为主，又兼有实邪为患的病理状态。如临床上的脾虚湿滞证，由于脾气不足，运化无权，而致湿邪内生，阻滞中焦。临床上既有属脾气虚弱的神疲肢倦、饮食少思、食后腹胀、大便不实等症状，又兼见属湿滞病变的口黏、脘痞、舌苔厚腻等表现。

实中夹虚：指病理变化以邪实为主，又兼有正气虚损的病理状态。如在外感热病发展过程中，由于热邪伤阴，可形成邪热炽盛、阴气受伤的病证。临床表现既有高热气粗、心烦不安、面红目赤、尿赤便秘、苔黄脉数等实热见症，又兼见口渴引饮、气短心悸、舌燥少津等阴气不足症。

另外，从病位来分析虚实错杂的病机，尚有表里、上下等虚实不同的错杂证候，如表实里虚、里实表虚、上实下虚、下实上虚等。

②虚实转化：指在疾病过程中，由于邪气伤正，或正虚而邪气积聚，发生病机性质由实转虚或因虚致实的变化。

③虚实真假：指在某些特殊情况下，疾病的临床表现可见与其病机的虚实本质不符的假象，主要有真实假虚和真虚假实两种情况。

真实假虚：是指病机的本质为"实"，但表现出"虚"的临床假象。一般是由于邪气亢盛，结聚体内，阻滞经络，气血不能外达所致，故真实假虚又称为"大实有羸状"。如热结胃肠的里热炽盛证，一方面有大便秘结、腹痛硬满、谵语等实热症状，同时因阳气被郁，不能四布，而见面色苍白、四肢逆冷、精神委顿等状似虚寒的假象。再如小儿食积而出现的腹泻，妇科瘀血内阻而出现的崩漏下血等，也属此类。

真虚假实：是指病机的本质为"虚"，但表现出"实"的临床假象。一般是由于正气虚弱，脏腑经络之气不足，推动、激发功能减退所致，故真虚假实证又称为"至虚有盛候"。如脾气虚弱，运化无力，可见脘腹胀满、疼痛（但时作时减）等假实征象。再如老年或大病久病，因气虚推动无力而出现的便秘（大便不干不硬，但排泄无力），也属此类。

总之，在疾病的发生和发展过程中，病机的虚和实是相对的。由实转虚、因虚致实和虚实夹杂，常常是疾病发展过程中的必然趋势。因此，在临床上不能以静止的、绝对的观点来对待虚和实的病机变化，而应以动态的、相对的观点来分析虚和实的病机。特别在有虚实真假的特殊情况时，必须透过现象看本质，才能不被假象所迷惑，真正把握住疾病的虚实变化。

2. 邪正盛衰与疾病转归

在疾病的发生、发展过程中，由于邪正双方的斗争，其力量对比不断发生消长盛衰的变化，这种变化对疾病转归起着决定性的作用。一般而论，正胜邪退，疾病趋向于好转和痊愈；邪胜正衰，则疾病趋向于恶化，甚则导致死亡；若邪正力量相持不下，则疾病趋向迁延或慢性化。

（1）正胜邪退：正胜邪退，是指在疾病过程中，正气奋起抗邪，正气渐趋强盛，而邪气渐趋衰减，疾病向好转和痊愈方向发展的一种病理变化，也是在许多疾病中最常见的一种转归。这是由于患者的正气比较充盛，抗御病邪的能力较强，或因为邪气较弱，或因及时、正确的治疗，邪气难以进一步发展，进而促使病邪对机体的侵害作用消失或终止，精气血津液等的耗伤和机体的脏腑、经络等组织的病理性损害逐渐得到康复，机体的阴阳两个方面在新的基础上又获得了相对平衡，疾病即告痊愈。

（2）邪胜正衰：邪胜正衰，是指在疾病过程中，邪气亢盛，正气虚弱，机体抗邪无力，疾病向恶化、危重，甚至向死亡方面转归的一种病理变化。这是由于机体的正气虚弱，或由于邪气的炽盛，或因失于治疗，或治疗不当，机体抗御病邪的能力日趋低下，不能制止邪气的侵害作用，邪气进一步发展，机体受到的病理性损害日趋严重，则病情因而趋向恶化和加剧。若正气衰竭，邪气独盛，脏腑经络及精血津液的生理功能衰惫，阴阳离决，则机体的生命活动亦告终止。例如，在外感病过程中，"亡阴""亡阳"等证候的出现，即是正不敌邪，邪胜正衰的典型表现。

（3）邪正相持：邪正相持，指在疾病过程中，机体正气不甚虚弱，而邪气亦不亢盛，则邪正双方势均力敌，相持不下，病势处于迁延状态的一种病理过程。此时，由于正气不能完全祛邪外出，因而邪气可以稽留于一定的部位，病邪既不能消散，亦不能深入传变，故又称之为"邪留"或"邪结"。一般说来，邪气留结之处，即是邪正相搏、病理表现明显之所。疾病随邪留部位的不同而有不同的临床表现。

若正气大虚，余邪未尽，或邪气深伏伤正，正气无力驱尽病邪，致使疾病处于缠绵难愈的病理过程，称为正虚邪恋。正虚邪恋，可视为邪正相持的一种特殊病机，一般多见于疾病后期，且是多种疾病由急性转为慢性，或慢性病久治不愈，或遗留某些后遗症的主要原因之一。

（二）阴阳失调

阴阳失调，是由于邪气侵犯人体导致阴阳失去平衡协调而出现的阴阳偏胜、偏衰、互损、格拒、亡失等一系列病理变化。同时，阴阳失调又是脏腑、经络、营卫等相互关系失调及气机升降出入运动失常的概括。本节着重讨论阴阳失调的阴阳偏胜、阴阳偏衰、阴阳互损、阴阳格拒、阴阳亡失机制。

1. 阴阳偏胜

阴阳偏胜，是指人体阴阳双方中的某一方的病理性亢盛状态，属"邪气盛则实"的实证。

阳邪侵入人体，机体阴气与之相搏，邪胜则病成，可形成阳偏胜；阴邪侵入人体，机体阳气与之抗争，邪胜则病成，可形成阴偏胜。机体的精气血津液代谢失常，邪自内生，亦可分阴阳两类，如内寒内湿属阴而内火内热属阳，从而表现为阴偏胜或阳偏胜的病理变化。《素问·阴阳应象大论》说："阳胜则热，阴胜则寒。"明确指出了阳偏胜和阴偏胜病机的临床表现特点。

阴阳是相互制约的，一方偏胜必然制约另一方而使之虚衰。阳偏胜伤阴可引起阳盛兼阴虚，进而发展为阴虚的病变；阴偏胜伤阳可导致阴盛兼阳虚，进而发展为阳虚的病变。所以《素问·阴阳应象大论》又说"阳胜则阴病，阴胜则阳病"，指出了阳偏胜或阴偏胜的必然发展趋势。

（1）阳偏胜，即是阳盛，是指机体在疾病过程中，所出现的一种阳气病理性偏盛，功能亢奋，机体反应性增强，热量过剩的病理状态。一般地说，其病机特点多表现为阳盛而阴未虚的实热证。

形成阳偏胜的主要原因，多由于感受温热阳邪，或虽感受阴邪，但从阳化热，也可由于情志内伤，五志过极而化火；或因气滞、血瘀、食积等郁而化热所致。总之，邪从外来则多因感受阳邪；"邪"自内生，则多与气机郁结化火有关。

阳气的病理性亢盛，则以热、动、燥为其特点，故阳气偏胜可见壮热、烦渴、面红、目赤、尿黄、便干、苔黄、脉数等症。如果病情发展，阳热亢盛且明显耗伤机体阴气，病则从实热证转化为实热兼阴亏证，若阴气大伤，病可由实转虚而发展为虚热证。

（2）阴偏胜，即是阴盛，是指机体在疾病过程中所出现的一种阴气病理性偏盛，功能抑制，热量耗伤过多，病理性代谢产物积聚的病理状态。一般地说，其病机特点多表现为阴盛而阳未虚的实寒证。

形成阴偏胜的主要原因，多由于感受寒湿阴邪，或过食生冷，寒邪中阻等，机体阳气难以与之抗争而致阴气的病理性亢盛。阴气的病理性亢盛，则以寒、静、湿为其特点，如形寒、肢冷、蜷卧、舌淡而润、脉迟等，即是阴气偏胜的具体表现。由于阴寒内盛多伤阳气，故在阴偏胜时，常同时伴有程度不同的阳气不足，形成实寒兼阳虚证，若阳气伤甚，病可由实转虚，发展为虚寒证。

2. 阴阳偏衰

阴阳偏衰，是指人体阴阳双方中的一方虚衰不足的病理状态，属"精气夺则虚"的虚证。

阴气或阳气的某一方减少或功能减退时，则不能制约对方而引起对方的相对亢盛，形成"阳虚则阴盛""阳虚则寒"（虚寒）"阴虚则阳亢""阴虚则热"（虚热）的病理变化。

（1）阳偏衰，即是阳虚，是指机体阳气虚损，功能减退或衰弱，代谢减缓，产热不足的病理状态。一般地说，其病机特点多表现为机体阳气不足，阳不制阴，阴气相对偏亢的虚寒证。

形成阳偏衰的主要原因，多由于先天禀赋不足，或后天失养，或劳倦内伤，或久病损伤阳气所致。人体阳气虚衰，突出地表现为温煦、推动和兴奋功能减退。

由于阳气的温煦功能减弱，因而人体热量不足，难以温暖全身而出现寒象，见畏寒肢冷等症。由于阳气的推动作用不足，经络、脏腑等组织器官的某些功能活动也因之而减退，加之温煦不足，则血液凝滞，脉络缩蜷，津液停滞而成水湿痰饮。由于兴奋作用减弱，可见精神不振，喜静萎靡症状。以上便是"阳虚则寒"的主要机制。阳虚则寒，虽也可见到面色㿠白、畏寒肢冷、脘腹冷痛、舌淡、脉迟等寒象，但还有喜静蜷卧、小便清长、下利清谷、脉微细等虚象。所以，阳虚则寒与阴胜则寒，不仅在病机上有区别，而且在临床表现方面也有不同：前者是虚而有寒；后者是以寒为主，虚象不明显。

阳气不足，一般以脾肾阳虚衰常见，亦可发于五脏六腑，如心阳、肺阳、肝阳、脾阳、胃阳和肾阳等，皆可出现虚衰病变。肾阳为诸阳之本，"五脏之阳气，非此不能发"，所以肾阳虚衰（命门之火不足）在阳气偏衰的病机中占有极其重要的地位。阳气一般由精血津液中属阳的部分化生，尤其以精血为主要化生之源；故精血大伤，可致阳气化生无源而虚衰，阳不制阴，发为虚寒性病证。

（2）阴偏衰，即是阴虚，是指机体阴气不足，阴不制阳，导致阳气相对偏盛，功能虚性亢奋的病理状态。一般地说，其病机特点多表现为阴气不足，阳气相对偏盛的虚热证。

形成阴偏衰的主要原因，多由于阳邪伤阴，或因五志过极，化火伤阴，或因久病伤阴所致。阴偏衰时，主要表现为凉润、抑制与宁静的功能减退，从而出现虚热、失润及虚性亢奋的症状。所谓阴虚则热，即是指阴气不足，不能制阳，阳气相对亢盛，从而形成阴虚内热、阴虚火旺和阴虚阳亢等多种表现。如五心烦热、骨蒸潮热、面红升火、消瘦、盗汗、咽干口燥、舌红少苔、脉细数等，即是阴虚则热的表现。阴虚则热与阳胜则热的病机不同，其临床表现也有所区别：前者是虚而有热；后者是以热为主；虚象并不明显。

阴气不足，一般以肾阴亏虚为主，亦可见于五脏六腑，如肺阴、脾阴、胃阴、心阴、肝阴和肾阴，皆可发生亏虚的病变。肾阴为诸阴之本，"五脏之阴气，非此不能滋"，所以肾阴不足在阴偏衰的病机中占有极其重要的地位。阴气一般由精血津液中属阴的部分化生，尤其以津液为主要化生之源，故阳热亢盛，必耗津液而致阴气不足，而津液大伤，又可致阴气化生无源而亏虚，阴不制阳，发为虚热性病证。

3. 阴阳互损

阴阳互损，是指在阴或阳任何一方虚损的前提下，病变发展影响及相对的一方，形成阴阳两虚的病机。在阴虚的基础上，继而导致阳虚，称为阴损及阳；在阳虚的基础上，继而导致阴虚，称为阳损及阴。阴阳双方之间本来存在着相互依存、相互滋生、互为化源和相互为用的关系，一方亏虚或功能减退，不能资助另一方或促进另一方的化生，必然导致另一方的虚衰或功能减退。如唐代王冰注《素问·四气调神大论》说："阳气根于阴，阴气根于阳，无阴则阳无以生，无阳则阴无以化。"

（1）阴损及阳，是指由于阴精或阴气亏损，累及阳气生化不足或无所依附而耗散，从而在阴虚的基础上又导致了阳虚，形成了以阴虚为主的阴阳两虚病理状态。例如肝阳上亢一证，其病机主要为肝肾阴虚，水不涵木，阴不制阳的阴虚阳亢，但病情发展，亦可进一步耗伤肝肾精血，影响肾阳化生，继而出现畏寒、肢冷、面色㿠白、脉沉细等肾阳虚衰症状，转化为阴损及阳的阴阳两虚证。

（2）阳损及阴，系指由于阳气虚损，无阳则阴无以生，从而在阳虚的基础上又导致了阴虚，形成以阳虚为主的阴阳两虚病理状态。例如肾阳亏虚、水泛为肿一证，其病机主要为阳气不足，气化失司，水液代谢障碍，津液停聚而水湿内生，溢于肌肤所致。但其病变发展，则又可因阳气不足而导致阴气化生无源而亏虚，出现日益消瘦，烦躁升火，甚则阳升风动而抽搐等肾阴亏虚之征象，转化为阳损及阴的阴阳两虚证。

4. 阴阳格拒

阴阳格拒，是在阴阳偏盛基础上由阴阳双方相互排斥而出现寒热真假病变的一类病机，包括阴盛格阳和阳盛格阴两个方面。阴阳相互格拒的机制，在于阴阳双方的对立排斥，即阴或阳的一方偏盛至极，壅遏于内，将另一方排斥格拒于外，迫使阴阳之间不相维系，从而出现真寒假热或真热假寒的复杂病变。如明代虞抟《医学正传》说："假热者，水极似火，阴证似阳也……此皆阴盛格阳，即非热也。""至若假寒者，火极似水，阳证似阴也……亦曰阳盛格阴也。"

（1）阴盛格阳，又称格阳，系指阴寒偏盛至极，壅闭于内，逼迫阳气浮越于外而相互格拒的一种病理状态。阴寒内盛是疾病的本质，由于排斥阳气于外，可在原有面色苍白、四肢逆冷、精神萎靡、畏寒蜷卧、脉微欲绝的阴气壅盛于内表现的基础上，又出现面红、烦热、口渴、脉大无根等假热之象，故称其为真寒假热证。

（2）阳盛格阴，又称格阴，系指阳热偏盛至极，深伏于里，阳气被遏，郁闭于内，不能外达于肢体而将阴气排斥于外的一种病理状态。阳盛于内是疾病的本质，但由于格阴于外，可在原有壮热、面红、气粗、烦躁、舌红、脉数大有力等邪热内盛表现的基础上，又现四肢厥冷、脉象沉伏等假寒之象，故称为真热假寒证。

5. 阴阳亡失

阴阳的亡失，包括亡阴和亡阳两类，是指机体的阴气或阳气突然大量地亡失，导致生命垂危的一种病理状态。

（1）亡阳是指机体的阳气发生突然大量脱失，而致全身功能严重衰竭的一种病理状态。

一般地说，亡阳多由于邪气太盛，正不敌邪，阳气突然脱失所致；也可因汗出过多，吐、利无度，津液过耗，阳随阴泄，阳气外脱；或由于素体阳虚，劳伤过度，阳气消耗过多所致；亦可因慢性疾病，长期大量耗散阳气，终至阳气亏损殆尽，而出现亡阳。

阳气暴脱，多见大汗淋漓、心悸气喘、面色苍白、四肢逆冷、畏寒蜷卧、精神萎靡、脉微欲绝等生命垂危的临床征象。

（2）亡阴是指由于机体阴气发生突然大量消耗或丢失，而致全身功能严重衰竭的一种病理状态。

一般地说，亡阴多由于热邪炽盛，或邪热久留，大量煎灼津液，或逼迫津液大量外泄而为汗，以致阴气随之大量消耗而突然脱失。也可由于长期大量耗损津液和阴气，日久导致亡阴者。

阴气脱失，多见手足虽温而大汗不止、烦躁不安、心悸气喘、体倦无力、脉数疾躁动等危重征象。

亡阴和亡阳，在病机和临床征象等方面，虽然有所不同，但由于机体的阴和阳存在着互根互用的关系，阴亡，则阳无所依附而散越；阳亡，则阴无以化生而耗竭。故亡阴可以迅速导致亡阳，亡阳也可继而出现亡阴，最终导致"阴阳离决，精气乃绝"，生命活动终止而死亡。

综上所述，阴阳失调的病机，是以阴阳的属性，阴和阳之间所存在着的对立制约、互根互用以及相互消长、转化等理论，来阐释、分析、综合机体病变的机制。因此，阴阳失调的各种病机，并不是固定不变的，而是随着病情的进退和邪正盛衰等情况的改变而变化，在阴阳的偏胜和偏衰之间，亡阴和亡阳之间，都存在着内在的密切联系。

（三）气血失常

1. 气的失常

气的失常，主要包括两个方面：一是气的生化不足或耗散太过，形成"气虚"的病理状态；二是气的运动失常，出现气滞、气逆、气陷、气闭或气脱等"气机失调"的病理变化。

（1）气虚指一身之气不足及其功能低下的病理状态。

气虚的原因：主要由于先天禀赋不足，或后天失养，或肺脾肾的功能失调而致气的生成不足。也可因劳倦内伤、久病不复等，使气过多消耗而致。

气虚的共同症状特点：劳累后加重，休息后减轻。气虚的常见临床表现：精神委顿、倦怠乏力、眩晕、自汗、易于感冒、面色㿠白、舌淡、脉虚等症状。偏于元气虚者，可见生长发育迟缓，生殖功能低下等症；偏于宗气虚者，可见动则心悸、呼吸气短等症。营卫气虚和脏腑、经络气虚的病机，则各有特点，临床表现亦各有不同。

（2）气机失调是指气的升降出入失常而引起的气滞、气逆、气陷、气闭、气脱等病理变化。

1）气滞：气滞，是指气的流通不畅，郁滞不通的病理状态。

气滞，主要由于情志抑郁，或痰、湿、食积、热郁、瘀血等的阻滞，影响到气的流通；或因脏腑功能失调，如肝气失于疏泄、大肠失于传导等，皆可形成局部或全身的气机不畅或郁滞，从而导致某些脏腑、经络的功能障碍。气滞一般属于邪实为患，但亦有因气虚推动无力而滞者。

气滞的共同特点：不外闷、胀、疼痛。气滞的病理表现有多个方面：气滞于某一经络或局部，可出现相应部位的胀满、疼痛。气滞则血行不利，津液输布不畅，故气滞甚者可引起血瘀、津停，形成瘀血、痰饮水湿等病理产物。由于肝升肺降、脾升胃降，在调整全身气机中起着极其重要的作用，故脏腑气滞以肺、肝、脾胃为多见。肺气壅塞，见胸闷、咳喘；肝郁气滞，见情志不畅、胁肋或少腹胀痛；脾胃气滞，见脘腹胀痛，休作有时，大便秘结等。因气虚而滞者，一般在闷、胀、痛方面不如实证明显，并兼见相应的气虚征象。

2）气逆：气逆，指气升之太过，或降之不及，以脏腑之气逆上为特征的一种病理状态。

气逆，多由情志所伤，或因饮食不当，或因外邪侵犯，或因痰浊壅阻所致，气逆于上，以实为主，亦有因虚而气机上逆者。

气逆最常见于肺、胃和肝等脏腑。在肺，则肺失肃降，肺气上逆，发为咳逆上气。在胃，则胃失和降，胃气上逆，发为恶心、呕吐、嗳气、呃逆。在肝，则肝气上逆，发为头痛头胀，面红目赤，易怒等症。由于肝为刚脏，主动主升，而又为藏血之脏，因此，在肝气上逆时，甚则可导致血随气逆，或为咯血、吐血，乃至壅遏清窍而致昏厥。

3）气陷，气陷，指气的上升不足或下降太过，以气虚升举无力而下陷为特征的一种病理状态。

气陷多由气虚病变发展而来，尤与脾气的关系最为密切。若素体虚弱，或病久耗伤，致脾气虚损，清阳不升，或中气下陷，从而形成气虚下陷的病变。

气陷的病理变化，主要有"上气不足"与"中气下陷"两方面。①"上气不足"，主要指上部之气不足，头目失养的病变。一般由于脾气虚损，升清之力不足，无力将水谷精微上输于头目，致头目失养，可见头晕、目眩、耳鸣等症。②"中气下陷"，指脾气虚损，升举无力，气机趋下，内脏位置维系无力，而发生某些内脏的位置下移，形成胃下垂、肾下垂、子宫脱垂、脱肛等病变。

4）气闭：气闭，即气机闭阻，外出严重障碍，以致清窍闭塞，出现昏厥的一种病理状态。

气闭，多由情志刺激，或外邪、痰浊等闭塞气机，使气不得外出而闭塞清窍所致。

气闭的临床所见，有因触冒秽浊之气所致的闭厥，突然精神刺激所致的气厥，剧痛所致的痛厥，痰闭气道之痰厥等等，其病机都属于气的外出突然严重受阻，而陷于清窍闭塞，神失所主的病理状态。气闭发生急骤，以突然昏厥、不省人事为特点，多可自行缓解，亦有因闭不复而亡者。其临床表现，除昏厥外，随原因不同而伴相应症状。

5）气脱：气脱，即气不内守，大量向外亡失，以致功能突然衰竭的一种病理状态。

气脱多由于正不敌邪，或慢性疾病，正气长期消耗而衰竭，以致气不内守而外脱；或因大出血、大汗等气随血脱或气随津泄而致气脱，从而出现功能突然衰竭的病理状态。气脱可见面色苍白、汗出不止、目闭口开、全身瘫软、手撒、二便失禁、脉微欲绝或虚大无根等症状。

2. 血的失常

血的失常，一是因血液的生成不足或耗损太过，致血的濡养功能减弱而引起的血虚；二是血液运行失常而出现的血瘀、出血等病理变化。

（1）血虚：是指血液不足，血的濡养功能减退的病理状态。

失血过多，新血不能生成补充；或因脾胃虚弱，饮食营养不足，血液生化乏源；或因血液的化生功能障碍；或因久病不愈，慢性消耗等因素而致营血暗耗等，均可导致血虚。脾胃为气血生化之源；肾主骨生髓，输精于肝，皆可化生血液，故血虚的成因与脾胃、肾的关系较为密切。

全身各脏腑、经络等组织器官，都依赖于血的濡养而维持其正常的生理功能，所以血虚就会出现全身或局部的失荣失养，功能活动逐渐衰退等虚弱证候。血虚者气亦弱，故血虚除见失于滋荣的证候外，多伴气虚症状，常见面色淡白或萎黄、唇舌爪甲色淡无华、神疲乏力、头目眩晕、心悸不宁、脉细等临床表现。

心主血、肝藏血，血虚时心、肝两脏的症状比较多见。心血不足常见惊悸怔忡、失眠多梦、健忘、脉细涩或歇止等心失血养的症状。肝血亏虚见两目干涩、视物昏花，或手足麻木、关节屈伸不利等症。若肝血不足，导致冲任失调，又可出现妇女经少，月经愆期，闭经诸症。

（2）血运失常：血液运行失常出现的病理变化，主要有血瘀和出血。

①血瘀：血瘀是指血液的循行迟缓，流行不畅，甚则血液停滞的病理状态。

血瘀主要表现为血液运行瘀滞不畅，或形成瘀积，可以为全身性病变，亦可瘀阻于脏腑、经络、形体、官窍的某一局部，从而产生不同的临床表现。但无论病在何处，均易见疼痛，且痛有定处，甚则局部形成肿块，触之较硬，位置比较固定，如肿块生于腹内，称为"癥积"。另外，唇舌紫暗以及舌有瘀点、瘀斑，皮肤赤丝红缕或青紫，肌肤甲错，面色黧黑等，也是血液瘀滞的征象。

导致血瘀的病机，主要有气虚、气滞、痰浊、瘀血、血寒、血热等，前四者在"病因"章中已述，此处只介绍血寒，而将与出血关系更为密切的血热放到后面章节介绍。

血寒，是指血脉受寒，血流滞缓，乃至停止不行的病理状态。多因外感寒邪，侵犯血分，形成血寒；亦可因阳气失于温煦所致。

血寒的临床表现，除见一般的阴寒证候外，常见血脉瘀阻而引起的疼痛，和手足、爪甲、皮肤及舌色青紫等表现。若寒凝心脉，心脉血气痹阻，可发生真心痛；寒凝肝脉，肝经血气瘀滞，可见胁下、少腹、阴部冷痛，或妇女痛经、闭经等。寒阻肌肤血脉，则见冻伤等症。寒瘀互结酿毒于内，可生癥积。

②出血：出血，是指血液逸出血脉的病理状态。逸出血脉的血液，称为离经之血。若此离经之血不能及时消散或排出，蓄积于体内，则称为瘀血。瘀血停积体内，又可引起多种病理变化。若突然大量出血，可致气随血脱而引起全身功能衰竭。

导致出血的病机，主要有血热、气虚、外伤及瘀血内阻等。气虚不摄、瘀血内阻及外伤导致出血的机制，前面已有介绍，此处仅叙述血热。

血热，即热入血脉之中，使血行加速，脉络扩张，或迫血妄行而致出血的病理状态。血热多由于热入血分所致，如温邪、疠气入于血分，或其他外感病邪入里化热，伤及血分。另外，情志郁结，五志过极化火，内火炽盛郁于血分，或阴虚火旺，亦致血热。

血热病变，除一般热盛的证候外，由于血行加速，脉络扩张，可见面红目赤、肤色发红、舌色红绛、经脉异常搏动等症状。血热炽盛，灼伤脉络，迫血妄行，常可引起各种出血，如吐血、衄血、尿血、皮肤癍疹、月经提前量多等。心主血脉而藏神，血热则心神不安，可见心烦，或躁扰不安，甚则神昏、谵语、发狂等症。血热的临床表现，以既有热象，又有动血为其特征。

因为血液主要由营气和津液组成，热入血脉不仅可以耗伤营气、津液而致血虚，而且可由热灼津伤，使其失去润泽流动之性，变得浓稠，乃至干涸不能充盈脉道，血液运行不畅而为瘀。

3. 气血失调

（1）气滞血瘀：是指因气的运行郁滞不畅，导致血液运行障碍，继而出现血瘀的病理状态。

气滞血瘀的形成多因情志内伤、抑郁不遂、气机阻滞而致血瘀。肝主疏泄而藏血，肝气的疏泄作用在气机调畅中起着关键作用，因而气滞血瘀多与肝失疏泄密切相关，与心、肺也有关。

临床上多见胸胁胀满疼痛，瘕聚、症积等病证。肺主气，调节全身气机，辅心运血，若邪阻肺气，宣降失司，日久可致心、肺气滞血瘀，而见咳喘、心悸、胸痹、唇舌青紫等表现。

气滞可导致血瘀，血瘀必兼气滞。由于气滞和血瘀互为因果，多同时并存，常难以明确区分孰先孰后。如闪挫外伤等因素，就是气滞和血瘀同时形成。但无论何种原因所致的气滞血瘀，辨别气滞与血瘀的主次则是必要的。

（2）气虚血瘀是指因气对血的推动无力而致血行不畅，甚至瘀阻不行的病理状态。

气虚血瘀的形成较多见于心气不足、运血无力而致的血行不畅，甚至瘀阻不行的病理状态。

临床表现常见于惊悸怔忡、喘促、水肿及气虚血滞的肢体瘫痪、痿废。另外，老年人多血瘀，且多气虚，故气虚血瘀病机在老年病中具有重要意义。

（3）气不摄血是指由于气虚不足，统摄血液的生理功能减弱，血不循经，逸出脉外，而导致各种出血的病理状态。

气不摄血的形成主要由于脾主统血功能失司，和心、肝、肺、肾、胃等脏腑功能不足有关。

临床表现：咯血、吐血、紫斑、便血、尿血、崩漏等症，兼见面色不华、疲乏倦怠、脉虚无力、舌淡等气虚表现。

（4）气随血脱是指在大量出血的同时，气也随着血液的流失而急剧散脱，从而形成气血并脱的危重病理状态。

各种大失血皆可导致气随血脱，较常见的有外伤失血、呕血和便血，或妇女崩中，产后大出血等因素。血为气之载体，血脱则气失去依附，故气亦随之散脱而亡失。

临床上此症多表现为精神萎靡、眩晕或晕厥、冷汗淋漓、四末不温，或有抽搐，或见口干，脉芤或微细。

（5）气血两虚：即气虚和血虚同时存在的病理状态。

气血两虚多因久病消耗，气血两伤所致；或先有失血，气随血耗；或先因气虚，血化障碍而日渐衰少，从而形成气血两虚。气血两虚，则脏腑经络、形体官窍失之濡养，各种功能失之推动及调节，故可出现不荣或不用的病证。

临床上主要表现为肌体失养及感觉运动失常的病理征象，如面色淡白或萎黄、少气懒言、疲乏无力、形体瘦怯、心悸失眠、肌肤干燥、肢体麻木，甚至感觉障碍、肢体萎废不用等。

（四）津液代谢失常

津液代谢是一个复杂的生理过程，必须由多个脏腑的相互协调才能维持正常，诸如肺的宣发和肃降，脾的运化转输，肾与膀胱的蒸腾气化，三焦的通调，以及肝的疏泄功能都参与其中，以肺、脾、肾三脏的作用尤为重要，而其核心是气对津液的作用。因此，气的运动及其维持的气化过程，调节着全身的津液代谢。

因此，如果肺、脾、肾等有关脏腑生理功能异常，气的升降出入运动失去平衡，气化功能失常，均能导致津液生成、输布或排泄的失常，包括津液不足及津液在体内滞留的病理变化。

1. 津液不足

津液不足，是指津液在数量上的亏少，进而导致内则脏腑，外而孔窍、皮毛，失于濡润、滋养，而产生一系列干燥枯涩的病理状态。

导致津液不足的原因主要有三个方面：一是热邪伤津，如外感燥热之邪，灼伤津液；或邪热内生，如阳亢生热、五志化火等耗伤津液。二是丢失过多，如吐泻、大汗、多尿及大面积烧伤等，均可损失大量津液。三是生成不足，如体虚久病，脏腑气化功能减退，可见津液生成不足。另外，慢性疾病耗伤津液，亦致津液亏耗。

伤津常见于吐、泻之后。如夏秋季节，多有饮食伤中而致呕吐、泄泻或吐泻交作，损失大量津液者，如不及时补充，可出现目陷、螺瘪、尿少、口干舌燥、皮肤干涩而失去弹性；甚则见目眶深陷、啼哭无泪、小便全无、精神委顿、转筋等症。严重者，因血中津少而失其滑润流动之性，气随津泄而推动无力，血液运行不畅，而见面色苍白、四肢不温、脉微欲绝的危象。另外，炎夏、高热、多汗也易伤津，常见口渴引饮、大便燥结，小便短少色黄；气候干燥季节，常见口、鼻、皮肤干燥等均属于伤津为主的临床表现。

伤液见于热病后期或久病伤阴，所见到的形瘦骨立，大肉尽脱，肌肤毛发枯槁，或手足震颤、肌肉瞤动、唇裂、舌光红无苔或少苔，则属于脱液的临床表现。必须指出，津和液本为一体，伤津和脱液，在病机和临床表现方面虽有区别亦有联系。

一般而论，伤津主要是丢失水分，伤津未必脱液；脱液不但丧失水分，更损失精微营养物质，故脱液必兼津伤。从病情轻重而论，脱液重于伤津，可以说津伤乃液脱之渐，液脱乃津伤之甚。津易伤亦易补充，而液一般不易损耗，一旦亏损则较难恢复。但津伤可暴急发生而突然陷于气随津泄，甚至气脱的重危证候，则又非脱液可比。

2. 津液输布排泄障碍

津液的输布和排泄是津液代谢中的两个重要环节。二者虽有不同，但其结果都能导致津液在体内不正常的停滞，成为内生水湿痰饮等病理产物的根本原因。

津液的输布障碍，是指津液得不到正常的转输和布散，导致津液在体内环流迟缓，或在体内某一局部发生滞留。因而津液不化，可致水湿内生，酿痰成饮。引起津液输布障碍的原因很多，如肺失宣发和肃降，津液不得正常布散；脾失健运，运化水液功能减退，可致水饮不化；肝失疏泄，气机不畅，气滞津停；三焦的水道不利，不仅直接影响津液的环流，而且影响津液的排泄，凡此均致津液输布障碍而生痰饮水湿之患。上述多种成因中，以脾气的运化功能障碍具有特殊意义。因脾主运化，不仅对津液的输布起重要作用，而且在津液的生成方面具有主导作用。脾失健运不但使津液的输布障碍，而且水液不归正化，变生痰湿为患。故《素问·至真要大论》说："诸湿肿满，皆属于脾。"

津液的排泄障碍，主要是指津液转化为汗液和尿液的功能减退，而致水液贮留体内，外溢于肌肤而为水肿。津液化为汗液，有赖肺气的宣发功能；津液化为尿液，有赖肾气的蒸化功能。肺和肾的功能减弱，虽然均可引起水液贮留，发为水肿，但肾气的蒸化作用失常则起着主导作用。这是因为，肾阳肾阴为五脏阴阳之本，能推动和调节各脏腑的输布和排泄水液功能，而且水液主要是通过尿液而排泄的。

（1）湿浊困阻：多由脾虚运化功能减退，津液不能转输布散，聚为湿浊。湿性重浊黏滞，易于阻遏中焦气机，而见胸闷、脘痞、呕恶、腹胀、便溏、苔腻等症。

（2）痰饮凝聚：多因脾、肺等脏腑功能失调，津液停而为饮，饮凝成痰。痰随气的升降，无处不到，病及脏腑经络，滞留于机体的不同部位而有多种的病理变化和多变的临床表现。饮停之部位比较局限，如停于胸胁的"悬饮"，饮留于肺的"支饮"，等等。

（3）水液贮留：多由肺、脾、肾、肝等脏腑功能失调，气不行津，津不化气，津液代谢障碍，贮留于肌肤或体内，发为水肿或腹水。

3. 津液与气血关系失调

（1）水停气阻：指津液代谢障碍，水湿痰饮停留导致气机阻滞的病理状态。

因水湿痰饮皆有形之邪，易阻碍气的运行，即导致了水停气阻的形成。

临床表现因水液停蓄的部位不同而异。如水饮阻肺，肺气壅滞，宣降失职，可见胸满咳嗽，喘促不能平卧；水饮凌心，阻遏心气，则可见心悸、心痛；水饮停滞中焦，阻遏脾胃气机，可致清气不升，浊气不降，而见头昏困倦，脘腹胀满，纳化呆滞；水饮停于四肢，则可使经脉气血阻滞，故除见水肿外，尚可见肢体沉重胀痛等临床表现。

（2）气随津脱：主要指津液大量丢失，气失其依附而随津液之外泄出现暴脱亡失的病理状态。

气随津脱多由高热伤津，或大汗伤津，或严重吐泻耗伤津液等所致。吐下之余，定无完气。

频繁而大量的呕吐、泄泻，皆可使气随津液的耗伤而脱失，出现面色苍白，神昏晕厥，汗出不止，目闭口开手撒，甚则二便失禁、脉微欲绝等症。

（3）津枯血燥：主要指津液亏乏枯竭，导致血燥虚热内生或血燥生风的病理状态。

因高热伤津，或烧伤引起津液损耗，或阴虚痨热，津液暗耗，均会导致津枯血燥。

临床表现为心烦、鼻咽干燥、肌肉消瘦，皮肤干燥，或肌肤甲错、皮肤瘙痒或皮屑过多、舌红少津等表现。

（4）津亏血瘀：主要指津液耗损导致血行瘀滞不畅的病理状态。

因高热、烧伤，或吐泻、大汗出等因素，致使津液大量亏耗，则血量减少，血液循环滞涩不畅，从而发生血瘀之病变。

临床表现除见原有津液不足的表现外，还出现舌质紫绛，或有瘀点、瘀斑，或见癍疹显露等症。

（5）血瘀水停：指因血脉瘀阻导致津液输布障碍而水液停聚的病理状态。

血中有津、脉外之津液可从脉络渗入血中，血瘀则津液环流不利；另外，血瘀必致气滞，也导致津停为水，故血瘀常伴水停。

临床表现为心阳亏虚、运血无力、血脉瘀阻，除见心悸、气喘、口唇爪甲青紫、舌有瘀点或瘀斑，甚则胁下痞块等症外，亦见下肢、面目浮肿，即属此候。

（五）内生"五邪"

内生"五邪"，是指在疾病的发展过程中，由于脏腑经络及精气血津液的功能失常而产生的化风、化寒、化湿、化燥、化火等病理变化。因病起于内，又与风、寒、湿、燥、火外邪所致病证的临床征象类似，故分别称为"内风""内寒""内湿""内燥"和"内火"，统称为内生"五邪"。

1. 风气内动

（1）概念：风气内动，即是"内风"。由于"内风"与肝的关系较为密切，故又称肝风内动或肝风。

（2）形成和表现：内风是指疾病发展过程中，主要因为阳盛，或阴虚不能制阳，阳升无制，出现动摇、眩晕、抽搐、震颤等类似风动的病理状态。《素问·至真要大论》说："诸暴强直，皆属于风。""诸风掉眩，皆属于肝。"即指明了内风的临床表现，不仅与外风为病相类似，而且指出了与肝的密切关系。

风气内动：主要是体内阳气亢逆变动所致。《临证指南医案》指出："内风乃身中阳气之变动。"

内风的病机,主要有肝阳化风、热极生风、阴虚风动、血虚生风等。

肝阳化风:多由于情志所伤,肝气郁结,郁久化火而亢逆,或暴怒伤肝,肝气亢逆,或操劳过度,耗伤肝肾之阴,阴虚不能制阳,水亏不得涵木,肝阳因之浮动不潜,升而无制,亢逆之阳气化风,形成风气内动。在肝阳上亢表现的基础上,可见筋惕肉瞤、肢麻震颤、眩晕欲仆,甚则口眼㖞斜、半身不遂。严重者,则因血随气升而发猝然厥仆。

热极生风:又称热甚动风。多见于热性病的极期,由于火热亢盛,化而为风,并因邪热煎灼津液,伤及营血,燔灼肝经,筋脉失其柔顺之性,而出现痉厥、抽搐、鼻翼翕动、目睛上吊等临床表现,常伴有高热、神昏、谵语。

阴虚风动:阴虚风动,多见于热病后期,津液和阴气大量亏损,或由于久病耗伤,津液及阴气亏虚所致。主要病机是津液枯竭,阴气大伤,失其凉润柔和之能,既对筋脉失之滋润,又不能制阳而致阳气相对亢盛,因而产生痉挛肉瞤、手足蠕动等动风症状,并见低热起伏、舌光少津、脉细如丝等阴竭表现。

血虚生风:多由于生血不足或失血过多,或久病耗伤营血,肝血不足,筋脉失养,或血不荣络,则虚风内动。临床可见肢体麻木不仁,筋肉跳动,甚则手足拘挛不伸等症。

另外,并非所有内风病证的病位皆为肝,如小儿慢脾风,其病机主要在于脾土虚败。

2. 寒从中生

（1）概念:寒从中生,又称"内寒",是指机体阳气虚衰,温煦气化功能减退,虚寒内生,或阴寒之气弥漫的病理状态。

（2）形成及表现:因先天禀赋不足,阳气素虚,或久病伤阳,或外感寒邪,过食生冷,损伤阳气,以致阳气虚衰。阳气虚衰,不能制阴祛寒,故阴寒内盛。一般表现为阳热不足,温煦失职,虚寒内生,可见面色苍白、畏寒喜热、肢末不温、舌质淡胖、苔白滑润、脉沉迟弱或筋脉拘挛、肢节痹痛等症。内寒的病机主要与脾肾阳虚有关。脾为气血生化之源,脾阳能达于肌肉四肢。肾阳为人身阳气之根,能温煦全身脏腑形体。故脾肾阳气虚衰,则温煦失职,最易表现虚寒之象,而尤以肾阳虚衰为关键。故《素问·至真要大论》说:"诸寒收引,皆属于肾。"阳气虚衰,则蒸化水液的功能减退或失司,水液代谢障碍,从而导致病理产物的积聚或停滞,形成水湿、痰饮等。故《素问·至真要大论》说:"诸病水液,澄澈清冷,皆属于寒。"临床多见尿频清长,涕唾痰涎稀薄清冷,或大便泄泻,或水肿等,多由阳气不足,蒸化无权,津液不能正常输布代谢所致。

阳气虚衰,不能温煦血脉,反生内寒以收引血脉,血脉收缩则血流迟缓不畅,重者可致血液停积于血脉和脏腑之中,形成瘀血。临床可见痛处固定,遇寒加重。

"内寒"与"外寒"之间区别是:"内寒"的临床特点主要是虚而有寒,以虚为主;"外寒"的临床特点是以寒为主,亦可因寒邪伤阳而兼虚象。两者之间的主要联系是:寒邪侵犯人体,必然会损伤机体阳气,而最终导致阳虚;而阳气素虚之体,则又因抗御外邪能力低下,易感寒邪而致病。

3. 湿浊内生

（1）概念:湿浊内生,又称"内湿",是指由于脾的运化功能和输布津液的功能障碍,从而引起湿浊蓄积停滞的病理状态。由于内生之湿多因脾虚,故又称之为脾虚生湿。

（2）形成及表现:内湿的产生,多因过食肥甘,嗜烟好酒,恣食生冷,内伤脾胃,致使脾失健运不能为胃行其津液,或喜静少动,素体肥胖,情志抑郁,致气机不利,津液输布障碍,聚而成湿所致。因此,脾的运化失职是湿浊内生的关键。

脾主运化有赖于肾阳的温煦气化。因此,内湿不仅是脾阳虚津液不化而形成的病理产物,在肾阳虚衰时,亦必然影响及脾之运化而导致湿浊内生。反之,由于湿为阴邪,湿胜则可损伤阳气,故湿浊内困,久之必损及脾阳肾阳,而致阳虚湿盛之证。另外,湿浊可以聚而为痰,留而为饮,积而成水,变生多种病患。

湿性重浊黏滞,多阻遏气机,故其临床表现常可随湿邪阻滞部位的不同而异。如湿邪留滞经脉之间,则见头闷重如裹,肢体重着或屈伸不利,故《素问·至真要大论》说:"诸痉项强,皆属于湿。"湿犯上焦,则胸闷咳嗽;湿阻中焦,则脘腹胀满、食欲不振、口腻或口甜、舌苔厚腻;湿滞下焦,则腹胀便溏、小便不利；水湿泛溢于皮肤肌腠，则发为水肿。故《素问·六元正纪大论》说："湿胜则濡泄，甚则水闭胕肿。"湿浊虽可阻滞于机体上、中、下三焦的任何部位，但仍以湿阻中焦脾胃为多。

此外，外感湿邪与内生湿浊在其形成方面虽然有所区别，但二者亦常相互影响。湿邪外袭每易伤脾，脾失健运又滋生内湿。故临床所见，脾失健运，内湿素盛之体，易外感湿邪而发病。

4. 津伤化燥

（1）概念：津伤化燥，又称"内燥"。是指机体津液不足，人体各组织器官和孔窍失其濡润，而出现干燥枯涩的病理状态。

（2）形成及表现：因久病伤阴耗液，或大汗、大吐、大下，或亡血失精导致阴亏津少，以及某些热性病过程中的热盛伤阴耗津等所致。由于津液亏少，不足以内溉脏腑，外润腠理孔窍，从而燥邪便由内而生，故临床多见干燥不润等病变。所以《素问·阴阳应象大论》说："燥胜则干。"。

内燥病变可发生于各脏腑组织，以肺、胃及大肠为多见。内燥因津液枯涸，失去滋润濡养作用所致。津液枯涸则阴气化生无源而虚衰，阴虚则阳相对偏亢则生内热，故内燥常伴虚热证的表现。临床常见肌肤干燥不泽，起皮脱屑，甚则皲裂，口燥咽干唇焦，舌上无津，甚或光红龟裂，鼻干目涩少泪，爪甲脆折，大便燥结，小便短赤等症。如以肺燥为主，还兼见干咳无痰，甚则咯血；以胃燥为主时，可见食少、舌光红无苔；若系肠燥，则兼见便秘等症。故金代刘完素《素问玄机原病式·六气为病》说："诸涩枯涸，干劲皲揭，皆属于燥。"

5. 火热内生

（1）概念：火热内生，又称"内火"或"内热"，是指由于阳盛有余，或阴虚阳亢，或由于气血郁滞，或由于病邪郁结而产生的火热内扰，功能亢奋的病理状态。

（2）形成：主要是由阳气过盛化火、邪郁化火、五志过极化火、阴虚火旺四个方面的因素形成的。

阳气过盛化火：阳气过盛，功能亢奋，必然使物质的消耗增加，以致伤阴耗津。此种病理性的阳气过亢则称为"壮火"，中医学又称为"气有余便是火"。

邪郁化火：邪郁化火包括两个方面的内容。一是外感六淫病邪，在疾病过程中，皆可郁滞而从阳化热化火，如寒郁化热、湿郁化火等。二是体内的病理性代谢产物（如痰、瘀血、结石等）和食积、虫积等，亦能郁而化火。邪郁化火的主要机制，实质上是由于这些因素导致人体之气的郁滞，气郁则生热化火。

五志过极化火：又称为"五志之火"。多指由于情志刺激，影响了脏腑精气阴阳的协调平衡，造成气机郁结或亢逆。气郁日久则可化热，气逆自可化火，因之火热内生。如情志内伤，抑郁不畅，则常能导致肝郁气滞，气郁化火，发为肝火；而大怒伤肝，肝气亢逆化火，亦可发为肝火。

阴虚火旺：此属虚火。多由于津液亏虚，阴气大伤，阴虚不能制阳，阳气相对亢盛，阳亢化热化火，虚热虚火内生。

（3）表现：内生火热，主要有心火、肝火、相火（肾火）及胃火等证，临床表现随发病机制和病位的差异而各有不同。凡阳盛、邪郁化热化火及五志化火，多为实热实火，可见高热、烦渴、面红目赤、尿赤、便干、唇舌生疮等症。若阴虚内热多见全身性的虚热征象，如五心烦热、骨蒸潮热、面部烘热、消瘦、盗汗、咽干口燥、舌红少苔、脉细数无力等；阴虚火旺，多集中于机体某一部位的火热征象，如虚火上炎所致的牙痛、齿衄、咽痛、升火颧红等。

二、疾病传变

传变，是指疾病在机体脏腑经络组织中的传移和变化。从本质上讲，即是疾病在其发展过程中的不同时间和不同层次上人体脏腑经络及精气血津液等各种病理改变的复杂联系和变化。疾病传变，就是阐明疾病过程中各种病理变化的演变、发展规律。

（一）疾病传变的形式

疾病传变，不外两种形式：一是病位的传移，二是病性的变化。

1. 病位传变

病位，即疾病所在的部位。人是一个有机的整体，机体的表里之间、内脏之间，均有经络相互沟通联络，气血津液循环贯通。因此，某一部位的病变，可以向其他部位波及扩展，从而引起该部位发生病变，这就是病位的传变。常见的病位传变包括表里之间与内脏之间的传变，而外感病和内伤病的传变又各有特点。

《素问·阴阳应象大论》说："邪风之至，疾如风雨，故善治者治皮毛，其次治肌肤，其次治筋脉，其次治六腑，其次治五脏。治五脏者半死半生也。"说明了掌握疾病传变规律，实施早期治疗的重要性。

（1）表里出入：表与里，是一个相对的概念，所指的病变部位并不是固定的。以整体而言，则病在皮肤、毛窍、肌肉、经络等为外属表，在脏腑、骨髓等组织器官为内属里。如以皮毛与经络相对而言，则皮毛属表，经络属里；以三阴三阳经而言，则三阳经为表，三阴经为里；以脏与腑相对而言，则腑为表，脏为里。

由于疾病表里的传变，意味着病邪的表里出入变化，故疾病的表里传变，亦称邪之表里出入。

表病入里：亦即表邪入里。指外邪侵袭人体，首先停留于机体的肌肤卫表层次，而后内传入里，病及脏腑的病理传变过程。常见于外感疾病的初期或中期，是疾病向纵深发展的反映。多由于机体正气受损，抗病能力减退，正气不能制止病邪的致病作用，病邪得以向里发展，或因邪气过盛，或因失治、误治等因素，以致表邪不解，迅速传变入里而成。如外感风寒证，可出现恶寒、发热、无汗等寒邪在表病变。若在表的风寒之邪不解，可由肌表而内传入里，影响肺、胃功能，发展为高热、口渴、喘咳、便秘等症，此即由表寒证转化成了里热病变。

里病出表：里病出表，是指病邪原本位于脏腑等在里层次，而后由于正邪斗争，病邪由里透达于外的病理传变过程。如温热病变，内热炽盛，见高热、烦渴、胸闷、咳逆等症，继则汗出而热邪外解，脉静身凉，症状缓解，或热病疹等透发于外，以及伤寒三阴病变转化为三阳病变等，均属里病出表之病理过程。

人体表里是相对的，而且是多层次的。所以，病变在表里出入的传变中，可以有介于表里之间的阶段，即半表半里。伤寒的少阳病机，温病的邪伏募原病机，都称为半表半里，皆出现介于表与里之间的见证，其发展趋势既可达表也可入里，此为其特点。

（2）外感病传变，一般而论，外感病发于表，发展变化过程是自表入里、由浅而深的传变。故外感病基本是表里传变，但内传入里后，亦见脏腑间的传变。不同的外感病，其病位传变的形式又有所区别，主要有六经传变、卫气营血和三焦传变。

1）六经传变：六经指三阴、三阳，实即十二经脉。六经传变是指疾病的病位在六经之间的相对转移。东汉张机的《伤寒杂病论》，在《内经》所论外感热病的传变规律的基础上，创立了"六经传变"理论。六经传变，实际上是对伤寒热病六个不同发展阶段的病变规律和本质的概括。

经脉是运行气血的通路，能"内属于腑脏，外络于肢节"，把人体各部的组织器官联结成一个有机的整体。因而也成为病邪传播转移的通路和病理变化反应的部位。特别是十二经脉，是经络系统的主干、核心部分，也成为外感病传变的重要途径。

六经由表入里传变的基本形式是由阳入阴，即先太阳、阳明、少阳，而后太阴，少阴、厥阴的六个层次，说明阳气由盛而衰，疾病由轻到重的发展过程。反之，由阴出阳，则说明正气由衰而盛，疾病由重到轻的好转过程。若正气不支，邪气亢盛，也可不经阳经而直接侵犯阴经，称为直中三阴，其中以直中少阴为多，六经的具体传变形式尚有阴阳经传变、表里经传变、手足经传变等。另外，由于经脉与脏腑有属络关系，所以以六经病变实际上与相应的脏腑功能失常有关。

2）三焦传变：是指病变部位循上、中、下三焦而发生传移变化。此三焦是人体上、中、下部位的划分，也是诸气与水液上下运行的通路，因而也可作为病位转移的途径。温病的三焦传变，是对温热病三个不同发展阶段的病变规律和本质的阐释，由部位三焦的概念延伸而来。

三焦传变是温病的主要传变形式，温热病邪，多自口鼻而入，首先侵犯上焦肺卫，病邪深入，则从上焦传入中焦脾胃，再入下焦肝肾。这是疾病由浅入深，由轻而重的一般发展过程，故称之为顺传。如果病邪从肺卫直接传入心包，病情发展恶化，超越了一般传变规律，故称为逆传。即如吴瑭所说："肺病逆传，则为心包。上焦病不治，则传中焦，胃与脾也；中焦病不治，即传下焦，肝与肾也。始上焦，终下焦"（《温病条辨·卷二》）。疾病之所以顺传和逆传，主要取决于正邪双方力量的对比和病邪的性质。若疾病好转向愈，则可由下焦向上焦传变。

3）卫气营血传变：是指温热病过程中，病变部位在卫、气、营、血四个阶段的传移变化。卫分是温病的初期阶段，病位在肺；气分为温病的中期，病位在胃、肠、脾及肺、胆；营分是温病的严重阶段，病位在心包及心；血分属温病的晚期，病位在肝、肾及心。

卫气营血传变，一般从卫分开始，发展传为气分，再入营分，而血分。反映病邪由浅入深，病势由轻而重的发展过程，称为"顺传"。若邪入卫分后，不经过气分阶段，而直接深入营分或血分，称为"逆传"，反映了传变过程渐进与暴发之不同。

此外，卫气营血传变，还有初起即不见卫分阶段，而径入气分、营分者；亦有卫分证未罢，又兼见气分证而致"卫气同病"者；或气分证尚存，同时出现营分证、血分证而成"气营两燔""气血两燔"者；更有严重者为邪热充斥表里，遍及内外，出现卫气营血同时累及的局面。

（3）内伤病传变：内伤病是内脏遭到某些病因损伤所导致的一类疾病。因此，内伤病的基本病位在脏腑。

人体是以脏腑为核心的有机整体，脏腑之间在生理上密切相关，在病理上则可通过经络、精气血津液等的相互影响，以及位置相邻，而在脏腑之间发生传变。所以，内伤病的基本传变形式是脏腑传变。另外，脏腑与形体官窍之间，在生理上相互联系，在病理上亦相互影响，故内伤病也可在脏腑与形体官窍之间传变。

1）脏与脏传变：即指病位传变发生于五脏之间，这是内伤病最主要的病位传变形式。

五脏之间通过经络相互联系，在生理功能上密切相关而又协调平衡，在精气血津液的生化、贮藏、运行、输布等方面存在相互依存、相互为用又相互制约的关系。因而，某一脏的病变，常常影响他脏而发生传变。例如心与肺、心与脾、心与肝、心与肾之间，其病变都可以相互影响。心与肺同居上焦胸中，心主血脉，肺主气，而宗气"贯心脉而行呼吸"。所以，疾病在心与肺的两脏之间的传变，主要是心血与肺气病变的相互影响。临床上，心运血功能失常，可以导致肺气郁滞，宣降失司，而见咳喘不得平卧。肺病日久，吸清呼浊功能异常，气病及血，可致肺气胀满，心血瘀阻，出现心悸、胸闷、口唇爪甲青紫等症。另外，心与脾之间，主要是心血、心神与脾气运化病变的相互影响；心与肝之间，主要是心血与肝血、心神与肝失疏泄情志病变的相互影响；心与肾之间，主要是心肾阴阳不交与精血亏损病变的相互影响。由此可知，由于两脏之间生理功能的联系各不相同，所以其病理传变情况也各不一样。

2）脏与腑传变：是指病位传变发生于脏与腑之间，或脏病及腑，或腑病及脏。其具体传变形式则是按脏腑之间表里关系而传。如《素问·咳论》说："五脏之久咳，乃移予六腑。脾咳不已，则胃受之……肺咳不已，则大肠受之。"这是由于心与小肠、肝与胆、脾与胃、肺与大肠、肾与膀胱等表里相合脏腑之间，有经脉直接属络，从而使病气得以相互移易。如肺与大肠表里相合，脏腑气化相通，大肠得肺肃降之气而后传导排便。若肺气壅滞于上，肃降失职，则可致大肠腑气不通而发生便秘；而大肠实热，积滞不通，亦反过来影响肺气的肃降，从而发生气逆喘咳。故肺病可传至大肠。大肠病又可累及肺。他如心火移热于小肠；小肠有热，循经上熏于心；脾运失职，影响胃的受纳与和降；食滞于胃，导致脾失健运等等，均为脏腑表里相传的疾病传变。

应当指出，脏腑表里相合关系的传变，并不是脏与腑之间病位传变的唯一形式，如肝气横逆犯胃；寒凝肝脉导致小肠气滞等，虽是由脏传腑，但不属于表里相合传变。

3）腑与腑传变：是指病变部位在六腑之间发生传移变化。六腑生理功能各有不同，但都参与饮食物的受纳、消化、传导和排泄，以及水液的输送与排泄，并始终维持着虚实更替的动态变化。若其中某一腑发生病变，则势必影响及另一腑，导致其功能失常。如大肠传导失常，腑气不通，下游闭塞，则可导致胃气上逆，出现嗳气、呕恶等症状；若胃中湿热蕴结，熏蒸于胆，则又可引起"胆热液泄"，而出现口苦、黄疸等症。可以看出，任何一腑的气滞或气逆，均可破坏六腑整体"实而不能满""通而不宜滞"的生理特性，从而使病变部位在六腑中发生相应的传变。

4）形脏内外传变：包括病邪通过形体而内传相关之脏腑，以及脏腑病变影响形体。

外感病邪侵袭肌表形体，由经脉传至脏腑，是内伤病发作、加重的重要原因。如风寒之邪侵袭肌表，客于皮毛，然后内合于肺。至于其内合于肺的机制，则是"外内合邪"。因已有过食寒凉生冷饮食，损伤脾胃阳气，手太阴肺经起于中焦（相当于胃的中脘部），胃寒阳衰，可通过经脉影响于肺，而致肺阳不足，宣发失职，若再有风寒之邪外袭，则因肺阳虚衰，卫外功能减退，因而客肺而发生咳嗽、喘促等病变。

某些形体组织的病变，久则可按五脏所合关系，从病变组织传入于本脏，而发展为内伤病证。反之，病变可由脏腑传至经脉，亦可反映于体表。如《灵枢·邪客》说："肺心有邪，其气留于两肘。"说明心、肺有病亦会通过其所属经脉，并在其循行的形体肌表部位反映出来，而出现胸痛、两臂内痛等症。临床上，五脏病变通过经络和精气血津液等影响及五体和官窍，亦是常见现象。

2. 病性转化

（1）寒热转化：指疾病过程中，病机性质由寒转化为热，或由热转化为寒的病理变化，实际是由阴阳的消长和转化所致。

1）由寒化热：是指病证的性质本来属寒，继而又转变成热性的病理过程。

寒证有实寒证与虚寒证，而热证亦有实热证与虚热证。临床所见，由寒化热主要有两种形式：一是实寒证转为实热证，以寒邪化热入里为常见。如太阳表寒证，疾病初起恶寒重，发热轻，脉浮紧，以后继则出现阳明里热证，而见壮热，不恶寒反恶热，心烦口渴，脉数。另外，阴邪内聚，也可从热而化，转化为实热证。如哮喘病开始不发热，咳嗽，痰稀而白；继则转见发热，咳嗽，胸痛，痰黄而黏稠，即表示病性已由寒而化热。二是虚寒证转化为虚热证。这是基于"阳损及阴"的道理，在阴阳互损病机中已有论及。

至于实寒证转化为虚热证，因为寒邪难以直接伤阴，则少有直接转化者。但若实寒证化热，日久亦可伤阴而转化为虚热证。虚寒证转化为实热证，亦有所见，可因重感于邪、邪郁化热、过用辛热药物等因素所致。

2）由热转寒：是指病证的性质本来属热，继而转变成为寒性的病理过程。

由热转寒主要有三种形式：一是实热证转化为虚寒证，一般因伤阳所致。如外感高热患者，由于大汗不止，阳从汗脱；或因吐泻过度，阳随津脱，病机就由实热转为虚寒的亡阳危证，出现冷汗淋漓、体温骤降、四肢厥冷、面色苍白、脉细微欲绝等症。又如内伤便血患者，初起便血鲜红，肛门灼热，口干舌燥，大便秘结或不爽。若日久不愈；血去正伤，阳气虚衰，继则转见血色紫暗或色淡，脘腹隐痛，痛时喜按喜温，并见畏寒肢冷，大便清溏，则表明其病性已由热而转寒。二是实热证转化为实寒证。比如风湿热邪痹阻肢体关节的热痹证，或因治疗用药，或素体阳虚，可热去而从寒化为风寒湿邪痹阻的寒痹证。三是虚热证转化为虚寒证，机制为"阴损及阳"，见阴阳互损病机。

至于虚热证转化为实寒证，则较为少见。如果虚热证转化为虚寒证，因阴邪内聚，或感受寒邪，亦可发展为实寒证。

（2）虚实转化：疾病过程中，正邪双方处于不断的斗争和消长之中，当正邪双方力量对比发生变化，则疾病的虚实性质亦会发生转变，或由实而转虚，或因虚而致实。

1）由实转虚：指疾病或病证本来是以邪气盛为矛盾主要方面的实性病变，继而转化为以正气虚损为矛盾主要方面的虚性病变的过程。

由实转虚的机制，主要在于邪气过于强盛，正不敌邪，正气耗损所致。此外，因失治、误治等原因，致使病程迁延，虽邪气渐去，然正气已伤，则亦可由实转虚。如外感暑热病邪，可因迫津外泄而大汗，气随津泄而脱失，病从暑热内盛证较快地转为实热兼阴虚证，进而发展为阴虚证，再为亡阴证，出现面色淡白、精神萎靡、汗出肢温、口渴喜饮、脉细而数等症，若出现冷汗淋漓、四肢发凉、脉微欲绝，则为亡阳证。又如，肝火上炎证的眩晕，日久则火盛伤阴而发展为肝肾阴虚的病变。

2）因虚致实：指病证本来是以正气亏损为矛盾主要方面的虚性病变，转变为邪气盛较突出的病变过程。

因虚致实的机制，多由于脏腑功能减退，气化不行，以致全身气血津液等代谢障碍，从而产生气滞、水饮、痰浊、瘀血等病理变化；或因正虚病证，复感外邪，邪盛则实。如心肾阳气亏虚的心悸气喘，可因病情突然变化而发生水饮泛溢，上凌心肺，肺气闭塞，出现怔忡不宁、端坐喘息、胸中憋闷欲死的危急证候。又如肺肾两虚的哮证，肺卫不同，复感风寒，哮喘复发，而见寒邪束表、痰涎壅肺的实证。因虚致实的转变，正虚方面仍然存在，只不过实性病机占突出地位而已。

（二）影响疾病传变的因素

1. 体质因素

体质主要从两个方面对疾病的传变发生作用。一是在较大程度上影响正气之强弱，从而影响发病与传变的迟速。如素体盛者，一般不易感受病邪，一旦感邪则发病急速，但传变较少，病程亦较短暂；素体虚者，则易于感邪，且易深入，病势较缓，病程缠绵而多传变。二是在邪正相争过程中，对病邪的"从化"具有重要的决定作用。一般而论，素体阳盛者，则邪多从火化，疾病多向阳热实证演变；素体阴盛者，则邪多从寒化，疾病多向寒实或虚寒等证演变。例如，同为湿邪，阳热之体得之，则湿从阳而化热，形成"湿热"；若阴寒之体得之，则湿从阴而寒化，成为"寒湿"。

2. 病邪因素

病邪是影响疾病传变的重要因素，在传变的迟速以及病位、病性的传变方面都受到邪气的影响。传变的迟速与邪气的性质直接相关。如外感六淫病邪，一般阳邪传变较快，特别是火（热）邪、风邪、暑邪；阴邪传变较慢，特别是湿邪黏滞而较少传变。疬气则传变急速。湿、痰、水饮及瘀血内生，传变一般迟于外邪。另外，邪盛则传变较快，邪微则传变缓慢。

各种不同的病邪，其伤人的途径不同，病位传变的路径亦有较大的差异。外感病因以表里传变为主，伤寒多六经传变，而温病多卫气营血、三焦传变。内伤病因主要是脏腑传变，亦可表里相及。疬气致病力强，则各有相对特殊的传变途径。外伤对疾病的传变也有重要影响。病邪从化主要由体质因素决定，但病性的变化与病邪的属性亦有一定联系。如燥为阳邪，较易从热而化；湿为阴邪，较易从寒而化。

3. 地域因素和气候因素

地域因素的长期作用，形成不同地理环境中人群的体质特征和疾病谱的差异，同时也影响疾病的传变。比如，居处高燥地域的人群，感邪后较易化热、化燥，伤阴耗津；而居处卑湿之地者，病变较易化湿，伤气伤阳。时令气候对疾病的影响颇大，其中包括对疾病传变的影响。比如，在冬春寒冷季节，寒哮一证，容易出现外寒入里引动内饮而发病，发生表里的传变；而阳盛之躯，则可因寒邪外束腠理，阳气不得发越而暴亢，乃至化火生风，发生厥仆之变，此又属脏腑经络的传变。

4. 生活因素

主要包括情志、饮食、劳逸等，主要通过对正气发生作用而影响疾病的传变进程。概而言之，良好的心情，合理的饮食，劳逸得当使疾病趋向好转康复。相反，恶劣的心境，饮食不当以及劳逸失度则使疾病发展生变。如狂证患者，可因情志刺激，导致气郁化火，挟痰上蒙心窍，使病情加重或引起复发；肾气本亏的患者，可因惊恐重伤精气而发生阳痿等病变。饮食对脾胃、胆、大小肠病证传变的关系尤为密切，且通过对水谷运化、气血生化的影响而对疾病传变发生作用。

此外，正确的治疗、护理，则可及时阻断、中止疾病的发展和传变，或使疾病转危为安，以至痊愈。反之，若用药不当，或失治、误治，护理不当则可损伤人体正气，并助长邪气，以至变证叠起，坏证丛生，甚至预后不良。

（黄娜娜）

第四节　八纲辨证

八纲，即阴、阳、表、里、寒、热、虚、实八类证候。八纲辨证是根据四诊所收集的资料，进行分析、综合，以概括病变的大体类别、部位、性质以及邪正盛衰等方面的情况，从而将疾病归纳为阴证、阳证、表证、里证、寒证、热证、虚证、实证八类基本证候。八纲是分析疾病共性的辨证方法，是各种辨证的总纲，在诊断疾病的过程中，起着执简驭繁、提纲挈领的作用，它是根据患者整体证候表现的总和概括出来的辨证规律。

八纲各有其独特的内容，但由于疾病的错综复杂性，使得八纲之间又相互联系、密不可分。如辨别表里必须结合寒热虚实，辨别寒热也必须结合表里虚实等。在运用八纲辨证时，除要掌握八纲各自的特点，更要注意它们之间的相互联系而灵活运用，才能做出准确的辨证。

一、表里辨证

表里是辨别疾病病位内外和病势深浅的两个纲领，它是一个相对的概念。一般皮毛、肌腠、经络在外，属表；五脏六腑在内，属里。外邪犯表，多为疾病初起，一般比较轻浅；脏腑受病，多是病邪深入，一般比较深重。表里辨证，可了解疾病的轻重深浅及病理变化趋势，借以确立解表或攻里的治疗方法。

（一）表证

表证是六淫邪气经皮毛、口鼻侵入机体，病邪浅在肌肤的证候。表证是外感病邪的初期阶段，多具有起病急、病程短、病位浅的特点。

（1）证候：发热恶寒（或恶风寒），舌苔薄白，脉浮。常兼鼻塞流涕，头身痛，咳嗽等症状。

（2）分析：六淫邪气客于皮毛肌表，阻遏卫气不得宣发，故发热；卫气受遏，肌肤失于温煦，故恶寒或恶风；邪气郁滞经络，气血不畅，则头身痛；邪未入里，故舌象尚无变化，出现薄白苔；外邪袭表，正气奋起抗邪，脉气鼓动于外，故脉浮；肺主皮毛，鼻为肺窍，外邪从皮毛、口鼻而入，内应于肺，肺失宣肃，故出现鼻塞流涕、咳嗽。

（二）里证

里证是疾病深入于里（脏腑、气血、骨髓）所表现出的一类证候。多由表邪不解，内传于里，或外邪直中脏腑，或七情内伤、饮食劳倦等，使脏腑气血功能失调所致。里证包括的证候范围广泛，临床表现多种多样，但概括起来则以脏腑的证候为主。里证病程长，不恶风寒，脉象不浮，多有舌质、舌苔的变化，可以此与表证相鉴别。具体内容将在脏腑辨证部分介绍。

（三）表证和里证的关系

（1）表里同病：表证和里证同时在一个患者身上出现，多见于表证未解，邪已入里；或旧病未愈，复感外邪；或先见外感，又伤饮食；或病邪同时侵犯表里。临床表现出既有发热、恶寒、头痛、无汗等表证，又有腹胀、便秘、小便黄等里证。

（2）表里转化：在一定条件下，表证、里证可以互相转化，即"由表入里"和"由里出表"，这主要取决于正邪斗争的结果。机体正气不足、抵抗力减弱，或邪气过盛，或护理不当，或失治误治等均可使表邪入里。若治疗及时，或护理得当，使正气渐复，抵抗力增强，则邪气也可由里出表。凡病邪由表入里，表示病势加重；病邪由里出表，则表示病势减轻。

二、寒热辨证

寒热是辨别疾病性质的两个纲领。寒证与热证反映了机体阴阳的偏盛与偏衰，辨寒热就是辨阴阳之盛衰。阴盛或阳虚的表现为寒证，阳盛或阴虚的表现为热证。辨别疾病的寒热属性，是确立治疗选用温热药或寒凉药的依据。

（一）寒证

寒证是感受寒邪，或阳虚阴盛，机体功能活动减退所表现出的证候。

（1）证候：各类寒证表现不尽一致，但一般都会出现恶寒喜暖，面色苍白，肢冷蜷卧，口淡不渴，小便清长，大便稀溏，痰、涎、涕等分泌物清稀，舌淡、苔白而润滑，脉迟或紧等。

（2）分析：阳气不足或外感寒邪，机体失于温煦，故见形寒肢冷、面色苍白、肢冷蜷卧；阴寒内盛，津液不化，故口淡不渴；阳虚不能温化水液，以致痰、涎、涕、尿、粪便等分泌物或排泄物澄澈清冷；阳虚不化，寒湿内生，故舌淡、苔白而润滑；阳气虚弱，无力推动血液运行则脉迟；寒主收引，受寒则脉道收缩，故又见脉紧。

（二）热证

热证是感受热邪，或阳盛阴虚，人体功能活动亢进所表现出的证候。

（1）证候：各类热证表现不尽一致，但一般都会出现恶热喜凉，口渴喜冷饮，面红目赤，烦躁不宁，痰、涕黄稠，大便干结，小便短赤，舌红、苔黄而干，脉数等。

（2）分析：阳热偏盛，则恶热喜冷；热邪伤阴，津液被耗，故大便干结、小便短赤、口渴饮冷；火性上炎，故见面红目赤；热扰心神，则见烦躁不宁；津液被阳热煎熬，故痰、涕黄稠；舌红、苔黄为热证，舌干、少津为伤阴；阳热亢盛，加速血液运行，故见数脉。

（三）寒证与热证的鉴别

寒证与热证，不能孤立地根据某一症状作出判断，应对疾病的全部表现进行综合观察，尤其是寒热的喜恶、口渴与不渴、面色的赤白、四肢的温凉以及二便、舌脉等方面的变化进行辨别。

（四）寒证与热证的关系

寒证与热证虽有阴阳盛衰的本质区别，但又相互联系，它们既可在患者身上同时出现，表现为寒热错综复杂的证候，又可以在一定条件下互相转化，出现寒证化热、热证转寒，在疾病危重阶段，还会出现假象。寒证与热证同时并存，称为寒热错杂。临床可表现为上热下寒、上寒下热、表寒里热、表热里寒等。如患者既见胸中烦热、频欲呕吐，又见腹痛喜暖、大便稀薄等症即为上有热、下有寒的上热下寒证。

寒热同时并见，除了要分清表里上下经络脏腑之外，还要分清寒热孰多孰少和标本先后主次，这些区别对处方用药具有十分重要的意义。

先出现寒证，后出现热证，热证出现，寒证消失，是寒证转化为热证；先出现热证，后出现寒证，寒证出现，热证消失，是热证转化为寒证。

寒热证的互相转化，反映了邪正的盛衰。由寒证转化为热证，是人体正气尚盛，寒邪郁而化热；热证转化为寒证，多属邪盛正虚，正不胜邪。

在疾病的过程中，一般其本质与所反映的症状是一致的，即热证见热象，寒证见寒象。但在疾病发展到危重阶段，有时会出现与疾病的本质相反的一些假象，如"寒极似热""热极似寒"，即所谓的真寒假热、真热假寒的证候，这些假象常出现在患者生死存亡的关键时刻，如不细察，易导致误诊。

真热假寒是内有真热而外见假寒的证候。其产生机理是内热过盛、格阴于外，也称"阳盛格阴"。临床表现为四肢厥冷、脉沉等似属寒证，但身寒不喜加衣被，脉沉而有力，并且见口渴喜冷饮、咽干口臭、谵语、小便短赤、大便燥结等热象。说明内热炽盛是真，外见寒象是假。真寒假热是内有真寒而外见假热的证候。其产生机制是阴寒内盛、格阳于外，也称"阴盛格阳"。临床表现为身热、面红、口渴、脉大等似属热，但身热反欲盖衣被，口渴喜热饮，饮亦不多，脉大而无力，并且还可见到四肢厥冷、大便稀溏、小便清长、舌淡、苔白等寒象。说明阴寒内盛是真，外见热象是假。

三、虚实辨证

虚实是辨别邪气强弱和正气盛衰的两个纲领。虚指正气不足，实指邪气盛实。虚证主要取决于正气虚方面，实证主要取决于邪气盛方面。正如《素问·通评虚实论篇》所说"邪气盛则实，精气夺则虚"。辨别疾病的虚实，是治疗疾病时确定扶正或祛邪的依据。

（一）虚证

虚证是指人体正气不足，脏腑生理功能衰退所表现出的证候。虚证的形成，有先天不足和后天失调两个方面，但以后天失调为主。如饮食失调，后天之本不固；或七情内伤，脏腑气血损伤；或房事过度，肾精耗损；或久病失治误治，正气受损等，均可成为虚证。根据气血阴阳虚损的程度不同，临床又分为气虚、血虚、阴虚、阳虚等。

1. 气虚证

气虚证是机体元气不足，全身或某一脏腑功能减退所表现出的证候。

（1）证候：疲倦乏力，少气懒言，语声低微，自汗，动则诸症加重，舌淡，脉虚弱无力。

（2）分析：元气不足，人体功能活动减退，故见疲倦乏力、少气懒言、语声低微；气虚卫表不固，故自汗出；劳则气耗，故在活动后诸症加重；气为血之帅，气虚血失鼓动及充盈，故舌淡、脉虚弱无力。

2. 血虚证

血虚证是指血液亏虚，不能濡养脏腑、经脉、组织、器官而出现的证候。

（1）证候：面色无华或萎黄，唇色淡白，爪甲苍白，头晕眼花，心悸失眠，手足麻木，妇女月经量少或闭经，舌质淡，脉细无力。

（2）分析：血虚不能上荣于头面，故面色无华或萎黄、唇淡、头晕眼花；血虚心失所养，则心悸失眠；血虚筋脉失养，则爪甲苍白、手足麻木；血虚冲任失充，故妇女月经量少或闭经；血虚不能上荣于舌则舌淡，脉管失于充盈则脉细无力。

3. 阴虚证

阴虚证是指机体阴精亏虚、阴不制阳、虚热内生所表现出的证候。

（1）证候：午后潮热，盗汗，颧红，咽干，五心烦热，小便短黄，大便干结，舌红、少苔，脉细数。

（2）分析：阴虚则内热，虚热内扰，故五心烦热、午后潮热、颧红；热逼津泄，故盗汗出；虚热伤津，则咽干、溲赤、便干；阴虚内热，故舌红、少苔，脉细数。

4. 阳虚证

阳虚证是机体阳气不足，失于温煦推动，脏腑功能活动减退所表现出的证候。

（1）证候：形寒肢冷，面色苍白，神疲乏力，自汗，口淡不渴，小便清长或尿少浮肿，大便稀溏，舌淡胖、苔白，脉沉迟。

（2）分析：阳气不足，机体失于温煦，故形寒肢冷；阳气虚，无力推动气血运行，血不上荣则面色苍白，气虚失于鼓动则神疲乏力；阳气虚，腠理不固，故自汗出；阳虚则阴寒内生，水液不化，故口淡不渴、小便清长或尿少浮肿、大便稀溏；阳气虚，水湿内生，故舌淡胖、苔白；阳气虚，血运无力，故脉沉迟。

（二）实证

实证是指邪气过盛，脏腑功能活动亢盛所表现出的证候。实证的形成多由于外感六淫之邪亢盛，正邪剧争；或脏腑功能失调，致使痰湿、瘀血、宿食等病理产物停滞所致。由于邪气的性质及所在的部位不同，临床表现亦不尽一致。

（1）证候：一般常表现出发热，形体壮实，声高气粗，精神烦躁，胸胁脘腹胀满，疼痛拒按，大便秘结或热痢下重，小便不利或淋漓涩痛，舌苔厚腻，脉实有力等。

（2）分析：邪气盛，正气奋起抗邪，或阳热内盛，故发热；邪实正盛，故形体壮实、声高气粗；实热扰心，故精神烦躁；实邪停滞于脏腑，腑气不通，故胸胁脘腹胀满、疼痛拒按、大便秘结；湿热下注则热痢下重、小便淋漓涩痛；实邪停滞，气血壅盛，故舌苔厚腻，脉实有力。

（三）虚证与实证的鉴别

辨别虚实，主要看患者的形体盛衰、精神好坏、声音气息强弱、痛处喜按与拒按以及二便、舌脉的变化。

（四）虚证与实证的关系

疾病是一个复杂的过程，由于体质、治疗、护理等诸因素的影响，使虚证与实证发生虚实夹杂、虚实转化等证候表现，临床上应加以细察。凡虚证与实证同时出现者，称为虚实夹杂。临床上有以实证为主而夹有虚证的，也有以虚证为主而夹有实证的，还有虚证与实证并重的。如肝硬化腹水的患者，可见腹部胀大、青筋暴露、二便不利等实证表现，又有形体消瘦、气短乏力、脉沉细弦等虚证表现，这即是虚实夹杂证。

在疾病发展过程中，由于正邪相争，在一定的条件下，虚证和实证还可相互转化，实证转化为虚证，虚证也可转化为实证。实证失治误治，或邪气久留、过盛伤及正气，可使实证转化为虚证。如外感热证，可见高热、口渴、烦躁、脉洪大等实证，若日久不愈，邪气久留损伤正气，可见气短乏力、面色苍白、消瘦、脉细弱等虚证。虚证转化为实证，临床比较少见，多见的是先为虚证，而后转化为虚实夹杂证。主要由于正气虚，脏腑功能减退，致痰、食、血、水等病理产物凝结阻滞，而因虚致实。如心脾气虚证，可见心悸气短，若久治未愈，可突然心痛不止，成为气虚血滞、心脉瘀阻的虚中夹实证。

四、阴阳辨证

阴阳是概括病证类别的一对纲领。阴阳是八纲辨证的总纲，即表、热、实属阳，里、寒、虚属阴。一切病证尽管千变万化，但总起来不外阴证与阳证两大类。

（一）阴证与阳证

阴证是体内阳气虚衰，或寒邪凝聚的证候，其病属寒、属虚。机体反映多呈衰退的表现。主要表现为精神萎靡不振，面色苍白，畏寒肢冷，气短声低，口不渴，便溏，小便清长，舌淡胖嫩、苔白，脉迟弱等。

阳证是体内热邪壅盛，或阳气亢盛的证候，其病属热、属实。机体反映多呈亢盛的表现。主要表现为精神烦躁不安，身热面赤，气壮声高，口渴喜冷饮，呼吸气粗，大便秘结，小便短赤，舌红绛、苔黄，脉洪滑实等。

（二）亡阴证与亡阳证

亡阴证与亡阳证是疾病过程中的危重证候，一般在高热大汗，或发汗太过，或吐泻过度，或失血过多等阴液或阳气迅速亡失的情况下发生。

亡阴证是指体内阴液过度消耗而表现出的阴液衰竭的病变和证候。临床主要表现为汗出而黏，呼吸短促，身热，手足温，烦躁不安，渴喜冷饮，面色潮红，舌红而干，脉细数无力。

亡阳证是指体内阳气严重消耗而表现出的阳气虚脱的病变和证候。临床主要表现为大汗淋漓，面色苍白，精神淡漠，身畏寒，手足厥逆，气息微弱，口不渴或渴喜热饮，舌淡，脉微欲绝。

亡阴可迅速导致亡阳，亡阳之后也可出现亡阴，只是先后主次不同而已。因此，临床上应分别亡阴亡阳的主次矛盾，才能及时正确地抢救。

五、八纲之间的相互关系

八纲在临床应用时，虽然每一纲各有其独特的内容，但八纲之间又是相互联系而不能分割的。如表证有表寒、表热、表虚、表实之别，里证同样有里寒、里热、里虚、里实之分，表里辨证还有表寒里热及表实里虚等错综复杂的变化。其他虚证、实证、热证、寒证也是如此。另外，表里、虚实、寒热在一定条件下，又是可以互相转化的。因此，在应用八纲辨证时，只有掌握八纲各自不同的证候特点，注意八纲之间的相兼、转化、夹杂、真假等情况，才能对疾病做出全面正确的判断。

（张彩霞）

第五节　脏腑辨证

脏腑辨证是根据脏腑的生理功能、病理表现，对疾病证候进行分析归纳，借以推究病机，判断病变部位、性质、正邪盛衰等情况的一种辨证方法，是临床各科的诊断基础，是中医辨证体系中的重要组成部分。

脏腑辨证，包括脏病辨证、腑病辨证、脏腑兼病辨证三个部分，其中脏病辨证是脏腑辨证的重要内容。

一、心与小肠病辨证

心的病证有虚有实。虚证多由于久病伤正、禀赋不足、思虑伤心等因素，导致心气、血、阴、阳的不足；实证多由于痰阻、火扰、寒凝、血瘀、气郁等引起。

（一）心气虚、心阳虚

心气虚、心阳虚是指心气不足、心阳虚衰所表现出的证候。本证多由于禀赋不足，久病体虚，或年高脏气亏虚所致。

（1）证候：心悸、气短，活动时加重，自汗，脉细弱或结代，为其共有症状。若兼面色无华，体倦乏力，舌淡、苔白则为心气虚；若兼形寒肢冷，心胸憋闷，舌淡胖或紫暗、苔白滑则为心阳虚。

（2）分析：心气虚、心阳虚，鼓动乏力，血液不能正常运行，强为鼓动，故心悸；心气虚，胸中宗气运转无力，故气短；动则耗气，故活动后心悸、气短加重；气虚卫外不固，则自汗；心气虚，鼓动无力，气血不能上荣，故面色无华、舌淡；气血虚弱，功能活动减退，故体倦乏力；气血不足，不能充盈脉管或脉气不相连续，故脉细弱或结代；心阳虚，心脉瘀阻，气血运行不畅，故心胸憋闷、舌紫暗；阳虚不能温煦周身，故形寒肢冷；阳虚寒盛，水湿不化，故苔白滑。

（二）心血虚、心阴虚

心血虚是心血亏虚、心失濡养所表现出的证候；心阴虚是心阴血不足、虚热内扰所表现出的证候。本证多由久病耗伤阴血，或失血过多，或阴血不足，或情志不遂，耗伤心血、心阴所致。

（1）证候：心悸失眠，健忘多梦为其共有症状。若见面白无华，眩晕，唇舌色淡，脉细为心血虚；若见颧红，五心烦热，潮热盗汗，舌红少津，脉细数为心阴虚。

（2）分析：心阴（血）不足，心失所养，故心悸失眠、健忘多梦；心血不足，不能上荣及充盈于脉，故面白无华、眩晕、唇舌色淡、脉细；心阴虚，心阳偏亢，虚热内扰，故颧红、五心烦热、潮热盗汗、舌红少津、脉细数。

（三）心火亢盛

心火亢盛证是心火炽盛、扰乱心神所表现出的证候。本证常因七情郁结、气郁化火，或六淫内郁化火，或嗜肥腻厚味以及烟酒所致。

（1）证候：心胸烦热，失眠多梦，面赤口渴，便干溲赤，舌尖红苔黄，脉数有力；或口舌生疮，舌体糜烂疼痛；或狂躁谵语；或吐血衄血；或肌肤生疮，红肿热痛等。

（2）分析：心火炽盛，扰乱心神，轻则见心胸烦热、失眠多梦，重则为狂躁谵语；火热炽盛，灼津耗液，故见口渴、便干溲赤；心火上炎，故见面赤、舌尖红或口舌糜烂疼痛；心火炽盛，血热妄行，则见吐血衄血；心火内盛，火毒壅滞脉络，局部气血不畅，故见肌肤生疮、红肿热痛。苔黄、脉数有力，均为里热内盛的征象。

（四）心脉痹阻

心脉痹阻是指心脏在各种致病因素作用下导致闭阻不通所反映出的证候，常见的因素有瘀血、痰浊阻滞心脉、寒凝、气滞等。

（1）证候：心悸怔忡，心胸憋闷疼痛，痛引肩背内臂，时发时止。若痛如针刺、舌紫暗或见瘀点瘀斑、脉细涩或结代，为瘀血阻滞心脉；若体胖痰多、身重困倦、闷痛较甚、舌苔白腻、脉沉滑，为痰阻心脉；若剧痛暴作，得温痛缓，畏寒肢冷、舌淡红或暗红、苔白、脉沉迟或沉紧，为寒凝；若心胸胀痛，其发作与情志因素相关，舌淡红或暗红、苔薄白，脉弦为气郁。

（2）分析：本证多因正气先虚，阳气不足，心失温养，则心悸怔忡；阳气不足，血液运行无力，易诱发各种致病因素闭阻心脉，气血运行不畅而发生疼痛；手少阴心经之脉直行上肺，出腋下循内臂，故痛引肩背内臂，这是诊断心脉痹阻的主要依据。

瘀阻心脉的疼痛以刺痛为特点，伴见舌紫暗、紫斑、紫点，脉细涩或结代等瘀血内阻的症状；痰浊阻滞心脉的疼痛以闷痛为特点，患者多体胖痰多、身重困倦、舌苔白腻、脉象沉滑等痰浊内盛的症状；寒凝心脉的疼痛以疼痛剧烈、发作突然、得温痛缓为特点，并伴畏寒肢冷、舌淡苔白、脉沉细迟或沉紧等寒邪内盛的症状；气滞心脉的疼痛以胀痛为特点，其发作多与精神因素有关，并常伴胁胀、善太息、脉弦等气机阻滞的症状，气滞则影响血行，轻则舌淡红，重则舌暗红。

（五）痰迷心窍

痰迷心窍是痰浊蒙闭心神所表现出的证候。本证多由七情所伤，肝气郁结，气郁生痰；或感受湿浊邪气，阻滞气机，使气结痰凝，痰浊闭阻心神所致。

（1）证候：面色晦滞，脘闷作恶，意识模糊，语言不清，喉有痰声，甚则昏不知人，舌苔白腻，脉滑；或精神抑郁，表情淡漠，神志痴呆，喃喃自语，举止失常；或突然仆地，不省人事，口吐痰涎，喉中痰鸣，两目上视，手足抽搐，口中做猪羊叫声。

（2）分析：湿浊阻滞气机，清阳不升，故见面色晦滞、脘闷作恶；心主神志，痰蒙心神则神志异常，出现意识模糊或昏迷、语言不清，或精神抑郁、表情淡漠、神志痴呆、喃喃自语、举止失常，或突然仆地、不省人事、手足抽搐；痰涎内盛，喉中痰涌，痰为气激，肝气上逆，故口吐痰涎、喉中痰鸣、口中做猪羊叫声、两目上视。苔白腻、脉滑，均是诊断痰湿的依据。

（六）痰火扰心

痰火扰心是指痰火扰乱心神所出现的证候。

（1）证候：发热气粗，面红目赤，痰黄稠，喉间痰鸣，躁狂谵语，舌红、苔黄腻，脉滑数；或见失眠心烦，痰多胸闷，头晕目眩；或神志错乱，哭笑无常，狂妄躁动，打人毁物。

（2）分析：痰火扰心，属外感热病者以发热、痰盛、神志不清为辨证要点；内伤杂病中，轻者以失眠心烦、重者以神志错乱为辨证要点。

外感热病，多因邪热亢盛，燔灼于里，炼津为痰，上扰心窍所致。里热蒸腾，充斥肌肤，故见发热；热邪上扰，故面红目赤；热盛，功能活动亢进，故呼吸气粗；热灼津为痰，则痰液发黄、喉间痰鸣；痰热扰心，则心神昏乱，故躁狂谵语；舌红、苔黄腻、脉滑数，均是痰火内盛之征。

内伤病中，痰火扰心，常见失眠心烦；若痰阻气道，则可见胸闷痰多；清阳被遏，可见头晕目眩；若剧烈精神刺激，可使气机逆乱，心火鸱张，灼津为痰，上扰心窍，心神被蒙，而表现为神志错乱、哭笑无常、狂妄躁动、打人毁物的狂证。

（七）小肠实热

小肠实热是心火炽盛，移热小肠所表现出的证候。

（1）证候：发热口渴，心烦失眠，口舌生疮，小便涩赤不畅，尿道灼痛，尿血，舌红、苔黄，脉数。

（2）分析：心与小肠相表里，小肠有分别清浊的功能，使水液入于膀胱。心热下移小肠，故小便赤涩、尿道灼痛；热甚灼伤血络，故见尿血；心火炽盛，热扰心神则心烦失眠；热灼津液则口渴；热燔肌肤则发热；心火上炎，故口舌生疮。舌红、苔黄，脉数为里热之征。

二、肺与大肠病辨证

肺的病证有虚实之分，虚证多见于气虚和阴虚；实证多见于风寒燥热等邪气侵袭或痰湿阻肺。

（一）肺气虚

肺气虚是指肺功能减退所表现出的证候。本证多因久病咳喘或气的生化不足所致。

（1）证候：咳喘无力，动则气短，痰液清稀，声音低怯，面色淡白，神疲体倦；或自汗畏风，易于感冒，舌淡、苔白，脉虚。

（2）分析：肺气虚，宗气不足，呼吸功能减弱，故咳喘无力、动则气短、声音低怯；肺气虚，输布水液的功能减退，水液停聚于肺系，随肺气而上逆，故见痰液清稀；肺气虚，不能宣发卫气于肌表，腠理不密，卫表不固，故见自汗畏风、易于感冒。面色淡白、神疲体倦及舌淡苔白、脉虚均为气虚之征象。

（二）肺阴虚

肺阴虚证是肺阴不足，虚热内生所反映出的证候。本证多由久咳伤阴，或痨虫伤肺，或热病后期，肺阴损伤所致。

（1）证候：干咳无痰，或痰少而黏，口燥咽干，形体消瘦，午后潮热，五心烦热，盗汗颧红，甚则痰中带血，声音嘶哑。舌红少津，脉细数。

（2）分析：肺阴不足，内生虚热，肺为热蒸，气机上逆而为咳嗽；津为热灼，炼津成痰，故痰少质黏；虚热灼伤肺络，故痰中带血；肺阴虚，上不能滋润咽喉则口燥咽干、声音嘶哑，外不能濡养肌肉则形体消瘦；虚热内炽，故午后潮热、五心烦热；热扰营阴，故盗汗；虚热上扰则见颧红。舌红少津、脉细数，皆是阴虚内热之征象。

（三）风寒束肺

风寒束肺证是感受风寒，肺气被束所表现出的证候。

（1）证候：咳嗽痰稀色白，鼻塞流清涕；或兼恶寒发热，无汗，头身痛，舌苔薄白，脉浮紧。

（2）分析：外感风寒，肺气被束不得宣发，逆而为咳；风寒犯肺，肺失宣肃，水液失于敷布，聚而为痰，寒属阴，故痰液稀白；鼻为肺窍，肺气失宣，鼻窍不畅，故鼻塞流清涕；寒邪客于肺卫，卫气被遏则恶寒，正气抗邪则发热，毛窍郁闭则无汗，营卫失和则头身痛。舌苔薄白、脉浮紧均为寒邪束表之征象。

（四）风热犯肺

风热犯肺证是由风热之邪侵犯肺系，卫气受病所表现出的证候。

（1）证候：咳嗽，痰黄稠，鼻塞流黄浊涕，口干咽痛，发热，微恶风寒，舌尖红、苔薄黄，脉浮数。

（2）分析：风热袭肺，肺失宣降，肺气上逆则咳嗽、鼻窍不利则鼻塞；热灼津液为痰，故痰黄稠、流黄浊涕；咽喉为肺之门户，风热上壅，故咽喉痛；邪热伤津则口干；肺卫受邪，卫气抗邪则发热，卫气被遏则恶风寒。舌尖红、苔薄黄，脉浮数均为风热外感之征象。

（五）燥邪犯肺

燥邪犯肺证是燥邪侵犯肺卫所表现出的证候。多因秋令燥邪犯肺，耗伤肺津所致。

（1）证候：干咳无痰，或痰少而黏不易咳出，唇、舌、鼻、咽处干燥欠润，大便干结，或身热恶寒，胸痛咯血。舌红或干、苔白或黄，脉数或浮数。

（2）分析：燥邪耗伤肺津，肺失滋润，清肃失职，故干咳无痰或痰少而黏不易咯出；燥伤肺津，津液不布，故唇、舌、鼻、咽处干燥欠润，大便干结；燥邪袭肺，肺卫失宣，故有身热恶寒、脉浮之表证；燥邪化火，灼伤肺络，故见胸痛咯血。燥邪有凉燥、温燥之分，凉燥性近寒，故证似风寒；温燥性近热，故证似风热。若为温燥，则舌红、苔薄黄、脉数；若为凉燥，则舌干、苔薄白。

（六）热邪壅肺

热邪壅肺证是热邪内壅于肺，肺失宣肃所表现出的证候。多由温热之邪从口鼻而入，或风寒、风热之邪入里化热，内壅于肺所致。

（1）证候：咳嗽气喘，呼吸气粗，甚则鼻翼翕动，咳痰黄稠，或痰中带血，或咳吐腥臭血痰，发热，胸痛，烦躁不安，口渴，小便短赤，大便秘结，舌红、苔黄腻，脉滑数。

（2）分析：热邪炽盛，内壅于肺，炼津成痰，痰热郁阻，肺失宣降，故有咳嗽气喘、呼吸气粗、鼻翼翕动、痰黄稠；痰热阻滞肺络，气滞血壅，脉络气血不畅，故发热胸痛；血腐化脓，则咳吐腥臭血痰；里热炽盛，津液被耗，故口渴、小便短赤、大便干结；热扰心神，则烦躁不安。舌红、苔黄腻，脉滑数均为里热或痰热的征象。

（七）痰湿阻肺

痰湿阻肺证是痰湿阻滞肺系所表现出的证候。常因脾气亏虚、水湿停聚，或久咳伤肺、肺不布津，或感受寒湿之邪，肺失宣降，水湿停聚所致。

（1）证候：咳嗽痰多，痰黏色白易咳出，胸闷，甚则气喘痰鸣，舌淡、苔白腻，脉滑。

（2）分析：痰湿阻肺，肺气上逆，故咳嗽痰多、痰黏色白易咳出；痰湿阻滞气道，肺气不利，故胸闷，甚则气喘痰鸣。舌淡苔白腻、脉滑是痰湿内阻之征象。

（八）大肠湿热

大肠湿热证是湿热侵犯大肠所表现出的证候。多因感受湿热外邪，或饮食不节或不洁，暑湿热毒侵犯大肠所致。

（1）证候：腹痛，泻泄秽浊；或下痢脓血，里急后重；或暴注下泄，色黄臭。伴见肛门灼热，小便短赤，口渴；或有恶寒发热，或但热不寒，舌红、苔黄腻，脉滑数。

（2）分析：湿热蕴结大肠，气机阻滞，故腹痛；湿热熏灼肠道，脉络损伤，血腐为脓，故下痢脓血；湿热下注大肠，传导失职，故泄泻秽浊或暴注下泄、色黄臭；热灼肠道，故肛门灼热；水液从大便外泄，故小便短赤；热盛伤津，故口渴。若表邪未解，则可见恶寒发热；邪热在里，则但热不寒。舌红、苔黄腻，脉滑数均为湿热之象。

三、脾胃病辨证

脾和胃的病证，有寒热虚实之不同。脾病以阳气虚衰、运化失调、水湿痰饮内生、不能统血、气虚下陷为常见病变；胃病以受纳腐熟功能障碍、胃气上逆为主要病变。

（一）脾气虚

脾气虚证是脾气不足，运化失健所表现出的证候。本证多由饮食不节，或饮食失调，过度劳倦以及其他急、慢性疾病耗伤脾气所致。

（1）证候：食少纳呆，口淡无味，腹胀便溏，少气懒言，肢体倦怠，面色萎黄，或浮肿，或消瘦，舌淡苔白，脉缓弱。

（2）分析：脾气虚弱，运化失健，故食少纳呆、口淡无味；脾虚水湿内生，脾气反为所困，故形成虚性腹胀；水湿不化，流注肠间，故大便溏薄或先干后溏；脾气虚，中气不足，故少气懒言；脾主肌肉四肢，脾气虚肢体失养，故见肢体倦怠；脾虚水湿浸淫肌表则见浮肿；脾胃为后天之本，气血生化之源，脾虚化源不足，肌体失养，故面色萎黄，消瘦及舌淡、苔白，脉缓弱。

（二）脾阳虚

脾阳虚证是脾阳虚弱，阴寒内盛所表现出的证候。本证多由脾气虚发展而来。

（1）证候：腹胀纳少，脘腹冷痛，喜暖喜按，形寒肢冷，大便溏薄或清稀，或肢体困重浮肿，或白带清稀量多，舌淡胖、苔白滑，脉沉迟无力。

（2）分析：脾之阳气虚弱，运化失健，则腹胀纳少；阳虚阴寒内生，寒凝气滞，故脘腹冷痛、形寒肢冷，且喜暖喜按；脾阳气虚，水湿不化，流注肠中则大便溏薄或清稀，溢于肌肤四肢则肢体困重浮肿，水湿下注，妇女带脉不固则白带清稀量多。舌淡胖、苔白滑，脉沉迟无力，均为脾阳气虚、水寒之气内盛之征。

（三）中气下陷

中气下陷证是指脾气亏虚，升举无力而反下陷所表现出的证候。本证多由脾气虚发展而来，或久泻久痢、劳累过度所致。

（1）证候：脘腹重坠作胀，食后益甚；或便意频数，肛门坠重；或久痢不止，甚或脱肛；或内脏下垂；或小便浑浊如米泔。伴头晕，气短乏力，肢体倦怠，食少便溏。舌淡苔白，脉虚弱。

（2）分析：脾气虚，升举无力，内脏无托，故脘腹重坠作胀、便意频数、肛门坠重，甚或脱肛、内脏下垂；脾气虚陷，精微不能正常输布，固摄无权，故久痢不止，或小便混浊如米泔；清阳不能上升头目，故头晕；中气不足，全身功能活动减退，故气短乏力、肢体倦怠、食少便溏、舌淡苔白、脉虚弱。

（四）脾不统血

脾不统血证是指脾气虚不能统摄血液所表现出的证候。本证多由久病，或劳倦伤脾，使脾气虚弱所致。

（1）证候：便血、尿血、肌衄、鼻衄、齿衄，或妇女月经过多、崩漏等，常伴有头晕，神疲乏力，气短懒言，面色无华，食少便溏。舌淡，脉细弱。

（2）分析：脾气虚，不能统摄血液，血不循经而行，故出现出血诸症；溢于胃肠为便血，溢于膀胱为尿血，溢于皮下为肌衄；脾失统血，冲任不固，故妇女月经过多，甚或崩漏；脾气虚，运化失健，故食少便溏；中气不足，机体功能活动减退，故神疲乏力、气短懒言、脉细弱；反复出血，营血虚少，肌肤失养，故面色无华、舌淡。

（五）寒湿困脾

寒湿困脾证是指寒湿内盛，脾阳受困而表现出的证候。多由饮食不节，过食生冷，淋雨涉水，居处潮湿，或内湿素盛所致。

（1）证候：脘腹胀闷，食少便溏，泛恶欲吐，口黏不爽，头身困重；或肌肤面目发黄，黄色晦暗；或肢体浮肿，小便短少。舌淡胖、苔白滑，脉濡缓。

（2）分析：脾为湿困，运化失司，升降失常，故脘腹胀闷、食欲减退、泛恶欲吐；湿注肠中，则便溏；湿性黏滞重着，湿邪困阻，故头身困重、口黏不爽；脾为寒湿所困，阳气不宣，胆汁随之外泄，故肌肤面目发黄、黄色晦暗；中阳被水湿所困，水湿溢于肌肤，故肢体浮肿；阳气被遏，膀胱气化失司，故小便短少。舌淡胖、苔白滑、脉濡缓均为寒湿内盛之征象。

（六）脾胃湿热

脾胃湿热证是湿热蕴结脾胃所表现出的证候。常因感受湿热外邪，或过食肥甘厚味，使湿热蕴结脾胃，受纳运化失职所致。

（1）证候：脘腹痞闷，恶心欲吐，口黏而甜，肢体困重，大便溏泻，小便短赤不利；或面目肌肤发黄，色泽鲜明如橘皮；或皮肤发痒；或身热起伏，汗出热不解。舌红、苔黄腻，脉濡数。

（2）分析：湿热之邪蕴结脾胃，受纳运化失职，升降失常，故脘腹痞闷、恶心欲吐；湿热上犯，故口黏而甜；湿性黏滞重浊，湿热阻遏，故肢体困重、大便溏泻、小便短赤不利；湿性黏滞，湿热互结，则身热起伏，汗出而不解；湿热内蕴脾胃，熏蒸肝胆，胆汁不循常道而外溢，故面目肌肤发黄、色鲜如橘皮、皮肤发痒。舌红、苔黄腻、脉濡数皆是湿热之征象。

（七）胃阴虚

胃阴虚证是胃阴亏虚所表现出的证候。多由于胃病久延不愈，或热病后期阴液未复，或素食辛辣积热于胃，或情志不遂，气郁化火等，使胃阴耗伤所致。

（1）证候：胃脘部隐痛，饥不欲食，口燥咽干，大便干结；或脘痞不舒；或干呕呃逆。舌红少津，脉细数。

（2）分析：胃阴不足，胃阳偏亢，虚热内盛，胃气不和，而致胃脘隐痛、饥不欲食；胃阴亏虚，上不能滋润咽喉、下不能濡润大肠，故口燥咽干、大便干结；胃失阴液滋润，胃气不和，故脘痞不舒；阴虚热扰，胃气上逆，故见干呕呃逆。舌红少津、脉细数均为阴虚内热之征象。

（八）胃火炽盛

胃火炽盛证是胃中火热炽盛所表现出的证候。多由素食辛辣油腻，化火生热；或情志不遂，气郁化火；或邪热内犯等所致。

（1）证候：胃脘部灼热疼痛，吞酸嘈杂；或食入即吐，渴喜冷饮，消谷善饥；或牙龈肿痛溃烂，齿衄，口臭，大便秘结，小便短赤。舌红、苔黄，脉滑数。

（2）分析：胃火内炽，煎灼津液，故胃脘部灼热疼痛、渴喜冷饮；肝经郁热，肝胃火盛上逆，故吞酸嘈杂、呕吐或食入即吐；胃火炽盛，腐熟水谷功能亢进，故消谷善饥；胃的经脉上络于牙龈，胃热上蒸，气血壅滞，故牙龈肿痛，甚至化脓溃烂；血络受损，血热妄行，故可见齿衄；胃中浊气上逆，故口臭；热盛伤津，肠道失润，故大便秘结；小便化源不足，则小便短赤。舌红、苔黄为热证；热则气血运行加速，故脉滑数而有力。

（九）寒滞胃脘

寒滞胃脘证是阴寒凝滞胃脘所表现出的证候。多由于脘腹部受凉，或过食生冷，或劳倦伤中，复感寒邪，寒凝胃脘所致。

（1）证候：胃脘冷痛，痛势较剧，遇冷加重，得热则减，口泛清水，畏寒肢冷，舌淡、苔白滑，脉迟或紧。

（2）分析：寒邪凝滞胃脘，络脉收引，气机郁滞，故胃脘疼痛，且疼痛较剧；寒为阴邪，得热则散，遇寒则更凝滞不行，故疼痛遇冷加重、得热则减；寒邪伤胃，胃阳被遏，水饮不化，随胃上逆，故口泛清水；阳气被遏，肢体失于温煦，故畏寒肢冷。舌淡苔白滑、脉迟或紧为寒邪内盛，阻滞气机之象。

（十）食滞胃脘

食滞胃脘证是饮食物停滞胃脘不能腐熟所表现出的证候。多因饮食不节、暴饮暴食，或过食不易消化的食物，致宿食停滞胃脘，阻滞气机所致。

（1）证候：胃脘胀闷，甚则疼痛，嗳腐吞酸，或呕吐酸腐食物，吐后胀痛得减，厌食；或矢气便溏，泻下物酸腐臭秽，舌苔厚腻，脉滑。

（2）分析：饮食停滞胃脘，气机阻滞，故胃脘胀闷疼痛；胃失和降而上逆，胃中腐败食物挟浊气上泛，故嗳腐吞酸或呕吐酸腐食物、厌食；吐后实邪得消，胃气通畅，故胀痛得减；若食浊下趋，积于肠道，则矢气便溏、泻下物酸腐臭秽；胃中浊气上腾，则舌苔厚腻；正气抗邪，气血充盛，故脉来滑利。

四、肝与胆病辨证

肝的病证有虚实之分，虚证多见于肝阴、肝血的不足；实证多见于气郁火盛及寒邪、湿热等侵犯。至于肝阳上亢、肝风内动，则多为虚实夹杂之证。

（一）肝气郁结

肝气郁结证是肝失疏泄，气机郁滞所表现出的证候。多因情志抑郁，或突然的精神刺激等因素，导致肝的疏泄功能失常所致。

（1）证候：情志抑郁易怒，胸胁脘腹胀闷窜痛，善太息；或咽部有梗阻感；或胁下痞块；妇女可见乳房作胀疼痛，痛经，月经不调，甚或闭经，脉弦。

（2）分析：肝主疏泄，调节情志。气机郁滞，经气不利，则肝不得条达疏泄，故情志抑郁；久郁不解，失其柔顺舒畅之性，故急躁易怒；肝脉布于胁肋，肝气郁结，气机不利，故胸胁脘腹胀闷窜痛、善太息；气郁生痰，痰随气逆，循经上行，搏结于咽，故咽部有梗阻感；肝气郁久，气病及血，气滞血瘀，则成症瘕痞块；肝郁气滞，气血不畅，冲任失调，故妇女经前乳房作胀疼痛、痛经、月经不调，甚或闭经。脉弦为肝郁之象。

（二）肝火上炎

肝火上炎证是肝经气火上逆所表现出的证候。多因情志不遂，肝郁化火，或外感火热之邪所致。

（1）证候：头晕胀痛，面红目赤，急躁易怒，口苦咽干，失眠多梦，胁肋灼痛，耳鸣如潮，尿黄便秘，或吐血衄血。舌红苔黄，脉弦数。

（2）分析：火性上炎，肝火循经上攻于头目，气血涌盛于络脉，故头晕胀痛、面红目赤；肝火循经上扰于耳，故耳鸣如潮；肝胆互为表里，肝热传胆，胆气循经上溢，故口苦；肝火内盛，失于条达柔顺之性，故急躁易怒；肝火内扰心神，则失眠多梦；肝火内炽，气血壅滞肝络，故胁肋部灼热疼痛；热盛耗津，故尿黄便秘；热灼血络，血热妄行，故吐血衄血。咽干、舌红苔黄、脉弦数均为肝火内盛之征。

（三）肝血虚

肝血虚证是指因肝藏血不足，导致肝血亏虚所表现出的证候。多因脾肾亏虚，生化之源不足；或慢性病耗伤肝血；或失血过多所致。

（1）证候：眩晕耳鸣，面白无华，爪甲不荣，夜寐多梦，两目干涩，视力减退或雀盲；或见肢体麻木，筋脉拘挛，手足震颤；妇女常见月经量少色淡，闭经。舌淡、苔白，脉细。

（2）分析：肝血虚不能上荣于头目，故眩晕、面白无华；肝主筋，肝血亏虚，血不养筋，则爪甲不荣，肢体麻木，筋脉拘挛，手足震颤；血虚，血不养神，故夜寐多梦；肝血虚，目失所养，故两目干涩，视力减退或雀盲；肝血虚，不能充盈冲任，故妇女月经量少色淡，或闭经。舌淡、苔白，脉细，均为血虚之征象。

（四）肝阴虚

肝阴虚证是指肝阴不足，虚热内扰所表现出的证候。多由情志不遂，气郁化火，或肝病、温热病后期耗伤肝阴所致。

（1）证候：头晕耳鸣，两目干涩，胁肋隐痛，视物模糊，五心烦热，潮热盗汗，咽干口燥，舌红少津，脉弦细数。

（2）分析：肝阴不足，不能上滋头目，故头晕耳鸣，两目干涩，视物模糊；肝阴不足，肝络失养，故胁肋隐痛；阴虚则生内热，虚热内蒸，故五心烦热，潮热盗汗；阴液亏虚不能上润，故咽干口燥。舌红少津，脉弦细数为肝阴虚，虚热内炽之征象。

（五）肝阳上亢

肝阳上亢证是指肝失疏泄，肝气亢奋，或肝肾阴虚，阴不潜阳，肝阳偏亢，上扰头目所表现出的证候。多因肝肾阴虚，肝阳失潜，或恼怒焦虑，气郁化火，暗耗阴津，以致阴不制阳所致。

（1）证候：头晕耳鸣，头目胀痛，面部烘热，急躁易怒，面红目赤，失眠多梦，口苦咽干，便秘，尿黄，舌红，脉弦有力或弦细数。

（2）分析：肝失疏泄，肝气亢奋，或肝阴不足，阴虚阳亢，使肝阳上扰头目，故头晕耳鸣，头目胀痛，面部烘热；肝阳化火，火热上扰，故急躁易怒，面红目赤，失眠多梦，口苦咽干；阴虚内热，热灼津耗，故便秘尿黄。舌红，脉弦有力或弦细数均为肝肾阴虚，肝阳上亢之征象。

（六）肝风内动

肝风内动证是指患者出现眩晕欲仆、抽搐震颤等具有"动摇"特点的症状。临床常见的有肝阳化风、热极生风和血虚生风。

1. 肝阳化风

肝阳化风证是肝阳亢逆无制而表现动风的证候。多因肝肾阴虚日久，肝阳失潜而暴发。

（1）证候：眩晕欲仆，头摇而痛，项强肢颤，语言謇涩，手足麻木，步履不稳；或猝然昏倒，不省人事，口眼㖞斜，半身不遂，舌强不语，喉中痰鸣。舌红，脉弦有力。

（2）分析：肝阳化风，肝风内旋，上扰头目，故天旋地转，眩晕欲仆，或头摇动不能自制；气血随风阳上逆，壅滞络脉，故头痛不止；肝主筋，肝风内动，故项强肢颤；足厥阴肝脉络舌本，风阳窜扰络脉，故语言謇涩；肝肾阴虚，筋脉失养，故手足麻木；风动于上，阴亏于下，上盛下虚，故步履不稳，行走漂浮；风阳暴升，气血逆乱，肝风挟痰上蒙清窍，心神昏聩，故猝然昏倒，不省人事；风痰窜扰络脉，患侧气血运行不利，弛缓不用，反受健侧牵拉，故半身不遂，口眼㖞斜而偏向一侧，不能随意运动；痰阻舌根，则舌体僵硬，舌强不语；痰随风升，故喉中痰鸣。舌红为阴虚之象，脉弦有力是风阳扰动的病理反应。

2. 热极生风

热极生风证是热邪亢盛引动肝风所引起的抽搐等动风的证候。多由外感温热之邪，邪热鸱张，燔灼肝经所致。

（1）证候：高热烦渴，躁扰不宁，手足抽搐，颈项强直，甚则角弓反张，两目上翻，牙关紧闭，神志不清，舌红或绛，脉弦数。

（2）分析：热邪蒸腾，充斥肌肤，故高热；热传心包，心神愦乱，则神志不清、躁扰不宁；热灼肝经，津液受烁，筋脉失养，则见口渴，手足抽搐，颈项强直，角弓反张，两目上翻，牙关紧闭等筋脉挛急的表现；热邪燔灼营血，则舌红绛。脉弦数为肝经风热之征象。

3. 血虚生风

血虚生风证是指血虚筋脉失养所表现出的动风证候。多由急、慢性出血过多，或久病血虚所引起。

本证的证候、证候分析见"肝血虚"。

（七）肝胆湿热

肝胆湿热证是湿热蕴结肝胆所表现出的证候。多由感受湿热之邪，或过食肥甘厚腻，化湿生热所致。

（1）证候：胁肋部胀痛或灼热，口苦厌食，呕恶腹胀，大便不调，小便短赤，舌红、苔黄腻，脉弦数；或寒热往来；或身目发黄；或阴囊湿疹，瘙痒难忍；或睾丸肿胀热痛；或带下黄臭，外阴瘙痒等。

（2）分析：湿热蕴结肝胆，疏泄失职，气机郁滞，故胁肋胀痛或灼热；湿热熏蒸，胆气上溢，故口苦；湿热郁滞，则脾胃升降功能失常，故厌食、呕恶腹胀；湿热内蕴，湿偏重则大便稀溏，热偏重则大便干结；湿热下注，膀胱气化功能失常，故小便短赤。舌红、苔黄腻，脉弦数则为湿热内蕴肝胆之征象。湿热蕴结，枢机不利，正邪相争，故寒热往来；湿热熏蒸，胆汁不循常道而外溢，则身目发黄；肝脉绕阴器，湿热下注，故见湿疹、瘙痒难忍，或睾丸肿胀热痛，妇女带下黄臭、外阴瘙痒等。

（八）寒滞肝脉

寒滞肝脉证是指寒邪凝滞肝脉所表现出的证候。多因外感寒邪侵袭肝经，使气血凝滞而发病。

（1）证候：少腹胀痛，睾丸坠胀，或阴囊收缩，痛引少腹，遇寒加重，得热则缓，舌苔白滑，脉沉弦或迟。

（2）分析：足厥阴肝经绕阴器抵少腹，寒邪侵袭肝经，阳气被遏，气血凝滞，故少腹胀痛、睾丸坠胀；寒性收引，寒邪侵袭则筋脉拘急，故阴囊收缩，痛引少腹；寒凝则血凝涩，得热则气血通利，故疼痛遇寒加剧，得热减缓。舌苔白滑，脉沉弦或迟均为寒邪内盛之征象。

五、肾与膀胱病辨证

肾为先天之本，内藏元阴元阳，只宜固藏，不宜泄露。肾为人体生长发育之根，脏腑功能活动之本，一有耗伤，则诸脏皆病；同时任何疾病发展到严重阶段，都可累及肾。所以肾病多虚证。肾病常见的有肾阳虚、肾气不固、肾不纳气、肾虚水泛、肾阴虚、肾精不足等证，膀胱则多见膀胱湿热证。

（一）肾阳虚

肾阳虚证是肾脏阳气虚衰所表现出的证候。多由素体阳虚，或年高肾亏，房劳伤肾等因素引起。

（1）证候：腰膝酸软，畏寒肢冷，尤以下肢为甚，头目眩晕，神疲乏力，面色苍白或黧黑；或阳痿不育，宫寒不孕；或大便溏泄，完谷不化；或尿少浮肿，腰以下为甚，甚则全身浮肿。舌淡胖、苔白，脉沉弱。

（2）分析：腰为肾之府，肾阳虚衰，不能温养腰府，故腰膝酸软；阳虚不能温煦肌肤，故畏寒肢冷；肾居下焦，阳气不足，阴寒盛于下，故两下肢发冷更为明显；阳气不足，心神无力振奋，故神疲乏力；气血运行无力，不能上荣于面，故面色苍白；肾阳极度虚衰，浊阴弥漫肌肤，则面色黧黑无泽；肾主生殖，肾阳虚，命门火衰，则生殖功能减退而见阳痿不育、宫寒不孕；肾阳虚，脾阳失于温煦，健运失司，故大便溏泄，完谷不化；肾阳虚，膀胱气化功能障碍，故尿少；水液内停，溢于肌肤则发水肿。肾居下焦，水湿下趋，故腰以下肿为甚。舌淡胖、苔白，脉沉弱均为肾阳虚衰，气血运行无力的表现。

（二）肾气不固

肾气不固证是肾气亏虚，固摄无权所表现出的证候。多因年高肾气亏虚，或年幼肾气未充，或房劳过度，或久病伤肾所致。

（1）证候：小便频数清长，或小便失禁，或尿后余沥不尽，或遗尿，或夜尿频多，滑精早泄，白带清稀，或胎动易滑。伴腰膝酸软，面白神疲。舌淡、苔白，脉沉弱。

（2）分析：肾与膀胱相表里，肾气虚膀胱失约，故小便频数清长、遗尿，甚至小便失禁；肾气虚，排尿无力，故尿后余沥不尽；夜间为阴盛阳衰之时，肾气虚，则阴寒更甚，故夜尿多。肾气虚，封藏失职，精关不固，故滑精或早泄；带脉不固，则带下清稀；任脉失养，胎元不固，故胎动易滑；肾气虚，气血运行无力，不能上荣面部，功能活动减退，故面白神疲；腰为肾之府，肾气虚腰部失于温养，故腰膝酸软。舌淡、苔白，脉沉弱是肾气虚衰之象。

（三）肾不纳气

肾不纳气证是肾气虚衰，气不归元所表现出的证候。多由久病咳嗽、肺虚及肾，或年老体衰，肾气不足，或劳伤肾气等因素所致。

（1）证候：久病咳嗽，呼多吸少，气不得续，动则喘息益甚，自汗神疲，声音低怯，腰膝酸软，舌淡、苔白，脉沉弱。

（2）分析：肾气虚则摄纳无权，气不归元，故呼多吸少，气不得续，动则喘息益甚；肺气虚，卫外不固，故自汗；气虚功能活动减退，故神疲，声音低怯；腰为肾之府，肾虚腰部失于温煦，故腰膝酸软。舌淡、苔白，脉沉弱为气虚之象。

（四）肾阴虚

肾阴虚证是肾脏阴液不足所表现出的证候。多由久病伤肾，或禀赋不足，房事过度，或过服温燥之品，或情志内伤，耗伤肾阴等因素所致。

（1）证候：腰膝酸痛，头晕耳鸣，失眠多梦，男子遗精，女子经少或经闭，或见崩漏，咽干舌燥，形体消瘦，潮热盗汗，五心烦热，溲赤便干，舌红少津，脉细数。

（2）分析：肾阴不足，髓海失充，骨骼失养则腰膝酸痛，脑髓空虚则头晕耳鸣。肾阴虚而精少，故见女子经少或闭经；虚热内扰精室则男子遗精，虚热迫血妄行则女子崩漏；肾阴不足，虚热内生，故咽干舌燥，失眠多梦，形体消瘦，潮热盗汗，五心烦热，溲赤便干。舌红少津，脉细数均为阴虚内热之征象。

（五）肾精不足

肾精不足证是肾精亏损所表现出的证候。多因禀赋不足、先天元气不充，或后天调养失宜，或房事过度，或久病伤肾所致。

（1）证候：发育迟缓，身材矮小，智力和动作迟钝，囟门迟闭，骨骼痿软；或男子精少不育，女子经闭不孕，性功能减退；或成人早衰，发脱齿摇，耳鸣耳聋，健忘恍惚，足痿无力，精神呆钝等。

（2）分析：肾主骨生髓，主生长发育，若肾精不足，则精虚髓少，不能充骨养脑，故见小儿五迟（立迟、行迟、发迟、语迟、齿迟）、五软（头软、项软、手足软、肌软、口软）；成年人则见早衰，发脱齿摇，耳鸣耳聋，健忘恍惚，足痿无力，精神呆钝等；肾藏精，主生殖，肾精亏少，则性功能减退，男子精少不育，女子经闭不孕。

（六）膀胱湿热

膀胱湿热证是湿热蕴结膀胱所表现出的证候。多由于外感湿热之邪，或饮食不节，内生湿热，下注膀胱所致。

（1）证候：尿频，尿急，尿道灼热疼痛，尿黄赤短少；或尿混浊，或尿血，或尿有砂石，可伴有发热腰痛，舌红、苔黄腻，脉数。

（2）分析：湿热侵袭，热迫尿道，故尿频，尿急，尿道灼热疼痛；湿热内蕴，膀胱气化失司，故尿黄赤短少，尿液混浊；热伤血络，则尿血；湿热煎熬津液，渣滓沉结而成砂石，故尿中见砂石；湿热郁蒸，热淫肌肤，可见发热；膀胱与肾相表里，腑病及脏，湿热阻滞于肾，故见腰痛。舌红、苔黄腻，脉数均为湿热内蕴之征象。

六、脏腑兼病辨证

人体各脏腑之间在生理上是相互滋生、相互制约的。当某一脏或腑发生病变时，不仅表现出本脏腑的证候，同时，还时常影响到其他脏腑，致使多脏腑同时发生病变。凡两个以上脏腑相继或同时发生病变时，即为脏腑兼病。脏腑病证的传变，一般以具有表里、生克、乘侮关系的脏腑兼病容易发生。掌握脏腑病证的一般传变规律，对临床分析判断病情的发展变化具有重要意义。除具有表里关系的脏腑之病变在五脏辨证中已论述外，尚有其他脏与脏、脏与腑的兼病，现将常见的兼证述于下。

（一）心肺气虚

心肺气虚证是心肺两脏气虚所表现出的证候。多由久病咳嗽，耗伤心肺，或禀赋不足，年高体弱等因素引起。

（1）证候：心悸咳喘，气短乏力，动则尤甚，胸闷，咳痰清稀，面白无华，头晕神疲，自汗声怯，舌淡、苔白，脉沉弱或结代。

（2）分析：肺主呼吸，心主血脉，二者赖宗气的推动、协调。肺气虚，宗气生成不足，则心气亦虚；心气先虚，宗气耗散，亦可致肺气不足。心气不足，心的鼓动无力，故心悸、脉沉弱或结代；肺气虚弱，肃降无权，气机上逆，则为咳喘。气虚则气短乏力，动则耗气，故喘息亦甚。肺气虚，呼吸功能减退，故胸闷；肺气虚不能输布精微，水液停聚，故痰液清稀；气虚全身功能活动减退，气虚血弱不能上荣，故面白无华，头晕神疲，舌淡、苔白；卫外功能减退则自汗；宗气不足则声怯。

（二）心脾两虚

心脾两虚证是心血不足，脾气虚弱所表现出的证候。多由久病失调，或劳倦思虑，或慢性出血，以致心血耗伤，脾气受损。

（1）证候：心悸健忘，失眠多梦，食欲不振，腹胀便溏，神疲乏力，面色萎黄，或皮下出血，月经量少色淡，或崩漏，或经闭，舌淡，脉细弱。

（2）分析：心血不足，无以化气，则脾气亦虚；脾气虚弱，生血不足，或统血无权，血溢脉外，则又可致心血虚。心血不足，心神失养，故心悸健忘，失眠多梦；脾气虚，健运失司，故食欲不振，腹胀便溏。气血虚弱，血不上荣，机体功能活动减退，故面色萎黄，神疲乏力。脾气虚，失于统血，则皮下出血，崩漏；脾气虚，气血生化无源，故月经量少色淡，闭经。舌淡，脉细弱均为心脾两虚、气血虚弱之征象。

（三）心肾不交

心肾不交证是心肾水火既济失，调所表现出的证候。多由久病伤阴，或房事不节，或思虑太过，情志郁而化火，或外感热病心火独亢等因素所致。

（1）证候：心烦失眠，心悸健忘，头晕耳鸣，咽干口燥，腰膝酸软，多梦遗精，五心烦热，舌红、少苔，脉细数。

（2）分析：肾水不足，不能上滋心阴，则心火偏亢；或心火亢于上，内耗阴精，致肾阴亏于下，使心肾阴阳水火既济失调，而成心肾不交的病理变化。肾水亏于下，心火亢于上，心神不宁，故心烦失眠，心悸；肾阴亏虚，骨髓不充，脑髓失养，故头晕耳鸣，健忘；腰为肾府，肾阴虚则腰失所充，故腰膝酸软；虚热内扰，精关不固，则多梦遗精。咽干口燥，五心烦热，舌红、少苔，脉细数均为阴虚内热之征象。

（四）心肾阳虚

心肾阳虚证是心肾两脏阳气虚衰，阴寒内盛，失于温煦所表现出的虚寒证候，多由久病不愈，或劳倦内伤所致。

（1）证候：心悸怔忡，畏寒肢冷，小便不利，肢面浮肿，下肢为甚，或唇甲淡暗青紫，舌青紫淡暗、苔白滑，脉沉细微。

（2）分析：肾阳为机体阳气之根本，心阳为气血运行的动力。心肾阳虚，阴寒内盛，心失温养则心悸怔忡，不能温煦肌肤则畏寒肢冷；肾阳虚衰，膀胱气化失司，则小便不利，水液停聚，泛溢肌肤，则肢面浮肿；而水液趋于下，故下肢肿甚；心阳虚，血液运行无力，血行瘀滞，故唇甲淡暗青紫。舌青紫淡暗，苔白滑，脉沉细微均为心肾阳气衰微，阴寒内盛，血行瘀滞，水气内盛之征象。

（五）肺脾气虚

肺脾气虚证是肺脾两脏气虚所表现出的证候。多由久病咳嗽，肺虚及脾，或饮食不节，劳倦伤脾不能输精于肺所致。

（1）证候：久咳不止，痰多稀白，气短而喘，食欲不振，腹胀便溏，声低懒言，疲倦乏力，面色无华，甚则面浮足肿，舌淡、苔白，脉细弱。

（2）分析：肺主一身之气，脾主运化，为气血生化之源。脾气虚不能输精于肺，终致肺气虚；肺气虚宣降失常，脾气受困，亦可致脾气虚。久咳不止，肺气受损，故咳嗽气短而喘；气虚水津不布，聚湿生痰，故咳痰多稀白；脾气虚，运化失司，故见食欲不振，腹胀便溏；脾肺气虚，气血虚弱，机体功能活动减退，故声低懒言，疲倦乏力，面色无华；脾不化湿，水湿泛滥，故面浮足肿。舌淡、苔白，脉细弱均为气虚之征象。

（六）肺肾阴虚

肺肾阴虚证是肺肾两脏阴液不足所表现出的证候。多因久咳肺阴受损，肺虚及肾；或肾阴亏虚，或房事伤肾，肾虚及肺所致。

（1）证候：咳嗽痰少，或痰中带血，口燥咽干或声音嘶哑，腰膝酸软，形体消瘦，五心烦热，潮热盗汗，或遗精，月经量少，舌红、少苔，脉细数。

（2）分析：肺肾阴液互相滋养，病理上无论病起何脏，均可形成肺肾阴虚之征。肺肾阴虚，津液不能上承，肺失清润，故咳嗽痰少，口燥咽干或声音嘶哑；阴虚内热，热灼肺络，故咳痰带血；肾阴亏虚，失其濡养，故腰膝酸软；虚热内蒸，则五心烦热，潮热盗汗；肺肾阴虚，阴精不足，机体失养，故形体消瘦；虚热扰动精室则遗精；阴血不足则月经量少。舌红、少苔，脉细数则均为阴虚内热之征象。

（七）肝火犯肺

肝火犯肺证是肝火炽盛，上逆犯肺所表现出的证候。多因情志郁结，肝郁化火，肝经热邪上逆犯肺，肺失肃降所致。

（1）证候：胸胁灼痛，急躁易怒，咳嗽阵作，痰黏量少色黄，甚则咯血，头晕目赤，烦热口苦，舌红、苔薄黄，脉弦数。

（2）分析：肝性升发，肺主肃降，升降相配，则气机协调平衡。肝脉贯膈上肺，若肝气升发太过，气火上逆，则可循经犯肺，而成肝火犯肺证。肝郁化火，热壅气滞，故胸胁灼痛；肝气升发太过，失于柔顺之性，故急躁易怒；肝火上炎，则头晕目赤；郁热内蒸，胆气上溢，故烦热口苦；肝火犯肺，肺失肃降，气机上逆则为咳嗽；热灼肺津，炼津为痰，故痰黏量少色黄；火灼肺络，故咯血。舌红、苔薄黄，脉弦数均为肝火炽盛之征象。

（八）肝脾不调

肝脾不调证是肝失疏泄，脾失健运所表现出的证候。多由情志不遂，郁怒伤肝，或饮食不节，劳倦伤脾所致。

（1）证候：胁肋胀满窜痛，情志抑郁或急躁易怒，善太息，纳呆腹胀，便溏，肠鸣矢气，或腹痛欲泻，泻后痛减，舌苔白腻，脉弦。

（2）分析：肝之疏泄，有助于脾的运化；脾之运化，使气机通畅，亦有助于肝气的疏泄。肝失疏泄，气机郁滞，故胁肋部胀满窜痛，情志抑郁或急躁易怒；太息则气郁得畅，胀闷得舒，故善太息；脾失健运，气机郁滞，故纳呆腹胀；气滞湿阻，故便溏，肠鸣矢气；肝郁脾虚，气机失调，故腹痛欲泻；泻后气滞得畅，故泻后痛减。苔白腻，脉弦均为肝脾不调之征象。

（九）肝胃不和

肝胃不和证是肝失疏泄，胃失和降所表现出的证候。多由情志不遂，肝郁化火，横逆犯胃；或饮食伤胃，胃失和降，影响了肝的疏泄功能所致。

（1）证候：胸胁胃脘胀满疼痛，嗳气呃逆，嘈杂吞酸，烦躁易怒，舌红、苔薄黄，脉弦。

（2）分析：肝郁化火，横逆犯胃，肝郁气滞，故胸胁胃脘胀满疼痛；胃失和降，气机上逆，故嗳气呃逆；气郁于胃，郁而化火，故嘈杂吞酸；肝气郁滞，失于条达，故烦躁易怒。舌红、苔薄黄，脉弦为气郁化火之象。

（十）肝肾阴虚

肝肾阴虚证是肝肾两脏阴液不足所表现出的证候。多由久病失调，房事不节，情志内伤所致。

（1）证候：头晕耳鸣，视物模糊，失眠健忘，腰膝酸软，胁痛，咽干口燥，五心烦热，颧红盗汗，遗精，月经不调，舌红、少苔，脉细数。

（2）分析：肝肾阴液相互滋生，若肝阴不足，可下及肾阴，使肾阴不足；肾阴不足，不能上滋肝阴，亦可致肝阴虚，故肝肾两脏的阴液盈亏，往往表现为盛则同盛，衰则同衰。肝肾阴虚，肝阳上亢，故头晕耳鸣；虚热内扰，心神不宁，故失眠健忘；肝阴不足，肝脉和目系失养，故胁痛，视物模糊；阴虚内热，虚热内盛，故咽干口燥，五心烦热，两颧发红；热迫营阴，故盗汗；虚热内扰精室，则遗精；冲任脉隶属于肝肾，肝肾阴虚，冲任失调，故月经不调。舌红、少苔，脉细数均为阴虚内热之征象。

（十一）脾肾阳虚

脾肾阳虚证是脾肾两脏阳气亏虚所表现出的证候。多由脾肾久病，或久泻、久痢，或水湿久居等耗气伤阳所致。

（1）证候：面色苍白，畏寒肢冷，腰膝或小腹冷痛，久泻，久痢；或五更泄泻，下利清谷；或小便不利，面浮肢肿，甚则出现腹水。舌淡胖、苔白滑，脉沉细。

（2）分析：脾为后天之本，主运化，有赖于肾阳之温煦；肾为先天之本，温养全身脏腑组织，又赖脾精的供养。两脏任一脏虚久，均可病及另一脏，最终导致脾肾阳虚。脾肾阳虚，不能温煦形体，故面色苍白，畏寒肢冷；肾阳虚，腰部失于温养，阴寒内盛，气机凝滞，故腰膝、小腹冷痛；命门火衰，脾阳衰微，故久泻，久痢，或五更泄泻，下利清谷；阳气虚衰，气化不利，水湿内停，故小便不利，腹水；水湿泛溢肌肤，故面浮肢肿。舌淡胖、苔白滑，脉沉细均为阳虚阴盛，水湿内停之象。

（陈　志）

第六节　气血津液辨证

气血津液是脏腑正常生理活动的产物，受脏腑支配，同时它们又是人体生命活动的物质基础，一旦气血津液发生病变，它不仅会影响脏腑的功能，亦会影响人体的生命活动。反之，脏腑发生病变，必然也会影响气血津液的变化。气血津液辨证可分为气病辨证、血病辨证和津液病辨证。

一、气病辨证

气病的常见证候，可以概括为气虚证、气陷证、气滞证和气逆证。

（一）气虚证
是指体内营养物质受损或脏腑功能活动衰退所出现的证候。

（1）症状：头晕目眩、少气懒言、疲倦乏力、自汗、活动时诸症加剧，舌淡，脉虚无力。

（2）病因病机：多由久病、饮食失调，或年老体弱等因素引起。

（二）气陷证
是气虚病变的一种，以气虚无力升举为主的证候。

（1）症状：头昏眼花、少气倦怠、腹部有坠胀感、脱肛或子宫脱垂等，舌淡苔白，脉虚弱。

（2）病因病机：气虚则脏腑功能衰减，出现清阳不升，气陷于下，升举无力，内脏下垂。

（三）气滞证
指体内某些部位或某一脏腑气机阻滞，运行不畅引起的病变证候。

（1）症状：闷胀、疼痛、时重时轻、走窜不定，得嗳气或矢气后胀痛减轻。

（2）病因病机：外感六淫，或内伤七情，或饮食劳倦，或跌仆闪挫等皆可引起气机不畅，出现气滞证。

（四）气逆证
指气上逆不顺而出现的病变证候。一般多见肺胃肝之气上逆。

（1）症状：肺气上逆主要以咳嗽喘息为特征；胃气上逆主要以呃逆、嗳气、恶心呕吐为特征；肝气上逆主要以头痛、眩晕、昏厥、呕血为特征。

（2）病因病机：外邪犯肺，或痰浊壅肺等致肺失宣降，故上逆为咳喘。外邪犯胃，或饮食积滞，或气郁等而致胃失和降，其气上逆，则呃逆、嗳气、呕吐。情志不遂，郁怒伤肝，肝气上逆，火随气升，故头痛、眩晕、昏厥、甚则呕血。

二、血病辨证

血病的常见证候，可概括为血虚证、血瘀证和血热证。

（一）血虚证
指机体内血液亏虚或其功能下降所引起的症状。

（1）症状：面色萎黄或苍白、唇色淡白、神倦乏力、头晕眼花、心悸失眠、手足麻木、妇女经量少、衍期甚或闭经，舌质淡、脉细无力。

（2）病因病机：久病耗伤，或病失血（吐、衄、便、溺血、崩漏等），或后天脾胃虚弱，生化不足等诸因皆能令人血虚。

（二）血瘀证

凡体内血行受阻，血液瘀滞，或血离于经而瘀阻于体内所引起的病变证候，均属血瘀证。

（1）症状：局部痛如针刺，部位固定，拒按，或有肿块，或见出血，血色紫暗，有血块，面色晦暗，口唇及皮肤甲错，舌质紫暗，或有瘀斑、脉涩等。

（2）病因病机：因气滞而血凝，或血受寒而脉阻，或热与血而相结，或外伤等血溢于经，导致瘀血内停，出现血瘀证。

（三）血热证

即血分有热，或热入血分的症状。

（1）症状：心烦，躁扰发狂，口干喜饮，身热以夜间为甚，舌红绛，脉细数，或见吐、衄、便、尿血及斑疹等，妇女月经提前、量多、色深红等。

（2）病因病机：外感热邪侵入，或五志郁火等所致。血分热盛，心神受扰，故烦躁，甚则发狂；血属阴，热入于内，入夜交争甚，所以发热至夜尤甚；阴血受灼，则口干喜饮；热盛血耗，不能充盈于脉，故脉细数；热迫血妄行，血络受损，必见出血，妇人月经亦必见量多而提前等。

三、津液病辨证

各种原因所致水液代谢障碍，或津液耗损证候，均可称之为津液病。津液病变，一般可概括为津液不足和水液停聚两方面。

（一）津液不足证

又称津伤证，是指津液受劫所致的病变证候。

（1）症状：唇、舌、咽喉、皮肤干燥，肌肉消瘦，口渴，便秘，尿少，舌红少津、苔薄黄，脉细数。

（2）病因病机：多因大汗、出血、吐泻、多尿以及燥热灼伤津液等所致。

（二）水液停聚证

多由肺、脾、肾和三焦等脏腑功能失常，使津液代谢发生障碍，造成水湿潴留，而形成痰、饮、水肿等病证。积水成饮，饮凝成痰；痰者稠黏，饮者清稀。虽二者皆由津液停聚而致，但痰与饮临床表现却颇多差异。

1. 痰

痰证一般又分风痰，热痰、寒痰、湿痰和燥痰，临床表现各有特征。

（1）风痰：阴虚阳亢，风阳内动，嗜食肥甘，痰涎内盛，痰盛而动风。症见头晕目眩，喉中痰鸣，突然仆倒，口眼㖞斜，舌强不语，四肢麻木，偏瘫等。

（2）热痰：热邪入侵或阳气亢盛，炼液成痰，痰热互结而成。症见烦热，咳痰黄稠，喉痹，便秘，或发癫狂，苔黄腻，脉滑数等。

（3）寒痰：感受寒邪，或阴盛阳衰，水津结而成寒痰，或痰与寒结为病。症见畏寒厥冷，咳吐稀白痰，四肢不举，或骨痹刺痛，脉沉迟等。

（4）湿痰：脾虚不运，湿聚成痰，痰湿并而为病。症见胸痞，纳少，呕恶，痰多，身重困倦，脉濡滑，舌苔厚腻等。

（5）燥痰：燥邪内干，或热灼伤津化燥，炼液而成痰，燥与痰合而为病。症见咳痰黏稠如块如珠如线，量少，难咳，甚或痰中带血丝，口鼻干燥，咽干痛，便秘，脉细数而滑，舌干少津。

2. 饮

饮证可分为痰饮、悬饮和溢饮。

（1）痰饮：中阳不振，水湿内停聚而成饮，留于胃肠。症见胸胁支满，胃脘有振水声，呕吐痰涎清稀，口不渴或渴不多饮，头目眩晕，心悸短气，苔白滑，脉弦滑等。

（2）悬饮：阳不化水，水饮留于胁肋。症见胁痛，咳唾更甚，转则呼吸牵引而痛，肋间胀满，气短息促，脉沉而弦。

（3）溢饮：阳气不振，脾肺输布失职，水湿成饮，流溢于四肢肌肉。症见肢体疼痛而沉重，甚则肢体浮肿，小便不利，或见发热恶寒而无汗，咳喘痰多上逆，胸满气促，倚息不得平卧，浮肿多见于面部，痰多而色白，苔白腻，脉弦紧。

（陈　志）

第七节　治疗原则

治则，是治疗疾病时所必须遵循的基本原则。它是在整体观念和辨证论治精神指导下而制定的治疗疾病的准绳，对临床立法、处方等具有普遍的指导意义。

治法与治则有别，治法是在一定治则指导下制定的针对疾病与证候的具体治疗大法、治疗方法和治疗措施。其中治疗大法是针对一类相同病机的证候而确立的，如汗、吐、下、和、清、温、补、消法等八法，其适应范围相对较广，是治法中的较高层次。治疗方法却是在治疗大法限定范围之内，针对某一具体证候所确立的具体治疗方法，如辛温解表、镇肝息风、健脾利湿等，它可以决定选择何种治疗措施。治疗措施，是在治法指导下对病证进行治疗的具体技术、方式与途径，包括药治、针灸、按摩、导引、熏洗等。

治则与治法二者既有区别，又有联系。治则是治疗疾病时指导治法的总原则，具有原则性和普遍性意义；治法是从属于一定治则的具体治疗大法、治疗方法及治疗措施，其针对性及可操作性较强，较为具体而灵活。如从邪正关系来探讨疾病，则不外乎邪正盛衰，因而扶正祛邪就成为治疗的基本原则。在这一总原则的指导下，根据不同的虚证而采取的益气、养血、滋阴、扶阳等治法及相应的治疗手段就是扶正这一治则的具体体现；而在不同的实证中，发汗、清热、活血、涌吐、泻下等治法及采取的相应的治疗手段就是祛邪这一治则的具体体现。

治则与治法的运用，体现出了原则性与灵活性的结合。由于治则统摄具体的治法，而多种治法都从属于一定的治则。因此，治疗上就可执简驭繁，既有高度的原则性，又有具体的可操作性与灵活性。

治病求本，是指在治疗疾病时，必须辨析出疾病的病因病机，抓住疾病的本质，并针对疾病的本质进行治疗。故《素问·阴阳应象大论》说："治病必求于本。"病因病机是对疾病本质的抽象认识，因其涵盖了病因、病性、病位、邪正关系、机体体质及机体反应性等，因而是疾病本质的概括。故"求本"，实际上就是辨清病因病机，确立证候。治病求本是整体观念与辨证论治在治疗观中的体现，是中医学治疗疾病的主导思想。

临床实际操作中，对外感性疾病，着重病因的辨析；对内伤性疾病，则注重病机的辨析。如头痛病，既有因感受六淫邪气，如风寒、风热、风湿、风燥、暑湿等所致者，又有因机体自身代谢失调而产生气虚、血虚、瘀血、痰浊、肝阳上亢、肝火上炎等病理变化而发者。外感性头痛，辨清了病因，则能确立证候而施治，如风寒者以辛温散之，风热者以辛凉解之，风湿者用辛燥之品，风燥者宜辛润之药，暑湿者当芳香化湿。内伤性头痛，一般难以找到确切的病因，因而必须辨明病机，据病机确立证候，然后论治：属气虚者当补气，血虚者当补血，瘀血者当活血，痰浊者宜化痰，肝阳上亢者当平肝潜阳，肝火上炎者宜清肝泻火。

疾病的外在表现与其内在本质一般是统一的，但有时候是不完全一致的，因而透过临床表现探求疾病的本质，即病因病机，是十分重要的。治病求本是治疗疾病的主导思想，而正治与反治、治标与治本、扶正与祛邪、调整阴阳、调理精气血津液、三因制宜等，则是受此主导思想支配和指导的治疗原则。

一、正治与反治

在错综复杂的疾病过程中，病有本质与征象一致者，有本质与征象不一致者，故有正治与反治的不同。

正治与反治，是指所用药物性质的寒热、补泻效用与疾病的本质、现象之间的从逆关系而言。即

《素问·至真要大论》所谓"逆者正治，从者反治。"

（一）正治

正治，是指采用与疾病的证候性质相反的方药以治疗的一种治疗原则。由于采用的方药与疾病证候性质相逆，如热证用寒药，故又称"逆治"。

正治适用于疾病的征象与其本质相一致的病证。实际上，临床上大多数疾病的外在征象与其病变本质是相一致的，如热证见热象、寒证见寒象等，故正治是临床最为常用的治疗原则。正治主要包括以下内容。

1. 寒者热之

寒证热之是指寒性病证出现寒象，用温热方药来治疗。即以热药治寒证。如表寒证用辛温解表方药，里寒证用辛热温里的方药等。

2. 热者寒之

热证寒之是指热性病证出现热象，用寒凉方药来治疗。即以寒药治热证。如表热证用辛凉解表方药，里热证用苦寒清里的方药等。

3. 虚则补之

虚则补之是指虚损性病证出现虚象，用具有补益作用的方药来治疗。即以补益药治虚证。如阳虚用温阳的方药，阴虚用滋阴方药，气虚用益气的方药，血虚用补血的方药等。

4. 实则泻之

实则泻之是指实性病证出现实象，用攻逐邪实的方药来治疗。即以攻邪泻实药治实证。如食滞用消食导滞的方药，水饮内停用逐水的方药，瘀血用活血化瘀的方药，湿盛用祛湿的方药等。

（二）反治

反治是指顺从病证的外在假象而治的一种治疗原则。由于采用的方药性质与病证中假象的性质相同，故又称为"从治"。

反治适用于疾病的征象与其本质不完全吻合的病证。由于这类情况较少见，故反治的应用相对也较少。究其实质，用药虽然是顺从病证的假象，却是逆反病证的本质，故仍然是在治病求本思想指导下针对疾病的本质而进行的治疗。反治主要包括以下内容。

1. 热因热用

即以热治热，是指用热性药物来治疗具有假热征象的病证。它适用于阴盛格阳的真寒假热证。如格阳证中，由于阴寒充塞于内，逼迫阳气浮越于外，故可见身反不恶寒，面赤如妆等假热之象，但由于阴寒内盛是病本，故同时也见下利清谷，四肢厥逆，脉微欲绝，舌淡苔白等内真寒的表现。因此，当用温热方药以治其本。

2. 寒因寒用

即以寒治寒，是指用寒性药物来治疗具有假寒征象的病证。它适用于阳盛格阴的真热假寒证。如热厥证中，由于里热盛极，阳气郁阻于内，不能外达于肢体起温煦作用，并格阴于外而见手足厥冷，脉沉伏之假寒之象。但细究之，患者手足虽冷，但躯干部却壮热而欲掀衣揭被，或见恶热、烦渴饮冷、小便短赤、舌红绛、苔黄等里真热的征象。这是阳热内盛，深伏于里所致。其外在寒象是假，里热盛极才是病之本质，故须用寒凉药清其里热。

3. 塞因塞用

即以补开塞，是指用补益药物来治疗具有闭塞不通症状的虚证。适用于因体质虚弱，脏腑精气功能减退而出现闭塞症状的真虚假实证。如血虚而致经闭者，由于血源不足，故当补益气血而充其源，则无须用通药而经自来。又如肾阳虚衰，推动蒸化无力而致的尿少癃闭，当温补肾阳，温煦推动尿液的生成和排泄，则小便自然通利。再如脾气虚弱，出现纳呆、脘腹胀满、大便不畅时，是因为脾气虚衰无力运化所致，当采用健脾益气的方药治疗，使其恢复正常的运化及气机升降，则症自减。因此，以补开塞，主要是针对病证虚损不足的本质而治。

4. 通因通用

即以通治通，是指用通利的药物来治疗具有通泻症状的实证。适用于因实邪内阻出现通泄症状的真实假虚证。一般情况下，对泄泻、崩漏、尿频等症，多用止泻、固冲、缩尿等法。但这些通泄症状出现在实性病证中，则当以通治通。如食滞内停，阻滞胃肠，致腹痛泄泻，泻下物臭如败卵时，不仅不能止泄，相反当消食而导滞攻下，推荡积滞，使食积去而泄自止。又如瘀血内阻，血不循经所致的崩漏，如用止血药，则瘀阻更甚而血难循其经，则出血难止，此时当活血化瘀，瘀去则血自归经而出血自止。再如湿热下注而致的淋证，见尿频、尿急、尿痛等症，以利尿通淋而清其湿热，则症自消。这些都是针对邪实的本质而治。

正治与反治相同之处，都是针对疾病的本质而治，故同属于治病求本的范畴；其不同之处在于：正治适用于病变本质与其外在表现相一致的病证，而反治则适用于病变本质与临床征象不完全一致的病证。

二、治标与治本

标与本是相对而言的，标本关系常用来概括说明事物的现象与本质，在中医学中常用来概括病变过程中矛盾的主次先后关系。

作为对举的概念，不同情况下标与本之所指不同。如就邪正而言，正气为本，邪气为标；就病机与症状而言，病机为本，症状为标；就疾病先后言，旧病、原发病为本，新病、继发病为标；就病位而言，脏腑精气病为本，肌表经络病为标等。

掌握疾病的标本，就能分清主次，抓住治疗的关键，有利于从复杂的疾病矛盾中找出和处理其主要矛盾或矛盾的主要方面。在复杂多变的疾病过程中，常有标本主次的不同，因而治疗上就有先后缓急之分。

（一）缓则治本

缓则治其本，多用在病情缓和，病势迁延，暂无急重病状的情况下。此时必须着眼于疾病本质的治疗。因标病产生于本病，本病得治，标病自然也随之而去。如痨病肺肾阴虚之咳嗽，肺肾阴虚是本，咳嗽是标，故治疗不用单纯止咳法来治标，而应滋养肺肾以治本，本病得愈，咳嗽也自然会消除；再如气虚自汗，则气虚不摄为本，出汗为标。单用止汗，难以奏效，此时应补气以治其本，气足则自能收摄汗液。另外，先病宿疾为本，后病新感为标，新感已愈而转治宿疾，也属缓则治本。

（二）急则治标

病证急重时的标本取舍原则是标病急重，则当先治、急治其标。标急的情况多出现在疾病过程中出现的急重、甚或危重症状，或卒病而病情非常严重时。如病因明确的剧痛，可先缓急止痛，痛止则再图其本。又如水臌患者，就原发病与继发病而言，鼓胀多是在肝病基础上形成，则肝血瘀阻为本，腹水为标，如腹水不重，则宜化瘀为主，兼以利水；但若腹水严重，腹部胀满，呼吸急促，二便不利时，则为标急，此时当先治标病之腹水，待腹水减退，病情稳定后，再治其肝病。又如大出血患者，由于大出血会危及生命，故不论何种原因的出血，均应紧急止血以治标，待血止，病情缓和后再治其病本。

另外，在先病为本而后病为标的关系中，有时标病虽不危急，但若不先治将影响本病整个治疗方案的实施时，也当先治其标病。如心脏病的治疗过程中，患者得了轻微感冒，也当先将后病感冒治好，方可使先病即心脏病的治疗方案得以实施。

（三）标本兼治

当标本并重或标本均不太急时，当标本兼治。如在热性病过程中，热盛伤津耗阴，津液与阴气受损，凉润作用减退而致肠燥便秘不通，此时邪热内结为本，津液与阴气受伤为标，治当泻热攻下与滋阴增液通便同用；又如脾气虚衰运化失职，水湿内停，此时脾气虚衰是本，水湿内停为标，治可补脾与祛湿同用；再如素体气虚，抗病力低下，反复感冒，如单补气则易留邪，纯发汗解表则易伤正，此时治宜益气解表。以上均属标本兼治。

总之，病证之变化有轻重缓急、先后主次之不同，因而标本的治法运用也就有先后与缓急、单用或兼用的区别，这是中医治疗的原则性与灵活性有机结合的体现。区分标病与本病的缓急主次，有利于从复杂的病变中抓住关键，做到治病求本。

三、扶正与祛邪

正邪相搏中双方的盛衰消长决定着疾病的发生、发展与转归，正能胜邪则病退，邪能胜正则病进。因此，治疗疾病的一个基本原则，就是要扶助正气，祛除邪气，改变邪正双方力量的对比，使疾病早日向好转、痊愈的方向转化。

（一）扶正祛邪的概念

扶正，即扶助正气，增强体质，提高机体的抗邪及康复能力。适用于各种虚证，即所谓"虚则补之。"而益气、养血、滋阴、温阳、填精、补津以及补养各脏的精气阴阳等，均是扶正治则下确立的具体治疗方法。在具体治疗手段方面，除内服汤药外，还可有针灸、推拿、气功、食疗、形体锻炼等。

祛邪，即祛除邪气，消解病邪的侵袭和损害、抑制亢奋有余的病理反应。适用于各种实证，即所谓"实则泻之"。而发汗、涌吐、攻下、消导、化痰、活血、散寒、清热、祛湿等，均是祛邪治则下确立的具体治疗方法。其具体使用的手段也同样是丰富多样的。

（二）扶正祛邪的运用

扶正与祛邪两者相互为用，相辅相成，扶正增强了正气，有助于机体祛除病邪，即所谓"正胜邪自去"；祛邪则在邪气被祛的同时，减免了对正气的侵害，即所谓"邪去正自安"。扶正祛邪在运用上要掌握好以下原则：①攻补应用合理，即扶正用于虚证，祛邪用于实证；②把握先后主次，对虚实错杂证，应根据虚实的主次与缓急，决定扶正祛邪运用的先后与主次；③扶正不留邪，祛邪不伤正。具体运用如下。

1. 单独运用

（1）扶正：适用于虚证或真虚假实证。扶正的运用，当分清虚证所在的脏腑经络等部位及其精气血津液阴阳中的何种虚衰，还应掌握用药的峻缓量度。虚证一般宜缓图，少用峻补，免成药害。

（2）祛邪：适用于实证或真实假虚证。祛邪的运用，当辨清病邪性质、强弱、所在病位，而采用相应的治法。还应注意中病则止，以免用药太过而伤正。

2. 同时运用

扶正与祛邪的同时使用，即攻补兼施，适用于虚实夹杂的病证。由于虚实有主次之分，因而攻补同时使用时亦有主次之别。

（1）扶正兼祛邪：即扶正为主，辅以祛邪。适用于以正虚为主的虚实夹杂证。

（2）祛邪兼扶正：即祛邪为主，辅以扶正。适用于以邪实为主的虚实夹杂证。

3. 先后运用

扶正与祛邪的先后运用，也适用于虚实夹杂证。主要是根据虚实的轻重缓急而变通使用。

（1）先扶正后祛邪：即先补后攻。适用于正虚为主，机体不能耐受攻伐者。此时兼顾祛邪反能更伤正气，故当先扶正以助正气，正气能耐受攻伐时再予以祛邪，可免"贼去城空"之虞。

（2）先祛邪后扶正：即先攻后补。适用于以下两种情况：一是邪盛为主，兼扶正反会助邪；二是正虚不甚，邪势方张，正气尚能耐攻者。此时先行祛邪，邪气速去则正亦易复，再补虚以收全功。总之，扶正祛邪的应用，应知常达变，灵活运用，据具体情况而选择不同的用法。

四、调整阴阳

阴阳失去平衡协调是疾病的基本病机，对此加以调治即为调整阴阳。调整阴阳，即指纠正疾病过程中机体阴阳的偏盛偏衰，损其有余、补其不足，恢复人体阴阳的相对平衡。

（一）损其有余

损其有余，即"实则泻之"，适用于人体阴阳中任何一方偏盛有余的实证。

1. 泻其阳盛

"阳胜则热"的实热证，据阴阳对立制约原理，宜用寒凉药物以泻其偏盛之阳热，此即"热者寒之"之意。若在阳偏盛的同时，由于"阳胜则阴病"，每易导致阴气的亏减，此时不宜单纯地清其阳热，而须兼顾阴气的不足，即清热的同时，配以滋阴之品，即祛邪为主兼以扶正。

2. 损其阴盛

"阴胜则寒"的实寒证，宜用温热药物以消解其偏盛之阴寒。此即"寒者热之"之意。若在阴偏盛的同时，由于"阴胜则阳病"，每易导致阳气的不足，此时不宜单纯地温散其寒，还须兼顾阳气的不足，即在散寒的同时，配以扶阳之品，同样是祛邪为主兼以扶正之法。

（二）补其不足

补其不足，即"虚则补之"，适用于人体阴阳中任何一方虚损不足的病证。调补阴阳，又有据阴阳相互制约原理的阴阳互制的调补阴阳，及据阴阳互根原理的阴阳互济的调补阴阳。阴阳两虚者则宜阴阳并补。

1. 阴阳互制之调补阴阳

当阴虚不足以制阳而致阳气相对偏亢的虚热证时，治宜滋阴以抑阳，即唐·王冰所谓"壮水之主，以制阳光"（《素问·至真要大论》注语），《素问·阴阳应象大论》称之为"阳病治阴"。这里的"阳病"指的是阴虚则阳气相对偏亢，治阴即补阴之意。

当阳虚不足以制阴而致阴气相对偏盛的虚寒证时，治宜扶阳以抑阴，即王冰所谓"益火之源，以消阴翳"（《素问·至真要大论》注语）。《素问·阴阳应象大论》称之为"阴病治阳"。这里的"阴病"指的是阳虚则阴气相对偏盛，治阳即补阳之意。

2. 阴阳互济之调补阴阳

对于阴阳偏衰的虚热及虚寒证的治疗，明代张介宾还提出了阴中求阳与阳中求阴的治法，他说："善补阳者，必于阴中求阳，则阳得阴助而生化无穷；善补阴者，必于阳中求阴，则阴得阳升而泉源不竭"（《景岳全书·新方八阵》）。此即阴阳互济的方法。即据阴阳互根的原理，补阳时适当佐以补阴药谓之阴中求阳，补阴时适当佐以补阳药谓之阳中求阴。其意是使阴阳互生互济，不但能增强疗效，同时亦能限制纯补阳或纯补阴时药物的偏性及副作用。如肾阴虚衰而相火上僭的虚热证，可用滋阴降火的知柏地黄丸少佐温热的肉桂以阳中求阴，引火归原，即是其例。

3. 阴阳并补

对阴阳两虚则可采用阴阳并补之法治疗。但须分清主次而用，阳损及阴者，以阳虚为主，则应在补阳的基础上辅以滋阴之品；阴损及阳者，以阴虚为主，则应在滋阴的基础上辅以补阳之品。

应当指出，阴阳互济之调补和阴阳并补两法，虽然用药上都是滋阴、补阳并用，但主次分寸不同，且适应的证候有别。

4. 回阳救阴

此法适用于阴阳亡失者。亡阳者，当回阳以固脱；亡阴者，当救阴以固脱。由于亡阳与亡阴实际上都是一身之气的突然大量脱失，故治疗时都要兼以峻剂补气，常用人参等药。

此外，对于阴阳格拒的治疗，则以寒因寒用，热因热用之法治之。阳盛格阴所致的真热假寒证，其本质是实热证，治宜清泻阳热，即寒因寒用；阴盛格阳所致的真寒假热证，本质是寒盛阳虚，治宜温阳散寒，即热因热用。

总之，运用阴阳学说以指导治疗原则的确定，其最终目的在于选择有针对性的调整阴阳之措施，以使阴阳失调的异常情况复归于协调平衡的正常状态。

五、调理精气血津液

精、气、血、津、液是脏腑经络功能活动的物质基础，生理上各有不同功用，彼此之间又相互为用。因此，病理上就有精气血津液各自的失调及互用关系失调。而调理精气血津液则是针对以上的失调而设的治疗原则。

（一）调精

1. 填精

填精补髓用于肾精亏虚，此精指的是具有生殖、濡养、化气、生血、养神等功能的一般意义的精，包括先天之精和后天水谷之精。精之病多以亏虚为主，主要表现为生长发育迟缓，生殖功能低下或不能生育，以及气血神的生化不足等，可以补髓填精之法治之。

2. 固精

固精之法用于滑精、遗精、早泄，甚至精泄不止的精脱之候。其总的病机均为肾气不固，故治当补益肾气以摄精。

3. 疏利精气

精之病尚见于阴器脉络阻塞，以致败精、浊精郁结滞留，难以排出；或肝失疏泄，气机郁滞而致的男子不排精之候。治当疏利精气，通络散结。

（二）调气

1. 补气

用于较单纯的气虚证。由于一身之气的生成，源于肾所藏先天之精化生的先天之气（即元气），脾胃化水谷而生的水谷之精所化之气，以及由肺吸入的自然界清气。因此，补气多为补益肺、脾、肾。又由于卫气、营气、宗气的化生及元气的充养多与脾胃化生的水谷之气有关，故尤为重视对脾气的补益。

2. 调理气机

用于气机失调的病证。气机失调的病变主要有气滞、气逆、气陷、气闭、气脱等。治疗时气滞者宜行气，气逆者宜降气，气陷者宜补气升气，气闭者宜顺气开窍通闭，气脱者则宜益气固脱。

调理气机时，还须注意顺应脏腑气机的升降规律，如脾气主升，肝气疏泄升发，常宜畅其升发之性；胃气主通降，肺气主肃降，多宜顺其下降之性。

（三）调血

1. 补血

用于单纯的血虚证。由于血源于水谷精微，与脾胃、心、肝、肾等脏腑的功能密切相关。因此补血时，应注意同时调治这些脏腑的功能，其中又因"脾胃为后天之本""气血生化之源"，故尤为重视对脾胃的补养。

2. 调理血运

血运失常的病变主要有血瘀、出血等，而血寒是血瘀的主要病机，血热、气虚、瘀血是出血的主要病机。治疗时，血瘀者宜活血化瘀，因血寒而瘀者宜温经散寒行血；出血者宜止血，且须据出血的不同病机而施以清热、补气、活血等法。

（四）调津液

1. 滋养津液

用于津液不足证。其中实热伤津，宜清热生津。

2. 祛除水湿痰饮

用于水湿痰饮证。其中湿盛者宜祛湿、化湿或利湿；水肿或水臌者，宜利水消肿；痰饮为患者，宜化痰逐饮。因水液代谢障碍，多责之肺、脾、肾、肝，故水湿痰饮的调治，从脏腑而言，多从肺、脾、肾、肝入手。

（五）调理精气血津液的关系

1. 调理气与血的关系

由于气血之间有着互根互用的关系，故病理上常相互影响而有气病及血或血病及气的病变，结果是气血同病，故需调理两者的关系。

气虚生血不足，而致血虚者，宜补气为主，辅以补血，或气血双补；气虚行血无力而致血瘀者，宜补气为主，辅以活血化瘀；气滞致血瘀者，行气为主，辅以活血化瘀；气虚不能摄血者，补气为主，辅以收涩或温经止血。

血虚不足以养气，可致气虚，宜补血为主，辅以益气；但气随血脱者，因"有形之血不能速生，无形之气所当急固"（清·程国彭《医学心悟》），故应先益气固脱以止血，待病势缓和后再进补血之品。

2. 调理气与津液的关系

气与津液生理上同样存在互用的关系，故病理上也常相互影响，因而治疗上就要调理两者关系的失常。

气虚而致津液化生不足者，宜补气生津；气不行津而成水湿痰饮者，宜补气、行气以行津；气不摄津而致体内津液丢失者，宜补气以摄津。而津停而致气阻者，在治水湿痰饮的同时，应辅以行气导滞；气随津脱者，宜补气以固脱，辅以补津。

3. 调理气与精关系

生理上气能疏利精行，精与气又可互相化生。病理上气滞可致精阻而排出障碍，治宜疏利精气；精亏不化气可致气虚，气虚不化精可致精亏，治宜补气填精并用。

4. 调理精血津液的关系

"精血同源"，故血虚者在补血的同时，也可填精补髓；精亏者在填精补髓的同时，也可补血。"津血同源"，病理上常有津血同病而见津血亏少或津枯血燥，治当补血养津或养血润燥。

六、三因制宜

"人以天地之气生"，指人是自然界的产物，自然界天地阴阳之气的运动变化与人体是息息相通的，因此人的生理活动、病理变化必然受着诸如时令气候节律、地域环境等因素的影响。患者的性别、年龄、体质等个体差异，也对疾病的发生、发展与转归产生一定的影响。因此，在治疗疾病时，就必须根据这些具体因素做出分析，区别对待，从而制定出适宜的治疗方法，即所谓因时、因地和因人制宜。这也是治疗疾病所必须遵循的一个基本原则。

（一）因时制宜

根据时令气候节律特点，来制定适宜的治疗原则，称为"因时制宜"。因时之"时"，一是指自然界的时令气候特点，二是指年、月、日的时间变化规律。《灵枢·岁露论》说："人与天地相参也，与日月相应也。"因而年月季节、昼夜晨昏时间因素，既可影响自然界不同的气候特点和物候特点，同时对人体的生理活动与病理变化也带来一定影响，因此，就要注意在不同的天时气候及时间节律条件下的治疗宜忌。

以季节而言，由于季节间的气候变化幅度大，故对人的生理病理影响也大。如夏季炎热，机体当此阳盛之时，腠理疏松开泄，则易于汗出，即使感受风寒而致病，辛温发散之品亦不宜过用，以免伤津耗气或助热生变。至于寒冬时节，人体阴盛而阳气内敛，腠理致密，同是感受风寒，则辛温发表之剂用之无碍；但此时若病热证，则当慎用寒凉之品，以防损伤阳气。即如《素问·六元正纪大论》所说："用寒远寒，用凉远凉，用温远温，用热远热，食宜同法。"即用寒凉方药及食物时，当避其气候之寒凉；用温热方药及食物时，当避其气候之温热。又如暑多夹湿，故在盛夏多注意清暑化湿；秋天干燥，则宜轻宣润燥等。

以月令而言，《素问·八正神明论》说："月始生，则血气始精，卫气始行；月郭满，则血气实，肌肉坚；月郭空，则肌肉减，经络虚，卫气虚，形独居。"并据此而提出："月生无泻，月满无补，月郭空无治，是谓得时而调之"的治疗原则。即提示治疗疾病时须考虑每月的月相盈亏圆缺变化规律，这在针灸及妇科的月经病治疗中较为常用。

以昼夜而言，日夜阴阳之气比例不同，人亦应之。因而某些病证，如阴虚的午后潮热，湿温的身热不扬而午后加重，脾肾阳虚之五更泄泻等，也具有日夜的时相特征，亦当考虑在不同的时间实施治疗。针灸中的"子午流注针法"即是根据不同时辰而有取经与取穴的相对特异性，是择时治疗的最好体现。

（二）因地制宜

根据不同的地域环境特点，来制定适宜的治疗原则，称为"因地制宜"。不同的地域，地势有高下，气候有寒热湿燥、水土性质各异。因而，在不同地域长期生活的人就具有不同的体质差异，加之其生活与工作环境、生活习惯与方式各不相同，使其生理活动与病理变化亦不尽相同，因地制宜就是考虑这些差异而实施治疗。

如我国东南一带，气候温暖潮湿，阳气容易外泄，人们腠理较疏松，易感外邪而致感冒，且一般以风热居多，故常用桑叶、菊花、薄荷一类辛凉解表之剂；即使外感风寒，也少用麻黄、桂枝等温性较大的解表药，而多用荆芥、防风等温性较小的药物，且份量宜轻。而西北地区，气候寒燥，阳气内敛，人们腠理闭塞，若感邪则以风寒居多，以麻黄、桂枝之类辛温解表多见，且分量也较重。

也有一些疾病的发生与不同地域的地质水土状况密切相关，如地方性甲状腺肿、大骨节病、克山病等地方性疾病。因而治疗时就必须针对疾病发生在不同的地域背景而实施适宜的治疗方法与手段。

（三）因人制宜

根据患者的年龄、性别、体质等不同特点，来制定适宜的治疗原则，称为"因人制宜"。不同的患者有其不同的个体特点，应根据每个患者的年龄、性别、体质等不同的个体特点来制定适宜的治则。如清代徐大椿《医学源流论》指出："天下有同此一病，而治此则效，治彼则不效，且不惟无效，而及有大害者，何也？则以病同人异也。"

1. 年龄

年龄不同，则生理功能、病理反应各异，治宜区别对待。如小儿生机旺盛，但脏腑娇嫩，气血未充，发病则易寒易热，易虚易实，病情变化较快。因而，治疗小儿疾病，药量宜轻，疗程多宜短，忌用峻剂。青壮年则气血旺盛，脏腑充实，病发则由于邪正相争剧烈而多表现为实证，可侧重于攻邪泻实，药量亦可稍重。而老年人生机减退，气血日衰，脏腑功能衰减，病多表现为虚证，或虚中夹实。因而，多用补虚之法，或攻补兼施，用药量应比青壮年少，中病即止。

2. 性别

男女性别不同，各有其生理、病理特点，治疗用药亦当有别。妇女生理上以血为本，以肝为先天，病理上有经、带、胎、产诸疾及乳房、胞宫之病。月经期、妊娠期用药时当慎用或禁用峻下、破血、重坠、开窍、滑利、走窜及有毒药物；带下以祛湿为主；产后诸疾则应考虑是否有恶露不尽或气血亏虚，从而采用适宜的治法。男子生理上则以精气为主，以肾为先天，病理上精气易亏而有精室疾患及男性功能障碍等特有病证，如阳痿、阳强、早泄、遗精、滑精以及精液异常等，宜在调肾基础上结合具体病机而治。

3. 体质

因先天禀赋与后天生活环境的不同，个体体质存在着差异，一方面不同体质有着不同的病邪易感性；另一方面，患病之后，由于机体的体质差异与反应性不同，病证就有寒热虚实之别或"从化"的倾向。因而治法方药也应有所不同：偏阳盛或阴虚之体，当慎用温热之剂；偏阴盛或阳虚之体，则当慎用寒凉之品；体质壮实者，攻伐之药量可稍重；体质偏弱者，则应采用补益之剂。

三因制宜的原则，体现了中医治疗上的整体观念以及辨证论治在应用中的原则性与灵活性，只有把疾病与天时气候、地域环境、患者个体诸因素等加以全面的考虑，才能使疗效得以提高。

（徐月琴）

第八节　常用治法

中医的常用治法较多，除了辨证立法，选用内服的方药之外，还有针灸、刮痧、贴敷、火罐、熨法、水疗、浴疗、熏蒸、泥疗、推拿、气功、捏脊、割治等许多行之有效的方法，至今仍广泛地用于临床。然而本篇着重讨论内科范围内按辨证论治经常运用的几种治法，即简称的汗、吐、下、和、温、清、补、消等八法。此八法源于《内经》，经过历代医家的不断补充和发展，逐渐形成体系，内容丰富多彩，有效地指导着临床实践。

一、八法的基本内容

（一）汗法

汗法，亦称解表法，即通过开泄腠理，促进发汗，使表证随汗出而解的治法。

1. 应用要点

汗法，不仅能发汗，凡欲祛邪外出，透邪于表，畅通气血，调和营卫，皆可酌情用之。临床常用于解表、透疹、祛湿和消肿。

（1）解表：通过发散，以祛除表邪，解除恶寒发热、鼻塞流涕、头项强痛、肢体酸痛、脉浮等表证。由于表证有表寒、表热之分，因而汗法又有辛温、辛凉之别。辛温用于表寒，以麻黄汤、桂枝汤、荆防败毒散为代表；辛凉用于表热证，以桑菊饮、银翘散等为代表。

（2）透疹：通过发散，以透发疹毒。如麻疹初起，疹未透发，或难出而透发不畅，均可用汗法透之，使疹毒随汗透而散于外，以缓解病势。透疹之汗法，一般用辛凉，少用辛温，且宜选用具有透疹功能的解表药组成。如升麻葛根汤、竹叶柳蒡汤。尚需注意者，麻疹虽为热毒，宜于辛凉清解，但在初起阶段，应避免使用苦寒沉降之品，以免疹毒冰伏，不能透达。

（3）祛湿：通过发散，以祛风除湿。故外感风寒而兼有湿邪，以及风湿痹证，均可酌用汗法。素有脾虚蕴湿，又感风寒湿邪，内外相会，风湿相搏，发为身体烦疼，并见恶寒发热无汗、脉浮紧等表证，法当发汗以祛风湿，兼以燥湿健脾，宜用麻黄加术汤。如有湿郁化热之象，症见一身尽痛、发热、日晡加剧者，则法当宣肺祛风、渗湿除痹，如麻黄杏仁薏苡甘草汤之类。

（4）消肿：通过发散，既可逐水外出而消肿，更能宣肺利水以消肿。故汗法可用于水肿实证而兼有表证者。对于风水恶风、脉浮、一身悉肿、口渴、不断出汗而表有热者，为风水夹热，法当发汗退肿，兼以清热，宜越婢汤或越婢加术汤，如与五皮饮合方，疗效更佳。对于身面浮肿、恶寒无汗、脉沉小者，则属少阴虚寒而兼表证，法当发汗退肿，兼以温阳，宜用麻黄附子甘草汤加减。

2. 注意事项

（1）注意不要过汗：运用汗法治疗外感热病，要求达到汗出热退，脉静身凉，以周身微汗为度，不可过汗和久用。发汗过多，甚则大汗淋漓，则耗伤阴液，可致伤阴或亡阳。张仲景在《伤寒论》中说："温服令一时许，遍身杂杂微似有汗者益佳，不可令如水流漓，病必不除。"他强调汗法应中病即止，不必尽剂，同时对助汗之护理也甚重视。凡方中单用桂枝发汗者，要求啜热粥或温服以助药力，若与麻黄、葛根同用者，则一般不需啜热粥或温服。乃因药轻则需助，药重则不助，其意仍在使发汗适度。

（2）注意用药峻缓：使用汗法，应视病情轻重与正气强弱而定用药之峻缓。一般表虚用桂枝汤调和营卫，属于轻汗法；而表实用麻黄汤发泄郁阳，则属于峻汗法。此外尚有麻桂各半汤之小汗法，以及桂二麻一汤之微汗法等。使用汗法，还应根据时令及体质而定峻缓轻重。暑天炎热，汗之宜轻，配用香薷饮之类；冬令严寒，汗之宜重，酌选麻黄汤之类。体质虚者，汗之宜缓，用药宜轻；体质壮实，汗之可峻，用药宜重。

（3）注意兼杂病证：由于表证有兼杂证候的不同，汗法又当配以其他治法。如兼气滞者，当理气解表，用香苏散之类；兼痰饮者，当化饮解表，朋小青龙汤之类。尤需注意的是，对于虚人外感，务必照顾正气，采用扶正解表之法。兼气虚者，当益气解表，如用参苏饮、人参败毒散；兼阳虚者，当助阳解表，如用麻黄附子细辛汤；兼血虚者，当养血解表，如用葱白七味饮；兼阴虚者，当滋阴解表，如用加减葳蕤汤。

（4）注意不可妄汗：《伤寒论》中论述不可汗的条文甚多，概括起来就是汗家、淋家、疮家、衄家、亡血家、咽喉干燥、尺中脉微、尺中脉迟，以及病在里者，均不可汗。究其原因，或是津亏，或是血虚，或是阳弱，或兼热毒，或兼湿热，或种种因素兼而有之，故虽有表证，仍不可单独使用辛温发汗，必须酌情兼用扶正或清热等法。此外，对于非外感风寒之发热头痛，亦不可妄汗。

（二）清法

亦称清热法，即通过寒凉泄热的药物和措施，使邪热外泄，消除里热证的治法。其内容十分丰富，应用也很广泛。

1. 应用要点

（1）清热生津：温病出现高热烦躁、汗出蒸蒸、渴喜冷饮、舌红苔黄、脉洪大等症，是热入气分，法当清热生津，常用白虎汤之类；如正气虚弱，或汗多伤津，则宜白虎加人参汤；温病后期，余热未尽，津液已伤，胃气未复，又宜用竹叶石膏汤一类，以清热生津、益气和胃。

（2）清热凉血：温病热入营血，症见高热烦躁、谵语神昏、全身发斑、舌绛少苔、脉细而数，或因血热妄行，引起咯血、鼻衄及皮下出血等，均宜清热凉血。如营分热甚用清营汤，血分热甚用犀角地黄汤，血热发斑用化斑汤等。

（3）清热养阴：温病后期，伤津阴虚，夜热早凉，热退无汗；或肺痨阴虚，午后潮热，盗汗咯血，均宜清热养阴。如温病后期，伤阴虚热，用青蒿鳖甲汤之类；虚劳骨蒸，用秦艽鳖甲散之类。

（4）清热解暑：暑热证，发热多汗、心烦口渴、气短倦怠，舌红脉虚；或小儿疰夏，久热不退，均宜清热解暑，或兼益气生津。如用清络饮解暑清热，用清暑益气汤消暑补气，用生脉散加味治疗暑热而致之气阴两虚等。

（5）清热解毒：热毒诸证，如丹毒、疔疮、痈肿、喉痹、痄腮，以及各种疫证、内痈等，均宜清热解毒。如疔毒痈肿用五味消毒饮；泻实火、解热毒用黄连解毒汤；解毒、疏风、消肿，则用普济消毒饮等。

（6）清热除湿：湿热为患，当以其病性病位不同而选用适当方药：如肝胆湿热用龙胆泻肝汤，湿热黄疸用茵陈蒿汤，湿热下痢用香连丸或白头翁汤等。

（7）清泻脏腑：脏腑诸火，均宜清热泻火。如心火炽盛，见烦躁失眠、口舌糜烂、大便秘结，甚则吐衄者，用大黄泻心汤以清心火；心移热于小肠，兼见尿赤涩痛者，用导赤散泻心火兼清小肠；肝胆火旺，见面目红赤、头痛失眠、烦躁易怒、胸胁疼痛、便结尿黄者，用龙胆泻肝汤清泻肝胆；胃火牙痛，见口唇溃痛，用清胃散泻胃火；肺热咳嗽，用泻白散清肺火；肾虚火亢，见潮热、盗汗、遗精者，用知柏地黄汤泻肾火等。

2. 注意事项

（1）注意真热假热：使用清法，必须针对实热之证而用，勿为假象所迷惑，对于真寒假热，尤须仔细辨明，以免误用清法，造成严重后果。正如《医学心悟》指出："有命门火衰，浮阳上泛，有似于火者；又有阴盛格阳假热之证，其人面赤狂躁，欲坐卧泥水中；或数日不大便，或舌黑而润，或脉反洪大，峥峥然鼓击于指下，按之豁然而空者；或口渴欲得冷饮而不能下，或因下元虚冷，频饮热汤以自救。世俗不识，误投凉药，下咽即危矣。此不当清而清之误也。"。

（2）注意虚火实火：使用清法，又须分清外感与内伤、虚火与实火。外感多实，内伤多虚，病因各异，治法迥别。外感风寒郁闭之火，当散而清之；湿热之火，则渗而清之；燥热之火，宜润而清之；暑热伤气虽因感邪而致，仍应补而清之。对于内伤七情，火从内发者，应针对引起虚火的不同病因病机分别处治。气虚者补其气；血虚者养其血；其阴不足而火上炎者，当壮水之主；真阳虚衰而虚火上炎者，又宜引火归原。

（3）注意因人而清：使用清法，还须根据患者体质之强弱以酌其轻重。对体虚者，不可清之过重，以免反伤正气，甚则产生变证。一般而论，壮实之体，患了实热之证，清之稍重；若本体虚，脏腑本寒，饮食素少，肠胃虚弱，或产后、病后之热证，亦宜轻用。倘清剂过多，则治热未已，而寒生矣。故清法之投，当因人而用。

（4）注意审证而清：火热之证，有微甚之分，故清法亦有轻重之别。药轻病重，则难取效；病轻药重，易生变证。凡大热之证，清剂太微，则病不除；微热之证，而清剂太过，则寒证即至。但不及犹可再清，太过则常会引起病情的变化。所以临证之时，必须审证而清。

由于热必伤阴，进而耗气，因此尚须注意清法与滋阴、补气法的配合应用。一般清火泄热之药，不可久用，热去之后，即配以滋阴扶脾益气之药，以善其后。

（三）下法

下法，亦称泻下法，即通过通便、下积、泻实、逐水，以消除燥屎、积滞、实热及水饮等证的治法。

1. 应用要点

下法的运用，甚为广泛。由于病有寒热，体有强弱，邪有兼杂，因而下法又有寒下、温下、润下及逐水之别。

（1）寒下：里实热证，见大便燥结、腹满疼痛、高热烦渴；或积滞生热，腹胀而痛；或肠痈为患，腑气不通；或湿热下痢，里急后重特甚；或血热妄行、吐血衄血；或风火眼病等。凡此种种，均宜寒下。常用寒性泻下药，如大黄、芒硝、番泻叶等。应当根据不同的病机性质来选方，如阳明胃实，用大承气汤；阳明温病，津液已伤，用增液承气汤；肠痈，用大黄牡丹皮汤；吐血，用三黄泻心汤。

（2）温下：脾虚寒积，见脐下硬结、大便不通、腹隐痛、四肢冷、脉沉迟；或阴寒内结，见腹胀水肿、大便不畅，皆可温下。常以温阳散寒的附子、干姜之类与泻药并用，如温脾汤、大黄附子汤；也有酌选巴豆以温逐寒积的，如备急丸。

（3）润下：热盛伤津，或病后津亏，或年老津涸，或产后血虚而便秘，或长期便结而无明显兼证者，均可润下。常选用清润滑肠的五仁汤、麻仁丸等。

（4）逐水：水饮停聚体内，或胸胁有水气，或腹肿胀满，或水饮内停且腑气不通，凡脉症俱实者，皆可逐水。常选用十枣汤、舟车丸、甘遂通结汤等。

2. 注意事项

（1）注意下之时机：使用下法，意在祛邪，既不宜迟，也不可过早，总以及时为要。只要表解里实，选用承气诸剂，釜底抽薪，顿挫邪势，常获良效。临床每见通便二三次后，高热递退，谵语即止，舌润津复。如邪虽陷里，尚未成实，过早攻下，则邪正相扰，易生变证。如伤寒表证未罢，病在阳也，下之则会转为结胸；或邪虽入里，而散漫于三阴经络之间，尚未结实，若攻下之，可成痞气。然而临床若拘于"下不厌迟"和"结粪方下"之说，以致邪入里成实，医者仍失时不下，可使津液枯竭，攻补两难，甚则势难挽回。故吴又可在《温疫论》中强调指出："大凡客邪贵乎早逐，乘人气血未乱，肌肉未消，津液未耗，患者不至危殆，投剂不至掣肘，愈后亦易平复……勿拘于下不厌迟之说。"他又说："承气本为逐邪，而非专为结粪而设也，如必俟其粪结，血液为热所搏，变证迭起，是犹酿痈贻害，医之过也。"。

（2）注意下之峻缓：使用下法逐邪，当度邪之轻重，察病之缓急，以定峻下缓下。如泻实热多用承气汤，但因热结之微甚而有所选择：大承气用于痞满燥实兼全者，小承气用于痞满燥而实轻者，调胃承气则用于燥实而痞满轻者。泻剂之剂量亦与峻缓有关。一般量多剂大常峻猛，量少剂小则缓和。此外泻下之峻缓，尚与剂型有关，攻下之力，汤剂胜于丸散，如需峻下，反用丸剂，亦可误事；如欲缓下，则宜丸剂，如麻仁丸之用于脾约证等。

（3）注意分清虚实：实证当下，已如前述。虚人禁下，古籍早有明文，诸如患者阳气素微者不可下，下之则呃；患者平素胃弱，亦不可下，下之则易出变证。对这些虚人患病，又非下不可，则当酌选轻下之法，或选润导之法，或选和下之法；亦可采取先补而后攻，或暂攻而随后补。此皆辨虚人之下、下之得法之需也。

（四）消法

消法，亦称消导或消散法，即通过消导和散结，使积聚之实邪逐渐消散的治法。消法应用广泛，主要包括化食、磨积、豁痰、利水等几个方面。

1. 应用要点

（1）化食：化食为狭义之消法，亦称消食法，即用消食化滞的方药以消导积滞。适用于因饮食不节，食滞肠胃，以致食欲缺乏、上腹胀闷、嗳腐呕吐、舌苔厚腻等症。一般多选保和丸、楂曲平胃散之类。如病情较重，腹痛泄泻，泻下不畅，苔厚黄腻，多属食滞兼有湿热，又宜选用枳实导滞丸之类，以消积导滞、清利湿热；脾虚而兼食滞者，则宜健脾消导，常用枳术丸之类。

（2）磨积：就气积之治疗而言，凡脾胃气滞，均宜行气和胃，如胃寒气滞，疼痛较甚者，用良附丸；如兼火郁，则用越鞠丸；肝郁气滞，宜行气疏肝，一般多用柴胡疏肝散；兼见血瘀刺痛者，加用丹参饮等。

就血积之治疗而言，则须视血瘀之程度而酌选活血、行血及破血之法。

活血，是以调节寒热偏胜为主，辅以活血之品，以促进血液运行。如寒凝血瘀之痛经，用温经汤加减；温病热入营血兼有瘀滞，用清营汤加减等。

行血，是以活血为主，配以行气之品，以收通畅气血、宣痹止痛之效。如用失笑散治真心痛及胸胁痛。

破血，是以破血逐瘀为主，或与攻下药并用，以攻逐瘀血、蓄血及痞块，常用血府逐瘀汤、桃核承气汤、大黄䗪虫丸等。

（3）豁痰：由于肺为贮痰之器，故豁痰则以治肺为主。而脾为生痰之源，故化痰常兼治脾。风寒犯肺，痰湿停滞，宜祛风化痰，如用止嗽散、杏苏散；痰热相结，壅滞于肺，又宜清热化痰，如用清气化痰丸；痰湿内滞，肺气上逆，则宜祛痰平喘，偏寒者用射干麻黄汤，兼热者用定喘汤；脾虚而水湿运化失权，聚而生痰，痰湿较显者用二陈汤。

（4）利水：利水一法，既应区别水停之部位，又须辨明其性质。如水饮内蓄，其在中焦者，为渴为呕，为下利，为心腹痛，症状多端，一般可用茯苓、白术、半夏、吴茱萸等为主药；其在下焦者，虚冷则温而导之，如肾气丸；湿热则清而泄之，如八正散。水饮外溢者，必为浮肿，轻则淡渗利湿，重则从其虚实而施剂。阴水宜温利之方，如实脾散；阳水宜清利之剂，如疏凿饮子等。

2. 注意事项

（1）注意辨清病位：由于病邪郁滞之部位有在脏、在腑、在气、在血、在经络等不同，消散之法亦应按其受病部位之不同而论治，用药亦须使其直达病所，则病处当之，收效较快，且不致诛伐无辜。

（2）注意辨清虚实：消法虽不及下法之猛烈，但总属攻邪之法，务须分清虚实，以免误治。如脾虚水肿，土衰不能制水而起，非补土难以利水；真阳大亏，肾衰不能主水而肿，非温肾难消其肿。他如脾虚失运而食滞者，气虚津停而酿痰者，肾虚水泛而饮停者，血枯乏源而经绝者，皆非消导所可行，如妄用或久用之，则常会导致变证的发生。

（五）补法

补法，亦称补益法，即通过补益人体的阴阳气血，以消除各种不足证候，或扶正以祛邪，促使病证向愈的治法。

1. 应用要点

补法的内容十分丰富，其临床应用甚为广泛，但究其大要，主要包括以下几个方面。

（1）补气：气虚为虚证中常见的证候，但有五脏偏重之不同，故补气亦有补心气、补肺气、补脾气、补肾气、补肝气等不同法则。尚须指出的是，因少火生气，血为气之母，故补气中应区别不同情况，配以助阳药和补血药，则收效更佳。

（2）补血：血虚临床亦甚常见，若出现头晕目眩，心悸怔忡，月经量少，色淡，面唇指甲淡白失荣，舌淡脉细等症，当用补血之法，方如四物汤等。因气为血帅，阳生阴长，故补血须不忘补气。

（3）补阴：阴虚亦为虚证中常见之证候，其表现也很复杂，故补阴之要点重在分清病位，方能药证相对，收效显著。如不分清阴虚之所在，用滋肝阴之一贯煎去补肺阴，用养胃阴之益胃汤去补肾阴，缺乏针对性，势必影响效果。

（4）补阳：阳虚的临床表现，主要为畏寒肢冷，冷汗虚喘，腰膝酸软，腹泻水肿，舌胖而淡，脉沉而迟等症，当用补阳之法，常选右归丸治肾阳虚，理中汤治脾阳虚，桂枝甘草汤治心阳虚等，都要注重分清病位。

2. 注意事项

（1）注意兼顾气血：气血皆是人体生命活动的物质基础，气为血帅，血为气母，关系极为密切，气虚可致血虚，血虚可致气虚。故治气虚常兼顾补血，如补中益气汤之配用当归；治血虚又常注重补气，如当归补血汤之重用黄芪。至于气血两亏者，自应气血双补。

（2）注意调补阴阳：阴和阳在整个病机变化过程中，可分不可离。一方虚损，常可导致对方的失衡。例如肾阴虚久则累及肾阳，肾阳虚也可累及肾阴，常形成阴损及阳或阳损及阴的肾阴阳两虚。因此，不仅对肾阴阳两虚治以阴阳双补，而且对于单纯阴虚或阳虚之证，补益时也应顾及对方。所以张景岳在《景岳全书》中就强调："善补阳者，必于阴中求阳，则阳得阴助而生化无穷；善补阴者，必于阳中求阴，则阴得阳升而泉源不竭。"此说极为精当。

（3）注意分补五脏：每一脏腑的生理功能不同，其虚损亦各具特点，故《难经》提出了"五脏分补"之法。《景岳全书》也曾指出："用补之法，则脏有阴阳，药有宜否。宜阳者必先于气，宜阴者必先于精，凡阳虚多寒者，宜补以甘温，而清润之品非所宜；阴虚多热者，宜补以甘凉，而辛燥之类不可用。"由于"肾为先天之本""脾为后天之本"，故补益脾肾二脏，素为医家所重，至于补脾补肾，孰重孰轻，当视具体病情而各有侧重，不可偏废。

（4）注意补之峻缓：补有峻缓，应量证而定。凡阳气骤衰，真气暴脱，或血崩气脱，或津液枯竭，皆宜峻补，使用大剂重剂，以求速效。如正气已虚，但邪气尚未完全消除，宜用缓补之法，不求速效，积以时日，渐以收功。对于病虽属虚，而用补法有所顾忌者，如欲补气而于血有虑，欲补血又恐其碍气，欲补上而于下有碍，欲补下而于上有损，或其症似虚非虚，似实非实，则可择甘润之品，用平补之法较为妥当。此外，对于虚不受补者，如拟用补，更当以平补为宜。

（5）注意不可妄补：虚证当补，无可非议。但因药性皆偏，益于此必损于彼。大凡有益于阳虚者，必不利于阴；有益于阴虚者，必不利于阳。同时无毒之药，性虽和平，久用多用则亦每气有偏胜。由此可知，无虚之证，妄加以补，不仅无益，反而有害。此外，若逢迎病家畏攻喜补之心理而滥施补剂，则为害尤甚。

（六）温法

温法，亦称温阳法。即通过扶助人体阳气以温里祛寒、回阳，从而消除里寒证的治法。主要包括温里散寒、温经散寒和回阳救逆三个方面。

1. 应用要点

（1）温里散寒：由于寒邪直中脏腑，或阳虚内寒，症见身寒肢凉、脘腹冷痛、呕吐泄泻、舌淡苔润、脉沉迟弱等，宜温中散寒，常选用理中汤、吴茱萸汤之类。若见腰痛水肿、夜尿频频等症，则属脾肾虚寒，阳不化水，水湿泛滥，又宜酌选真武汤、济生肾气丸等，以温肾祛寒，温阳利水。

（2）温经散寒：由于寒邪凝滞于经络，血脉不畅，症见四肢冷痛，肤色紫暗，面青舌瘀，脉细而涩等，法当温经散寒，养血通脉，常选用当归四逆汤等。如寒湿浸淫，四肢拘急，发为痛痹，亦宜温散，常用乌头汤。

（3）回阳救逆：由阳虚内寒可进而导致阳气虚脱，症见四肢厥逆、畏寒蜷卧、下利清谷、冷汗淋漓、气短难续、口鼻气冷、面色青灰、苔黑而润、脉微欲绝等，急宜回阳救逆，并辅以益气固脱，常酌选四逆汤、参附汤、回阳救急汤等。

2. 注意事项

（1）注意辨识假象：使用温法，必须针对寒证，勿为假象所惑，对真热假寒，尤须仔细辨明，以免误用温法。如伤寒化燥，邪热传里，见口咽干、便闭谵语，以及发黄狂乱、衄血便血诸症，均不可温。若病热已深，厥逆渐进，舌则干枯，反不知渴；又或夹热下利，神昏气弱；或脉来涩滞，反不应指；或面似烟熏，形如槁木，近之无声，望之似脱；甚至血液衰耗，筋脉拘挛，但唇齿舌干燥而不可解者。凡此均属真热假寒之候，均不宜温。若妄投热剂，必致贻误，使病势逆变。

（2）注意掌握缓急：寒证较重，温之应峻；寒证轻浅，温之宜缓。由于温热之药，性皆躁烈，因而临床常见温之太过，寒证虽退，但因耗血伤津，反致燥热之证。因此，如非急救回阳，宜少用峻剂重剂。寒而不虚，当专用温；若寒而且虚，则宜甘温，取其补虚缓寒。而兼痰、兼食、兼滞者，均宜兼而治之。故温法之运用，应因证、因人、因时，方能全面照顾。

（七）和法

和法，亦称和解法，即通过和解表里的方药，以解除半表半里证的一种治法。和法的内容丰富，应用广泛，究其大要，对外感疾病用于和解表里，对内伤杂病则主要用于调和肝脾、调和胆胃以及调和胃肠等方面。

1. 应用要点

（1）和解表里：外感半表半里之证，邪正纷争，症见往来寒热，胸胁苦满，心烦喜呕，口苦咽干，苔薄脉弦等，法当和解表里，以扶正祛邪、清里达表的小柴胡汤为代表。

（2）调和肝脾：情志抑郁，肝脾失调，症见两胁作痛，寒热往来，头痛目眩，口燥咽干，神疲食少，月经不调，乳房作胀，脉弦而细者，宜选逍遥散疏肝解郁、健脾和中。传经热邪，阳气内郁，而致手足厥逆；或脘腹疼痛，或泻痢下重者，又宜用四逆散疏肝理脾，和解表里。如胁肋疼痛较显，用柴胡疏肝散较佳。若因肝木乘脾，症见肠鸣腹痛，痛则泄泻，脉弦而缓者，宜泻肝补脾，用痛泻要方之类。

（3）调和胆胃：胆气犯胃，胃失和降，症见胸胁胀满，恶心呕吐，心下痞满，时或发热，心烦少寐，或寒热如疟，寒轻热重，胸胁胀痛，口苦吐酸，舌红苔白，脉弦而数者，法当调和胆胃，以蒿芩清胆汤为代表方。

（4）调和胃肠：邪在胃肠，寒热失调，腹痛欲呕，心下痞硬等症，治宜寒温并用、调和胃肠，常以干姜、黄芩、黄连、半夏等为主组方。胃气不调，心下痞硬，但满不痛，或干呕，或呕吐、肠鸣下利者，宜用半夏泻心汤，以和胃降逆，开结除痞。伤寒胸中有热，胃中有寒，升降失常，腹中痛，欲呕吐者，又宜用黄连汤，以平调寒热，和胃降逆。

2. 注意事项

（1）辨清偏表偏里：邪入少阳，病在半表半里，固当用小柴胡以和解之，但有偏表偏里及偏寒偏热之不同，又宜适当增损，变通用之。一般而论，寒邪外袭，在表为寒，在里为热，在半表半里，则为寒热交界之所，故偏于表者则寒多，偏于里者则热多，用药须与之相称。

（2）兼顾偏虚偏实：邪不盛而正渐虚者，固宜用和法解之，但有偏于邪盛或偏于正虚之不同，治宜适当变通用之。如小柴胡用人参，所以补正气，使正气旺，则邪无所容，自然得汗而解；但亦有表邪失汗，腠理闭塞，邪无出路，由此而传入少阳，热气渐盛，此非正气之虚，故有不用人参而和解自愈者，是病有虚实不同，则法有所变通。仲景有小柴胡汤之加减法，对出现口渴者，去半夏，加人参、栝蒌根；若不渴而外有微热者，去人参，加桂枝，即是以渴不渴分辨是否伤津，从而增减药物，变通之用法。

（3）不可滥用和法：由于和法适应证广，用之得当，疗效甚佳，且性平和，药势平稳，常为医者所采用，但又不可滥用。如邪已入里，燥渴、谵语诸症丛生，而仅以柴胡汤主之，则病不解；温病在表，未入少阳，误用柴胡汤，则变证迭生。此外，内伤劳倦，气虚血虚，痈肿瘀血诸证，皆可出现寒热往来，似疟非疟，均非柴胡汤所能去之。但柴胡汤也并非不可用于内伤杂病，若能适当化裁，斟酌用之，也常能收到良效。这些审证加减，则又不属滥用和法之例。

（八）吐法

吐法，是通过使之呕吐而排除留着于咽喉、胸膈、胃脘的痰涎、宿食和毒物等有形实邪，以达到治疗目的的治法。主要包括峻吐法、缓吐法与外探法三种。

1. 应用要点

（1）峻吐法：用于体壮邪实，痰食留在胸膈、咽喉之间的病证。如症见胸中痞硬、心中烦躁或懊𢙐、气上冲咽喉不得息、寸脉浮且按之紧者，是痰涎壅胸中，或宿食停于上脘之证，宜涌吐痰食，用瓜蒂散之类。如浊痰壅塞胸中的癫痫，以及误食毒物尚在胃脘者，宜涌吐风痰，用三圣散之类。如中风闭证，痰涎壅塞，内窍闭阻，人事不省，不能言语，或喉痹紧急，宜斩关开闭，用救急稀涎散之类。峻吐法是适用于实证的吐法，如属中风脱证者则忌之。

（2）缓吐法：用于虚证催吐。虚证本无吐法，但痰涎壅塞非吐难以祛逐，只有用缓和的吐法，邪正兼顾以吐之，参芦饮为代表方。

（3）外探法：以鹅翎或指探喉以催吐，或助吐势。用于开提肺气而通癃闭，或助催吐方药迅速达到致吐目的。

2. 注意事项

（1）注意吐法宜忌：吐法用于急剧之证，收效固然迅速，但易伤胃气，故虚人、妊娠、产后一般不宜使用，如定须催吐才能除病，可选用外探法、缓吐法。

（2）注意吐后调养：催吐之后，要注意调理胃气，糜粥自养，不可恣进油腻煎炸等不易消化食物，以免更伤胃气。

二、脏腑常用治法

（一）肝胆之治法

1. 疏肝

疏肝，即通过解郁、理气、活血以疏畅肝郁之气滞血瘀的治法。主要包括疏肝调气、疏肝活血两法。

（1）疏肝调气法：适用于头部巅顶及两侧胀痛、胸胁胀痛、少腹胀痛、睾丸胀痛、行经胀痛等，以逍遥散、柴胡疏肝散、加味乌药汤为代表方。

（2）疏肝活血法：适用于肝气不疏而血瘀，胁肋刺痛、少腹胀痛拒按、月经量少而夹块等症，以疏肝解郁汤、膈下逐瘀汤为代表方。

2. 清肝

清肝，即以清热泻火为主，或佐以养阴，为消除肝胆火旺的治法，主要包括清解肝热、清肝止血两种方法。

（1）清解肝热法：适用于肝热所致之头昏、烦闷、目赤、阴囊肿痛，以及肝热伤阴所致之烦热、咽干、便结等症。以丹栀逍遥散、黑逍遥散、滋水清肝饮以及青蒿鳖甲汤之类为代表方。肝胆热重者宜选龙胆泻肝汤或当归龙荟丸之类。

（2）清肝止血法：适用于肝火灼胃的吐血，肝火犯肺的咯血、衄血，以及肝经血热的血崩等症。以十灰丸、四生丸、槐花散、清经止血汤等为代表方。

3. 养肝

养肝，即通过滋阴、养血以补肝之虚，缓肝之急。主要包括滋养柔肝、补养肝血两种方法。

（1）滋养柔肝法：适用于肝失柔润，以致拘挛、震颤、疼痛为主之肝阴不足之证。以芍药甘草汤、一贯煎、滋水清肝饮为代表方。

（2）补养肝血法：适用于肝血亏虚，症见头晕目眩、心悸耳鸣，或妇女崩漏等症。以四物汤、当归补血汤为代表方。

4. 平肝

平肝，即通过泻火、滋阴、重镇以平定潜镇肝阳。主要包括平抑肝阳、镇肝息风两种方法。

（1）平抑肝阳法：适用于肝阳上亢，以眩晕头痛、严重失眠、烦躁不安，或兼惊痫抽搐为主要见症者。以天麻钩藤饮、羚羊角散为代表方。

（2）镇肝息风法：适用于肝阳上扰，肝风内动，症见头目眩晕、耳鸣昏厥、抽搐震颤，甚则颠仆、口眼㖞斜、半身不遂。以镇肝熄风汤、建瓴汤为代表方。

5. 温肝

温肝，即通过温阳散寒，以治疗肝寒病证。主要包括温散肝寒、温肝行气和温补肝阳三种方法。

（1）温肝散寒法：适用于寒邪伤肝，病势急骤，症见四肢厥冷、指甲青紫、腹冷痛，或囊卷阴缩，或腿肚转筋。以当归四逆汤、当归四逆加吴茱萸生姜汤为代表方。

（2）温肝行气法：适用于肝寒气滞，小腹疼痛，或痛引睾丸之证。以天台乌药散、暖肝煎为代表方。

（3）温补肝阳法：适用于素体阳虚，复遭寒入伤肝，症见巅顶头痛、呕吐涎沫、脘腹冷痛、四肢不温、小腿拘挛。以吴茱萸汤、吴茱萸木瓜汤为代表方。

6. 清胆

清胆，即清除胆热的治法。主要包括清胆利湿、清胆和胃、清胆豁痰三种方法。

（1）清胆利湿法：适用于肝胆郁结而胁痛，湿热内蕴、胆汁外溢而发为黄疸者。以茵陈蒿汤为代表方。

（2）清胆和胃法：适用于肝胆湿热所致的烦热、失眠、眩晕、呕吐等症。以蒿芩清胆汤为代表方。

（3）清胆豁痰法：适用于胆虚痰湿所致之易惊、心悸、眩晕、失眠、呕吐、虚痫等症。以温胆汤、半夏白术天麻汤为代表方。

（二）脾胃之治法

1. 健脾

健脾，即通过补益脾气以恢复其运化功能的治法。主要包括补气健脾、补气升陷两种方法。

（1）补气健脾法：适用于脾气虚弱，症见食欲不振、肠鸣便溏、短气懒言等。以四君子汤、香砂六君子汤和参苓白术散为代表方。

（2）补气升陷法：适用于脾虚中气下陷，症见少气懒言、阴挺、脱肛、泄泻、遗尿、带下、久痢、气虚发热、气虚便秘等。以补中益气汤、升陷汤、举元煎为代表方。

2. 温脾

温脾，即通过温补脾胃之阳以消除中焦虚寒的治法。主要包括温运脾阳、温胃祛寒两种方法。

（1）温运脾阳法：适用于中焦虚寒证之呕吐、泄泻、腹脘胀痛，喜温喜按等。以大建中汤、小建中汤、温脾汤为代表方。

（2）温胃祛寒法：适用于素体阳虚胃寒，经常呕吐、胃痛而喜温喜按者；或寒邪伤胃，发病较急，呕吐、胃脘胀痛且喜热者。以吴茱萸汤、良附丸等为代表方。

3. 养胃

养胃，即通过滋养脾胃之阴以恢复脾胃受纳、运化功能的治法。主要包括滋养脾阴和胃阴两种方法。

（1）滋养脾阴法：适用于脾阴不足而运化失常之长期低热、口干舌燥、气短乏力、食欲不振、大便不畅等症。以参苓白术散为代表方。

（2）滋养胃阴法：适用于温病后期，胃液被劫，而见口干、咽燥、渴喜冷饮等症。以益胃汤、五汁饮、甘露饮为代表方。

4. 清胃

清胃，即清泻胃热之治法。主要包括清泄阳明胃热和清泄胃中积热两种方法。

（1）清泄阳明胃热法：适用于阳明热盛，或温病邪在气分呈现高热、汗出、烦渴引饮等症。以白虎汤为代表方。若热病后期，余热未尽，气阴两伤，呈现烦渴呕逆，少气虚烦者，宜竹叶石膏汤清热生津、益气和胃。

（2）清泄胃中积热法：适用于胃中积热，症见口臭、口疮、牙痛，喜凉畏热，或牙龈红肿溃烂，或唇口腮颊肿痛等。以清胃散为代表方。

5. 泻胃

泻胃，即用通里攻下方药以泻胃热、下积滞之治法。

适用于胃热与肠中积滞相结的腑实证，出现腹胀满痛、大便秘结，甚至神昏谵语等症。以三承气汤为代表方。

6. 和胃

和胃，即用消导食积的方药，消除气滞食积，以调和胃气的治法。

适用于饮食停滞于胃，或积滞中焦而生湿蕴热，症见脘腹痞满、嗳腐噫气、恶食吐泻，或大便不畅者。以保和丸、枳实导滞丸为代表方。

7. 降胃

降胃，即用顺气降逆之方药以纠正胃气上逆的治法。主要包括温胃降逆法和清胃降逆法两种方法。

（1）温胃降逆法：适用于因寒证所致之呕吐、呃逆。以大半夏汤、旋覆代赭石汤、干姜人参半夏丸、丁香柿蒂汤为代表方。

（2）清胃降逆法：适用于热证所致的呕吐、呃逆。以橘皮竹茹汤、黄连苏叶汤为代表方。

（三）肺之治法

1. 宣肺

宣肺，即宣通肺气而恢复其肃降功能之治法。主要包括宣肺散寒、宣肺散热、宣肺降逆及宣肺行水四种方法。

（1）宣肺散寒法：适用于寒邪束表，肺失宣肃，症见恶寒发热、头身疼痛、鼻塞、咳嗽、胸闷不舒、吐痰清稀。以麻黄汤、荆防败毒散为代表方。

（2）宣肺散热法：适用于温邪侵袭，肺卫失宣，症见身热恶风、咽痛、流涕、咳嗽、舌尖红、脉浮等。以桑菊饮、银翘散为代表方。

（3）宣肺降逆法：适用于邪犯肺卫，肺失肃降而喘促、咳嗽者。偏寒的用三拗汤之类，偏热者用麻杏甘石汤之类。

（4）宣肺行水法：适用于外邪侵犯，肺气不宣，不能通调水道，因而水湿停滞，症见浮肿、小便不利，兼有恶风、发热、脉浮等。以越婢汤及越婢加术汤为代表方。

2. 温肺

温肺，即用温阳、祛痰、化饮、降逆的方药以治疗因肺寒所致的痰、哮、喘、咳等症。主要包括温肺平喘、温肺止咳两种方法。

（1）温肺平喘法：适用于肺寒喘证与哮病。以小青龙汤、苏子降气汤、射干麻黄汤、苓甘五味姜辛半夏杏仁汤为代表方。

（2）温肺止咳法：适用于肺寒咳嗽，痰多、清稀、色白等症，以止咳散为代表方。

3. 清肺

清肺，即通过清泄肺热、清热降逆以消除热毒壅肺、肺热喘咳的治法。主要包括清肺降逆、清肺解毒两法。

（1）清肺降逆法：适用于肺热喘咳之证，以麻杏甘石汤、定喘汤为代表方。

（2）清肺解毒法：适用于热毒壅肺，症见发热、胸痛、咳唾脓血；或咽喉肿痛、腮颊肿痛。以《千金》苇茎汤、普济消毒饮等为代表方。

4. 润肺

润肺，即用滋养肺阴的方药以润肺燥的治法。适用于温燥伤肺，津液被灼，出现头痛身热、心烦口渴、干咳无痰，或痰少咳出不畅，咳甚则胸痛、鼻燥咽干、咽喉疼痛，既有肺热，又已伤津等症。以桑杏汤、沙参麦冬汤、养阴清肺汤为代表方。

5. 补肺

补肺，即通过补肺气、养肺阴以消除肺虚证候的治法。主要包括补益肺气、滋养肺阴、双补气阴三种方法。

（1）补益肺气法：适用于肺气虚弱的少气懒言、声低气短、动则气促、自汗等症。以补中益气汤、玉屏风散、人参蛤蚧散为代表方。

（2）滋养肺阴法：适用于肺阴不足，或肺痨阴虚的干咳无痰、痰中带血、午后潮热、盗汗遗精等症。以琼玉膏、百合固金汤为代表方。

（3）双补气阴法：适用于肺之气阴两虚的气短懒言、头昏少神、咽干口渴、久咳、汗多、唇舌干燥等症。以生脉散为代表方。

6. 敛肺

敛肺，即通过收敛肺气以止咳、平喘、止汗、止血的治法。主要包括敛肺降逆、敛肺止血、敛肺止汗三种方法。

（1）敛肺降逆法：适用于肺气耗散，肺虚不敛的久咳不止、脉细而数之症。以五味子汤、人参补肺饮为代表方。

（2）敛肺止血法：适用于久咳不愈并见咯血者。以五味子、白及、阿胶、海蛤粉等敛肺、止血药为主，辅以百合、百部、贝母等润肺、化痰、止咳之品，共收敛肺止血之效。

（3）敛肺止汗法：适用于气阴两虚，卫外失固而自汗、盗汗甚多、久汗不止等症。以生脉散为代表方。

7. 泻肺

泻肺，即通过宣泄逐饮、通调水道以消除和改善痰水壅肺的治法。适用于痰水壅肺的喘息气促、胸胁疼痛等症。轻症以葶苈大枣泻肺汤为代表方，重症以十枣汤或大陷胸汤为代表方。

（四）肾之治法

1. 滋肾

滋肾，即用滋养肾阴的方法以改善肾阴不足的治法。主要包括滋养肾阴、滋阴降火、滋肾纳气三种方法。

（1）滋养肾阴法：适用于肾阴不足，症见腰酸、遗精、盗汗，头痛、耳鸣、咽干、舌燥等。以左归饮、左归丸为代表方。

（2）滋阴降火法：适用于肾阴亏虚，虚火上炎，症见骨蒸潮热、头目眩晕、耳鸣耳聋、失眠盗汗、遗精梦泄、消渴淋沥等。以六味地黄丸、知柏地黄丸、大补阴丸为代表方。

（3）滋肾纳气法：适用于肾阴亏虚，阴虚阳浮，以致肾不纳气而喘促者。以都气丸、八仙长寿丸等为代表方加减。

2. 温肾

温肾，即用温补肾阳的方药以改善肾阳虚损的治法。主要包括温肾助阳、温肾救逆、温肾利水三种方法。

（1）温肾助阳法：适用于肾阳不足之阳痿、滑精、不育等症。以人参鹿茸丸为代表方。

（2）温肾救逆法：适用于肾阳虚衰的厥逆、脉微欲绝等症。以四逆汤、参附汤为代表方。

（3）温肾利水法：适用于肾阳不足，气化不行，水湿泛滥，症见面身浮肿、肢体沉重、小便不利、形寒肢冷等。以真武汤、济生肾气丸为代表方。

3. 固肾

固肾，即用收敛固涩肾气的药物以改善肾气不固的治法。主要包括固肾涩精、固肾止带、固肾缩尿三种方法。

（1）固肾涩精法：适用于肾虚不固，遗精滑泄，日久不愈，兼见盗汗、虚烦、腰痛、耳鸣等症。以固精丸为代表方。

（2）固肾止带法：适用于肾虚不固，见白带清稀、久下不止、腰膝酸软、小便频数、头晕目眩等症。以固肾止带丸（鹿角霜、菟丝子、牡蛎、白术、杜仲、莲须、银杏、芡实）为代表方。

（3）固肾缩尿法：适用于肾虚不固，膀胱失约，见小便频遗、淋沥不断，或小儿遗尿等症。以缩泉丸、桑螵蛸散为代表方。

（五）心之治法

1. 清心

清心，即用清热、凉血、开窍的方药，治疗心经积热、热毒上扰、热蒙清窍的治法。主要包括清心泻火、清热凉血、清心开窍三种方法。

（1）清泻心火法：适用于心经积热的心烦失眠、口舌糜烂、小便短赤等症。以牛黄清心丸、清心莲子饮、导赤散为代表方。

（2）清心凉血法：适用于温病热入营血的发热且入夜尤甚、神昏谵语、出血发斑等症。以清营汤、犀角地黄汤为代表方。

（3）清心开窍法：适用于温邪内陷心包，热闭清窍的神昏谵语和痉厥之证。以安宫牛黄丸、紫雪丹、至宝丹为代表方。

2. 温心

温心，即用温补心阳的方药治疗心阳虚损和心阳虚脱，主要包括温补心阳和回阳固脱两种方法。

（1）温补心阳法：适用于心阳不足的心悸、气短等症，可用桂枝甘草汤之类。若心阳痹阻证，见心前憋闷，甚则心痛、自汗、脉结代等。以栝楼薤白汤加活血化瘀和益气之品治之。

（2）回阳固脱法：适用于心阳虚脱之心悸、怔忡、大汗淋漓、四肢厥逆、口唇青紫、上气喘促、呼吸微弱，甚则晕厥昏迷、脉微欲绝之症。当急予参附汤或四逆加人参汤。

3. 补心

补心，即用补益心之气阴的药物以改善心之虚损的治法。主要包括补养心阴和补益心气两种方法。

（1）补养心阴法：适用于心阴不足的心悸、心烦、易惊、失眠、健忘、多寐、口咽干燥等症。以天王补心丹和酸枣仁汤为代表方。

（2）补益心气法：适用于心气不足的心悸气短、自汗、倦怠无力、面色少华、舌胖嫩、脉虚等症。以养心汤为代表方；若气阴两虚，可选用炙甘草汤。

4. 镇心

镇心，即用镇心安神的药物，以改善心神不安的治法。适用于一切心神不安的心悸、失眠、多梦易惊等症。常用镇心丹、朱砂安神丸、磁朱丸等加减。

5. 开窍

开窍，即是用开窍药物使患者苏醒的治法。开窍法一般分为温开和凉开两种。

温开主要适用于寒邪湿痰所致的中风、痰厥、气厥、突然昏倒、牙关紧闭、痰鸣不醒之症，以苏合香丸辛温开窍醒脑为代表；凉开适用于邪热上扰，逆传营血，呈现抽搐昏迷等症，以牛黄、至宝、紫雪等"三宝"为代表。

（黄娜娜）

第二章 针灸推拿基础

第一节 经络

一、概述

（一）经络系统的组成

经络系统是由经脉和络脉组成的，在内连属于脏腑，在外连属于筋肉、皮肤。经脉分为正经和奇经两类。正经有十二，即手三阴经、手三阳经、足三阴经、足三阳经。十二正经是运行气血的主要通路。十二经脉有固定的起止部位和穴位，有一定的循行路线和交接顺序，在肢体的分布和走向有一定规律，同脏腑有直接的络属关系。由于十二经脉是经络系统的主体，故又称之为"十二正经"。奇经是相对正经而言，因其有八条经脉，即任脉、督脉、冲脉、带脉、阴维脉、阳维脉、阴跷脉、阳跷脉，故而称之为奇经八脉。奇经八脉具有统率、联络和调节十二经脉气血的作用。另外，经脉中尚有十二经别、十二经筋和十二皮部。络脉又分为十五别络、孙络、浮络。十五别络是指从十二正经及奇经八脉中的任、督二脉各分出一支别络，再加上脾经的一条大络，称之为十五别络或十五络脉。它具有加强表里两经在体表的联系和渗灌气血的作用。浮络指浮现于体表的浅表部位的络脉。孙络是络脉中最为细小的分支（图2-1）。

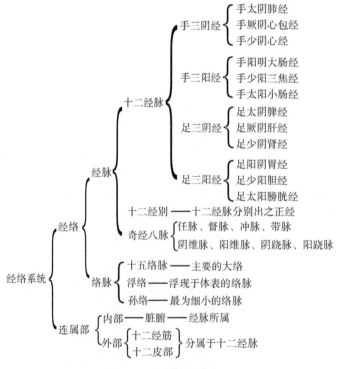

图2-1 经络系统组成

（二）经络的功能

1. 沟通表里，贯穿上下，联络全身

人体的五脏六腑、四肢百骸、五官九窍、皮肉筋骨等组织器官是在经络系统的沟通联系下，成为一个有机的整体，使机体各部分之间保持着相互协调、相互制约的平衡关系。

2. 通行气血、濡养脏腑组织

经络是运行气血的通路，气血通过经络的运行，通达全身，营养脏腑组织器官，抗御外邪、保卫机体，这些都有赖于经络的传输。

3. 阐释病理变化

经络在生理上运行气血，在病理上传递病邪，内脏有病可以通过经络的传导反映于体表。

（三）经络的临床应用

1. 用于诊断疾病

经络有一定的循行部位和络属脏腑，根据病变的部位，结合经络循行及所连脏腑，即可做出诊断。

2. 指导疾病的治疗

主要是指导针灸、按摩、火罐的循经取穴和中药的归经选择。

3. 用于疾病的预防

调理经络可以预防疾病，如：常灸足三里、气海、关元等穴可以强身健体，提高机体免疫力。

二、十二经脉

十二经脉，即手三阴经、足三阴经、手三阳经、足三阳经共十二条经脉。十二经脉是经络学说的主体，在经络系统中起着重要的作用。

（一）十二经脉的命名、分布和走行交接规律

1. 十二经脉的命名

十二经脉的命名是结合阴阳、脏腑、手足三个方面而定的，它们分别隶属于十二脏腑。十二经脉是用其所属脏腑的名称，结合循行于肢体（包括手足）的内外、前中后的不同部位，根据阴阳学说的内容赋予了不同的名称。因为五脏属阴，所以凡是和五脏相连的经脉叫作阴经，阴经循行在四肢的内侧。六腑属阳，凡是和六腑相连的经脉叫作阳经，阳经循行在四肢的外侧。根据阴阳衍化理论，阴阳又可分为三阴三阳，即太阴、厥阴、少阴和太阳、少阳、阳明。五脏之中的心、肺、心包都位于胸膈以上，属三阴经。它们的经脉分布在上肢内侧，属阴，为手三阴经。大肠、小肠、三焦属三阳经，它们的经脉分布在上肢外侧，属阳，为手三阳经。脾肝肾位于胸膈以下，属三阴经，它们的经脉分布在下肢内侧，属阴，为足三阴经。胃、胆、膀胱的经脉分布在下肢外侧，属阳，为足三阳经。按照各经所属脏腑，结合循行于四肢的部位，就决定了十二经脉的名称（表2-1）。

表2-1　十二经脉名称分类及分布

肢体	阴经（属脏）	阳经（属腑）	循行部位（阴经行内侧，阳经行外侧）
手	太阴肺经	阳明大肠经	上肢前线
	厥阴心包经	少阳三焦经	上肢中线
	少阴心经	太阳小肠经	上肢后线
足	太阴脾经	阳明胃经	下肢前线
	厥阴肝经	少阳胆经	下肢中线
	少阴肾经	太阳膀胱经	下肢后线

2. 十二经脉在体表的分布规律

十二经脉在体表的分布走行有着一定的规律：阳经分布于四肢的外侧面、头面和躯干，上肢的外侧为手三阳经；下肢外侧为足三阳经。阴经分布于四肢的内侧面和胸腹，上肢的内侧为手三阴经；下肢的内侧为足三阴经。手足三阳经在肢体的分布规律是：阳明经在前，少阳经在中，太阳经在后。手足三阴

经在肢体的分布规律是：太阴经在前，厥阴经在中，少阴经在后。但是足三阴经在下肢内踝上八寸以下是足厥阴经在前，足太阴经在中，足少阴经在后，行至内踝上八寸以上时则是足太阴在前，足厥阴经在中，足少阴经在后。在头面部，阳明经循行于面部、额部；太阳经循行于面颊、头项及头后部；少阳经循行于侧头部。在躯干部，手三阳经循行于肩胛部；足阳明经循行于胸腹部；足太阳经循行于腰背部；足少阳经循行于人体侧面。手三阴经循行于胸部且均从腋下走出，足三阴经均循行于腹部。

3. 十二经脉的走向和交接规律

手三阴经起于胸中，从胸走向手指末端，交手三阳经；手三阳经从手指末端走向头面部，交足三阳经；足三阳经从头面部向下走行，经过躯干、下肢，走向足趾末端，交足三阴经；足三阴经从足趾沿小腿、大腿，走向腹部、胸部，交手三阴经。手足三阴三阳经脉如此交接循行，阴阳相贯、构成一个循环往复的传注系统。

（二）十二经脉的表里属络关系

十二经脉通过经别和别络互相沟通，组合成六对表里相合的关系。手太阴肺经和手阳明大肠经互为表里；手厥阴心包经和手少阳三焦经互为表里；手少阴心经和手太阳小肠经互为表里；足太阴脾经和足阳明胃经互为表里；足厥阴肝经和足少阳胆经互为表里；足少阴肾经和足太阳膀胱经互为表里。互为表里的阴经与阳经在体内与脏腑有属络关系，阴经属脏络腑，阳经属腑络脏。即手太阴肺经属于肺联络大肠；手阳明大肠经属于大肠联络肺；手厥阴心包经属于心包联络三焦；手少阳三焦经属于三焦联络心包；手少阴心经属于心联络小肠；手太阳小肠经属于小肠联络心；足太阴脾经属于脾联络胃；足阳明胃经属于胃联络脾；足厥阴肝经属于肝联络胆；足少阳胆经属于胆联络肝；足少阴肾经属于肾联络膀胱；足太阳膀胱经属于膀胱联络肾。互为表里的经脉，在生理上相互联系，在病理上相互影响。

（三）十二经脉的流注次序

十二经脉中的气血运行是循环流注的。从手太阴肺经开始，依次流注，最后传至足厥阴肝经，再重新传至手太阴肺经，阴阳相通，首尾相贯，循环往复。其流注次序如图2-2。

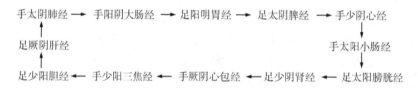

图2-2 十二经脉流注次序

（四）十二经脉循行及主治病证

1. 手太阴肺经

（1）循行：起于中焦，向下联络大肠，再上行穿过膈肌，入属于肺脏；从肺系（指肺与喉咙相联系的脉络）横出腋下，沿上臂内侧行于手少阴和手厥阴之前，下行到肘窝中，沿着前臂掌面桡侧入寸口（桡动脉搏动处），过鱼际，沿鱼际的边缘，出拇指的桡侧端。其支脉：从列缺穴处分出，走向示指桡侧端，与手阳明大肠经相交接（图2-3）。

（2）主治：胸、肺、喉部疾患及经脉循行部位的病变。

2. 手阳明大肠经

（1）循行：起于示指桡侧端（商阳），沿示指桡侧，通过第1、2掌骨之间，向上进入拇长伸肌腱与拇短伸肌腱之间的凹陷中，沿前臂背面桡侧缘，至肘部外侧，再沿上臂外侧上行至肩端（肩髃），沿肩峰前缘，向上会于督脉大椎穴，后进入缺盆，联络肺脏，通过横膈，属于大肠。其支脉：从锁骨上窝上行于颈部（扶突），经过面颊，进入下牙龈，出来回绕口唇，左右交叉于水沟，左脉向右，右脉向左，分布在鼻旁（迎香），与足阳明胃经相交接（图2-4）。

（2）主治：头面、五官疾患和经脉循行部位的病变。

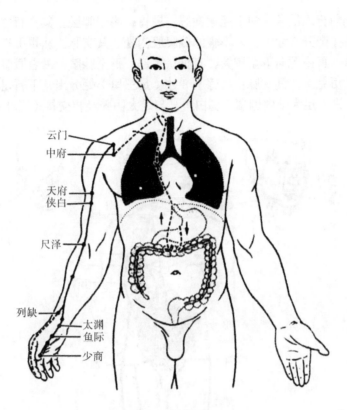

图 2-3　手太阴肺经

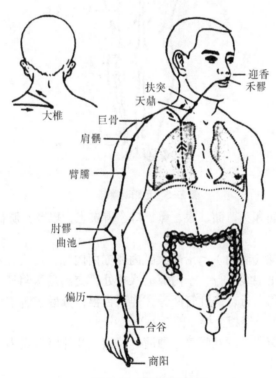

图 2-4　手阳明大肠经

3. 足阳明胃经

（1）循行：起于**鼻翼两侧（迎香）**，上行到鼻根部，与足太阳膀胱经相交会，向下沿着鼻柱的外侧（**承泣**），入上齿龈，回出环绕口唇，向下交会与颏唇沟内（**承浆**），再向后沿下颌骨后缘到大迎穴处，沿着下颌角颊车，上行耳前，经过上关，沿发际至额前。其支脉：从大迎前下走人迎，沿着喉咙向下后行至大椎穴，折向前行入缺盆，向下通过横膈，属胃，络于脾脏。其直行之脉；从缺盆出体表，沿乳中线下行，挟脐两旁（旁开2寸），入小腹两侧腹股沟处。其支脉：从胃下口幽门处分出，沿腹里向下到气冲处与前脉会合，再由此向下至髀关，直抵伏兔部，下至膝膑，沿着胫骨前嵴外侧，下经足背，进入足第2趾外侧端（厉兑）。其支脉：从膝下3寸（足三里）处分出，下行足中趾外侧。其支脉：从足背上（冲阳）分出，进入足大趾内侧端（隐白），与足太阴脾经相交接（图2-5）。

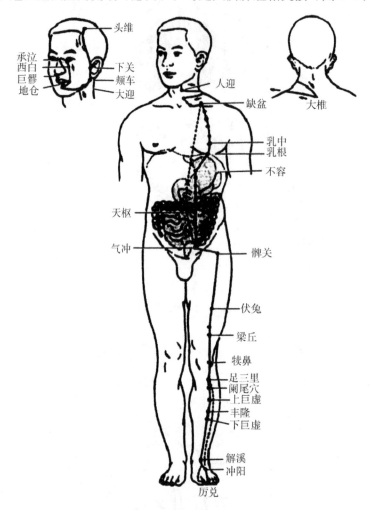

图2-5 足阳明胃经

（2）主治：胃肠病、神志病和头、面、眼、鼻、口、齿疾患，以及经脉循行部位的病变。

4. 足太阴脾经

（1）循行：起于足大趾末端（隐白），沿着大趾内侧赤白肉际，过大趾本节后半圆骨，上行至内踝前缘，再上腿肚，沿小腿内侧正中线上行，于内踝上八寸处，交出足厥阴经之前，经膝、股部内侧前缘进入腹中，属脾，络胃，过横膈上行，挟食管两旁，连系舌根，分散于舌下。其支脉：从胃别出，向上通过膈肌，注入心中，与手少阴心经相交接（图2-6）。

（2）主治：主治胃脘痛、腹胀、呕吐嗳气、便溏、黄疸。身体沉重无力、舌根强痛、膝股部内侧肿胀、厥冷等病证。

5. 手少阴心经

（1）循行：起于心中，出属于"心系"（心与其他脏器相连系的部位），向下穿过横膈，下络小肠。其支脉：从"心系"分出向上，挟着食管上行，系于目系（指眼球与脑相联系的脉络）。其直行之脉：从心系出来，退回上行于肺部，横出于腋窝（极泉），沿上臂内侧后缘、肱二头肌内侧沟，至肘窝内侧，沿前臂内侧后缘、尺侧腕屈肌腱之侧，到掌后豌豆骨部，入掌，经小指桡侧至末端（少冲），与手太阳小肠经相交接（图2-7）。

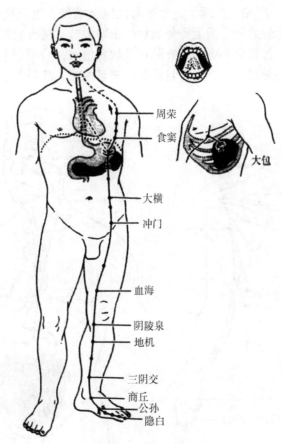

图2-6 足太阳脾经

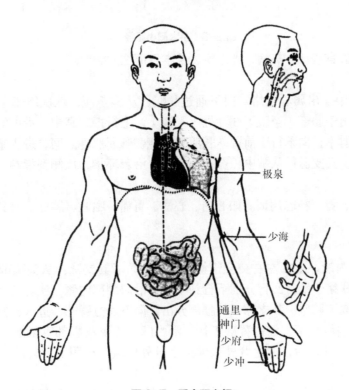

图2-7 手少阴心经

（2）主治：心、胸、神志病证及本经循行部位的病变。

6. 手太阳小肠经

（1）循行：起于手小指外侧端（少泽），沿手背尺侧至腕部，出于尺骨茎突，直上前臂外侧尺骨后缘，经尺骨鹰嘴与肱骨内上髁之间，循上臂外侧后缘出肩关节，绕行肩胛部，交肩上（大椎），入缺盆络于心脏，沿食管过横膈，过胃属小肠。其支脉：从缺盆出来，沿颈部上行至面颊，至目外眦，转入耳中（听宫）。其支脉：从面颊部分出，上行目眶下，至目内眦（睛明），与足太阳膀胱经相交接（图2-8）。

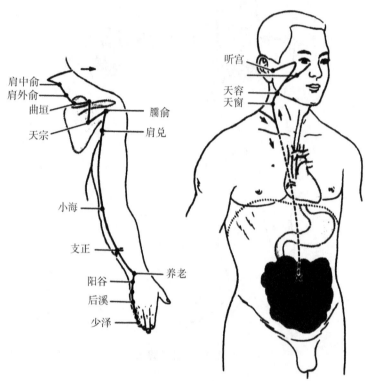

图2-8 手太阳小肠经

（2）主治：头项、五官病证、热病、神志疾患及本经部位的病变。

7. 手厥阴心包经

（1）循行：起于胸中，出属心包络，向下通过膈肌，从胸至腹，依次络于上、中、下三焦。其支脉：从胸中分出，沿胸出于胁部，至腋下3寸处（天池），上行抵腋窝中，沿上臂内侧中线，行于手太阴和手少阴之间，进入肘中，向下行于前臂掌长肌腱与桡侧腕屈肌腱之间，进入掌中，沿着中指桡侧，出中指桡侧端（中冲）。其支脉：从掌中（劳宫）分出，沿着环指，尺侧到指端，与手少阳三焦经相交接（图2-9）。

（2）主治：心、胸、胃、神志病证。如心痛、心悸、胃痛、呕吐、胸痛、癫狂、昏迷及经脉循行部位的病变。

8. 足太阳膀胱经

（1）循行：起于目内眦，上额左右交会于巅顶（百会）。其支脉：从头顶部分小，到颞颥部。其直行之脉：从头顶入里联络于脑，回行分别下行到项后，沿肩胛部内侧，挟脊柱。到达腰部，从脊旁肌肉进入体腔联络肾脏，属于膀胱。其支脉：从腰部分出，向下通过臀部，进入腘窝内。其支脉：从项部分出下行，通过肩胛骨内缘直下，经过臀部下行，沿大腿后外侧与腰部下来的支脉会合于腘窝中。然后下行穿过腓肠肌，出于外踝后，沿足背外侧缘至小趾外侧端（至阴），与足少阴经肾经相交接（图2-10）。

（2）主治：头、项、目、背、腰、下肢部病证及神志病，背部第一侧线的背俞穴及第二侧线相平的腧穴，主治与其相关的脏腑病症和有关的组织器官病证。

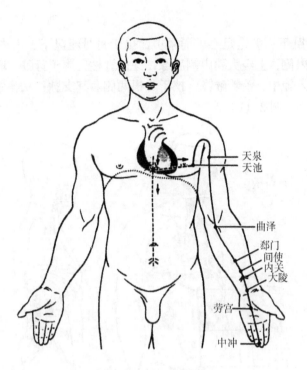

天泉
天池

曲泽

郄门
间使
内关
大陵

劳宫

中冲

图 2-9　手厥阴心包经

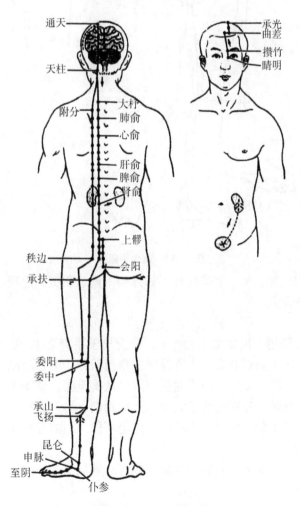

通天

天柱

附分

大杼
肺俞
心俞

肝俞
脾俞
肾俞

上髎

秩边
承扶

会阳

委阳
委中

承山
飞扬

昆仑
申脉
至阴
仆参

承光
曲差
攒竹
睛明

图 2-10　足太阳膀胱经

9. 足少阴肾经

（1）循行：起于足小趾下，斜走足心（涌泉），出于舟骨粗隆下，沿内踝后，进入足跟，再向上行于腿肚内侧后缘，至腘内侧，上经大腿内侧后缘，穿过脊柱，属于肾脏，联络膀胱。其直行之脉：从肾向上通过肝和横膈，进入肺中，沿着喉咙，挟于舌根两侧。其支脉：从肺中出来，联络心脏，流注胸中，与手厥阴心包经相交接（图2-11）。

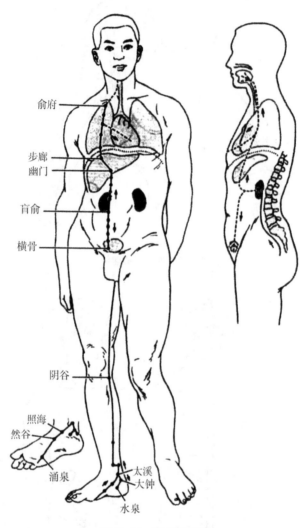

图 2-11　足少阴肾经

（2）主治：妇科、前阴、肾、肺、咽喉病证。如月经不调、阴挺、遗精、小便不利、水肿、便秘、泄泻，以及经脉循行部位的病变。

10. 手少阳三焦经

（1）循行：起于环指（环指）尺侧端（关冲），向上出于手背第4、第5掌骨之间，沿着腕背，出于前臂伸侧尺、桡骨之间，向上通过肘尖，上臂外侧三角肌后缘，上达肩部，交出于足少阳经的后面，向前进入缺盆，分布于胸中，联络心包，向下通过横膈，从胸至腹，属于上、中、下三焦。其支脉：从胸中分出，上行出缺盆，至肩部，左右交会于大椎，上行到项，沿耳后直上。出于耳上到额角，再屈而下行至面颊，到达目眶下。其支脉：从耳后入耳中，出走耳前，与前脉交叉于面颊部，到达瞳子髎，与足少阳胆经相交接（图2-12）。

（2）主治：侧头、耳、目、咽喉、胸胁部病证和热病。如偏头痛、胁肋痛、耳鸣、耳聋、目痛、咽喉痛及经脉循行部位的病变。

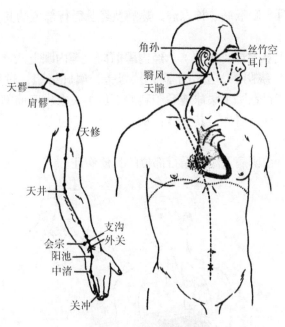

图 2-12 手少阳三焦经

11. 足少阳胆经

（1）循行：起于瞳子髎（目外眦），向上到额角返回下行至耳后，沿颈部向后交会大椎穴再向前入缺盆部入胸过膈，联络肝脏，属胆，沿胁肋部，出于腹股沟，经外阴毛际，横行入髋关节（环跳）。其支脉：从耳后入耳中，出走耳前，到瞳子髎处后向下经颊部会合前脉于缺盆部。下行腋部侧胸部，经季肋和前脉会于髋关节后，再向下沿大腿外侧，行于足阳明和足太阴经之间，经腓骨前直下到外踝前，进入足第4趾外侧端（足窍阴）；其支脉：从足临泣处分出，沿第1、2跖骨之间，至大趾端（大敦），与足厥阴肝经相交接（图 2-13）。

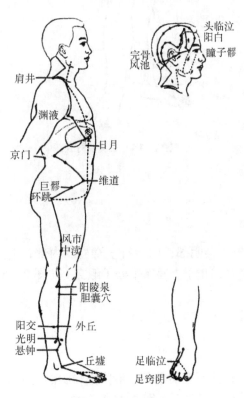

图 2-13 足少阳胆经

（2）主治：侧头、目、耳、咽喉病、神志病、热病及经脉循行部位的其他病证。

12. 足厥阴肝经

（1）循行：起于足大趾上丛毛部（大敦），经内踝前向上至内踝上八寸外处交出于足太阴经之后，上行沿股内侧，进入阴毛中，绕阴器，上达小腹，挟胃旁，属肝络胆，过膈，分布于胁肋，沿喉咙后面，向上入鼻咽部，连接于"目系"（眼球连系于脑的部位），上出于前额，与督脉会合于巅顶。其支脉，从目系分出，下行颊里、环绕唇内。其支脉：从肝分出，穿过膈，向上流注于肺，与手太阴肺经相交接（图2-14）。

（2）主治：肝病、妇科、前阴病及经脉循行部位的其他病证。

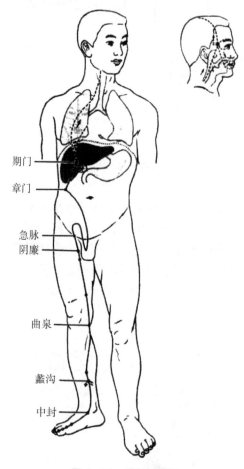

期门
章门

急脉
阴廉

曲泉

蠡沟

中封

图 2-14　足厥阴肝经

三、奇经八脉

（一）督脉

1. 循行

起于胞中（小腹内），下出于会阴部，向后行于脊柱的内部，上达项后（风府），进入颅内，络脑，上行巅顶，沿前额下行至鼻柱，止于上唇系带处（龈交）（图2-15）。

2. 主治

脊柱强痛，角弓反张等病证。

（二）任脉

1. 循行

起于胞中，下出会阴部，上行前行至阴毛部，沿腹部和胸部正中线直上，向上经过关元经咽喉部，至下颌，环绕口唇，沿面颊，分行至目眶下（图2-16）。

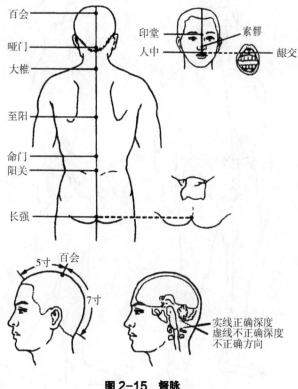

图 2-15 督脉

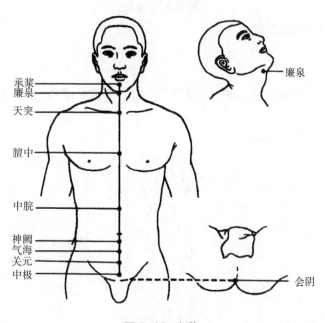

图 2-16 任脉

2. 主治

疝气，带下，腹中结块等病证。

（三）冲脉

1. 循行

起于胞中，下出于会阴部，从气街部起与足少阴经相并，夹脐上行，散入胸中，上达咽喉，环绕口唇（图 2-17）。

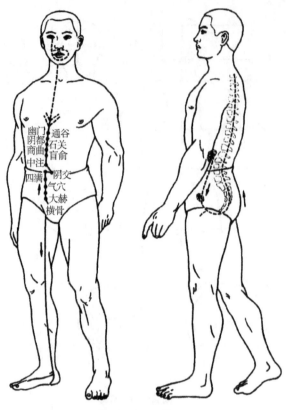

图2-17 冲脉

2. 主治腹部气逆而拘急等病证。

（四）带脉

1. 循行

起于季胁，斜向下行至带脉穴，五枢穴，维道穴，横行腰腹，绕身一周（图2-18）。

2. 主治

腹满，腰部觉冷如坐水中等病证。

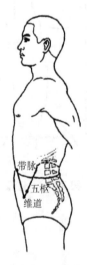

图2-18 带脉

（五）阴维脉

1. 循行

起于小腿内侧，足三阴经交会之处，沿大腿内侧上行，至腹部，与足太阴脾经同行，到胁部，与足厥阴经相结合，然后上行至咽喉，合于任脉（图2-19）。

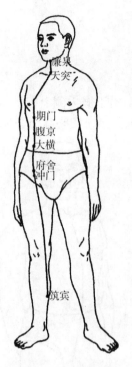

图 2-19 阴维脉

2. 主治

心痛，忧郁等病证。

（六）阳维脉

1. 循行

起于足跟外侧，向上经过外踝，沿足少阳胆经并行，沿下肢外侧上行至髋部，经胁肋后侧，从腋后上肩，至前额，再到项后，合于督脉（图 2-20）。

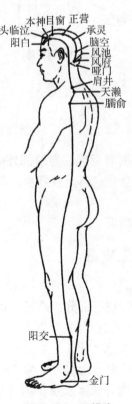

图 2-20 阳维脉

2. 主治

恶寒发热，腰疼等症。

（七）阴跷脉

1. 循行

起于内踝下（照海），经过内踝后，沿下肢内侧上行，经阴部，沿腹、胸进入缺盆，再上行，出入迎穴之前，经鼻旁，到目内眦，与手足太阳经、阳跷脉会合（图 2-21）。

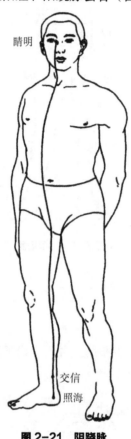

睛明

交信

照海

图 2-21 阴跷脉

2. 主治

多眠、癃闭，足内翻等病证。

（八）阳跷脉

1. 循行

起于外踝下（申脉），经外踝后上行腓骨后缘，经股部外侧，再沿髋、胁、肩、颈的外侧，上夹口角，到达目内眦，与手足太阳经、阴跷脉会合，再上行经额，与足少阳胆经会于风池（图 2-22）。

2. 主治

目痛（从内眦始），不眠，足外翻等病证。

四、十二经别、十二经筋、十二皮部

（一）十二经别

十二经别是十二正经离、入、出、合的别行部分，是正经别行深入体腔的支脉。

十二经别的分布规律：十二经别多从四肢肘膝关节以上的正经别出（离），经过躯干深入体腔与相关的脏腑联系（入），再浅出体表上行头项部（出），在头项部阳经合于本经经脉，阴经的经别合于其表里的阳经经脉（合），由此将十二经别汇合成六组，称为"六合"。

十二经别的作用：加强了十二经脉的内外联系及在体内的脏腑之间表里关系，补充了十二经脉在体

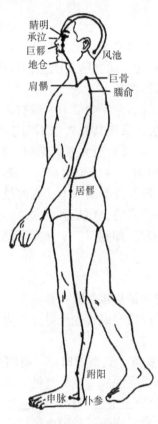

内外循行的不足。由于十二经别通过表里相合的"六合"作用，使得十二经脉中的阴经与头部发生了联系，从而扩大了手足三阴经穴位的主治范围。此外，又由于其加强了十二经脉对头面的联系，故而也突出了头面部经脉和穴位的重要性及其主治作用。

图 2-22　阳跷脉

（二）十二经筋

十二经筋是十二经脉之气濡养筋肉骨节的体系，是十二经脉的外周连属部分。

十二经筋的分布规律：十二经筋均起于四肢末端，上行于头面胸腹部。每遇骨节部位则结于或聚于此，遇胸腹壁或入胸腹腔则散于或布于该部而成片，但与脏腑无属络关系。

十二经筋的作用：约束骨骼，完成运动关节和保护关节的功能。

（三）十二皮部

十二皮部是十二经脉功能活动反映于体表的部位，也是络脉之气散布之所在。

十二皮部的分布规律：以十二经脉体表的分布范围为依据，将皮肤病划分为 12 个区域。

十二皮部的作用：由于十二皮部居于人体最外层，又与经络气血相通，故是机体的外屏障，起着保卫机体、抵御外邪和反映病证的作用。

（许佳一）

第二节　腧穴

一、腧穴的分类和命名

腧穴一般分为经穴、奇穴和阿是穴三类。

1. 经穴

凡归属于十二经脉和任、督脉的腧穴，亦即归属于十四经的穴位，总称"十四经穴"，简称"经穴"。经穴都有具体的穴名和固定的位置，分布在十四经循行路线上，有明确的针灸主治证。《内经》

多处提到"三百六十五穴"之数，但实际其载有穴名者约 160 穴；《针灸甲乙经》载古代《明堂孔穴针灸治要》共 349 穴（《千金翼方》所载相同）；宋代《铜人腧穴针灸图经》（《十四经发挥》同）穴数有所增加，穴名数达 354；明代《针灸大成》载有 359 穴；至清代《针灸逢源》，经穴总数才达 361。目前经穴总数即以此为准。

2. 奇穴

凡未归人十四经穴范围，而有具体的位置和名称的经验效穴，统称"经外奇穴"，简称"奇穴"；奇穴是在"阿是穴"的基础上发展起来的，这类腧穴的主治范围比较单一，多数对某些病证有特殊疗效，如百劳穴治瘰疬、四缝穴治小儿疳积等。

历代文献有关奇穴的记载很多，如《备急千金要方》载有奇穴 187 个之多，均散见于各类病证的治疗篇中。但这时没有"奇穴"这一称法，只因其取穴法不同于经穴，近人都把它算成奇穴。明代《奇效良方》才专列"奇穴"，收集了 26 穴。《针灸大成》始列"经外奇穴"一门，载有 35 穴。《类经图翼》也专列"奇俞类集"一篇，载有 84 穴。《针灸集成》汇集了 144 穴。可见，历代医家对奇穴颇为重视。奇穴的分布较为分散，有的在十四经循行路线上；有的虽不在十四经循行路线上，但却与经络系统有着密切联系；有的奇穴并不是指一个穴位，而是多个穴位的组合，如十宣、八邪、八风、华佗夹脊等；有些虽名为奇穴，但实际上就是经穴，如胞门、子户实际就是水道穴，四花就是胆俞、膈俞四穴，灸痨穴就是心俞二穴。

3. 阿是穴

阿是穴又称天应穴、不定穴等，通常是指该处既不是经穴，又不是奇穴，只是按压痛点取穴。这类穴既无具体名称，又无固定位置，而是以压痛或其他反应点作为刺灸的部位。阿是穴多位于病变附近，也可在与其距离较远处。

"阿是"之名见于唐代《备急千金要方·灸例》曰："有阿是之法，言人有病痛，即令捏（掐）其上，若里（果）当其处，不问孔穴，即得便快成（或）痛处，即云阿是，灸刺皆验，故曰阿是穴也。"因其没有固定的部位，故《扁鹊神应针灸玉龙经》称"不定穴"，《医学纲目》称"天应穴"。其名虽异，意义则同。这种取穴法，实即出自《内经》所说之"以痛为输"。《灵枢·五邪》说："以手疾按之，快然，乃刺之。"《素问·缪刺论篇》也说："疾按之应手如痛，刺之……"，《素问·骨空论篇》还说："切之坚痛如筋者灸之"，说明或痛或快或特殊反应处，都有阿是之意。

二、腧穴的命名

腧穴各有一定的部位和命名，《素问·阴阳应象大论篇》说："气穴所发，各有处名"。腧穴的名称都有一定的意义，故孙思邈《千金翼方·针灸下》说："凡诸孔穴，名不徒设，皆有深意"，有关腧穴命名含义的解释在古代文献中早有记载。

古人对腧穴的命名，取义十分广泛，可谓上察天文，下观地理，中通人事，远取诸物，近取诸身。结合腧穴的分布特点、作用、主治等内容赋予一定的名称。清代程知（扶生）著《医经理解·穴名解》对腧穴命名意义曾做以下概括："经曰：肉之大会为谷，小会为溪，谓经气会于孔穴，如水流之行而会于溪谷也。海，言其所归也。渊、泉，言其深也。狭者为沟、渎。浅者为池、渚也。市、府，言其所聚也。道、里，言其所由也。室、舍，言其所居也。门、户，言其所出入也。尊者为阙、堂。要会者为关、梁也。丘、陵，言其骨肉之高起者也。髎，言其骨之空阔者也。俞，言其气之传输也。天以言乎其上，地以言乎其下也……"，现将腧穴命名归纳介绍如下。

1. 天象地理类

（1）以日月星辰命名：如日月、上星、璇玑、华盖、太乙、太白、天枢等。

（2）以山、谷、丘、陵命名：如承山、合谷、大陵、梁丘、丘墟等。

（3）以大小水流命名：如后溪、支沟、四渎、少海、尺泽、曲池、曲泉、经渠、太渊等。

（4）以交通要冲命名：如气冲、水道、关冲、内关、风市等。

2. 人事物象类

（1）以动植物名称命名：如鱼际、鸠尾、伏兔、犊鼻、攒竹、禾谬等。

（2）以建筑居处命名：如天井、玉堂、巨阙、曲垣、库房、府舍、天窗、地仓、梁门、紫宫、内庭、气户等。

（3）以生活用具命名：如大杼、地机、阳辅、缺盆、天鼎、悬钟等。

（4）以人事活动命名：如人迎、百会、归来、三里等。

3. 形态功能类

（1）以解剖部位命名：如腕骨、完骨、大椎、曲骨、京骨、巨骨等。

（2）以脏腑功能命名：如脏腑背俞和神堂、魄户、魂门、意舍、志室等。

（3）以经络阴阳命名：如三阴交、三阳络、阴都（腹）、阳纲（背）、阴陵泉、阳陵泉等。

（4）以穴位作用命名：如承浆、承泣、听会、迎香、廉泉、劳宫、气海、血海、光明、水分等。

三、腧穴的主治特点和规律

（一）腧穴的主治特点

《素问·五藏生成篇》说："人有大谷十二分，小豀三百五十四名，少十二俞，此皆卫气之所留止，邪气之所客也，针石缘而去之"，这表明腧穴不仅是气血输注的部位，也是邪气所客之处所，又是针灸防治疾病的刺激点。通过针刺、艾灸等对腧穴的刺激以通其经脉，调其气血，使阴阳归于平衡，脏腑趋于和调，从而达到扶正祛邪的目的。腧穴的主治作用有以下三个方面的特点。

1. 近治作用

这是经穴、奇穴和阿是穴所共有的主治作用特点，即腧穴都能治疗其所在部位及邻近部位的病证，如眼区的睛明、承泣、四白、球后各穴，均能治眼病；耳区的听宫、听会、翳风、耳门诸穴，均能治疗耳病；胃部的中脘、建里、梁门等穴，均能治疗胃病。邻近作用还可包括较宽的范围，头和躯干部及分段选穴，都出于腧穴的邻近作用，如脏腑俞募穴的应用等。

2. 远治作用

这是经穴，尤其是十二经脉在四肢肘膝关节以下腧穴的主治特点。这些穴位不仅能治局部病证，而且能治本经循行所到达的远隔部位的病证。这就是常说的"经络所过，主治所及"。如合谷穴，不仅能治上肢病证，而且能治颈部和头面部病证；足三里穴不但能治下肢病证，而且能治胃肠以及更高部位的病证等。

3. 特殊作用

除了上述近治和远治作用外，腧穴还具有双向调整、整体调整和相对的特异治疗作用。很多腧穴都有双向调整作用，如泄泻时针刺天枢能止泻，便秘时针刺则能通便；心动过速时针刺内关能减慢心率，心动过缓时针刺则可加快心率。有些穴位还能调治全身性的病证，这在手足阳明经穴和任督脉经穴中更为多见，如合谷、曲池、大椎可治外感发热，足三里、关元、膏肓具有增强人体防卫和免疫功能的作用。有些穴位的治疗作用还具有相对的特异性，如至阴穴可矫正胎位、阑尾穴可治阑尾炎等。

（二）腧穴的主治规律

每个腧穴都有较广泛的主治范围，这与其所属经络和所在部位的不同有直接关系。无论腧穴的局部治疗作用，还是远隔部位的治疗作用，都是以经络学说为依据的，就是"经络所过，主治所及"。如要掌握腧穴的主治规律，一般可以从腧穴的分经、分部两个方面来归纳。

1. 分经主治规律

十二经脉在四肢部的五腧穴、原穴、络穴、郄穴对于头身部及脏腑病证有特殊治疗作用，这是腧穴分经主治的基础，也是古人所总结的"四根三结"主治规律的由来。四肢是经脉的"根"和"本"部，对于头身的"结"和"标"部有远道主治作用。各经有其主要治症（主病），邻近的经又有类似作用，或两经相同，或三经相同，这是"三阴""三阳"在治疗作用上的共性。现归纳成手足三阴三阳经穴主治表，并配合四肢经穴图以便于理解。表 2-2 ~ 表 2-5 中只列远道主治病证而不列四肢部病证，因为腧穴的局部治疗作用不言而喻，故不多罗列。

表2-2 手三阴经穴主治

经名	本经主治	二经相同	三经相同
手太阴经	肺、喉病		
手厥阴经	心胃病	神志病	胸部病
手少阴经	心病		

表2-3 手三阳经主治

经名	本经病	二经相同	三经相同
手阳明经	前头、鼻、口、齿病		
手少阳经	侧头，胁肋病	耳病	眼病，咽喉病、热病
手太阳经	后头、肩胛、神志病		

表2-4 足三阳经主治

经名	本经主治	二经相同	三经相同
足阳明经	前头、口、齿、咽喉、胃肠病		
足少阳经	侧头、耳、项、胁肋、胆病	良病	神志病，热病
足太阳经	后头.项、背腰、肛肠病		

表2-5 足三阴经主治

经名	本经主病	二经相同	三经相同
足太阴经	脾胃病		
足厥阴经	肝病	前阴病	腹部病
足少阴经	肾，肺，咽喉病		

2. 分部主治规律

头身部从上而下分为头、胸、上下腹，各与背腰部前后对应，这是四海、气街及十二经脉"结"和"标"的所在部位。"脏腑腹背，气相通应"，这是分部主治的规律，体现了经脉在纵行分经的基础上又有横行分部的关系。各部经穴主治，分别列表及图解如后（表2-6，表2-7，图2-23～图2-28）。

如颈项和肩胛区，主局部病证，而颈项当头与背之间，还主咽喉、热病和上肢病证；侧胁部主肝胆，侧腹主脾胃，与中焦范围相类；腰髋部除主下焦脏腑之外，还主要用于下肢病证，可参考经穴图所示，不另列表。

表2-6 头面颈项部经穴主治

分部	主治
前头、侧头区	眼、鼻病
后头区	神志、头部病
项区	神志、咽喉、眼、头项病
眼区	眼病
鼻区	鼻病
颈区	舌、咽喉、气管、颈部病

表2-7 胸腹背腰部经穴主治

前	后	主治
胸肩部	上背部	肺、心病（上焦病）
胁腹部	下背部	肝、胆、脾、胃病（中焦病）
少腹部	腰尻部	前后阴、肾、肠、膀胱病（下焦病）

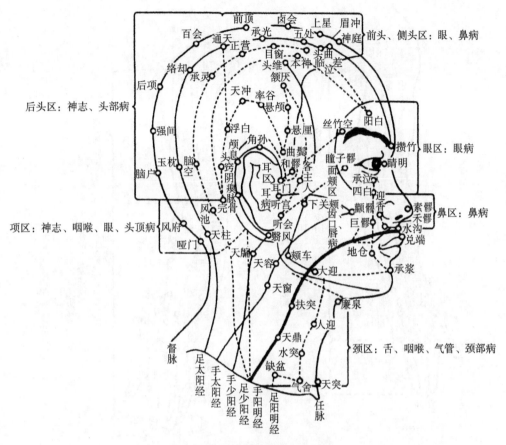

图 2-23　经穴分部主治示意

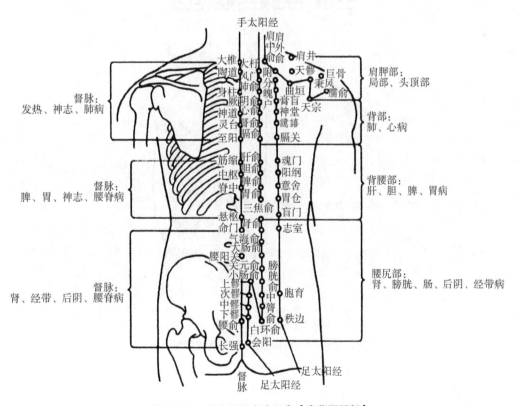

图 2-24　经穴分部主治示意（肩背腰尻部）

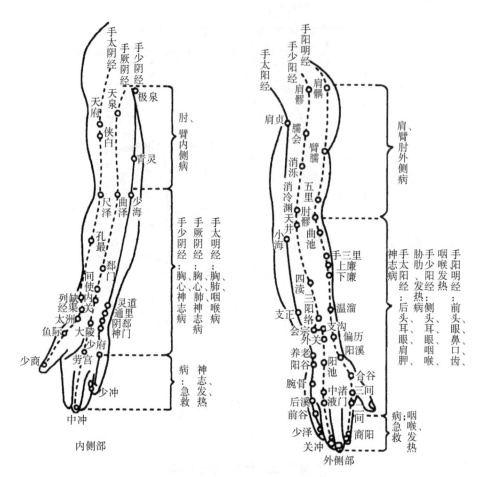

图 2-25 经穴分经主治示意（上肢部）

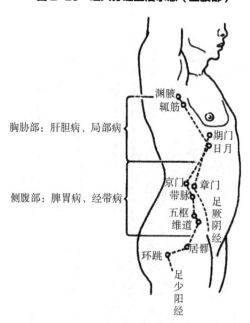

图 2-26 经穴分部主治示意（胸膺胁腹部）

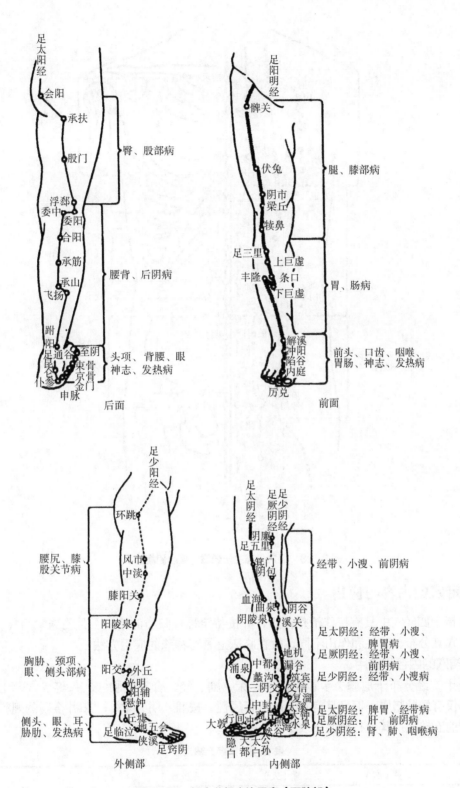

图 2-27 经穴分经主治示意（下肢部）

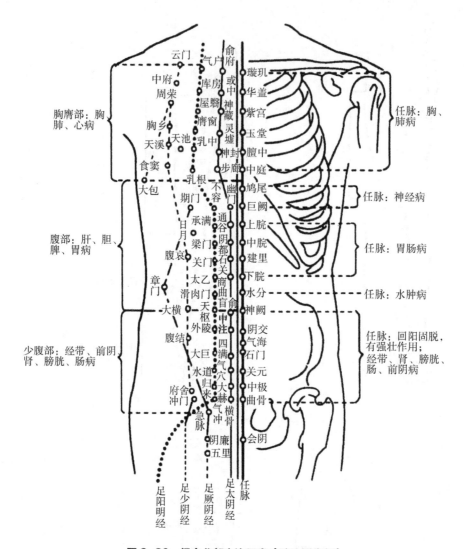

图 2-28　经穴分部主治示意（腋胁侧腹部）

四、特定穴的内容与应用

特定穴是指十四经穴中具有特殊治疗作用，并按特定称号归类的腧穴，是临床常用穴、重点穴。不同类别的特定穴其分布、特性和作用不同，故在临床上具有特殊的应用方法。

（一）五输穴的内容和应用

五输穴是十二经分布于肘膝关节以下的井、荥、输、经、合五类腧穴。每经 5 穴，十二经共有 60个。五输穴不仅有经脉归属，而且具有自身的五行属性，按照"阴井木""阳井金"的规律归类。

十二经脉的五输穴及其五行属性见表 2-8，表 2-9。

表 2-8　阴经五输穴

经脉名称	井（木）	荥（火）	输（土）	经（金）	合（水）
手太阴肺经	少商	鱼际	太渊	经渠	尺泽
手厥阴心包经	中冲	劳宫	大陵	间使	曲泽
手少阴心经	少冲	少府	神门	灵道	少海
足太阴脾经	隐白	大都	太白	商丘	阴陵泉
足厥阴肝经	大敦	行间	太冲	中封	曲泉
足少阴肾经	涌泉	然谷	太溪	复溜	阴谷

表2-9 阳经五输穴

经脉名称	井(金)	荥(水)	输(木)	经(火)	合(土)
手阳明大肠经	商阳	二间	三间	阳溪	曲池
手少阳三焦经	关冲	液门	中渚	支沟	天井
手太阳小肠经	少泽	前谷	后溪	阳谷	小海
足阳明胃经	厉兑	内庭	陷谷	解溪	足三里
足少阳胆经	足窍阴	侠溪	足临泣	阳辅	阳陵泉
足太阳膀胱经	至阴	足通谷	束骨	昆仑	委中

根据古代文献和临床实际，五输穴的应用可归纳为以下三个方面。

1. 按五输穴主病特点选用

《灵枢·顺气一日分为四时》云："病在藏者，取之井；病变于色者，取之荥；病时间时甚者，取之输；病变于音者，取之经；经满而血者，病在胃及以饮食不节得病者，取之合。"其后《难经·六十八难》又做了补充："井主心下满，荥主身热，输主体重节痛，经主喘咳寒热，合主逆气而泄。"

综合临床的应用情况，井穴多用于急救，如十二井穴点刺出血，可抢救中风、中暑等昏迷；荥穴主要用于治疗热证，如胃火上炎取内庭，心肝火旺取少府、行间，肺热咳嗽取鱼际，均能清泻本经及所属脏腑的热邪。

2. 按五行生克关系选用

这是根据五输穴的五行属性，按"生我者为母，我生者为子"定出各经五输穴中的母穴和子穴，遵循《难经·六十九难》"虚者补其母，实者泻其子"的原则，虚证用母穴，实证用子穴。这一取穴法亦称为子母补泻法。

具体运用时，分本经子母补泻法和他经子母补泻法。如肝属木，用本经子母补泻法，肝经实证应泻本经子穴，因"木生火"，"火"为"木"之子，故选本经属"火"的荥穴行间；肝经的虚证应补本经母穴，"水生木"，"水"为"木"之母，故选本经五输穴中属"水"的合穴曲泉。若用他经子母补泻法，肝经实证应泻子经子穴，即泻心经（火）荥穴少府（火）；肝经虚证应补母经母穴，即补肾经（水）合穴阴谷（水）。

各经五输穴子母补泻取穴详见表2-10。

表2-10 子母补泻取穴

		脏						腑					
		金	水	木	火	相火	土	金	水	木	火	相火	土
本经子母穴	经脉	肺经	肾经	肝经	心经	心包经	脾经	大肠经	膀胱经	胆经	小肠经	三焦经	胃经
	母穴	太渊	复溜	曲泉	少冲	中冲	大都	曲池	至阴	侠溪	后溪	中渚	解溪
	子穴	尺泽	涌泉	行间	神门	大陵	商丘	二间	束骨	阳辅	小海	天井	厉兑
他经子母穴	母经	脾经	肺经	肾经	肝经	肝经	心经	胃经	大肠经	膀胱经	胆经	胆经	小肠经
	母穴	太白	经渠	阴谷	大敦	大敦	少府	足三里	商阳	足通谷	足临泣	足临泣	阳谷
	子经	肾经	肝经	心经	脾经	脾经	肺经	膀胱经	胆经	小肠经	胃经	胃经	大肠经
	子穴	阴谷	大敦	少府	太白	太白	经渠	足通谷	足临泣	阳谷	足三里	足三里	商阳

3. 按时选用

天人相应是中医整体观念的重要内容，经脉的气血运行和流注与季节及时辰有密切关系。《难经·七十四难》云："春刺井，夏刺荥，季夏刺输，秋刺经，冬刺合"。春夏之季，阳气在上，人体气血浮行于表，故应浅刺井、荥；秋冬之季，阳气在下，人体气红细胞沉降率伏于里，故宜深刺经、合。另外，子午流注针法则是根据一日之中十二经脉气血盛衰开合的时辰选用不同的五输穴。

（二）原穴、络穴的内容和应用

原穴是脏腑之原气输注、经过和留止部位的腧穴。十二经各有一个原穴，称为"十二原"。络穴是十五络脉从经脉别出部位的腧穴，也是表里两经联络之处，共计 15 穴。

十二经脉原穴与络穴见表 2-11。

表 2-11　十二经脉原穴与络穴

经脉	原穴	络穴	经脉	原穴	络穴
手太阴肺经	太渊	列缺	手阳明大肠经	合谷	偏历
手厥阴心包经	大陵	内关	手少阳三焦经	阳池	外关
手少阴心经	神门	通里	手太阳小肠经	腕骨	支正
足太阴脾经	太白	公孙	足阳明胃经	冲阳	丰隆
足厥阴肝经	太冲	蠡沟	足少阳胆经	丘墟	光明
足少阴肾经	太溪	大钟	足太阳膀胱经	京骨	飞扬

注：十五络穴，除十二经脉的络穴外，还有任脉络穴鸠尾，督脉络穴长强，脾之大络大包穴。

原穴和络穴既可单独应用，也可相互配合使用。

1. 单独应用

原穴与所属脏腑关系密切，主要用于诊断和治疗相关脏腑疾病。《灵枢·九针十二原》说："五脏有疾也，应出十二原。十二原各有所出，明知其原，睹其应，而知五脏之害矣"。五脏发生病变时，常在相应的原穴上出现异常反应（压痛、敏感、电阻改变、温度改变等），诊察原穴的反应变化，结合其他临床体征，可协助诊断相关脏腑疾病。《难经·六十六难》说："三焦者，原气之别使也，主通行原气，历经于五脏六腑"。原气通过三焦布散于原穴，针灸推拿原穴能通达三焦原气，调整五脏六腑的功能，主治所属脏腑疾病。所以当脏腑发生病变时，常选其相应的原穴。正如《灵枢·九针十二原》所云："五脏六腑之有疾者，皆取其原也"。

络穴既可治疗其络脉病证，又能治疗表里两经的病证。如手太阴肺经之络穴列缺，一方面能治其络脉病，即实则手部腕侧锐骨和掌中发热，虚则呵欠频作、小便失禁或频数；另一方面又能疏调表里两经的经气，既可治咳嗽、哮喘、咽喉肿痛等肺经病证，又能疗头痛项强、齿痛等大肠经病证。

2. 配合应用

临床上常把先病经脉的原穴和后病的相表里的经脉络穴相配合，称为"原络配穴法"或"主客原络配穴法"，属表里经配穴法。如肺经先病，大肠经后病，则先取肺经原穴太渊为主，再取大肠经络穴偏历为客。反之，大肠经先病，肺经后病，则先取大肠经原穴合谷为主，后取肺经络穴列缺为客。

（三）俞穴、募穴的内容和应用

俞穴是脏腑之气输注于背腰部的腧穴，又称背俞穴。募穴是脏腑之气汇聚于胸腹部的腧穴，又称腹募穴。每一脏腑均有各自的俞穴和募穴。

六脏六腑背俞穴与募穴见表 2-12。

表 2-12　六脏六腑背俞穴与募穴

六脏	背俞穴	募穴	六腑	背俞穴	募穴
肺	肺俞	中府	大肠	大肠俞	天枢
心包	厥阴俞	膻中	三焦	三焦俞	石门
心	心俞	巨阙	小肠	小肠俞	关元
脾	脾俞	章门	胃	胃俞	中脘
肝	肝俞	期门	胆	胆俞	日月
肾	肾俞	京门	膀胱	膀胱俞	中极

由于背俞穴和募穴都是脏腑之气输注和汇聚的部位，其分布部位接近于所属脏腑，因此在临床上主要用于诊断和治疗相关脏腑及组织器官疾病。

1. 辅助诊断

脏腑发生病变时，常在背俞穴、募穴上出现阳性反应，如压痛、敏感等。因此诊察按压背俞穴、募穴，结合其他症状可判断脏腑疾患。《灵枢·背俞》说："欲得而验之，按其处，应在中而痛解，乃其俞也"，《难经本义·六十七难》曰："阴阳经络，气相交贯，脏腑腹背，气相通应"，说明俞募二穴可相互诊察疾病，即审募而察俞，察俞而诊募。

2. 治疗脏腑及相关组织器官疾病

（1）主治脏腑疾病：根据《难经·六十七难》"阴病行阳，阳病行阴，故令募在阴，俞在阳"及《素问·阴阳应象大论》"从阴引阳，从阳引阴"等论述，脏病（阴病）多与背俞穴（阳部）相关，腑病（阳病）多与募穴（阴部）联系。故临床上一般脏病多选其背俞穴，腑病多选其募穴。如肺病咳喘常选肺俞，大肠病泄泻或便秘多选天枢等。俞募穴可单独使用，也可相互配合应用，即俞募配穴法，属前后配穴法的范畴。如心病怔忡用心俞配巨阙，胃病疼痛选胃俞配中脘等。由于俞、募穴均与脏腑之气密切联系，因此二者配用能发挥其协同作用。

（2）背俞穴治疗相关组织器官疾病：背俞穴不仅可治疗相应的脏腑病证，还能治疗与脏腑相关的五官九窍、皮肉筋骨等病证。如肝开窍于目，主筋，故目疾、筋脉挛急等病可选肝俞；肾开窍于耳，主骨，故耳疾、骨病可选肾俞。

（四）郄穴的内容和应用

郄穴是各经经气深聚的部位，十二经脉、阴维脉、阳维脉、阴跷脉、阳跷脉各有一个郄穴，共计16穴，其穴名详见表2-13。

表2-13 十六经脉郄穴

经脉	郄穴	经脉	郄穴
手太阴肺经	孔最	手阳明大肠经	温溜
手厥阴心包经	郄门	手少阳三焦经	会宗
手少阴心经	阴郄	手太阳小肠经	养老
足太阴脾经	地机	足阳明胃经	梁丘
足厥阴肝经	中都	足少阳胆经	外丘
足少阴肾经	水泉	足太阳膀胱经	金门
阴维脉	筑宾	阳维脉	阳交
阴跷脉	交信	阳跷脉	跗阳

郄穴是治疗本经和相应脏腑病证的重要穴位，尤其在治疗急症方面有独特的疗效。一般来说，阴经郄穴多治疗血证，阳经郄穴多治疗痛证。如急性胃脘痛，常取胃经郄穴梁丘；肺病咯血，多用肺经郄穴孔最等。郄穴除单独使用外，常与八会穴配合使用，故有"郄会配穴"之称，如孔最配血会膈俞治疗肺病咳血效果更佳。脏腑疾患也可在相应的郄穴上出现疼痛或压痛，有助于诊断。

（五）下合穴的内容和应用

下合穴是指六腑之气下合于下肢足三阳经的6个腧穴，又称"六腑下合穴"，其具体内容见表2-14。

表2-14 六腑下合穴

	小肠	三焦	大肠	膀胱	胆	胃
下合穴	下巨虚	委阳	上巨虚	委中	阳陵泉	足三里

下合穴主治六腑病，《灵枢·邪气脏腑病形》指出："合治内腑"，概括了下合穴的主治特点。临床上六腑相关的疾病常选其相应的下合穴治疗，如胃病取足三里，胆病取阳陵泉，肠病泻痢选上巨虚、下巨虚。另外，下合穴也可协助诊断。

（六）八会穴的内容和应用

八会穴是指人体脏、腑、气、血、筋、脉、骨、髓等精气聚会处的8个腧穴。八会穴与有关脏腑组织的对应关系详见表2-15。

表 2-15　八会穴表

脏会	腑会	气会	血会	筋会	脉会	骨会	髓会
章门	中脘	膻中	膈俞	阳陵泉	太渊	大杼	绝骨

八会穴主治相关组织、脏腑的病证。如膻中主治气病，能调气理气；膈俞主治血病，可止血活血；阳陵泉主治挛急痿瘫等筋病，能舒筋强筋；太渊主治脉病，以调畅血脉等。

（七）八脉交会穴的内容和应用

八脉交会穴是十二经脉与奇经八脉相通的 8 个腧穴，是古人根据腧穴的主治特点总结而成的。其单独应用，具有治疗各自所通的奇经八脉病证的作用。如后溪通督脉，可治腰脊强痛等督脉病；公孙通冲脉，可治胸腹气逆等冲脉病。同时，临床上常根据两两相合的关系配合应用，治疗两脉相合部位的疾病，如公孙配内关，主治心、胸、胃疾病；列缺配照海，主治肺、咽喉、胸膈疾病。这属于上下配穴法的范畴。

八脉交会穴配伍及主治病证见表 2-16。

表 2-16　八脉交会穴配伍及主治表

穴名	主治	相配合主治
公孙	冲脉病证	心、胸、胃疾病
内关	阴维脉病证	
后溪	督脉疾病	目内眦、颈项、耳，肩部疾病
申脉	阳跷脉病证	
足临泣	带脉病证	目锐眦、耳后、颊、颈、肩部疾病
外关	阳维脉病证	
列缺	任脉病证	肺系，咽喉、胸膈疾病
照海	阴跷脉病证	

［附］八脉交会穴歌

公孙冲脉胃心胸，内关阴维下总同。临泣胆经连带脉，阳维目锐外关逢。
后溪督脉内眦颈，申脉阳跷络亦通。列缺任脉行肺系，阴跷照海膈喉咙。

（八）交会穴的内容和应用

交会穴是两经或数经相交会合的腧穴，其主治特点是既可治本经病，又可治所交会经脉的疾病。如三阴交为脾经腧穴，又是足三阴经的交会穴，因此，它不仅治疗脾经病证，也可治疗足少阴肾经和足厥阴肝经的病证。又如关元、中极是任脉与足三阴经的交会穴，故不仅能治疗任脉病证，也可治疗足三阴经病证。

五、腧穴的定位方法

腧穴定位法又称取穴法，是指确定腧穴位置的基本方法。确定腧穴位置，要以体表标志为主要依据，在距离标志较远的部位，则于两标志之间折合一定的比例寸，即"骨度分寸"，用此"寸"表示上下、左右的距离；取穴时，用手指比量这种距离，则有手指"同身寸"的应用。以下就分体表标志、骨度分寸、手指同身寸和简便取穴四法进行介绍。

（一）体表标志定位法

体表标志定位法是以人体的各种体表标志为依据来确定穴位位置的方法，又称自然标志定位法。体表标志主要指分布于全身体表的骨性标志和肌性标志，可分为固定标志和活动标志两类，分述如下。

1. 固定标志

固定标志定位是指利用五官、毛发、爪甲、乳头、脐窝和骨节凸起、凹陷及肌肉隆起等固定标志来取穴的方法。比较明显的标志，如鼻尖取素髎；两眉中间取印堂；两乳中间取膻中；脐旁 2 寸取天枢；腓骨头前下缘取阳陵泉；俯首显示最高的第 7 颈椎棘突下取大椎等。在两骨分歧处，如锁骨肩峰端与肩胛冈分歧处取巨骨；胸骨下端与肋软骨分歧处取中庭等。此外，肩胛冈平第 3 胸椎棘突，肩胛骨下角平第 7 胸椎棘突，髂嵴平第 4 腰椎棘突，这些可作为背腰部穴的取穴标志。

2. 活动标志

活动标志定位是指利用关节、肌肉、皮肤随活动而出现的孔隙、凹陷、皱纹等活动标志来取穴的方法。如耳门、听宫、听会等应张口取，下关应闭口取。又如，曲池宜屈肘于横纹头处取之；外展上臂时肩峰前下方的凹陷中取肩髃；取阳溪穴时应将拇指翘起，当拇长、短伸肌腱之间的凹陷中取之；取养老穴时，应正坐屈肘，掌心向胸，当尺骨茎突桡侧骨缝中取之。

人体体表标志，尤其是固定标志的位置恒定不变，用这些标志定穴是准确性最高的取穴法，故此法是确定腧穴位置的主要依据。但由于全身腧穴中分布于体表标志处的仅限于部分穴位，故此法也有一定的局限性。

（二）骨度分寸定位法

骨度分寸法古称"骨度法"，即以骨节为主要标志测量周身各部的长短，并依其尺寸按比例折算作为定穴的标准。《太素·骨度》说："以此为定分，立经脉，并取空穴"。分部折寸以患者本人的身材为依据。此法的记载，最早见于《灵枢·骨度》篇，其所测量的人体高度为七尺五寸，其横度（两臂外展，两手平伸，以中指端为准）也是七尺五寸。取用时，将设定的骨节两端之间的长度折成为一定的等分，每一等分为一寸。不论男女老幼、肥瘦高矮，一概以此标准折量作为量取腧穴的依据。现将全身各部骨度折量寸列表、图示如表 2-17，图 2-29。

骨度分寸法通常是以体表标志为基准，测量全身各部的长度或宽度，实际上是体表标志定位法应用的扩大，可补充体表标志定位法的局限性，是临床常用、适用穴位多、准确性较高的腧穴定位法。

表 2-17 常用骨度分寸

部位	起止点	折量寸	度量法	说明
头部	前发际至后发际	12寸	直寸	如前发际不明，从眉心至大椎穴作 18 寸，眉心至前发际 3 寸，大椎穴至后发际 3 寸
	前额两发角之间	9寸	横寸	用于量头前部的横寸
	前后两完骨（乳突）之间	9寸	横寸	用于量头后部的横寸
胸腹部	天突至歧骨（胸剑联合）	9寸	直寸	胸部与胁肋部取穴直寸，一般根据肋骨计算，每一肋骨折作 1.6 寸（天突穴至璇玑穴可作 1 寸，璇玑穴至中庭穴，各穴间可作 1.6 寸计算）胸腹部取穴横寸，可根据两乳头间的距离折量，女性可用锁骨中线代表
	歧骨至脐中	8寸	直寸	
	脐中至横骨上廉（耻骨联合上缘）	5寸	直寸	
	两乳头之间	8寸	横寸	
背腰部	大椎以下至尾骶	21椎	直寸	背腰部腧穴以脊椎棘突作为定为标志。两肩胛骨下角连线平第 7 胸椎棘突；两髂山脊连线平第 4 腰椎棘突
	两肩胛骨脊柱缘之间	6寸	横寸	
身侧部	腋以下至季胁	12寸	直寸	季胁此指第 11 肋端下方
	季胁以下至髀枢	9寸	直寸	髀枢指股骨大转子高点
上肢部	腋前纹头（腋前皱襞）至肘横纹	9寸	直寸	用于手三阴、手三阳经的骨度分寸
	肘横纹至腕横纹	12寸	直寸	
下肢部	横骨上廉至内辅骨上廉	18寸	直寸	内辅骨上廉指股骨内侧髁上缘
	内辅骨下廉至内踝尖	13寸	直寸	内辅骨下廉指胫骨内侧髁下缘
	髀枢至膝中	19寸	直寸	内踝尖之内踝向内的凸起处
	膝中至外踝尖	16寸	直寸	臀横纹至膝中，可作 14 寸折量
	外踝尖至足底	3寸	直寸	膝中的水平线，前平膝盖下缘，后平腘横纹，屈膝时可平犊鼻穴

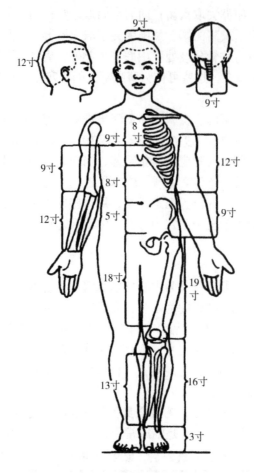

图2-29 常用骨度分寸示意

（三）手指同身寸定位法

手指同身寸定位法是指以患者本人的手指为尺寸折量标准来量取穴位的定位方法，又称手指比量法和指寸法。此法常用的有中指同身寸、拇指同身寸和横指同身寸三种。

1. 中指同身寸

中指同身寸是以患者中指屈曲时中节桡侧两端纹头之间的距离为1寸（图2-30）。这种"同身寸"法与骨度分寸相比略为偏长，临床应用时应予注意。

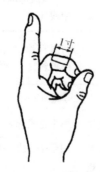

图2-30 中指同身寸

2. 拇指同身寸

拇指同身寸是以患者拇指指骨间关节之宽度为1寸（图2-31）。与中指同身寸比较，拇指同身寸标志清晰，应用方便，故是指寸法中较为常用的一种。

3. 横指同身寸

横指同身寸是当患者第2～5指并拢时中指近侧指骨间关节横纹水平的四指宽度为3寸（图

2-32）。四横指为一夫，合3寸，故此法又称"一夫法"。横指同身寸也是指寸法中较为常用的一种。

手指同身寸定位法是在体表标志和骨度法的基础上应用，不能以指寸悉量全身各部，否则长短失度。

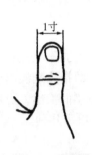
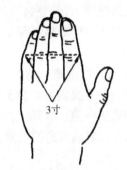

图 2-31　拇指同身寸　　　　**图 2-32　横指同身寸（一夫法）**

（四）简便取穴法

简便取穴法是一种简便易行的腧穴定位方法。常用的简便取穴方法有：两手伸开，于虎口交叉，当示指端处取列缺；半握拳，当中指指端所指处取劳宫；两手自然下垂，于中指指端处取风市；垂肩屈肘于平肘尖处取章门；两耳角直上连线中点取百会等。

简便取穴法通常仅作为取穴法的参考和补充。

（朱在波）

第三节　针灸治疗原则

针灸治疗原则是针灸治疗疾病所遵循的基本准则，对确立针灸治疗方案具有直接的指导意义。针灸治疗原则主要有补虚泻实、清热散寒、标本缓急、三因治宜、同病异治与异病同治等。

一、补虚泻实

补虚指扶助正气，泻实指祛除邪气。《素问·通评虚实论》说："邪气盛则实，精气夺则虚。"此指出正气不足为"虚"，邪气盛为"实"。《灵枢·经脉》说："盛则泻之，虚则补之……陷下则灸之，不盛不虚以经取之。"此提出了虚则补，实则泻的正治法则，这是针灸补泻的基本原则。

（一）补虚

"虚则补之"是指虚证采用补法治疗。针刺补法主要通过针刺手法的补法结合腧穴特性和配伍来实现的。如某脏虚，可在其背俞穴、原穴施行针刺补法达到补益本脏的目的；此外，正气不足时可选用具有强壮作用的腧穴，如关元、足三里、气海等。还可根据五输穴的五行属性，结合五行之间生克制化的关系，采用"虚则补其母"的方法，如某脏腑的虚证可选用本经母穴、表里经母穴或母经母穴进行治疗。虚证中的陷下证，多由于气虚尤其是阳气不足引起，用灸法可温补阳气，升提举陷，如脱肛灸百会等。

（二）泻实

"实则泻之"是指实证采用泻法治疗。针刺泻法主要通过针刺手法的泻法结合腧穴特性和配伍应用来实现。如胃实热证，可取胃经荥穴内庭，运用针刺泻法达到祛邪的目的。还可根据五输穴特性，结合五行生克制化的关系。"实则泻其子"，如某脏腑实证可选用本经子穴、表里经子穴或子经子穴以泻实。如果络脉瘀阻，可选取膈俞、曲泽、委中等穴用三棱针点刺出血，或加拔火罐，直接祛除瘀血，达到活血化瘀的目的。

临床中关于补和泻的内容是很丰富的，如配穴内容有全补、全泻，或补多泻少、补少泻多；对施术部位的选择有上补下泻，上泻下补，左补右泻，左泻右补；在施术过程中有纯补纯泻，也有先补后泻和先泻后补。另外，还可结合气血营卫运行与天时相应，天气时运盛则泻，反之则补。由于疾病的临床证候复杂多变，除补虚、泻实外，还应根据虚实程度、轻重缓急决定补泻的多少先后。

二、清热散寒

清热指热性病证治疗用"清"法；散寒指用温通或回阳法治疗寒性病证。《灵枢·经脉》说："热则疾之，寒则留之。"这是针对热证和寒证的治疗原则。

（一）清热

清热是针灸发挥疏风、清热、解毒、开窍作用的一种治疗方法，适用于热证。《素问·至真要大论》说："温者清之。"《灵枢·经脉》说："热则疾之。"即指浅刺疾出或点刺出血，快速进针，快速出针而不留针。如邪热在表，或热闭清窍导致昏厥等，应浅刺而疾出，可用三棱针在大椎或十二井穴点刺出血，有清泄热毒、醒脑开窍的功效。临床上常用方法有以下几种。

1. 疏风散热

取大椎或风府、风池、身柱、肺俞，用三棱针刺出血，合谷、列缺针用泻法，主治风热感冒、咳嗽、脉浮数有力的表热证。

2. 清热开窍

取百会、水沟、承浆、十宣，点刺法出血，用泻法，以治疗中风窍闭、中暑昏迷、小儿惊厥、热极神昏、痰迷心窍、精神失常等热盛窍闭证。

3. 清热解毒

取大椎、颊车、翳风、合谷，针用泻法，取少商、商阳点刺出血，以治疗痄腮、咽喉肿痛、口舌生疮等温毒热证。

4. 清泄里热

根据热邪所客脏腑，取本经之井穴或荥穴，用毫针点刺出血，调理五脏六腑之热。

（二）散寒

散寒是指发挥针灸温养阳气，温经通络，回阳固脱的作用，以治疗寒证的方法，《素问·至真要大论》说"寒者热之""清者温之"，《灵枢·经脉》说"寒则留之"，指寒性病证应深刺而久留针。如寒邪内生之疾，针刺应深且多留针，并可加用艾灸以温散寒邪。治疗寒证可用"烧山火"法。临床上常用方法有以下几种。

1. 温经通络

根据寒邪所在部位，循经取穴，针用补法，留针。或用温针，针后加灸，使其产生热感，主治瘫痪、痿软，风湿痹痛等。

2. 温中散寒

取上脘、中脘、下脘、梁门、建里、足三里，针用补法，留针，或针后加灸，使其产生热感，以治疗胃脘隐痛，得温则减，消化不良，脉沉迟等胃寒证。

3. 回阳固脱

取关元、神阙用灸法，时间宜长，用以治疗目合口张、手撒遗尿、四肢厥冷、脉微弱的元阳欲脱之证。

三、标本缓急

标与本是一个相对的概念，指在疾病的发展变化中各种矛盾的主次关系。标本含义颇广，可以说明疾病过程中各矛盾的本末、主次、先后关系。从病变部位来说，内为本，外为标；从邪正双方来说，正气为本，邪气为标；从病因与症状来说，病因为本，症状为标；从疾病来说原发病为本，继发病为标。在针灸治疗中，要根据具体情况，处理好治标与治本的关系，确立相应的治疗原则。

（一）治病求本

治病求本，指针对病因进行治疗，临床症状只是疾病反映于外的现象，治疗要通过辨证，确立证型，最终找到疾病的本质，给以相应的治疗。《素问·阴阳应象大论》曰"治病必求于本"，这是在大多数情况下治疗疾病所要坚持的基本原则。运用这一治则的关键在于抓住疾病的根本原因，如外感风寒引起发热，风寒是病之本，发热是病之标。此时用祛风散寒的治法以解其表，则热可自退。内伤病阴虚发热，阴虚是其本，发热是病之标，此时用补阴的治法，则虚热亦可自退。还可根据症状出现的先后区分标本。例如，梅尼埃综合征所表现的眩晕引起呕吐，眩晕是本，呕吐是标，应先治眩晕，可刺风池、印堂或神庭等穴，眩晕控制则呕吐也随之而止。而神经性呕吐，病先呕吐，难进饮食引起眩晕，就应先治呕吐，可刺内关、中脘、足三里等穴，待吐止则眩晕也可随之而愈。

（二）急则治标

在某些特殊情况下，标病甚急，如不及时处理就可危及生命或影响疾病的治疗，此时治本不能救其急，应急治其标。例如，中风闭证，其病多因年老肾阴亏耗、肝阳上扰而致，但此时病势危急，应当用醒脑开窍法，刺十宣、水沟、百会等穴，先治其标，待神志清醒，再调补肝肾、疏通经络以治其本。又如支气管哮喘发作时，痰涎上涌气道，呼吸困难，此时也应先治其标，豁痰平喘，刺列缺、丰隆、天突、膻中等穴，待哮喘平息后，再调补肺肾、脾胃，以治其本。

（三）缓则治本

在标病并不急迫的情况下，则应遵循"治病求本"的原则，以治其本，如外感风寒引起的咳嗽，病因风寒为本，症状咳嗽为标，可针刺大椎、风池、列缺以疏风散寒治其本，风寒去则咳嗽自愈。再如妇女更年期综合征，多数是肝、肾阴亏，肾水亏不能涵养肝木，就容易导致肝阳上亢，当用缓则治其本的治则补益肝、肾以潜其阳，可针刺补复溜、三阴交、关元、肾俞、太冲等穴。

（四）标本同治

病有标本缓急，所以治有先后。疾病在发展过程中出现标病与本病俱缓或俱急的状态时，则可采用标本同治法。例如高血压病，如属于肾阴虚、肝阳亢，症见眩晕、头痛重，并有漂浮感、耳鸣健忘、心悸失眠、舌红、苔薄白或薄黄，脉弦细而数，可针太溪、照海、肾俞等穴补肾以治其本，同时针太冲、行间、风池等穴泻肝以治其标。另外，外感病中病邪由表入里，出现表里同病，感受寒邪引起发热、腹泻兼见时，在针泻合谷、曲池清热解表的同时，针泻天枢、上巨虚以清其里。

四、三因治宜

中医学认为人与自然界是统一的整体，季节、地理环境等的变化会直接影响到人，所以在疾病的治疗过程中也要充分考虑这些因素的作用；同时，人的个体差异也需要在治疗方法上有所区别。三因制宜是指因时、因地、因人制宜，即根据季节变化（包括时辰）、地理环境和治疗对象的不同，制定适宜的治疗方法。三因制宜的核心是指针灸治疗中不能孤立地看待疾病，既要看到人的整体，又要注意个体差异，人与自然有密不可分的关系，将其作为一个整体进行分析，才能收到较好治疗效果。

（一）因时制宜

因时制宜是指在针灸治疗时，根据患者所处的季节与时辰制订相应的治疗方案，四时气候的变化对人体的生理功能和病理变化有一定的影响。春夏之季，阳气升发，人体气血趋向体表，病邪伤人多在肌表；秋冬之季，阴气渐盛，人体气血潜藏于内，病邪伤人多在深部。在治疗上，春夏浅刺，秋冬深刺。历代医家根据人体气血流注盛衰与一天之内不同时辰的变化，提出子午流注、灵龟八法、飞腾八法等按时取穴的治疗方法。因时制宜还包括要根据病情选择有效的治疗时机。如疟疾多在发作前 2 ~ 3 小时针刺；失眠症一般在下午针刺；痛经一般在月经来潮前 1 ~ 2 天开始针刺，均是提高疗效的有效手段。

（二）因地制宜

因地制宜是指根据不同的地理环境制订治疗方案。由于地理环境、气候条件和生活习惯的不同，人的生理活动和病理特点也不相同，治疗方法也有差异。《素问·异法方宜论》指出："北方者……其地高陵居，风寒冰冽，其民乐野处而乳食，藏寒生满病，其治宜灸炳。南方者……其地下，水土弱，雾露之所聚也，其民嗜酸而食，故其民皆致理而赤色，其病挛痹，其治宜微针。"即地高气寒之所，多用灸法；温暖潮湿之地，多用毫针。

（朱在波）

第三章　脑系病证

第一节　头痛

头痛是指因外感六淫、内伤杂病而引起的，以头痛为主要表现的一类病症，是一种常见的自觉症状，头痛是以症状命名，头痛既可单独出现，亦可并见于多种急慢性疾病中。头痛一症范围甚广，涉及内、外、神经、精神、五官等各科疾病，本节重点讨论内科疾病以头痛为主症的疾患。涉及西医学疾病范围：①颅外疾患，如三叉神经痛、枕神经痛、眼源性头痛、耳源性头痛（中耳炎）、鼻源性头痛（鼻窦炎、鼻旁窦炎）、齿源性头痛等；②颅内病变，如血管性头痛（动脉硬化、高血压脑病）、颅内占位性病变、颅脑损伤等；③其他，如全身疾病性头痛（如中暑、中毒）、血管神经性头痛以及脑震荡后遗症、神经官能症等。凡表现以头痛为主证者，均可参考本节辨证施治。在急性热病过程中引起的头痛，如化脓性脑膜炎、流行性脑膜炎、乙型脑炎等急性传染性疾病，则属温热病范畴，应作别论。

一、病因病机

1. 病因

（1）外感：以风为主，多夹他邪致病。风寒——风寒阻遏，湿——风湿上蒙，热——风热侵扰，清宫失司——头痛。

（2）内伤：多与情志、体质、饮食和生活起居等有关。①情志失调：郁怒伤肝，肝气郁结，气郁化火，肝阳独亢，上扰头目而引起头痛。忧思伤脾，脾失健运，痰湿阻遏，清阳不升，浊阴不降，清阳被蒙。②久病体虚：患有慢性消耗性疾病，日久体质虚弱，或失血之后，气血耗伤，不能上荣于脑髓脉络，或素质阴虚，肝失涵养，肝气有余，稍遇情志抑郁，阳亢于上，扰及头目，发为头痛。③饮食不节：嗜食肥甘，或辛辣炙煿；或饥饱失常，伤及脾胃，运化不健，痰湿内生，上蒙清阳，发生头痛。④摄生不当：生活起居失常，如烦劳太过，或房事不节，损伤精气，精血不足，髓海空虚，或阳气不足，清阳不升，脑失所养而致头痛。

（3）外伤：外伤跌仆，脑髓受到严重震伤，络脉瘀阻，亦每易导致头痛。

2. 病机

（1）病因可分外感头痛和内伤头痛：①外感头痛，因邪气乘客，络脉阻滞外感，风——夹寒：阻遏经脉，清窍失宣；夹热：邪壅络脉，清空失旷；夹湿：上蒙清阴，经脉阻滞；络脉气血不畅，发为头痛。②内伤头痛，肝病为多，涉及脾肾内伤——肝、脾、肾。肝：肝失疏泄——气郁化火——上扰清窍，肝阴不足——肝阳上亢——上扰清窍；脾：脾失健运——痰浊内生——上蒙清阳，中气不足——气血亏虚——清窍失荣；肾：肾精亏虚——髓海空虚——清窍失荣，水不涵木——肝阳上亢——上扰清窍头痛。

（2）病性有虚实表里，并可相互转化。外感头痛以实为主，内伤头痛以虚实相兼为多。外感头痛，系外邪上干所致，病程较短，头痛暴起，故以实证为主。内伤头痛，起因较多，由肝、脾、肾三脏功能失调所致，病程较长，且常反复发作，既有痰、火、瘀等实邪的存在，又有阴血亏虚或阳虚气弱等正虚表现，故以虚实相兼为多。虚实之间且可转化兼夹，如肝阳头痛，化火伤阴，可出现肝肾阴虚，或阴虚兼有阳亢。外伤所致，初期多实，病久则虚实夹杂居多。跌仆损伤初期，瘀阻于络（实），久则留瘀不去，新血不生，血虚络阻（虚实夹杂）。

二、诊断思维

1. 辨痛思维

（1）诊断要点：①以头痛为主证，或前额、额颞、巅顶、顶枕部或全头部头痛，头痛性质多为跳痛、刺痛、胀痛、昏痛、隐痛等。有突然而作，其痛如破而无休止者；也有反复发作，久治不愈，时痛时止者；头痛每次发作可持续数分钟、数小时、数天或数周不等。②因外感、内伤等因素，突然而病或有反复发作的病史。③应查血常规、测血压，必要时做脑脊液、脑电图检查，有条件时做经颅多普勒、颅脑 CT 和 MRI 检查，有助于排除器质性疾病，明确诊断。

（2）鉴别诊断：①头痛与眩晕的鉴别。头痛与眩晕病位皆在头部，两证虽多相兼，难以截然区别，但头痛的病因有外感与内伤的不同，眩晕则以内伤为主。从虚实概念而言，外感头痛属实，内伤头痛与眩晕的病机虽然均以虚实夹杂为多，相对而言，则头痛又以偏实为主。②头痛与真头痛的鉴别。真头痛多呈突然剧烈头痛，常表现为持续痛而阵发加重，甚至呕吐如喷不已，以至肢厥、抽搐。

2. 辨证思维

（1）辨外感、内伤：外感头痛起病急，病程短，或伴表证；内伤头痛，病程较长，头痛反复发作，时轻时重。

（2）辨虚实：一般而言，外感头痛属实，内伤头痛多虚实夹杂，当审其主次。新病，具有重痛、胀痛、掣痛，跳痛、灼痛、刺痛，痛势剧烈者属实；久病，具有昏痛、隐痛、空痛，疲劳易发者，多属虚证。

（3）辨疼痛轻重：一般来说，以外感、寒厥、偏头痛较重；而内伤、气虚、血虚、肝肾阴虚头痛较轻；气虚早晨反重；血虚午后痛重。

（4）辨疼痛性质：重坠或胀痛者，因于痰湿；跳痛者，因于肝火，痛冷感而刺痛者，因于寒厥；隐痛或空痛者，因于气虚、血虚或肝肾阴虚；刺痛不移者，因于瘀血。

（5）辨部位：全头作痛者，多因气血亏虚或肝肾阴虚；痛在枕部，连及颈肌，多因外感；痛在巅顶，多因寒厥；痛在两颞，多因肝火。

（6）辨经络：前额及眉棱痛，为邪犯阳明经；巅顶痛，连及眼目，为邪犯厥阴经；后枕痛，下连及项，为邪犯太阳经；两颞痛，连及耳部，为邪犯少阳经。

（7）辨其影响因素：气虚者与过劳有关；寒湿者常随天气变化而变化；肝火者因情志波动而加重；阳亢者常因饮酒或暴食而加重；肝肾阴虚者每因失眠而病作或加重；偏头痛者，常遇风寒则痛发。

三、治则思维

1. 治疗头痛

首辨外感内伤外感头痛，治宜疏散祛邪为主；内伤头痛，治当滋阴养血为要。正如《证治汇补》说："外感发者，散风而邪自去，内伤发者，养正而风自除。"散风与养血是治疗头痛的两个重要原则。至于痰、瘀实证，则宜化痰通瘀；肝肾阴虚导致阳亢者，当滋阴潜阳；若肝阳夹痰，血虚肝旺等夹杂证候，宜根据病情参合治之。此外，根据头痛部位可酌配引经药物。

2. 结合头痛部位选用引经药物

如两颞部痛用川芎、柴胡；前额头痛用白芷；眉棱骨痛用蔓荆子；巅顶痛用吴茱萸；因外感而巅顶痛用藁本；满头痛用羌活、防风；头痛连及项背用葛根。但不可拘泥。

3. 虫类药的应用

凡头痛久发不愈，痛势较剧，应适当配用通络之品：如慢性头痛相当于部分血管性头痛、紧张性头痛，此类头痛病程长，易反复，经年难愈，患者可表现为头部刺痛，部位固定，面色暗滞，舌暗脉涩等症。治疗时可在辨证论治的基础上，选配全蝎、蜈蚣、僵蚕、地龙、土鳖虫等虫类药，以祛瘀通络，解痉定痛，平肝息风，可获良效。虫类药可入汤剂煎服，亦可研细末冲服，因其多有小毒，故应合理掌握用量，不可过用。以全蝎为例，入汤剂用 3～5 g，研末后服用 1～2 g，散剂吞服较煎剂为佳，蝎尾功效又较全蝎为胜。亦可将全蝎末少许置于痛侧太阳穴，以胶布固定，可止痛。寒邪重者，尚可考虑用生川、草乌，但须慎用，先从少量开始，一般用量从 1.5 g 递增到 3 g 左右，煎药时间不少于 3 小时。夹有风痰者，可选用白附子、南星等祛风痰药。

4. 气虚清阳不升者

可用补气升阳法凡头痛绵绵，遇劳则甚，体倦无力，畏寒，脉细者，药用黄芪 15 g，党参、白术 12 g，川芎、升麻、柴胡等。但临床单纯气虚者较少见，辨证时应排除实证后，方可用之。

5. 偏头痛

多以肝经风阳痰火上扰或痰瘀交阻所致偏头痛以实证为主。头痛呈阵发性，历时短暂，局部感觉异常，面部肌肉动作时，如咀嚼哭笑等均可引起发作者，可以清肝泻火、息风潜阳、化痰、通瘀等法治之。

四、辨证论治

1. 外感头痛

（1）风寒头痛。

症候：头痛或有拘急收紧感，痛连项背，恶风畏寒，遇风受寒尤剧，常喜棉巾裹头，口不渴，或兼鼻塞流清涕。苔薄白，脉浮或浮紧。

病机：风寒外袭，上犯巅顶，凝滞经脉。

治法：疏风散寒止痛。

主方：川芎茶调散加减。

处方举例：川芎、荆芥、防风、白芷、羌活各10 g，细辛3 g，蔓荆子15 g，甘草6 g。

（2）风热头痛。

症候：头痛如灼，甚则如裂，发热恶风，面红目赤，鼻流浊涕，口渴欲饮，便秘溲黄。舌红苔黄，脉浮数。

病机：风热外袭，上扰清空，窍络失和。

治法：疏风清热。

主方：芎芷石膏汤加减。

处方举例：菊花、薄荷、蔓荆子、川芎、白芷、羌活、生石膏各10 g。

（3）风湿头痛。

症候：头痛如裹，肢体困重，胸闷纳呆，大便溏薄。苔白腻，脉濡。

病机：风湿之邪，上蒙头窍，困遏中焦。

治法：祛风胜湿通窍。

主方：羌活胜湿汤加减。

处方举例：羌活10 g，蔓荆子、藁本、藿香各12 g，防风、独活各9 g，川芎、甘草各6 g。

2. 内伤头痛

（1）肝阳头痛。

症候：头痛而眩，甚或两侧跳痛，常波及巅顶，心烦易怒，睡眠不宁，面部升火，目赤，口干苦。苔薄干或黄、舌质红，脉弦有力。

病机：肝失条达，气郁化火，阳亢风动。

治法：平肝潜阳。

主方：天麻钩藤饮加减。

处方举例：天麻10 g，钩藤18 g，首乌藤、石决明各30 g，夏枯草、黄芩各12 g，桑寄生20 g，菊花、杜仲、牛膝各15 g。

（2）血虚头痛。

症候：头痛目花，时时昏晕，痛势隐隐，午后或遇劳则甚，神疲乏力，心悸怔忡，食欲不振，面色少华或萎黄。舌淡苔薄白，脉细弱无力。

病机：气血不足，营血亏虚，头窍失荣。

治法：滋阴养血。

方药：加味四物汤加减。

处方举例：熟地黄、白芍、党参各15 g，当归、菊花、蔓荆子各12 g，何首乌18 g，川芎、甘草各6 g。

（3）痰浊头痛。

症候：头痛昏蒙，头痛而重，如物裹首，时有目眩，胸脘痞闷，恶心泛泛，甚则呕吐痰涎，纳呆。舌苔白腻，脉滑或弦滑。

病机：脾失健运，痰浊中阻，上蒙清窍。

治法：化湿祛痰。

主方：半夏白术天麻汤加减。

处方举例：法半夏15 g，白术、天麻、茯苓各12 g，陈皮6 g，蔓荆子、蒺藜各10 g。水煎服。若痰浊化热者，可加黄连10 g，竹茹12 g。

（4）肾精亏虚。

症候：头痛且空，眩晕，耳鸣，腰膝酸软，神疲乏力，滑精带下。舌红少苔，脉细无力。

病机：肾精亏虚，髓海不足，脑窍失荣。

治法：养阴补肾，填精生髓。

主方：大补元煎加减。

处方举例：熟地黄20 g，山药18 g，山茱萸、白芍各12 g，枸杞子、党参、杜仲、女贞子各15 g。

（5）瘀血头痛（头痛如刺＋瘀血证）。

症候：头痛屡发，经久不愈，痛有定处，固定不移，痛如锥刺，或有头部外伤史。舌质紫或有瘀斑，脉细或细涩。

病机：跌仆外伤，瘀血阻窍，不通则痛。

治法：活血化瘀通络。

主方：通窍活血汤加减。

处方举例：当归、赤芍、牛膝各12 g，桃仁、红花、川芎、白芷、生姜、五灵脂各10 g，丹参15 g。

五、病程观察

1. 外感头痛

（1）在风寒头痛证型中，寒邪著，头痛剧烈，遇寒即发，舌苔白，应加重温经散寒之品，如川乌6 g，藁本10 g；头重痛如裹，肢体困重，湿困清阳，可加独活、苍耳子、苍术各10 g，以祛风除湿。

（2）在风热头痛证型中，热甚便秘者，可加制大黄5 g，通腑泄热，苦寒降火；伴鼻流浊涕如脓，鼻根及鼻旁亦痛者，可加苍耳子10 g，辛夷花10 g，以散风除湿清热，通利肺窍；或加桑白皮10 g，鱼腥草15 g，泻肺清热，或加服藿胆丸以清泄胆热。

（3）在风湿头痛证型中，恶心、呕吐者，可加半夏10 g，竹茹10 g，生姜9 g，以降逆止呕；胸闷脘痞、腹胀便溏显著者，可加苍术、厚朴、藿梗各10 g，陈皮6 g，以燥湿宽中，理气消胀。

2. 内伤头痛

（1）在肝阳头痛证型中，若肝火旺盛，头痛剧甚，面红目赤，口苦，胁痛，便秘溲赤，苔黄，脉弦数酌加龙胆草、栀子各 10 g，泻肝清火，或加服龙胆泻肝丸。素体肝肾阴虚或因肝旺阳亢而耗伤肝肾之阴，两目干涩，腰膝软无力，舌红少津，脉细弦等症，可酌加生地黄、何首乌、枸杞子、女贞子、墨旱莲、牛膝各 10 g，滋养肝肾。

（2）在血虚头痛证型中，如血不养心，心悸不寐者，配炒酸枣仁、柏子仁、龙眼肉、远志各 15 g，养心安神。若体倦无力，少气懒言，气虚明显者，可加党参、黄芪各 15 g，白术 12 g，益气生血。

（3）在痰浊头痛证型中，如痰湿蕴久化热，痰热上薰，口苦，舌苔黄浊，大便不畅者，宜去白术，加黄芩、竹茹、枳实、胆南星各 10 g，清热化痰。若肝胃虚寒，干呕吐涎沫，头痛者，可加吴茱萸、生姜各 10 g，温肝和胃而降逆。

（4）在肾精亏虚证型中，若头痛而晕，头面轰热，面颊红赤，时伴汗出，证属肾阴亏虚，虚火上炎，去人参，加知母、黄檗，以滋阴泻火，或方用知柏地黄丸。若头痛畏寒，面色㿠白，四肢不温，腰膝无力，舌淡，脉细无力，证属肾阳不足，当温补肾阳，选用右归丸或金匮要略肾气丸加减。

（5）瘀血头痛（头痛如刺＋瘀血证）证型中，疼痛甚者，可加全蝎、蜈蚣各 5 g，地龙 10 g，行瘀通络、搜风定痛之品。若因受寒而诱发或加重，舌苔薄白，舌质淡者，可酌加细辛 3 g，桂枝 10 g，温经通络散寒。

六、预后转归

转归有证候间的转归和疾病间的转归。证候间的转归，如外感头痛未及时根治，日久耗伤正气可转为内伤头痛；内伤头痛之人再次感邪，也可并发外感头痛。风寒证或风湿证，邪气郁遏化热，也可成为风热证；肾虚证水不涵木，可转化为肝阳证；肝阳证化火伤阴可转化为肾虚证；痰浊证因痰阻血脉，可转化为痰瘀阻痹证。疾病间的转归，如肝阳头痛日久，可转归或并发为眩晕、目盲、中风等病。头痛的预后有较大差异，外感头痛，治疗较易，预后良好。内伤头痛，虚实夹杂，治疗较难，只要辨证准确，精心治疗，也可以使病情得到缓解，甚至治愈。若并发中风、心痛、呕吐等则预后较差。

七、预防与调护

1. 适寒温

慎起居，参加体育锻炼，以增强体质外感头痛由于外邪侵袭所致，故平时当顺应四时变化，寒温适宜，外出时应注意保暖，避免风寒外袭。起居定时，参加体育锻炼，以增强体质，抵御外邪侵袭。

2. 保持精神舒畅

宜情绪舒畅，避免精神刺激，注意休息。

3. 加强饮食调理

肝阳上亢者，禁食肥甘厚腻、辛辣发物，以免生热动风，而加重病情。肝火头痛者，可用冷毛巾敷头部。因痰浊所致者，饮食宜清淡，勿进肥甘之品，以免助湿生痰。精血亏虚者，应加强饮食调理，多食脊髓、牛乳、蜂乳等血肉有情之品。各类头痛患者均应禁食烟酒。

八、疗效评定

（1）治愈头痛消失。

（2）好转头痛减轻，发作时间缩短或周期延长。

（3）未愈症状无变化。

（徐月琴）

第二节　眩晕

眩晕是由风、火、痰、虚、瘀引起清窍失养而引起以头晕、眼花为主证的一类病证。眩即眼花，晕是头晕，两者常同时并见，故统称为"眩晕"。临床上轻重不一，轻者闭目即止，重者如坐舟车，旋转不定，不能站立，或伴有恶心、呕吐、汗出等症状。严重者可突然仆倒。眩晕是常见临床症状之一，可见于西医学的多种疾病。凡耳性眩晕，如梅尼埃病、迷路炎、前庭神经元炎、位置性眩晕、晕动病等；脑性眩晕，如脑动脉硬化、高血压脑病、椎－基底动脉供血不足等颅内血管性疾病，某些颅内占位性疾病、感染性疾病；其他原因所致眩晕，如高血压、低血压、阵发性心动过速、贫血、头部外伤后眩晕、神经官能症等，以眩晕为主要表现者，均可参考本节辨证论治。

一、病因病机

1. 病因

（1）情志不遂：忧郁恼怒太过，肝失条达；肝气郁结，气郁化火；肝阴耗伤，风阳易动，上扰头目，发为眩晕。

（2）年高肾虚：年高肾亏髓海不足房劳过度体虚多病阴精亏虚，无以充盈于脑，则髓海空虚，眩晕。

（3）病后体虚：久病体虚，脾胃虚弱失血之后，耗伤气血饮食不节，忧思劳倦气血两虚，清阳不升，清窍失养，发为眩晕。

（4）饮食不节：饮食不节损伤脾胃嗜酒肥甘湿聚成痰，痰阻中焦则清阳不升，故发为眩晕。

（5）跌仆损伤：跌仆损伤，瘀血内阻瘀血停留，阻滞经脉跌仆坠损，头脑外伤气血不能上荣于头目，故眩晕时作。

2. 病机

（1）病变主要在肝，涉及肾和心脾情志过激，阳升风动脾主健运，化生水谷精微不能上注养目，或风火相扇，上扰头目，均可致目花发黑，劳欲体虚，精血不足，视物旋转，饮食劳倦伤脾，不能化水谷为精微则气血衰少，不能养心，脾湿生痰，痰浊蔽阻清阳则为眩晕，先天不足摄生不当肾阴不足肾精亏耗，不能充髓，虚火上炎，则目眩脑转。

（2）病理因素：以风、火、痰为主，三者互有联系"风""火"源起于肝，阳亢化火生风，肝肾阴虚火旺，内风暗动；肥甘太过，聚湿生痰，脾虚水谷不化成痰；心肝气火内郁，津液亦可凝聚为痰肝肾阴虚，虚火灼津，成痰风、火、痰二者在病理变化上有一定联系，如"火动风生""风火相扇""痰郁化火"等，故临床常错杂兼见。

（3）病理性质：有虚有实，虚者居多，虚实之间互有转化与夹杂：因肝阳上扰，痰浊中阻所致者属实；由气血不足，阴精亏耗，髓海失养者为虚。病久由实转虚或因虚致实，每可交错而出现本虚标实或虚中夹实证。

（4）病机主要表现为阴虚阳亢，两者互为因果：年轻初病以阳亢居多，继则由阳亢渐致阴虚，或素体阴虚而致阳亢，故以阴虚与阳亢兼见者居多。此种证候亦称为上实（风阳亢盛于上）下虚（肝肾不足于下），或标实本虚。

二、诊断思维

1. 辨病思维

（1）诊断要点：①头晕目眩，视物旋转，轻者闭目即止，重者如坐车船，甚则仆倒。②严重者可伴有头痛、项强、恶心呕吐、眼球震颤、耳鸣耳聋、汗出、面色苍白等表现。③多有情志不遂、年高体虚、饮食不节、跌仆损伤等病史。④查血红蛋白，红细胞计数，测血压，做心电图，电测听，颈椎X线摄片，经颅多普勒等项检查，有助于明确诊断。有条件者可做CT、MRI检查。⑤应排除颅内肿瘤、血液病等。

（2）鉴别诊断：眩晕与中风、厥证、痫证均可有突然仆倒，应加以鉴别。主证兼症后遗症眩晕头晕眼花，轻则闭目即止，重可突然仆倒，但无昏迷可伴耳鸣耳聋，恶心呕吐，汗出，面色苍白，神疲乏力等常反复发作，无后遗症中风突然昏仆，不省人事，或不经昏仆，颈斜不遂常伴口眼㖞斜，半身不遂，失语等多留有偏瘫，口眼㖞斜，失语等厥证突然昏仆，不省人事伴四肢厥冷短时内可逐渐苏醒，不留后遗症痫证突然昏仆，昏不知人，口吐涎沫，两目上视，四肢抽搐，口中如猪羊叫移时苏醒，醒后如常人。

2. 辨证思维

（1）辨脏腑：眩晕病位在清窍，与肝、脾、肾三脏功能失常密切相关。①肝阳上亢所致眩晕→兼见头胀痛，面潮红，烦躁易怒等。②脾虚气血生化无源之眩晕→兼见纳呆，乏力，面色白等。脾失健运，痰湿中阻之眩晕→兼见纳呆，呕恶，头重，耳鸣等。③肾精不足之眩晕→多兼腰酸腿软，耳鸣如蝉等。

（2）辨虚实：虚证实证病程久病多虚新病多实体质体弱者多虚体壮者多实兼症多兼体倦乏力，耳鸣如蝉，腰膝酸软兼呕恶，面赤，头胀痛舌象气血虚则舌淡嫩；肾精不足，偏阴虚，舌嫩红少苔；偏阳虚，舌胖嫩淡暗痰湿重者，舌苔厚滑或浊腻；内有瘀血，舌质暗或舌有瘀斑、瘀点脉象气血虚，脉细弱；肾精不足，偏阴虚，脉弦细数；偏阳虚，脉沉细痰湿重，脉滑；内有瘀血，脉涩。

（3）辨标本：眩晕多属本虚标实之证。肝肾阴亏、气血不足→为病之本。痰、瘀、风、火→为病之标。痰、瘀、风、火又各具特点，如风性主动，火性炎上，痰性黏滞，瘀性留着等，临床需加以辨识。

三、治则思维

1. 补虚泻实，调整阴阳

眩晕的治疗原则是补虚泻实，调整阴阳。虚者当滋补肝肾、补益气血、填精生髓。实证当平肝潜阳、清肝泻火，化痰行瘀。

2. 重视调补肝肾

从肝论治眩晕，当注重平肝、柔肝、养肝、疏肝、清肝诸法。经曰"诸风掉眩，皆属于肝"，肝木旺，风气甚则头目眩晕，故眩晕之病与肝关系最为密切。其病位虽主要在肝，但由于患者体质因素及病机演变的不同，可表现为肝阳上亢，内风上旋；水不涵木，虚阳上扰；阴血不足，血虚生风；肝郁化火，火性炎上等不同的证候。因此，临证之时当根据病机的异同分别论治。若属肝阳上亢，内风上旋，表现为眩晕头胀、面赤口苦、急躁脉弦者，治当平肝潜阳，宜用天麻钩藤饮或代赭石、珍珠母、石决明、龙齿、龙骨、牡蛎等。若兼肝郁化火，可配合龙胆泻肝汤或夏枯草、钩藤以清肝泻火。若素体肝肾阴亏，水不涵木，虚阳上扰，表现为眩晕欲仆，腰膝酸软，耳鸣失眠者，治宜滋阴潜阳，方用知柏地黄丸，或加用枸杞子、何首乌、白芍等，酌配潜镇之品。若阴血不足，虚风内动，表现为头晕目眩，面色萎黄，少寐多梦，神疲乏力，脉细舌淡，故治疗当宗"柔肝之体，以养肝阴""血行风自灭"之意，治以滋阴养血柔肝之法，加用生地黄、当归、阿胶、白芍、枸杞子等。另外，肝主疏泄，调畅气机，若眩晕因情绪因素所致，兼见肝郁不舒诸证，可配合逍遥散或小柴胡汤以疏肝和解。

3. 适当配合其他疗法

部分眩晕患者可配合手法治疗。部分眩晕患者西医诊断属椎－基底动脉供血不足，这部分患者多有颈椎病的表现，因此临症之时，除给予药物治疗外，还可以适当配合手法治疗，以缓解颈椎病的症状，还应嘱患者平素注意锻炼身体，尤其应注意锻炼颈、肩部肌肉，避免突然剧烈地改变头部体位，防止急剧转头，避免高空作业。

四、辨证论治

1. 肝阳上亢

症候：眩晕耳鸣，头痛而胀，每因烦劳恼怒而加剧，面部潮红，急躁易怒，失眠，多梦，口苦，便秘。舌质红苔黄，脉细数。

治法：平肝潜阳，滋补肝肾。

主方：天麻钩藤饮加减。

处方举例：天麻、黄芩、杜仲、益母草、寄生、首乌藤、茯神各 10 g，钩藤（后下）、栀子、川牛膝各 12 g，石决明（先煎）2 g。

2. 气血亏虚

症候：眩晕动则加剧，劳累即发，面色白，唇甲不华，神疲乏力，心悸少寐。舌淡苔薄白，脉细弱。

治法：补益气血，健运脾胃。

主方：归脾汤加减。

处方举例：白术、茯神、黄芪、龙眼肉、酸枣仁各 15 g，党参、木香各 10 g，甘草 6 g，当归、远志各 3 g。

3. 肾精不足

症候：眩晕，精神萎靡，两目干涩，少寐多梦，耳鸣，腰膝酸软，偏阴虚五心烦热，颧红，咽干；偏阳虚四肢不温，形寒肢冷。舌脉：偏阴虚：舌质红，苔少，脉细数；偏阳虚：舌质淡，脉沉细无力。

治法：偏阴虚：补肾滋阴；偏阳虚：补肾助阳。

主方：偏阴虚：左归丸加减；偏阳虚：右归丸加减。

处方举例：偏阴虚：熟地黄 20 g 山药、枸杞子、山茱萸、菟丝子、鹿胶（烊化）、龟胶各 12 g，川牛膝 9 g。偏阳虚：熟地黄 20 g，山药、枸杞子、鹿角胶（烊化）、菟丝子、杜仲各 12 g，山茱萸、当归各 1 g，肉桂 10 g，制附子 6 g。

4. 痰浊内蕴

症候：眩晕而头重如蒙，胸闷恶心，食少多寐，倦怠，呕吐痰涎。苔白腻，脉濡滑。

治法：燥湿祛痰，健脾和胃。

主方：半夏白术天麻汤加减。

处方举例：半夏 10 g，天麻、茯苓、橘红、甘草各 6 g，白术 15 g。

5. 瘀血阻窍

症候：眩晕，头痛，健忘，失眠，心悸，精神不振，面唇紫暗。舌有瘀点或瘀斑，脉弦涩或细涩。

治法：祛瘀生新，通窍活络。

主方：通窍活血汤加减。

处方举例：赤芍、川芎、红花、老葱各 10 g，桃仁 15 g，大枣 5 枚，麝香（冲）0.1 g，黄酒（适量）。

五、病程观察

（1）在肝阳上亢证型中，肝火过盛加龙胆草、菊花、牡丹皮各 10 g；便秘者加大黄粉、芒硝各 5 g；眩晕剧烈伴手足麻木、震颤，有阳动化风之势可加珍珠母 15 9，煅龙骨 30 g，煅牡蛎 30 g。

（2）在气血亏虚证型中，食少便溏加茯苓、薏苡仁、焦三仙（焦山楂、焦麦芽、焦神曲）各 15 g，砂仁 6 g；血虚甚者加熟地黄 12 g，阿胶（烊化）、紫河车各 10 g；中气不足，清阳不升之眩晕宜用补中益气汤。

（3）在肾精不足证型中，偏阴虚：阴虚内热较甚，症见五心烦热等加知母、黄檗、牡丹皮、菊花、地骨皮各 10 g，以滋阴清热；偏阳虚：其中附子 9 g，肉桂 10 g，辛温而燥不宜久服，常服宜改用巴戟肉 10 g，淫羊藿 10 g，温润之品。

（4）在痰浊内蕴证型中，呕吐频作加代赭石 15 g，竹茹、生姜各 10 g；脘闷不食加白蔻仁 10 g，砂仁 6 g；肢体沉重苔腻加藿香、佩兰、菖蒲各 10 g；痰浊中阻，郁而化火而兼见心烦口苦，渴不饮，宜温胆汤加黄连 6 g，黄芩 10 g。

（5）在瘀血阻窍证型中，兼寒凝、畏寒肢冷可加附子 9 g，肉桂 10 g；兼骨蒸劳热，肌肤甲错加牡丹皮、黄檗、知母各 10 g。

六、预后转归

眩晕病程较长，又多为本虚标实，故常可见到虚实之间的相互转化，在转化过程中，又可出现虚实夹杂的症候。虚证与实证本身各型之间也可相互转化和兼夹。如气血亏虚，不能化生肾精，转化为肾精不足或气血亏虚兼肾精不足。眩晕的预后，与病情轻重有关。病情轻者治疗护理得当，预后多属良好；病情重笃，经久不愈，发作时间长，发作频繁则难以根治。中年以上，肝阳上亢者，阳化风动，血随气逆，夹痰夹火，横窜经隧，蒙蔽清窍，即成中风危证，预后不良。少数内伤眩晕患者，可因肝血、肾精耗竭，耳目失其荣养，而发为耳聋或失明之病证。

七、预防与调护

1. 避免和消除致病因素

眩晕的发生，多与饮食不节、劳倦过度、情志失调等因素有关。因此，预防眩晕之发生，避免和消除能导致眩晕发生的各种内、外致病因素。要坚持适度参加体育锻炼，增强体质；保持心情舒畅，情绪稳定，防止七情内伤；注意劳逸结合，避免体力和脑力的过度劳累，防止房劳过度；饮食有节，防止暴饮暴食、过食肥甘醇酒及过咸伤肾之品。尽量戒烟戒酒。以上各项有助于预防眩晕的发作及发病。

2. 注意病后治疗与调护

眩晕发病后要及时治疗，注意休息，严重者当卧床休息；注意饮食清淡，保持情绪稳定，避免突然、剧烈的体位改变和头颈部运动，以防眩晕症状的加重，或发生昏仆。有眩晕史的患者，当避免剧烈体力活动，避免高空作业。以上各项措施对于促进眩晕患者早期康复大有益处。

八、疗效评定

（1）治愈症状、体征及有关实验室检查基本正常。
（2）好转症状及体征减轻，实验室检查有改善。
（3）未愈症状无改变。

（徐月琴）

第三节　中风

中风是以突然昏仆，不省人事，口眼㖞斜，半身不遂或轻者不经昏仆，仅以口眼㖞斜、半身不遂，语言謇涩为主证的一种疾病。此病多发于中年以上，好发于冬春季节，是临床上常见的一种危重病。根据中风的临床表现特征，西医学中的急性脑血管疾病与之相近，包括缺血性卒中和出血性卒中，如短暂性脑缺血发作、脑梗死（包括脑血栓形成，脑栓塞以及腔隙性梗死）、脑出血、蛛网膜下腔出血等。另有较轻的周围性面神经麻痹也属于中风的范围。在太阳病提纲证的基础上又见到发热、汗出、恶风、脉缓的，可称为太阳中风症，其中汗出最具鉴别意义。从临床来看，汗出有三个特点，一是汗出量少，仅仅表现为皮肤湿润；二是汗出不畅，多表现为局部汗出或呈间歇性汗出；三是汗出热不退，既不能使发热降低，更不能驱邪外出、汗出病愈。这是由于患者素体肌腠疏松，卫阳虽因风寒之邪而闭遏，但闭遏的程度又不是十分严密，故卫外不固、营阴不能安守于内而汗出，中医称为"卫郁营弱"。汗出后毛孔疏松，不耐风扰，故遇风则怕冷加重，需厚衣密室而避风。汗出则营阴外泄，营阴更弱，脉象松弛宽缓，脉缓主要是与脉紧相对而言。因为汗出，因为脉缓，正气相对不是太足，故太阳中风症又称为太阳中风表虚证。

一、病因病机

1. 病因

（1）内伤积损，素体阴亏，年老体衰，阴虚阳亢——气血上逆——上蒙神窍——中风。

（2）劳欲过度，烦劳过度，房劳过度，阴虚阳亢——气血上逆——上蒙神窍——中风。

（3）饮食不节，肥甘厚味，饮酒过度，脾失健运——聚湿生痰——痰湿生热——风火痰热内盛——上阻清阳。

（4）情志所伤，忧郁恼怒——肝气不舒——气郁化火——肝阳暴亢——气血上冲；烦劳过度——虚火内燔——阴精暗耗——肝肾阴虚——阳亢风动，扰动清窍——中风。

（5）气虚邪中气血不足，脉络空虚——风邪乘虚入中，气血痹阻形盛气衰，痰湿素盛——外风引动痰湿，闭阻经络中风。

2. 病机

（1）基本病机为阴阳失调，气血逆乱，上犯于脑。轻者中经络，重者入脏腑。肝风夹痰——横窜经络——血脉瘀阻——气血不能濡养机体——中经络；风阳痰火——蒙蔽神窍——气血逆乱——上冲于脑——中脏腑；重证肝阳暴亢或瘀热腑实——风痰上扰——上扰清窍——中腑；风阳痰火——内闭神窍——脑络瘀阻——中脏；痰火瘀热——阳闭痰浊闭阻——阴闭风阳；痰火炽盛——耗灼阴精——阴虚及阳，阴竭阳亡——阴阳离绝——脱证。

（2）病位在心、脑，与肝、肾密切相关。《素问·脉要精微论》说："头者，精明之府。"李时珍在《本草纲目》中亦指出脑为"元神之府"。"精明""元神"均指主宰精神意识思维活动功能，因此可认为神明为心脑所主。中风的病理基础为肝肾阴虚。

（3）病理性质属于本虚标实证。肝肾阴虚，气血衰少为致病之本，风、火、痰、气、瘀为发病之标，两者可互为因果。发病之初，邪气鸱张，风阳痰火炽盛，气血上菀，故以标实为主；如病情剧变，在病邪的猛烈攻击下，正气急速溃败，可以正虚为主，甚则出现正气虚脱。而后期因正气未复而邪气独留，可后遗难症。

（4）恢复期因气血失调，血脉不畅而后遗经络形证。中脏腑者病情危重，但经积极抢救治疗，往往可使患者脱离危险，神志渐趋清醒，但因肝肾阴虚，气血亏损未复，风、火、痰、瘀之邪留滞经络，气血运行不畅，而仍留有半身不遂，口歪或不语等后遗症，一般恢复较慢。

二、诊断思维

1. 辨病思维

（1）诊断要点：①以神志恍惚、迷蒙，甚至昏迷或昏愦，半身不遂，口舌㖞斜，言语謇涩或不语，偏身麻木为主证。②多急性起病。③病发多有诱因，病前常有头晕、头痛、肢体麻木、力弱等先兆症状。④好发年龄以 40 岁以上为多见。⑤脑脊液检查、眼底检查、颅脑 CT、MRI 等检查，有助于诊断。临床按有无神志昏蒙可分为中经络、中脏腑。中风轻症重症中经络（神清）中络中经中脏腑（神志昏蒙）中腑中脏中风病临床分期急性期：发病后 2 周以内，中脏腑最长至 1 个月。恢复期：发病 2 周或 1 个月至半年以内。后遗症期：发病半年以上。

（2）鉴别诊断：中风应与口僻、痫病、厥证、痉病、痿病相鉴别。中风突然昏仆，半身不遂，言语謇涩，口舌歪斜，偏身麻木气血逆乱，直冲犯脑，脑脉痹阻或血溢脑脉之外口僻口眼歪斜，多伴有耳后疼痛正虚邪中，经络痹阻痫病发作性神昏、肢体抽搐脏腑失调，肝风内动厥证突然神昏，四肢逆冷，移时苏醒，醒后无半身不遂等症气机逆乱，阴阳失调痉病四肢抽搐，项背强直，甚至角弓反张邪壅经络，伤津耗液，筋脉挛急痿病肢体痿软无力，肌肉萎缩筋脉失于濡养，弛缓不收。

2. 辨证思维

（1）细访病史，多有征兆：中老年人，有中风先兆症状，急性起病，以半身不遂、口舌㖞斜、言语謇涩为主证者，一般诊断不难。若突发神昏，需进一步了解既往病史，以防延误病情。

（2）明辨病性：应根据患者的症状、舌象、脉象，辨明虚实寒热。如半身不遂者，肢体强痉拘急多为实，松懈瘫软则为虚。舌红苔黄腻属痰热，舌红无苔则属邪热伤阴。面红目赤，为邪热炽盛，畏寒肢冷，为阳气虚衰。

（3）辨病势顺逆：应注意观察患者神志及瞳神的变化，根据"神"的变化判断病势的顺逆。

（4）辨闭证、脱证。

闭证：邪气内闭清窍，属实证，神昏、牙关紧闭、口噤不开、肢体强痉。

阳闭——面赤身热，气粗口臭，躁扰不宁，舌苔黄腻，脉弦滑而数。阴闭——面白唇暗，静卧不烦，四肢不温，痰涎壅盛，舌苔白腻，脉沉滑或缓。

脱证：五脏阳气外脱，属危候——昏愦不知，目合口开，四肢松懈瘫软，肢冷汗多，二便自遗。

三、治则思维

1. 急性期

标实症状突出，急则治其标，当以祛邪为主。中经络者，以平肝息风、化痰祛瘀通络为主；中腑者，通瘀泄热；中脏闭证者，治当息风清火，豁痰开窍通腑；脱证者，救阴回阳固脱；内闭外脱之证者，醒神开窍与扶正固脱兼用。

2. 恢复期与后遗症期

多为虚实夹杂，治宜扶正祛邪，常用育阴息风、益气活血等法。

3. 正确使用通下之法

中腑因瘀热内阻，腑气不通，邪热上扰，神机失用，应及时使用通腑泄热之法，有助于邪从下泄。中脏阳闭证，风阳痰火炽盛，内闭神机，有时因邪热搏结，亦可出现腹满，便秘，小溲不通，苔黄腻，脉弦实有力，亦应配入通下之法，可用礞石滚痰丸、大承气汤、桃核承气汤等，使大便畅通，痰热下泄，则神志可清，危象可解。即便是阴闭证，痰浊壅盛，亦可配用通下攻逐之法，如用控涎丹、温脾汤等，但正虚明显，元气亏虚者忌用。

4. 出血性

中风可配凉血化瘀脑出血或蛛网膜下腔出血，可参见血证有关内容，其出血机制多有瘀热搏结，络伤血溢，临床有时可见面唇青紫，舌绛或紫暗，可配合凉血化瘀止血法，以犀角地黄汤为基础方治疗，瘀热以行，有助止血，但应注意活血而不破血、动血。

四、辨证论治

1. 中经络

（1）脉经空虚，风邪入中。

症候：肌肤不仁，手足麻木，突然口眼㖞斜，语言不利，口角流涎，甚则半身不遂，或兼见恶寒、发热、肢体拘急、关节酸痛等症。苔薄白，脉浮数。

病机：脉络空虚，风邪入中。

治法：祛风养血，行血通络。

主方：大秦艽汤加减。

处方举例：秦艽、羌活、防风、白芷、生地黄、当归、川芎、赤芍、白附子各10 g，细辛3 g，白术12 g，茯苓15 g，全蝎6 g。

（2）肝肾阴虚，风阳上扰。

症候：突然发生口眼㖞斜，舌强语謇，或手足重滞，甚则半身不遂等症，平素头晕头痛，耳鸣目眩，少寐多梦，腰酸膝软。舌质红或苔腻，脉弦细数或弦滑。

病机：阴虚阳亢，风阳上扰。

治法：育阴潜阳，镇肝息风。

主方：镇肝熄风汤加减。

处方举例：白芍、玄参各12 g、天冬、代赭石、钩藤各15 g，煅龙骨、煅牡蛎各30 g，龟甲（先煎）、川牛膝、天麻、菊花各10 g。

2. 中脏腑

（1）闭证：闭证的主要症状是突然昏仆，不省人事，牙关紧闭，口噤不开，两手握固，大小便闭，肢体强痉。根据有无热象，又有阳闭和阴闭之分。

①阳闭

症候：突然昏仆，不省人事，牙关紧闭，口噤不开，两手握固，大小便闭，肢体强痉。面赤身热，气粗口臭，躁扰不宁。苔黄腻，脉弦滑而数。

病机：风阳暴升，上蒙清窍。

治法：辛凉开窍，清肝息风。

主方：首先灌服或鼻饲至宝丹，或安宫牛黄丸，以辛凉开窍。并用羚羊角汤加减以清肝息风。

处方举例：羚羊角（磨汁冲服）3 g，菊花10 g，夏枯草、龟甲（先煎）、石决明各15 g，蝉蜕6 g，白芍、牡丹皮、生地黄各12 g。

②阴闭

症候：突然昏仆，不省人事，牙关紧闭，口噤不开，两手握固，大小便闭，肢体强痉，面白唇暗，静卧不烦，四肢不温，痰涎壅盛。苔白腻，脉沉滑缓。

病机：风夹痰湿，上壅清空。

治法：辛温开窍，豁痰息风。

主方：先用苏合香丸以辛温开窍，再用涤痰汤加减以豁痰息风。

处方举例：半夏12 g，橘红、茯苓、竹茹、菖蒲、胆南星、枳实、天麻、钩藤各10 g。

（2）脱证。

症候：突然昏仆，不省人事，目合口张，鼻鼾息微，手撒肢冷，汗多，大小便自遗，肢体软瘫。舌痿，脉细弱或脉微欲绝。

病机：正不胜邪，阳气欲脱，或阴竭阳亡。

治法：益气回阳，扶正固脱。

主方：大剂参附汤合生脉散。

处方举例：人参、五味子各10 g，麦冬15 g，附子9 g。

3. 后遗症

（1）半身不遂。

①气虚血瘀，脉络痹阻

症候：半身不遂，肢软无力，患侧手足浮肿，语言謇涩，口眼㖞斜，面色萎黄，或暗淡无华。苔薄白，舌淡紫，或舌体不正，脉细涩无力等。

病机：气虚血滞，脉络瘀阻。

治法：益气活血，通经活络。

主方：补阳还五汤加减。

处方举例：黄芪15 g，全蝎5 g，当归12 g，桃仁、红花、赤芍、地龙、乌梢蛇、川牛膝、桑枝、土鳖虫、续断各10 g。

②肝阳上亢，脉络痹阻。

症候：半身不遂，患侧僵硬拘挛，兼见头痛头晕，面赤耳鸣。舌红绛，苔薄黄，脉弦硬有力。

病机：肝阳上亢，脉络瘀阻。

治法：平肝潜阳，息风通络。

主方：镇肝熄风汤或天麻钩藤饮加减。

处方举例：怀牛膝、代赭石各30 g，生龙骨、煅牡蛎、煅龟甲、白芍、天冬、络石藤各15 g，玄参、川楝子、地龙、僵蚕、桑枝各10 g，甘草6 g。

（2）语言不利。

①风痰阻络

症候：舌强语謇，肢体麻木。脉弦滑。

病机：风痰上阻，舌络失和。

治法：祛风除痰，宣窍通络。

主方：解语丹加减。

处方举例：天麻、胆南星、天竺黄、远志、菖蒲、郁金各10 g，全蝎5 g，木香6 g。

②肾虚精亏

症候：音喑失语，心悸、气短及腰膝酸软。舌红，苔少，脉细弱。

病机：肾虚精亏，不能上承。

治法：滋阴补肾利窍。

主方：地黄饮子加减。

处方举例：熟地黄18 g，巴戟天、石斛、麦冬、石菖蒲、远志、桔梗、木蝴蝶各10 g，山茱萸、肉苁蓉、茯苓各12 g，五味子、薄荷各6 g。

③肝阳上亢，痰邪阻窍

症候：言语謇涩，头痛头晕，面赤耳鸣。舌红，苔薄黄或腻，脉弦滑有力。

病机：肝阳上亢，痰邪阻络。

治法：平肝潜阳，化痰开窍。

主方：天麻钩藤饮或镇肝熄风汤加减。

处方举例：怀牛膝、代赭石各30 g，生龙骨、煅牡蛎、煅龟甲、白芍、天冬各15 g，玄参、川楝子、地龙、石菖蒲、远志、胆南星、天竺黄各10 g，全蝎5 g，甘草6 g。

（3）口眼㖞斜。

症候：口眼㖞斜，伴见肢体麻木。舌淡，苔白腻，脉弦滑。

病机：风痰阻络。

治法：祛风除痰通络。

主方：牵正散。

处方举例：白附子、僵蚕各10 g，全蝎5 g。

五、病程观察

1. 中经络

（1）在脉经空虚，风邪入中证型中，若有风热表证者，可去羌活、防风、当归等辛温之品，加桑叶、菊花、薄荷各10 g，以疏风清热。若呕逆痰盛、苔腻脉滑，可去生地黄，加半夏、胆南星、橘红各10 g，茯苓15 g，以祛痰燥湿；若手足麻木、肌肤不仁，加指迷茯苓丸以通利经络；年老体衰者，加黄芪15 g，以益气扶正。

（2）在肝肾阴虚，风阳上扰证型中，痰热较重者，加胆南星、竹沥、川贝母各10 g，以清化痰热；心中烦热者，加栀子、黄芩各10 g，以清热除烦；头痛较重者，加羚羊角（磨汁冲服）3 g，石决明、夏枯草各15 g，以清息风阳；失眠多梦者，加珍珠母、龙齿、首乌藤、茯神各15 g，以镇静安神。

2. 中脏腑

（1）在阳闭中，如有抽搐，可加全蝎、蜈蚣各5 g，僵蚕10 g；痰多者，可为加竹沥、天竺黄、胆南星各10 g；如痰多昏睡者可加郁金、石菖蒲各10 g，以增强豁痰透窍之力。

（2）在脱证中，阴不恋阳，阳浮于外，津液不能内守，汗泄过多者，可加煅龙骨、煅牡蛎各30 g，敛汗回阳；阴精耗伤，舌干，脉微者，加玉竹、黄精各15 g，以救阴护津。

3. 后遗症

在半身不遂中，如小便失禁者，可加桑螵蛸、山茱萸、肉桂、益智仁、五味子各10 g，补肾收涩；如下肢瘫软无力甚者，加桑寄生、鹿筋各10 g，补肾壮筋；如上肢偏废者，加桂枝10 g，以通络；如患侧手足肿甚者，可加茯苓、薏苡仁各15 g，泽泻10 g，防己5 g，淡渗利湿；如兼见语言不利者，加郁金、菖蒲、远志各10 g，以祛痰利窍；兼口眼㖞斜者，加白附子、僵蚕各10 g，全蝎5 g，以祛风通络；如肢体麻木者，加陈皮6 g，半夏、胆南星各10 g，茯苓15 g，以理气燥湿而祛风痰；大便秘结者，加火麻仁 10 g，郁李仁、肉苁蓉各 15 g，润肠通便。

六、预后转归

中风的转归取决于患者体质的强弱、正气的盛衰、病情的轻重以及诊疗的正确及时与否等多种因素。

1. 起病时神清，属中经络者，病位浅，病情轻，若及时治疗，半身不遂等症可获得较好的恢复；若邪恋经脉，气血运行不利，日久耗伤正气，则半身不遂诸症难以恢复而留有后遗症。少数患者虽发病时神清，但因正虚邪盛，数日内病情恶化，出现神志昏蒙而转化为中脏腑，如治疗得当可获转机，若正不胜邪，邪盛正衰，则难以救治。

2. 病初即神昏，属中脏腑者，病位深，病情重，若正气不衰，治疗及时得当，可望清窍得开而转化为中经络；若邪盛正衰，阴阳离绝，则难以救治；若出现呕血、便血、呃逆、高热等变证，多属危候。

一般缺血性中风，多病情轻，预后相对较好，少数病情危重者，相当于大面积脑梗死的患者，预后较差；出血性中风，多病情重，急性期常伴有意识障碍，出血量大者预后不良。

七、预防与调护

（1）重视先兆症状的观察和治疗，预防中风的发生。

（2）急性期患者宜卧床休息，并密切观察病情变化，注意神志、瞳孔、呼吸、脉搏的情况。

（3）保持呼吸道通畅，勤给患者翻身拍背，防止肺部、口腔、皮肤及泌尿系感染。

（4）出现高热、呃逆、呕血、抽搐等变证时要及时对症治疗。

（5）患者神志转清或病情稳定后，即尽早进行言语及肢体功能的康复训练，可配合针灸、推拿等中医传统方法，以循序渐进为原则。

八、疗效评定

（1）治愈症状及体征消失，基本能独立生活。

（2）好转症状及体征好转，能扶杖行动，或基本生活能自理。

（3）未愈症状及体征无变化。

（徐月琴）

第四节　颤证

一、定义

颤证亦称颤振、震颤、振掉，是指以头部或肢体摇动、颤抖为主要表现的病症。轻者仅有头摇，或限于手足、肢体的轻微颤动，尚能坚持工作和自理生活；重者头部震摇大动，甚至扭转痉挛，全身颤动不已，或筋肉僵硬，颈项强直，四肢拘急，卧床不起。

二、范围

西医学所称的某些椎体外系疾病所致的不随意运动，如帕金森病、舞蹈病、手足徐动症等，均可参照本节辨证论治。

三、病因病机

颤证以头部或肢体摇动、颤抖为主要表现，其病位在脑髓、筋脉。病因以内因为主，或由年老体衰，髓海不足，或因情志不遂，引动内风，或由劳欲过度，损及脾肾，或饮食不节，助湿生痰。

1. 肝肾阴亏颤证

多见于年迈体弱及久病之人，肾精亏虚，肝血渐耗，髓海不足，以致神机失养。水不涵木，虚风内动，脑髓筋脉失养，则头项肢体颤动振掉。

2. 气虚血少

劳倦过度，思虑内伤，则心脾两虚。心血虚神机失养，脾气虚生化乏源，以致气血不足，不能荣于四末，则筋脉肌肉动，渐成颤振之疾。

3. 肝阳化风

肝性刚强，喜柔恶燥，肝阴不足，肝阳化风，或五志过极，木火太盛，或肝气郁结，气逆于上，以致经脉不利，则肢体筋脉震颤。

4. 痰瘀交阻

素体肥胖或过食肥甘，或嗜酒无度，致使痰浊内生。痰浊随气升降，内而脏腑，外而筋骨，且与风火瘀相兼，可致风痰阻络，痰火扰神，痰瘀互结，阻遏气血通达，则脑络、筋脉失荣，而见头摇、身动、肢颤。而瘀血阻络，又为贯穿于疾病全过程的重要因素。总之，本病的基本病机为肝肾不足，脾运失健，致使脑髓筋脉失养，虚风内动。而瘀、痰、风、火为主要病理因素。病性以虚为本，以实为标，临床又以虚实夹杂为多见。

四、诊断与鉴别诊断

（一）诊断

1. 发病特点

颤证多发于中老年人，男性多于女性。起病隐袭，渐进发展加重，不能自行缓解。

2. 临床表现

本病以头及四肢颤动、震摇为特征性临床表现。轻者头摇肢颤可以自制；重者头部、肢体震摇大动，持续不已，不能自制，继之肌强直，肢体不灵，行动迟缓，行走呈"慌张步态"，表情淡漠，呆滞，而呈"面具脸"。

（二）鉴别诊断

1. 瘛疭

瘛疭多为急性热病或某些慢性病的急性发作，症见手足屈伸牵引，常伴发热、神昏、两目窜视，头、手颤动。《张氏医通》谓："瘛者，筋脉拘急也；纵者，筋脉弛纵也，俗谓之抽。"《证治准绳》谓："颤，摇也；振，动也。筋脉约束不住，而莫能任持风之象也。"颤证以头部、肢体摇动、颤抖为特征，一般无发热、神昏、手足抽搐牵引及其他特殊神志改变表现，多为慢性渐进病程。

2. 中风

中风以突然昏倒、不省人事，或不经昏仆而以半身不遂、口舌㖞斜为主要表现。颤证以头及四肢颤动、震摇为主，而无半身不遂、口舌㖞斜等见症。《医学纲目》谓："战摇振动，轻利而不痿弱，必止中风身解曳，牵动重迟者，微有不同。"

五、辨证论治

（一）辨证

1. 辨证要点

（1）辨轻重：震颤幅度较小，可以自制，脉小弱缓慢者为轻症；震颤幅度较大，生活不能自理，脉虚大急疾者为重症。

（2）审标本：以病象而言，头摇肢颤为标，脑髓及肝脾肾虚损为本；以病因病机而言，气血亏虚，髓海不足为病之本，瘀痰风火为病之标。

（3）察虚实：颤证为本虚标实，虚实夹杂的病证。机体脏器虚损的见症属虚，痰瘀风火的见证属实。

2. 症候

肝肾不足。症状：四肢、头部及口唇、舌体等全身性颤动不止，伴见头晕耳鸣，少寐多梦，腰膝酸软，肢体麻木，形体消瘦，急躁易怒，日久举止迟钝，呆傻健忘，生活不能自理。舌体瘦小，舌质暗红苔少，脉细弦，或沉细弦。病机分析：本型多见于中老年人，也可见于先天禀赋不足而幼年发病者。肝肾精血不足，筋脉失养则颤动不止，肢体麻木；阴虚阳亢，肝阳化风则头晕耳鸣；虚阳上扰，神不安舍则少寐多梦；举止迟钝，呆傻健忘为肾虚髓海不充所致。舌体瘦小，舌质暗红少苔，脉细弦均为肝肾阴精不足之象。

气血两虚。症状：肢体及头部震颤日久，程度较重，或见口唇、舌体颤动，行走呈"慌张步态"，表情淡漠而呆滞，伴面色无华，心悸气短，头晕眼花，倦怠懒言，自汗乏力。舌体胖嫩，边有齿痕，舌色暗淡，脉细弱。病机分析：气血两虚，筋脉失于濡养，血虚风动故头部及手足颤动，行走慌张；气虚则倦怠懒言，自汗乏力，表情淡漠；血虚则面色无华，心悸头晕。舌胖嫩，脉细弱为气血不足之象。

痰热动风。症状：颤震或轻或重，尚可自制。常胸脘痞闷，头晕口干，咳痰色黄。舌苔黄腻，脉弦滑数。病机分析：痰热内蕴，阳盛动风，而筋脉失于约束，以致颤震发作。胸脘痞闷，头晕口干，咳痰色黄，苔黄腻，脉滑数，皆为痰热动风表现。

痰瘀交阻。症状：素体肥胖，肢体颤抖不止，或手指呈"搓丸状"颤动，致使生活不便，不能工作，伴有胸闷，头晕，肢麻，口唇色暗。舌紫苔厚腻，脉沉伏涩滞。病机分析：肥胖痰浊内蕴，病久入络，气滞血瘀，致使筋脉因痰瘀阻滞而失养，故见肢体颤抖麻木；痰瘀内阻，气滞不行，清阳不升，故头晕胸闷。痰瘀阻络，则口唇色暗，舌紫苔腻，脉沉伏涩滞。

（二）治疗

1. 治疗原则

（1）补益扶正填髓：肝肾不足，脾虚精亏，髓海空虚而颤者，治宜滋养肝肾，健脾益气养血，以冀脏腑脑髓得充，筋脉血络得滋而内风得宁。

（2）祛除风火痰瘀：风动痰滞，瘀血阻络为病之标，息风，清热，涤痰，化瘀，清除病理因素，则脑络、筋脉气血通达。

2. 治法方药

（1）肝肾不足。

治法：滋补肝肾，育阴息风。

方药：大补阴丸合滋生青阳汤化裁。药用龟甲、生地黄熟地黄、何首乌、山茱萸、玄参、白芍、枸杞子、菟丝子、黄精，滋补肝肾，石决明、灵磁石潜纳浮阳；牡丹皮、知母、黄檗滋阴降火；天麻、菊花、桑叶清肝；可配合钩藤、白蒺藜、生牡蛎、全蝎、蜈蚣等以加强平肝息风之力。年迈体弱，病程较长者可选用大定风珠。

（2）气血两亏。

治法：益气养血，息风活络。

方药：八珍汤和天麻钩藤饮加减。药用人参、茯苓、白术补气；当归、白芍、熟地黄、何首乌养血；天麻、钩藤、生石决明、全蝎、蜈蚣平肝息风；杜仲、桑寄生、川续断益肾；益母草、川牛膝、桃仁、丹参活血通络。心血虚少，心悸怔忡者，配伍龙齿、川芎、琥珀，重镇安神。

（3）痰热动风。

治法：豁痰清热，息风解痉。

方药：羚羊角汤合导痰汤化裁。方以羚羊角、珍珠母、竹茹、天竺黄清化痰热；夏枯草、牡丹皮凉肝清热；半夏、橘红、茯苓、胆南星、枳实、石菖蒲、远志豁痰行气开窍；可配伍天麻、钩藤、生石决明、川牛膝以加强平肝息风、潜阳降逆之力。

（4）痰瘀交阻。

治法：涤痰化瘀，通络息风。

方药：以血府逐瘀汤合涤痰汤加减。方中以当归、川芎、赤芍、桃仁、红花活血；柴胡、桔梗、枳壳行气；牛膝引血下行；半夏、陈皮、茯苓健脾燥湿化痰；胆南星、竹茹、石菖蒲化痰开窍。若痰湿较重，胸闷昏眩，呕吐痰涎，肢麻震颤，手不持物，甚则四肢不知痛痒，舌苔厚腻，脉沉滑或沉濡者，酌加僵蚕、地龙、皂角刺，以燥湿豁痰，开郁通窍。

3. 其他治法

（1）单方验方。

1）定振丸（《临证备要》）：生地黄，熟地黄，当归，白芍，川芎，黄芪，防风，细辛，天麻，秦艽，全蝎，荆芥，白术，威灵仙。适用于老年体虚，阴血不足，脉络瘀滞之颤证。

2）化痰透脑丸：制胆星 25 g，天竺黄、远志各 100 g，煨皂角 5 g，麝香 4 g，琥珀、郁金、半夏、蛇胆、陈皮、沉香、海胆各 50 g，珍珠 10 g，共为细末，蜜为丸（重约 6 g），每服 1 丸，日三服，白开水送下。

（2）针灸：主穴：百会，曲池，合谷，足三里，阳陵泉，三阴交。隔日针刺 1 次，健侧与患侧交替进行，以调和气血，祛风通络。

六、转归及预后

颤证多为中老年原发之疾，亦可继发于温热病、痹证、中毒、颅脑外伤及脑瘤等病变。其预后与原始病因和病情轻重密切相关。原发性病因所致颤证，病程绵长，早期病情较轻者若运用综合治疗方法，加之生活调摄得当，一般能改善症状，延缓病情发展，提高生活质量。颤证若继发于某些疾病基础之上，其预后多取决于该病本身的治疗状况。本病多呈进行性加重，患者可由部分起居不能自理，直至生活能力完全丧失。若病变最终累及多脏，则预后不良。

（徐月琴）

第四章　心系病证

第一节　惊悸、怔忡

一、定义

惊悸、怔忡是指患者自觉心中急剧跳动，惊慌不安，不能自主，或脉见参伍不调的一种病证。主要由于阳气不足，阴津亏损，心失所养；或痰饮内停，瘀血阻滞，心脉不畅所致。惊悸、怔忡虽属同类，但两者亦有区别：惊悸常因情绪激动、惊恐、劳累而诱发，时作时辍，不发时一如常人，其证较轻；怔忡则终日觉心中悸动不安，稍劳尤甚，全身情况较、差，病情较重。惊悸日久不愈，可发展为怔忡。

二、历史沿革

《内经》无惊悸、怔忡的病证名称，但有关于惊悸、怔忡临床证候及脉象的论述。如《素问·平人气象论篇》说："胃之大络，名曰虚里，贯膈络肺，出于左乳下，其动应衣，脉宗气也。盛喘数绝者，则病在中；结而横，有积矣；绝不至曰死。乳之下，其动应衣，宗气泄也。"《素问·痹论篇》说："心痹者，脉不通，烦则心下鼓。"证之临床，若虚里的跳动，外可应衣，以及心痹时"心下鼓"，均属宗气外泄的征象，病者多自觉心悸怔忡。《灵枢·经脉》谈到心包络之病甚，则出现"心中憺憺大动"的症状。另一方面，惊悸怔忡患者，其脉搏亦常有相应的变化，或脉来疾数，或脉来缓慢，或脉律不齐，多有改变。《素问·平人气象论篇》中提到："人一呼脉一动，一吸脉一动，曰少气……人一呼脉四动以上曰死……乍疏乍数曰死。"《素问·三部九候论篇》说："参伍不调者病。"《灵枢·根结》说："持其脉口，数其至也，五十动而不一代者，五脏皆受气；四十动一代者，一脏无气；三十动一代者，二脏无气……不满十动一代者，五脏无气。"显然，这些关于脉搏过慢、过快、不齐等记载，与惊悸、怔忡的脉象变化是颇为吻合的，尤其是其中的脉律不齐，多属于惊悸怔忡范畴。

汉代张仲景在《金匮要略》中，正式以惊悸为病名，立"惊悸吐衄下血胸满瘀血病脉证治"篇，惊悸连称，并有"动即为惊，弱则为悸"的记载，认为前者是因惊而脉动，后者是因虚而心悸。同时，书中还提到"心下悸""水在肾，心下悸"等，大抵指因水停心下所致，因此多用半夏麻黄丸、小半夏加茯苓汤等治疗。又在《伤寒论·辨太阳病脉证治》里说："伤寒脉结代，心动悸，炙甘草汤主之。"炙甘草汤沿用至今，是治疗心悸的重要方剂之一。

唐代孙思邈《备急千金要方·心藏脉论》提出因虚致悸的观点："阳气外击，阴气内伤，伤则寒，寒则虚，虚则惊，掣心悸，定心汤主之。"

宋代严用和《济生方·惊悸怔忡健忘门》率先提出怔忡病名，并分别对惊悸、怔忡的病因病机、病情演变、治法方药等，做了比较详细的论述，认为惊悸为"心虚胆怯之所致也""或因事有所大惊，或闻虚响，或见异相，登高涉险，惊忤心神，气与涎郁，遂使惊悸。惊悸不已，变生诸证，或短气悸乏，体倦自汗，四肢浮肿，饮食无味，心虚烦闷，坐卧不安"，治宜"宁其心以壮胆气"，选用温胆汤、远志丸作为治疗方剂。认为怔忡因心血不足所致，亦有因感受外邪及饮邪停聚而致者，"夫怔忡者，此心血不足也。又有冒风寒暑湿，闭塞诸经，令人怔忡。五饮停蓄，埋塞中脘，亦令人怔忡"，治疗"当随其证，施以治法"。

唐宋以来，历代医家论述渐丰，相继有所发挥。金代刘完素在《素问玄机原病式·火类》中，记述了怔忡的临床表现，明确指出："心胸躁动，谓之怔忡。"成无己亦指出："悸者，心忪是也，筑筑惕惕然动，怔怔忪忪，不能自安者是矣。"（《伤寒明理论·悸》）并提出了心悸发生的原因不外"气虚""停饮"二端。元代朱丹溪又提出了血虚致病的理论，认为惊悸与怔忡均由血虚所致，并强调了痰的致病作用。《丹溪心法·惊悸怔忡》中提出心悸当责之虚与痰，说："惊悸者血虚，惊悸有时，以朱砂安神丸""怔忡者血虚，怔忡无时，血少者多；有思虑便动，属虚；时作时止者，痰因火动""肥人属痰，寻常者多是痰。"

明清时期，对心悸的认识，百家争鸣，各有发挥，论述更为精要。如明代虞抟《医学正传·怔忡惊悸健忘证》认为惊悸、怔忡与肝胆有关，并对惊悸、怔忡两者的区别作了具体叙述："怔忡者，心中惕惕然动摇，而不得安静，无时而作者是也；惊悸者，蓦然而跳跃惊动，而有欲厥之状，有时而作者是也。"李梴《医学入门·惊悸怔忡健忘》指出："怔忡因惊悸久而成。"王肯堂《证治准绳·杂病·悸》承接《丹溪心法》"悸者怔忡之谓"的说法，明确提出："悸即怔忡，而今人分为两条，谬矣。"在引起心悸的原因方面，则认为"有汗吐下后正气内虚而悸者，有邪气交击而悸者，有荣卫涸流脉结代者，则又甚焉"。张景岳对惊悸、怔忡的病因病机和证治论述较全面，他在《景岳全书·怔忡惊恐》中，认为惊有因病而惊和因惊而病二证，因病而惊当察客邪，以兼治其标；因惊而病，宜"安养心神，滋培肝胆，当以专扶元气为主"。并提出："主气强者不易惊，而易惊者必肝胆之不足者也。"认为怔忡由劳损所致，且"虚微动亦微，虚甚动亦甚"。在治疗及护理上则主张："速宜节欲节劳，切戒酒色""速宜养气养精，滋培根本。"

至叶天士，对惊悸的认识更臻完善，认为病因主要有内伤七情，操持劳损，痰饮或水湿上阻，清阳失旷；或本脏阳气自虚，痰浊乘侮，水湿内盛，上凌于心；或宿哮痰火，暑热时邪，内扰心神。在治疗上，除了沿用前代医家常法外，对温病后期阴虚液耗所致惊悸，在复脉汤基础上，去姜、桂、参等温补，加白芍以养营阴，或用酸枣仁汤、黄连阿胶汤等甘柔养心阴，反对妄用辛散走泄。对心悸重证，或交通心肾，或填补精血，或培中以宁心。清代王清任对瘀血导致的心悸作了补充，《医林改错·血府逐瘀汤所治症目》说："心跳心忙，用归脾安神等方不效，用此方百发百中。"唐容川《血证论·怔忡》亦说："凡思虑过度及失血家去血过多者，乃有此虚证，否则多挟痰瘀，宜细辨之。"

三、范围

据本病的临床证候表现，西医学之各种原因引起的心律失常，如心动过速、心动过缓、期前收缩、心房颤动与扑动、房室传导阻滞、束支传导阻滞、病态窦房结综合征、预激综合征、心力衰竭、心肌炎、心包炎及一部分神经症等，有本病表现者，可参考本篇辨证治疗，其他多种病证，如痹证、胸痹、咳喘、水肿、眩晕、热病等伴见心悸者，也可参考本篇辨证论治，并与有关篇章联系处理。

四、病因病机

惊悸怔忡的病因较为复杂，既有体质因素、饮食劳倦或情志所伤，亦有因感受外邪或药物中毒所致，其中体质素虚是发病的根本。病机包括虚实两方面，虚为气血阴阳亏虚，引起心神失养；实则痰浊、瘀血、水饮，而致心神不宁。

1. 心虚胆怯

心主神志，为精神意识活动之中枢，故《灵枢·邪客》云："心者，五脏六腑之大主也，精神之所舍也。"胆性刚直，有决断的功能。心气不虚，胆气不怯，则决断思虑，得其所矣。凡各种原因导致心虚胆怯之人，一旦遇事有所大惊，如忽闻巨响，突见异物，或登高涉险即心惊神摇，不能自主，惊悸不已，渐次加剧，稍遇惊恐，即作心悸，而成本病。故《济生方》指出："夫惊悸者，心虚胆怯之所致也。"

2. 心血不足

心主血，血赖心气的推动才能运行周身，荣养脏腑四肢百骸，故《素问·五脏生成篇》云："诸血者，皆属于心。"而心脏亦因有血液的奉养方能维持正常的生理活动。若禀赋不足，脏腑虚损；或病后失于调养；或思虑过度，伤及心脾；或触事不意，真血亏耗；或脾胃虚衰，气血生化乏源；或失血过多等，均可导致心血亏虚，使心失所养而发为惊悸、怔忡。《丹溪心法·惊悸怔忡》说："人之所主者心，心之所养者血，心血一虚，神气不守，此惊悸之所肇端也。"

3. 肝肾阴虚

肝藏血，主疏泄。肝阴亏虚导致心悸主要有两种情况：一是肝阴不足，肝血亏耗，使心血亦虚，心失所养而发为心悸。如《石室秘录》说："心悸非心动也，乃肝血虚不能养心也。"二是肝阴不足，则肝阳上亢，肝火内炽，上扰心神而致心悸。"肝为心母，操用神机，肝木与心火相煽动，肝阳浮越不僭，彻夜不寐，心悸怔忡，有不能支持之候"（《清代名医医案精华·凌晓五医案》）。

肝肾同源，肝阴不足亦可导致肾阴不足，肾水亏损亦可影响肝阴的亏耗。所以《石室秘录》谓："怔忡之证，扰扰不宁，心神恍惚，惊悸不已，此肝肾之虚而心气之弱也。"对于惊悸怔忡之发生与肝、肾的关系作了扼要说明。

4. 心阳不振

心主阳气，心脏赖此阳气维持其生理功能，鼓动血液的运行，以资助脾胃的运化及肾脏的温煦等。若心阳不振，心气不足则无以保持血脉的正常活动，亦致心失所养而作悸。心之阳气不足，一则致心失所养，心神失摄而为心悸，即心本身功能低下；再则是心阳不足，气化失利，水液不得下行，停于心下，上逆亦可为悸。另外，心气不足，血行不畅，心脉受阻，亦可致惊悸怔忡。因此，心气不足而致的惊悸怔忡，常虚实夹杂为患。

5. 痰饮内停

关于痰饮内停而致本病者，历代医家均十分重视。如《金匮要略》即提及水饮停聚的心悸，《丹溪心法》《血证论》等亦谈到痰浊所致的心悸。《血证论·怔忡》说："心中有痰者，痰入心中，阻其心气，是以心跳不安。"至于痰饮停聚的原因，大致有以下几个方面：心血不足，如《证治汇补·惊悸怔忡》说："心血一虚，神气失守，神去则舍空，舍空则郁而停痰，痰居心位，此惊悸之所以肇端也"；脾肾阳虚，肾阳不足，开阖失司，膀胱气化不利，脾失健运，转输失权，则湿浊内停，脾肾阳虚，不能蒸化水液，而停聚成饮，寒饮上迫，心阳被抑，则致心悸；火热内郁，煎熬津液而成痰浊。如《医宗必读·悸》认为，心悸"证状不齐，总不外于心伤而火动，火郁而生涎也"。可见临床上痰饮内停致生本病者，多是虚实兼见，病机较为复杂。

6. 心血瘀阻

心主血脉，若因心气不足，心阳不振，阳气不能鼓动血液运行；或因寒邪侵袭，寒性凝聚，而使血液运行不畅甚至瘀阻；或因痹证发展，"脉痹不已，复感于邪，内舍于心"（《素问·痹论篇》）而成心痹，均会导致心脉瘀阻，而引起心悸怔忡。

7. 邪毒犯心

感受风寒湿邪，合而为痹，痹证日久，复感外邪，内舍于心，痹阻心脉，心血运行受阻，发为心悸；或风寒湿热之邪，由血脉内侵于心，耗伤心气心阴，亦可引起心悸；或温病、疫毒等毒邪犯心，灼伤营阴，耗伤气血，心神失养，亦可见心悸。

惊悸怔忡的病位主要在心，由于心神失养或不宁，引起心神动摇，悸动不安。但其发病与脾、肾、肺、肝四脏功能有关。

其病机变化主要有虚实两个方面，以虚证居多，也可因虚致实，虚实夹杂。虚者为气、血、阴、阳亏损，使心失所养，而致心悸，实者多由痰火扰心，水饮上凌或心血瘀阻，气血运行不畅而引起。虚实之间可以互相转化。实证日久，正气亏耗，可分别兼见气、血、阴、阳之亏损，而虚证则又往往兼见实象。如阴虚可致火旺或夹痰热，阳虚易夹水饮、痰湿，气血不足易伴见气血瘀滞。痰火互结每易伤阴，瘀血可兼痰浊。此外，老年人怔忡多病程日久，往往进一步可以发展为气虚及阳，或阴虚及阳而出现心（肾）阳衰，甚则心阳欲脱，更甚者心阳暴脱而成厥、脱之变。

五、诊断与鉴别诊断

（一）诊断

1. 发病特点

本病病位在心，病机性质主要有虚实两个方面。发作常由情志刺激、惊恐、紧张、劳倦过度、饮酒饱食等因素而诱发。多见于中老年患者。

2. 临床表现

自觉心慌不安，心跳剧烈，神情紧张，不能自主，心搏或快速，或缓慢，或心跳过重，或忽跳忽止，呈阵发性或持续不止。伴有胸闷不适，易激动，心烦，少寐多汗，颤抖，乏力，头晕等。中老年发作频繁者，可伴有心胸疼痛，甚至喘促，肢冷汗出，或见晕厥。脉象可见数、疾、促、结、代、沉、迟等变化。心电图、监测血压及 X 线胸部摄片等检查有助于明确诊断。

（二）鉴别诊断

1. 胸痹心痛

除见心慌不安，脉结或代外，必以心痛为主证，多呈心前区或胸骨后刺痛、闷痛，常因劳累、感寒、饱餐或情绪波动而诱发，多呈短暂发作。但甚者心痛剧烈不止，唇甲发绀或手足青冷至节，呼吸急促，大汗淋漓，直至晕厥，病情危笃。胸痹心痛常可与心悸合并出现。

2. 奔豚

奔豚发作之时，亦觉心胸躁动不安，《难经·五十六难》："发于小腹，上至心下，若豚状或上或下无时。"称之为肾积。《金匮要略·奔豚气病脉证治》："奔豚病从小腹起，上冲咽喉，发作欲死，复还止，皆从惊恐得之。"其鉴别要点在于：惊悸怔忡系心中剧烈跳动，发自于心；奔豚乃上下冲逆，发自小腹。

3. 卑慄

卑慄与怔忡相类，其症"痞塞不饮食，心中常有所怯，爱处暗室，或倚门后，见人则惊避，似失志状"（《证治要诀·怔忡》）。其病因在于"心血不足"。怔忡亦胸中不适，心中常有所怯。惊悸、怔忡与卑慄鉴别要点在于：卑慄之胸中不适由于痞塞，而惊悸、怔忡缘于心跳，有时坐卧不安，并不避人。而卑慄一般无促、结、代、疾、迟等脉象出现。

六、辨证论治

（一）辨证

1. 辨证要点

（1）分清虚实：惊悸、怔忡证候特点多为虚实相兼，虚者系指脏腑气血阴阳亏虚，实者多指痰饮、瘀血、火邪之类。痰饮、瘀血等虽为病理产物或病理现象，但在一定情况下，可形成惊悸、怔忡的直接病因，如水停心下、痰火扰心、瘀阻心脉等。因此辨证时，不仅要注意正虚一面，亦应重视邪实一面，并分清虚实之程度。正虚程度与脏腑虚损情况有关，即一脏虚损者轻，多脏虚损者重。在邪实方面，一般来说，单见一种夹杂者轻，多种合并夹杂者重。

（2）辨明惊悸、怔忡：大凡惊悸发病，多与情志因素有关，可由骤遇惊恐，忧思恼怒，悲哀过极或过度紧张而诱发，多为阵发性，实证居多，但也存在正虚因素。病来虽速，病情较轻，可自行缓解，不发时如常人。怔忡多由久病体虚、心脏受损所致，无精神因素亦可发生，常持续心悸，心中惕惕，不能自控，活动后加重。病来虽渐，病情较重，每属虚证，或虚中夹实，不发时亦可见脏腑虚损症状。惊悸日久不愈，亦可形成怔忡。

（3）结合辨病辨证：对惊悸、怔忡的临床辨证应结合引起惊悸、怔忡原发疾病的诊断，以提高辨证准确性，如功能性心律失常所引起的心悸，常表现为心率快速型心悸，多属心虚胆怯，心神动摇；冠心病心悸，多为阳虚血瘀，或由痰瘀交阻而致；病毒性心肌炎引起的心悸，初起多为风温干犯肺卫，继之热毒逆犯于心，随后呈气阴两虚，瘀阻络脉证；风心病引起的心悸，多由风湿热邪杂至，合而为痹，痹阻心脉所致；病态窦房结综合征多由心阳不振，心搏无力所致；慢性肺源性心脏病所引起的心悸，则虚实兼夹为患，多心肾阳虚为本，水饮内停为标。

（4）详辨脉象变化：脉搏的节律异常为本病的特征性征象，故尚需辨脉象，如脉率快速型心悸，可有一息六至之数脉，一息七至之疾脉，一息八至之极脉，一息九至之脱脉，一息十至以上之浮合脉。脉率过缓型心悸，可见一息四至之缓脉，一息三至之迟脉，一息二至之损脉，一息一至之败脉，两息一至之夺精脉。脉律不整型心悸，脉象可见有数时一止，止无定数之促脉；缓时一止，止无定数之结脉；脉来更代，几至一止之代脉，或见脉象乍疏乍数，忽强忽弱。临床应结合病史、症状，推断脉症从舍。一般认为，阳盛则促，数为阳热，若脉虽数、促而沉细、微细，伴有面浮肢肿，动则气短，形寒肢冷，舌质淡者，为虚寒之象。阴盛则结，迟而无力为虚寒，脉象迟、结、代者，一般多属虚寒，其中结脉表示气血凝滞，代脉常表示元气虚衰、脏气衰微。凡久病体虚而脉象弦滑搏指者为逆，病情重笃而脉象散乱模糊者为病危之象。

2. 证候

［心虚胆怯］

（1）症状：心悸，善惊易恐，坐卧不安，多梦易醒，食少纳呆，恶闻声响。舌象多正常，脉细略数或弦细。

（2）病机分析：心虚则神摇不安，胆怯则善惊易恐，故心悸多梦而易醒；心虚胆怯，脾胃失于健运，故食少纳呆；胆虚则易惊而气乱，故恶闻声响；惊则脉细小数，心肝血虚则脉细略数或弦细。

［心脾两虚］

（1）症状：心悸气短，头晕目眩，面色不华，神疲乏力，纳呆腹胀。舌质淡，脉细弱。

（2）病机分析：心主血脉，脾为气血生化之源，心脾两虚则气血生化不足，血虚不能养心，则致心悸气短；血虚不能上荣于头面，故头晕目眩，面色不华；心脾两虚，气血俱亏，故神疲乏力；脾虚失于健运，故纳呆腹胀；舌为心苗，心主血脉，心血不足，故舌质淡，脉细弱。

［心阴亏虚］

（1）症状：心悸易惊，心烦失眠，口干，五心烦热，盗汗。舌红少津，脉细数。

（2）病机分析：心阴亏虚，心失所养，故心悸易惊；心阴亏虚，心火内生，故致心烦，不寐，五心烦热；虚火逼迫津液外泄则致盗汗；虚火耗津以致口干；舌红少津，脉细数，为阴虚有热之象。

［肝肾阴虚］

（1）症状：心悸失眠，五心烦热，眩晕耳鸣，急躁易怒，腰痛遗精。舌红少津，脉细数。

（2）病机分析：肾阴不足，肝阴亏损，故心悸、五心烦热；肝阳上亢故眩晕；肾水不足则耳鸣；肝火内炽，故易怒，引动心火则烦躁；阴虚火旺则舌红少津，细数之脉亦为肝肾阴虚之征。

［心阳不振］

（1）症状：心悸不安，动则尤甚，形寒肢冷，胸闷气短，面色㿠白，自汗，畏寒喜温，或伴心痛。舌质淡，苔白，脉虚弱，或沉细无力。

（2）病机分析：久病体虚，损伤心阳，心失温养，则心悸不安；不能温煦肢体，故面色㿠白，肢冷畏寒；胸中阳气虚衰，宗气运转无力，故胸闷气短；阳气不足，卫外不固，故自汗出；阳虚则寒盛，寒凝心脉，心脉痹阻，故心痛时作；阳气虚衰，无力推动血行，故脉象虚弱无力。

［水饮凌心］

（1）症状：心悸，胸脘痞满，渴不欲饮，小便短少或下肢浮肿，形寒肢冷，眩晕，恶心呕吐，泛涎。舌淡苔滑，脉弦滑或沉细而滑。

（2）病机分析：阳虚不能化水，水邪内停，上凌于心，饮阻气机，故见心悸，胸脘痞满，渴不欲饮，小便短少或下肢浮肿；饮邪内停，阳气不布，则见形寒肢冷；饮邪内停，阻遏清阳，则见眩晕；胃失和降，饮邪上逆；则恶心呕吐，泛涎。舌淡苔滑，脉弦滑或沉细而滑皆为阳虚饮停之象。

［痰浊阻滞］

（1）症状：心悸气短，心胸痞闷胀满，痰多，食少腹胀，或有恶心。舌苔白腻或滑腻，脉弦滑。

（2）病机分析：痰浊阻滞心气为本证的主要病机。正如《血证论·怔忡》所说："心中有痰者，痰入心中，阻其心气，是以心跳不安。"故见心悸短气之症；由于痰浊阻滞，上焦之气机不得宣畅，故见心胸痞闷胀满；中焦气机不畅，则致食少腹胀；胃失和降则见恶心；痰多，苔腻，脉弦滑，均为内有痰浊之象。

［心血瘀阻］

（1）症状：心悸怔忡，短气喘息，胸闷不舒，心痛时作，或形寒肢冷。舌质暗或有瘀点、瘀斑，脉虚或结代。

（2）病机分析：或由心阳不振，或因阴虚血灼，或因痹证发展，均可导致血脉瘀阻，而使心失所养，引起心悸；血瘀气滞，心络挛急，不通则心痛，胸闷；气血不畅，则短气喘息；血脉不通，阳不外达故形寒肢冷；舌质暗，脉虚亦为血瘀之象；心脉瘀阻，气血运行失和，故脉律不匀，而成结代之象。

［邪毒犯心］

（1）症状：心悸，胸闷，气短，左胸隐痛。发热，恶寒，咳嗽，神疲乏力，口干渴。舌质红，少津，苔薄黄。脉细数，或结代。

（2）病机分析：外感风热，侵犯肺卫，故咳嗽，发热恶寒。表证未及发散，邪毒犯心，损及阴血，耗伤气阴，心神失养，故见心悸，胸闷；阴液耗损，口舌失润，故口干渴，舌少滓；气短，神疲乏力乃气虚表现。舌质红，苔薄黄为感受风热之象，脉细数或结代为气阴受损之征。

（二）治疗

1. 治疗原则

（1）补虚为基本治则：由于本证的病变部位主要在心，证候特点是虚实相兼，以虚为主，故补虚是本病的基本治则。

（2）兼以祛邪：当视脏腑亏虚情况的不同，或者补益气血之不足，或者调理阴阳之盛衰，以求阴平阳秘，脏腑功能恢复正常，气血运行调畅。本病的邪实，以痰饮内停及瘀血阻络最为常见，故化痰涤饮、活血化瘀也为本病的常用治则。又因惊悸、怔忡以心中悸动不安为主要临床症状，故常在补虚及祛邪的基础上，酌情配伍养心安神或镇心安神的方药。

总之，益气养血、滋阴温阳、化痰涤饮、活血化瘀及养心安神，为惊悸怔忡的主要治则。

2. 治法方药

［心虚胆怯］

（1）治法：益气养心，镇惊安神。

（2）方药：平补镇心丹加减。方用人参、五味子、山药、茯苓益气健脾；天冬、生地黄、熟地黄滋养心阴；肉桂配合前述药物，有鼓舞气血生长之效；远志、茯苓、酸枣仁养心安神；龙齿、朱砂镇惊安神；车前子可去。全方共奏益气养心、镇惊安神之功。

心虚胆怯而挟痰者，当用十味温胆汤为治。因为此类患者易受惊恐，故除药物治疗之外，亦当慎于起居，保持环境安静，方能使药物效用巩固。

此外，龙齿镇心丹、琥珀养心丹、宁志丸等方剂，也具有益气养心、镇心安神的功效，临床可酌情选用。

［心脾两虚］

（1）治法：健脾养心，补益气血。

（2）方药：归脾汤加减。方中用人参、黄芪、白术、炙甘草益气健脾，以资气血生化之源；当归、龙眼肉补养心血；酸枣仁、茯神、远志养心安神；木香理气醒脾，使补而不滞。

心血亏虚，心气不足，而见心动悸、脉结代者，可用炙甘草汤益气养血，滋阴复脉。方中用人参、炙甘草、大枣益气健脾；地黄、阿胶、麦冬、麻仁滋阴养血；桂枝、生姜行阳气；加酒煎药，取其通利经脉，以增强养血复脉的作用。

心脾两虚，气血不足所致的心悸怔忡，亦可以选用十四友汤、益寿汤或七福饮等具有益气养血、养心安神功效的方剂进行治疗。

［心阴亏虚］

（1）治法：滋养阴血，宁心安神。

（2）方药：天王补心丹或朱砂安神丸。前方用天冬、麦冬、玄参、生地黄滋养心阴；当归、丹参补养心血；人参、茯苓补心气；酸枣仁、柏子仁、五味子、远志养心安神；朱砂镇心安神。后方用生地黄、当归滋阴养血；黄连清心泻热；朱砂镇心安神；甘草调和诸药。二方同为滋阴养血、宁心安神之剂，但前方偏于补益，清心作用较弱，以心气不足、阴虚有热者为宜；后者则重在清热，滋阴作用不强，对阴虚不甚而心火内动者较为适合。

除以上二方外，对心阴亏虚的患者，尚可采用安神补心丹或四物安神汤治疗。

［肝肾阴虚］

（1）治法：滋养肝肾，养心安神。

（2）方药：一贯煎合酸枣仁汤加减。一贯煎中，以沙参、麦冬、当归、生地黄、枸杞子等滋养肝肾；川楝子疏肝理气。酸枣仁汤以酸枣仁养心安神；茯苓、甘草培土缓肝；川芎调血养肝；知母清热除烦。一贯煎侧重滋养肝肾，酸枣仁汤侧重养血安神，两方联合使用，可获滋补肝肾，补血宁心之功。若便秘可加瓜蒌仁，并重用生地黄；阴虚潮热，手足心热者，可加地骨皮、白薇；口渴者加石斛、玉竹。肝肾阴虚，虚火内炽，以致心肝火旺，而见心烦、急躁易怒、舌质红者，可加黄连、栀子清心泻火。

本证用一贯煎合朱砂安神丸治疗，亦可收到较好效果。此外，尚可用宁静汤加减化裁治疗。

［心阳不振］

（1）治法：温补心阳。

（2）方药：桂枝甘草龙骨牡蛎汤。方中桂枝、炙甘草温补心阳；生龙骨、生牡蛎安神定悸。心阳不足，形寒肢冷者，加黄芪、人参、附子；大汗出者，重用人参、黄芪，加煅龙骨、煅牡蛎，或加山茱萸，或用独参汤煎服；兼见水饮内停者，选加葶苈子、五加皮、大腹皮、车前子、泽泻、猪苓；夹有瘀血者，加丹参、赤芍、桃仁、红花等；兼见阴伤者，加麦冬、玉竹、五味子；若心阳不振，以心动过缓为著者，酌加炙麻黄、补骨脂、附子，重用桂枝；如大汗淋漓，面青唇紫，肢冷脉微，喘憋不能平卧，为亡阳征象，当急予独参汤或参附汤，送服黑锡丹，或参附注射液静脉推注或静脉滴注，以回阳救逆。

［水饮凌心］

（1）治法：振奋心阳，化气行水。

（2）方药：苓桂术甘汤加味。本方主要功用是通阳行水，是"病痰饮者，当以温药和之"的代表方。方中茯苓，淡渗利水；桂枝、甘草，通阳化气；白术，健脾祛湿。兼见恶心呕吐，加半夏、陈皮、生姜；阳虚水泛，下肢浮肿，加泽泻、猪苓、车前子、防己、葶苈子、大腹皮；兼见肺气不宣，肺有水湿者，表现咳喘，加杏仁、前胡、桔梗以宣肺，葶苈子、五加皮、防己以泻肺利水；兼见瘀血，加当归、川芎、刘寄奴、泽兰叶、益母草；若肾阳虚衰，不能制水，水气凌心，症见心悸，喘咳，不能平卧，尿少浮肿，可用真武汤。

［痰浊阻滞］

（1）治法：理气化痰，宁心安神。

（2）方药：导痰汤加减。方中以半夏、陈皮理气化痰；茯苓健脾渗湿；甘草和中补土；枳实、制天南星行气除痰。可加酸枣仁、柏子仁、远志养心安神。痰浊蕴久化热，痰热内扰而见心悸失眠，胸闷烦躁，口干苦，舌苔黄腻，脉象滑数，则宜清热豁痰，宁心安神，可用黄连温胆汤加味。属于气虚夹痰所致的心悸，治宜益气豁痰，养心安神，可用定志丸加半夏、橘红。

［心血瘀阻］

（1）治法：活血化瘀。

（2）方药：血府逐瘀汤加减。方中桃仁、红花、川芎、赤芍，牛膝活血祛瘀；当归、生地黄养血活血，使瘀去而正不伤；柴胡、枳壳、桔梗疏肝理气，使气行血亦行。

心悸怔忡虽以正虚为主，但瘀血阻滞心络为常见的病变。在运用本方时，可根据患者虚实兼夹的不同情况加减化裁。兼气虚者，可去柴胡、枳壳、桔梗，加黄芪、党参、黄精补气益气；兼血虚者，加熟地黄、枸杞子、制何首乌补血养血；兼阴虚者，去柴胡、枳壳、桔梗、川芎，加麦冬、玉竹、女贞子、墨旱莲等养阴生津；兼阳虚者，去柴胡、桔梗，酌加附子、肉桂、淫羊藿、巴戟天等温经助阳。

［邪毒犯心］

（1）治法：清热解毒，益气养阴。

（2）方药：银翘散合生脉散加减。方中重用金银花、连翘辛凉透表，清热解毒；配薄荷、牛蒡子疏风散热；芦根、淡竹叶清热生津；桔梗宣肺止咳；人参益气生津；麦冬益气养生津；五味子生津止咳，共具清热解毒，益气养阴之功，治疗邪毒犯心所致气阴两虚，心神失养之证。热毒甚者，加大青叶、板蓝根；若夹血瘀，症见胸痛不移，舌质紫暗有瘀点、瘀斑者，加牡丹皮、丹参、益母草、赤芍、红花；若夹湿热，症见纳呆，苔黄腻者，加茵陈、苦参、藿香、佩兰；若兼气滞，症见胸闷、喜叹息者，可酌加绿萼梅、佛手、香橼等理气而不伤阴之品；口干渴，加生地黄、玄参；若邪毒已去，气阴两虚为主者，用生脉散加味。

当然，临床所见证候不止以上几种，且疾病进程中亦多有变化，故临证必须详审。遇有证候变化，治疗亦应随之而变化，切不可徒执一法一方。

对于惊悸怔忡的治疗，要抓住病变主要在心及重在调节两个环节。因其病主要在心，故常于方中酌用养心安神之品。凡活动后惊悸、怔忡加重者，宜加远志、酸枣仁、柏子仁，以助宁心之功。凡活动后惊悸怔忡减轻者，多为心脉不通，当加郁金、丹参、川芎之属，以增通脉之力。另一方面，本病发生亦与其他脏腑功能失调或虚损有关，因此，治疗又不可单单治心，而应全面考虑，分清主次；若原发在他脏，则应着重治疗他脏，以除病源。

本病晚期，气血双亏，阴阳俱损，临床表现常以心肾两衰为主，治疗中更应谨守益气与温阳育阴兼用之大法，以防阳脱阴竭之虞。

3. 其他治法

（1）单方验方。

①苦参 20 g，水煎服。适用于心悸而脉数或促的患者。

②苦参合剂：苦参、益母草各 20 g，炙甘草 15 g，水煎服。适用于心悸而脉数或促者。

③朱砂 0.3 g，琥珀 0.6 g，每日 2 次，吞服，适用于各种心动过速。

（2）中成药。

①珍合灵：每片含珍珠粉 0.1 g，灵芝 0.3 g，每次 2～4 片，每日 3 次。

②宁心宝胶囊：由虫草头孢菌粉组成，每次 2 粒，每日 3 次。

③稳心颗粒：由黄精、人参、三七、琥珀、甘松组成，每次 9 g，每日 3 次。

④益心通脉颗粒：由黄芪、人参、丹参、川芎、郁金、北沙参、甘草组成，每次 10 g，每日 3 次。

⑤灵宝护心丹：由红参、麝香、冰片、三七、丹参、蟾酥、牛黄、苏合香、琥珀组成，每次 3～4 丸，每日 3～4 次。

（3）药物外治：生天南星 3 g，川乌 3 g。共为细末，用黄蜡熔化摊于手心、足心。每日 1 次，晚敷晨取，10 次为 1 个疗程。适用于心悸患者。

（4）针灸。

①体针：主穴选郄门、神门、心俞、巨阙。随证配穴：心胆气虚配胆俞，心脾两伤配脾俞，心肾不交配肾俞、太溪，心阳不振配膻中、气海，心脉痹阻配血海、内关。

②耳针：选交感、神门、心、耳背心。毫针刺，每日 1 次，每次留针 30 分钟，10 次为 1 个疗程。或用揿针埋藏或王不留行籽贴压，每 3～5 日更换 1 次。

③穴位注射：选心俞、脾俞、肾俞、肝俞、内关、神门、足三里、三阴交。药用复方当归注射液，或复方丹参注射液，或维生素 B_{12}，每次选 2～3 穴，每穴注射 0.5～1 mL，隔日注射 1 次。

七、转归及预后

心悸仅为偶发、短暂阵发者，一般易治，或不药而解；反复发作或长时间持续发作者，较为难治，但其预后主要取决于本虚标实的程度，邪实轻重，脏损多少，治疗当否及脉象变化等情况。如患者气血阴阳虚损程度较轻，未兼瘀血、痰饮，病损脏腑单一，治疗及时得当，脉象变化不显著，病证多能痊愈。反之，脉象过数、过迟、频繁结代或乍疏乍数者，治疗颇为棘手，预后较差，甚至出现喘促、水肿、胸痹心痛、厥脱等变证、坏证，若不及时抢救，预后极差，甚至猝死。心悸初起，病情较轻，此时如辨证准确，治疗及时，且患者能遵医嘱，疾病尚能缓解，甚至恢复。若病情深重，特别是老年人，肝肾本已损亏，阴阳气血亦不足，如病久累及肝肾，致真气亏损愈重，或者再虚中夹实，则病情复杂，治疗较难。

八、预防与护理

治疗引起心律失常的基础疾病，如积极治疗冠心病、肺源性心脏病；对于高血压患者应控制好血压；有风湿热者则宜抗风湿；有高脂血症者应注意饮食清淡，并予以降脂药；积极预防感冒，防治心肌炎；严禁吸烟。

患者应保持精神乐观，情绪稳定，坚定信心，坚持治疗。对心虚胆怯及痰火扰心、阴虚火旺等引起的心悸，应避免惊恐及忧思恼怒等精神刺激。

轻症可从事适当体力活动，以不觉劳累，不加重症状为度，避免剧烈活动。对水饮凌心、心血瘀阻等重症心悸，应嘱其卧床休息，保持生活规律。

应饮食有节，进食营养丰富而易消化吸收的食物，忌过饥、过饱、烟酒、浓茶，易低脂、低盐饮食。心气阳虚者忌过食生冷，心气阴虚者忌辛辣炙焯，痰浊、瘀血者忌过食肥甘，水饮凌心者宜少食盐。

药物治疗十分重要，治疗过程中应坚持服药，症状缓解后，亦当遵医嘱服药巩固一段时间。

九、现代研究

（一）辨证治疗

严氏将本病的病因归纳为邪、情、痰、瘀、虚五个字。病机归纳为：痰饮、瘀血内停；或心阴亏虚、心气不足、气阴两伤；或阴阳失调；或心阳不振、心肾阳虚等。临床上主要采用益气养心法、温通心阳法、滋阴宁心法、养心定志法、化痰泻热法、活血通脉法、疏肝理气法等治疗。

王氏指出本病病因病机在于气阴不足为本，痰瘀互阻为标，治疗时须辨证与辨病相结合，审度虚实偏重或虚实并重，益气养阴治其本，化痰逐瘀治其标。强调无论"补"或"通"，都应以"通"为重点。益气养阴为主的基本方为：炙黄芪30 g，生地黄、太子参各12 g，麦冬、玉竹、郁金、降香各10 g，丹参15 g，五味子6 g。痰瘀并治的基本方为：瓜蒌、薤白、法半夏、陈皮、淡竹茹、石菖蒲、郁金、降香各10 g，茯苓、丹参各15 g。

袁氏认为，本病为本虚标实之证，气血阴阳不足为本，血瘀、痰浊、水饮等为标，以虚证为多，常虚实兼夹，治疗上采用益气养阴、温肾助阳、理气化瘀、健脾利湿、化痰清热、镇心安神为法，常用保元生脉饮（人参、黄芪、肉桂、麦冬、五味子、炙甘草）、黄连温胆汤、血府逐瘀汤之类加减。

周氏等观察规范化中医辨证治疗本病的临床疗效。将150例本病患者随机单盲分成观察组100例、对照组50例，观察组采用规范化中医辨证治疗，对照组采用常规西药治疗。结果在症状改善方面，规范化中医辨证治疗比常规西药治疗疗效要好。

（二）分型治疗

1. 快速性心律失常

王氏等观察参麦注射液加稳心颗粒治疗急性病毒性心肌炎伴快速性心律失常的疗效。结果：治疗组应用参麦注射液加稳心颗粒后抗快速性心律失常的总有效率明显优于对照组。

宋氏等用复律煎剂治疗快速性心律失常患者，用普罗帕酮作对照。结果：治疗组总有效率优于对照组。

邢氏等观察养心定悸冲剂治疗快速性心律失常的临床疗效。结果：治疗组疗效要比对照组疗效好。

2. 缓慢性心律失常

治疗较困难，尤其是病态窦房结综合征是一种较严重的顽固难治性心律失常。近年来中医治疗报道较多，且收到良好效果。

屈氏等治疗了 86 例缓慢性心律失常患者，将本病分为气阴两虚、气滞血瘀、痰湿阻遏三种证型，运用温阳通脉、益气化瘀、理气化痰等方法治疗，疗效满意。

冯氏等认为本病为心肾阳虚而导致阴寒凝滞，瘀血阻于心脉，属本虚标实之证，治疗当用温阳益气活血化瘀之法，以振奋心肾之阳气，使血脉流通，扶正复脉，经用此法治疗 46 例本病患者，临床症状改善明显。

刘氏等应用温通心阳、养血活血法治疗 40 例缓慢性心律失常患者，并设立阿托品对照组 31 例，结果治疗组在临床症状改善和动态心电图检查结果两方面均明显优于对照组。

杜氏用调律冲剂（由淫羊藿、黄芪、参三七、黄精、山楂、茶叶、炙甘草组成，具有温补心肾、化瘀复脉之功）治疗病态窦房结综合征取得较好疗效，且优于心宝丸对照组。

3. 早搏

钱氏验证了复方苦参颗粒剂（苦参、黄芪、党参、麦冬、柏子仁、炙甘草）治疗室性期前收缩的疗效，与对照组普罗帕酮相比较，结果两组总有效率无明显差异。

樊氏用脉安颗粒（由人参、丹参、徐长卿、郁金、苦参组成）在临床上与普罗帕酮对照观察治疗各类早搏 66 例，结果两组总有效率相当，而对患者临床症状的改善方面明显优于对照组。

李氏等观察宁心汤（黄芪、炒白术、薏苡仁、谷芽、麦芽、茯苓等）治疗期前收缩患者 206 例。结果：治疗组总有效率优于对照组。

十、小结

惊悸、怔忡的病因主要是体质素虚（久病或先天所致的气血阴阳亏虚或脏腑功能失调）、情志内伤，以及外邪侵袭。此三者互相影响，互为因果，有主有从，其中体质素虚是发病的根本。本病的病位在心，但亦常与其他脏腑有密切关系。其病机变化不外虚、实两端。虚为气、血、阴、阳的亏虚，以致心气不足或心失所养；实则多为痰饮内停或血脉瘀阻，以致心脉不畅，心神不宁。虚实两者常互相夹杂，虚证之中，常兼痰浊、水饮或血瘀为患；实证之中，则多有脏腑虚衰的表现。

本病在临床上，应与胸痹心痛、奔豚、卑慄相鉴别。对于本病的辨证，应着重辨明惊悸与怔忡之不同，虚实夹杂的情况，脏腑亏损的程度，以及脉象的变化。

益气养血、滋阴温阳、涤痰化饮、活血化瘀为治疗惊悸怔忡的主要治则。心气不足治宜补益心气；心阴亏虚治宜滋养阴血、宁心安神；心脾两虚治宜健脾养心、补益气血；肝肾阴虚治宜滋养肝肾、养心安神；脾肾阳虚治宜温补脾肾、利水宁心；心虚胆怯治宜益气养心、镇惊安神；痰浊阻滞治宜理气化痰、宁心安神；血脉瘀阻治宜活血化瘀。因本病以心中悸动不安为主要临床特点，所以对各种证型的惊悸怔忡，都经常配伍养心安神的药物，有时尚需采用重镇安神之品，但重镇安神药一般不宜久用。

近几年来，应用中医药治疗缓慢性心律失常及快速性心律失常取得一定疗效，研究工作有一定的进展。

（覃鹏飞）

第二节 胸痹心痛

一、概述

胸痹者，乃胸间闭塞而痛也。其主证为胸憋，心痛。心痛多呈间歇性，其痛多向颈、臂或左上胸膺部延伸，常兼见心悸短气。严重病者出现四肢逆冷、汗出、脉微欲绝等"阳脱"危候。鉴于疼痛程度、兼挟症状和病程的新久，"胸痹"的病势较轻，感觉胸中气塞痞闷不舒，重者兼见胸痛和背痛。病势沉重者为"真心痛"。形成胸痹的原因大多为胸阳不足，阴乘阳位，气机不畅所致。即上焦阳虚，阴邪上逆，闭塞清旷之区，阳气不通之故。《医宗金鉴·胸痹心痛短气病脉证治》曰："凡阴实之邪，皆得以乘阳虚之胸，所以病胸痹心痛。"

胸痹最早见于《灵枢·本脏》："肺大则多饮，善病胸痹，喉痹逆气。"次见于《金匮要略·胸痹心痛短气病脉证治》："胸痹，不得卧，心痛彻背者……"古代文献对胸痹的记载《诸病源候论·胸痹候》甚为详尽，"胸痹之候，胸中幅幅如满，噎塞不利，羽羽如痒，喉里涩，唾燥；甚者，心里强痞急痛，肌肉苦痹，绞急如刺，不得俯仰，胸前皮皆痛，手不能犯，胸满短气，咳唾引痛，烦闷，自汗出，或彻背膂。其脉浮而微者是也。"唐孙思邈对胸痹的证候论述亦甚明了："胸痹之病，令人胸中坚满痹急痛……胸中幅幅而满短气咳，唾引痛，咽塞不利，羽羽如痒，喉中干燥，时咳欲呕吐，烦闷自汗出，或彻引背痛。"（《备急千金要方·胸痹第七》）

后世医家对胸痹的证候、脉象、治疗以及病理机转论述均有发展，如《类证治裁》曰："胸痹胸中阳微不运，久则阴乘阳位而为痹结也。其症胸满喘息，短气不利，痛引心背，由胸中阳气不舒，浊阴得以上逆，而阻其升降，甚则气结咳唾，胸痛彻背。夫诸阳受气予胸中，必胸次空旷，而后清气转运，布息展舒。胸痹之脉，阳微阴弦，阳微知在上焦，阴弦则为心痛。此《金匮》《千金》均以通阳主治也。"又如余无言叙述："所谓胸痹，统一胸部而言，且其痛，有放散性及牵掣性……有胁下逆抢心，诸逆心悬痛，心痛彻背，背痛彻心……"（《金匮要略新义》）。

心痛者，古人有称为真心痛。《灵枢·厥病》曰："真心痛，手足青至节，心痛甚，且发夕死，夕发旦死。"《素问·脏气法时论》称心痛为"胸中痛"；《金匮要略·胸痹心痛短气病脉证治》形容心痛为"心痛彻背，背痛彻心"。《脉经·心小肠部第二》记载心痛脉象："心脉……微急为心痛引背。"隋唐以后对心痛的论述有了发展，《诸病源候论·心痛病诸候》曰："心痛者，风冷邪气乘于心也。其痛发，有死者，有不死者，有久成疹者。心为诸脏主而藏神，其正经不可伤，伤之而痛，为真心痛，朝发夕死，夕发朝死。心有支别之络脉，其为风冷所乘，不伤于正经者，亦令心痛，则乍间乍甚，故成疹不死。又心为火，与诸阳汇合，而手少阴心之经也。若诸阳气虚，少阴之经，气逆，谓之阳虚阴厥，亦令心痛，其痛引喉是也。"这里确切地说明心痛的病因为"风冷邪气"侵及于心，"支别之络脉"而成疾，并将心痛分为"乍间乍甚"及"成疹不死"之轻症，"朝发夕死，夕发朝死"的重笃危象。

《备急千金要方·胸痹第七》对心痛之危候认识颇清楚，心痛"不治之，数日杀人"。此者，虽然指出了本病预后不良，但也指出尚有治疗机会。

后世医家对心痛的论述亦甚多，《丹台玉案》曰："猝然大痛无声，面青气冷，咬牙噤齿，手足冰冷者，乃真心痛也。又如《世医得效方》说，心痛"不暇履治"，未得到医生治疗即死，明代李梃形容"一至即死"心痛来势之急。

古人曾将心痛和胃脘痛误认为一证，使后人认识含糊，很难辨识，至明代王肯堂对心痛和胃脘痛有了明确的认识。《证治准绳》曰："或问丹溪言，心痛即胃痛，然乎？曰：心与胃各一脏，其病形不同，因胃脘痛处在心下，故有当心而痛之名，岂胃脘痛即心痛者哉！历代方论，将二者混叙于一门，误自此始。"这里明确地指出心痛与胃脘痛为两种病，不应混淆。

综上所述，历代文献虽然有单言胸痹，或单言心痛，但胸痹、心痛二者的病变部位皆在心胸，而且常常为共同发生，又相互影响，故二者的病因、证候以及治疗有着密切联系，因此本文合而述之。

临床上，究其病因、病理和脏腑辨证相结合的原则，本病可分为13个证候类型：①外感风寒、内舍于心；②阳虚气滞、痰涎壅塞；③阳气不足，脉行不畅；④胸中气塞、饮邪挟痰；⑤郁怒伤肝，气结胸膺；⑥怒火伤肝、气瘀停胸；⑦阴寒厥冷、遏阻心阳；⑧气滞血瘀、脉络闭阻；⑨心阴不足、内热灼营；⑩心气不足、心阳虚损；⑪心肾阳虚，津伤蚀气；⑫阴阳两虚，气血不继；⑬心阳欲脱，肺心衰竭。论其治法就胸痹心痛而言，实证固当用攻法，但不可一味地攻邪，适当照顾正气；虚证固当用补法，亦不可专持补益，适当运用"通法"，补中寓"通"，既可补而不滞，亦是通痹止痛之方法。

二、证候治疗

（一）外感风寒，内舍于心

1. 四诊摘要

胸痛胸闷，虚里处隐隐作痛，咳嗽痰多，形寒畏冷，头痛身疼，骨节烦痛，舌淡，脉浮紧。

2. 辨证分析

素体阳虚或心阳不振，摄生不慎外感六淫、风寒束表、内舍胸膺、阴占阳位、寒邪犯上、客凝胸中、胸阳不振、心脉痹阻或收缩或痉挛，故胸痛、胸闷、虚里处隐隐作痛；风寒束表，内合其肺，肺失肃降，故咳嗽痰多；肺主皮毛，故形寒畏冷；寒主收引，寒为阴邪，故头身关节烦疼，舌淡、脉浮紧乃外感风寒之征象。

3. 论治法则

助阳解表，宣痹通络。

4. 首选方剂

麻黄附子细辛汤（《伤寒论》）。方解：体质素来心气不足或阳虚之体，或有胸痹心痛宿疾。一旦外感风寒，寒邪遏闭心阳，阳气不展，心脉痹阻，胸痹心痛辄发。方用附子温经助阳，离空高照，阴霾自散；麻黄辛温发汗解表，开无形肺气，细辛发汗化痰，祛风止痛。三药合用，内助阳宣痹，外解表通络，宿疾邪病同治。古方组合之妙，异病同治之法，实开后学另一法门。

5. 备用方剂

当归四逆汤（《伤寒论》）。方解：本方仲景用来治疗手足厥寒，脉细欲绝之厥阴病，以养血祛寒为主，故冠以当归，病机乃血虚寒滞，营血内虚，阳气被阻，不能温于四末，不能温行脉中。此与外感风寒，内舍于心的胸痛心痛，有异病同治之理。方用桂枝、细辛温散寒邪，宣痹通络止痛；当归、白芍养血活血；白芍、甘草同用，可缓急止痛；通草可上通乳络，下达膀胱，入经通络，气机畅达，大枣养营和胃。诸药组成，共成助阳解表、宣痹通络之功。

6. 随症加减

咳嗽痰多者加葶苈子、紫苏子、头痛甚者加蔓荆子、白芷、川芎；关节烦痛，舌苔白腻者加威灵仙、苍术、薏苡仁；胸痛剧且四肢不温，冷汗出者，可含服苏合香丸，温开通窍止痛。

（二）阳虚气滞，痰涎壅塞

1. 四诊摘要

胸憋时痛，心痛彻背，胸脘痞满，胁下逆抢心，喘息短气不得卧，咳嗽，痰多而盛，神疲乏力，形寒肢冷，舌苔白或厚腻，舌质淡，脉弦滑或沉迟或紧数。

2. 辨证分析

本证由于风寒外束而致上焦阳气不足，阴邪上乘，寒饮停滞所引起。阴寒之邪入侵则凝滞，凝滞则气逆，气逆则胸痹心痛。《素问·举痛论》曰："经脉流行不止，环周不休，寒气入经而稽迟，泣而不行，客于脉外则血少，客于脉中则气不通，故猝然而痛。"又说："寒气客于脉外则脉寒，脉寒则缩蜷，缩蜷则脉细急……故猝然而痛。"总之，其病机：一为痰涎壅塞，气滞不通；二为中焦虚寒，大气不运。前者为实证，后者为虚证。实证者，除见胸痛之主证外，尚有胸满，胁下逆抢心之症，因气滞于胸，故胸满较甚，同时又影响于肝胃，肝胃气逆，所以胁下之气又上逆抢心；虚证者，神疲乏力，形寒畏冷，发语音低，脉沉迟，乃气虚之故也。《金匮要略方论本义·胸痹》曰："胸痹自是阳微阴盛矣，心中痞气，气结在胸，正胸痹之病状也，再连胁下之气俱逆而抢心，则痰饮水气，俱乘阴寒邪动而上逆，胸胃之阳全难支拒矣。"此即余无言所称之："胸痹而兼心痞气，气结在胸"之谓也。（《金匮要略新义》）

胸背为阳，寸口亦为阳。今上焦阳气不足，故寸口脉沉而迟，胃脘以上寒邪停滞，故关上脉小紧数，紧数相加出现弦滑之象。上焦阳虚气滞，故出现呼吸短促而喘息，咳嗽、咳痰及胸背疼痛等症。《金匮要略论注》曰："谓人之胸中如天，阳气用事，故清肃时行，呼吸往还，不愆常态，津液上下，润养无壅；痹则虚而不充，其息乃不匀而喘，唾乃随咳而生。胸为前，背为后，其中气痹则前后俱痛，上之气不能常下，则下之气能时上而短矣。寸口主阳，因虚伏出不鼓则沉而迟，关主阴，阴寒相搏则小紧数。"舌苔白或白腻或厚，舌质淡，均因痰湿之故。

3. 论治法则

通阳散结，豁痰下气。

4. 首选方剂

瓜蒌薤白半夏汤。方解：瓜蒌开胸中之痰结；薤白辛温通阳；白酒之轻扬，能引药上行；半夏逐饮降逆，行阳破阴。《金匮要略编注》曰："瓜蒌苦寒，润肺消痰而下逆气，薤白辛温，通阳散邪，以白酒宣通营卫，使肺通调，则痹自开矣。"本方出于《金匮要略》"胸痹不得卧，心痛彻背者，瓜蒌薤白半夏汤主之"条，用于因胸阳不足，痰涎壅塞，病变在胸，喘息咳唾，心痛彻背者适合。按：白酒为米酒之初熟者。《金匮要略语译》曰："白酒，有两说，曹颖甫即用高粱酒。《千金方》系白哉浆，《外台秘要》称白哉酒。哉，读'再'，程敬通解为酢浆，也就是米醋。"

5. 备用方剂

导痰汤。方解：半夏辛温性燥，功能为燥湿化痰，消痞散结，橘红理气化痰，使气顺则痰降，气化则痰化，茯苓健脾利湿，甘草、生姜和中补脾，使脾健则湿化痰消，更加天南星、枳实、瓜蒌，使积聚之痰化，胸中正气得伸。《医方集解》曰：二陈汤"加胆星、枳实为导痰汤……导痰汤加木香、香附名顺气导痰汤，治痰结胸满，喘咳上逆。"

6. 随症加减

有热化之象者，如苔黄腻，舌质淡红时，瓜蒌薤白半夏汤去白酒加贝母、前胡、葶苈子；寒甚者去瓜蒌加附子、陈皮、杏仁、干姜；胸闷重者，酌加郁金、石菖蒲、檀香；胸痛剧者，酌选红花、延胡索、丹参，或加宽胸丸、冠心苏合丸等以辛温通阳，芳香化浊；痰阻络脉，咳痰不爽者，加远志、炙枇杷叶等。

胸痹、心痛其症除胸痛、心痛、喘息、咳唾、短气之外，尚有胸满，胁下逆抢心为实证，方用瓜蒌薤白白酒汤去白酒加厚朴、枳实、桂枝即枳实薤白桂枝汤，以通阳散结，降逆平冲，除主证之外尚有神疲乏力，形寒畏冷，发语低微，脉沉迟为虚证者，可用人参汤（即理中汤）补中助阳，阳气振奋，则阴寒自散。《医宗金鉴·胸痹心痛短气病脉证治》曰："心中，即心下也。胸痹病，心下痞气，闷而不通者虚也。若不在心下而气结在胸，胸满连胁下，气撞心者实也。实者用枳实薤白桂枝汤主之，倍用枳朴者，是以破气降逆为主也。虚者用人参汤主之（即理中汤），是以温中补气为主也。由此可知，痛有补法，塞因塞用之义也。"

（三）阳气不足，脉行不畅

1. 四诊摘要

心悸不安，胸闷气短，动则尤甚，伴见面色㿠白，形寒肢冷，胸冷背凉，舌胖质淡、苔白，脉结代或虚弱无力。

2. 辨证分析

久病体虚，慢性疾患迁延日久，宗气不足；或急病暴病耗气伤阳，阳气脱泄，心气衰竭、虚脱；或老年体衰、脏气不足、心气衰退；或素体先天不足、心气心阳虚衰。心阳心气皆有热能含义，能推动血液在脉管内运引，生生息息，循环无端。"运血者，即是气"，（唐容川语）心气心阳有推动温煦血脉的作用。而今心气心阳虚衰、阳热温煦功能不足，"阳虚者，阴必凑之"，阴寒之邪阻滞血脉，导致血脉运行不畅，或见痉挛，或见阻塞，由于心居胸中膈上两肺之间，故见心悸不安胸闷；"心主身之血脉"（《素问·痿论》），血脉营养全身，心气不足，故见短气、胸闷、动则尤甚；心气心阳不足、血脉空虚，故见面色㿠白，"血脱者，色白，天然不泽"，（《灵枢·决气》）即指此而言。阴阳互根，今心阳心气不足，"阳虚者，寒动于中"，故见形寒肢冷，胸冷背凉；"心气通于舌"（《灵枢·脉度》），心气足，心阳盛则舌红柔润，今心气、心阳不足，故舌淡；温煦失职，血行涩滞，故脉见结、代，或虚弱无力。

3. 论治法则

益气复脉。

4. 首选方剂

炙甘草汤。方解：《伤寒论·辨太阳病脉病并治》曰："伤寒，脉结代，心动悸，炙甘草汤主之。甘草、生姜、人参、生地黄、桂枝、阿胶、麦门冬、麻仁、大枣，一名复脉汤。"方中炙甘草甘温益气，补心气，助心阳通经脉，利血气，治心悸不安，脉结代，是为君药；人参、大枣益气安胃，培补中州，"血化中焦"，资脉血之本源；生地黄、阿胶、麦冬、火麻仁补血滋阴，充养心阴，妙用桂枝、生姜辛温之品，振阳气，调营卫。合而用之，俾气血充足，阴阳调和，心阳得补，心阴得充，心之动悸，脉之结代者，自能恢复正常。本方在使用时，酒、水同煎是其特色。盖酒性辛热，可助行药势，温煦经脉，同时方中生地黄与酒同煎，临床证明养血复脉之力卓著。古人"地黄得酒良"之说，信不诬也。《肘后备急方》《备急千金要方》方书中，酒和地黄同用的方剂多具活血行血之功效。

5. 备用方剂

保阴煎（《顾松园医镜》）。方解：方用龟甲、鳖甲血肉有情之品，滋补肾阴。

生地黄、熟地黄、天冬、麦冬、玉竹补血养阴；磁石、酸枣仁安神镇惊除烦；茯苓、山药健脾和胃，以资化源；龙眼肉养心治怔忡；更用牛膝、地骨皮，活血通络，制其温补之品燥热之弊。诸药同用，共奏养阴补血、宁心安神之功。

6. 随症加减

脉迟无力者，加熟附子；形寒肢冷者，加桂枝、干姜；心烦失眠者，加黄连、肉桂（交泰丸）；易感冒者加黄芪、防风；脘腹饱胀，连及胸膺者，加百合、乌药；肝郁气滞、胃脘疼痛者，加良姜、广木香（女子用香附）；头晕耳鸣者，加天麻、夏枯草。

（四）胸中气塞饮邪挟痰

1. 四诊摘要

胸闷短气，头晕目眩，胸胁支满，咳逆吐涎，小便不利，舌苔薄白，舌质淡，脉沉细。

2. 辨证分析

本证因寒邪犯肺，胸中气塞，饮邪挟痰所致。本证为胸痹之轻症，所以只出现胸中气塞短气，尚未发展到胸痛。短气是由于水气阻滞所致，因肺主通调水道，水道不通，则阻碍其呼吸之路，故发生短气。《金匮要略补注》曰："胸痹既有虚实，又有轻重，故痹之重者，必彻背彻心者也，轻者不然，然而何以亦言痹，以其气塞而不舒，短而弗畅也。"《医宗金鉴·胸痹心痛短气病脉证治》曰："胸痹胸中急痛，胸痛之重者也，胸中气塞，胸痹之轻者也。胸为气海，一有其隙，若阳邪干之则化火，火性气开不病痹也。若阴邪干之则化水，水性气阖，故令胸中气塞短气，不足以息，而胸痹也。"

饮邪者，乃脾阳不运，以致水饮停聚。阳明经脉走胸，少阳经脉走胁，因经气既虚，水饮凝聚，影响经气输注，所以胸胁支满；头晕目眩，为饮邪上冒所致，咳逆吐涎为水饮上逆之故；小便不利，乃肾阳不能气化之故；舌苔脉象均为胸中气塞与饮邪之象。《金匮要略方论本义》曰："此痰饮之在胃，而痞塞阻碍及于胸胁，甚至支系亦苦满，而上下气行愈不能利，清阳之气不通，眩晕随之矣。此虽痰饮之邪未尝离胃，而病气所侵，已如斯矣。"

3. 论治法则

宣肺利水，疏利胃气。

4. 首选方剂

茯苓杏仁甘草汤、橘枳姜汤合方。方解：茯苓化水逐饮，杏仁利肺气，甘草和胃气，使中富有权，肺气畅利，则水饮多消。《金匮要略补注》曰："……茯苓逐水，杏仁散结，用之当矣，又何于甘草，盖以短气则中土不足也，土为金之母也。"陈皮理气，枳实泄满，生姜温胃行水。曹颖甫曰："……湿痰阻气，以疏气为主，而橘皮、枳实以去痰。"（《金匮要略发微》）《神农本草经》曰："茯苓主胸胁逆气，杏仁主下气，甘草主寒热邪气，为治胸痹之轻剂。"

注：本证一属于饮，一属于气滞，这主要是以病机方面而言。而在临证中，二者不能截然分开。因此，二方合之而用，但临证也不应拘泥于此，可以分用，也可以与栝蒌薤白汤配伍运用。

5. 备用方剂

苓桂术甘汤。方解：方中茯苓健脾，渗湿利水为主药；桂枝通阳化气，温化水饮为辅药；白术健脾燥湿为佐药；甘草补脾益气，调和诸药为使药。四味合用，温运脾阳，可为治本之剂。《金匮要略》曰："病痰饮者，当以温药和之……短气有微饮，当从小便去之。"《删补名医方论》曰："茯苓淡渗逐饮出下窍，因利而去，故用以为君，桂枝通阳疏水走皮毛，从汗而解，故以为臣，白术燥湿，佐茯苓消痰以除支满，甘草补中，佐桂枝建土以制水邪也。"

6. 随症加减

呃逆者，酌加枳壳、竹茹、半夏；大便不实者，枳实易枳壳；有浮肿者，酌加薏苡仁、冬瓜皮、大腹皮、防己以健脾利湿。

（五）郁怒伤肝气结胸膺

1. 四诊摘要

急躁易怒，心胸满闷，虚里隐隐作痛，头目、少腹胀痛，口苦咽干，呕恶不食，舌边红，苔薄黄，脉弦数。

2. 辨证分析

肝主疏泄，性喜条达，由于精神刺激，郁怒伤肝，而使肝脏疏泄功能过亢，肝气横逆上冲气结胸中，故见心胸满闷；气郁不畅，虚里隐隐作痛；气机不升不降，头目、少腹皆胀痛；肝气横逆，犯胃克脾，胃不纳，脾不运，故呕恶不食，肝气化火，故见口苦咽干，舌边红，苔薄黄，脉弦数。

3. 论治法则

平肝理气，清热泻火。

4. 首选方剂

龙胆泻肝汤（《医宗金鉴》）。方解《金匮翼》："肝火盛而胁痛者，肝火实也，其人气急善怒。"郁怒伤肝，肝气横逆上冲，气结胸中不得疏泄，从而化火，疾患生焉。方用苦寒之龙胆草泻肝胆之火，柴胡疏肝开郁，和解退热，二者同用泄肝疏肝，平肝皆寓意其中；黄芩、栀子泻热除烦；木通、车前子、泽泻清利湿热；阳邪伤阴劫液，肝体阴而用阳，故用生地黄、当归柔肝养肝，刚脏济之以柔，甘草和中解毒，"益用甘味之药"，肝气得疏得平，肝火得清得泻，肝脏得柔得养，方证合拍，收平肝理气、清热泻火之功效。

5. 备用方剂

柴胡疏肝散（《景岳全书》）。方解：柴胡、炙甘草、枳壳、白芍乃仲景名方四逆散，能疏肝理气，调解心胸气机郁滞，胀闷不舒；柴胡配枳壳，一升一降，调畅气机；白芍伍甘草，疏缓心胸挛痛；香附理血中之气而循常道而行；川芎气中血药，活血兼理气，不失为备用方剂。

6. 随症加减

胸闷心痛甚者，加炒蒲黄、五灵脂、降香；热盛者，加牡丹皮、栀子；胃痛反酸者，加黄连、吴茱萸；舌苔白厚腻者，加苍术、草豆蔻；便秘者，加生大黄。

（六）怒火伤肝气瘀停胸

1. 四诊摘要

急躁易怒，气逆胸闷，心胸憋闷刺痛，痛引肩背内侧，口唇指甲青紫，舌紫或有瘀点、瘀斑，脉细涩或见结代。

2. 辨证分析

喜怒不节，情志内伤，怒火伤肝，气逆于上，郁积胸中，气滞而致血瘀，胸阳不能宣通，怒气、痰浊、瘀血阻塞心络，故心胸憋闷刺痛；心肺同居上焦，肺失肃降，故见气逆胸闷；手少阴心经循肩背而行，故痛引肩背内侧；舌紫或有瘀斑，脉细涩，为气滞血瘀所致；脉或见结代，乃心阳不足且有气滞之征。

3. 论治法则

平肝降气，活血化瘀。

4. 首选方剂

通窍治血汤（《医林改错》）。方解：本证病机乃气滞血瘀，心阳痹阻，不能舒展，宜选用降气通络、活血化瘀、辛香化浊之药予之，通窍活血汤乃首选。方用川芎活血行气止痛，其辛香走散之力最强，张元素谓其"上行头目，下达血海"通达气血；赤芍活血，长于治疗血滞；桃仁破血行瘀；红花活血散瘀；大枣建中和胃，固其生化之源；老葱、鲜姜用其辛香之性味，行气化浊；尤妙用麝香走窜通闭，开窍镇痉，通络止痛，胸痹、心痛发作者，投之即止。用黄酒作煎，其辛温走窜之力，有助于降气、活血。全方九味药有降气、止痛、活血、化瘀之功效。

5. 备用方剂

冠心苏合丸（《中华人民共和国药典》）。方解：苏合香理气宽胸；乳香活血祛瘀，疗血滞之痛；檀香降气，又可清阳明之热，还可化太阴之湿；冰片通窍，散火止痛；青木香理气滞，"塞者通之"最为所长。诸药合用，有理气宽胸，活血通络，宣痹止痛之功效，常法炼蜜为丸，有缓图之意也。

6. 随症加减

胸闷不舒者，加瓜蒌、薤白、桂枝；畏寒肢冷者，加附子、肉桂；短气乏力者，加人参、炙甘草；胸膺刺痛明显，舌有瘀斑者加丹参、三七；舌苔白腐者加石菖蒲、郁金。

（七）阴寒厥冷遏阻心阳

1. 四诊摘要

胸痛胸闷，心痛彻背，背痛彻心，四肢厥冷，喜暖喜温，面色苍白，或紫暗灰滞，爪甲青紫，脉沉紧，或结代，舌质淡或青紫。

2. 辨证分析

本证因先天禀赋不足，或后天折丧太过，阳气大虚，阴寒之气上冲，即《素问·举痛论》所指之"寒气客于背俞之脉……其俞注于心，故相引痛。"所以心痛牵引及背，背痛牵引及心，相互牵掣，疼痛剧烈，发作有时，经久不瘥。《金匮要略心典》曰："心背彻痛，阴寒之气，遍满阳位，故前后牵引作痛，沈氏云：'邪感心包，气应外俞，则心痛彻背，邪袭背俞，气从内走，则背痛彻心。俞脏相通，内外之气相引，则心痛彻背，背痛彻心'"。又因寒气厥逆，病位偏下，病程较长，以痛为主，故四肢厥冷，爪甲青紫，脉象沉紧等，其他如面色苍白、喜暖喜温等均为阴寒之象。

3. 论治法则

扶阳通痹，峻逐阴邪。

4. 首选方剂

赤石脂丸。方解：乌头、附子、川花椒、干姜均为大辛大热之品，用之驱寒止痛，并用赤石脂温涩调中，收敛阳气，使寒去而正不伤。《医宗金鉴》曰："既有附子之温，而复用乌头之迅，佐干姜行阳，大散其寒，佐蜀椒下气，大开其邪，恐过于大散大开，故复佐赤石脂入心，以固涩而收阳气也；《成方切用·祛寒门》曰："此乃阴寒之气，厥逆而上干，横格于胸背经脉之间，牵连痛楚，乱其气血，扰其疆界……仲景用蜀椒、乌头，一派辛辣，以温散其阴邪，然恐胸背既乱之气难安，而即于温药队中，取用干姜之温，赤石脂之涩，以填塞厥气所横冲之新隧，俾胸之气自行于胸，背之气自行于背，各不相犯，其患乃除。"

5. 备用方剂

回阳饮。方解：方中人参大补元气，补气固脱；附子大辛大热，为祛寒之要药；配以炮姜辛苦大热，守而不走，散寒力大；佐以甘草和中益气，诸味合之，以达回阳复阴。《中医内科学杂病证治新义》曰："本方为固气温阳之剂，人参补气固脱为主，四逆汤之温里回阳为辅，故用于虚脱，四肢厥冷，脉搏沉伏微弱者，有兴奋强壮强心之作用。"此方适合于胸痹心痛阴寒厥逆之象者。

6. 随症加减

寒邪冷气入乘心络，或脏腑暴感风寒上乘于心，令人猝然心痛或引背脊，甚者终年不瘥者用《医学启源》桂附丸，即赤石脂丸加桂枝，"每服 30 丸，温水下，觉至痛处即止，若不止加至 50 丸，以止为度；若是朝服，至午后再进 20 丸，若久心痛，每服 30 丸至 50 丸"。

胸痛并有瘀血征象者，酌加活血定痛之味，如川芎、赤芍、降香、乳香、延胡索、荜茇；肤冷自汗甚者，加黄芪、龙骨、牡蛎等。

若胸痛时缓时急，时觉胸中痞闷，并兼有其他湿象者，乃属寒湿留着，宜用薏苡附子散，以温化寒湿。若胸痹心痛，寒中三阴无脉者，回阳救急汤加猪胆汁，以其苦入心而通脉；泄泻者加升麻、黄芪；呕吐加姜汁，吐涎沫加盐炒吴茱萸。

（八）气滞血瘀脉络闭阻

1. 四诊摘要

胸闷心痛，短气，喘息，心烦善恐，口唇、爪甲青紫，皮肤暗滞，苔白或干，舌质青紫，舌尖边有瘀点，脉细涩结代。

2. 辨证分析

本证为胸痹日久所致气滞血瘀之象。胸阳闭阻，气血逆乱，血脉不通，血行不畅，心失所养，则心气不足，气衰血涩，故血脉运行不利，进而导致瘀血塞络。如《血证论》所述："气为血之帅，血随之而运行，血为气之守，气得之而静谧，结则血凝。"血凝"在于脉，则血凝而不流"（《素问·痹论》），气滞血瘀则不通，"不通则痛"，于是症见胸闷心痛，喘息，咳嗽，咯血，爪甲青紫，血瘀日久化热，烘热晡热，烦躁闷乱；当心气不匀，则出现结代脉；舌青紫、尖边瘀点为血瘀脉络之征。

3. 论治法则

行气活血，化瘀通络。

4. 首选方剂

血府逐瘀汤。方解：方中当归、川芎甘温辛散，养血通经活络；配生地黄之甘寒，和血养阴；合赤芍、红花、桃仁、牛膝活血祛瘀，通利血脉；柴胡以疏肝解郁，桔梗宣肺和气，以通百脉；枳壳理气，即"气为血帅，气行则血行"。总之，此方具有桃红四物汤与四逆散二方之综合作用，不仅能行血分之瘀滞，又善于解气分之郁结，活血而不耗血，祛瘀又能生新。此方适用于胸痹心痛之气滞血瘀重者。

5. 备用方剂

加味丹参饮。方解：丹参化瘀，檀香、砂仁调气，青皮行气；百合清心安神；乌药顺气止痛，川楝子理气止痛，郁金行气解郁、破瘀血。本方适用于气郁日久，瘀血停着胸痹心痛，气滞血瘀之轻者。

6. 随症加减

气郁化火，烦躁眩晕，口苦咽干者，酌加牡丹皮、桑叶、炒栀子、生石决明以清肝潜阳，若瘀血严重，疼痛剧者，但正气未衰，可酌加三棱、莪术、穿山甲（代）、土鳖虫破血消坚之味，或用蒲黄、五灵脂等份研细末冲服。《医学实在易·补遗并外备方》曰："治心痛血滞作痛，蒲黄、五灵脂（等份），生研每服三钱，酒煎服。"若有呕者，酌加三七、花蕊石等化瘀止血药；舌苔黄腻，口苦者，先用温胆汤加藿香、佩兰、杏仁、薏苡仁，清热利湿，苔化再用活血化瘀方。

（九）心阴不足

内热灼营

1. 四诊摘要

胸闷心痛，心悸怔忡，虚烦不眠，躁扰不宁，五心烦热，潮热盗汗，呼吸气短，或急促困难，口干饮少，咳嗽少痰，偶有咯血，尿赤便结，头晕目眩，苔少或干或无苔或剥苔，舌质红绛或青紫，脉细数或结代。

2. 辨证分析

本证为忧虑过度，气郁化火，火灼阴津，心阴不足之证。即所谓阴虚则生内热。《体仁汇编》曰："心虚则热收于内，心虚烦热也。"内热灼营，症见心悸、怔忡，虚烦不眠，五心烦热，躁扰不宁，《丹溪心法》曰："怔忡者血虚，怔忡无时，血少者多。"阴虚必耗伤阴血，血不养心，故胸闷心痛；阴虚则阳浮，神明失濡，故头晕目眩，《东垣十书》曰："心君不宁，化而为火……津液不行"，故内热灼津，则咳嗽痰少，咯血，尿赤便结；心虚日久，则心肺俱病，肺气损伤，故呼吸困难，少气无力；脉舌之征均为心阴亏损之故。

3. 论治法则

滋阴除烦，养心宁神。

4. 首选方剂

天王补心丹。方解：生地黄、玄参滋阴清虚热除烦，使心不为虚火所扰，为主药；辅以丹参、当归补血养心；党参、茯苓益心气；柏子仁、远志安心神，使心血足而神自藏，佐以天冬、麦冬之甘寒滋阴液以清虚养心；五味子、酸枣仁之酸温以敛心气，桔梗载药上行；朱砂入心安神，共以滋阴养血，补心阴。《删补名医方论》曰："心者主火，而所以主者神也，火盛则神困。心藏神，补神者必补其心，补心者必消其火，而神始安。补心丹故用生地黄……取其下足少阴以滋水，主水盛可以伏火（制约火势，不使偏亢），此非补心阳，补心之神耳……清气无如柏子仁，补血无如酸枣仁……参苓之甘以补心气，五味之酸，以收心气，二冬之寒，以清气分之火，心气和而神自归矣。当归之甘，以补心血，丹参之寒以生心血，玄参之咸，以清血中之火，血足而神自藏矣。更加桔梗为舟楫，远志为向导，和诸药，入心而安神明……"本方适用于胸痹心痛之心阴血不足，又兼心神不宁者。

5. 备用方剂

百合固金汤。方解：百合、生地黄、熟地黄滋润肺肾之阴，肾阴足则能交通心肾为主药；麦冬助百合以润肺止嗽；玄参助生地黄、熟地黄以滋肾清热为辅药，当归、白芍养血和阴；贝母、桔梗清肺化痰为佐药；甘草协调诸药。以上诸味合而用之，阴液充足，使心阴得养。

6. 随症加减

心悸怔忡，睡眠不宁者，酌加龙齿、首乌藤，以养心安神，口燥咽者，酌加石斛以养胃阴；阳亢内热甚者，酌加焦柏、黄芩以降相火；神情躁扰者，酌加朱砂、龙骨、琥珀，以镇静安神；舌红苔剥，脉细数者，酌加肥玉竹、磁石等养阴潜阳；盗汗严重者，酌加生龙骨、地骨皮以退虚热。

（十）心气不足心阳虚损

1. 四诊摘要

心痛憋闷，心悸短气，面色㿠白，言语轻微，精神萎靡，一身尽肿，四肢无力，形寒肢冷，自汗纳少，小便不利，舌苔薄自，舌质淡，脉沉无力，或细或结代。

2. 辨证分析

本证因劳累疲乏，耗损心气，从而造成心气虚，心阳虚。心阳不足，气血运行不畅，心脉阻滞，则心痛憋闷；心气不足，心气虚弱，因虚而悸，故心悸气短，脉细而弱，《伤寒明理论》曰："其气虚者，由阳气内弱，心下空虚，正气内动而为悸也"；气来不匀，则脉有结代；心阳虚，则气不足，故精神萎靡；心阳不足，卫外之气不固，则自汗；阳虚则外寒，故有形寒肢冷；阳虚水泛，膀胱气化不利，故一身尽肿，小便不利，舌苔薄白，舌质淡亦为心阳不足之象。吴昆曰："夫面色萎白，则望之而知气虚矣，言语轻微，则闻之而知其气虚矣，脉切之而知其气虚矣。"

3. 论治法则

补养心气，温煦心阳。

4. 首选方剂

保元汤。方解：人参益气，黄芪固表，甘草和中，桂枝助阳，其中人参得桂枝之引导，则益心气之功更显，桂枝得甘草之和平，则温心阳而调理气血，所谓气虚不愈，诸药无效者，唯有益脾补肾。本方用人参、黄芪、甘草补中益气，恢复胃气，心气方得以而升，再酌以肉桂温下焦元阳，两顾脾肾。脾为后天之本，运化水谷之精微，心得谷气，心血而足，肾为先天之本，肾阳充沛，温煦心阳和心气，从而达到补心气，温煦心阳之功。本方适用于胸痹心痛之气怯者。

5. 备用方剂

四君子汤加附子、肉桂。方解：四君子汤甘温益气，健脾养胃；附子、肉桂温经散寒，使脾阳健运，心阳亦升，心气充足，因而气返血生，即所谓"阳旺则能生阴血"（《脾胃论》）。本方用于胸痹心阳虚，心气不足者适合。

6. 随症加减

精神萎靡，阳虚气怯甚者，可重用人参、黄芪；心痛甚者或阵发性心痛，酌加上油肉桂，丹参、川芎；呼吸气促而喘者，酌加蛤蚧、五味子；心悸失眠重者，酌加龙骨、牡蛎、酸枣仁、茯神等；头面、四肢浮肿者，酌加茯苓皮、冬瓜皮等利水之品。

（十一）心肾阴虚津伤蚀气

1. 四诊摘要

心悸不宁，心烦易怒，短气，失眠艰寐，五心潮热，颧红口干，目眩，头晕耳鸣，盗汗口干，舌红少津，脉细数。

2. 辨证分析

究其病因，或为中焦脾胃虚弱，纳呆食少，或脾失健运，水谷精微不能濡养五脏六腑，皆可引起血的化源不足，心血、阴精、津液不足，造成心阴虚；或为大吐、大泻、大失血之后，导致心阴亏虚；或为热病后期，热邪伤阴，累及肾阴，故肾阴虚和心阴虚，每多同时互见，谓之心肾阴虚；或为七情内伤，"五志化火"，暗耗肾精阴血，导致心肾阴虚。是故心肾阴虚，水火未济，心火内动，犯扰神明，心神不定，故心悸不宁；心火亢盛，子病及母，肝火亢盛，故心烦易怒，失眠艰寐；肝火灼阴，肝体阴而用阳，"诸风掉眩，皆属于肝"，风阳上扰，故目眩、头昏；阴虚于下，阳亢于上，故颧红、口干，亢阳逼津外泄为盗汗；"阴虚者热生于内"，故见五心潮热，舌红少津，津伤蚀气，故见短气，细数脉，皆为阴虚之脉象也。

3. 论治法则

滋阴清火，养心安神。

4. 首选方剂

天王补心丹（《摄生秘剖》）。方解：本方组成药物多为养阴安神药，生地黄、天冬、麦冬、玄参养阴精，增津液；丹参、当归补血养心，旨在补益心肾之阴而治其本；人参、茯苓补益心气；远志、柏子仁、酸枣仁宁心安神；五味子酸收，耗散心神，非敛不救，点睛之药，独具巧思；桔梗乃舟楫之品，载药上行，直达神明之府，更用朱砂为衣，入心安神。诸药协用，有滋阴清火，养心安神的功效。

5. 备用方剂

七福饮（《景岳全书》）。方解：全方旨在益气养阴，宁心安神。人参、熟地黄相伍为两仪膏，益气、养阴、补血；当归、白术、炙甘草活血通络，健脾和胃，三药同伍、通心阳、利经脉、善治心悸不宁；酸枣仁、远志安神宁心。药仅七味，配伍得当。功效益气养阴，宁心安神。

6. 随症加减

心悸甚者，加入磁石、龙齿；腰酸遗精者，加山茱萸、巴戟；挟有瘀热者，加牡丹皮、泽兰；眩晕耳鸣者，加天麻、钩藤；头痛者，加白芷、荷叶。

（十二）阴阳两虚气血不继

1. 四诊摘要

胸闷心痛，夜卧憋醒，短气心悸，自汗，口干少津，头晕耳鸣，食少倦怠，腰酸肢软，恶风肢冷，或手足心热，夜尿频数，舌质红或黯，舌苔少或少津，脉弦细无力，或结代。

2. 辨证分析

本证因患胸痹已久，久病耗伤气血。气血两亏，血行不畅，心气不继，故见胸闷心痛，夜卧憋醒，心悸短气，舌质黯，脉来结代；阴血不足，则头晕耳鸣，手足心热；阳气虚衰，则食少倦怠，腰酸膝软，恶风肢冷，夜尿频数；苔薄少津，脉细弱。《长沙方歌括》曰："以患者正气大亏，无阳以宣其气，更无阴以养其心，此脉结代，心动悸之所由来也。"

3. 论治法则

益气补血，滋阴复脉。

4. 首选方剂

炙甘草汤。方解：炙甘草甘温，益气补中，化生气血，以复脉之本，为主药；党参、大枣补气益胃，以助气血生化之源；生地黄、阿胶、麦冬、火麻仁补心血，养心阴，以充养血脉；桂枝合炙甘草，以壮心阳，合生姜以通血脉，使血行旺盛，共为辅佐之味。诸药合用，心气复而心阳通，心血足而血脉充，从而达到益气养阴。《注解伤寒论》曰："补可以去弱，人参、甘草、大枣之甘，以补不足之气；桂枝、生姜之辛，以益正气……麻仁、阿胶、麦冬、地黄之甘，润经益血，复脉通心也。"

5. 备用方剂

八珍汤。方解：党参甘温，补中益气；白术甘苦温，健脾助运；茯苓甘淡，合白术健脾渗湿，炙甘草甘温，益气补中，化生气血；熟地黄滋肾补血；当归补血养阴；白芍养血和阴；川芎活血行气。总之，四物治血虚，四君治气虚，更用生姜、大枣调和营卫，使气血互为生长，故本方适合于胸痹心痛之气血双亏者。

6. 随症加减

阴虚阳亢，头晕耳鸣，心烦易怒者，酌加钩藤、桑叶、牡丹皮、炒栀子；心神不宁，烦躁惊悸失眠者，酌加茯神、酸枣仁、远志、合欢皮、桑叶等，亦可加沉香、郁金、延胡索等以行气止痛；大便溏者，去火麻仁加酸枣仁，以养心宁心；心悸甚者，可酌加龙齿、朱砂，以镇心安神。

（十三）心阳欲脱肺心衰竭

1. 四诊摘要

胸闷气憋，心痛频发，咳嗽喘息，吐血咯血，语言低微，冷汗淋漓，肢厥肤冷，重则神志昏蒙，沉睡不醒，或神昏谵语，舌质青紫或紫绛，苔少或黄燥，脉沉细虚数无力，或出现怪脉（鱼跃、雀啄、弹石……）。

2. 辨证分析

本证因病程日久，元气大亏，心脉瘀阻已极，心阳欲脱而致肺心衰竭之证。心气衰败，又肺气将竭，故气血瘀阻，症见胸闷气憋，心痛频发；气机不畅，则咳喘不宁，语言低微；阳气外散，阴不内守，则吐血、咯血；心阳耗尽，阳不达四末，则肢厥肤冷，汗为心之液，汗多则亡阳；真阳欲脱，真元外散，则神志昏蒙，沉睡不醒，或神昏谵语；舌脉之征，为血瘀络阻，真元告罄，阴阳绝离之象。余无言曰："少阴之脉沉，无不可一刻缓也。脉沉一证，不论在太阴、少阴，总属于阳虚，此即心脏衰弱之表现。"（《伤寒论新义》）

3. 论治法则

回阳救逆，益气固精。

4. 首选方剂

参附汤。方解：病势危笃，此时若不急用大温大补之味，不足回阳救脱，故方中以人参大补元气为主药，附子温壮真阳为辅佐药。二药合用，相得益彰，具有回阳固脱之功。方中药味较少，但药量宜重，以资药力迅速而功专。《删补名医方论》曰："补后天之气无如人参，补先天之气不如附子，此参附汤之所由立也……二药相须，用之得当，则能瞬息化气于乌有之乡，顷刻生阳于命门之内，方之最神捷者也。"本方适合于阳气暴脱，危在顷刻之胸痹心痛之急救，待至阳气来复，病情稳定之后，视病之转机，再行他法调理之。

5. 备用方剂

回阳救急汤。方解：本方附子大辛大热，温壮真阳，祛寒散邪为主药；人参大补元气为辅药；干姜温中散寒，协助附子加强回阳之力；肉桂温中散寒止痛；白术温健脾胃；茯苓渗湿；五味子生津敛汗；麝香芳香走窜，斩关直入，助参附姜桂以速奏殊功。诸味合之，功效回阳救逆，益气生脉。《成方切用·祛寒门》曰："寒中三阴，阴盛则阳微，故以附子姜桂辛热之药，祛其阴寒，而以六君温补之药，助其阳气，五味合人参，可以生脉，加麝香者，通其窍也。"本方适用于胸痹心痛阴寒内盛，阳气衰微而见四肢厥冷之主候。何秀山曰："此为回阳固脱，益气生脉之第一良方。"

6. 随症加减

喘急不得卧，为肾不纳气，酌加黑锡丹；脾阳亦虚者，加椒目、升麻、干姜；肺肾阴阳俱虚者，加五味子、蛤蚧尾；心神不宁并有瘀斑、唇绀、脉沉细涩者，加丹参、朱砂、琥珀、沉香；呕吐涎沫或少腹痛，加盐炒吴茱萸；无脉者，加猪胆汁一匙呕吐不止者，加姜汁。

（覃鹏飞）

第三节 不寐

一、定义

不寐即失眠，指经常不易入寐，或寐而易醒，时寐时醒，或醒而不能再寐，甚至彻夜不寐，醒后常见神疲乏力，头晕头痛，心悸健忘，心神不宁，多梦等症。由于外感或内伤等病因，致使心、肝、胆、脾、胃、肾等脏腑功能失调，心神不安而成本病。不寐在古代书籍中称为"不得眠""目不瞑"，亦有称为"不得卧"者。

二、历史沿革

《灵枢·大惑论》较为详细地论述了"目不瞑"的病机，认为"卫气不得入于阳，常留于阳。不得入于阴则阴气虚，故目不瞑矣"。《灵枢·邪客》对"目不瞑"更提出了具体的治法和方药："补其不足，泻其有余，调其虚实，以通其道而去其邪，饮以半夏汤一剂，阴阳已通，其卧立至。"这种治疗方法至今对于临床仍有一定的指导意义。《灵枢·营卫生会》还论述了老年人"不夜寐"的病因病机，认为"老者之气血衰，其肌肉枯，气道涩，五脏之气相搏，其营气衰少而卫气内伐，故昼不精，夜不瞑"。《难经·四十六难》认为老人"血气衰，肌肉不滑，荣卫之道涩，故昼日不能精，夜不得寐也"的观点基本与此相同，对我们认识和治疗"不寐"也有很重要的参考价值。

汉代张仲景对"不寐"的临床证候和治法有详细的论述，丰富了《内经》的内容。如："少阴病，得之二三日以上，心中烦，不得卧，黄连阿胶汤主之"（《伤寒论·辨少阴病脉证治》），"虚劳虚烦不得眠，酸枣仁汤主之"（《金匮要略·血痹虚劳病脉证治》）。前者是少阴病热化伤阴后的阴虚火旺证，后者是虚劳病虚热烦躁的不寐证。二方至今仍在临床广泛应用。

隋代巢元方《诸病源候论·大病后不得眠候》说："大病之后，脏腑尚虚，荣卫未和，故生于冷热。阴气虚，卫气独行于阳，不入于阴，故不得眠。若心烦不得眠者，心热也。若但虚烦，而不得眠者，胆冷也。"指出脏腑功能失调和营卫不和是不寐的主要病机所在，并结合脏腑功能的变化对不寐的证候作了初步的分类。唐代孙思邈《千金翼方·卷一》中记载了丹砂、琥珀等一些重镇安神药，以及在半夏秫米汤基础上，拟选温胆汤等治疗"大病后虚烦不眠"，为秦汉以来治疗不寐增添了新的内容。王焘《外台秘要·伤寒不得眠方四首》中说："虽复后仍不得眠者，阴气未复于本故也。"进一步阐明了在热病后，阴血耗损是引起失眠的常见原因，并收录了较多治疗失眠的方剂。

宋代许叔微《普济本事方·卷一》论述不寐的病因说："平人肝不受邪，故卧则魂归于肝，神静而得寐。今肝有邪，魂不得归，是以卧则魂扬若离体也。"此说明肝经血虚，魂不守舍，影响心神不安而发生不寐。并针对这种病因创制真珠圆以育阴潜阳。在服药方法上，提出了"日午夜卧服"的观点，对临床确有一定的指导意义。

明代张景岳《景岳全书·不寐》指出："不寐证虽病有不一，然唯知邪正二字则尽之矣。盖寐本乎阴，神其主也。神安则寐，神不安则不寐。其所以不安者，一由邪气之扰，一由营气之不足耳；有邪者多实证，无邪者皆虚证。"明确提出了以邪正虚实作为本病辨证的纲要。并提出了"无邪而不寐者……宜以养营气为主治……即有微痰微火皆不必顾，只宜培养气血，血气复则诸证自退""有邪而不寐者，祛其邪而神自安也……仍当于各门求法治之"等治疗原则。他还指出饮浓茶可以影响睡眠的问题："饮浓茶则不寐……而浓茶以阴寒之性，大制元阳，阳为阴抑，则神索不安，是以不寐也。"明代李中梓《医宗必读·不得卧》对不寐的病因和治法论述亦颇具体而实用，他说："愚按《内经》及前哲诸论，详考之而知不寐之故，大约有五：一曰气虚，六君子汤加酸枣仁、黄芪；一曰阴虚，血少心烦，酸枣仁一两，生地黄五钱，米二合，煮粥食之；一曰痰滞，温胆汤加南星、酸枣仁、雄黄末；一曰水停，轻者六君子汤加菖蒲、远志、苍术，重者控涎丹；一曰胃不和，橘红、甘草、茯苓、石斛、半夏、神曲、山楂之类。大端虽五，虚实寒热，互有不齐，神而明之，存乎其人耳。"清代冯兆张《冯氏锦囊秘录·杂证大小合参·方脉不寐合参》对青年人和老年人睡眠状态不同的认识，提出了"壮年肾阴强盛，则睡沉熟而长；老年阴气衰弱，则睡轻而短"，说明不寐的病因又与肾阴的强弱有关。明代戴思恭《证治要诀·虚损门》有"年高人阳衰不寐"之论，说明不寐的病机与阳虚有关，其论点颇值得注意。其他如《类证治裁》、沈金鳌《杂病源流犀烛》、程国彭《医学心悟》、叶天士《临证指南医案》以及唐容川《血证论》等等，都以《内》《难》《伤寒》《金匮》等理论为指导，结合历代医家的观点和自己的临床经验，对不寐证的病因、病机、治法、方药等方面有所发挥，从而使不寐一证，从理论到实践，均有了比较系统的认识。

三、范围

不寐，是以失眠为主要表现的一种病证，西医学的神经症、高血压、脑动脉硬化、贫血、肝炎、更年期综合征以及某些精神病中凡是有失眠表现者，均可参考本篇的论述进行辨证治疗。

四、病因病机

人的正常睡眠是由心神所主，阳气由动转静时，人即进入睡眠状态；反之，阳气由静转动时，人即进入清醒状态。清代林佩琴《类证治裁·不寐论治》中说："阳气自动而之静，则寐；阴气自静而之动，则寤。"可见，人的正常睡眠是阴阳之气自然而有规律的转化的结果。如果这种规律遭到破坏，就可能导致不寐发生。张景岳在《景岳全书·不寐》中也持这种观点不寐的病因病机大致可分为外感和内伤两方面。由外感引起者，主要见于热病过程中；由内伤引起者，则多由于情志不舒、心脾两虚、阴虚火旺、心肾不交、心虚胆怯、痰热内扰、胃气不和所引起。一般来说，因外感所致的不寐，实证较多；因内伤所致的不寐，虚证为主。本篇着重论述内伤所致的不寐，现将其病因病机分析如下。

1. 情志所伤

情志活动以五脏的精气为物质基础。情志之伤，影响五脏，都有可能使人发生不寐，尤以过喜、过怒、过思和过悲更为常见。因为这些情志的活动往往耗损五脏的精气，使脏腑功能失调。其中与心、肝、脾三脏关系最为密切。心藏神，劳心过度，易耗血伤阴，心火独炽，扰动神明；或喜笑无度，心神涣散，神魂不安，均易发生不寐。肝藏血，血舍魂。由于数谋而不决，或暴怒伤肝，或气郁化火，皆可使魂不能藏，从而发生不寐。脾藏意，主思，思虑过度则气结，气机不畅，必然影响脾的健运功能，以致气血化源不足，不能养心安神，以致不寐。

2. 心脾两虚

劳心过度，伤心耗血；或妇女崩漏日久，产后失血；病后体虚，或行大手术后，以及老年人气虚血少等等，均能导致气血不足，无以奉养心神而致不寐。正如《景岳全书·不寐》中说："无邪而不寐者，必营血之不足也，营主血，血虚则无以养心，心虚则神不守舍。"

大吐、大泻、饮食、劳倦等伤及脾胃，致使胃气不和，脾阳不运，食少纳呆，气血化生的来源不足，无以上奉于心，亦能影响心神而致不寐。如清代郑钦安《医法圆通·不卧》所说："因吐泻而致者，因其吐泻伤及中官之阳，中官阳衰，不能运津液而交通上下。"

3. 心肾不交

心主火，肾主水，肾水上升，心火下降，水火既济，心肾交通，睡眠才能正常。《清代名医医案精华·陈良夫医案》对此有所论述："心火欲其下降，肾水欲其上升，斯寤寐如常矣。"若禀赋不足，或房劳过度，或久病之人，肾精耗伤，水火不济，则心阳独亢，心阴渐耗，虚火扰神，心神不安，阳不入阴，因而不寐。

4. 血虚肝旺

清代唐容川《血证论·卧寐》说："肝病而不寐者，肝藏魂，入寤则魂游于目，寐则魂返于肝。若阳浮于外，魂不入肝，则不寐，其证并不烦躁，清醒而不得寐，宜敛其阳魂，使入于肝。"说明肝病不寐是由于血虚肝旺，魂不守舍。暴怒伤肝，或肝受邪后，而致不寐者均属同一病机。

5. 心虚胆怯

平时心气素虚者，遇事易惊，善恐，心神不安，终日惕惕，酿成不寐。正如《类证治裁·不寐论治》中说："惊恐伤神，心虚不安。"若胆气素虚，决断失司，不能果断处事，忧虑重重，影响心神不宁，亦可导致不寐。《素问·奇病论篇》中说："此人者，数谋虑不决，故胆虚气上溢而口为之苦。"又因胆属少阳，具升发之气，胆气升，十一脏之气皆升，各脏腑的功能即能正常活动。若胆气虚者，十一脏皆易受其影响，尤以心为甚，心神不安，则生不寐，正所谓"凡十一脏取决于胆也"（《素问·六节脏象论篇》）。胆虚则少阳之气失于升发，决断无权，则肝气郁结，脾失健运，痰浊内生，扰动神明，不能入寐。正如明代戴思恭《证治要诀·不寐》中所云："有痰在胆经，神不归舍，亦令不寐。"心虚胆怯引起的不寐症状，主要是虚烦不眠，《杂病源流犀烛·不寐多寐源流》中说："心胆惧怯，触事易惊……虚烦寐。"

6. 痰热内扰

唐容川《血证论·卧寐》中说："肝经有痰，扰其魂而不得寐者，温胆汤加枣仁治之。"《类证治裁·不寐论治》中说："由胆火郁热，口苦神烦，温胆汤加牡丹皮、栀子、钩藤、桑叶。"《景岳全书·不寐》引徐东皋语："痰火扰乱，心神不宁，思虑过伤，火炽痰郁而致不眠者多矣。"说明痰热内扰，也是引起不寐的一个病机。

7. 胃气不和

饮食不节，宿食停滞，或肠中有燥屎，影响胃气和降，以致睡卧不安，而成不寐。《素问·逆调论篇》有"胃不和则卧不安"的论述。

不寐主要和心、肝、脾、肾关系密切。因血之来源，由水谷精微所化生，上奉于心，则心得所养；受藏于肝，则肝体柔和；统摄于脾，则生化不息。调节有度，化而为精，内藏于肾，肾精上承于心，心气下交于肾，阴精守于内，卫阳护于外，阴阳协调，则神志安宁。若思虑劳倦伤及诸脏，精血内耗，心神失养，神不内守，阳不入阴，则每致顽固不寐。

五、诊断与鉴别诊断

（一）诊断

1. 发病特点

本病多为慢性病程，缠绵难愈。亦有因急性因素而起病者。

2. 临床表现

本证患者以夜晚不易入眠或寐而易醒，醒后不能再寐，重者彻夜难眠为主要表现，常伴有心悸、头晕、健忘、多梦、心烦等症状及隔日精神萎靡。经各系统和实验室检查未发现有影响睡眠的其他器质性病变。

（二）鉴别诊断

1. 健忘

指记忆力差，遇事易忘的一种病证，可伴有不寐，但以健忘为主证，不寐仅是因难以入眠而记忆力差。

2. 百合病

百合病临床也可表现为"欲卧不能卧"，但与不寐易区别，它以精神恍惚不定、口苦、尿黄、脉象微数为主要临床特征，多由热病之后，余热未尽所致，其与不寐的伴随症状也有差别。

六、辨证论治

（一）辨证

1. 辨证要点

（1）辨病机：若患者虽能入睡，但夜间易醒，醒后不能再寐者，多系心脾两虚；心烦失眠，不易入睡，又有心悸，口舌糜烂，夜间口干者，多系阴虚火旺；入睡后易于惊醒，平时善惊，易怒，常叹气者，多为心虚胆怯或血虚肝旺等。

（2）辨脏腑：由于所受脏腑不同，表现的兼证也有差异，必须抓住脏腑病变的特点。例如，除不寐主诉之外，尚有不思饮食，或食欲减退，口淡无味，饭后即胃脘胀闷，腹胀，便溏，面色萎黄，四肢困乏，或嗳腐吞酸等一系列症状者，多属脾胃病变；若兼多梦、头晕、头痛、健忘等症状者，则其病在心。

（3）辨虚实：虚证多属阴血不足，责之心、脾、肝、肾。实证多为肝郁化火，食滞痰浊，胃腑不和。

（4）辨轻重：患者少寐或失眠，数日即安者属轻症；若彻夜不眠，数日不解，甚至终年不眠者则病情较重。

2. 证候

［心脾两虚］

（1）症状：患者不易入睡，或睡中多梦易醒，醒后再难入寐，或兼见心悸、心慌、神疲、乏力、口淡无味，或食后腹胀，不思饮食，面色萎黄。舌质淡，舌苔薄白，脉缓弱。

（2）病机分析：由于心脾两虚，营血不足，不能奉养心神，致使心神不安，故失眠、多梦、醒后不易入睡；血虚不能上荣于面，所以面色少华而萎黄；心悸、心慌、神疲、乏力均为气血不足之象；脾气虚则饮食无味，脾不健运则食后腹胀，胃气虚弱则不思饮食，或饮食减少；舌淡，脉缓弱，均为气虚、血少之象。

［阴虚火旺］

（1）症状：心烦，失眠，入睡困难，同时兼有手足心发热，盗汗，口渴，咽干，或口舌糜烂。舌质红，或仅舌尖红，少苔，脉细数。

（2）病机分析：心阴不足，阴虚生内热，心神为热所扰，所以心烦、失眠、手足心发热；阴虚津液不能内守，所以盗汗；心阴不足，则虚火上炎，所以口渴、咽干、口舌糜烂；舌质红，脉细数，为阴虚火旺之征，舌尖红为心火炽。

［心肾不交］

（1）症状：心烦不寐，头晕耳鸣，烦热盗汗，咽干，精神萎靡，健忘，腰膝酸软；男子滑精阳痿，女子月经不调。舌尖红，苔少，脉细数。

（2）病机分析：心主火在上，肾主水在下，在正常情况下，心火下降，肾水上升，水火既济，得以维持人体水火、阴阳之平衡。水亏于下，火炎于上，水不得上济，火不得下降，心肾无以交通，故心烦不寐；盗汗，咽干，舌红，脉数，头晕耳鸣，腰膝酸软，均为肾精亏损之象。

［肝郁血虚］

（1）症状：难以入寐，即使入寐，也多梦易惊，或胸胁胀满，善太息，平时性情急躁易怒。舌红，苔白或黄，脉弦数。

（2）病机分析：郁怒伤肝，肝气郁结，郁而化热，郁热内扰，魂不守舍，所以不能入寐，或通宵不眠，即使入睡也多梦惊悸；肝失疏泄，则胸胁胀满，急躁易怒，善太息。舌红苔黄、脉弦数为肝郁化火之象。

［心虚胆怯］

（1）症状：虚烦不得眠，入睡后又易惊醒，终日惕惕，心神不安，胆怯恐惧，遇事易惊，并有心悸、气短、自汗等症状。舌质正常或淡，脉弦细。

（2）病机分析：心气虚则心神不安，终日惕惕，虚烦不眠，眠后易惊醒，心悸、气短、自汗；胆气虚则遇事易惊，胆怯恐惧；舌质淡，脉弦细，为心胆气虚、血虚的表现。

[痰火内扰]

（1）症状：失眠，心烦，口苦，目眩，头重，胸闷，恶心，嗳气，痰多。舌质偏红，舌苔黄腻，脉滑数。

（2）病机分析：肝胆之经有热、有痰，则口苦、目眩；痰火内盛，扰乱心神，所以心烦、失眠；痰瘀郁阻气机，所以头重、胸闷、恶心、嗳气；舌质红，舌苔黄腻，脉滑数，为痰热之象。

[胃气不和]

（1）症状：失眠兼食滞不化的症状，如脘腹胀满或胀痛，时有恶心或呕吐，嗳腐吞酸，大便异臭，或便秘，腹痛。舌苔黄腻或黄燥，脉弦滑或滑数。

（2）病机分析：饮食不节，胃有食滞未化，胃气不和，升降失常，故脘腹胀痛、恶心、呕吐、嗳腐、吞酸以致不能安睡，即所谓"胃不和则卧不安"；热结大肠，大便秘结，腑气不通，所以腹胀、腹痛；舌苔黄腻或黄燥，脉弦滑或滑数，均系胃肠积热的表现。。

（二）治疗

1. 治疗原则

（1）注意调整脏腑气血阴阳：不寐主要是由脏腑阴阳失调，气血失和，所以治疗原则应着重在调治所病脏腑及其气血阴阳，如补益心脾、滋阴降火、交通心肾、疏肝养血、益气镇惊、化痰清热、和胃化滞等。"补其不足，泻其有余，调其虚实"，使气血调和，阴阳平衡，脏腑的功能得以恢复正常。

（2）强调在辨证治疗的基础上施以安神镇静：不寐的关键在于心神不安，故安神镇静为治疗不寐的基本法则。但必须在平衡脏腑阴阳气血，也就是辨证论治的基础上进行，离此原则，则影响疗效。安神的方法有养血安神、清心安神、育阴安神、益气安神、镇肝安神，以及安神定志等不同，可以随证选用。

（3）注重精神治疗的作用：消除顾虑及紧张情绪，保持精神舒畅，在治疗中有重要作用，特别是因情志不舒或紧张而造成的不寐，精神治疗更有特殊作用，应引起重视。

2. 治法方药

[心脾两虚]

（1）治法：补益心脾，养心安神。

（2）方药：归脾汤。方中人参、黄芪补心脾之气；当归、龙眼肉养心脾之血；白术、木香、陈皮健脾畅中；茯神、酸枣仁、远志养心安神。脾虚便溏者，宜温脾安神，选用景岳寿脾煎。方中以人参、白术、山药、干姜温脾；炒酸枣仁、远志、莲子肉、炙甘草安神。偏于气虚者，可选用六君子汤加炒酸枣仁、黄芪。偏于血虚者，养血安神，可选用茯神散。

[阴虚火旺]

（1）治法：滋阴降火，清心安神。

（2）方药：常用黄连阿胶汤。方中以黄连、黄芩降火；生地黄、白芍、阿胶、鸡子黄滋阴，而收清心安神之功。此外，朱砂安神丸、天王补心丹亦可酌情选用。

[心肾不交]

（1）治法：交通心肾。

（2）方药：交泰丸。方中黄连清心降火，少佐肉桂，以引火归元，适用于心火偏旺者。若以心阴虚为主者，可用天王补心丹；如以肾阴虚为主者可用六味地黄丸加首乌藤、酸枣仁、合欢皮、茯神之类。

[肝郁血虚]

（1）治法：疏肝养血安神。

（2）方药：酸枣仁汤加柴胡。方中酸枣仁养肝血、安心神；川芎调畅气血、疏达肝气；茯苓、甘草宁心；知母清热除烦；酌加柴胡加强疏肝的作用。肝郁化火者，可用丹栀逍遥散加忍冬藤、首乌藤、珍珠母、柏子仁之类。

[心虚胆怯]

（1）治法：益气镇惊，安神定志。

（2）方药：可选安神定志丸加炒酸枣仁、首乌藤、牡蛎。亦可选用温胆汤加党参、远志、五味子、炒酸枣仁。心虚胆怯，昼夜不寐，证情重者，可选用高枕无忧散。

［痰火内扰］

（1）治法：化痰清热，养心安神。

（2）方药：可用清火涤痰汤。方中用胆南星、贝母、竹沥、姜汁化痰泄浊；柏子仁、茯神、麦冬、丹参养心安神；僵蚕、菊花息风定惊；杏仁、橘红豁痰利气。得效后可改为丸剂，服用一段时间，以巩固疗效。一般轻症可用温胆汤。

［胃气不和］

（1）治法：和胃化滞。

（2）方药：轻症可用保和丸或越鞠丸加山楂、麦芽、莱菔子。重症宜用调胃承气汤，胃气和，腑气通即止，不可久服。如积滞已消，而胃气未和，仍不能入睡者，可用半夏秫米汤，以和胃气。

3. 其他治法

（1）单方验方。

①炒酸枣仁 10 ~ 15 g，捣碎，水煎后，晚上临睡前顿服。

②炒酸枣仁 10 g，麦冬 6 g，远志 3 g，水煎后晚上临睡前服。

③酸枣树根（连皮）30 g，丹参 12 g，水煎 1 ~ 2 小时，分两次在午休及晚上临睡前各服 1 次，每日 1 剂。

（2）食疗：酸枣仁粥。炒酸枣仁 20 g，牡蛎 30 g，龙骨 30 g，粳米 100 g。先以 3 碗水煎煮酸枣仁、牡蛎、龙骨，过滤取汁备用，粳米加水煮粥，待半熟时加入药汁再煮至粥稠，代早餐食。适用于心脾两虚之不寐。

（3）中成药。

①归脾丸：6 g，每日 2 次。适用于心脾两虚之不寐。

②知柏地黄丸：6 g，每日 2 次。适用于阴虚火旺之不寐。

③逍遥丸：8 g，每日 2 次。适用于肝郁气滞或化火之不寐。

④保和丸：6 g，每日 2 次。适用于胃气不和之不寐。

（4）针灸。

①体针：主穴选四神聪、神门、三阴交；配穴选心脾两虚配心俞、脾俞，心肾不交配心俞、肾俞、太溪，心胆气虚配心俞、胆俞，肝阳上亢配太冲，脾胃不和配足三里。留针 30 分钟，每日 1 次，10 次为 1 个疗程。

②耳穴：主穴选神门、心、皮质下、垂前；配穴：心脾两虚配脾、小肠，心肾不交配肾，心胆气虚配胆，肝阳上亢配肝、三焦，脾胃不和配胃、肝，痰热内扰配耳背、心、脾。操作：将王不留行贴附于 0.6 cm×0.6 cm 大小胶布中央，用镊子夹住贴敷在选用的耳穴上，嘱患者每日自行按压 3 ~ 5 次，每次 3 ~ 5 分钟，使之产生酸麻胀痛感，3 ~ 5 日更换 1 次，双耳交替施治，5 次为 1 个疗程。

七、转归及预后

不寐一证，虽可分为心脾两虚、阴虚火旺、心肾不交、肝郁血虚、心虚胆怯、痰火内扰、胃气不和等若干证型，但由于人体脏腑是一个整体，在疾病状态下常可以互相影响，加之本病病程一般较长，故其转归变化亦多种多样。要之，不外虚实之间的转化和由某一脏腑病变而转致多脏腑的病变两方面。如肝郁气滞，疏泄不行，既可能因郁久化火而耗伤肝血，并进一步上灼心阴，下汲肾水；又可能因木横克土，影响脾胃运化功能，导致化源不足，而为心脾气血衰少；或因肝郁气滞、脾运不健而生痰留瘀，等等。

本病的预后，当视具体病情而定。病程不长，病因比较单纯，在治疗上又能突出辨证求本、迅速消除病因者，则疗效较好；病程长，证见虚实夹杂，特别是正难骤复而邪实又不易速去者，则病情往往易于反复，治疗效果欠理想，且病因不除或治疗失当，又易产生变证和坏证，如痰热扰心证者，如病情加重有成狂或癫之势。

八、预防与护理

首先应注意精神调摄，保持心情愉快，不要贪欲妄想，消除恐惧和顾虑，顺其自然，避免情绪波动，克服过度的紧张、兴奋、焦虑、抑郁、惊恐等不良情绪。同时睡眠环境宜安静，空气宜清新；忌烟酒，不喝浓茶。适当参加体力劳动，加强体育锻炼，增强体质；作息有序，养成良好的生活习惯。患病以后应尽早治疗，按时服药，掌握好服药时间，尤其重视睡前服药；可配合气功和心理治疗。

不寐患者的护理，服药方法很重要，为了使中药达到血内一定的浓度，起到安神镇静入睡的目的，一般早晨和上午不服药，只在午后或午休及晚上临睡前各服 1 次。这种服药方法，古人已有经验，临床常可收到较好的疗效。对于严重不寐或同时具有精神失常的不寐患者，要注意安全，以防意外发生。

九、现代研究

（一）当代中医学者治疗不寐的经验总结

周绍华辨证治疗不寐。木郁火旺宜疏肝、泻火、定神志，治疗用丹栀逍遥散加灵磁石、淡竹叶以疏肝解郁，泻火除烦，安神定志。湿热内扰宜清热、化湿、安心神，治宜柴芩温胆汤加石菖蒲、炒远志以清热化湿，疏肝利胆，宁心神。阴虚火旺宜滋阴、养血、宁心神，治用天王补心丹或酸枣汤合逍遥散加减以疏肝解郁，调理气血，养心安神。心脾两虚宜益气、养血、安心神，治用归脾汤加减。

田令群从火论治不寐。从心火论治：方用二阴煎加减，药用生地黄、麦冬、酸枣仁、玄参、茯苓、黄连、木通等，如胸中懊忱，加淡豆豉、栀子以清热泻火，镇心安神，若肝火炽盛者方用龙胆泻肝汤加减。从痰火治：证属痰热内蕴型不寐，治以化痰清热，和中安神，予黄连温胆汤加减。从虚火论治：证属阴虚火旺型不寐，治以滋阴降火，清心安神，方用六味地黄丸加减。

石冠卿从肝论治不寐。不寐一证，人多责之于心。验诸临床，或效或不效。石老治疗不寐，在注重心神作用的基础上，擅长从肝论治。酸枣仁汤乃治疗不寐证之良药。该方首载于《金匮要略·血痹虚劳病脉证治》，方中酸枣仁滋养肝阴，安养心神为君药；川芎疏理肝之气血，与君药酸辛相成，收散相协；知母养阴清热除烦，茯苓安神宁心，甘草调和诸药；全方具有养肝宁神之效。另加合欢皮、首乌藤、珍珠母，标本同治而显效。石老认为在诸多安神药中，以首乌藤作用最佳，此品善于养血，故用于血虚所致之失眠尤其适宜。

王翘楚从五脏治不寐。王氏倡导脑主神明，肝主情志，心主血脉，五脏皆能致不寐的学术思想。主张失眠证从肝论治，在临床取得显著疗效。心病不寐，平肝解郁治。①先予疏肝解郁，理气活血治之。处方：柴胡、煅龙骨、煅牡蛎、天麻、钩藤（后下）、郁金、石菖蒲、葛根、川芎、赤芍、白芍、丹参、麦冬、首乌藤、远志肉、灯芯草。②肝病不寐，平肝清邪同治。处方：炒柴胡、生龙骨、生牡蛎、郁金、石菖蒲、延胡索、金铃子、葛根、川芎、赤芍、白芍、丹参、白花蛇舌草、蒲公英、首乌藤、生酸枣仁、茯神。③脾胃病不寐，疏肝健脾论治。处方：桑叶、菊花、郁金、石菖蒲、生黄芪、党参、茯苓、生甘草、鸡内金、生麦芽、焦山楂、木香、黄连、肉豆蔻、赤芍、白芍、丹参、制何首乌。④燥咳不寐，从平肝润肺治。处方：羚羊角粉（吞）、桑叶、白菊花、生牡蛎、天麻、钩藤（后下）、蝉蜕、白僵蚕、炙白部、炙款冬、旋覆花、代赭石、生地黄、知母、赤芍、白芍、郁金、首乌藤、合欢皮、焦山楂、茯神。⑤肾虚不寐，平肝活血寓固肾。处方：冬桑叶、白菊花、天麻、钩藤、葛根、川芎、柴胡、生龙骨、生牡蛎、赤芍、白芍、丹参、郁金、炒枳壳、生地黄、知母、山茱萸、菟丝子、金樱子、首乌藤、合欢皮、生酸枣仁。

张磊论治顽固性不寐。他提出，顽固性不寐多因脏阴亏虚，痰火内伏，神不守舍，魄不归位，魂不潜藏所致。与心、肺、肝关系密切。治以滋阴润脏，清热化痰为主。药物有生地黄、百合、麦冬、炒酸枣仁、黄连、胆南星，茯神、生龙骨、生牡蛎、半夏、小麦、大枣、甘草。方中重用生地黄、百合，取百合地黄汤之意。

祝谌予治疗不寐。祝老认为肝郁血虚，魂不守舍，心神不安而发生不寐，治当疏肝和胃，养血安神，方选逍遥散加减。痰热内扰，肝经有痰，扰其魂而不得寐者，用十味温胆汤。祝氏经验方，不同于《证治准绳》中的十味温胆汤。方中半夏燥湿化痰，和胃止呕；陈皮理气和中，燥湿化痰；茯苓健脾利湿；炙甘草益气和中；枳实下气行痰；竹茹清热化痰；石菖蒲、远志豁痰开窍；酸枣仁、五味子收敛心气，养血安神，加入对药夏枯草与半夏、女贞子与墨旱莲，实有交通阴阳之妙。瘀血阻滞，因思虑郁结日久，气与血结而为瘀，瘀血不去则眠终不安。方中当归、赤芍、川芎，活血化瘀，以祛滞血。气为血帅，气行则血行，广木香、白芍行气柔肝；葛根、丹参伍用活血化瘀，滋润筋脉；沙参、麦冬、五味子养阴润燥，使瘀祛而不伤阴血；白蒺藜、木贼草清肝明目，共收活血化瘀、行气消滞之功。心肾不交，处方：石菖蒲、远志、生龙骨、半夏、夏枯草、女贞子、墨旱莲、葛根、郁金、酸枣仁、龟甲、百合、丹参。阴虚内热，处方：当归、麦冬、五味子、钩藤、菟丝子、生地黄、熟地黄、黄芩、黄檗、黄连、沙参、续断、生黄芪、白头翁、桑寄生。

（二）多道睡眠图用于中医证型分析

多道睡眠图被用于不寐的中医证型分析。对心肾不交型及心脾两虚型患者，分别进行了多道睡眠图检查与睡眠问卷，发现两型患者睡眠参数存在差异。心脾两虚型与心肾不交两型睡眠效率均明显下降，但心脾两虚型 REM 潜伏期缩短，REM 期减少，心肾不交型 REM 潜伏期缩短而 REM 期正常或增加，S1期增加，两者与正常比较有显著意义，因此认为 REM 期与 S1 期可作为辨证分型或鉴别的实验室检查依据之一。

十、小结

不寐病位在心，主要指神明之心，与肝、胆、脾、胃、肾关系密切。病类分虚实两类。病性有虚有实，但以虚证居多，病久多虚实夹杂。病机关键为阳不入阴。本病发生主要由情志所伤，劳逸过度，久病体虚，饮食不节，五志过极所引起。临床症状有轻重之别，轻者仅入寐不酣，重者彻夜不寐。虚证不寐多责之心脾两虚、阴虚火旺、心胆气虚，治疗宜补益心脾，滋阴降火，益气镇惊为法，同时佐以养血安神之品，方用归脾汤、黄连阿胶汤、安神定志丸等治疗。实证不寐多责之痰火内扰，治疗当清热化痰，常佐以重镇安神之品，方用清热涤痰汤之类。

（覃鹏飞）

第四节　病毒性心肌炎

因病毒引起的心肌炎性改变称为病毒性心肌炎。临床表现轻微者可无症状，一般多有轻重不同的心慌、胸闷、气短、乏力等症，重危者可发生心力衰竭、心源性休克，乃至猝死。本病可见于各年龄组，正常成人可能发病率为5%，其中40岁以下占75% ~ 80%，男性较女性多见，其比例为（1.3 ~ 1.62）∶1。

根据本病的发病特点和临床表现，主要与中医学"心悸"（怔忡）、"心痹""温病"相关。

一、发病机制

（一）中医学认识

中医学认为，病毒性心肌炎乃为外感诱发的内伤疾病，其发病涉及内外二因。外因为心邪病毒（简称"邪毒"），此为六淫时邪，均具有从外感受、四季皆可发病、有表证等相同处，但邪毒还有侵心性、易耗气伤阴（血）、深伏不易骤除、反复缠绵等特点。内因为正气虚弱、心气不足，其形成固与体质有关，然多数起于劳累诱因，所谓"劳则气耗"。本病的病理机制为心气虚弱，肺卫功能失调，时邪病毒乘袭，心功能紊乱，心脏御敌之力削弱，邪毒得以入血循脉、客留舍心，心脏之气不得其正而发病，其中心气虚弱为关键因素。心气虚弱，日久伤阴，可致气阴两虚；心气虚弱，运血无力，可致瘀血阻滞；心病及脾，一则气血生化乏源，而致心脾气血两虚；一则脾病失健，水湿不化，痰湿内生；若心虚及肺，卫外失固，可反复感受外邪，致使病毒性心肌炎反复发作，迁延难愈；若心虚及肾，命门火衰，不能制水，水邪泛滥肌肤则水肿，凌心射肺则见喘逆危证；若心阳暴脱则可致猝死。综上可知，心气虚是影响病毒性心肌炎发生、发展、转归、预后的基本病理。

（二）西医学认识

各种病毒均可导致病毒性心肌炎，常见的依次为柯萨奇、埃可、流行性感冒、流行性腮腺炎及脊髓灰质炎病毒等。其中以柯萨奇 B 组病毒最重要。本病常因细菌感染、营养不良、剧烈运动、过度疲劳、妊娠和缺氧等诱因存在条件下发病或反复。

病毒性心肌炎的发病机制有三：一是病毒和（或）其毒素对心肌的直接损伤，而致心肌纤维溶解、坏死、水肿及炎症细胞浸润。二是免疫变态反应损伤，包括细胞免疫和体液免疫，前者如 T 淋巴细胞功能及其亚群比例的异常，细胞因子系统的异常，即致敏性 T 淋巴细胞损伤心肌细胞；后者如抗心肌特定抗原分子的自身抗体，其靶抗原包括 ANT（心肌线粒体 ADP/ATP 转运载体蛋白）、肌球蛋白、热休克蛋白、线粒体 M_7、支链 a 酮酸脱氢酶复合体、β 受体、M_2 胆碱能受体；又如抗细胞受体抗原的抗体，实验已证明，抗 $β_1$ 受体抗体和抗 M_2 受体抗体都可通过与其相应受体的免疫作用损伤心肌功能；再如抗细胞内抗原的抗体，例如抗 ANT 抗体能通过干扰 ANT 的转运功能，引起心肌细胞能量代谢平衡失调，损伤心肌功能。抗 ANT 抗体与膜钙蛋白具有交叉反应性，能够引起心肌细胞钙超负荷，导致细胞毒性损害；此外，流行病学调查发现病毒性心肌炎有家族聚集性，在有遗传基因的人群中，心肌肌凝蛋白可能是导致病毒感染后心肌炎的一种自身抗体。以上证明本病为一种器官特异性自身免疫性疾病。三是细胞介导的细胞毒性亦被认为是病毒性心肌炎心肌损伤的主要机制之一，如穿孔素。

二、诊断

（一）诊断标准

源自 1995 年全国心肌炎、心肌病专题研讨会制定的"成人急性病毒性心肌炎诊断参考标准"。

（1）在上呼吸道感染、腹泻等病毒感染后 1~3 周或急性期出现心脏表现，如严重乏力（心排血量降低）、第一心音明显减弱、舒张期奔马律、心包摩擦音、心脏扩大、充血性心力衰竭或阿-斯综合征等。

（2）上述感染后 1~3 周或与发病同时新出现的各种心律失常和（或）心电图异常，而在未服抗心律失常药物前出现下列心电图改变者。

①房室传导阻滞、窦房传导阻滞或束支传导阻滞。

②2 个以上导联 ST 段呈水平型或下斜型下移 ≥ 0.05 mv，或多个导联 ST 异常抬高或有异常 Q 波。

③多源、成对室性期前收缩，自主性房性或交界性心动过速，持续或非持续阵发性室性心动过速，心房或心室扑动、颤动。

④2 个以上以 R 波为主的导联 T 波倒置、平坦或降低小于 R 波的 1/10。

⑤频发房性期前收缩或室性期前收缩。

注：具有①~②任何一项即可诊断。具有④或⑤项，以及无明显病毒感染史者，还须具有以下指标之一，以助诊断。

⑥有下列病原学依据之一：a. 第 2 份血清中同型病毒抗体滴度较第 1 份升高 4 倍（2 份血清应相隔 2 周以上），或一次抗体效价 ≥ 640 者为阳性，320 者为可疑（如以 1 ∶ 320 为基础则宜以 ≥ 256 为阳性，128 为可疑阳性，根据不同实验室标准做决定）。b. 病毒特异性取 IgM1 ∶ 320 者为阳性（按各实验室诊断标准，但需在严格质控条件下）。上述①、②如同时有同种病毒基因阳性者，更支持有近期病毒感染。c. 单有血中肠道病毒核酸阳性者，可能为其他肠道病毒感染。d. 从心内膜、心肌、心包或心包穿刺液中测出肠道病毒或其他病毒基因片段。

⑦左心室收缩功能减弱（经无创或有创检查证实）。

⑧病程早期有 CK、CK-MB、AST、LDH 增高，并在急性期中有动态变化。如有条件可进行血清心脏肌钙蛋白 I 或肌钙蛋白 T、肌凝蛋白轻链或重链测定。对尚难明确诊断者可长期随访。在有条件时可作心内膜心肌活检、进行病毒基因检测及病理学检查。

（二）鉴别诊断

在考虑病毒性心肌炎诊断时，应除外甲状腺功能亢进、二尖瓣脱垂综合征及影响心肌的其他疾患，如风湿性心肌炎、中毒性心肌炎、冠心病、结缔组织病、代谢性疾病，以及克山病（克山病地区）等。

（三）分型与分期

1. 分型

根据病毒性心肌炎的不同临床表现，本病大致可分以下 7 型：隐匿型、猝死型、心律失常型、心力衰竭型、暴发型、慢性心肌炎和后遗症型。

2. 分期

根据病情变化和病程长短，病毒性心肌炎可分为 4 期。

（1）急性期：指新近发病。临床症状明显而多变，病程多在 6 个月以内。

（2）恢复期：临床症状和心电图改变等逐渐好转，但尚未痊愈，病程一般多在 6 个月以上。

（3）慢性期：部分患者临床症状、心电图、X 线、酶学等检查呈病情反复或迁延不愈，实验室检查有病情活动的表现者，病程多在 1 年以上。

（4）后遗症期：患心肌炎时间久，临床无明显症状，但遗留较稳定的心电图异常，如室性期前收缩、房室或束支传导阻滞、交界区性心律等。

三、中医治疗

（一）辨证论治

（1）邪毒侵心证：发热恶风，鼻塞流涕，咽痒喉痛，咳嗽咯痰，心悸胸闷，气短乏力，舌尖红、苔薄黄，脉浮数或促。

证候分析：邪毒乃外感之邪，从皮毛、口鼻循经入肺，郁于肌表则发热恶风，侵犯肺之外窍则鼻塞、流涕、咽痒喉痛；外邪犯肺宣降失司、津凝成痰则咳嗽咯痰；邪毒由肺卫肌表侵入血脉，循脉舍心，心神失宁则心悸；耗伤正气则气短乏力；心肺郁滞，胸阳失展则胸闷；邪毒性热故见以上舌、苔、脉。

治法：疏风清热解毒，益气滋阴宁心。

方药：银翘散合生脉饮加减。药用金银花 10 g，连翘 12 g，板蓝根 15 g，荆芥 10 g，丹参 15 g，生甘草 6 g，太子参 15 g，麦冬 12 g。

方解：银花、连翘、板蓝根清热解毒；荆芥疏风发汗逐邪，太子参、麦冬益气滋阴，扶正达邪；丹参养血活血，因心主血，心被邪侵，血行必受其碍，活血则有利正气恢复，又可助驱邪之力；生甘草清热解毒，助正达邪。

加减：表寒重，症见恶寒、畏风明显、苔薄白者，加防风 10 g，紫苏 10 g，肺窍不利，症见咽喉痛甚者，加桔梗 6 g，山豆根 10 g；湿热蕴脾，症见泄泻腹痛、苔黄腻者，加黄连 5 g，木香 10 g，黄芩 12 g；心络不和，症见胸痛者，加炒延胡索 12 g，矾郁金 12 g；心气虚甚，症见心悸怔忡者，加炙黄芪 12 g，炙甘草 9 g。

本证型除见于病毒性心肌炎初发时，还可见于其他各期伴发感冒、肠炎时。

（2）心气虚弱证：心慌，胸闷隐痛，气短，乏力，不耐活动，自汗，易外感。舌质淡、苔薄白，脉细弱或结代。

证候分析：心气虚弱，推动血行之力不足，故心慌、气短、乏力；动则耗气，故不耐活动；气虚不能固摄津液，营卫失和，故自汗；气虚卫外失固，故易外感；气虚血运失畅、络脉不和，故胸痛、胸闷；气虚血不上承，故舌淡、薄白苔表示无热象；气虚血不充脉，故脉细弱，脉气不相顺接，故脉结代。

治法：补益心气。

方药：举元煎加减。药用党参 12 g，炙黄芪 15 g，炒白术 12 g，炙甘草 6 g，当归 10 g，炙桂枝 6 g，炒白芍 10 g，苦参 15 g。

　　方解：党参、黄芪、白术、甘草补益心气；桂枝、白芍调和营卫，固表止汗，甚符《难经》："损其心者，调其营卫"之旨；桂枝温通心阳，又可增强益气功能；当归养血活血，行血中瘀滞；苦参辨病用药，抗病毒、抗期前收缩，尚能制约以上药物的温热燥性之弊。

　　加减：气虚甚，见气短、乏力明显者，加太子参 12 g，增加黄芪用量至 30 g；气虚及阳，症见肢冷不温，怕冷，加淫羊藿 12 g，熟附子 6 g；气阳欲脱，症见气喘，倚息不得卧，大汗淋漓，四肢厥冷，脉微欲绝，加熟附片 10 g，人参（另炖）10 g，煅龙骨 30 g，煅牡蛎 30 g；瘀血较显，见胸痛、舌紫者，加三七 9 g、丹参 15 g；兼脾胃不和，症见脘痞、便溏者，加木香 9 g，砂仁（后下）3 g。

　　（3）气阴两虚证：症状：心悸怔忡，胸闷气短，神疲乏力，失眠多梦，口舌干燥，咽部不适。舌淡尖红少津，苔薄白或淡黄，脉细数或结代。

　　证候分析：气虚鼓动力弱、阴伤营亏不能养心，故心悸怔忡；心虚宗气不足，故胸闷、气短、乏力、神疲；心阴亏虚、虚热内扰、心神不宁，故失眠多梦；阴虚液亏、津不上承，故咽不适，口舌干燥；气虚则舌淡苔薄白，脉结代，阴亏则尖红少津，苔淡黄，脉细数。

　　治法：益气滋阴，养心安神。

　　方药：人参芍药散加减。药用太子参 15 g，炙黄芪 15 g，麦冬 10 g，玉竹 10 g，白芍 10 g，炙甘草 5 g，山萸肉 10 g，石菖蒲 10 g，板蓝根 30 g。

　　方解：太子参、黄芪、炙甘草补心气；麦冬、玉竹、白芍滋心阴；山萸肉益气滋阴，收敛正气；石菖蒲宁心安神；板蓝根清利咽喉，清热解毒。

　　加减：阴虚明显，症见烦扰不宁，手足心热者，加生地黄 15 g，莲子心 3 g；夹有痰火，症见口苦、苔黄腻者，加黄连 3 g，竹沥半夏 10 g；本证进一步发展至气血阴阳俱亏时，症见面黄无华、畏寒者，加炙桂枝 9 g，阿胶（烊化）10 g，当归 10 g，去玉竹、板蓝根，增甘草量为 10 g，夹有瘀滞，症见胸痛，舌质暗红，或瘀斑、瘀点者，加丹参 15 g，炒延胡索 12 g；兼胃气郁滞，症见脘痞闷胀，纳少不馨者，加陈皮 9 g，炒枳壳 10 g。

（二）中成药

　　（1）生脉注射液。

　　①适应证：主要用于病毒性心肌炎气阴两虚证。

　　②用法：生脉注射液 20 ~ 60 mL 加入 5% 或 10% 葡萄糖液 250 ~ 500 mL，静脉滴注。每日 1 次，10 ~ 15 天为 1 个疗程。

　　（2）黄芪注射液。

　　①适应证：适用于本病各期表现气虚证为主者。

　　②用法：黄芪注射液 20 ~ 30 mL 加入 5% 或 10% 葡萄糖液 250 ~ 500 mL，静脉滴注。每日 1 次，10 ~ 15 天为 1 个疗程。

　　（3）丹参注射液。

　　①适应证：适用于本病各期表现血行失畅者。

　　②用法：丹参注射液 20 ~ 40 mL 加入 5% 或葡萄糖液 250 ~ 500 mL，静脉滴注。每日 1 次，10 ~ 15 天为 1 个疗程。

　　（4）双黄连注射液。

　　①适应证：适用于本病急性期及其他各期并发外感风热证时。

　　②用法：双黄连注射液 3.6 g 加入 5% 葡萄糖液，静脉滴注。每日 1 次，5 ~ 7 天为 1 个疗程。

　　（5）养心氏片。

　　①适应证：用于本病以气虚为主证者。

　　②用法：本品每次 4 ~ 6 片，口服，每日 2 ~ 3 次。

　　（6）补心气口服液。

　　①适应证：用于本病以气虚为主证者。

　　②用法：本品每次 1 支，口服，每日 2 次。

（7）玉屏风口服液。

①适应证：用于本病反复外感属卫表不固证者。

②用法：本品每次 1 支，口服，每日 2 次。

（8）滋心阴口服液。

①适应证：用于本病心阴不足证。

②用法：本品每次 1 支，口服，每日 2 次。

（9）心可舒。

①适应证：用于本病兼有瘀血证及胃气不和者。

②用法：本品每次 4 片，口服，每日 3 次。

（10）复方丹参滴丸

①适应证：用于本病兼有气滞血瘀证，特别是胸闷症状明显时。

②用法：本品 10 粒，舌下含服；亦可每次 10 粒，口服，每日 3 次。

（11）心宝

①适应证：用于本病气阳虚证，尤适宜心跳缓慢者。

②用法：本品每次 1 粒，口服，每日 3 次；必要时每次 1～2 粒，舌下含服。

（12）磁朱丸

①适应证：用于本病各期表现心动过速者。

②用法：本品每次 3～5 g，口服，每日 2～3 次。

（13）环常绿黄杨碱

①适应证：用于本病各期出现期前收缩时。

②用法：本品每次 3～6 片，口服，每日 3 次。

（三）专病方

（1）解毒化瘀益心汤：黄连 5 g，焦山栀、当归、川芎、郁金各 10 g，丹参 30 g，连翘、赤芍、黄芪、党参各 15 g，甘草 5 g。以上药水煎 2 次，取汁 300 mL；每次服用 150 mL，每日 2 次，早、晚饭后服。适用于病毒性心肌炎属气血两虚、心脉瘀阻、邪毒内侵证者，多见于急性期。

（2）普济消毒饮加减方：黄芩、山栀、牛蒡子、僵蚕、麦冬各 8～12 g，陈皮、连翘、桔梗各 7～10 g，甘草、薄荷各 2～6 g，玄参、金银花各 10～20 g，板蓝根 10～20 g。煎服法同上，日 1 剂。适用于急性病毒性心肌炎及其他各期伴发风热外感证时。

（3）牡蛎百合清心汤：牡蛎、太子参、淮小麦、百合、蒲公英各 30 g，黄芩、藏青果、麦冬各 10 g，大枣 7 枚，地丁草、丹参各 20 g，五味子、甘草各 6 g。煎服法同上，日 1 剂。适用于病毒性心肌炎后遗症期、频发室性期前收缩者。

（4）复律汤：西洋参 6 g，麦冬 15 g，玉竹 12 g，五味子 8 g，龙眼肉 12 g，柏子仁 12 g，酸枣仁 12 g，生龙骨、生牡蛎各 15 g，丹参 15 g。煎服法同上，日 1 剂。适用于病毒性心肌炎后心律失常，以气阴两虚为主证者。

（5）抗心律失常方：以丹参 20～40 g，苦参 10～20 g、炙甘草 20～50 g 为基本方，如属热毒侵心证，合银翘散加减；属气阴不足证，合生脉饮加减；属气滞血瘀证，合血府逐瘀汤加减；属痰湿内阻证，合二陈汤加桂枝、瓜蒌为主。煎服法同上，日 1 剂。适用于病毒性心肌炎以心律失常为主要表现者。

（6）大补元煎：人参 12 g，山药 20 g，熟地黄 20 g，山萸肉 12 g，枸杞子 15 g，当归 12 g，杜仲 9 g，炙甘草 12 g，以上为基本方。偏气虚者，加黄芪；烦躁者，加川黄连、莲子心；胸闷明显者，加菖蒲、郁金；胸痛者，加三七、红花；舌红无苔者，改人参为西洋参，并加龟甲、鳖甲。煎服法同上，日 1 剂。适用于病毒性心肌炎的慢性期。

（7）益心灵：黄芪 30 g，绞股蓝 30 g，枸杞子 12 g，淫羊藿 15 g，虎杖根 30 g。煎服法同上，日 1 剂。适用于病毒性心肌炎细胞免疫低下及免疫功能失调者，临床见胸闷、心慌、气急、乏力，以及心律失常等患者。

（8）益心宁：黄芪、益母草2份，炙甘草、麦冬、合欢皮、磁石各1份，制成糖浆口服液，每毫升合生药3.28 g。每日60 mL，分2次口服，疗程1个月。煎服法及适应证均同上。

（9）参白口服液：由人参、麦冬、苦参、白茅根、赤芍等组成每支10 mL，合生药量2 g/mL，每日2次，每次2支，口服，1个月为1个疗程。适用于病毒性心肌炎后遗症，表现气阴两虚、瘀血痰阻证者。

（10）芪冬颐心口服液：由黄芪、麦冬、人参、生地黄、桂枝、紫石英、丹参、金银花、淫羊藿组成，每次服该口服液20 mL，每日3次，疗程4周。适用于病毒性心肌炎属气阴两虚证，对心电图的期前收缩、ST段下降、T波改变有效。

（11）抗心肌炎期前收缩方：黄芪15 g，黄精12 g，酸枣仁20 g，丹参20 g，苦参15 g，紫草15 g，甘松5 g等组成。煎服法同上，日1剂。用于病毒性心肌炎表现为各种期前收缩、证属心气虚或气虚血瘀者。

（四）针灸

（1）体针：主穴取内关、巨阙、膻中，配穴取足三里、郄门、神门、心俞、通里等穴。其中巨阙、膻中宜用温针法，内关应将针尖向心方向进针，使针感循经上行，愈近心区疗效愈显。每日或隔日1次，留针20分钟，10次为1个疗程。急性期出现厥脱症状时，若属热毒闭窍，加针刺人中、十宣；属阳气欲脱，加灸百会、神阙和关元。慢性期心动过速者，取侠白、手三里；心动过缓者，取通里、内关；阵发性房颤，加阴郄。

（2）耳针：取心、肺、胸、神门、皮质下、内分泌、肝、肾、胆等穴。探明穴位后消毒，以毫针刺入1分许，捻转半分钟，留针10～20分钟，每日1次，12次为1个疗程。或用王不留行籽压于穴位，胶布固定，每日用手指捏压贴药处2～3次，每次1～3分钟，以耳部稍有痛感为度。心悸发作时，也可用手指即时按压以止悸。3～5日换药1次。

（五）临证要点

（1）关于治法方药：我们认为病毒性心肌炎的治疗原则是扶正祛邪，以扶正为基础。扶正即补心气，助心阳，滋心阴，养心血，以补心气为主导；祛邪即托解邪毒，通血脉。由于本病的关键是心气虚弱，因此治疗中心是补益心气，其意不仅是运用"气虚宜掣引之"的正治法以补其不足，同时发挥益心气以达邪、护心、固卫等综合治理方面。药用人参或党参、黄芪、甘草、山茱萸。其中人参大补元气，又可定惊，若不用人参可以党参代，其药力弱，需加重分量。黄芪善补胸中大气，能显著改善本病胸闷、气短乏力等宗气不足症状。甘草为补气复脉主药，且可解毒与调和诸药。山茱萸酸收，补气滋阴兼敛气以防心气耗散，以上各药相伍，则补气之力甚宏。若仍感补气之力不够或虑人参的副作用，则可用有"南方人参"之称的绞股蓝，此药具有补气、养阴、活血、清热解毒等多种功能，药理证明具有调节血压保护缺血心肌，增强心肌收缩性能，提高机体免疫力，镇静等功效，故特适用于病毒性心肌炎。此外，可用通阳化气，温运经脉，降逆定悸的桂枝，亦可加强补气功能。

心邪病毒是直接原因，当用解毒法扶之，常予板蓝根、大青叶、紫草、苦参以人血分祛邪解毒。上药虽属苦寒，但败胃化燥不著，长期使用而无积弊。著名老中医朱锡棋也认为治疗病毒性心肌炎，不可忽视病毒因素，而推崇"大青叶等"，若邪毒甚可加连翘、金银花、重楼等。

病毒性心肌炎的治疗常佐以滋阴、养血、活络之品。因患者每每夹有显性或隐性阴血虚及血行不畅之证。此外，用滋阴养血药还取"善补阳者必于阴中求阳，则阳得阴助而生化无穷"之理，冀建"阴平阳秘"之功。药选麦冬、玉竹，其性清润补而不腻，倘阴虚重则加生地黄、玄参。养血活络用当归、芍药。当归乃血中气药，补中有行，芍药尚可敛阴定悸，合用补血活络效增；若血滞较明显，可加丹参、鸡血藤。

（2）临床用药经验点滴：因个体素质，时令节气和邪毒轻重之差异，病毒性心肌炎临床见症多种多样，有些颇难处理，有些苦于乏效。对此，我们认为，在认清病毒性心肌炎基本病理、常用大法及方药基础上，又需知常达变"圆机活法"和"药随证变"，不囿于套路，多方位地去思辨施治，方能取得理想疗效。现就临诊常见症的处理简述如下。①关于期前收缩：常单用或联用下列各类药。一是重用甘草，常规量 15 g 左右，甚达 30 g 以上。二是用调和营卫的桂枝、芍药、大枣、丹参。三是选用归心经的重镇药如紫石英、朱砂、珍珠母、青龙齿等。四是用开窍化痰的菖蒲、南星、远志、矾郁金。五是选祛风息风的蝉蜕、僵蚕、防风、钩藤。六是用清热解毒的黄连、苦参等。七是用活血化瘀的蒲黄、延胡索、琥珀。八是用药理证明有抗期前收缩作用的黄连、苦参、甘松、常山、茵陈、桑寄生等。②关于外感：医者常为患者反复外感所难，如用下法常可避之。一是未病时坚持长期服用丹溪的玉屏风散，或黄芪口服液以固卫实表。二是一旦接触感冒患者或感冒流行时，即服常规量的羚羊感冒片、银翘解毒片等 2 ~ 3 日。三是稍露外感端倪如咽喉微痒，鼻轻塞，渐渐恶风时，便需服汤方积极正规治疗。四是如外感证势已成，则应全力以赴，认真对待，汤药加倍，每日 2 付，分 4 次服，卧床休息以养正祛邪。五是必须提请注意的是外感与邪毒不可混为一谈，外感证消解并非意味邪毒的祛除。③关于防止药物的副作用：病毒性心肌炎常需配合运用活血、理气、解表和清热类药。病毒性心肌炎常因心气不足，无力运行血液而致血行不利，少见明显的瘀血证，故一般禁用化瘀峻剂，以免伤正动血，多选当归、丹参、鸡血藤等养血活血药。本病常见胸闷症，此乃"气不虚不阻"所为，应该用补气药以求气足滞消目的，若妄用辛燥理气重剂香附、枳壳等，则有"虚虚"之害；如从反佐考虑，可适当配理气不耗气伤阴的佛手、玫瑰花、白残花等清轻之物。对本病的解表，不可过用辛温发汗，恐致大汗淋漓而生厥脱之变，一般仅用发汗力弱的荆芥、薄荷、葱白等类。再者忌大量长期投用苦寒之品，苦能劫阴液，寒可遏阳气，都可影响病毒性心肌炎的治疗效果。④关于用药时间：病毒性心肌炎患者常需较长时期服药治疗，这是本病心气虚的病理与邪毒特点决定的，故不能过早停药，以免复发或日后变生他病。一般对急性病毒性心肌炎患者需服至症状、体征消失或基本消失，心电图正常后继续用药 1 ~ 2 个月以图巩固。倘若此间病情有反复则服药时间还应延长。对于慢性期、后遗症期患者则应常年服药治疗。对相隔较长时间又复发者，可参照急性病毒性心肌炎用药时间处理。⑤关于生活指导：患者或因对本病认识不足，或因长期受疾病所累，心理状态欠稳定，常产生忧郁、恐惧、悲观、消极甚至失望情绪，这虽在常情之中，但却很不利于该病的痊愈。因心主神志的功能失调，会反过来加重器质性心脏病的严重程度，效应给予积极的心理疏导以协助药物治疗。要指导患者树立战胜疾病的信心，振奋精神，与医者密切合作，为治愈疾病努力。同时还应鼓励和督促患者注意生活规律化，起居要有常，并辅以体疗如气功、太极拳，辅以食疗如定时定量、高蛋白低脂肪易消化食物，另外在汤药中也可据证加入疏肝解郁除烦、养心安神定志之药以协建功。

四、西医治疗

1. 一般疗法

本病应注意休息，防止过劳。一般急性期应休息 3 个月。重症心肌炎，尤其是心脏扩大者更应严格卧床休息，时间延长至半年，直至心脏复常，症状消失，心电图、X 线检查无异常。

2. 改善心肌营养与代谢药物

辅酶 A 50 ~ 100 U 或肌苷 200 ~ 400 mg，每日肌内注射或静脉注射 1 ~ 2 次。细胞色素 C15 ~ 30 mg，每日静脉注射 1 ~ 2 次，该药应先皮试，无过敏者才能注射。三磷腺苷（ATP）或三磷酸胞苷（CTP）20 ~ 40 mg，肌内注射，每日 1 ~ 2 次，前者尚有口服及静脉制剂，剂量相同。辅酶 Q_{10} 每日口服 30 ~ 60 mg 或肌内注射及静脉注射 10 mg，每日 2 次。重症心肌炎可用 1.6- 二磷酸果糖（FDP）5 g 静脉滴注，每日 1 ~ 2 次。极化液疗法：10% 葡萄糖 500 mL 内加氯化钾 1 ~ 1.5 g，普通胰岛素 8 ~ 12 U 静脉滴注，每日 1 次，7 ~ 14 日为 1 个疗程，尤其适用于频发室性期前收缩者。

3. 抗病毒药物

吗啉胍 0.1 ~ 0.2 g，每日 3 次，口服。还有金刚烷胺、阿糖胞苷等，但疗效不确切而限制了应用。

4. 调节免疫药物

免疫核糖核酸 6 mg，皮下注射，每周 1 ~ 2 次，3 个月为 1 个疗程，以后每月 1 次，治疗 6 个月。胸腺素 2 ~ 10 mg，每日或隔日 1 次，肌内注射，症状改善后，改为每周 1 mg/kg，作长期替代治疗。聚肌胞 1 ~ 2 mg，每 2 ~ 3 日 1 次，肌内注射。转移因子 1 mg 加注射用水 2 mL，皮下或肌内注射，每周 1 ~ 2 次。人白细胞干扰素 1.5 ~ 2.5 万 U，每日肌内注射 1 次，7 ~ 10 日为 1 个疗程，可间隔 2 ~ 3 日再作 1 个疗程。

5. 肾上腺皮质激素

仅限用于严重心力衰竭、严重心律失常、休克及其他疗法效果不佳的患者。可用泼尼松 40 ~ 60 mg，每日 1 次，口服。氢化可的松 400 ~ 600 mg 加入 5% 葡萄糖水内静脉滴注，每日 1 次。地塞米松 10 ~ 30 mg，每日 1 次，分次静脉注射。

6. 其他治疗

病毒性心肌炎患者合并细菌感染者予以抗生素治疗。合并心律失常、心力衰竭和心源性休克者均应做相应处理。

五、预防与康复

（一）预防

本病的关键在于预防病毒感染。一般而言，病毒只有在受寒、过劳、营养不良、酗酒、细菌感染等情况下，机体抵抗力低下时诱发或加重本病，或发生反复。因此，养成良好的卫生、生活习惯，注意营养、加强锻炼、提高抗病功能，对本病的一级、二级预防均有重要意义。

（二）急性期

注意严格卧床休息，以减轻心脏负荷。

（三）维生素的补充

多食富含维生素 B、维生素 C 的水果、蔬菜及高蛋白饮食可提高人体抗御病邪的能力。

六、小结

防止疾病恶化，预防并发症的发生。少食高脂肪食品，宜高蛋白饮食。因为高维生素促进组织修复。

近年来中医药治疗研究 VMC，在承接以前经验的基础上继续深入，表现在文献数量的增多、质量的提高和疗效的佳良等方面，尤其是有严格科研设计的前瞻性研究，代表了 VMC 研究的发展方向，具有很强的指导性。但也存在某些方面的问题。一是中医的病因病机、辨证分型、治疗方法均不统一，而不利于临床和科研工作。二是对西医的诊断，或是未采纳已有的、公认的标准，如 1987 年全国心肌炎心肌病专题座谈会提出的成人急性病毒性心肌炎参考标准；或是在标准尺度的把握上不确、欠妥；或是对新诊断技术未及时运用，如具有病原学诊断意义的聚合酶链反应（PCR）技术等，以致不乏误、漏诊者。三是在疗效判定标准上，由于暂无统一的，由各家自行制订而降低了可信度。四是在对照组方面，或根本没有设立，或仅设自身与非随机同期对照，而缺乏可比性，有失客观性。五是对观察结果，运用统计学手段的少，说服力不强。六是给药途径单调，肌内、静脉制品虽已有可喜的开端，但品种有限；各地报道的专病专方专药不少，而商品化的不多，更谈不上系列化，远不能满足临床需求。

总之，以上这些问题因素都妨碍客观、公正地评价中医药治疗 VMC 的实际水平，不利于临床疗效的总结推广和研究工作的深入开展。为此，应在大量临床治疗基础上，建立统一的病名、病因、病机认识，制订和完善辨证分型和疗效评定标准，倡导良好的医德医风，强调临床资料的科学性、准确性，采用多指标观察，做出实事求是的评价。注意发挥中医药在抗病毒、调整免疫、改善心功能、增加超氧化物歧化酶、降低氧自由基等方面存在的巨大的潜力；注意挖掘名老中医丰富经验，以给 VMC 的临床、科研带来新思路、新方药、新理论。科研设计要严谨，要有对照组，要统计分析和随访。发展多种剂型，如丸、散、膏、丹、冲剂，以及肌内、静脉注射剂，逐渐形成系列的、固定的 VMC 方药剂型，从而进一步稳定和提高 VMC 的治愈率、有效率。相信 VMC 的中医药治疗将会有更快的发展和新的突破。

（岳静宇）

第五节　感染性心内膜炎

因细菌、真菌、立克次体等微生物直接感染而产生的心内膜炎称为感染性心内膜炎。临床表现以发热、进行性贫血、杵状指、脾大、栓塞现象和心脏杂音变化为主要特征。本病约占住院患者的 0.1%，以青壮年居多，男性患者较女性患者多见，占 54% ~ 69%。根据本病的发病特点和临床表现，属中医学的"温病""心悸（怔忡）""胸痹"等范畴。

一、发病机制

（一）中医学认识

中医学认为，感染性心内膜炎多由先天心脏禀赋不全，或饮食失节，或房室过度，耗伤气血阴精，致正气不足，温热邪毒乘虚而入，内犯于心，阴伤血涩，而产生本病。本病病情多按温病传变规律发展。初起热郁肺卫，累及心脏；若郁表之邪不解，则传入气分，或温热之邪直犯气分，正邪相争，内扰于心；进一步发展，卫气之邪不解，迅速传变入里，或温热之邪亢盛，直犯营血，灼伤营阴，使心失所养，甚则热势炽盛，逆传心包，内侵入心，心脉受损；病至后期，余邪未尽，阴液已伤，热留阴分，或素体阴虚，复感温热之邪，更耗阴血，以致阴虚血热，久病阴伤及气，致使气阴俱损，心失所养。综上所述，本病病位其始在肺，主脏在心，随着病情发展，逐渐涉及肝、脾，最后累及肾等脏腑。正气不足，温热邪毒乘虚而入，内犯于心是本病的发病关键。

（二）西医学认识

感染性心内膜炎可在原无心脏病的基础上发生，国内资料占 2% ~ 10%，国外报道高达 10% ~ 20%，吸毒者可占 50% ~ 60%，大多数感染性心内膜炎发生在原有心脏病的患者，如风湿性瓣膜病、先天性心脏血管病、人造瓣膜置换术等。尽管有新型抗生素广泛用于临床，但感染性心内膜炎的发病率未见明显减少，与近年来侵入性器械检查的增多、心脏手术的开展、吸毒者未经消毒长期静脉注射毒品等有关。病原菌国内培养阳性率为 30% ~ 54%，几乎所有种类的细菌均可引起感染性心内膜炎，以草绿性链球菌最常见，其次为葡萄球菌、革兰阴性球菌及杆菌和真菌。一般情况下，口腔、牙龈、上呼吸道感染或侵入性检查时，可有少量细菌到血循环中，但机体的防御功能，可迅速将其清除。当心瓣膜有病理损害或先天畸形缺损时，血流由正常的层流变为涡流与喷射，血液分流从高压腔向低压腔流动，形成压力阶差，使局部内膜受损，内层胶原暴露，红细胞、白细胞、血小板和纤维蛋白积聚为病原体的侵入创造了条件。此外，反复的菌血症可使机体循环中产生抗体，如凝聚素，促使细菌在损伤部位黏着，与上述成分构成大小与形状不一的赘生物，当赘生物破裂时，细菌便释放进入血流中，可引起栓塞和脓肿。赘生物内的细菌还可刺激体内免疫系统，产生免疫复合物，高浓度的循环免疫复合物与心血管以外的临床表现关系密切，这些患者常有关节炎、欧氏结节、Janeways 结节、脾大和肾小球肾炎。生物。

二、诊断

（一）诊断标准

源自美国纽约心脏病学会标准委员会 1979 年制定的感染性心内膜炎诊断标准。

（1）血培养阳性，出现新的心脏杂音或原有杂音发生变化，伴有栓塞现象、发热、贫血等。

（2）先天性心脏病或已有瓣膜损害的患者，产生新的杂音或原有杂音发生改变，伴有栓塞现象或持续发热、贫血和脾大。

符合以上标准之一者可诊断本病。

（二）鉴别诊断

1. 风湿热

风湿热主要表现有发热、多汗、关节疼痛、出现新的心脏杂音或杂音变、红细胞沉降率增快、白细胞增多等，易与感染性心内膜炎混淆。但风湿热无进行性贫血、脾大及皮肤瘀点与其他栓塞现象。超声心动图发现赘生物与血培养阳性对感染性心内膜炎与风湿热有明确的鉴别意义。但两病可同时存在，此时，应结合各自的证据，做出两者并存的诊断，且给予兼顾两者治疗。

2. 系统性红斑狼疮

系统性红斑狼疮以发热、心脏杂音、贫血、脾大、关节酸痛、血尿为主要表现者，与感染性心内膜炎十分相似。但系统性红斑狼疮特有的皮肤损害，可能伴有的雷诺现象，白细胞降低，血中找到狼疮细胞，抗核抗体等血清免疫学阳性结果，血培养阴性，应用抗生素无效而肾上腺皮质激素效果良好的治疗反应等，有利于两者的鉴别。

3. 心房黏液瘤

心房黏液瘤有发热、易改变的心脏杂音、关节痛、红细胞沉降率增快、贫血与栓塞现象等，易与感染性心内膜炎相混淆。但心房黏液瘤血培养阴性，尤以超声心动图有黏液瘤特征性的表现，较易与感染性心内膜炎进行鉴别。

本病还需与先天性心脏病的各种心脏外感染、心脏手术后的其他感染及伤寒、结核、上呼吸道感染等疾病相鉴别。

（三）分型与分期

根据感染性心内膜炎的临床表现和病程，可分为急性和亚急性两种。

1. 急性感染性心内膜炎

起病急，病程短，常因毒性强烈的化脓性细菌侵入心内膜引起。有败血症的表现，如高热、寒战、肌肉关节疼痛、乏力、多汗、进行性贫血等。可短期内出现高调心脏杂音或心脏杂音迅速变化，往往有充血性心力衰竭，早期易发生器官栓塞及转移性脓肿，并出现相应的症状。皮肤可有多形瘀斑和紫癜样出血性损害。血白细胞常显著升高，有时伴核左移。红细胞沉降率增快。血菌培养阳性。超声心动图检查示有赘生物。

2. 亚急性感染性心内膜炎

起病缓，病程长，常由毒力较低、为身体某些部分的常在菌如草绿色链球菌、肠球菌等感染所引起。表现为不规则发热，体温常在 37.5℃～39℃，有时伴畏寒，心悸，胸闷，气短，乏力，消瘦，肌肉关节酸痛。可有病理性心脏杂音或原有心脏杂音发生变化，心功能不全常缓慢进展，后期可有器官栓塞症状出现。肝脾大，可有杵状指，皮肤黏膜瘀点，部分患者足趾或手指末端掌面、大小鱼际或足底可有红色或紫色小结隆起，局部压痛，称欧氏结节，亦可有 Janeways 结节。实验室检查有贫血、红细胞沉降率增快，白细胞轻度增多或正常，血菌培养阳性，但有时亦阴性。超声心动图检查示有赘生物。

三、治疗

（一）辨证论治

本病初起，邪在肺卫者，应解表清热；热入气分宜清热生津；热入营血当清营凉血；病至后期，余邪未尽，则当滋阴清热。

（1）热郁肺卫证：症状：发热，微恶风寒，少汗或无汗，头身疼痛，胸闷心悸，或咳嗽，或咽喉痒痛。舌尖红，苔薄黄，脉浮数。

证候分析：温热毒邪外袭，郁于肌表，则发热，微恶风寒，少汗或无汗，头身疼痛；外邪循经犯肺，肺失宣降，则咳嗽；咽喉为肺之门户，邪毒循经上犯咽喉，故咽喉痒痛；温热毒邪由肺卫肌表侵入血脉，循脉内舍于心，心神不宁则心悸；心肺郁滞，胸阳不展则胸闷；舌尖红、苔薄黄，脉浮数为热郁肺卫之象。

治法：解表清热。

方药：银翘散加减。药用金银花、淡竹叶、荆芥、牛蒡子各 10 g，连翘 12 g，鲜芦根 15 g，薄荷（后下）6 g，生甘草 4 g。

方解：金银花、连翘辛凉透邪，清热解毒；荆芥疏风发汗逐邪；牛蒡子、薄荷散风热利咽喉；淡竹叶清上焦邪热；鲜芦根清热生津；生甘草清热解毒。

加减：肺失清宣，症见咳嗽痰多者，加杏仁 10 g，浙贝母 15 g；风邪束表，症见四肢关节疼痛者，加羌活、独活各 10 g；风热扰心，症见心悸胸闷明显者，加郁金、瓜蒌各 10 g，灵磁石（先煎）20 g。

（2）气分热盛证：壮热，不恶寒，反恶热，大汗出，口渴喜冷饮，心悸胸闷，或胸痛气急，甚则不能平卧；或惊厥抽搐，或腹满胀痛，便秘尿赤。舌质红、苔黄燥，脉洪大或滑数。

证候分析：气分热盛，蒸腾于外，故体表壮热，不恶寒，反恶热；热迫津液外泄，故大汗出；热盛伤津，欲饮水自救，则口渴喜冷饮；热入胸膈，气郁不畅，胸阳不展，心神不宁，则胸闷心悸，胸痛气急，甚则不能平卧；热盛动风，则惊厥抽搐；热结肠腑，腑气不通，故腹满胀痛，便秘尿赤；舌质红、苔黄燥，脉洪大或滑数均为里热炽盛之征。

治法：清热生津。

方药：白虎汤加味。药用生石膏（先煎）30 g，知母、石斛、玄参各 10 g，牡丹皮 10 g，粳米 12 g，生甘草 3 g。

方解：生石膏辛甘大寒，以制气分之热；知母、玄参、石斛、养阴清热生津；牡丹皮凉血清热；粳米、甘草既能益胃护津，又可防生石膏大寒伤中之弊，一举两得。

加减：夹有表证，症见恶风，头身疼痛者，加金银花、连翘各 15 g；胸络不和，胸痛者加郁金、川芎各 10 g，丹参 20 g；腑气壅滞，腹满胀痛，大便秘结症重者，加生大黄（后下）5 g，芒硝（冲服）10 g；热盛动风，惊厥抽搐者，加钩藤（后下）15 g，羚羊角粉（冲服）1 g。

（3）热入营血证：发热持续，身热夜甚，口干不欲饮，心悸心烦，夜寐不安，斑疹隐隐或显露，或衄血，咯血，吐血，甚则神昏谵语。舌质红绛、苔黄或少，脉细数。

证候分析：热入营血，营阴受损，则发热持续，口干不欲饮，身热夜甚；营分邪热，扰乱心神故心悸心烦，夜寐不安；热盛动血，迫血妄行，则斑疹隐隐或显露，或吐血，衄血，咯血；心主血藏神，血热炽盛，扰乱心神，则神昏谵语；舌质红绛、苔黄或少，脉细数均为热入营血，营阴受损之象。

治法：清营凉血。

方药：清营汤加减。药用水牛角（先煎）30 g，生地黄 15 g，玄参 10 g，竹叶 10 g，黄连 5 g，牡丹皮 10 g，丹参 15 g。

方解：水牛角、生地黄清营凉血；生地黄、玄参养阴清热；竹叶、黄连清热解毒；牡丹皮凉血散瘀；丹参活血消瘀。

加减：气虚见面色苍白，言语无力者，加黄芪、太子参各 15 g；血热瘀结，症见肝脾大，肢体偏瘫者，加红花 6 g，桃仁 10 g；热盛动血，迫血妄行，症见发斑，吐血者，加墨旱莲 10 g，藕节 15 g；热扰心神症见神昏谵语者，加安宫牛黄丸化服或鼻饲。

（4）阴虚内热证：低热缠绵，潮热盗汗，手足心热，颧红唇赤，口燥咽干，心悸易惊，便秘尿少。舌质红、苔少或光剥，脉细数。

证候分析：阴虚生内热，故见低热，潮热、盗汗，手足心热；虚热（火）上炎，故颧红唇赤；虚热上扰心神，则心悸易惊；阴液不足，脏器失于濡润，故口燥咽干，便秘尿少；舌质红、苔少或光剥，脉细数均为阴虚内热之象。

治法：滋阴清热。

方药：青蒿鳖甲汤加味。药用青蒿 15 g，鳖甲（先煎）15 g，生地黄 12 g，知母 10 g，牡丹皮 9 g，秦艽 10 g，地骨皮 10 g，银柴胡 10 g。

方解：青蒿芳香清热透络，引邪外出；鳖甲滋阴退热，"入络搜邪"；生地黄、知母养阴清热；牡丹皮凉血清热；秦艽、地骨皮、银柴胡清退虚热。

加减：盗汗明显者，加浮小麦 30 g，瘪桃干 15 g；心神失养，症见失眠者，加柏子仁 10 g，酸枣仁 12 g；兼脾胃气虚，运化失司，症见便溏纳呆者，去生地黄、知母，加陈皮 6 g，炒白术 10 g。

（二）中成药

（1）六神丸：适用于本病气分热盛证或气营两燔者。

用法：本品每次 10 ~ 15 粒，口服，每日 2 ~ 3 次。

（2）银翘散片：适用于本病初起，热邪郁于肺卫者。

用法：本品每次 2 ～ 4 片，口服，每日 2 ～ 3 次。

（3）清开灵颗粒剂：适用于本病高热不退，烦躁不安者。

用法：本品每次 1 ～ 2 袋，口服，每日 2 ～ 3 次。

（4）双黄连粉针剂：适用于本病热郁肺卫证。

用法：双黄连每次每千克体重 60 mg 加入 5% 或 10% 葡萄糖液，浓度不超过 1.2%，静脉滴注，每日 1 次。

（5）清开灵注射液：适应证：适用于本病热陷心包，见神昏谵语者。

用法：清开灵 20 ～ 40 mL 加入 5% 或 10% 葡萄糖水 250 ～ 500 mL，静脉滴注，每日 1 次。

（6）醒脑静脉注射射液：适应证：适用于本病热入营血证。

用法：醒脑静 10 ～ 20 mL 加入 5% 或 10% 葡萄糖水或生理盐水，静脉滴注，每日 1 次。

（7）注射用穿琥宁：适应证：适用于本病气分热盛证和气营两燔证。用法：穿琥宁 400 ～ 800 mg 加入 5% 或 10% 葡萄糖水或生理盐水，静脉滴注，每日 1 次。

（三）专病方

（1）五味消毒饮加减方：蒲公英、地丁草、天葵子、野菊花各 30 g，当归、金银花、生地黄、白芍、陈皮、二芽、半夏各 15 g。以上药水煎 2 次，取汁 300 mL，每次服用 150 mL，每日 2 次，早、晚饭后服。适用于亚急性心内膜炎。

（2）地黄玄参膏：熟地黄、当归、枸杞子、黄檗、知母、山萸肉、白芍、生地黄、玄参、苁蓉、麦冬、天花粉、天冬、黄芩各 32 g，五味子、红花、生甘草各 15 g。麻油熬，黄丹、铅粉各半收膏，石膏 120 g 搅匀。贴心前区。适用于阴虚内热型心内膜炎。

（四）针灸

（1）体针：以辨证施治为主。①热郁肺卫者，取风池、风门、大椎、肺俞、列缺等穴，用泻法。②气分热盛者，选用大椎、曲池、商阳、解溪等穴，用泻法，高热不解配十宣；便秘、腹痛配合谷、上巨虚、天枢穴；口渴引饮配尺泽穴，点刺出血。③热入营血者，取曲泽、中冲、少冲、委中穴、用泻法，或点刺出血。神昏者可加十宣穴放血，斑疹者加血海穴。

（2）灸法：用于慢性期患者，以改善体质，增强抗病能力，促进恢复。可用隔姜灸、无瘢痕灸，或温和灸法，以皮肤发热红润为度。

（3）耳针：取神门、肾上腺、耳尖穴，强刺激，留针 15 ～ 30 分钟。

（五）临证要点

（1）关于病程演变和治疗法则：急性感染性心内膜炎属于中医学的外感热病，多发生在无器质性心脏病的患者，起病急骤，早期多出现发热、微恶风寒，头痛或咽痛，脉浮数等外感表证，但时间短暂，病邪主要在气分，传变迅速，易于入营动血，甚或逆传心包，或伤阴动风。其临床表现和病程演变与中医学的卫气营血学说非常相似，临证时应详细辨别温热邪毒所在部位，再根据叶天士的"在卫汗之可也，到气方可清气，入营犹可透热转气，入血就恐耗血动血，直需凉血散血"温病治疗原则遣方用药，切不可滥用苦寒清热之品，耗伤正气，加快病邪传变，而使病情加重。但如热毒积滞肠腑，大便干结，正未伤者，应注意通腑以利驱邪外出，保护正气，这亦符合温病下不嫌早之宗旨。

亚急性感染性心内膜炎多属中医的内伤发热或复感外邪所致，起病较缓，病程较长，虽然其临床表现和病程酷似卫气营血学说，但又不尽相同，因该病常发生在原有心脏病的患者，正气不足贯穿病程始终，故在治疗时，宜用补益扶正法与解表、清气、清营、凉血等治法联合使用，使正气转强，而能更好地抗御病邪，防止病邪深入，加重病情。

（2）临床用药经验点滴。

①关于护阴：温热邪毒最易耗伤阴液，故注意顾护阴液，乃是本病治疗中不可忽视的方法，常用芦根、葛根、知母、玄参、生地黄等清热养阴生津之品，清热护阴一举两得，慎用或忌用山萸萸、熟地黄等性温滋腻之品，以免助热留邪。

②关于顾护胃气：感染性心内膜炎乃温热邪毒为患，治疗常用苦寒之品，西医所用之抗生素性亦属苦寒之列，而苦寒之品常易损伤脾胃，出现食欲缺乏、恶心、腹泻等副作用，临证时应时时注意顾护胃气，可酌加枳壳、木香、陈皮、白术等健脾和胃之品。特别是如西药抗生素应用足量而有效，患者出现不思饮食、时时便溏等脾胃虚弱症状时，更可转方健脾和胃为主，脾胃气虚可选香砂六君汤加减；胃阴不足可选一贯煎加减，以使胃气恢复，有助于增强疗效。正如古人所说："有胃气则生，无胃气则死"。

③关于凉血活血：感染性心内膜炎之营血症期，可见斑疹、肝脾大、肢体偏瘫等症，提示有瘀血存在。本病乃热邪为患，故此瘀血多为瘀热互结，瘀不除则热无以清，热不清则瘀反盛，所以临床用药宜选用凉血活血之品，如牡丹皮、赤芍、紫草等。

（六）西医治疗

1. 抗生素治疗

（1）治疗原则：早期、足量、联合用药。药物的选择主要根据药敏结果，如血培养阴性，则只能根据临床判断可能的致病菌，选择通常有效的药物。宜选用杀菌剂，疗程一般 4 ~ 6 周以上，以达到治愈的目的。

（2）选择药物。

①首选药物：本病的致病菌特别是草绿色链球菌，大多对青霉素敏感，故常以青霉素为首选药物。青霉素用量可从每天 1 000 万 ~ 2 000 万 U 开始，分 4 小时 1 次静脉滴注，在开始治疗的前 2 周，合用链霉素，每天 1 g，分两次肌内注射。如疗效欠佳，5 ~ 7 天后可加大青霉素剂量至每天 3 000 万 ~ 5 000 万 U 或改用其他抗生素种类。

②革兰阳性球菌感染：常见链球菌、肠球菌及葡萄球菌感染。均可选用青霉素，剂量为每天 1 000 万 ~ 2 000 万 U，分次静脉滴注，链霉素 1 g/d 分两次肌内注射或庆大霉素 16 万 ~ 24 万 U/d 静脉滴注或分次肌内注射。肠球菌感染亦可用氨苄西林 8 ~ 12g/d，分 4 次静脉注射。对青霉素耐药的葡萄球菌感染可选耐青霉素酶青霉素如甲氧苯青霉素（新青Ⅰ）、苯唑西林（新青Ⅱ）、乙氧奈青霉素（新青Ⅲ）8 ~ 12 g/d，分次静脉注射。亦可用头孢唑啉（先锋Ⅴ号）或头孢拉定（先锋Ⅵ号）4 ~ 8 g/d，分次静脉滴注。对耐青霉素酶青霉素耐药或对青霉素过敏者，可用万古霉素 2 ~ 4 g/d，分两次静脉滴注或选用先锋霉素（头孢噻吩、头孢唑啉等）。

③革兰阴性杆菌感染：常见有大肠埃希菌、克雷白杆菌、肺炎杆菌、产碱杆菌、铜绿假单胞菌感染。主要根据药敏结果用药。前三种杆菌感染可选氨苄西林 6 ~ 12 g/d，分次静脉注射，合用卡那霉素 1.5 ~ 2 g/d 或庆大霉素 16 万 ~ 24 万 U/d 分次肌内注射。产碱杆菌选用链霉素 1 g/d 分次肌内注射或氯霉素 2 g/d 静脉滴注。铜绿假单胞菌可用羧苄西林或磺苄西林 16 ~ 24 g/d，分 4 次静脉滴注，加用庆大霉素或妥布霉素 160 ~ 240 mg/d，分 2 ~ 3 次肌内注射。第二、三代头孢菌素如头孢曲松、头孢三嗪、噻甲羧肟头孢菌素等对革兰阴性杆菌心内膜炎有良好疗效，可与氨基糖苷类抗生素合用。

④真菌和立克次体感染：前者可用两性霉素 B 静脉滴注，首次 0.1 mg/kg，以后逐渐递增至每次 1 mg/kg，每日或隔日 1 次，一个疗程总量为 1.5 ~ 3.0 g，另加 5- 氟胞嘧啶片 6 ~ 8 g/d，分 3 ~ 4 次口服以增加疗效。亦可用新型抗真菌药氟康唑，第 1 日 400 mg，以后每日 200 ~ 400 mg 静脉滴注，疗程视病情而定。立克次体感染用四环素 2 g/d，静脉滴注，或 0.5 g 口服，每 6 小时 1 次，疗程 6 周。

2. 外科手术治疗　遇有以下情况，宜考虑外科手术治疗。

（1）感染严重药物不能控制者。

（2）因瓣膜损害需做病灶清除和瓣膜修补或置换者。

（3）真菌性心内膜炎经内科保守治疗效果不佳者。

（4）赘生物大并反复发作危及生命的栓塞者。

（5）移植之异体瓣膜 60 天内发生心内膜炎经内科治疗效果欠佳者。

四、预防与康复

（1）预防本病的关键是预防细菌感染。因此有瓣膜损害或先天性心脏病的患者，应增强体质，及时处理各种感染灶，在进行各种手术或器械检查前后，应予抗生素预防治疗。

（2）急性期应卧床休息为主，初愈患者应适当休息，限制活动，随体力恢复而逐渐增加活动，直至正常。

（3）饮食宜以清淡、易消化的半流食或流质食为主，忌食辛辣油腻之品，饮食中应富含蛋白和维生素，以增强人体抗病能力。

（**岳静宇**）

第五章　肺系病证

第一节　感冒

感冒是感受触冒风邪，邪犯卫表而导致的常见外感疾病，临床表现以鼻塞、流涕、喷嚏、咳嗽、头痛、恶寒、发热、全身不适、脉浮为其特征。

本病四季均可发生，尤以春冬两季为多。病情轻者多为感受当令之气，称为伤风、冒风、冒寒；病情重者多为感受非时之邪，称为重伤风。在一个时期内广泛流行、病情类似者，称为时行感冒。

早在《内经》即已有外感风邪引起感冒的论述，如《素问·骨空论》说："风者百病之始也……风从外入，令人振寒，汗出头痛，身重恶寒。"《素问·风论》也说："风之伤人也，或为寒热。"汉代张仲景《伤寒论·辨太阳病脉证并治》篇论述太阳病时，以桂枝汤治表虚证，以麻黄汤治表实证，提示感冒风寒有轻重的不同，为感冒的辨证治疗奠定了基础。

感冒病名出自北宋《仁斋直指方·诸风》篇。元·朱丹溪《丹溪心法·中寒二》提出："伤风属肺者多，宜辛温或辛凉之剂散之。"明确本病病位在肺，治疗应分辛温、辛凉两大法则。

及至明清，多将感冒与伤风互称，并对虚人感冒有进一步的认识，提出扶正达邪的治疗原则。至于时行感冒，隋·巢元方《诸病源候论·时气病诸候》中即已提示其属"时行病"之类，具有较强的传染性。如所述："时行病者，春时应暖而反寒，冬时应寒而反温，非其时而有其气。是以一岁之中，病无长少，率相近似者，此则时行之气也。"即与时行感冒密切相关。

至清代，不少医家进一步强化了本病与感受时行之气的关系，林佩琴在《类证治裁·伤风》中明确提出了"时行感冒"之名。徐灵胎《医学源流论·伤风难治论》说："凡人偶感风寒，头痛发热，咳嗽涕出，俗谓之伤风……乃时行之杂感也。"指出感冒乃属触冒时气所致。

凡普通感冒（伤风）、流行性感冒（时行感冒）及其他上呼吸道感染而表现感冒特征者，皆可参照本节内容进行辨证论治。

一、病因病机

感冒是因六淫、时行之邪，侵袭肺卫；以致卫表不和，肺失宣肃而为病。

（一）病因

感冒是由于六淫、时行病毒侵袭人体而致病。以风邪为主因，因风为六淫之首，流动于四时之中，故外感为病，常以风为先导。

但在不同季节，每与当令之气相合伤人，而表现为不同证候，如秋冬寒冷之季，风与寒合，多为风寒证；春夏温暖之时，风与热合，多见风热证；夏秋之交，暑多夹湿，每又表现为风暑夹湿证候。但一般以风寒、风热为多见，夏令亦常夹暑湿之邪。至于梅雨季节之夹湿，秋季兼燥等，亦常可见之。再有遇时令之季，如旱天其情为火为热为燥，伤阴津，耗五脏之阴气血，其证为干燥竭液证，治多以润、清、凉育之，如冬旱、春旱、夏秋之旱都常出现，应按此调之。

若四时六气失常，非其时而有其气，伤人致病者，一般较感受当令之气为重。而非时之气夹时行疫毒伤人，则病情重而多变，往往相互传染，造成广泛的流行，且不限于季节性。正如《诸病源候论·时气病诸候》所言："夫时气病者，此皆因岁时不和，温凉失节，人感乖戾之气而生，病者多相染易。"

（二）病机

外邪侵袭人体是否发病，关键在于卫气之强弱，同时与感邪的轻重有关。《灵枢·百病始生》曰："风雨寒热不得虚，邪不能独伤人"。

若卫外功能减弱，肺卫调节疏解，外邪乘袭卫表，即可致病。如气候突变，冷热失常，六淫时邪猖獗，卫外之气失于调节应变，即每见本病的发生率升高。或因生活起居不当，寒温失调以及过度疲劳，以致腠理不密，营卫失和，外邪侵袭为病。

若体质虚弱，卫表不固，稍有不慎，即易见虚体感邪。它如肺经素有痰热、痰湿，肺卫调节功能低下，则更易感受外邪，内外相引而发病。加素体阳虚者易受风寒，阴虚者易受风热、燥热，痰湿之体易受外湿。正如清·李用粹《证治汇补·伤风》篇说："肺家素有痰热，复受风邪束缚，内火不得疏泄，谓之寒暄。此表里两因之实证也。有平昔元气虚弱；表疏腠松；略有不慎，即显风证者；此表里两因之虚证也。"

外邪侵犯肺卫的途径有二，或从口鼻而入，或从皮毛内侵。风性轻扬，为病多犯上焦。故《素问·太阴阳明论》篇说："伤于风者，上先受之。"肺处胸中，位于上焦，主呼吸，气道为出入升降的通路，喉为其系，开窍于鼻，外合皮毛，职司卫外，为人身之藩篱。故外邪从口鼻、皮毛入侵，肺卫首当其冲，感邪之后，随即出现卫表不和及上焦肺系症状。因病邪在外、在表，故尤以卫表不和为主。

由于四时六气不同，以及体质的差异，临床常见风寒、风热、暑湿三证。若感受风寒湿邪，则皮毛闭塞，邪郁于肺，肺气失宣；感受风热暑燥，则皮毛疏泄不畅，邪热犯肺，肺失清肃。如感受时行病毒则病情多重，甚或变生它病。在病程中亦可见寒与热的转化或错杂。

一般而言，感冒预后良好，病程较短而易愈，少数可因感冒诱发其他宿疾而使病情恶化。对老年、婴幼儿、体弱患者以及时感重症，必须加以重视，防止发生传变，或同时夹杂其他疾病。

二、诊查要点

（一）诊断依据

（1）临证以卫表及鼻咽症状为主，可见鼻塞、流涕、多嚏、咽痒、咽痛、周身酸楚不适、恶风或恶寒，或有发热等。若风邪夹暑、夹湿、夹燥，还可见相关症状。

（2）时行感冒多呈流行性，在同一时期发病人数剧增，且病证相似，多突然起病，恶寒、发热（多为高热）、周身酸痛、疲乏无力，病情一般较普通感冒为重。

（3）病程一般 3 ~ 7 d，普通感冒一般不传变，时行感冒少数可传变入里，变生它病。

（4）四季皆可发病，而以冬、春两季为多。

（二）病证鉴别

1. 感冒与风温

本病与诸多温病早期症状相类似，尤其是风热感冒与风温初起颇为相似，但风温病势急骤，寒战发热甚至高热，汗出后热虽暂降，但脉数不静，身热旋即复起，咳嗽胸痛，头痛较剧，甚至出现神志昏迷、惊厥、谵妄等传变入里的证候。而感冒发热一般不高或不发热，病势轻，不传变，服解表药后，多能汗出热退，脉静身凉，病程短，预后良好。

2. 普通感冒与时行感冒

普通感冒病情较轻，全身症状不重，少有传变。在气候变化时发病率可以升高，但无明显流行特点。若感冒1周以上不愈，发热不退或反见加重，应考虑感冒继发它病，传变入里。时行感冒病情较重，发病急，全身症状显著，可以发生传变，化热入里，继发或合并它病，具有广泛的传染性、流行性。

（三）相关检查

本病通常可作血白细胞计数及分类检查，胸部 X 线检查。部分患者可见白细胞总数及中性粒细胞升高或降低。有咳嗽、痰多等呼吸道症状者，胸部 X 线摄片可见肺纹理增粗。

三、辨证论治

（一）辨证要点

本病邪在肺卫，辨证属表、属实，但应根据证情，区别风寒、风热和暑湿兼夹之证，还需注意虚体感冒的特殊性。

（二）治疗原则

感冒的病位在卫表肺系，治疗应因势利导，从表而解，遵《素问·阴阳应象大论》"其在皮者，汗而发之"之义，采用解表达邪的治疗原则。风寒证治以辛温发汗；风热证治以辛凉清解；暑湿杂感者，又当清暑祛湿解表。

（三）证治分类

1. 风寒束表证

恶寒重，发热轻，无汗，头痛，肢节酸疼，鼻塞声重，或鼻痒喷嚏。时流清涕，咽痒，咳嗽，咳痰稀薄色白，口不渴或渴喜热饮，舌苔薄白而润，脉浮或浮紧。

证机概要：风寒外束，卫阳被郁，腠理闭塞，肺气不宣。

治法：辛温解表。

代表方：荆防达表汤或荆防败毒散加减。两方均为辛温解表剂，前方疏风散寒，用于风寒感冒轻证；后方辛温发汗，疏风祛湿，用于时行感冒，风寒夹湿证。

常用药：荆芥、防风、苏叶、豆豉、葱白、生姜等解表散寒；杏仁、前胡、桔梗、甘草、橘红宣通肺气。

若表寒重，头痛身痛，憎寒发热，无汗者，配麻黄、桂枝以增强发表散寒之功用；表湿较重，肢体酸痛，头重头胀，身热不扬者，加羌活、独活祛风除湿，或用羌活胜湿汤加减；湿邪蕴中，脘痞食少，或有便溏，苔白腻者，加藿香、苍术、厚朴、半夏化湿和中；头痛甚，配白芷、川芎散寒止痛；身热较著者，加柴胡、薄荷疏表解肌。

2. 风热犯表证

身热较著，微恶风，汗泄不畅，头胀痛，面赤，咳嗽，痰黏或黄，咽燥，或咽喉乳蛾红肿疼痛，鼻塞，流黄浊涕，口干欲饮，舌苔薄白微黄，舌边尖红，脉浮数。

证机概要：风热犯表，热郁肌腠，卫表失和，肺失清肃。

治法：辛凉解表。

代表方：银翘散或葱豉桔梗汤加减。两方均有辛凉解表，轻宣肺气功能，但前者长于清热解毒，适用于风热表证热毒重者，后者重在清宣解表，适用于风热袭表，肺气不宣者。

常用药：金银花、连翘、黑山栀、豆豉、薄荷、荆芥辛凉解表，疏风清热；竹叶、芦根清热生津；牛蒡子、桔梗、甘草宣利肺气，化痰利咽。

若风热上壅，头胀痛较甚，加桑叶、菊花以清利头目；痰阻于肺，咳嗽痰多，加贝母、前胡、杏仁化痰止咳；痰热较盛，咳痰黄稠，加黄芩、知母、瓜蒌皮；气分热盛，身热较著，恶风不显，口渴多饮，尿黄，加石膏、黄芩清肺泄热；热毒壅阻咽喉，乳蛾红肿疼痛，加青黛、玄参清热解毒利咽；时行感冒热毒较盛，壮热恶寒，头痛身痛，咽喉肿痛，咳嗽气粗，配大青叶、蒲公英、鱼腥草等清热解毒；若风寒外束，入里化热，热为寒遏，烦热恶寒，少汗，咳嗽气急，痰稠，声哑，苔黄白相兼，可用石膏和麻黄内清肺热，外散表寒；风热化燥伤津，或秋令感受温燥之邪，伴有呛咳痰少，口、咽、唇、鼻干燥，苔薄，舌红少津等燥象者，可酌配南沙参、天花粉、梨皮清肺润燥，禁用伍辛温之品。

3. 暑湿伤表证

身热，微恶风，汗少，肢体酸重或疼痛，头昏重胀痛，咳嗽痰黏，鼻流浊涕，心烦口渴，或口中黏腻，渴不多饮，胸闷脘痞，泛恶，腹胀，大便或溏，小便短赤，舌苔薄黄而腻，脉濡数。

证机概要：暑湿遏表，湿热伤中，表卫不和，肺气不清。

治法：清暑祛湿解表。

代表方：新加香薷饮加减。本方功能清暑化湿，用于夏月暑湿感冒，身热心烦，有汗不畅，胸闷等症。

常用药：金银花、连翘、鲜荷叶、鲜芦根清暑解热；香薷发汗解表；厚朴、扁豆化湿和中。

若暑热偏盛，可加黄连、山栀、黄芩、青蒿清暑泄热；湿困卫表，肢体酸重疼痛较甚，加豆卷、藿香、佩兰等芳化宣表；里湿偏盛，口中黏腻，胸闷脘痞，泛恶，腹胀，便溏，加苍术、白蔻仁、半夏、陈皮和中化湿；小便短赤加滑石、甘草、赤茯苓清热利湿。

感冒小结：体虚感冒应选参苏饮、血虚宜不发汗等补血解表。

四、西医治疗

呼吸道病毒感染目前无特异性抗病毒药物，治疗着重在减轻症状，休息，多饮水，戒烟，室内保持一定的温度和湿度，缩短病程，防止继发细菌感染和并发症的发生为主。

（一）对症治疗

发热、头痛可选用阿司匹林、对乙酰氨基酚或一些抗感冒制剂，也可选用中成药。咽痛可选用咽漱液或咽含片。声音嘶哑可用雾化吸入。鼻塞流涕可用1%麻黄素滴鼻液等。

（二）抗菌药物治疗

一般患者不必用抗菌药物，如年幼体弱、有慢性呼吸道炎症或细菌感染时，可根据临床情况及病原菌选择抗菌药物，临床常首选青霉素、磺胺类、大环内酯类或第一代头孢菌素。

（三）抗病毒药物治疗

早期应用抗病毒药物有一定效果，并可缩短病程。利巴韦林对流感病毒、副流感病毒和呼吸道合胞病毒有较强的抑制作用。奥司他韦对甲、乙型流感病毒有效。也可选用金刚烷胺、吗啉胍或抗病毒中成药。

五、预防调护

（一）在流行季节须积极防治

（1）生活上应慎起居，适寒温，在冬春之际尤当注意防寒保暖，盛夏亦不可贪凉露宿。

（2）注意锻炼，增强体质，以御外邪。

（3）易患感冒者，可坚持每天按摩迎香穴，并服用调理防治方药。

冬春风寒当令季节，可服贯众汤（贯众、紫苏、荆芥各10 g，柴胡10 g，甘草3 g）；夏令暑湿当令季节，可服藿佩汤（藿香、佩兰各10 g，薄荷3 g，鲜者用量加倍）；如时邪毒盛，流行广泛，可用贯众、板蓝根、生甘草煎服。

（4）在流行季节，应尽量少去人口密集的公共场所，防止交叉感染，外出要戴口罩。室内可用食醋熏蒸，每立方米空间用食醋5 ～ 10 mL，加水1 ～ 2倍，加热熏蒸2 h，每日或隔日1次，作空气消毒，以预防传染。

（二）治疗期间应注意护理

（1）发热者须适当休息。

（2）饮食宜清淡。

（3）对时感重症及老年、婴幼儿、体虚者，须加强观察，注意病情变化，如高热动风、邪陷心包、合并或继发其他疾病等。

（4）注意煎药和服药方法。

汤剂煮沸后5 ～ 10 min即可，过煮则降低药效。趁温热服，服后避风覆被取汗，或进热粥、米汤以助药力。得汗、脉静、身凉为病邪外达之象，无汗是邪尚未祛。出汗后尤应避风，以防复感。

六、医案举例

感冒（外感里热）

2018.2.23，林XX，36岁

主诉：咽痛，咳嗽1d。

病史：昨日吃烧烤后咽喉疼痛，继吹空调后出现咳嗽，痰难以咯出，自觉周身酸痛乏力，听其咳声可闻及痰鸣音。现症：咽喉痛，低热，口渴，咳嗽痰黄黏稠，头痛目重，全身疲乏，食欲缺乏，二便调。白天不觉冷，夜间睡前觉冷，无汗出，舌淡红，苔薄黄，脉浮数有力。扁桃体无肿大，咽色红甚，双肺呼吸音粗，未闻及干湿性啰音。

方药：麻杏石甘汤合清气化痰汤加减：麻黄5g，石膏30g，苦杏仁10g，炙甘草6g，瓜蒌10g，法半夏10g，浙贝母10g，桔梗10g，黄芩10g，枳壳6g，陈皮6g，茯苓10g，连翘10g，农本方2剂。

二诊：服药2剂后，咽痛消，咳减，有微汗出，夜间睡眠安稳，诸症明显好转。

按语：病者起病急，内传化热亦极为迅速，恐其进展致肺炎肺痈，故予以重剂截断其传变。病者无汗、夜间恶寒、咳痰为外寒束表，肺气闭阻；痰色黄，口渴甚，咽痛，苔薄黄，为肺部痰热壅盛。此为外感里热"寒包火"之病机，故治以麻杏石甘汤，此为正治，然其痰热亦盛，故佐以清气化痰汤化其痰热。此时出现全身疲乏，食欲缺乏，非为虚证，乃外邪盛极，遏阻气机所致，此为初学者易误判之处，若加补气、健脾之品，实无裨益。

（麦建益）

第二节　咳嗽

咳嗽是由六淫之邪侵袭肺系，或脏腑功能失调，内伤及肺，肺气不清，失于宣肃所成，临床以咳嗽，咳痰为主症的疾病。咳指有声无痰，嗽指有痰无声，咳嗽则是有声有痰之症也。

《素问·宣明五气论》："五气所病……肺为咳。"《素问·咳论》："五脏六腑皆令人咳，非独肺也。"《河间六书·咳嗽论》："咳谓无痰而有声，肺气伤而不清也，嗽为无声有痰，脾湿动而为痰也，咳嗽谓有声有痰……"。《景岳全书》："咳嗽之要，止惟二证，何有二证？一曰外感，一曰内伤，而尽之矣。"

本病证相当于现代医学上的呼吸道感染，肺炎，急、慢性支气管炎，支气管扩张，肺结核，肺气肿等肺部疾病。

一、病因病机

（一）外感咳嗽

六淫外邪，侵袭肺系，多因肺的卫外功能减弱或失调，以致在天气寒暖失常、气温突变的情况下，邪从口鼻或皮毛而入，均可使肺气不宣，肃降失司而引起咳嗽。由于四时主气的不同，因而感受外邪亦有区别。风为六淫之首，其他外邪多随风邪侵袭人体，所以，外感咳嗽有风寒、风热和燥热之分。

（二）内伤咳嗽

内伤致咳的原因甚多，有因肺的自身病变；有因其他脏腑功能失调，内邪干肺所致。他脏及肺的咳嗽，可因嗜好烟酒，过食辛辣，熏灼肺胃；或过食肥甘，脾失健运，痰浊内生，上干于肺致咳；或由情志刺激，肝失条达，气郁化火，火气循经上逆犯肺，引起咳嗽。因肺脏自病者，常因肺系多种疾病迁延不愈，肺脏虚弱，阴伤气耗，肺的主气及宣降功能失常，而致气逆为咳。

外感咳嗽与内伤咳嗽可相互影响。外感咳嗽如迁延失治，邪伤肺气，更易反复感邪，咳嗽屡发，肺气日损，渐转为内伤咳嗽；而内伤咳嗽患者，由于脏腑虚损，肺脏已病，表卫不固，因而易受外邪而使咳嗽加重。

二、诊断与鉴别诊断

（一）诊断

1. 病史

有肺系病史或有其他脏腑功能失调伤及肺脏病史。

2. 临床表现

以咳嗽为主要症状。

（二）鉴别诊断

1. 哮病、喘证

哮病、喘证、咳嗽均有咳嗽的表现。哮病以喉中哮鸣有声，呼吸困难气促，甚则喘息不能平卧为主症，发作与缓解均迅速。喘证以呼吸困难，甚则张口抬肩，不能平卧为主要临床表现。咳嗽则以咳嗽、咳痰为主症。

2. 肺胀

肺胀除咳嗽外，还伴有胸部膨满，咳喘上气，烦躁心慌，甚则面目紫暗，肢体水肿，病程反复难愈。

3. 肺痨

肺痨以咳嗽、咯血、潮热、盗汗、消瘦为主症的肺脏结核病，具有传染性。X 线可见斑片状或空洞、实变等表现。

4. 肺癌

肺癌以咳嗽、咯血、胸痛、发热、气急为主要表现的恶性疾病，X 线检查可见包块，细胞学检查可见癌细胞。

三、辨证

（一）辨证要点

首先辨外感与内伤。外感咳嗽多是新病，发病急，病程短，常伴肺卫表证，属于邪实，治疗当以宣通肺气，疏散外邪为主，根据脉象、舌苔、痰色、痰质及咳痰难易等情况，辨明风寒、风热、燥热之不同，治以发散风寒，疏散风热，清热润燥等法。内伤咳嗽多为久病，常反复发作，病程长，可伴见其他脏腑病证，多属邪实正虚，治疗当以调理脏腑，扶正祛邪，分清虚实主次处理。

（二）治疗要点

外感咳嗽治宜疏散外邪，宣通肺气为主。内伤咳嗽治宜调理脏腑为主，健脾、清肝、养肺补肾，对虚实夹杂者应标本兼治。

四、辨证论治

（一）风寒袭肺

1. 临床表现

咽痒咳嗽声重，咳痰稀薄色白；鼻塞流涕、头痛，肢体酸痛，恶寒发热，无汗；舌苔薄白，脉浮或浮紧。

2. 治疗原则

疏风散寒，宣肺止咳。

3. 代表处方

杏苏散：获苓 20 g，杏仁、苏叶、法半夏、枳壳、桔梗、前胡、生甘草各 10 g，陈皮 5 g，大枣 5枚，生姜 3 片。

4. 加减应用

（1）咳嗽甚者加矮地茶、金沸草各 10 g，祛痰止咳。

（2）咽痒者加葶苈子、蝉衣各 10 g。

（3）鼻塞声重者加辛夷花、苍耳子各 10 g。

（4）风寒咳嗽兼咽痛，口渴，痰黄稠（寒包火），加花粉 20 g，黄芩、桑白皮、牛蒡子各 10 g。

（二）风热咳嗽

1. 临床表现

咳嗽频剧，咳声粗亢；痰黄稠，咳嗽汗出，咳痰不爽；发热恶风，喉干口渴，舌苔薄黄，脉浮数。

2. 治疗原则

疏风清热，宣肺止咳。

3. 代表处方

桑菊饮：芦根 20 g，桑叶、菊花、薄荷、杏仁、桔梗、连翘、生甘草各 10 g。

4. 加减应用

（1）肺热内盛者加黄芩、知母各 10 g，以清泻肺热。

（2）咽痛、声嘎者配射干、赤芍各 10 g。

（3）口干咽燥，舌质红，加南沙参、天花粉各 20 g。

（三）风燥伤肺

1. 临床表现

新起咳嗽，咳声嘶哑，咽喉干痛；干咳无痰或痰少而粘连成丝状，不易咳出或痰中带血丝；或初起伴鼻塞、头痛、微寒、身热等表证，舌质红干而少苔、苔薄白或薄黄，脉浮数或细数。

2. 治疗原则

疏风清肺，润燥止咳。

3. 代表处方

桑杏汤：沙参、梨皮各 20 g，浙贝母 15 g，桑叶、豆豉、杏仁、栀子各 10 g。

4. 加减应用

（1）津伤甚者加麦冬、玉竹各 20 g。

（2）热重者加石膏 20 g（先煎），知母 10 g。

（3）痰中带血丝加白茅根 20 g，生地 10 g。

（4）另有凉燥证乃由燥证加风寒证而成，可用杏苏散加紫菀、冬花、百部各 10 g 治之，以达温而不燥，润而不凉。

（四）痰湿蕴肺

1. 临床表现

咳嗽反复发作，咳声重浊，胸闷气憋，痰色白或带灰色；伴体倦、脘痞、食少，腹胀便溏；苔白腻，脉濡滑。

2. 治疗原则

燥湿化痰、理气止咳。

3. 代表处方

二陈汤合三子养亲汤。

二陈汤：茯苓 20 g，法半夏、陈皮、生甘草各 10 g。三子养亲汤：苏子 15 g，白芥子 10 g，莱菔子 20 g。

4. 加减应用

（1）寒痰较重者，痰黏白如泡沫者，加干姜、细辛各 10 g，温肺化痰。

（2）脾虚甚者加党参 20 g，白术 10 g，健脾益气。

（五）痰热郁肺

1. 临床表现

咳嗽、气息粗促或喉中有痰声，痰稠黄、咳吐不爽或有腥味或吐血痰；胸胁胀满，咳时引痛，面赤身热，口干引饮，舌红，苔薄黄腻，脉滑数。

2. 治疗原则

清热肃肺，化痰止咳。

3. 代表处方

清金化痰汤：茯苓 20 g，浙贝母 15 g，黄芩、山栀、知母、麦冬、桑白皮、瓜蒌、桔梗、生甘草各 10 g，橘红 6 g。

4. 加减应用

（1）痰黄而浓有热腥味者，加鱼腥草、冬瓜子各 20 g。

（2）胸满咳逆、痰多、便秘者，加葶苈子、生大黄各 10 g（先煎）。

（六）肝火犯肺

1. 临床表现

气逆咳嗽，干咳无痰或少痰；咳时引胁作痛，面红喉干；舌边红，苔薄黄，脉弦数。

2. 治疗原则

清肝泻火，润肺止咳化痰。

3. 代表处方

黛蛤散加黄芩泻白散。

黛蛤散：海蛤壳 20 g，青黛 10 g（包煎）。黄芩泻白散：黄芩、桑白皮、地骨皮、粳米、生甘草各 10 g。

4. 加减应用

（1）火旺者加冬瓜子 20 g，山栀、丹皮各 10 g，以清热豁痰。

（2）胸闷气逆者加葶苈子 10 g，瓜蒌皮 20 g，以理气降逆。

（3）胸胁痛者加郁金、丝瓜络各 10 g，以理气和络。

（4）痰黏难咳加浮海石、浙贝母、冬瓜仁各 20 g，以清热豁痰。

（5）火郁伤阴者加北沙参、百合各 20 g，麦冬 15 g，五味子 10 g，以养阴生津敛肺。

（七）肺阴虚损

1. 临床表现

干咳少痰或痰中带血或咯血；潮热，午后颧红，盗汗，口干；舌质红、少苔，脉细数。

2. 治疗原则

滋阴润肺，化痰止咳。

3. 代表处方

沙参麦冬汤：沙参、玉竹、天花粉、扁豆各 20 g，桑叶、麦冬、生甘草各 10 g。

4. 加减应用

（1）咯血者加白及 20 g，三七 15 g，侧柏叶、仙鹤草、阿胶（烊服）、藕节各 10 g，以止血。

（2）午后潮热，颧红者加银柴胡、地骨皮、黄芩各 10 g。

（3）肾不纳气，久咳不愈，咳而兼喘者可用参蚧散加熟地、五味子各 10 g。

五、其他治法

（一）中成药疗法

（1）麻黄止嗽丸、小青龙糖浆适用于风寒袭肺咳嗽。

（2）桑菊感冒片、蛇胆川贝液适用于风热咳嗽。

（3）秋燥感冒冲剂、二母宁嗽丸适用于风燥咳嗽。

（4）半贝丸、陈夏六君丸适用于痰湿蕴肺咳嗽。

（5）琼玉膏、玄参甘橘冲剂适用于肺阴虚损咳嗽。

（6）千金化痰丸、三蛇胆川贝末适宜用于肝火犯肺咳嗽。

（7）双黄连口服液、清金止嗽丸适用于痰热郁肺咳嗽。

（二）针灸疗法

（1）选肺俞、脾俞、合谷，丰隆等穴，以平补平泻手法，每日1次，适用于脾虚痰湿咳嗽。

（2）选肺俞、足三里、三阴交等穴，针用补法，每日1次，适用于肺阴虚损咳嗽。

（3）选肺俞、列缺、合谷等穴，毫针浅刺用泻法，每日1次，适用于外感咳嗽。

（4）选肺俞、尺泽、太冲、阳陵泉等穴，以平补平泻手法，每日1次，适用于肝火犯肺咳嗽。

（三）饮食疗法

（1）以薏苡仁、山药各60 g，百合、柿饼各30 g，同煮米粥，每早晚温热服食，适用于脾虚痰湿咳嗽。

（2）大雪梨1个，蜂蜜适量，去梨核入蜂蜜，放炖盅内蒸熟，每晚睡前服1个，适用于肺阴虚损咳嗽。

（3）新鲜芦根（去节）100 g，粳米50 g同煮粥，每日2次温服，适用于肺热咳嗽。

（4）百合30 g，糯米50 g，冰糖适量，煮粥早晚温服，适用于肺燥咳嗽。

六、预防调摄

（1）平素应注意气候变化，防寒保暖，预防感冒。

（2）易感冒者可服玉屏风散。

（3）加强锻炼，增强抗病能力。

（4）咳嗽患者饮食不宜过于肥甘厚味、辛辣刺激。

（5）内伤久咳者，应戒烟。

七、医案举例

咳嗽

2020.1.20，游XX，29岁

主诉：咳嗽，咽痛声嘶1 d。

病史：患者昨日受凉后出现咳嗽，咽痛声嘶，流清涕，无恶寒发热，扁桃体不大，无红肿、无充血，咽部无异常。双肺闻及哮鸣音，无湿啰音。咳嗽、气紧、咳吐大量白色清稀痰涎，口微苦。二便正常。舌淡，苔白腻，脉弦浮。

方药：小青龙汤加减：麻黄5 g，桂枝6 g，干姜9 g，白芍10 g，甘草6 g，法半夏9 g，细辛3 g，五味子6 g，苦杏仁10 g，厚朴6 g，射干10 g。上方服两天，每天2剂。

二诊：服药后诸症减半，自觉痰多，原方基础上加陈皮6 g，茯苓10 g再服药2 d而愈。

按语：本案由外寒引动内饮，遂咳嗽、痰多色白。虽有咽痛，但无明显充血、红肿，故性质为寒性。声嘶为寒邪闭郁肺气，肺气不宣所至。虽有口苦，但无咽干，无口渴，无口臭。即为假热象。虽无恶寒，但有流清涕，有明显的受凉史。用小青龙汤去外寒化内饮，加杏仁、厚朴加强原方宣降肺气的作用。此案辩证要点在于不可一见咽痛、口苦就误判为热证，往往喜用银花、黄芩等清热药使得病情迁延日久。

（麦建益）

第三节 喘病

喘病是指由于外感或内伤，导致肺失宣降，肺气上逆或气无所主，肾失摄纳，以致呼吸困难，甚则张口抬肩、不能平卧等为主要临床特征的一种病证。严重者可由喘致脱出现喘脱之危重证候。喘病是一种常见病证，也可见于多种急、慢性疾病过程中，中医学对喘病有系统的理论，积累了丰富的治疗经验，在辨证论治的前提下，有显著的治疗效果。

喘病主要见于西医学的喘息性支气管炎、肺部感染、肺炎、肺气肿、心源性哮喘、肺结核、硅沉着病及癔症性喘息等疾病，当这些疾病出现喘病的临床表现时，可参照本节进行辨证论治。

一、病因病机

喘病的病因很复杂，外邪侵袭、饮食不当、情志失调、劳欲久病等均可成为喘病的病因，引起肺失宣降，肺气上逆或气无所主，肾失摄纳便成为喘病。

二、临床表现

肺气上逆失于宣降，或肾失摄纳所引起的喘病表现，如呼吸困难，甚至张口抬肩、不能平卧等，为喘病的各种证候所共有，是喘病的证候特征。

呼吸困难为喘病的特征性证候，临床表现轻重不一。轻者仅见呼吸急迫，呼气吸气深长，一般尚能平卧。重者可见鼻翼翕动，张口抬肩，摇身撷肚，端坐呼吸，面唇发绀。急发者多表现呼吸深长费力，以呼出为快，胸满闷塞，甚则胸盈仰息，声高气涌，气喘与劳动及体位无关。缓发者多表现呼吸微弱而浅表无力，以深吸为快，声低息短，动则加重，气喘与劳动及体位明显相关。若病情危笃，喘促持续不已，可见肢冷汗出，体温、血压骤降，心悸心慌，面青唇紫等喘脱危象。

三、诊断

1. 以喘促气逆，呼吸困难，甚至张口抬肩，鼻翼翕动，不能平卧，口唇发绀为特征。
2. 多有慢性咳嗽、哮病、肺痨、心悸等病史，每遇外感及劳累而诱发。
3. 两肺可闻及干、湿啰音或哮鸣音。
4. 实验室检查支持引起呼吸困难、喘促的西医学有关疾病的诊断，如肺部感染有血白细胞总数及中性粒细胞升高，或胸部 X 线片有肺纹增多或有片状阴影等依据。

四、鉴别诊断

喘病主要与气短、哮病相鉴别。

1. 气短

喘病与气短同为呼吸异常，但喘病以呼吸困难，张口抬肩，甚至不能平卧为特征；气短亦即少气，呼吸微弱而浅促，或短气不足以息，似喘而无声，亦不抬肩撷肚，不像喘病呼吸困难之甚。如《证治汇补·喘病》说："若夫少气不足以息，呼吸不相接续，出多入少，名曰气短，气短者，气微力弱，非若喘症之气粗迫也。"但气短进一步加重，可呈虚喘表现。

2. 哮病

哮指声响言，为喉中有哮鸣音，是一种反复发作的疾病；喘指气息言，为呼吸气促困难，是多种急慢性疾病的一个症状。一般说来，哮必兼喘，喘未必兼哮。

五、辨证要点

1. 辨病位

凡外邪、痰浊、肝郁气逆所致喘病，病位在肺，为邪壅肺气；久病劳欲所致喘病，病位在肺、肾，若自汗畏风，易感冒则属肺虚，若伴腰膝酸软，夜尿多则病位在肾。

2. 辨虚实

可以从呼吸、声音、脉象、病势等辨虚实、呼吸深长有余，呼出为快，气粗声高，伴有痰鸣咳嗽，脉象有力者为实喘；呼吸短促难续，深吸为快，气怯声低，少有痰鸣咳嗽，脉象微弱者为虚喘。

六、治疗原则

喘病的治疗原则是按虚实论治。实喘治肺，治以祛邪利气。应区别寒、热、痰、气的不同，分别采用温宣、清肃、祛痰、降气等法。虚喘治在肺、肾，以肾为主，治以培补摄纳、针对脏腑病机，采用补肺、纳肾、温阳、益气、养阴、固脱等法。虚实夹杂，下虚上实者，当分清主次，权衡标本，适当处理。

喘病多由其他疾病发展而来，积极治疗原发病，是阻断病势发展、提高临床疗效的关键。

七、分证论治

（一）实喘

1. 风寒闭肺

症状：喘息，呼吸气促，胸部胀闷，咳嗽，痰多稀薄色白，兼有头痛，鼻塞，无汗，恶寒，或伴发热，口不渴，舌苔薄白而滑，脉浮紧。

治法：散寒宣肺。

方药：麻黄汤。方中麻黄、桂枝宣肺散寒解表；杏仁、甘草利气化痰。喘重者，加苏子、前胡降逆平喘。若寒痰阻肺，见痰白清稀量多泡沫，加细辛、生姜、半夏、陈皮温肺化痰，利气平喘。

若得汗而喘不平，可用桂枝加厚朴杏仁汤和营卫，利肺气。若素有寒饮内伏，复感客寒而引发者，可用小青龙汤发表温里。

若寒邪束表，肺有郁热，或表寒未解，内已化热，热郁于肺，而见喘逆上气，息粗鼻煽，咳痰黏稠，并伴形寒身热，烦闷口渴，有汗或无汗，舌质红、苔薄白或黄，脉浮数或滑者，用麻杏石甘汤解表清里，宣肺平喘，还可加黄芩、桑白皮、瓜蒌、葶苈子、射干等以助其清热化痰。

2. 痰热遏肺

症状：喘咳气涌，胸部胀痛，痰多黏稠色黄，或夹血色，伴胸中烦热，面红身热，汗出口渴喜冷饮，咽干，尿赤，或大便秘结，苔黄或腻，脉滑数。

治法：清泄痰热。

方药：桑白皮汤。方中桑白皮、黄芩、黄连、栀子清泻肺热；杏仁、贝母、半夏、苏子降气化痰。

若痰多黏稠，加瓜蒌、海蛤粉清化痰热；喘不得卧，痰涌便秘，加葶苈子、大黄涤痰通腑；痰有腥味，配鱼腥草、金荞麦根、蒲公英、冬瓜子等清热解毒，化痰泄浊；身热甚者，加生石膏、知母、金银花等以清热。

3. 痰浊阻肺

症状：喘而胸满闷窒，甚则胸盈仰息，咳嗽痰多黏腻色白，咳吐不利，兼有呕恶纳呆，口粘不渴，苔厚腻色白，脉滑。

治法：化痰降逆。

方药：二陈汤合三子养亲汤。方中用半夏、陈皮、茯苓、甘草燥湿化痰；苏子、白芥子、莱菔子化痰下气平喘。可加苍术、厚朴等燥湿理脾行气，以助化痰降逆、痰浊壅盛，气喘难平者，加皂荚、葶苈子涤痰除壅以平喘。

若痰浊挟瘀，见喘促气逆，喉间痰鸣，面唇青紫，舌质紫暗、苔腻浊者，可用涤痰汤，加桃仁、红花、赤芍、水蛭等涤痰祛瘀。

4. 饮凌心肺

症状：喘咳气逆，倚息难以平卧，咳痰稀白，心悸，面目肢体水肿，小便量少，怯寒肢冷，面唇青紫，舌胖暗、苔白滑，脉沉细。

治法：温阳利水，泻肺平喘。

方药：真武汤合葶苈大枣泻肺汤。方中用真武汤温阳利水，葶苈大枣泻肺汤泻肺除壅，喘促甚者，可加桑白皮、五加皮行水去壅平喘心悸者加枣仁养心安神。怯寒肢冷者，加桂枝温阳散寒；面唇青紫甚者，加泽兰、益母草活血祛瘀。

5. 肝气乘肺

症状：每遇情志刺激而诱发，发病突然，呼吸短促，息粗气憋，胸闷胸痛，咽中如窒，咳嗽痰鸣不著，喘后如常人，或失眠、心悸，平素常多忧思抑郁，苔薄，脉弦。

治法：开郁降气

方药：五磨饮子。方中以沉香为主药，温而不燥，行而不泄，既可降逆气，又可纳肾气，使气不复上逆；槟榔破气降逆，乌药理气顺降，共助沉香以降逆平喘；木香、枳实疏肝理气，加强开郁之力。本证在于七情伤肝，肝气横逆上犯肺脏，而上气喘息，发病之标在肺与脾胃，发病之本则在肝，属气郁寒证。因而应用本方时，还可在原方基础上加柴胡、郁金、青皮等疏肝理气之品以增强解郁之力。若气滞腹胀、大便秘者又可加用大黄以降气通腑，即六磨汤之意。伴有心悸、失眠者，加百合、酸枣仁、合欢花等宁心安神。精神恍惚，喜悲伤欲哭，宜配合甘麦大枣汤宁心缓急。本证宜劝慰患者心情开朗，配合治疗。

（二）虚喘

1. 肺气虚

症状：喘促短气，气怯声低，喉有鼾声，咳声低弱，痰吐稀薄，自汗畏风，极易感冒，舌质淡红，脉软弱。

治法：补肺益气。

方药：补肺汤合玉屏风散。方中人参、黄芪、白术补益肺气；防风助黄芪益气护卫；五味子敛肺平喘；熟地黄益精以化气；紫菀、桑白皮化痰以利肺气。若寒痰内盛，加钟乳石、苏子、款冬花温肺化痰定喘。

若食少便溏，腹中气坠，肺脾同病，可与补中益气汤配合治疗。

若伴咳呛痰少质黏，烦热口干，面色潮红，舌红苔剥，脉细数，为气阴两虚，可用生脉散加沙参、玉竹、百合等益气养阴。痰黏难出者，加贝母、瓜蒌润肺化痰。

2. 肾气虚

症状：喘促日久，气息短促，呼多吸少，动则喘甚，气不得续，小便常因咳甚而失禁，或尿后余沥，形瘦神疲，面青肢冷，或有跗肿，舌淡苔薄，脉微细。

治法：补肾纳气。

方药：金匮肾气丸合参蛤散。前方温补肾阳，后方纳气归肾，还可酌加仙茅、淫羊藿、紫石英、沉香等温肾纳气平喘。若见喘咳，口咽干燥，颧红唇赤，舌红少津，脉细或细数，此为肾阴虚，可用七味都气丸合生脉散以滋阴纳气如兼标实，痰浊壅肺，喘咳痰多，气急满闷，苔腻，此为"上实下虚"之候，治宜化痰降逆、温肾纳气，可用苏子降气汤加紫石英、沉香等。

肾虚喘促，多兼血瘀，如面、唇、爪甲、舌质暗黑，舌下青筋显露等，可酌加桃仁、红花、川芎等活血化瘀。

3. 喘脱

症状：喘逆甚剧，张口抬肩，鼻翼翕动，端坐不能平卧，稍动则喘剧欲绝，或有痰鸣，咳吐泡沫痰，心慌动悸，烦躁不安，面青唇紫，汗出如珠，肢冷，脉浮大无根，或见歇止，或模糊不清。

治法：扶阳固脱，震摄肾气。

方药：参附汤合黑锡丹。参附汤益气回阳，黑锡丹震摄浮阳，纳气定喘。应用时尚可加龙骨、牡蛎、山萸肉以固脱，同时还可加服蛤蚧粉以纳气定喘。

若呼吸微弱，间断难续，或叹气样呼吸，汗出如洗，烦躁内热，口干颧红，舌红无苔，或光绛而紫赤，脉细微而数，或散或芤，为气阴两竭之危证，治应益气救阴固脱，可用生脉散加生地黄、山萸肉、龙骨、牡蛎以益气救阴固脱若出现阴竭阳脱者，加附子、肉桂急救回阳。

八、转归预后

喘病的转归，视其喘病的性质、治疗等不同而有差异，一般情况是实喘日久，可由实转虚，或虚喘再次感邪而虚实兼夹，上实下虚；痰浊致喘者，因治疗因素而有寒热的转化。喘病日久，因肺气不能调节心脉，肺气不能布散津液，常因喘而致痰瘀阻痹，痰瘀阻痹又加重喘病喘病日久可转成肺胀。

喘病属危重病，但其预后也不尽相同，一般说来，实喘因邪气壅阻，只要祛邪利气，一般易治愈；但若邪气极甚，高热，喘促不得卧，脉急数者，病情重，预后差。虚喘因根本不固，气衰失其摄纳，补之不能速效，故治疗难；若虚喘再感新邪，且邪气较甚，则预后差；若发展至喘脱，下虚上实，阴阳离决，孤阳浮越之时，病情极险，应积极抢救，或可救危亡于万一。

九、预防与调摄

慎风寒，戒烟酒，饮食宜清淡，忌食辛辣刺激及甜黏肥腻之品。平素宜调畅情志，因情志致喘者，尤须怡情悦志，避免不良刺激。加强体育锻炼，提高机体的抗病能力等有助于预防喘病的发生。

喘病发生时，应卧床休息，或取半卧位休息，充分给氧，密切观察病情的变化，保持室内空气新鲜，避免理化因素刺激，做好防寒保暖，饮食应清淡而富营养，消除紧张情绪。

十、结语

喘病是呼吸困难，甚至张口抬肩，鼻翼翕动，不能平卧的一种病证，严重者可致喘脱。为外感六淫，内伤饮食、情志以及久病体虚所致。其病主要在肺、肾，亦与肝、脾等脏有关。病理性质有虚实之分。实喘为邪气壅肺，气失宣降，治予祛邪利气，祛邪指祛风寒、清肺热、化痰浊（痰饮）等，利气指宣肺平喘，亦包括降气解郁等法。

虚喘为精气不足，肺不主气，肾不纳气所致，治予培补摄纳，但应分阴阳，培肺气，益肺阴，补肾阳，滋肾阴等，并佐摄纳固脱等法。治虚喘很难速效，应持之以恒地调治方可治愈。正如《医宗必读·喘》所说："治实者攻之即效，无所难也。治虚者补之未必即效，须悠久成功，其间转折进退，良非易也。"若见"下虚上实"者，义当疏泄其上，补益其下，权衡轻重主次治疗。若见喘脱者，急当扶正固脱，震摄潜纳，及时救治。

（姜卫铭）

第六章 脾胃病证

第一节 胃痛

胃痛是以胃脘部近心窝处疼痛为主要临床表现的一种病证。又称胃脘痛。

《内经》对本病的论述较多，如《灵枢·邪气脏腑病形》曰："胃病者，腹膜胀，胃脘当心而痛。"最早记载了"胃脘痛"的病名；又《灵枢·厥病》云："厥心痛，腹胀胸满，心尤痛甚，胃心痛也。"所论"厥心痛"的内容，与本病有密切的关系。

《内经》还指出造成胃脘痛的原因有受寒、肝气不舒及内热等，《素问·举痛论》曰："寒气客于肠胃之间、膜原之下，血不得散，小络急引故痛。"《素问·六元正纪大论》曰："木郁之发，民病胃脘当心而痛。"《素问·气交变大论》曰："岁金不及，炎火通行，复则民病口疮，甚则心痛。"迨至汉代，张仲景在《金匮要略》中则将胃脘部称为心下、心中，将胃病分为痞证、胀证、满证与痛证，对后世很有启发。如"心中痞，诸逆心悬痛，桂枝生姜枳实汤主之。""按之心下满痛者，此为实也，当下之，宜大柴胡汤"。书中所拟的方剂如大建中汤、大柴胡汤等，都是治疗胃脘痛的名方。《仁斋直指方》对胃痛的原因已经认识到"有寒，有热，有死血，有食积，有痰饮，有虫"等不同。《备急千金要方·心腹痛》在论述九痛丸功效时指出，其胃痛有虫心痛、疰心痛、风心痛、悸心痛、食心痛、饮心痛、寒心痛、热心痛、去来心痛九种。

对于胃脘痛的辨证论治，《景岳全书·心腹痛》分析极为详尽，对临床颇具指导意义，指出："痛有虚实……辨之之法，但当察其可按者为虚，拒按者为实；久痛者多虚，暴病者多实；得食稍可者为虚，胀满畏食者为实；痛徐而缓，莫得其处者多虚，痛剧而坚，一定不移者为实；痛在肠脏，中有物有滞者多实，痛在腔胁经络，不干中脏，而牵连腰背，无胀无滞者多虚。脉与证参，虚实自辨。"除此之外，还须辨其寒热及有形无形。《丹溪心法·心脾痛》在论述胃痛治法时指出"诸痛不可补气"的观点，对后世影响很大，而印之临床，这种提法尚欠全面，后世医家逐渐对其进行纠正和补充。

《证治汇补·胃脘痛》对胃痛的治疗提出"大率气食居多，不可骤用补剂，盖补之则气不通而痛愈甚。若曾服攻击之品，愈后复发，屡发屡攻，渐至脉来浮大而空者，又当培补"，值得借鉴。

古代文献中所述胃脘痛，在唐宋以前医籍多以"心痛"代之，宋代之后，医家对胃痛与心痛相混谈提出质疑，至金元《兰室秘藏》首立"胃脘痛"一门，明确区分了胃痛与心痛，至明清时期胃痛与心痛得以进一步区别开来。如《证治准绳·心痛胃脘痛》就指出："或问丹溪言心痛即胃脘痛然乎？曰：心与胃各一脏，其病形不同，因胃脘痛处在心下，故有当心而痛之名，岂胃脘痛即心痛者哉！"《医学正传·胃脘痛》亦云："古方九种心痛……详其所由，皆在胃脘，而实不在于心也。"

现代医学的急、慢性胃炎，消化性溃疡，胃神经官能症，胃癌等疾病，以及部分肝、胆、胰疾病，出现胃痛的临床表现时，可参考本节进行辨证论治。

一、病因病机

胃痛的发生，主要责之于外邪犯胃、饮食伤胃、情志不畅和先天脾胃虚弱等，致胃气郁滞，胃失和降，不通则痛。

（一）外邪犯胃

外邪之中以寒邪最易犯胃，夏暑之季，暑热、湿浊之邪也间有之。邪气客胃，胃气受伤，轻则气机壅滞，重则和降失司，从而致胃脘作痛。寒主凝滞，多见绞痛；暑热急迫，常致灼痛；湿浊黏腻，常见闷痛。

（二）饮食伤胃

若纵恣口腹，过食肥甘，偏嗜烟酒，或饥饱失调，寒热不适，或用伤胃药物，均可伐伤胃气，气机升降失调而作胃痛。尤厚味及烟酒，皆湿热或燥热之性，易停于胃腑伤津耗液为先，久则损脾。

（三）情志不畅

情志不舒，伤肝损脾，亦致胃痛。如气郁恼怒则伤肝，肝失疏泄条达，横犯脾胃，而致肝胃不和或肝脾不和，气血阻滞则胃痛；忧思焦虑则伤脾，脾伤则运化失司，升降失常，气机不畅也致胃痛。

（四）脾胃虚弱

身体素虚，劳倦太过，久病不愈，可致脾胃不健，运化无权，升降转枢失利，气机阻滞，而致胃痛；或因胃病日久，阴津暗耗，胃失濡养，或伴中气下陷，气机失调；或因脾胃阳虚，阴寒内生，胃失温养，均可导致胃痛。

胃痛与胃、肝、脾关系最为密切。胃痛初发多属实证，病位主要在胃，间可及肝；病久常见虚证，其病位主要在脾；亦有虚实夹杂者，或脾胃同病，或肝脾同病。

胃痛病因虽有上述不同，病性尚有虚实寒热、在气在血之异，但其发病机制有其共性，即所谓"不通则痛"。胃为阳土，喜润恶燥，主受纳、腐熟水谷，以降为顺。胃气一伤，初则壅滞，继则上逆，此即气滞为病。其中首先是胃气的壅滞，无论外感、食积均可引发；其次是肝胃气滞，即肝气郁结，横逆犯胃所造成的气机阻滞。另外，气为血帅，气行则血行，气滞日久，必致血瘀，也即久患者络之意；"气有余便是火"，气机不畅，可蕴久化热，火能灼伤阴津，或出血之后，血脉瘀阻而新血不生，致阴津亦虚，均可致胃痛加重，每每缠绵难愈。脾属阴土，喜燥恶湿，主运化，输布精微，以升为健，与胃互为表里，胃病延久，可内传于脾。脾气受伤，轻则中气不足，运化无权；继则中气下陷，升降失司；再则脾胃阳虚，阴寒内生，胃络失于温养。若胃痛失治误治，血络损伤，还可见吐血、便血等证。

二、诊断要点

（一）症状

胃脘部疼痛，常伴有食欲缺乏，痞闷或胀满，恶心呕吐，吞酸嘈杂等。发病常与情志不遂、饮食不节、劳累、受寒等因素有关。起病或急或缓，常有反复发作的病史。

（二）检查

上消化道 X 线钡餐造影、纤维胃镜及病理组织学检查等，有助诊断。

三、鉴别诊断

（一）胃痞

二者部位同在心下，但胃痞是指心下痞塞，胸膈满闷，触之无形，按之不痛的病证。胃痛以痛为主，胃痞以满为患，且病及胸膈，不难区别。

（二）真心痛

心居胸中，其痛常及心下，出现胃痛的表现，应高度警惕，防止与胃痛相混。典型真心痛为当胸而痛，其痛多刺痛、剧痛，且痛引肩背，常有气短、汗出等症，病情较急，如《灵枢·厥病》曰："真心痛，手足青至节，心痛甚，旦发夕死，夕发旦死。"中老年人既往无胃痛病史，而突发胃脘部位疼痛者，应注意真心痛的发生。胃痛部位在胃脘，病势不急，多为隐痛、胀痛等，常有反复发作史。X 线、胃镜、心电图及生化检查有助鉴别。

四、辨证

胃痛的主要部位在上腹胃脘部近心窝处，往往兼见胃脘部痞满、胀闷、嗳气、吐酸、纳呆、胁胀、腹胀，甚至出现呕血、便血等症。常反复发作，久治难愈。至于临床辨证，当分虚实两类。实证多痛急拒按，病程较短；虚证多痛缓喜按，缠绵难愈，这是辨证的关键。

（一）寒邪客胃

证候：胃痛暴作，得温痛减，遇寒加重；恶寒喜暖，口淡不渴，或喜热饮，舌淡，苔薄白，脉弦紧。

分析：寒凝胃脘，气机阻滞，则胃痛暴作，得温痛减，遇寒加重；阳气被遏，失去温煦，则恶寒喜暖，口淡不渴，或喜热饮；舌淡，苔薄白，脉弦紧，为内寒之象。

（二）饮食伤胃

证候：胃脘疼痛，胀满拒按，嗳腐吞酸，或呕吐不消化食物，其味腐臭，吐后痛减，不思饮食，大便不爽，得矢气及便后稍舒，舌苔厚腻，脉滑。

分析：饮食积滞，阻塞胃气，则胃脘疼痛，胀满拒按；食物不化，胃气上逆，则嗳腐吞酸，或呕吐不消化食物，其味腐臭，吐后痛减；胃失和降，腑气不通，则不思饮食，大便不爽，得矢气及便后稍舒；舌质淡，苔厚腻，脉滑，为饮食内停之征。

（三）肝气犯胃

证候：胃脘胀痛，连及两胁，攻撑走窜，每因情志不遂而加重，善太息，不思饮食，精神抑郁，夜寐不安，舌苔薄白，脉弦滑。

分析：肝气郁结，横逆犯胃，肝胃气滞，故胃脘胀痛；胁为肝之分野，故胃痛连胁，攻撑走窜；因情志不遂加重气机不畅，故以息为快；胃失和降，受纳失司，故不思饮食；肝郁不舒，则精神抑郁，夜寐不安；舌苔薄白，脉弦滑为肝胃不和之象。

（四）湿热中阻

证候：胃脘灼热而痛，得凉则减，遇热加重。伴口干喜冷饮，或口臭不爽，口舌生疮。甚至大便秘结，排便不畅，舌质红，苔黄少津，脉滑数。

分析：胃气阻滞，日久化热，故胃脘灼痛，得凉则减，遇热加重，口干喜冷饮或口臭不爽，口舌生疮；胃热久积，腑气不通，故大便秘结，排便不畅；舌质红，苔黄少津，脉象滑数，为胃热蕴积之象。

（五）瘀血停胃

证候：胃脘疼痛，状如针刺或刀割，痛有定处而拒按，入夜尤甚。病程日久，胃痛反复发作而不愈，面色晦暗无华，唇黯，舌质紫黯或有瘀斑，脉涩。

分析：气滞则血瘀，或吐血、便血之后，离经之血停积于胃，胃络不通，而成瘀血，瘀血停胃，故疼痛状如针刺或刀割，固定不移，拒按；瘀血不净，新血不生，故面色晦暗无华，唇黯；舌质紫黯，或有瘀点、瘀斑，脉涩，为血脉瘀阻之象。

（六）胃阴亏耗

证候：胃脘隐痛或隐隐灼痛，伴嘈杂似饥，饥不欲食，口干不思饮，咽干唇燥，大便干结，舌体瘦，质嫩红，少苔或无苔，脉细而数。

分析：气郁化热，热伤胃津，或瘀血积留，新血不生，阴津匮乏，阴津亏损则胃络失养，故见胃脘隐痛；若阴虚有火，则可见胃中灼痛隐隐；胃津亏虚则胃纳失司，故嘈杂似饥，知饥而不欲纳食；阴液亏乏，津不上承，故咽干唇燥；阴液不足则肠道干涩，故大便干结；舌体瘦舌质嫩红，少苔或无苔，脉细而数，皆为胃阴不足而兼虚火之象。

（七）脾胃虚寒

证候：胃脘隐痛，遇寒或饥时痛剧，得温或进食则缓，喜暖喜按。伴面色不华，神疲肢怠，四末不温，食少便溏，或泛吐清水。舌质淡而胖，边有齿痕，苔薄白，脉沉细无力。

分析：胃病日久，累及脾阳。脾胃阳虚，故胃痛绵绵，遇寒或饥时痛剧，得温熨或进食则缓，喜暖喜按；气血虚弱，故面色不华，神疲肢怠；阳气虚不达四末，故四肢不温；脾虚不运，转输失常，故食少便溏；脾阳不振，寒湿内生，饮邪上逆，故泛吐清水；舌质淡而胖，边有齿痕，苔薄白，脉沉细无力，为脾胃虚寒之象。

五、治疗

治疗以理气和胃止痛为主，审证求因，辨证施治。邪盛以祛邪为急，正虚以扶正为先，虚实夹杂者，则当祛邪扶正并举。虽有"通则不痛"之说，但决不能局限于狭义的"通"法，要从广义的角度理解和运用"通"法。属于胃寒者，散寒即所谓通；属于血瘀者，化瘀即所谓通；属于食停者，消食即所谓通；属于气滞者，理气即所谓通；属于热郁者，泻热即所谓通；属于阴虚者，益胃养阴即所谓通；属于阳虚者，温运脾阳即所谓通。

（一）中药治疗

1. 寒邪客胃

治法：温胃散寒，行气止痛。

处方：香苏散合良附丸加减。

方中高良姜、吴茱萸温胃散寒；香附、乌药、陈皮、木香行气止痛。

如兼见恶寒、头痛等风寒表证者，可加苏叶、藿香等以疏散风寒，或内服生姜汤、胡椒汤以散寒止痛；若兼见胸脘痞闷，胃纳呆滞，暖气或呕吐者，是为寒夹食滞，可加枳实、神曲、鸡内金、制半夏、生姜等以消食导滞，降逆止呕。若寒邪郁久化热，寒热错杂，可用半夏泻心汤辛开苦降，寒热并调。

中成药可选用良附丸、胃痛粉等。

2. 饮食伤胃

治法：消食导滞，和胃止痛。

处方：保和丸加减。

方中神曲、山楂、莱菔子消食导滞；茯苓、半夏、陈皮和胃化湿；连翘散结清热。

若脘腹胀甚者，可加枳实、砂仁、槟榔等以行气消滞；若胃脘胀痛而便闭者，可合用小承气汤或改用枳实导滞丸以通腑行气；胃痛急剧而拒按，伴见苔黄燥，便秘者，为食积化热成燥，则合用大承气汤以泻热解燥，通腑荡积。

中成药可选用加味保和丸、枳实消痞丸等。

3. 肝气犯胃

治法：疏肝解郁，理气止痛。

处方：柴胡疏肝散加减。

方中柴胡、芍药、川芎、郁金、香附疏肝解郁；陈皮、枳壳、佛手、甘草理气和中。

若胃痛较甚者，可加川楝子、延胡索以加强理气止痛作用；暖气较频者，可加沉香、旋覆花以顺气降逆；泛酸者加乌贼骨、煅瓦楞子中和胃酸。痛势急迫，嘈杂吐酸，口干口苦，舌红苔黄，脉弦或数，乃肝胃郁热之证，改用化肝煎或丹栀逍遥散加黄连、吴茱萸以疏肝泻热和胃。

中成药可选用气滞胃痛冲剂、胃苏冲剂等。

4. 湿热中阻

治法：清化湿热，理气和胃。

处方：清中汤加减。

方中黄连、栀子清热燥湿；制半夏、茯苓、草豆蔻祛湿健脾；陈皮、甘草理气和中。

湿偏重者加苍术、藿香燥湿醒脾；热偏重者加蒲公英、黄芩清胃泻热；伴恶心呕吐者，加竹茹、橘皮以清胃降逆；大便秘结不通者，可加大黄（后下）通下导滞；气滞腹胀者加厚朴、枳实以理气消胀；纳呆少食者，加神曲、谷芽、麦芽以消食导滞。

中成药可选用清胃和中丸。

5. 瘀血停胃

治法：理气活血，化瘀止痛。

方药：失笑散合丹参饮加减。

前方以五灵脂、蒲黄活血祛瘀，通利血脉以止痛；后方重用丹参活血化瘀，檀香、砂仁行气止痛。

若因气滞而致血瘀，气滞仍明显时，宜加理气之品，但忌香燥太过。若血瘀而兼血虚者，宜合四物汤等养血活血之味。若血瘀而兼脾胃虚衰者，宜加炙黄芪、党参等健脾益气以助血行。

中成药可选用九气拈痛丸。

6. 胃阴亏耗

治法：滋阴益胃，和中止痛。

处方：益胃汤合芍药甘草汤加减。

方中沙参、玉竹补益气阴；麦冬、生地滋养阴津；冰糖生津益胃；芍药、甘草酸甘化阴，缓急止痛。

若气滞仍著时，加佛手、香橼皮、玫瑰花等轻清畅气而不伤阴之品；津伤液亏明显时，可加芦根、天花粉、乌梅等以生津养液；大便干结者，加火麻仁、郁李仁、瓜蒌仁等润肠之品。若兼肝阴亦虚，症见脘痛连胁者，可加白芍、枸杞、生地等柔肝之品，也可用一贯煎化裁为治。

中成药可选用养胃舒胶囊。

7. 脾胃虚寒

治法：温中健脾。

方药：黄芪建中汤加减。

方中以黄芪补中益气、饴糖益气养阴为君；以桂枝温阳气、芍药益阴血为臣；以生姜温胃、大枣补脾为佐；炙甘草调和诸药，共奏温中健脾，和胃止痛之功。

若阳虚内寒较重者，也可用大建中汤化裁，或加附子、肉桂、荜茇等温中散寒；兼泛酸者，可加黄连汁炒吴茱萸、煅瓦楞、海螵蛸等制酸之品；泛吐清水时，可予小半夏加茯苓汤或苓桂术甘汤合方为治；兼见血虚者，也可用归芪建中汤治之。若胃脘坠痛，证属中气下陷者，可用补中益气汤化裁为治。

此外，临床上胃强脾弱，上热下寒者也不少见，症状除胃脘疼痛以外，还可见恶心呕吐，暖气，肠鸣便溏或大便秘结，舌质淡，苔薄黄腻，脉细滑等，治疗时，可选用半夏泻心汤、黄连理中汤或乌梅丸等以调和脾胃，清上温下。

中成药可选用人参健脾丸、参苓白术丸等。

（二）针灸治疗

1. 基本处方

中脘、内关、足三里。

中脘、足三里募合相配，内关属心包经，历络三焦，通调三焦气机而和胃，三穴远近结合，共同调理胃腑气机。

2. 加减运用

（1）寒邪客胃证：加神阙、梁丘以散寒止痛，神阙用灸法。余穴针用平补平泻法。

（2）饮食伤胃证：加梁门、建里、璇玑以消食导滞。诸穴针用泻法。

（3）肝气犯胃证：加期门、太冲以疏肝理气，针用泻法。余穴针用平补平泻法。

（4）湿热中阻证：加阴陵泉、内庭以清利湿热，阴陵泉针用平补平泻法。余穴针用泻法。

（5）瘀血停胃证：加膈俞、阿是穴以化瘀止痛，针用泻法。余穴针用平补平泻法，或加灸法。

（6）胃阴亏耗证：加胃俞、太溪、三阴交以滋阴养胃。诸穴针用补法。

（7）脾胃虚寒证：加神阙、气海、脾俞、胃俞以温中散寒，神阙用灸法。余穴针用补法，或加灸法。

3. 其他

（1）指针疗法：取中脘、至阳、足三里等穴，以双手拇指或中指点压、按揉，力度以患者能耐受并感觉舒适为度，同时令患者行缓慢腹式呼吸，连续按揉 3 ~ 5 min 即可止痛。

（2）耳针疗法：取胃、十二指肠、脾、肝、神门、下脚端，每次选用 3 ~ 5 穴，毫针浅刺，留针 30 min；或用王不留行籽贴压。

（3）穴位注射疗法：根据中医辨证，分别选用当归注射液、丹参注射液、参附注射液或生脉注射液等，也可选用维生素 B_1 或维生素 B_{12} 注射液，按常规取 2 ~ 3 穴，每穴注入药液 2 ~ 4 mL，每日或隔日 1 次。

（4）埋线疗法：取穴：肝俞、脾俞、胃俞、中脘、梁门、足三里。方法：将羊肠线用埋线针植入穴位内，无菌操作，每月 1 次，连续 3 次。适用于慢性胃炎之各型胃痛症者。

（5）兜肚法：取艾叶 30 g，荜茇、干姜各 15 g，甘松、山柰、细辛、肉桂、吴茱萸、延胡索、白芷各 10 g，大茴香 6 g，共研为细末，用柔软的棉布折成 15 cm 直径的兜肚形状，将上药末均匀放入，紧密缝好，日夜兜于中脘穴或疼痛处，适用于脾胃虚寒胃痛。

六、医案举例

胃痛

2019.10.7，梁××，31 岁

主诉：胃痛 1 周。

病史：患者 1 周来每当饭后胃胀痛，有烧灼感，伴嗳气，口干舌燥，大便质硬，两胁痛，脉细弦数，舌质红绛。

方药：一贯煎加减：香附 10 g，麦冬 10 g，当归 10 g，玉竹 10 g，玄参 10 g，沙参 15 g，延胡索 10 g，石斛 10 g，花粉 20 g，砂仁 3 g，海螵蛸 20 g。农本方 7 剂。

二诊：服药后胃脘痛明显减轻，口干便干缓解，再予 14 剂后诸症悉平。

按语：此案辨证为阴虚胃热，治以养阴清胃，理气止痛。胃以和降为顺，宜甘平或甘凉濡润以养胃阴，使津液来复通降有度。临证以石斛、麦冬之类滋养胃阴，使胃降脾升，胃痛自除。

（麦建益）

第二节　腹痛

腹痛是指胃脘以下、耻骨毛际以上部位疼痛为主症的病证。感受六淫之邪，虫积、食滞所伤，气滞血瘀，或气血亏虚，经脉失荣等，均可导致腹痛。

一、历史沿革

腹痛首见于《内经》。其对腹痛的论述，多从寒热邪气客于肠胃立论。《素问·举痛论篇》谓："寒气客于肠胃之间，膜原之下，血不得散，小络急引故痛""热气留于小肠，肠中痛，瘅热焦渴，则坚干不得出，故痛而闭不通矣。"

《素问·气交变大论篇》还分别对雨湿、风气、燥气所致腹痛的症状作了描述。《灵枢·邪气脏腑病形》及"师传""胀论""经脉"等篇对感寒泄泻，肠鸣飧泄，胃热肠寒，热病挟脐急痛等腹痛亦有所论述。

汉代张仲景《金匮要略》在有关篇章中对腹痛，辨证确切，并创立了许多有效治法方剂。如《金匮要略·腹满寒疝宿食病脉证治》谓："病者腹满，按之不痛为虚，痛者为实，可下之。舌黄未下者，下之黄自去。"指出按之而痛者，为有形之邪，结而不行，其满为痛，并以舌黄作为实热积滞之征象，治当攻下。对"腹中寒气，雷鸣切痛，胸胁逆满，呕吐"的脾胃虚寒，水湿内停的腹满痛证及寒邪攻冲之证分别提出附子粳米汤及大建中汤治疗，而"心下满痛"及"痛而闭"则有大柴胡汤、厚朴三物汤，提示了热结、气滞腹痛的治法。此外"疮痈肠痈浸淫病脉证治"篇还对"肠痈"加以论治。以上，在理论与实践方面，均有很大的指导价值。

隋代巢元方《诸病源候论》将腹痛专立单独病候，分为急腹痛与久腹痛。该书"腹痛病诸候"篇谓："凡腹急痛，此里之有病""由府藏虚，寒冷之气客于肠胃膜原之间，结聚不散，正气与邪气交争，相击故痛""久腹痛者，藏府虚而有寒，客于腹内，连滞不歇，发作有时，发则肠鸣而腹绞痛，谓之寒中。是冷搏于阴经，令阳气不足，阴气有余也。寒中久痛不瘥，冷入于大肠，则变下利。"对病因、证候描述较之前人为详。

唐代孙思邈《备急千金要方》立"心腹痛门"，该书提出注心痛、虫心痛、风心痛、悸心痛、食心痛、饮心痛、冷心痛、热心痛、去来心痛等9种心痛名称，其中包括某些腹上区疼痛。孙氏列有治心腹痛及腹痛方十多首，如有治虚冷腹痛的当归汤方、腹冷绞痛的羊肉当归汤方、腹痛脐下绞结的温脾汤方等。包括了温中、化瘀、理气止痛等治法。此外还包括若干熨法和刺灸法，反映了治疗手段日趋丰富。王焘《外台秘要》对许多心腹痛方进行了收集，如该书载有《广济》疗心腹中气时之痛等症的桔梗散方，《肘后》疗心腹俱胀痛等症的栀豉汤方，《深师》疗久寒冷心腹绞痛等症的前胡汤方，《小品》疗心腹绞痛等症的当归汤方，《古今录验》疗心腹积聚寒中绞痛等症的通命丸方等，对急性腹痛提供了更多方剂。

宋代杨士瀛《仁斋直指方》对腹痛分寒热、死血、食积、痰饮、虫等，并对不同腹痛提出鉴别，如谓："气血、痰水、食积、风冷诸症之痛，每每停聚而不散，惟虫病则乍作乍止，来去无定，又有呕吐清沫之可验。"对临床辨证颇有裨益。

金元时期，李杲将腹痛按三阴经及杂病进行辨证论治，尤其强调腹痛不同部位分经辨治，对后世颇有启发。如谓中脘痛太阴也，理中汤、加味小建中汤、草豆蔻丸之类主之；脐腹痛，少阴也，四逆汤、姜附汤或五积散加吴茱萸主之；少腹痛，厥阴也，当归四逆汤加吴茱萸主之；杂证腹痛以四物苦楝汤或芍药甘草汤等为主方，并依据不同脉象进行加减。尤其李氏在《医学发明·泄可去闭葶苈大黄之属》，明确提出了"痛则不通"的病机学说，并在治疗上确立了"痛随利减，当通其经络，则疼痛去矣"之说，给后世很大的影响。

《丹溪心法》对腹痛以寒、积热、死血、食积、痰湿划分，尤对气、血、痰、湿作痛提出相应的用药，强调对老人、肥人应该根据不同体质施治，并提出初痛宜攻，久痛宜升消的治则，立"痛忌补气"之说。此外，朱氏对感受外邪作痛及伤食痛，颠仆损伤腹痛亦分列了处方。

明代《古今医鉴》在治法上提出"是寒则温之，是热则清之，是痰则化之，是血则散之，是气则顺之，是虫则杀之，临证不可惑也"。《医学正传》亦提出"浊气在上者涌之，清气在下者提之，寒者温之，热者清之，虚者培之，实者泻之，结者散之，留者行之，此治法之大要也"等原则。

明代李梴《医学入门》对腹痛分证治疗及症状的描述则更加具体。如谓："瘀血痛有常处，或忧思逆郁，跌扑伤瘀，或妇女经来产后，恶瘀不尽而凝，四物汤去地黄，加桃仁、大黄、红花。又血虚郁火燥结阻气，不运而痛者，四物汤倍芍药加炒干姜，凡痛多属血涩，通用芍药甘草汤为主。"

《医方考》则对治疗腹痛的丁香止痛散、三因七气汤、桂枝加大黄汤等有效方剂的组成、功用、配伍、适应症状等加以解说，以便于临床运用。张景岳对腹痛虚实辨证，尤为精详，认为暴痛多由食滞、寒滞、气滞；渐痛多由虫、火、痰、血。明确提出"多滞多逆者，方是实证，如无滞运则不得以实论也"。并从喜按与否、痛徐而缓、痛剧而坚以及脉象和痛的部位等方面辨证。可以看出这一时期对腹痛的病因、病机及治疗，无论理论实践，均有了进一步的深化和提高。

清代医家对腹痛证治疗更有发展。如《张氏医通》对腹痛证候方要详备。其谓感暑而痛，或泻利并作，用十味香薷饮；腹中常热作痛，此为积热，用调胃承气汤；七情内结心腹绞痛选用七气汤；酒积作痛曲药丸等皆逐一叙述，并载有大寒腹痛，瘀血留结腹痛等验案，其理法方药均可体现。

叶天士《临证指南医案》对腹痛记载了发痧腹痛。该书对腹痛辨证强调：须知其无形为患者，如寒凝、火郁、气阻、营虚及夏秋暑湿痧秽之类；所谓有形为患者，如蓄血、食滞、症瘕、蛔蛲内疝及平素嗜好成积之类。对其治疗方法则是强调以"通"为主，如用吴茱萸汤、四逆汤为通阳泄浊法；左金丸及金铃子散为清火泄郁法；四七汤及五磨饮为开通气分法；穿山甲、桃仁、归须、韭根及下瘀血汤为宣通营络法，芍药甘草汤加减及甘麦大枣汤为缓而和法；肉苁蓉、柏子仁、肉桂、当归之剂及复脉加减为柔而通法。至于食滞消之，蛔扰安之，症瘕理之，内疝平之，痧秽芳香解之，均理法方药具备，形成了较为完整的理论。而《医林改错》《血证论》对瘀血腹痛的治则方剂，更有新的创见。如王清任少腹逐瘀汤即为治疗瘀血腹痛的名方。

二、范围

腹痛也是一个症状，西医学多种疾病，如急性胰腺炎、胃肠痉挛、嵌顿疝早期、肠易激综合征腹痛、消化不良腹痛，以及腹型过敏性紫癜、腹型癫痫等引起的腹痛均可参考本篇辨证论治。

三、病因病机

腹痛病因很多，外感风、寒、暑、湿，或内伤饮食，或手术外伤等均可导致腹痛，总体均可归纳为气机阻滞，或脏腑失养两端。

（一）感受寒邪，阻逆为痛

外受寒邪风冷，侵袭于中，或寒冷积滞阻结胃肠，或恣食生冷太过；中阳受戕，均可导致气机升降失常，阴寒内盛作痛。《素问·举痛论篇》指出："寒气客于脉外则脉寒，脉寒则缩蜷，缩蜷则脉绌急，绌急则外引小络，故猝然而痛。"又说："寒气客于肠胃，厥逆上出，故痛而呕也；寒气客于小肠，小肠不得成聚，故后泄腹痛矣。"均说明感受外寒与腹痛有密切的关系。

（二）素体阳虚，寒从内生

多有脾阳不运，脏腑虚而有寒；或因中阳虚馁，寒湿停滞；或因气血不足，脏腑失其温养而致腹痛。亦有房室之后为寒邪所中而导致阴寒腹痛者。

（三）饮食不节，邪滞内结

恣饮暴食，肥甘厚味停滞不化，误食腐馊不洁之物，脾胃损伤，为导致腹痛之因；里热内结，积滞胃肠，壅遏不通；或恣食辛辣，湿热食滞交阻，使气机失其疏利，传道之令不行而痛。此外暑热内侵，湿热浸淫使肠胃功能逆乱，亦可导致腹痛。

（四）情志失调，气滞不痛

情志怫郁，恼怒伤肝，肝失疏泄，气失条达，肝郁气滞，横逆攻脾，肝脾不和，气机失畅，可引起气滞腹痛。正如《类证治裁·腹痛》云："七情气郁，攻冲作痛。"《证治汇补·腹痛》谓："暴触怒气，则两胁先痛而后入腹。"可见，情志失调、气机郁滞是产生腹痛的重要因素之一。

（五）跌仆创伤，痹阻为痛

跌仆创伤，或腹部手术以致脏腑经络受损，气血瘀滞不通。如《丹溪心法·腹痛》说："如颠仆损伤而腹痛者，乃是瘀血。"血络受损，络脉不通，则腹部疼痛如针刺，痛处固定不移，痛而拒按。

总之，腹痛最主要的病机特点是"不通则痛"，或因邪滞而不通，或由正虚运行迟缓而不通。病机性质有虚有实。外邪侵袭、饮食不节、情志失调、跌仆创伤等因素导致腹内脏腑气机郁滞、血行受阻，或腹部经脉为病邪所滞，络脉痹阻，不通而痛，此属实痛。而素体阳虚，气血不足，脏腑失养所产生的腹痛，此属虚痛。与腹痛的相关病理因素有寒凝、湿热、瘀血、积食等。

腹痛之虚、实、寒、热、气、血之间常相互转化兼夹为病。如寒痛日久，郁而化热，可致郁热内结；气滞作痛，迁延不愈，由气入血，可致血瘀腹痛；实证腹痛，经久不愈，耗伤气血，可由实转虚，或虚实夹杂；虚痛感邪或夹食滞则成虚实夹杂，本虚标实之证。

四、诊断与鉴别诊断

（一）诊断

1. 发病特点

本病发作多以外感、劳作、饮食不节或情志郁怒等为诱因。

2. 临床表现

腹痛以脘以下、耻骨毛际以上部位疼痛为主要表现。急性发作时常伴有呕吐、腹泻、便秘、发热等症状。腹痛由癫病引起者，发作过程或中止后可出现意识障碍，嗜睡，腹部或肢体肌肉跳动或抽动，流涎，偏头痛和吞咽咀嚼动作表现。

（二）鉴别诊断

1. 胃脘痛

胃居上脘，其疼痛部位在胃脘近心窝处。而腹痛在胃脘以下，耻骨毛际以上的部位。胃脘痛多伴嗳气、吐酸、嘈杂或得食痛减，或食后痛增等特征。而腹痛常少有这些症状，但胃痛与腹痛因部位相近，关系密切，故临证时需谨慎鉴别。

2. 胁痛

胁痛的疼痛部位在一侧或双侧季肋下，很少有痛及脐腹及小腹者，故不难与腹痛鉴别。

3. 淋证

淋证之腹痛，多属于小腹，并伴有排尿窘迫，茎中涩痛等症。

4. 痢疾、霍乱、症积

痢疾之腹痛与里急后重、下痢赤白黏冻同见；霍乱之腹痛往往猝然发病，上吐下泻互见；症积之腹痛与腹内包块并见，但有时也可以腹痛为首发症状，须注意观察鉴别。

5. 外科、妇科腹痛

内科腹痛常先发热，后腹痛，一般疼痛不剧，痛无定处，难以定位，压痛不明显，腹部柔软。而外科腹痛，一般先腹痛，后发热，疼痛较剧，痛有定处，部位局限，压痛明显，常伴有肌紧张或反跳痛。妇科腹痛多在小腹，常与经、带、胎、产有关。

五、辨证

（一）辨证要点

1. 注意分别腹痛的性质

（1）寒痛：寒主收引，寒气所客，则痛多拘急，腹鸣切痛，寒实可兼气逆呕吐，坚满急痛；虚寒则痛势绵绵。

（2）热痛：多痛在脐腹，痛处亦热，或伴有便秘、喜饮冷等症。

（3）瘀血痛：多痛而不移其处，刺痛，拒按，经常在夜间加剧，一般伴有面色晦暗，口唇色紫。

（4）气滞痛：疼痛时轻时重，部位不固定，攻冲作痛，伴有胸胁不舒，嗳气，腹胀，排气之后暂得减轻。

（5）伤食痛：多因饮食过多，或食积不化，肠胃作痛，嗳腐，痛甚欲便，得便则减。

（6）虚痛：一般久痛属虚，虚痛多痛势绵绵不休，可按或喜按。

（7）实痛：暴痛多属实。实痛多有腹胀，呕逆，拒按等表现。

2. 注意分别腹痛的部位

（1）少腹痛：腹痛偏在少腹，或左或右，或两侧均痛；多属于肝经症状。少腹痛偏于右侧，按之更剧，常欲蜷足而卧，发热，恶心，大便欲解不利，为"肠痈"。少腹近脐左右痛，按之有长形结块（按之大者如臂，如黄瓜，小者如指），劲如弓弦，往往牵及胁下，名为"疝瘕"。

（2）脐腹痛：肠内绞痛，欲吐不吐，欲泻不泻，烦躁闷乱，严重者面色青惨，四肢逆冷，头汗出，脉沉浮，名为"干霍乱"。时痛时止，痛时剧烈难忍，或吐青黄绿水，或吐出蛔虫，痛止又饮食如常，为"虫积痛"，多见于小儿。腹中拘挛，绕脐疼痛，冷汗出，怯寒肢冷，脉沉紧者，名为"寒疝"。

（3）小腹痛：小腹痛偏在脐下，痛时拘急结聚硬满，小便自利，甚至发狂，为下焦蓄血。

（二）证候

1. 实寒腹痛

症状：腹痛较剧烈，大便不通，胁下偏痛，手足厥逆。苔白，脉弦紧。

病机分析：寒实内结，升降之机痞塞，阳气不通，故腹胀或胁下痛；手足厥逆，为阳气不能布达之象；大肠为传导之官，寒邪积滞阻结于内，传化失司，故大便秘结；舌白为寒；脉弦主痛，紧主寒。

2. 虚寒腹痛

症状：腹中时痛或绵绵不休，喜得温按，按之则痛减，伴见面色无华，神疲，畏寒，气短等症。舌淡苔白，脉细无力。

病机分析：中阳虚寒，络脉不和，故腹中时痛或绵绵不休，寒得温散则痛减，虚痛得按则松；中虚不运化源不足，则面色无华，伴见气短神疲；中阳不足，卫外之阳亦虚，故形寒畏冷。舌淡苔白，脉来无力，均为虚寒之征。

3. 实热腹痛

症状：腹部痞满胀痛，拒按，潮热，大便不通，并见于口干渴引饮，手足汗出，矢气频转，或下利清水，色纯青，腹部作痛，按之硬满，所下臭秽。苔焦黄起刺或焦黑干燥，脉沉实有力。

病机分析：热结于内，腑气不痛，不通则痛，故腹痛拒按，大便不通，矢气频转；实热积滞壅结，灼伤津液，故口渴引饮，潮热，手足汗出；肠中实热积滞较甚，"热结旁流"，故下利清水。苔黄，脉沉实有力，均可实热之象。

4. 气滞腹痛

症状：腹痛兼胀闷不舒，攻窜不定，痛引少腹，嗳气则舒，情绪急躁加剧。苔薄白，脉弦。

病机分析：气机郁滞，升降失司，故腹痛且胀；病在气分，忽聚忽散，故攻窜不定，痛引少腹；嗳气后气机暂得疏通，故痛势稍减；若遇郁怒，肝气横逆，气聚为患，故痛势增重；脉弦为肝气不疏之象。

5. 瘀血腹痛

症状：少腹痛积块疼痛，或有积块不疼痛，或疼痛无积块，痛处不移。舌质青紫，脉涩。

病机分析：瘀血阻滞，阻碍气机，不通则痛，故无论积块之有无，而腹痛可见；瘀血入络，痹阻不移，故痛有定处。舌紫，脉涩，皆为瘀血之象。

6. 食积腹痛

症状：脘腹胀满疼痛，拒按，嗳腐吞酸，畏食呕恶，痛甚欲便，得大便痛减，或大便不通。舌苔厚腻，脉滑有力。

病机分析：饮食不节或暴饮暴食，以至食积不化，肠胃壅滞，故腹痛，胀满拒按；胃失和降，浊气上逆，故畏食呕恶，嗳腐吞酸；食滞中阻欲得外泄，故得便痛减；传化失司，腑气不行，故大便不通。苔腻脉滑，均为食积内停之象。

六、治疗

（一）治疗原则

治疗腹痛，多以"通"字为法。但"通"者，绝非单指攻下通利。正如《医学真传》说："夫通则不痛，理也。但通之之法，各有不同，调气以和血，调血以和气，通也；下逆者使之上行，中结者使之旁达，亦通也；虚者助之使之通，寒者温之使之通，无非通之之法也。若必以下泄为通则妄矣。"明代龚廷贤提出"寒者温之，热者清之，虚者补之，实者泻之"的治疗原则。由此可见，具体施治时，应视其证候的虚实寒热，在气在血，予以不同的治法。

1. 注意补通关系

腹痛初起，邪实为主，元气未虚，当首推泻法，或祛邪，或导滞，或驱虫，通则不痛，所谓"痛随利减"。若妄投补气之法，必使邪留、食滞、虫积，气机不畅，腹痛益增。然久病体虚之人，可以温中补虚，缓急止痛之法，冀其中阳恢复，腹痛逐渐向愈。虚实夹杂者，审其虚实程度，或通利为主，或补虚为主，或攻补兼施，不可一味使用补气法。

2. 寒热实证各有侧重

寒实腹痛，因阴寒凝滞所致，有大便秘结者，虽可加大黄等荡除积滞，通里攻下，以救其急，切勿过度，以免日久伤正。实热腹痛，在泄热通腑基础上，可选用理气和中之品，如木香、白蔻仁、陈皮、姜半夏之属，有助通滞。

3. 暴痛重气、久痛在血

腹痛暴作，胀痛拒按，部位不定，乃气机阻滞所致。宜通利气机，通阳泄浊。腹痛缠绵不愈，痛如针刺，部位固定，或腹痛日久，邪滞经络，由气入血，血行不畅，气滞血瘀，正如叶天士所谓"久痛入络"。宜采用辛润活血通络之法，亦可加入理气之品，气血同治，冀气行则血行。

（二）治法方药

1. 寒实腹痛

治法：温里散寒，通便止痛。

方药：大黄附子汤加味。本方主在温散寒凝而开闭结，通下大便以除积滞，故用附子辛热以温里散寒治疗心腹痛。大黄荡除积结，细辛辛温宣通，散寒止痛，协助附子以增加散寒作用，共成温散寒凝，苦辛通降之剂。寒实积腹痛，在非温不能避其寒，非下不能去其实时，使用本方，最为恰当。

腹胀满，可加厚朴、木香以加强行气导滞作用；体虚而有积滞者，可用制大黄，以缓其峻下之力；如体虚较甚，可加党参、当归益气养血。恶寒腹痛，绵绵不已，手足厥冷者，亦可选五积散温通经脉。猝然心腹胀痛，痛如锥刺，口噤暴厥者，可用三物备急丸。

2. 虚寒腹痛

治法：温中补虚，缓急止痛。

方药：小建中汤加减。本方以桂枝温阳，芍药益阳，饴糖补脾缓急，生姜辛温散寒，炙甘草、大枣甘温补中。其中芍药倍炙草为芍药甘草汤，有缓急止痛之效。

若失血虚羸不足，腹中疼痛不止，或少腹拘急，痛引腰背，不能饮食，属营血内虚，可于本方加当归，名当归建中汤；若兼气虚，自汗，短气困倦者，本方加黄芪，名为黄芪建中汤。

若阴寒内盛，脘腹剧痛，呕不能食，上冲皮起，按之似有头足，上下攻痛，不可触近，或腹中辘辘有声，用大建中汤温阳逐寒，降逆止痛。

肠鸣腹痛，喜按喜湿，大便溏泻或反秘结，小便清长，手足不温，脉沉细或迟缓，舌淡苔白滑，属太阴寒痛，用理中汤。若厥阴寒痛，肢厥，脉细欲绝，用当归四逆汤。若大肠虚寒，冷积便秘腹痛，用温脾汤，温补寓以通下导滞。男女同房之后，中寒而痛，属于阴寒，用葱姜捣烂炒热，熨其脐腹，以解其阴寒凝滞之气，并用理阴煎或理中汤服之。

3. 实热腹痛

治法：清热通肺。

方药：大承气汤加减。方中大黄苦寒泄热通便，荡涤肠胃；辅以芒硝咸寒泄热，软坚润燥；积滞内阻，每致气滞不行，故以厚朴，行气散结，消痞除满，使积滞迅速得以外泄，其痛自已。

若属火郁腹痛，时作时止，按之有热感，用清中汤，或二陈汤、金铃子散加栀子、黄连、芍药、郁金；合并于紫癜者，可再加丹皮、失笑散等。伤暑腹痛宜香薷散加生姜、木瓜。

4. 气滞腹痛

治则：疏肝解郁，理气止痛。

方药：四逆散加减。本方具疏肝行气解郁，调和肝脾之功。柴胡苦平，条达肝木而疏少阳之郁；芍药微苦寒，平肝止痛；枳实苦辛破积行滞；甘草性平，缓急而和诸药，共成疏肝理气，和中缓急之剂。本方加川芎、香附、枳实易枳壳，名柴胡疏肝散，兼有活血作用。

若腹痛拘急可加芍药甘草汤缓急止痛；若少腹绞痛，腹部胀满，肠鸣辘辘，排气则舒，或阴囊疝痛，苔白，脉弦，用天台乌药散加减，或选五磨饮子、立效散等。若寒气滞痛而腹满者，用排气饮加砂仁去泽泻。

5. 瘀血腹痛

治则：活血化瘀。

方药：少腹逐瘀汤加减。方中当归、川芎、赤芍养血和营，小茴香、肉桂、干姜温通下焦而止痛；

生蒲黄、五灵脂、没药、延胡索活血化瘀，和络定痛。亦可选用活血汤和营通络止通。

若瘀血积于腹部，连及胁间刺痛，用小柴胡汤加香附、姜黄、桃仁、大黄；若血蓄下焦，则季肋、少腹胀满刺痛，大便色黑，用手拈散加制大黄、桃仁，或用桃仁承气汤加苏木、红花。若合并癫痫者也可参照本型论治。

6. 食积腹痛

治则：消食导滞。

方药：枳术汤加木香、砂仁送服保和丸。本方重用枳实行气消痞，辅以白术健脾，加木香、砂仁醒胃宽中，送服保和丸以助消食导滞之功。

若胸腹痞满，下痢，泄泻腹痛后重，或大便秘结，小便短赤，舌红，苔黄腻，脉沉实等，可用枳实导滞丸。

（三）其他治法

1. 针刺

（1）腹痛取内关、支沟、照海、巨阙、足三里。

（2）脐腹痛取阴陵泉、太冲、足三里、支沟、中脘、关元、天枢、公孙、三阴交、阴谷。

（3）腹中切痛取公孙；积痛取气海、中脘、隐白。

2. 灸法

脐中痛、大便溏，灸神阙。

七、转归及预后

腹痛一证，病情复杂，如治不及时常可产生多种变证。如因暴饮暴食，进食大量肥甘厚味，或酗酒过度，致使湿热壅滞，宿食停滞，腑气不通，若治不及时，湿热蕴而化毒，气滞血瘀，腹痛益增，痛处固定拒按，腹肌紧张如板，痛引后背；因湿毒中阻，胃气上逆而呕吐频作；因湿热熏蒸而见黄疸、发热，可转为重症胆瘅、胰瘅，病情危急，预后难料。若腹痛日久，气机阻滞，血行不畅，气滞血瘀，邪滞经络，经久不散，可逐步形成积聚，预后欠佳。若虚寒腹痛，日久耗伤气血，脾胃中阳衰微，又可转为虚劳。

腹痛的预后尚取决于患者的体质、病程、病变的性质等因素。若感受时邪、饮食不节、情志抑郁，正气强盛，邪实不甚，治疗及时，则腹痛迅速缓解，预后较佳。若反复恼怒，肝郁气滞日久，或跌仆损伤、腹部手术后，血络受损，气滞血瘀，则腹痛时作时止，迁延难愈。

八、预防与护理

腹痛的发病，与感受寒邪、暴饮暴食、肝郁气滞关系最为密切。尤其是阳虚阴盛之体，在寒冷季节，更要加强腹部保暖，并避免生冷饮食，养成良好卫生习惯，不食不洁瓜果蔬菜，以防虫卵入侵。饮食须有节制，切忌暴饮暴食、过食辛辣厚味、酗酒过度。饭后不要剧烈运动。加强精神调摄，平时要保持心情舒畅，避免忧思过度、暴怒惊恐。

急性腹痛剧烈者，应卧床休息，视病情或禁食，或少量进半流质、流质饮食，一般以少油腻、高能量饮食为主；慢性腹痛者，应根据疾病性质，采用综合治疗，适当运动，避免过于劳作。对剧烈腹痛，或疼痛不止者，应卧床休息，并加强护理与临床观察。对伴见面色苍白、冷汗淋漓、肢冷、脉微者，尤应注意，谨防变端。

九、医案举例

腹痛（肠系膜淋巴结炎）

2019.8.12，吴××，3岁

主诉：反复腹痛1个月。

病史：1个月前感冒病愈后，常出现腹痛，饮食稍不慎便恶心呕吐，食欲差，大便干，有时大便如羊疾状，易出汗，总感觉没精神，喜饮吃甜食。B超检查肠系膜淋巴结增大，给予健胃消食口服液，服用一段时间无改善。舌淡嫩，脉沉细，腹软，脐中按压痛，无反跳痛。

方药：大黄牡丹汤加减：桃仁 10 g，赤芍 10 g，牡丹皮 10 g，大黄 6 g，薏仁 15 g，桔梗 10 g，茯苓 10 g，麦芽 15 g，农本方 1 剂，当日服。

次日二诊，诉服药当天解 5 次大便，质稀软量多，便解后腹痛减。原方去大黄，易麦冬 10 g，2 剂。

三诊未再发生腹痛及呕吐，大便转好，一天一次，食欲转好，饭量增多，嘱其忌食生冷瓜果，减少零食。

按语：肠系膜淋巴结炎是引起小儿腹痛的常见病和多发病，常见于 7 岁以下儿童，多发于冬春季，常表现有腹痛（多为阵发性），发热、呕吐、腹泻等。西医常规抗病毒抗菌治疗。笔者认为中医多从脾胃问题考虑，长期大便干结，故易发生腹痛。先去其糟粕，增液行舟，故能推陈换新，标本兼治也。

（麦建益）

第三节　泄泻

泄泻是指以大便次数增多，便粪稀薄或完谷不化，甚至泄出如水样为主要临床表现的一种病证，又称腹泻。古称大便溏薄而势缓者为泄，大便清稀如水而直下者为泻，现一般统称为泄泻。

《内经》中称本病为泄，有鹜泄、飧泄、濡泄、洞泄、溏泄、注下等名称；对其发病原因、病变部位等方面有详细的记载。病因方面主要责之于风、湿、寒、热、脾虚、饮食起居失宜及五运太过或不及等。如《素问·举痛论》曰："寒气客于小肠，小肠不得成聚，故后泄腹痛也。"《素问·至真要大论》曰："暴注下迫，皆属于热。"《素问·阴阳应象大论》："清气在下，则生飧泄……湿胜则濡泄。"在《素问·宣明五气》中明确指出泄泻的病位："大肠小肠为泄。"汉·张仲景将泄泻和痢疾统称为下利。《金匮要略·呕吐哕下利病脉证治第十七》中将本病分为虚寒、实热积滞和湿阻气滞三型，并且提出了具体证治。如"下利清谷，里寒外热，汗出而厥者，通脉四逆汤主之""气利，诃梨勒散主之。"指出了虚寒下利的症状，以及治疗当遵温阳和固涩二法。还对由于湿邪内蕴，阻滞气机，水气并下而致"下利气者"，提出"当利其小便"，以分利肠中湿邪，湿去气宣则利止。明·张景岳在《景岳全书·泄泻》篇中对本病的分型以暴泄、久泄为纲，对病因病机、病位治法等有更明确的论述；"泄泻之本，无不由于脾胃""泄泻之因，惟水火土三气为最""凡泄泻之病，多由水谷不分，故以利水为上策"。同时还阐明可利与不可利的适应证与禁忌证。清代李中梓在《医宗必读》中制订了淡渗、升提、清凉、疏利、甘缓、酸收、燥脾、温肾、固涩等治泻九法，指出："夫此九者，治泻之大法，业无遗蕴。至如先后缓急之权，岂能预设，须临证之顷，圆机灵变。"李氏之论述是对泄泻治疗学的一个里程碑性的总结，很有参考价值。清代对泄泻的认识已经日趋完善。对于久患泄泻者，叶天士提出"阳明胃土已虚，厥阴肝风振动"，故以甘养胃，以酸制肝，创泻木安土法治之。

现代医学凡因胃、肠、肝、胆、胰腺等消化器官发生功能性或器质性病变引起的腹泻，如急慢性肠炎、肠易激综合征、吸收不良综合征、肠道肿瘤、肠结核等，出现泄泻的临床表现时，可参考本节进行辨证论治。

一、病因病机

凡感受外邪、内伤饮食、情志不调、禀赋不足，及久病脏腑虚弱等，均能导致脾虚湿盛，脾胃运化功能障碍，引起泄泻。

（一）外邪侵袭

六淫之中，风寒暑湿热均能损伤脾胃而引起泄泻，但其中尤以湿邪最为多见。因脾喜燥而恶湿，外来湿邪最易困阻脾土，以致脾失健运，水谷混杂而下而发生泄泻。所以有"湿多成五泄"和"无湿不成泻"之说。其他风寒暑热诸邪，既可侵袭肺卫，从表入里，使脾胃升降失司；亦可直中脏腑，损伤脾胃，导致运化失常，清浊不分而泄泻。但常与湿邪相兼侵犯人体，损伤脾胃。如暑湿当令，湿热伤中，热迫大肠而泄泻等。

（二）饮食所伤

暑热时节，恣食生冷，或食入不洁之物，每易损伤脾胃；或饮食过量，宿食内停；或过食肥甘，呆胃滞脾，运化不能，亦可使脾胃受伐。脾胃既伤，传导失职，升降失调，水谷不能化生精微，反而变生湿滞而成泄泻。

（三）情志失调

忧思恼怒，精神紧张，以致肝气郁结，气机不畅，横逆犯脾；或忧思伤脾，土虚木乘，皆可使脾失健运，水谷精微不能吸收，遂致本病。

（四）禀赋不足

先天不足，禀赋虚弱，或素体脾胃虚弱，使脾胃不能受纳腐熟水谷，又不能运化转输精微，水谷糟粕混杂而下，乃成泄泻。

（五）病后体虚

"肾为胃关"，久病之后，损伤肾阳；或年老体衰，阳气不足，命门火衰，脾失温煦，运化无权，泄泻乃作。

泄泻之病位在肠，与脾、肝、肾关系密切。

泄泻之病机关键是湿邪困脾，脾失健运，肠道功能失司。病因虽多，但以湿邪为发病主要因素，且有寒湿、湿热之分，亦有外湿、内湿之别。外邪致病和饮食所伤者，起病多急；情志所伤及脏气虚弱者，起病多缓。另外，本病早期以实证为主，日久则以虚实夹杂证多见。

二、诊断要点

（一）症状

本病以便次增多，便质稀薄甚如水样；或便次不多，但便质清稀为主要表现。可伴有腹胀、腹痛、肠鸣、纳呆等证。急性暴泻，起病突然，病程短，可伴有恶寒、发热等症；慢性腹泻，起病缓慢，病程较长，反复发作，时轻时重。

（二）检查

急性泄泻，粪便病因学检查可查到致病菌、病毒或寄生虫；大便培养阳性或阴性。慢性泄泻，肠镜检查可发现结肠（尤其是乙状结肠）、直肠有黏液分泌物、充血、水肿或有溃疡出现，或偶有肿瘤存在。也可各种检查均无阳性反应。慢性泄泻还可考虑结肠钡剂灌肠或全消化道钡餐检查，以明确病变部位。肝、肾、胰、甲状腺等脏腑器官的病变也可造成泄泻，相关检查有助于明确诊断。

三、鉴别诊断

（一）痢疾

两者多发于夏秋季节，病变位置均在肠间。以腹痛，里急后重，泻下赤白黏液者为痢疾；以排便次数增多，粪便稀溏，甚至如水样者为泄泻。泄泻亦多有腹痛，但多与肠鸣脘胀同时出现，其痛便后即减；而痢疾之腹痛是与里急后重同时出现，其痛便后不减。

（二）霍乱

霍乱亦多发于夏秋之季，二者均有腹泻症状。但霍乱起病时常先出现突然腹痛，继则剧烈频繁的呕吐、泄泻并见为其特征，发病特点是起病急骤，变化迅速，病情凶险，若吐泻剧烈，则见面色苍白、目眶凹陷或发生转筋、腹中挛痛等危重症，预后不良。泄泻一般预后良好。

四、辨证

泄泻的辨证，首先辨别泄泻的寒热虚实。大凡病势急骤，脘腹胀满，腹痛拒按，泻后痛减，小便不利者，多属实证；凡病程较长，腹痛不堪，喜按，小便如常，口不渴者，多属虚证；粪便清稀如水，完谷不化者，多属寒证；粪便黄褐味臭，肛门灼热、泻下急迫，口渴善冷饮者，多属热证。

其次区分轻重缓急，辨别泄泻的病变脏腑。急性泄泻（暴泻）发病急骤，病程较短，常以湿邪为主要表现；慢性泄泻（久泻）病程较长（一般认为病程在2个月以上），或迁延不愈，每因饮食不当或劳倦过度即复发，多以脾虚为主；泄泻反复不愈，每因情志不遂而复发，多为肝郁克脾之证；五更泄泻伴腰酸肢冷多为久病及肾或肾阳不足。如饮食尚好，津液损伤不明显，泄泻次数不多，多属轻证；若泄泻频作，或久泻滑脱，不纳饮食，津液耗损，甚至有亡阴亡阳之变者，则多属重证。

（一）暴泻

1. 寒湿困脾

（1）证候：泄泻清稀，甚至如水样，腹痛肠鸣，脘闷食少，苔白腻，脉濡缓。若兼外感风寒，则恶寒发热，鼻塞头痛，肢体酸痛，舌质淡，苔薄白，脉浮。

（2）分析：外感寒湿或风寒之邪，侵袭肠胃，或过食生冷，饮食不化，致脾失健运，升降失调，大肠传导失司，故清浊不分，大便清稀；寒湿内盛，肠胃气机受阻，则腹痛肠鸣；寒湿困脾，则脘闷食少；恶寒发热，鼻塞头痛、肢体酸痛等乃风寒外束之征；苔白腻、脉濡缓为寒湿内盛之象。

2. 湿热中阻

（1）证候：泄泻腹痛，泻下急迫，或泻下不爽，粪便黄褐而臭，肛门灼热，烦热口渴，小便短黄，舌苔黄腻，脉濡数或滑数。

（2）分析：湿热之邪，或夏令暑湿伤及肠胃，传化失司，而发生泄泻，暴注下迫；湿热互结，阻滞肠腑，致肠腑气机不利，故泻而不爽，腹痛；湿热下注，故肛门灼热，粪便黄褐而臭，小便短黄；烦热口渴，舌苔黄腻，脉濡数或滑数，均属湿热内盛之征。

3. 食滞肠胃

（1）证候：腹痛肠鸣，泻下粪便臭如败卵，泻后痛减，伴有不消化之物，脘腹痞满，嗳腐酸臭，不思饮食，舌苔垢浊或厚腻，脉滑。

（2）分析：饮食不节，宿食内停，阻滞肠胃，传化失常，故腹痛肠鸣，脘腹痞满；宿食郁久腐败生浊，若浊气上泛，则嗳腐酸臭；浊气下移，则泻下臭如败卵。泻后腐浊外泄，故腹痛减轻；舌苔厚腻，脉滑，是宿食内停之象。

（二）久泻

1. 肝气乘脾

（1）证候：腹痛肠鸣泄泻，每因情志不畅时发生，泻后痛减，素有胸胁痞闷胀满，嗳气少食，舌淡红，脉弦。

（2）分析：情志不遂则肝气抑郁，疏泄不利，横逆犯脾，致脾运化无权，升降失常，清浊不分，故腹痛作泻；泻后肝气暂疏，气机稍畅，故泻后疼痛略减；肝气郁滞，则胸胁痞闷；肝不疏胃，则嗳气少食；舌质淡红，脉象弦为肝旺脾虚之象。

2. 脾胃虚弱

（1）证候：大便时溏时泻，完谷不化，稍进油腻之物，则大便次数增多，饮食减少，脘腹胀闷不舒，面色萎黄，肢倦乏力，舌淡苔白，脉细弱。

（2）分析：脾虚则运化无权，水谷不化，清浊不分，故大便溏泄；脾阳不振，运化失常，则饮食减少，脘腹胀闷不舒，稍进油腻之物，则大便次数增多；久泻不止，脾胃虚弱，气血化源不足，故面色萎黄，肢倦乏力；舌淡苔白，脉细弱，乃脾胃虚弱之象。

3. 肾阳亏虚

（1）证候：泄泻多在黎明之前，腹部作痛，肠鸣即泻，泻后则安，形寒肢冷，腰膝酸软，舌淡苔白，脉沉细。

（2）分析：肾阳虚衰，不能温养脾胃，加之黎明之前阳气未振，阴寒较盛，引起脾胃运化失常，气机不利，故黎明腹部作痛，肠鸣腹泻，又称为五更泻；泻后则腑气通利，故泻后则安；形寒肢冷，腰膝酸软，舌淡苔白，脉沉细，为脾肾阳气不足之症。

五、治疗

泄泻的治疗大法为运脾化湿。急性泄泻多以湿盛为主，重在化湿，佐以分利，在根据寒湿和湿热的不同，分别采用温化寒湿和清化湿热之法。夹有表邪者，佐以疏解；夹有暑邪者，佐以清暑；兼有伤食者，佐以消导。久泄以脾虚为主者，当以健脾。因肝气乘脾者，宜抑肝扶脾。因肾阳虚衰者，宜温肾健脾。中气下陷者，宜升提。久泄不止者，宜固涩。暴泄不可骤用补涩，以免关门留寇；久泄不可分利太过，以防劫其阴液。

（一）中药治疗

1. 暴泻

（1）寒湿困脾。

治法：芳香化湿，解表散寒。

处方：藿香正气散。方中藿香辛温散寒，芳香化浊为主药；苍术、茯苓、半夏健脾除湿；厚朴、大腹皮理气散满，疏利气机；紫苏、白芷解表散寒。

若邪气偏重，寒热身痛，可加荆芥、防风，或用荆防败毒散；若湿邪偏重腹满肠鸣，小便不利，可用胃苓汤健脾利湿；若寒重于湿，腹胀冷痛者，可用理中丸加味。

（2）湿热中阻。

治法：清利湿热，调和肠胃。

方药：葛根黄芩黄连汤。方中葛根解肌清热，煨用能升清止泻；黄芩、黄连苦寒清热燥湿；甘草甘缓和中。

若湿偏重宜加薏苡仁、厚朴；夹食滞者加神曲、山楂、麦芽；如有发热、头痛、脉浮等风热表证，可加金银花、连翘、薄荷；如在夏暑期间，证见发热头重，烦渴自汗，小便短赤，脉濡数等，是暑湿入侵，表里同病，可用新加香薷饮合六一散以解暑清热，利湿止泻。

治疗湿热泄泻，当辨别湿多抑或热多。湿多者，用药则偏重于祛湿利尿；热多者，用药应偏重于清热，使湿热分利。

（3）食滞肠胃。

治法：消食导滞，调中理气。

方药：保和丸（《丹溪心法》）。方中神曲、山楂、莱菔子消食和胃；半夏、陈皮和胃降逆；茯苓健脾祛湿；连翘清热散结。

若食滞较重，脘腹胀满，可因势利导，据"通因通用"的原则，用枳实导滞丸，以大黄、枳实为主，推荡积滞，使邪有出路，达到祛邪安正的目的。

2. 久泻

（1）肝气乘脾。

治法：抑肝扶脾。

方药：痛泻要方。方中白芍养血柔肝；白术健脾补虚；陈皮理气醒脾；防风升清吐泻。

若肝郁气滞、胸胁脘腹胀痛者，可加柴胡、枳壳、香附；若脾虚明显、神疲食少者，加黄芪、党参、扁豆；脾气不健者可加茯苓、扁豆、怀山药以益气健脾；若久泻不止，可加酸收之品，如乌梅、煨诃子等；若肝阴不足者加五味子、五倍子、木瓜酸敛柔肝；情绪不宁者，可加绿萼梅、郁金、合欢花、生龙牡以解郁安神。

（2）脾胃虚弱。

治法：健脾益胃，和中止泻。

方药：参苓白术散。方中人参、白术、茯苓、甘草健脾益气；砂仁、陈皮、桔梗、扁豆、怀山药、莲子肉、薏苡仁理气健脾化湿。

若脾阳虚衰，阴寒内盛，亦可用附子理中汤以温中散寒；若久泻不愈，中气下陷，而兼有脱肛者，可用补中益气汤，并重用黄芪、党参以益气升清止泻。

（3）肾阳亏虚。

治法：温肾健脾，固涩止泻。

方药：四神丸（《证治准绳》）加减。方中补骨脂温阳补肾；吴茱萸、肉豆蔻温中散寒；肉豆蔻、五味子收涩止泻。可加附子、炮姜温补脾肾。

若年老体弱，久泻不止，中气下陷，加黄芪、党参、白术益气健脾。亦可合桃花汤固涩止泻。

（二）针灸治疗

1. 基本处方

取穴：天枢、大肠俞、上巨虚、神阙、三阴交。

天枢、大肠俞为俞募配穴，与大肠之下合穴上巨虚合用，调理肠腑而止泻；神阙穴居中腹，内连肠腑，无论急、慢性泄泻，灸之皆宜；三阴交健脾而兼调肝肾。

2. 加减运用

（1）寒湿困脾证：加脾俞、阴陵泉以温中散寒、健脾化湿，阴陵泉针用平补平泻法。余穴针用补法，或加灸法。

（2）湿热中阻证：加合谷、内庭、阴陵泉以清利湿热，合谷、内庭针用泻法。余穴针用平补平泻法。

（3）食停肠胃证：加下脘、建里、内庭以消食导滞，针用泻法。余穴针用平补平泻法。

（4）肝气乘脾证：加期门、太冲以疏肝理气，针用泻法。余穴针用平补平泻法。

（5）脾胃虚弱证：加气海、脾俞、足三里以益气健脾。诸穴针用补法，或加灸法。

（6）肾阳亏虚证：加肾俞、命门、关元以温肾固本。诸穴针用补法，或加灸法。

3. 其他

（1）耳针疗法：取大肠、小肠、交感、肺、神门、直肠下段，刺后埋针，每日治疗1次。

（2）刺络疗法：取曲池、委中、金津、玉液，湿热盛者加十二井穴或十宣穴。曲泽、委中用三棱针刺血 5 ~ 10 mL，金津、玉液、十二井或十宣穴用三棱针点刺出血，出血量以血色变为鲜红者为度。此法适用于湿热泄泻，亦可用于水泻脱水者。寒凝血瘀腹痛较甚者，亦可选曲泽、委中表面青筋隆起处刺血。

（3）穴位注射法：取中脘、天枢、足三里、大肠俞，用小檗碱注射液（此外还可用普鲁卡因注射液、维生素 B$_1$ 注射液、硫酸阿托品注射液），每穴注入 0.5 ~ 1 mL，每周治疗2次。急慢性腹泻均可采用本法治疗。

六、医案举例

腹泻（秋季腹泻）

2018.1.9，陈××，4月

主诉：水样便2 d。

病史：患儿日前受凉后开始腹泻，一日5 ~ 10行，有黏液，流清涕，偶打喷嚏，其母予"黄连素"、"阿莫西林"，症状不减。患儿排便时哭闹，纳乳少，眠不安，未发热，不咳，尿量不多，囟门不凹。查体：咽略红，舌红，苔白，肺心（－），腹软。便常规示：白细胞（2/HP），轮状病毒（＋）。

方药：葛根芩连汤加减：葛根15 g，藿香10 g，木香6 g，黄芩10 g，黄连3 g，白术10 g，白芷6 g，防风10 g，大枣10 g，苏叶10 g，茯苓10 g，甘草3 g。农本方3剂，嘱一天一剂，分多次尽量喂服。

二诊，大便次减，糊状便，大便常规正常，即告病愈。

按语：秋季腹泻，即轮状病毒肠炎，是临床上比较常见的季节性小儿消化系统疾病之一。因该病发病急，腹泻多以水样便为主，易造成脱水及酸中毒。中药治疗该病有很大优势。本病外因责之感受风寒，内因责之脾胃受损，是以"夹虚、夹湿、夹滞"、久则伤阴伤阳为病理变化的一种疾病。在治疗原则上，抓住病标为"寒"，病本为"虚"的特点。采用"补消兼施"或"寓消于补"之法。该方温补而不燥、甘淡而不腻，既有白术茯苓扶助脾阳、健运中州，又有藿香化湿醒脾、木香行气消滞。而方中葛根一味，用意尤妙。故能祛湿而不伤正，止利而不留寇。

（麦建益）

第四节　便秘

一、概述

便秘即大便秘结不通。指排便时间延长，或虽有便意而排出困难者。便秘又有"便闭""肠结""脾约"等诸名。

便秘为肠道病变，其症状虽然比较单纯，但是病因却比较复杂，如肠胃积热、阴寒凝结、气机郁滞、气血阴津亏虚等，使大肠的传导功能失职，通降失常，糟粕内留，不得下行而导致大便秘结。由于便秘有虚实之分，寒热之别，因而治疗也各不相同，或清热通便，或润肠通便，或益气润肠，或养血润燥。

本篇所述的便秘可见于西医学的习惯性便秘、肠神经官能症，以及肛裂、痔疮、直肠炎等疾患引起的便秘。

二、辨证用药

（一）肠胃积热（热秘）

1. 主要证候

大便干结，腹胀腹痛，按之不舒，小便短赤，面红身热，口干口臭，烦躁易怒，舌质红，苔黄燥，脉滑数。

2. 治则

清热通腑润肠。

3. 方药

麻子仁丸加减。火麻仁 15 g（打碎），杏仁 9 g，生大黄 9 g（后下），厚朴 6 g，枳实 10 g，白芍 9 g，白蜜 15 g（冲入）。

大便干结、坚硬者，加芒硝；肝火旺、目赤易怒者，加山栀子、芦荟；痰热壅肺者，加瓜蒌仁、黄芩；口干舌燥者，加生地、玄参、麦冬。

（二）腑气郁闭（气秘）

1. 主要证候

大便秘结，欲便但排出困难，情志郁闷，嗳气频作，胁腹痞满，纳呆，舌苔薄腻，脉弦。

2. 治则

顺气导滞。

3. 方药

六磨汤加减。木香 9 g，乌药 9 g，沉香 3 g（研粉吞服），生大黄 9 g（后下），槟榔 12 g，枳实 12 g，柴胡 9 g。

情志郁闷者，加郁金、合欢皮；气郁化火，口苦咽干者，加黄芩、山栀子、龙胆草；虫积阻滞气机者，加雷丸、使君子；术后肠粘连者，加桃仁、赤药；痰阻气闭者，加全瓜蒌、皂荚。

（三）气虚便秘

1. 主要证候

大便并不一定干硬，虽有便意，但临厕努挣乏力，难以排出，便而不爽，便后疲乏，面色㿠白，肢倦懒言，舌淡嫩，苔薄，脉弱。

2. 治则

益气润汤。

3. 方药

黄芪汤加减。黄芪 15 g，党参 12 g，橘皮 6 g，火麻仁 20 g，白蜜 20 g（冲服）。

气虚下陷脱肛者，加人参、升麻、柴胡；肺气不足，气短懒言者，加五味子、麦冬、人参；气虚热结大便干硬者，加大黄、芒硝。

（四）血虚便秘

1. 主要证候

大便秘结，面色无华，头晕目眩，心悸健忘，唇舌淡，脉细弱。

2. 治则

养血润燥。

3. 方药

润汤丸加减。生地 12 g，当归 12 g，生首乌 15 g，火麻仁 20 g，桃仁 10 g，枳壳 9 g。

血虚有热、口干心烦者，加玉竹、知母；大便干燥者，加白蜜、玄参；气血两亏者，加黄芪、太子参。

（五）阳虚寒凝便秘（冷秘）

1. 主要证候

大便艰涩，难以排出，腹中冷痛，小便清长，四肢不温，喜热怕冷，面色㿠白，腰膝酸冷，舌质淡，苔白润，脉沉迟。

2. 治则

温阳通便。

3. 方药

济川煎加减。肉苁蓉 15 g，当归 12 g，牛膝 9 g，泽泻 9 g，升麻 6 g，枳壳 10 g，肉桂 3 g（后下）。

肾阳虚衰明显者，加熟地、山茱萸、硫黄。

三、单方验方

（1）生大黄 9 g，或番泻叶 15 g，开水冲泡后代茶饮服。适用于热结便秘。

（2）决明子 15 g，开水冲泡去渣，加适量蜂蜜后代茶饮用；或生首乌 30 g，玉竹 15 g，水煎服；或蜂蜜 30 g，凉开水冲服。适用于肠燥便秘。

（3）槟榔 10 g，莱菔子 15 g，橘皮 5 g，水煎服。适用于食积气滞，便秘腹胀。

（4）肉苁蓉 2 份、沉香 1 份（共研细末），用麻子仁汁打糊为丸，每次服 9 g，每日 2 次。适用于阳虚便秘，腹中冷痛。

（5）黄芪、枳实、威灵仙各等份，共研细末，以蜂蜜为丸，每次服 6～9 g，每日 2 次。适用于年老体衰，排便困难者。

（6）当归（酒浸焙）、熟地各等份，研末后炼蜜为丸，每次服 6～9 g，每日 2～3 次。适用于阴血不足，肠燥便秘。

（7）蜣螂（去翅膀）炒黄后研末，每次 3 g，热酒送服。适用于便结不通。

（8）草乌研成极细末，以葱白 1 根，蘸草乌末纳入肛门，一纳即通。适用于大便不通。

（9）麦门冬 15 g，生地 12 g，玄参 9 g，水煎服。适用于津伤便秘。

（10）麻仁 15 g，紫苏子 9 g，水煎服。适用于老人或产后津枯大便燥结。

四、药膳食疗

（1）蒸香蕉：香蕉 2 只去皮，加适量冰糖，隔水同蒸，每日 2 次，连服 1 周以上。适用于燥热便秘，心烦不安。

（2）韭菜：根、叶捣汁 1 杯，加适量黄酒开水冲服，每日 1 次。适用于习惯性便秘。

（3）桑葚子鱼汤：桑葚子30 g，河鱼1条（约250 g，去杂，洗净）。加葱、姜、酒、盐等调料一起煮汤食用。适用于阴虚津亏，大便不畅，头晕目眩。

（4）木耳拌黄瓜：水发木耳50 g，黄瓜250 g（切片）。先将黄瓜用盐腌10 min，挤去水分后，加入木耳、味精、麻油等调匀即可服食。适用于阴虚内热，便秘，口渴。

（5）芝麻菠菜：菠菜250 g（洗净、折断），芝麻25 g。先将菠菜用沸水烫透后，再撒上芝麻、盐、味精等调料即可食用。适用于大便秘结，身热口干。

（6）苁蓉煲羊肾：羊肾1对、肉苁蓉30 g。将羊肾洗净切开，去脂膜臊腺，切片后与肉苁蓉一起入锅，加水煨熟，加入盐、酒后饮汤食肉。适用于肾阳不足，便秘、尿频，腰肾冷痛。

（7）北杏炖雪梨：北杏10个、雪梨1个、白糖30 g。将北杏、雪梨洗净，与白糖同放入炖盅内，加清水100 mL，隔水炖30 min，喝汤、食雪梨。适用于肠燥便秘。

（8）芝麻蜂蜜：芝麻30 g，蜂蜜180 g。将黑芝麻研碎，和蜂蜜调和蒸熟当点心吃，每日1次。适用于大便燥结。

（9）五仁粥：芝麻、松子仁、胡桃仁、桃仁（去皮尖，炒）、甜杏仁各10 g，粳米50 g。将五仁混合，碾碎，加粳米一同煮粥服食。适用于气血两亏引起的习惯性便秘。

（10）蜂蜜萝卜汁：白萝卜1个、蜂蜜100 g。将萝卜洗净，与蜂蜜共置碗内，隔水蒸约30 min后，吃萝卜喝蜜糖水，每日2次。适用于大便秘结。

五、针灸治疗

（一）针法

大肠俞、天枢、支沟。

热秘者，加曲池、下巨虚；气秘者，加行间、中脘；冷秘者，加关元、气海；虚秘者，加足三里、肾俞、脾俞。

（二）灸法

甘遂末以生面糊调和，或巴豆肉捣为饼，填于脐中，上置艾炷灸；葱捣烂制成饼，贴于脐中，再以艾条温灸；隔姜灸或艾条悬灸天枢、支沟、大横。

六、推拿治疗

横擦八髎，按揉大肠俞、支沟、天枢。热秘者，按曲池、长强；气秘者，斜擦两胁，按揉章门、期门、肝俞；寒秘者，直擦背部、横擦肾俞；虚秘者，推肾俞、脾俞。

七、医案举例

便秘

2019.9.25，刘××，29岁

主诉：便秘1个月。

病史：平素易便秘，近月来大便干结，3～5 d一行，有时大便须使劲用力，以致肛裂出血。为文职工作，运动较少。纳食一般，睡眠如常，有时腹胀。苔薄白，脉弱。

方药：增液汤加减：黄芪20 g，太子参15 g，桃仁10 g，玄参20 g，麦冬10 g，天花粉30 g，当归10 g，火麻仁10 g，农本方7服后诸证悉改善。

按语：中医将便秘分为"实秘""虚秘"两类。本例为气阴不足之体，气虚则无力推运胃肠，阴虚则肠道失润而燥结，不能通下。故用黄芪、太子参益气为君药，用麦冬、玄参、天花粉、养阴为臣药，阴足津充，助其润下，佐以桃仁，当归，火麻仁润肠通便，共助推运。

（麦建益）

第七章 骨伤常见疾病中医治疗

第一节 上肢骨折

上肢骨折包括：

肩部：肱骨近端（肱骨大，小结节，肱骨解剖颈，外科颈骨折）。

上臂：肱骨干骨折。

肘部：肱骨下端（肱骨髁上骨折，髁间骨折，肱骨外髁骨折，肱骨内上髁骨折）。

尺桡骨近端（尺骨鹰嘴骨折，桡骨头骨折）。

前臂：尺，桡骨干双骨折，尺桡骨干单骨折，尺骨上 1/3 骨折合并桡骨头脱位，桡骨下 1/3 骨折合并下桡尺关节脱位。

腕部：尺桡骨远端骨折，腕骨骨折。

手部：掌骨骨折，指骨骨折。

一、锁骨骨折

锁骨呈 S 形架于胸骨柄与肩峰之间，是连接上肢与躯干之间的唯一骨性支架。锁骨位于皮下，表浅，受外力作用时易发生骨折，发生率占全身骨折的 5% ~ 10%。多发生在儿童及青壮年。

（一）病因

间接与直接暴力均可引起锁骨骨折，但间接暴力较多。

（二）临床表现

主要表现为局部肿胀、皮下瘀血、压痛或有畸形，畸形处可触到移位的骨折断端，如骨折移位并有重叠，肩峰与胸骨柄间距离变短。伤侧肢体功能受限，肩部下垂，上臂贴胸不敢活动，并用健手托扶患肘，以缓解因胸锁乳突肌牵拉引起的疼痛。触诊时骨折部位压痛，可触及骨擦音及锁骨的异常活动。幼儿青枝骨折畸形多不明显，且常不能自诉疼痛部位，但其头多向患侧偏斜、颌部转向健侧，此特点有助于临床诊断。有时直接暴力引起的骨折，可刺破胸膜发生气胸，或损伤锁骨下血管和神经，出现相应症状和体征。

（三）检查

本病的辅助检查方法主要是影像学检查，锁骨骨折常发生在中段。多为横断或斜行骨折，内侧断端因受胸锁乳突肌的牵拉常向上后移位，外侧端受上肢的重力作用向内、下移位，形成凸面向上的成角、错位缩短畸形。

（1）X 线检查：疑有锁骨骨折时需摄 X 线像确定诊断（图 7-1）。一般中 1/3 锁骨骨折拍摄前后位及向头倾斜 45° 斜位像。拍摄范围应包括锁骨全长，肱骨上 1/3、肩胛带及上肺野，必要时需另拍摄 X 线胸片。前后位像可显示锁骨骨折的上下移位，45° 斜位像可观察骨折的前后移位。

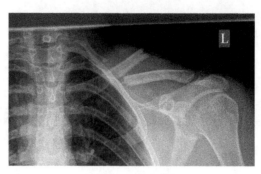

图 7-1 锁骨骨折

婴幼儿的锁骨无移位骨折或青枝骨折有时在原始 X 线像上难以明确诊断，可于伤后 5～10 天再复查拍片，常可呈现有骨痂形成。

外 1/3 锁骨骨折中，一般可由前后位及向头倾斜 40°位 X 线像做出诊断。锁骨外端关节面骨折，常规 X 线像有时难以做出诊断，常需摄断层 X 线像或行 CT 检查。

锁骨内 1/3 前后位 X 线像与纵隔及椎体相重叠，不易显示出骨折。拍摄向头倾斜 40°～45° X 线像，有助于发现骨折线。在检查时，不能满足于 X 线正位片未见骨折而诊断为软组织损伤，需仔细检查是否有锁骨内端或对局部骨折征象，以便给予正确的诊断。

（2）CT 检查：CT 检查多用于复杂的桡骨骨折，如波及关节面及肩峰的骨折。尤其对关节面的骨折优于 X 线检查。

（四）诊断

患者有上肢外展跌倒或局部被暴力直接打击等外伤史，伤后肩部出现疼痛上肢不敢活动。X 线片可确诊，并显示骨折移位及粉碎情况。

（五）治疗

视骨折类型、移位程度酌情选择相应的治疗。

（1）青枝骨折：多为儿童，对无移位者以"8"字绷带固定即可，对有成角畸形者，复位后仍以"8"字绷带维持对位。对有再移位倾向的较大儿童，则以"8"字石膏绷带固定为宜。

（2）成年人无移位的骨折：以"8"字石膏绷带固定 6～8 周，并注意对石膏的塑形以防发生移位。

（3）有移位的骨折：均应在局部麻醉下先行手法复位，之后再施以"8"字石膏固定。其操作要领如下：患者端坐，双手叉腰挺胸、仰首及双肩后伸。术者立于患者后方，双手持住患者双肩前外侧处（或双肘外侧）朝后上方用力，使其仰伸挺胸，同时用膝前部抵于患者下胸段后方形成支点，如此可使骨折获得较理想的复位。在此基础上再行"8"字石膏绷带固定。为避免腋部血管及神经受压，于缠绕石膏绷带的全过程中，助手应在蹲位状态下用双手中指、示指呈交叉状置于患者双侧腋窝处，石膏绷带通过助手双手中指、示指缠绕，并持续至石膏绷带成形为止。在一般情况下，锁骨骨折并不要求完全达到解剖对位，只要不是非常严重的移位，骨折愈合后均可获得良好的功能。

（4）手术治疗：手术治疗指征包括开放骨折；合并血管、神经损伤的骨折；有喙锁韧带断裂的锁骨外端或外 1/3 移位骨折；骨折不连接。内固定方法可视骨折的类型和部位等不同，选择"8"字钢丝、克氏针或钢板螺钉固定。

（六）预后

本病如无并发症，预后良好。

二、肱骨外科颈骨折

肱骨外科颈位于解剖颈下 2～3 cm，胸大肌止点以上，此处由松质骨向皮质骨过渡且稍细，是力学薄弱区，骨折较为常见，各种年龄均可发生，老年人较多，肱骨外科颈骨折移位多较严重，局部出血较多，应特别注意。

（一）病因

此骨折多为间接暴力所致，如跌倒时手或肘着地，暴力沿肱骨干向上传导冲击引起骨折；肩部外侧直接暴力亦可引起骨折。

（二）临床表现

与其他肩部骨折大致相似，但其症状多较严重。

（1）肿胀：因骨折位于关节外，局部肿胀较为明显，尤以内收型及粉碎型者为甚。

（2）疼痛：除外展型外，多较明显，尤以活动时明显且伴有环状压痛及叩痛。

（3）活动受限：以后二型为最严重。

（4）其他：注意有无神经血管受压症状。错位明显者患肢可出现短缩、成角畸形。

（5）骨折分型。

①裂纹型骨折：即由直接暴力所致。

②外展型骨折：由于跌倒时上肢外展位所致，并使骨折远侧段呈外展，近侧段相应地内收，形成两骨折端向外成角移位，且常有两骨折端互相嵌插。

③内收型骨折：跌倒时上肢内收位，使骨折远侧段内收，近侧段相应地外展。形成两骨折端向内成角移位，两骨折端内侧常有互相嵌插。

④肱骨外科颈骨折合并肩节前脱位：多为上肢外展外旋暴力导致肩关节前脱位，暴力继续作用，再引起肱骨外科颈骨折。

（三）检查

肩部 X 线检查可确诊（图 7-2）。

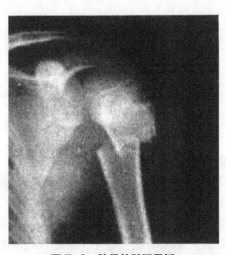

图 7-2　肱骨外科颈骨折

（四）诊断

（1）外伤史：多种暴力均可引起。

（2）临床表现：主要依据肩部肿胀、疼痛及活动受限等。

（3）影像学检查：常规 X 线片可显示肱骨外科颈骨折线及成角畸形与移位情况，大多可明确诊断；一般不需要行磁共振、CT 等检查。

（五）并发症

（1）血管损伤：肱骨近端骨折合并血管损伤者较为少见。一般以腋动脉损伤发生率最高。老年患者由于血管硬化、血管壁弹性较差，较易发生血管损伤。动脉损伤后局部形成膨胀性血肿，疼痛明显。肢体苍白或发绀、皮肤感觉异常。一些病例由于侧支循环，肢端仍有血液供应。动脉造影可确定血管损伤的部位及性质。应尽早手术探查，固定骨折，同时修复损伤的血管，可行大隐静脉移植或人工血管移植。

（2）臂丛神经损伤：肱骨近端骨折合并臂丛神经损伤，以腋神经最多受累，肩胛上神经、肌皮神和桡神经损伤也偶有发生。腋神经损伤时，肩外侧皮肤感觉丧失，但测定三角肌纤维的收缩更为准确、可靠。腋神经损伤时，可采用肌电图观察神经损伤恢复的进程。绝大多数病例在4个月内可恢复功能，如伤后2～3个月仍无恢复迹象时，则可早期进行神经探查。

（3）胸部损伤：高能量所致肱骨近端骨折时，常合并多发损伤，应注意除外肋骨骨折、血胸、气胸等。

（六）治疗

肱骨外科颈接近盂肱关节，骨折又多发生在中老年人，极易因此引起冻结肩，因此仔细了解病情，选择治疗方法，保持肩关节一定的活动度。

（1）裂纹骨折：用三角巾悬吊患肢2～3周，当疼痛减轻后尽早开始肩关节功能活动。

（2）外展型骨折：骨折有嵌插且畸形角度不大者无须复位，用三角巾悬吊患肢2～3周，并逐步开始肩关节功能活动；无嵌插的骨折应行手法整复，随后用石膏或小夹板固定3～4周。

（3）内收型骨折：有移位者皆应复位，复位方法有手法及切开两种，并给以适当的外固定或内固定。

①手法复位外固定：一般需在骨折血肿内麻醉下进行，然后根据具体情况应用适当的外固定。常用者有超肩关节夹板外固定、石膏绷带固定、外展支架（飞机架）固定。无论用哪种方法固定，皆需早期开始功能活动，一般4～6周就可酌情去除固定。

②切开复位和内固定适应证：外科颈骨折移位严重，复位后不稳定；手法整复外固定失败者；50岁以下患者合并肱骨头粉碎骨折；合并肱骨大结节撕脱骨折有移位并与肩峰下部抵触；不能复位的骺板骨折分离（肱二头肌长头嵌入）；治疗较晚已不能复位的青枝骨折。

（七）预防

本病由外伤性因素引起，无有效的预防措施，注意生产生活安全、避免受伤是预防的关键。

三、肱骨干骨折

肱骨干骨折系指肱骨外科颈以下1～2 cm至肱骨髁上2 cm之间的骨折。多发于骨干的中部，其次为下部，上部最少。中下1/3骨折易合并桡神经损伤，下1/3骨折易发生骨不连。

（一）病因

直接暴力、间接暴力、旋转暴力均可致该骨骨折。

（1）直接暴力：如打击伤、挤压伤或火器伤等，多发生于中1/3处，多为横行骨折、粉碎骨折或开放性骨折，有时可发生多段骨折。

（2）间接暴力：如跌倒时手或肘着地，地面反向暴力向上传导，与跌倒时体重下压暴力相交于肱骨干某部即发生斜行骨折或螺旋形骨折，多见于肱骨中下1/3处，此种骨折尖端易刺插于肌肉，影响手法复位。

（3）旋转暴力：如投掷手榴弹、标枪或翻腕赛扭转前臂时，多可引起肱骨中下1/3交界处骨折，所引起的肱骨骨折多为典型螺旋形骨折。

肱骨干骨折后，由于骨折部位肌肉附着点不同，暴力作用方向及上肢体位的关系，肱骨干骨折可有不同的移位情况。如骨折于三角肌止点以上者，近侧骨折端受到胸大肌、大圆肌和背阔肌的牵拉作用向内侧移位；远侧骨折端因三角肌的牵拉作用而向外上移位。如骨折于三角肌止点以下者近侧骨折端因受三角肌和喙肱肌的牵拉作用而向外向前移位；远侧骨折端受到肱二头肌和肱三头肌的牵拉作用，而发生向上重叠移位。如骨折于下1/3部，由于伤员常将前臂悬吊胸前，引起远侧骨折端内旋移位。手法整复时均要注意纠正。

（二）临床表现

（1）疼痛：表现为局部疼痛及传导叩痛等，一般均较明显。

（2）肿胀：完全骨折，尤其粉碎型者局部出血可多达200 mL以上，加之创伤性反应，因此局部肿胀明显。

（3）畸形：在创伤后，患者多先发现上臂出现成角及短缩畸形，除不完全骨折外，一般多较明显。

（4）异常活动：多于伤后立即出现。

（5）血管神经损伤的症状体征：患者神经干紧贴骨面走行，甚易被挤压或刺伤；周围血管亦有可能被损伤。因此在临床检查及诊断时务必对肢体远端的感觉、运动及桡动脉搏动等加以检查，并与对侧对比观察。

（三）检查

在检查上，主要有以下几个方面。

（1）查体可发现异常活动，骨摩擦感。

（2）X线摄片可确定骨折的类型、移位方向（图7-3）。

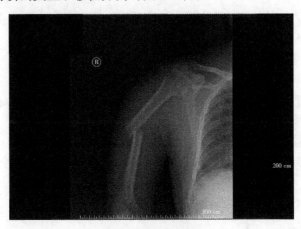

图7-3　肱骨干骨折

（3）对怀疑有神经损伤的患者，注意神经探查。

（四）诊断

外伤史，局部肿胀，疼痛及传导叩痛，异常活动及成角、短缩畸形。正侧位X线能确诊骨折部位及移位情况。

（五）鉴别诊断

本病的鉴别诊断主要有以下的几种情况。

（1）病理性骨折：上臂部X线正侧位片可明确骨折的部位、类型和移位情况，注意有无骨质破坏，鉴别是否为转移癌、骨囊肿等所致的病理性骨折。

（2）上臂软组织损伤：有牵拉痛，压痛局限于损伤部位，但无纵向叩击痛及异常活动。X线片可以除外骨折。

（3）桡神经损伤：若出现桡神经损伤，要鉴别清楚是术前损伤还是术中损伤，通过询问病史、发病时间和发病经过、临床表现则不难诊断。如果术前无桡神经损伤表现而术后立即出现者考虑为牵拉伤和粗暴操作所致，如果术后渐进性出现桡神经损伤表现应考虑为骨痂或瘢痕粘连所致。

（六）并发症

（1）神经损伤：以桡神经损伤为最多见，肱骨中下1/3骨折，易由骨折端的挤压或挫伤引起不完全性桡神经损伤，一般于2～3个月，如无神经功能恢复表现，再行手术探查。在观察期间，将腕关节置于功能位，使用可牵引手指伸直的活动支架，自行活动伤侧手指各关节，以防畸形或僵硬。

（2）血管损伤：在肱骨干骨折并发症中并不少见，一般肱动脉损伤不会引起肢体坏死但也可造成供血不足，所以仍应手术修复血管。

（3）骨折不愈合：肱骨中下1/3骨折易发生骨折不愈合，导致骨折不愈合的原因有很多，其中与损伤暴力、骨折的解剖位置及治疗方法有较大关系。骨折愈合是一个连续不断的过程，在整个过程中应无发生再移位的不良应力的干扰，尤其是剪切及旋转应力，因此骨折端必须得到合理的固定。

（4）畸形愈合：因为肩关节的活动范围大，肱骨骨折虽有些成角、旋转或短缩畸形，也不大影响伤肢的活动功能，但如肱骨骨折移位特别严重，达不到骨折功能复位的要求，严重破坏了上肢生物力学关系，以后会继发肩关节或肘关节创伤性关节炎，因此对青壮年及少年伤员，在有条件治疗时，还是应施行截骨术矫正畸形愈合。

（5）肩、肘关节功能障碍：多见于老年伤员。因此对老年伤员不宜长时间使用广范围固定，尽早加强肌肉、关节功能活动，若已经发生肩或肘关节功能障碍，更要加强其功能活动锻炼，并辅以理疗和体疗，使之尽快恢复关节功能。

（6）肩肘关节功能受限。

（7）医源性骨折：肱骨大结节骨折、外科颈骨折、骨折端劈裂骨折、进钉入点处劈裂常与操作不当有关。

（8）锁钉断裂：若患者多发伤，双下肢不能随意活动，床上活动主要靠上肢支撑，骨折未愈合，过多负重可导致近端锁钉断裂。

（9）其他：中下 1/3 骨折易合并桡神经损伤，下 1/3 骨折易发生骨不连。

（七）治疗

（1）非手术治疗：肱骨干有较多肌肉包绕，骨折轻度的成角或短缩畸形不影响外观及功能者，可采取非手术治疗。

①上臂悬垂石膏：依靠石膏的重量牵引达到骨折复位并维持对位。

采用悬垂石膏，应每周摄 X 线片，以便及时矫正骨折端分离或成角畸形。2 ~ 3 周后应改用其他外固定治疗。

②U 形接骨夹板：适用于横断形骨折及无明显移位的斜型螺旋形骨折，起维持骨折对位对线的作用，以利于骨折愈合。

③维耳波上肢支持带制动：适用于儿童及老年人很少移位的肱骨干骨折。用以维持骨折对位，患者感觉舒适，无须行骨折手法复位。

④小夹板固定：适用于移位、成角畸形不大、对线较好的肱骨干中部骨折。夹板置于患肢后，用 3 ~ 4 根布带分别绑扎，并应随时调节绑扎带的松紧，避免影响伤肢血液循环及发生压疮。

⑤肩人字石膏：骨折复位后，为了维持复位后的位置，需要将上肢制动于外展外旋位时，需用肩人字石膏。但石膏较重，影响呼吸、热天易出汗等，患者都感很不舒适，故现已少用或以肩外展支架来替代。

⑥尺骨鹰嘴骨牵引：适用于长时间卧床的患者和开放粉碎性肱骨干骨折，或短期内无法进行手术治疗的患者。

⑦功能支架：是一种通过软组织的牵拉使骨折复位的装置。但功能支架不宜用于有广泛软组织损伤、骨缺损、骨折端对线不良及不合作的患者。功能支架可应用于骨折早期或伤后 1 ~ 2 周。急性期使用时应注意肢体的肿胀程度，神经血管的状况。应保持上臂悬垂于胸前，防止骨折端成角畸形。功能支架在 4 周内应每周随诊。支架至少应维持 8 周。

（2）手术治疗。

①开放骨折：应早期行软组织及骨的清创及骨折内固定。

②合并血管、神经损伤的骨折：应用骨折内固定及神经血管的修复。

③漂浮肘：肱骨干中下 1/3 骨折伴有肘关节内骨折时，手法复位及维持复位均比较困难，应行切开复位内固定。

④双侧肱骨干骨折：非手术治疗可造成患者生活上不便及护理上的困难。应行内固定术。

⑤手法复位不满意的骨折：如螺旋形骨折，骨折端间嵌入软组织，即使骨折对线满意，也会导致不愈合，应行内固定术。

⑥非手术治疗效果不满意：如横断骨折应用悬垂石膏治疗，因过度牵引致骨折不愈合；短斜形骨折用非手术治疗骨折端有明显移位者，也应行手术内固定。

⑦多发伤合并肱骨干骨折：非手术治疗很难维持骨折端满意的对位对线。一旦病情稳定，应积极行

手术治疗。

⑧病理性骨折：手术治疗可使患者感到舒适及增加上肢的功能。

手术治疗方法有多种。临床医师应根据自身的经验，器械设备，骨折类型，软组织条件及全身状况，选择对患者最有利的方法。

①Rush针固定适用于肱骨中、下段骨折。目前已较少使用。

②Kuntscher固定针：属髓内针的一种，适用于肱骨中上1/3骨折。留于骨外的针尾，可影响肩或肘关节的活动，故临床上使用不普遍。

③外固定架固定：适用于开放骨折伴有广泛的软组织挫伤或烧伤的病例。也适用于无法进行坚强内固定及骨折部已发生感染的患者。使用外固定架后应定期行X线检查，及时调整骨折端的对位对线，早期行功能练习，以期获得满意的效果。

④带锁髓内钉固定：髓内钉术后应早期行肩关节功能练习。

⑤AO动力加压钢板螺丝钉内固定：根据肱骨干骨折部位的不同，使用不同形状、不同宽度及厚度的钢板。

（八）预防

本病主要是由于外伤性因素引起，故平时要注意安全。而本病预防的重点是要预防并发症的发生。肱骨干中下段骨折易合并桡神经损伤，术前需详细检查，术中应避免损伤。不同平面骨折，移位方向不同，须根据X线片进行复位固定。骨折端过度分离者易发生骨不连接形成假关节。骨折固定后早期进行上臂肌肉主动舒缩活动，并在伤后2～3周做肩、肘关节活动，防止关节功能障碍。

四、肱骨髁上骨折

肱骨髁上骨折系指肱骨远端内外髁上方的骨折。其中伸直型占90%左右。以小儿最多见，多发年龄为5～12岁。当肱骨髁上骨折处理不当时容易引起Volkmann缺血性肌挛缩或肘内翻畸形。虽然各种治疗方法都有改进或提高，使危害严重的Volkmann缺血性肌挛缩已明显减少，但仍不断发生肘内翻畸形，发生率仍然较高，治疗时必须加以注意。

（一）病因

肱骨髁上骨折多系间接暴力所致。肱骨髁上骨折多发生于运动伤、生活伤和交通事故。通常将骨折分为伸直型和屈曲型，根据骨折移位情况伸直型又分为伸直尺偏型和伸直桡偏型。

（二）临床表现

患者多见于儿童，有外伤史，伤后肘关节局部不能活动，肿胀明显。肘部骨性三角关系存在，表示未脱位。肘处于半屈位，肘窝饱满。有时可在肘窝触到肱骨骨折端。如因肿胀、疼痛重无法做仔细检查，应迅速拍X线正、侧位片以确定骨折及移位情况。

在5～6岁以下的儿童，肱骨髁上骨折应注意和肱骨远端全骺分离相鉴别。因肱骨小头的骨化中心在1岁左右出现，而滑车的骨化中心在10岁左右才出现，故骨骺全分离在X线片无骨折线，桡骨纵轴线与肱骨小头关系不改，但与肱骨下端关系改变，肘部肿胀，环周压痛。单纯肱骨小头骨折，则在X线片上可以发现桡骨纵轴线不通过肱骨小头而确诊。在诊断中应注意桡动脉搏动及正中神经的功能。

伸直型肱骨髁上骨折的特点是：骨折线位于肱骨下段鹰嘴窝水平或其上方，骨折的方向为前下至后上，骨折向前成角，远折端向后移位。屈曲型肱骨髁上骨折的骨折线可为横断，骨折向后成角，远折端向前移位或无明显移位。

（三）检查

本病的辅助检查方法主要是X线检查（图7-4）：对患者使用X线检查时，除正、侧位X线摄片外，尚应根据伤情拍摄特殊体位像，尚应酌情行体层片或CT检查。

（四）诊断

主要依据以下内容。

（1）外伤史：以生活及运动意外为多发，且多见于学龄前儿童。

（2）临床表现：以肘部肿胀（多较明显）、剧痛及活动受限为主，并应特别注意有无血管损伤。

（3）影像学检查：常规正、侧位 X 线片即可确诊及分型。

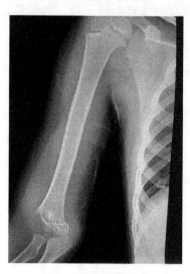

图 7-4　肱骨髁上骨折

（五）鉴别诊断

肱骨髁上骨折主要需与肘关节脱位相鉴别。

（六）并发症

（1）Volkmann 缺血性肌挛缩：是肱骨髁上骨折常见而严重的并发症。其早期症状为剧烈疼痛，桡动脉搏动消失或减弱，末梢循环不良，手部皮肤苍白发凉，被动伸直屈曲手指时引起剧痛等。应立即将肘伸直，松解固定物及敷料，经短时间观察后血运无改善者，应及时探查肱动脉。痉挛的动脉可用温盐水湿敷，动脉用普鲁卡因封闭。确有血管损伤者，应行修补手术。前臂肿胀加重，骨筋膜间室压力高者，应切开骨筋膜室减压。

（2）肘内翻：是常见的髁上骨折晚期畸形，发生率达 30%。在整复骨折复位后 1 周，拍 X 线正位片，根据骨痂在骨折端内、外分布情况预测肘内翻发生与否。若预知有肘内翻发生，在充分麻醉下手法轻揉折骨矫正于伸直位固定。肘内翻畸形并不影响肘关节的伸屈活动，但影响外观及患者心理。畸形超过 20°以上，伤后 1~2 年畸形稳定则可行肱骨髁上外侧楔形截骨术矫正。

（3）肘外翻：肘外翻很少发生，可见于肱骨外髁骨折复位不良病例。严重时引起尺神经炎，应及早行神经前移或截骨矫正术。

（4）神经损伤：正中神经损伤较多见，桡神经及尺神经损伤少见，主要因局部压迫、牵扯或挫伤，断裂者少见。随着骨折整复大多数于伤后数周内可自行恢复，若伤后 8 周仍无恢复，可考虑手术探查并做适当处理。

（5）骨化性肌炎：在功能恢复期，强力被动伸屈肘关节，可导致关节周围出现大量骨化块，致使关节又肿胀，主动屈伸活动逐渐减少。遇此种情况，应制动数周，以后再重新开始主动练习关节屈伸活动。在儿童很少有手术切除增生骨性组织的必要。

（七）治疗

本病的治疗需根据病情的不同给予相应的治疗。

（1）青枝骨折：骨折端无移位，若前倾角消失，不需复位；前倾角增大，在臂丛麻醉或全麻下，轻柔手法复位，长臂石膏固定于功能位 3~4 周。

（2）有移位的骨折：在臂丛或全身麻醉下手法复位，长臂石膏固定 4~6 周。

（3）牵引治疗：适用于骨折超过 24~48 小时，软组织严重肿胀，已有水疱形成，不能手法复位，或复位后骨折不稳定者。

（4）手术治疗：适用于手法复位失败者；开放性骨折；骨折合并血管损伤者；骨不连；骨折畸形连

接或肘内、外翻畸形严重者，可行截骨术矫正。

（5）缺血性挛缩：关键是早期诊断和预防。对出现 5 "P" 征者，首先复位骨折、解除压迫因素。仍无改善者，即应早期探查、修复血管，必要时行筋膜间室切开减压。

五、桡骨骨折

桡骨骨折（图 7-5）多发生于远端，极为常见，约占平时骨折的 1/10。多见于老年妇女、儿童及青年。骨折发生在桡骨远端 2～3 cm。常伴桡腕关节及下尺桡关节的损坏。

桡骨，为前臂双骨之一，分为一体和两端。上端形成扁圆形的桡骨头，头的上面有凹陷的桡骨头凹，与肱骨小头相关节。桡骨头周缘有环状关节面，与尺骨的桡切迹相关节。桡骨头下方光滑缩细为桡骨颈，颈的内下方有一较大的粗糙隆起名桡骨粗隆，是肱二头肌的抵止处。内侧缘锐利，又名骨间嵴，与尺骨的骨间嵴相对。外侧面中点的粗糙面为旋前圆肌粗隆。下端特别膨大，近似立方形。其远侧面光滑凹陷，为腕关节面，与近侧腕骨相关节。内侧面有尺骨切迹，与尺骨头相关节。外侧面向下突出，称桡骨茎突，它比尺骨茎突低 1～1.5 cm。

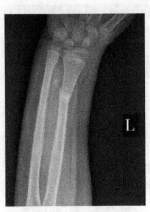

图 7-5 桡骨骨折

（一）病因

（1）伸直型骨折（Colles 骨折）：最常见，多为间接暴力致伤。1814 年由 A.Colles 详加描述。跌倒时腕关节处于背伸及前臂旋前位、手掌着地，暴力集中于桡骨远端松质骨处而引起骨折。骨折远端向背侧及桡侧移位。儿童可为骨骺分离；老年人由于骨质疏松，轻微外力即可造成骨折且常为粉碎骨折，骨折端因嵌压而短缩。粉碎骨折可累及关节面或合并尺骨茎突撕脱骨折及下尺桡关节脱位（图 7-6）。

（2）屈曲型骨折（Smith 骨折）：较少见，由 R.W.Smith 在 1874 年首次描述。骨折发生原因与伸直型骨折相反，故又称反柯利氏骨折。跌倒时手背着地，骨折远端向掌侧及尺侧移位（图 7-7）。

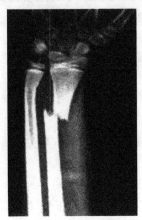

图 7-6 Colles 骨折

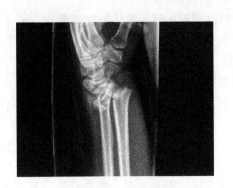

图 7-7 Smith 骨折

（3）巴尔通骨折（Barton 骨折）：系指桡骨远端关节面纵斜型骨折，伴有腕关节脱位者。由 J. R. Barton1838 年首次描述。跌倒时手掌或手背着地，暴力向上传递，通过近排腕骨的撞击引起桡骨关节面骨折，在桡骨下端掌侧或背侧形成一带关节面软骨的骨折块，骨块常向近侧移位，并腕关节脱位或半脱位。

（二）临床表现

腕部肿胀、压痛明显，手和腕部活动受限。伸直型骨折有典型的餐叉状和枪刺样畸形，尺桡骨茎突在同一平面，直尺试验阳性。屈曲型骨折畸形与伸直型相反。注意正中神经有无损伤。

（三）检查

X 线片可清楚显示骨折及其类型（图 7-8）。伸直型者桡骨骨折远端向背桡侧移位，关节面掌侧及尺侧倾斜角度变小、消失、甚至反向倾斜。桡骨远骨折端与近侧相嵌插，有的合并尺骨茎突骨折及下尺桡关节分离。屈曲型骨折桡骨远端向掌侧移位。对轻微外力致伤的老年患者，应作骨密度检查，以了解骨质疏松情况。

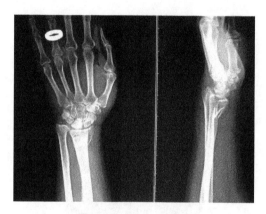

图 7-8　Barton 骨折

（四）鉴别诊断

（1）桡骨远端骨折：指桡骨远端的松质骨骨折，并向背侧移位的骨折。Colles 骨折是最常见的骨折之一，约占所有骨折的 6.7%。多发生于中老年，女性较多。

（2）桡骨颈骨折：并不多见，常与桡骨头骨折伴发，亦可单发，两者之致伤机制及诊治要求均相似。

（3）桡骨下端骨折：是指距桡骨下端关节面 3 cm 以内的骨折，这个部位是松质骨与密质骨的交界处，为解剖薄弱处，一旦遭受外力，容易骨折。

（4）桡骨小头骨折：是常见的肘部损伤，占全身骨折的 0.8%，约有 1/3 的患者合并关节其他部位损伤。桡骨小头骨折是关节内骨折，如果有移位，理应切开复位内固定，恢复解剖位置，早期活动，以恢复肘关节伸屈和前臂旋转功能。

桡骨小头骨折是成年人容易发生的肘部损伤。通常疼痛症状较轻，临床上容易误诊。

（5）桡骨干骨折：单独桡骨干骨折，仅占前臂骨折总数的 12%，以青壮年居多。

（五）并发症

（1）正中神经损伤：迟发性拇伸肌腱断裂；骨折不愈合等。

（2）感染：主要与受伤后创口暴露时间长，清创不彻底及软组织损伤严重有关。

（六）治疗

（1）无移位的骨折：用石膏四头带或小夹板固定腕关节于功能位 3 ~ 4 周。

（2）有移位的伸直型骨折或屈曲型骨折：多可手法复位成功。伸直型骨折，非粉碎性未累及关节面者，常采用牵抖复位法；老年患者、粉碎骨折、累及关节面者，常采用提按复位法。复位后，保持腕关节掌屈及尺偏位，石膏或外固定架固定 4 周。屈曲型骨折纵向牵引后复位方向相反，复位后，腕关节背屈和旋前位固定 4 周。固定后即拍 X 线片检查对位情况外，1 周左右消肿后需拍片复查，如发生再移位应及时处理。

（3）粉碎性骨折：复位困难或复位后不易维持者（如巴尔通骨折），常需手术复位，克氏针、螺丝钉或 T 形钢板内固定。术后石膏固定 6 周。

（4）并发症的处理骨折畸形连接：凡导致功能障碍者，应手术纠正畸形及内固定。下尺桡关节脱位影响前臂旋转者，可切除尺骨小头。合并正中神经损伤，观察 3 个月不恢复者，应探查松解神经，并修平突出的骨端。迟发性伸拇肌腱断裂者，应去除骨赘、修复肌腱。骨质疏松者应给予相应治疗，以防止其他严重骨折（如股骨颈骨折）并发症的发生。

（5）功能锻炼：骨折固定期间要注意肩、肘及手指的活动锻炼。尤其老年人，要防止肩关节僵硬。

六、前臂双骨折

尺桡骨干双骨折较为多见，占全身骨折的 6% 左右。多见于青少年。由于解剖功能的复杂关系，两骨干完全骨折后，骨折端可发生侧方重叠、成角及旋转移位，复位要求较高。必须纠正骨折端的种种移位尤其旋转移位并保持复位后良好的固定，直至骨折愈合。

（一）临床表现

（1）局部肿胀，疼痛，可见缩短、成角或旋转畸形。

（2）明显压痛，纵轴叩痛，前臂异常活动，骨擦音及旋转功能丧失。

（二）诊断依据

（1）有直接或间接暴力引起的外伤史。

（2）具有上述症状和体征。

（3）X 线摄片可明确骨折和移位情况（图 7-9）。

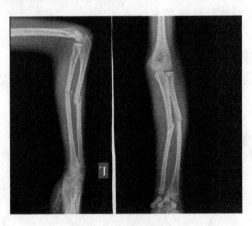

图 7-9 前臂双骨折

（三）治疗原则

（1）对单纯闭合或移位少的骨折，采用手法复位，小夹板外固定。通常用 4 块定型夹板。

（2）对儿童或成年人轻度移位前臂双骨折，手法复位后屈肘 90°，以管型石膏或石膏托超关节固定。

（3）对软组织损伤较严重的开放性骨折，桡尺骨干多处骨折，以及难于手法复位或难于外固定的骨折，应切开复位，行钢板或髓内针或螺钉内固定。

（4）对前臂软组织、肌肉血管损伤严重肿胀引起前臂骨筋膜室综合征者，必须早期切开减压。

（四）用药原则

（1）手法复位疼痛者用镇痛药等对症治疗，需手术者加用抗生素。

（2）早期可用中药活血化瘀、消肿止痛，后期可用和营生肌、续筋接骨等类药物。

七、桡骨头骨折

桡骨头骨折是成年人容易发生的肘部损伤。通常疼痛症状较轻，临床上容易误诊。桡骨头骨折多发生在平地跌倒或体育运动时致伤。跌倒时，肘关节伸直并在肩关节外展位手掌着地，使肘关节置于强度的外翻位，导致桡骨头猛烈地撞击肱骨小头，引起桡骨头骨折。

（一）病因

多为间接暴力所致。

（二）发病机制

桡骨头骨折多发生在平地跌倒或体育运动时致伤。跌倒时，肘关节伸直并在肩关节外展位手掌着地，使肘关节置于强度的外翻位，导致桡骨头猛烈地撞击肱骨小头，引起桡骨头骨折。有时，这种类似暴力可能导致肱骨小头骨折或肘关节内侧损伤，如肱骨内上髁撕脱骨折。

由于桡骨头与其颈、干并不排列在一条直线上，而是向桡侧偏心地与颈部相接，故桡骨头外侧 1/3 的骨小梁不与颈、干部垂直，形成力学上的薄弱部。当外力致使桡骨肱骨小头撞击时，桡骨头外 1/3 骨小梁不与颈、干部垂直，形成力学上的薄弱部。当外力致使桡骨肱骨小头撞击时，桡骨头外 1/3 缺乏抗衡剪切力的作用，故该部骨折机会明显增多。

（三）临床表现

桡骨头骨折主要临床表现为肘关节功能障碍及肘外侧局限性肿胀和压痛。尤其前臂旋后功能受限最明显。拍摄肘关节前后位和侧位 X 线片可以诊断并能确定骨折类型。骨折的分类法能够代表损伤程度，并可提供选择治疗方法的依据。必要时可做双侧对比摄片，借此鉴别。

桡骨头骨折有 Mason 分类、Keonconen 分类、Morrey 分类等。其中 Mason 分类为大家所接受：

Ⅰ型：为线状骨折，即无移位型骨折，骨折线可通过桡骨头边缘或呈劈裂状。

Ⅱ型：为有移位的骨折，有分离的边缘骨折。

Ⅲ型：为粉碎型骨折，移位或无移位或呈塌陷性骨折。

Ⅳ型：为桡骨头骨折伴有肘关节脱位。

外伤史，肘关节功能障碍及肘外侧局限性肿胀和压痛。尤其前臂旋后功能受限最明显。X 线能确诊骨折及分型。

（四）检查

肘关节正侧位 X 线片和三维 CT 能够显示骨折及分型（图 7-10）。

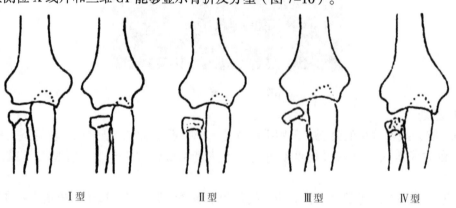

Ⅰ型　　　　Ⅱ型　　　　Ⅲ型　　　　Ⅳ型

图 7-10　桡骨头骨折

（五）并发症

软组织损伤严重时，可出现异位骨化。

（六）治疗

（1）Ⅰ型：可以保守治疗，应用肘关节石膏托，肘关节屈曲 90° 功能位，固定 4 周。

（2）Ⅱ型：治疗方法较多，众家观点不同，大致如下。

①骨折块占桡骨头的 1/4 以上（Mason）或 2/3 以上（Radin）时，手术治疗。

②骨折有 30° 以上倾斜或 3 mm 以上塌陷者，手术治疗。

（3）Ⅲ型：大多采用切开复位内固定手术治疗。其中部分病例桡骨头虽呈粉碎骨折，但无明显移位，桡骨头外形尚保持完整，可行保守治疗。合并下尺桡关节以及肘内侧副韧带损伤时，是人工桡骨头置换的适应证。

（4）Ⅳ型：尽量保留桡骨头，如果无法复位和内固定，则行桡骨头置换。此外还需修复肘关节侧副韧带，并以石膏或外固定架固定肘关节。

（七）预后

本病预后良好。

八、尺骨干骨折

多见于外力突然袭击，患者举手遮挡头面部时被棍棒直接打击所致。因多发生在路遇强人情况下，故又名夜盗（杖）骨折。此骨折线多呈横形或带有三角形骨块。尺骨干单骨折极少见，因有桡骨支撑，加之附着肌群较少，因而移位程度亦多轻微，除非合并下尺桡关节脱位。

（一）病因

多因直接暴力致伤。

（二）临床表现

尺骨全长处于皮下，位置浅在，因而伤后易于发现骨折处的皮下血肿，该处有明显触痛，并可触及折端间的骨摩擦音。临床检查中要注意桡骨头的位置及肘部的肿胀、压痛，以免遗漏桡骨头脱位。裂纹骨折时常发生漏诊，因此类型骨折无畸形，无骨摩擦音，仅有局部的肿胀和压痛。

（三）检查

（1）无相关实验室检查。

（2）拍摄包括肘关节腕关节的前臂正侧位 X 线片（图 7-11）。

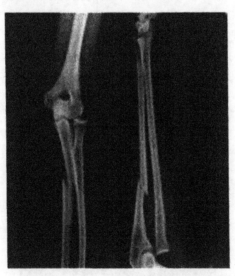

图 7-11　尺骨干骨折

（四）诊断

根据外伤史，局部血肿、触痛、骨擦音及异常活动，X 线检查清晰的显示骨折可确诊本病。

（五）治疗

（1）尺骨的横形短斜形及某些蝶形骨折：具有一定的稳定性，可以闭合复位，并用小夹板或石膏托固定（中立位），定期复查骨折位置，及时矫正固定，约需 8 周时间。X 线片证实已愈合后，应去除外固定物进行功能康复。

（2）尺骨下1/4移位骨折：因旋前方肌的牵拉可造成远骨折段的旋后畸形，整复时将前臂置于旋前位，放松旋前方肌，可以矫正远折端的旋后畸形以利复位。

（3）移位的不稳定蝶形骨折：可行切开复位，先以螺钉固定蝶形块使与尺骨远近折端成一整体，再上一中和钢板固定。

（4）移位的粉碎骨折：行切开复位时尽量保存骨折块与骨膜的连续性，以较长钢板固定远近折端，粉碎骨块处不必穿入螺钉。术后应以石膏托制动4周时间。

（5）尺骨的多段骨折：适宜于髓内固定（粗克氏针三棱针加压髓内钉），技术娴熟者可在透视下经皮操作。

（六）预后

一般预后良好。

九、尺骨鹰嘴骨折

尺骨近端后方位于皮下的突起为鹰嘴。与前方的尺骨冠状突构成半月切迹。此切迹恰与肱骨滑车形成关节。尺肱关节只有屈伸活动，尺骨鹰嘴骨折是波及半月切迹的关节内骨折。因此解剖复位是防止关节不稳及预防骨性关节炎及其他并发症发生的有效措施。尺骨鹰嘴骨折较常见，多发生在成年人。

（一）病因

（1）间接外力：跌倒时肘节处于关伸直位，外力传达至肘，肱三头肌牵拉而造成撕脱骨折。骨折线可能为横断或斜行。两骨折端有分离。

（2）直接外力：跌倒时肘关节伸直肘部着地，或直接打击到肘后，造成粉碎骨折，骨折端多无分离。

（二）临床表现

无移位骨折可肿胀、压痛。有移位的骨折及合并脱位的骨折，肿胀范围较广泛。

肘后方可触到凹陷部、骨折块及骨擦音。肘关节功能丧失。

（三）检查

本病的辅助检查主要是X线检查（图7-12）。肘关节侧位X线片，可准确掌握骨折的特点。前后位X线平片也很重要，它可以呈现骨折线在矢状面上的走向。若桡骨头也同时发生了骨折，在侧位X线片上可以沿骨折线出现明显断缩，并且没有成角或移位。

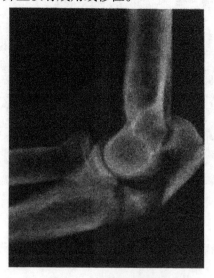

图 7-12　尺骨鹰嘴骨折

（四）治疗

治疗结果均应达到伸肘有力而稳定、屈伸范围良好及对合优良的关节面。常用的治疗方法如下。

（1）功能位制动：对无移位的各种类型骨折，以石膏固定于伸肘或半伸肘位3周，去制动后开始练习肘关节活动。

（2）切开复位内固定：有移位的横断或斜行骨折应尽量采用切开复位。

（3）骨折块切除及肱三头肌肌腱成形术：骨折粉碎严重，冠状突与半月切迹远端完整，可行骨折块切除，但肱三头肌腱止点处应保留一层骨皮质，以利其与远端断面缝合。如不能保留一层骨皮质，则可将肱三头肌肌腱向下翻转固定到远端钻孔内。术后一般固定于伸肘位，时间宜短，3～4周即去除外固定，主动练习肘关节屈伸活动。

十、掌骨骨折

（一）第一掌骨骨折

第一掌骨有许多肌肉、肌腱附着，使第一掌骨外展的有拇长展肌、招短伸肌，内收的有拇收肌，背伸的有拇长伸肌，屈曲内旋的有拇短屈肌、拇短展肌、拇对掌肌和拇长屈肌，因此在第一掌骨干及基底部骨折后造成向背、桡成角畸形，远端并有内旋畸形（图7-13）。

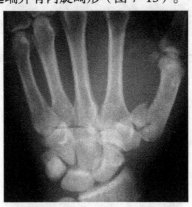

图7-13 第一掌骨骨折

1. 分类

第一掌骨骨折包括掌骨颈、干及基底3类，其中主要是第一掌骨基底骨折。根据Green的分类：①Bennett骨折，第一掌骨基底半脱位，基底的掌尺侧缘骨折块保留在正常位置上。由于拇长展肌的作用使第一掌骨向近侧移位并内收。②Rolando骨折，第一掌骨基底"T"或"Y"形骨折，与大多角骨的关系可以正常，亦可有半脱位，它还包括基底背侧唇和掌侧缘骨折。③单纯基底关节囊外骨折。又分为横断和斜形两种。④骨骺分离。

2. 受伤机制

分间接暴力和直接暴力两种。间接暴力较多见。当握拳击物时，若拇指在其他手指的外面，由于拇指的掌指关节和指间关节突出在外面，击物时，拇指失去保护，当出击方向偏桡侧时，容易造成第一掌骨基底骨折。若捏拳时，拇指被手指保护在掌心时，就不容易受伤。

3. 治疗

第一掌骨基底骨折复位容易，固定难。复位及外固定的要点：首先是在掌指关节屈曲情况下的第一掌骨外展，若掌指关节过伸，必然导致第一掌骨内收。其次骨折部位不能使用压垫。由于该部位皮肤菲薄，局部使用压垫容易造成皮肤的压迫性坏死。复位方法：以左第一掌骨基底骨折为例，术者以右手的中、环指的近节夹住患者拇指近节的远端后屈曲中、环、小指，这样就能紧紧地夹住患者的拇指，并使掌指关节处于屈曲位进行牵引。在持续牵引下将示指置于患者拇掌骨头的掌侧向背例推挤，并以拇指按压患者骨折部以纠正骨折的向背向桡侧成角，以达到解剖复位。对于稳定的第一掌骨基底横断骨折，复位后单纯使用石膏托固定在患拇掌指关节屈曲、第一掌骨外展对掌位4周。对于Bennett骨折和Rolando骨折采用orthofix小型外固定架固定维持已整复的骨折位置，且不影响拇指掌指关节的活动，平均牵引时间为4周。它尤其适用于Rolando骨折和Bennet骨折。Bennett骨折还可采用手法复位、经皮克氏针内固定，切开复位、克氏针内固定或加压螺丝钉内固定。Rolando骨折则可采用加压钢板螺丝钉内固定。

（二）其他掌骨骨折

分为掌骨颈骨折、掌骨干骨折及掌骨基底骨折。又称为拳击骨折，多见于第五掌骨，其次为第二掌骨干骨折、第三掌骨干骨折、第四掌骨干骨折（图7-14～图7-16），往往由传达暴力引起，骨折线大多为横断。

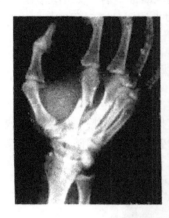
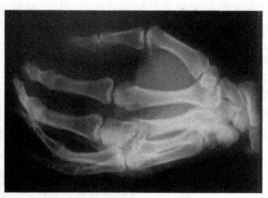

图7-14　第二掌骨干骨折　　　　**图7-15　第三掌骨干骨折**

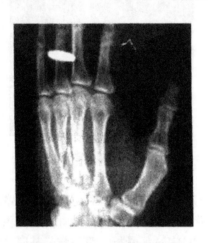

图7-16　第四掌骨干骨折

由于骨间肌、蚓状肌的牵拉作用而使掌骨头向掌侧倾斜，骨折向背成角畸形，而掌指关节过伸。因为掌指关节侧副韧带附着于掌骨头的偏背侧，所以当掌指关节处于伸直位牵引时，以侧副韧带掌骨头附着点为轴，进一步造成掌骨头的向掌侧旋转，这样非但不能整复骨折反而使畸形进一步加重。正确的复位方法是先将掌指关节屈曲90°，使侧副韧带处于紧张状态，然后屈曲近侧指间关节，利用近节指骨基底关节面托住掌骨头，沿近节指骨纵轴向背侧推挤，另一手的拇指按压骨折线的近端，作一相对方向的挤压而达到复位。而复位后必须置于掌指关节屈曲90°，指间关节伸直的生理位，U形支具固定4周。若固定位置在掌指关节和近侧指间关节均屈曲90°，容易造成近侧指间关节屈曲挛缩，尤其是外固定的外形和手指的位置表里不一时，更可能造成近侧指间关节背侧皮肤压迫坏死，且骨折位置不满意，掌指关节活动受限，所以不固定指间关节。掌骨颈骨折的向背成角畸形，第四、五掌骨在30°～35°以上，

第二、三掌骨在20°以上者需复位纠正。少数病例需切开复位、克氏针内固定，用1根克氏针从掌骨头进针（关节近侧），经骨折线至骨干斜行固定，并使掌指关节尽量屈曲。3周后拔除克氏针，在固定期间各关节均可做轻度的活动或可以使用微型钢板固定，但最好不打开关节囊，钢板要用骨膜包被，以免影响伸肌腱的滑动。

1. 掌骨干骨折

多由直接暴力如打击或挤压伤所造成，可以为单一或多个掌骨骨折。骨折类型以横断和粉碎者多见，因扭转和间接暴力亦可发生斜形或螺旋形骨折。由于屈指肌和骨间肌、蚓状肌的牵拉，骨折向背侧

成角。对于掌骨干稳定性骨折，通过手法复位后，可用小夹板外固定。在臂丛神经阻滞麻醉下，在腕关节轻度背伸下，牵拉患指，纠正重叠畸形，术者在掌骨骨间隙挤压并纠正其侧方移位，最后屈曲掌指关节，用拇指置于手掌推挤掌骨头及骨折远端向背侧，其他四指置于手背骨折的近侧段，以纠正向背成角畸形，如果稳定，可以使用支具固定，一般固定 4 ~ 6 周，但要每周复查 X 线片，如有移位需手术切开。对闭合性不稳定性掌骨干骨折、多发掌骨干骨折或手部肿胀严重的稳定性骨折以及开放性骨折，为了使其能早期进行功能练习，防止关节僵硬，以切开复位、内固定为宜。开放性骨折的内固定主要选用克氏针内固定，从掌骨头打入，为了加强其稳定性还加用 1 根克氏针横行固定相邻掌骨的远侧部分，即可防止旋转畸形，并维持远侧掌横弓，对于第二、三掌骨，因腕掌关节基本上无活动，因此纵行克氏针可固定至其近端之腕骨。若第二至五掌骨均有骨折，其横行固定之克氏针要用两根，才能维持掌横弓。闭合性掌骨干骨折切开复位时，单个掌骨骨折用纵 S 形切口，而多个掌骨骨折时用横 S 形切口或两个纵形切口。切开皮肤后注意保留两根手背浅静脉，以免术后患手肿胀。内固定器材可选用微型钢板、克氏针或钢丝等。

2. 掌骨基底骨折

常合并有腕掌关节骨折脱位的，需要手术复位，而单纯掌骨基底骨折无明显移位者只需做支具外固定 4 周即可。

十一、指骨骨折

指骨骨折在手部最为常见，多为开放性骨折。且多为直接暴力所致，可于手指的任何部位导致各种不同类型的骨折。指骨骨折由于部位不同，受到来自不同方向的肌腱的牵拉作用，产生不同方向的移位，如近节指骨中段骨折，受骨间肌和蚓状肌的牵拉，而致向掌侧成角；中节指骨在指浅屈肌腱止点远侧骨折，由于其牵拉亦产生向掌侧成角；如在指浅屈肌腱止点近端骨折，则受屈肌腱牵拉造成向背侧成角。近节指骨基底部关节内骨折可分为副韧带撕裂、压缩骨折及纵形劈裂骨折三类。远节指骨骨折多为粉碎性骨折，常无明显移位；而远节指骨基底部背侧的撕脱骨折，通常形成锤状指畸形。

（一）病因

多为直接暴力所致。

（二）临床表现

指骨位置表浅，伤后除明显疼痛、肿胀、压痛和活动功能受限外，有明显畸形可见。对于可疑骨折者，拍摄 X 线片即可确诊。指骨骨折的治疗常未能引起高度重视，常因对位不佳或固定不牢固而产生畸形愈合或不愈合，也常因固定不当或固定时间过长而致关节囊和侧副韧带挛缩，导致关节僵硬；特别是关节附近或经关节的骨折，常导致关节强直，严重影响手指的功能。

（三）检查

X 线检查，即能显示骨折及类型（图 7-17，图 7-18）。

（四）诊断

依据病史、临床表现及 X 线检查即能诊断。

（五）并发症

常并发指关节强直。

（六）治疗

指骨骨折的治疗，既要达到准确复位，又要达到牢固固定，还要尽可能早地进行功能锻炼，以恢复手指灵活的活动功能。

无移位的骨折，可用铝板或石膏将伤指固定于掌指关节屈曲和指间关节微屈位，4 周左右拆除固定，并进行功能锻炼。末节指骨的粉碎性骨折，可视作软组织损伤处理，不必予以固定。

有移位的闭合性骨折，可行手法复位外固定。其固定的位置应根据骨折移位的情况而定，如掌侧成角者将手指固定于屈曲位；末节指骨基底部背侧撕脱骨折，应于近侧指间关节屈曲、远侧指间关节过伸位固定。4 ~ 6 周拆除固定。

对于开放性骨折和闭合性骨折复位后位置不佳者,应行切开复位内固定。其固定方法有很多,按具体情况而定,常用的方法仍为克氏针固定,但应以牢固可靠为原则。而指骨基底部撕脱骨折多采用张力带固定治疗。指骨骨折也可采用螺钉固定。

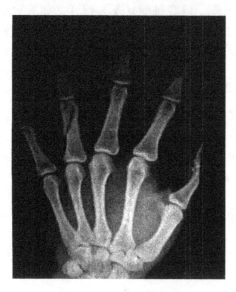

图 7-17　第四指骨骨折

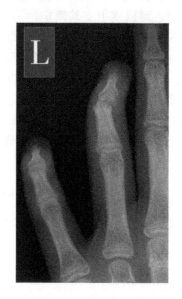

图 7-18　第二指骨骨折

十二、肩部骨折

由于外伤或病理等原因致使肩部骨质部分或完全断裂。临床常见的肩部骨折包括肱骨大结节骨折、肱骨外科颈骨折、肩胛骨骨折、锁骨肩峰端骨折等。

（一）病因

（1）直接暴力：暴力直接作用于骨骼某一部位而致该部骨折,则往往使受伤部位发生骨折,常伴有不同程度的软组织破坏。

（2）间接暴力：间接暴力作用时通过纵向传导、杠杆作用或扭转作用使远处发生骨折。

（3）积累性劳损：长期、反复、轻微的直接或间接损伤可致使肢体某一特定部位骨折。

（二）临床表现

肩部的骨折部有局限性疼痛和压痛,局部肿胀和出现瘀斑,肢体功能部分或完全丧失,完全性骨折尚可出现肢体畸形及异常活动。

骨折时骨髓、骨膜及周围组织血管破裂出血,在骨折处形成血肿,以及软组织损伤所致水肿,使患肢严重肿胀,甚至出现张力性水疱和皮下瘀斑,由于血红蛋白的分解,可呈紫色、青色或黄色。骨折局部出现剧烈疼痛,特别是移动患肢时加剧。局部肿胀和疼痛使患肢活动受限,如为完全性骨折,可使受伤肢体活动功能完全丧失。

（三）检查

凡疑为骨折者应常规进行 X 线拍片检查,骨折的 X 线检查一般应拍摄包括邻近一个关节在内的正、侧位片,必要时须加摄斜位、切线位或健侧相应部位的 X 线片（图 7-19）。

（四）诊断

根据临床表现和相关检查,不难做出诊断。

（五）并发症

（1）早期并发症。

①休克：严重损伤、骨折引起大出血或重要器官损伤所致。

②脂肪栓塞综合征：发生于成年人,是由于骨折处髓腔内血肿张力过大破坏,脂肪滴进入破裂的静

脉窦内，可引起肺、脑脂肪栓塞。

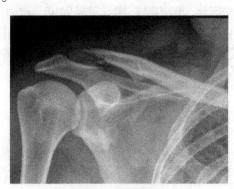

图7-19　肩部骨折

③重要内脏器官损伤：肝、脾破裂；肺损伤；膀胱和尿道损伤；直肠损伤。

④重要周围组织损伤：重要血管损伤，常见的如伸直型肱骨髁上骨折，近侧骨折端易造成肱动脉损伤，肱骨上段骨折的旋肱前或后动脉损伤，股骨髁上骨折，远侧骨折端可致腘动脉损伤；周围神经损伤，特别是在神经与其骨紧密相邻的部位，如肱骨中、下1/3交界处骨折极易损伤紧贴肱骨行走的桡神经，腓骨颈骨折易致腓总神经损伤；脊髓损伤，为脊柱骨折和脱位的严重并发症，多见于脊柱颈段和胸腰段，可出现截瘫。

⑤骨筋膜室综合征：即由骨、骨间膜、肌间隔和深筋膜形成的骨筋膜室内肌肉和神经因急性缺血而产生的一系列早期症候群。最多见于前臂掌侧和小腿。

（2）晚期并发症。

①坠积性肺炎：多发生于因骨折长期卧床不起的患者，特别是年老体弱和伴有慢性病的患者，有时可因此而危及患者生命，应鼓励患者及早下床活动。

②压疮：严重骨折后患者长期卧床不起，身体骨突起处受压，局部血液循环障碍易形成压疮。

③下肢深静脉血栓形成：多见于骨盆骨折或下肢骨折，下肢长时间制动，静脉血回流缓慢，加之损伤所致血液高凝状态，易发生血栓形成。应加强活动锻炼，预防其发生。

④感染：开放性骨折特别是污染较重或伴较严重的软组织损伤者，若清创不彻底，坏死组织残留或软组织覆盖不佳，可能发生感染。处理不当可致化脓性骨髓炎。

⑤损伤性骨化：又称骨化性肌炎。由于关节扭伤、脱位或关节附近骨折，骨膜剥离形成骨膜下血肿，处理不当使血肿扩大、机化，并在关节附近软组织内广泛骨化，造成严重的关节活动功能障碍。特别多见于肘关节。

⑥损伤性关节炎：关节内骨折，关节面遭到破坏，又未能准确复位，骨愈合后使关节面不平整，长期磨损易引起损伤性关节炎，致使关节活动时出现疼痛。

⑦关节僵硬：患肢因长时间固定，静脉和淋巴回流不畅，关节周围组织中浆液纤维性渗出和纤维蛋白沉积，发生纤维粘连，并伴有关节病变和周围肌挛缩，致使关节活动障碍。

⑧亚急性骨萎缩：亦称反射性交感神经性骨营养不良，好发于手、足骨折后，典型症状为疼痛和血管舒缩紊乱。

⑨缺血性骨坏死：骨折使某一骨折段的血液供应被破坏，而发生该骨折段缺血性坏死。常见的有腕舟状骨骨折后近侧骨折段缺血性坏死、股骨颈骨折后股骨头坏死。

⑩缺血性肌挛缩：可由骨折和软组织损伤所致，也常因骨折处理不当造成，特别是外固定过紧。一旦发生则难以治疗，常导致严重残疾。典型的畸形是爪形手和爪形足。

（六）治疗

（1）复位：是将骨折后发生移位的骨折断端重新恢复正常或接近原有正常位置，以重新恢复骨骼的支架作用。复位的方法有闭合复位和手术复位。

（2）固定：骨折复位后，容易发生再移位，因此要采用不同的方法将其固定在满意的位置上，使其逐渐愈合。常用的固定方法有小夹板、石膏绷带、外固定支架、牵引制动固定等，此固定方法称外固定。如果通过手术切开利用钢板、钢针、髓内针、螺丝钉等固定，称内固定。

（3）功能锻炼：通过受伤肢体肌肉收缩，增加骨折周围组织的血液循环，促进骨折愈合，防止肌萎缩；通过主动或被动活动未被固定的关节，防止关节粘连、关节囊挛缩等，使受伤肢体的功能尽快恢复。

（陈　志）

第二节　下肢骨折

下肢的主要功能是负重和行走，故需要一个良好的稳定结构，两下肢要等长。当下肢发生骨折后，对骨折整复要求高，不仅需要患肢与健肢的长度相等，而且要求对位对线良好。若患肢成角畸形，将会影响肢体的承重力；若患肢短缩在 2 cm 以上者，则会出现跛行。下肢肌肉发达，骨折整复后，单纯夹板固定难以保持断端整复后的位置，尤其是股骨干骨折及不稳定的胫、腓骨骨折，常需配合持续牵引，固定时间也应相对长些，以防止过早负重而发生畸形或再骨折。

一、股骨颈骨折

股骨颈位于股骨头与粗隆间线之间。股骨颈和股骨干之间形成一个角度称内倾角，又称颈干角，正常值为 110° ~ 140°，颈干角随年龄的增长而减小，儿童平均为 151°，而成人男性为 132°，女性为 127°。颈干角大于正常值为髋外翻，小于正常值为髋内翻。股骨颈的中轴线与股骨两髁中点间的连线形成一个角度，称前倾角或扭转角，正常为 12° ~ 15°。在治疗股骨颈骨折时，必须注意保持正常的颈干角和前倾角，特别是前倾角，否则会遗留髋关节畸形，影响髋关节的功能。

股骨头、颈部的血运主要来自三个途径（图 7-20）：①关节囊的小动脉来源于旋股内动脉、旋股外动脉、臀下动脉和闭孔动脉的吻合部到关节囊附着部，分为髋外动脉、上干骺端动脉和下干骺端动脉，进入股骨颈，供应股骨颈和大部分股骨头的血运。②股骨干滋养动脉仅达股骨颈基底部，小部分与关节囊的小动脉有吻合支。③圆韧带的小动脉较细，仅供应股骨头内下部分的血运，与关节囊小动脉之间有吻合支。此三条血管均比较细小，且股骨头的血液供应主要依靠关节囊和圆韧带的血管。由于股骨头、颈部的血运较差，因此，在临床治疗中存在骨折不愈合和股骨头缺血这两个主要问题。

（一）病因病机

股骨颈骨折常发生于老年人，女性略多于男性，随着人们寿命的延长，其发病率日渐增高。由于股骨颈部细小，处于疏松骨质和致密骨质交界处，负重量大，又因老年人肝肾不足，筋骨衰弱，骨质疏松，即使受轻微的直接外力或间接外力，如平地滑倒，髋关节旋转内收，臀部着地，便可引起骨折。青壮年、儿童发生股骨颈骨折较少见，若发生本骨折，必因遭受强大暴力所致，如车祸、高处跌下等。此种股骨颈骨折患者，常合并有其他骨折，甚至内脏损伤。股骨颈骨折若按其部位之不同，可分为头下部、颈中部和基底部骨折三种（图 7-21）

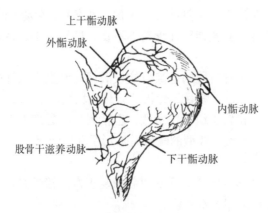

图 7-20　股骨头、颈部血液供应

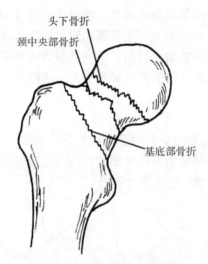

头下骨折

颈中央部骨折

基底部骨折

图 7-21 股骨颈骨折的部位

头下部和颈中部骨折的骨折线在关节囊内，故称囊内骨折；基底部骨折因骨折线的后部在关节囊外，故又称囊外骨折。移位多的囊内骨折，股骨头脱离了来自关节囊及股骨干的血液供应，以至骨折近段缺血，不但骨折难以愈合，而且容易发生股骨头缺血性坏死。股骨颈的骨折线越高，越易破坏颈部的血液供应，因而骨折不愈合、股骨头缺血性坏死的发生率就越高。基底部骨折因骨折线部分在关节囊外，而且一般移位不多，除由股骨干髓腔来的滋养血管的血供断绝外，由关节囊来的血运大多完整无损，骨折近端血液供应良好，因此骨折不愈合和股骨头缺血性坏死的发生率较低。

股骨颈骨折按 X 线表现可分为外展型和内收型两种（图 7-22）。外展型骨折常在髋关节外展时发生，多为头下骨折，骨折端常互相嵌插，骨折线与股骨干纵轴的垂直线（水平线）所形成的倾斜角（Linton 角）往往小于 30°，骨折局部压力小，较稳定，血运破坏较少，故愈合率高。内收型骨折常在髋关节内收时发生，多为颈中部骨折，亦可发生在头下部或基底部，骨折线与股骨干纵轴的垂直线所形成的倾斜角往往在 45° 左右，颈干角小于正常值，如角度 > 70° 时，两骨折端往往接触很少，且有移位现象，骨折处剪力大，极不稳定，血运破坏较大，骨折愈合率低，股骨头缺血坏死率高（图 7-23）。临床上内收型骨折较多见，外展型骨折比较少见。

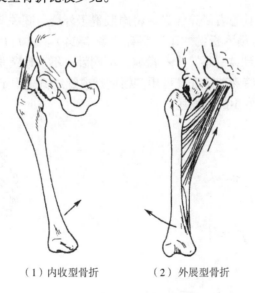

（1）内收型骨折　　　　（2）外展型骨折

图 7-22 股骨颈骨折的类型

（二）诊查要点

老年人跌倒后诉髋部疼痛，不敢站立和行走，应首先考虑到有股骨颈骨折的可能。有移位的骨折伤肢外旋、缩短，髋、膝关节轻度屈曲。囊内骨折足外旋45°～60°，囊外骨折则外旋角度较大，常达90°，并可扪及大粗隆上移。伤后髋部除有疼痛外，腹股沟附近有压痛，在患肢足跟部或大粗隆部有叩击痛。局部可有轻度肿胀，但囊内骨折由于有关节囊包裹，局部血液供应较差，其外为厚层肌肉，故肿胀瘀斑常不明显，患髋功能障碍，不能站立行走，但有部分嵌入骨折仍可短时站立或跛行。对这些患者要特别注意，不要因遗漏诊断而使无移位的稳定骨折变为有移位的不稳定骨折。摄髋关节正侧位X线片可明确骨折部位、类型和移位情况，对决定治疗及预后均有帮助。

（三）治疗

应按照骨折的时间、类型和患者的全身情况等决定治疗方案。新鲜无移位骨折或嵌插骨折不需复位，但患肢应制动；移位骨折应尽早给予复位和固定；陈旧性股骨颈骨折可采用髋关节重建术或改变下肢负重力线的切骨术，以促进骨折愈合或改善功能。

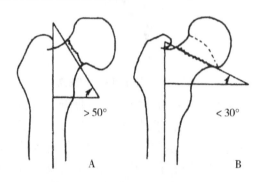

图7-23　骨折线的倾斜角与剪式伤力的关系

A. 内收型骨折　B. 外展型骨折

1. 整复方法

（1）屈髋屈膝法：患者仰卧，助手固定骨盆，术者握其腘窝，并使膝、髋均屈曲90°，向上牵引，纠正缩短畸形。然后伸髋内旋外展以纠正成角畸形，并使折面紧密接触。复位后可做手掌试验，如患肢外旋畸形消失，表示已复位。

（2）牵引复位法：为了减少对软组织的损伤，保护股骨头的血运，目前多采用骨牵引逐步复位法。若经骨牵引1周左右仍未复位，可采用上述手法整复剩余的轻度移位。

2. 固定方法

无移位或嵌插型骨折，可让患者卧床休息，将患肢置于外展、膝关节轻度屈曲、足中立位。为防止患肢外旋，可在患足穿一带有横木板的"丁"字鞋（图7-24）。亦可用轻重量的皮肤牵引固定6～8周。在固定期间应嘱咐患者做到"三不"：不盘腿，不侧卧，不下地负重。右移位的新鲜股骨颈骨折，可采用股骨髁上骨牵引，如无特殊禁忌证，可用多根钢针或螺纹钉内固定（图7-25）治疗，这样能早期离床活动，从而减少因卧床而发生的并发症。

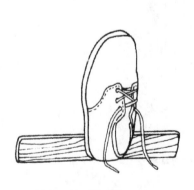

图7-24　丁字鞋

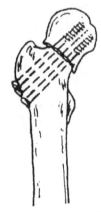

图7-25　加螺纹钉内固定

3. 手术治疗的适应证

股骨颈骨折不愈合或发生股骨头缺血性坏死者，可根据患者的年龄、健康状况，结合局部的不同病理变化，选用粗隆间移位截骨术、粗隆下外展截骨术、股骨头切除及粗隆下外展截骨术或人工股骨头置换术等手术。

4. 药物治疗

早期宜活血化瘀，消肿止痛，方用桃红四物汤加田三七等。若有大便秘结、脘腹胀满等症，可酌加枳实、大黄等通腑泄热。中期宜舒筋活络，补养气血，方用舒筋活血汤。后期宜补益肝肾，强壮筋骨，方用壮筋养血汤。

5. 练功活动

应积极进行患肢股四头肌的舒缩活动，以及踝关节和足趾关节的屈伸功能锻炼，以防止肌萎缩、关节僵硬及骨质脱钙现象。解除固定和牵引后，逐渐加强患肢髋、膝关节的屈伸活动，并可扶双拐不负重下床活动。以后每 1 ~ 2 个月拍 X 线片复查 1 次，至骨折坚固愈合，股骨头无缺血性坏死现象时，方可弃拐逐渐负重行走，一般约需半年左右。

（四）预防和调护

固定期间应注意预防长期卧床的并发症，加强护理，防止发生压疮，并经常按胸、叩背，鼓励患者咳嗽排痰，以防发生坠积性肺炎。伤后数天疼痛减轻后，应行患肢屈伸活动，但要防止盘腿、侧卧及负重。对于骨质疏松者，约需 6 个月才可逐渐过渡到负重活动。

二、股骨转子间骨折

股骨转子间骨折又称股骨粗隆间骨折，患者多是老年人，男性多于女性，青壮年发病者较少。

（一）病因病机

发病原因及受伤机制与股骨颈骨折相同。因转子部骨质松脆，故多为粉碎性骨折。根据骨折线的方向和位置，临床上可分为三型：顺转子间型、反转子间型、转子下型。

（1）顺转子间型骨折。骨折线自大转子顶点开始，斜向内下方走行，达小转子部。根据暴力的情况不同，小转子或保持完整，或成为游离骨片，但股骨上端内侧的骨支柱保持完整，骨的支撑作用还比较好，髋内翻不严重，移位较少，远端因下肢重量而轻度外旋。粉碎型则小转子变为游离骨块，大转子及其内侧骨支柱亦破碎，髋内翻严重，远端明显上移，患肢呈外旋短缩畸形。

（2）反转子间型骨折。骨折线自大转子下方斜向内上方走行，达小转子的上方。骨折线的走向与转子间线或转子间嵴大致垂直。骨折近端因外展肌与外旋肌的收缩而外展、外旋，远端因内收肌与髂腰肌的牵引而向内、向上移位。

（3）转子下型骨折。骨折线经过大小转子的下方。

其中，顺转子间粉碎型、反转子间骨折及转子下骨折者，均属于不稳定型骨折。

（二）诊查要点

伤后局部疼痛、肿胀明显，患者不能站立或行走，患肢明显短缩、内收、外旋畸形。股骨转子间骨折和股骨颈骨折均多发于老年人，临床表现和全身并发症也大致相仿。但股骨转子部血运丰富，肿胀明显，有广泛的瘀斑，压痛点多在大转子处，预后良好；而股骨颈骨折瘀肿较轻，压痛点在腹股沟中点，囊内骨折愈合较难。X 线片可明确诊断骨折的类型。

（三）治疗

1. 整复方法

无移位骨折无须整复，有移位骨折应采用手法（与股骨颈骨折同）整复，亦可先行骨牵引，待 3 ~ 4 天缩短畸形矫正后，用手法将患肢外展内旋，以矫正髋内翻和外旋畸形。

2. 固定方法

无移位的骨折采用"丁"字鞋固定。有移位的骨折应采用持续牵引与外展夹板固定结合，牵引重量为 6 ~ 8 kg，固定患肢于外展中立位 6 ~ 8 周。

3. 手术治疗的适应证

少数不稳定性骨折，因年老不宜长期卧床，或经手法复位而不理想者，可做内固定，方法用带接骨板的三刃钉内固定。骨折畸形愈合的青壮年患者，可行转子下截骨术纠正髋内翻畸形等手术。

4. 药物治疗

根据骨折三期辨证用药，早期尤应注意采用活血化瘀、消肿止痛之品，对年老体衰气血虚弱者，不宜重用桃仁、红花之类，宜用三七、丹参等活血止痛之品，使瘀祛而又不伤新血。后期宜补气血、壮筋骨，可内服八珍汤、健步虎潜丸等。局部瘀肿明显者，可外敷消肿止痛药膏，肿胀消退后，则外敷接骨续筋药膏。

5. 练功活动

固定期间，应鼓励患者早期在床上进行全身锻炼，嘱患者每天做踝关节屈伸运动与股四头肌舒缩锻炼。解除固定后，先在床上做髋、膝关节的功能活动，以后可扶双拐作不负重步行锻炼，待 X 线片证实骨折愈合后才可逐步负重。

（四）预防和调护

早期护理重点在于预防心力衰竭、脑血管意外及肺梗死，故应及时观察生命体征的变化。在牵引期间，应防止发生肺炎及压疮等并发症，保持病房空气流通，鼓励患者深呼吸，并经常拍背，进行骶尾部按摩。将患肢保持在外展位，防止内收和外旋。

三、股骨干骨折

股骨是人体中最长的管状骨，股骨干是指股骨转子下至股骨髁上的部分。股骨干有一个轻度向前外的弧度，有利于股四头肌发挥其伸膝作用，骨干表面光滑，后面有一条隆起的粗线，称为股骨嵴，是肌肉附着处。股骨干的皮质厚而致密，骨髓腔略呈圆形，上、中 1/3 的内径大体均匀一致，下 1/3 的内径较膨大。股骨干周围由三群肌肉包围，其中以股神经支配的前侧伸肌群（股四头肌）为最大，由坐骨神经支配的后侧屈肌群（腘绳肌）次之，由闭孔神经支配的内收肌群最小。坐骨神经和股动脉、股静脉，在股骨下 1/3 处紧贴股骨下行至腘窝部，若此处发生骨折，最易损伤血管和神经。

（一）病因病机

股骨干骨折多见于儿童及青壮年，男性多于女性，以股骨干中部骨折最多，可为横断、斜形、螺旋、粉碎及青枝型。多由直接暴力所造成，间接暴力所产生的杠杆作用、扭转作用亦能引起骨折。直接暴力引起者多为横断或粉碎骨折；间接暴力引起者多为斜形或螺旋骨折，此骨折均属不稳定性骨折。青枝型骨折仅见于小儿。股骨干骨折多由强大暴力所造成，骨折后断端移位明显，软组织损伤常较重。骨折移位的方向，除受外力和肢体重力的影响外，主要是受肌肉牵拉所致。

1. 股骨干上 1/3 骨折

骨折近端因受髂腰肌、臀中肌、臀小肌，以及其他外旋肌群的牵拉而产生屈曲、外展、外旋移位；骨折远端由于内收肌群作用则向后、向上、向内移位（图 7-26A）。

2. 股骨干中 1/3 骨折

两骨折段除有重叠畸形外，移位方向依暴力而定，但多数骨折近端呈外展屈曲倾向，远端因内收肌的作用，其下端向内上方移位。无重叠畸形的骨折，因受内收肌收缩的影响有向外成角的倾向（图 7-26B）。

3. 股骨干下 1/3 骨折

因膝关节囊及腓肠肌的牵拉，骨折远端往往向后移位。严重者，骨折端有损伤腘动、静脉及坐骨神经的危险（图 7-26C）。

（二）诊查要点

有明显外伤史，伤后局部肿胀、疼痛、压痛、功能丧失，出现缩短、成角或旋转畸形，有异常活动，可扪及骨擦音。严重移位的股骨下 1/3 骨折，在腘窝部有巨大的血肿，小腿感觉和运动障碍，足背、胫后动脉搏动减弱或消失，末梢血液循环障碍，应考虑有血管、神经的损伤。损伤严重者，由于剧痛和出血，早期可合并外伤性休克。严重挤压伤、粉碎性骨折或多发性骨折，还可并发脂肪栓塞。X 线检查可显示骨折的部位、类型及移位情况。

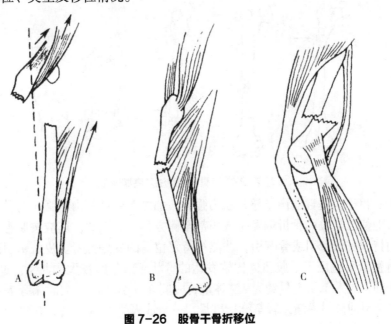

图 7-26 股骨干骨折移位

A. 上 1/3 骨折　B. 中 1/3 骨折　C. 下 1/3 骨折

（三）治疗

处理股骨干骨折，应注意患者全身情况，积极防治外伤性休克，重视对骨折的急救处理，现场严禁脱鞋、脱裤或做不必要的检查，应用简单而有效的方法给予临时固定，急速送往医院。股骨干骨折的治疗采用非手术疗法，多能获得良好的效果。但因大腿的解剖特点是肌肉丰厚，拉力较强，骨折移位的倾向力大，在采用手法复位、夹板固定的同时需配合短期的持续牵引治疗。必要时，还需切开复位内固定。

1. 整复方法

患者取仰卧位，一助手固定骨盆，另一助手用双手握小腿上段，顺势拔伸，并徐徐将伤肢屈髋屈膝各 90°，沿股骨纵轴方向用力牵引，矫正重叠移位后，再按骨折的不同部位分别采用下列手法。

（1）股骨上 1/3 骨折：将伤肢外展，并略加外旋，然后术者一手握近端向后挤按，另一手握住远端由后向前端提。

（2）股骨中 1/3 骨折：将伤肢外展，术者以手自断端的外侧向内挤按，然后以双手在断端前、后、内、外夹挤。

（3）股骨下 1/3 骨折：在维持牵引下，膝关节徐徐屈曲，并以紧挤在腘窝内的双手作支点将骨折远端向近端推迫。

对于成年人或较大年龄儿童的股骨干骨折，特别是对粉碎骨折、斜形骨折或螺旋骨折，多采用较大重量的骨骼牵引逐渐复位，只要牵引方向和牵引重量合适，往往能自动得到良好的对位，无须进行手法复位。3 ~ 5 天后经 X 线床头透视或照片，骨折畸形已纠正，可逐步减轻牵引重量。若为横断骨折仍有侧方移位者，可用双手的手指或手掌，甚至十指合扣的两前臂的压力，施行端提和挤按手法以矫正侧方移位。粉碎骨折可用四面挤按手法，使碎片互相接近。斜形骨折如两斜面为背向移位时，可用回旋手法使远端由前或由后绕过对面。粉碎骨折因愈合较慢，牵引时间可适当延长。

2. 固定方法

（1）夹板固定：骨折复位后，在维持牵引下，根据上、中、下不同部位放置压垫，防止骨折的成角和再移位。股骨干上 1/3 段骨折，应将压垫放在近端的前方和外方，股骨干中 1/3 骨折，把压垫放在骨折线的外方和前方，股骨干下 /3 骨折，把压垫放在骨折近端的前方（图 7-27 ①）。再按照大腿的长度放置 4 块夹板，后侧夹板上应放置一较长的塔形垫，以保持股骨正常的生理弧度，然后用 4 条布带捆扎固定（图 7-27②）。

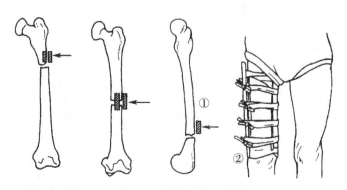

图 7-27　股骨干加垫法及夹板固定

（2）持续牵引：由于大腿部肌肉丰厚，肌力强大，加之下肢杠杆力量强，对骨折施行手法复位夹板固定术后，仍有可能使已复位的骨折端发生成角甚至侧方移位。因此，还应按照患者年龄、性别、肌力的强弱，分别采用持续皮肤牵引或骨牵引，才能维持复位后的良好位置。皮肤牵引适用于儿童和年老、体弱的成年人；骨骼牵引适用于下肢肌肉比较发达的青壮年或年龄较大的儿童。儿童牵引重量约为 1/6 体重，时间 3 ~ 4 周；成人牵引重量约为 1/7 体重，时间 8 ~ 10 周。1 周后床旁 X 线照片复查，如骨折对位良好，即可将牵引的重量逐渐减轻至维持重量，一般成人为 5 kg 左右，儿童为 3 kg 左右。在维持牵引的过程中，应注意调整牵引的重量和方向，检查牵引装置，保持牵引效能，防止过度牵引，以达到维持骨折良好对位对线的目的。股骨干骨折常用的持续牵引方法有以下几种。

①垂直悬吊皮肤牵引：适用于 3 岁以内的儿童。此法是把患肢和健肢同时用皮肤牵引向上悬吊，用重量悬起，以臀部离开床面一拳之距为宜，依靠体重作对抗牵引（图 7-28）。如果臀部接触床面，说明牵引重量不够，要重新调整重量，使臀部离开床面。牵引期间要注意双下肢血液循环情况。此法患儿能很快地适应，对治疗和护理都比较方便。一般牵引 3 ~ 4 周后，骨折均可获得良好的愈合。

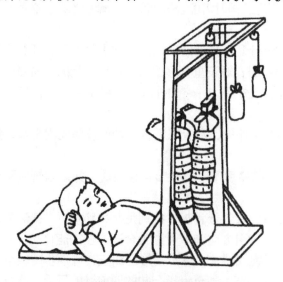

图 7-28　垂直悬吊皮肤牵引

②皮肤牵引：适用于小儿或年老体弱者。用胶布贴于患肢内、外两侧，再用绷带裹住，将患肢放置在牵引架（托马架）上。4 ~ 8 岁的患儿牵引重量为 2 ~ 3 kg，时间为 3 ~ 4 周；成人为 1/7 ~ 1/12 体重，一般以不超过 5 kg 为宜，时间为 8 ~ 10 周。用皮肤牵引时，应经常检查，以防胶布滑落而失去牵引作用。

③骨骼牵引：较大儿童及成人采用骨骼牵引，并将患肢放在布朗架上。按部位不同，可采用股骨髁上牵引、股骨髁牵引或胫骨结节牵引。

股骨髁上牵引适用于中 1/3 骨折或远折端向后移位的下 1/3 骨折。中 1/3 骨折应置患肢于外展旋中位，下 1/3 骨折应置患肢于屈髋屈膝旋中位。

股骨髁牵引适用于上 1/3 骨折和远侧骨折端向后移位的下 1/3 骨折，患肢置屈髋屈膝中立位。

胫骨结节牵引适用于上 1/3 骨折和骨折远端向前移位的下 1/3 骨折，患肢置屈髋外展位。较大的儿童或少年不宜在胫骨结节部穿针，应于向下 2 ~ 3 cm 处穿针。

3. 手术治疗的适应证

股骨干骨折经过非手术治疗，一般都能获得满意的效果。但有以下情况者，可考虑手术切开复位内固定：严重开放性骨折早期就诊者；合并有神经血管损伤，需手术探查及修复者；多发性损伤，为了减少治疗中的矛盾，便于治疗者；骨折断端间嵌夹有软组织者。常用的手术方法有接骨板固定和髓内针固定两大类，上、中 1/3 骨折多采用髓内针，下 1/3 骨折多采用接骨板。手术治疗存在着可能发生感染、骨痂生长慢、股四头肌粘连、骨折愈合时间偏长的缺点，所以必须严格掌握手术适应证。

股骨干骨折畸形愈合成角大于 10° ~ 15°、旋转大于 30°、重叠在 2 ~ 3 cm 以上者，若骨折在 3 个月以内愈合未坚固，患者体质较好，可在充分麻醉下，重新折骨后给予外固定；若骨折已超过 3 个月，愈合坚强，手法折骨有困难者，应切开复位给予内固定。对迟缓愈合者，应着重改进外固定装置，延长固定时间，给骨折处按摩、卡挤和纵向压力刺激以促进骨折愈合。骨折不愈合者应施行手术内固定和植骨术治疗。

4. 药物治疗

按骨折三期辨证用药，早期可服新伤续断汤，中期服接骨丹，后期服健步虎潜丸。

5. 练功活动

较大儿童、成人患者的功能锻炼应从复位后第 2 天起，开始练习股四头肌舒缩及踝关节、跖趾关节屈伸活动（图 7-29A）。如小腿及足出现肿胀可适当按摩。从第 3 周开始，直坐床上，用健足蹬床，以两手扶床练习抬臀，使身体离开床面，以达到使髋、膝关节开始活动的目的（图 7-29B）。从第 5 周开始，两手扶吊杆，健足踩在床上支撑，收腹、抬臀，臀部完全离床，使身体、大腿与小腿成一直线以加大髋、膝关节活动范围（图 7-29C）。经拍片或透视，骨折端无变位，可从第 7 周开始扶床架练习站立（图 7-29D）。解除固定后，对上 1/3 骨折加用外展夹板，以防止内收成角，在床上活动 1 周即可扶双拐下地做患肢不负重的步行锻炼。当骨折端有连续性骨痂时，患肢可循序渐进地增加负重。经观察证实骨折端稳定，可改用单拐，1 ~ 2 周后才可拐行走。此时再进行 X 线检查，若骨折没有重新移位，且愈合较好，方可解除夹板固定。

（四）预防和调护

骨折持续牵引时，要注意牵引重量的调整、牵引力线的方向、夹板位置及扎带的松紧度。患肢放置在牵引架上，要注意股四头肌和踝、趾关节的功能锻炼，并防止皮肤发生压疮。

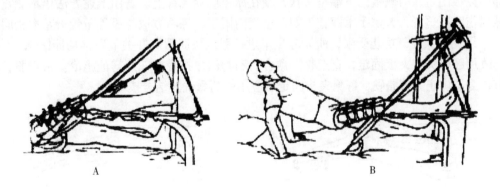

A   B

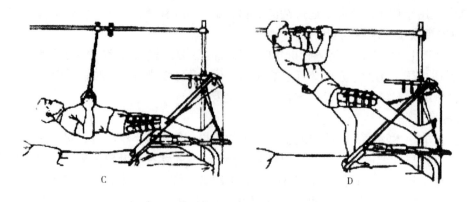

图 7-29　股骨干骨折的功能锻炼

A. 踝关节背伸及股四头肌收缩　B. 锻炼膝、髋关节的伸屈功能　C. 加大髋、膝关节活动范围　D. 站立床上

四、股骨髁上骨折

发生于股骨自腓肠肌起点上 2 ～ 4 cm 的骨折称股骨髁上骨折。青壮年人多见。

（一）病因病机

多由高处跌下，足部或膝部着地，间接暴力所引起，也可因直接打击所造成。此外，若膝关节强直、失用性骨质疏松，更容易因外力而发生髁上骨折。

股骨髁上骨折可分为屈曲型、伸直型，一般以屈曲型多见。屈曲型骨折远端向后侧移位，骨折呈横断或斜形，骨折线由后上斜向前下方，骨折远端因受腓肠肌的牵拉和关节囊的紧缩，而向后移位，容易压迫或损伤腘动、静脉和神经；伸直型骨折，远端向前移位，骨折线从前上斜向后下。

（二）诊查要点

临床表现与股骨干下 1/3 骨折相类似，检查时应注意防止膝关节过伸而造成血管神经损伤。若局部出现较大血肿，且胫后动脉、足背动脉脉搏减弱或消失时，应考虑为腘动脉损伤。膝关节正侧位 X 线检查，可确定骨折类型和移位情况。

（三）治疗

对青枝骨折或无移位的骨折，应将膝关节内的积血抽吸干净，然后用夹板固定，前侧板下端至髌骨上缘，后侧板的下端至腘窝中部，两侧板以带轴活动夹板超膝关节固定，小腿部的固定方法与小腿骨折相同，膝上以 4 根布带固定，膝下亦以 4 根布带固定，有移位的屈曲型骨折（图 7-30）可采用股骨髁部冰钳或克氏针牵引；伸直型骨折（图 7-30）则采用胫骨结节牵引。骨牵引后只要稍加配合手法即可复位，整复时要注意保护腘窝神经血管，用力不宜过猛，复位困难者，可加大牵引重量后整复。骨折对位后局部用夹板固定，两侧板的下端呈叉状，骑在冰钳或克氏针上。若用上述方法仍不能复位或合并腘动、静脉损伤和压迫者，考虑手术探查、切开整复内固定。练功方法与股骨干骨折基本相同，但因骨折靠近关节，易发生膝关节功能受限，所以应尽早进行股四头肌锻炼和关节屈伸功能锻炼。5 ～ 7 周后解除牵引，改用超膝关节夹板固定，直至骨折愈合。药物治疗按骨折三期辨证施治。由于股骨髁上骨折邻近膝关节，为了防止关节僵硬，解除夹板固定后应用中药熏洗并结合按摩。

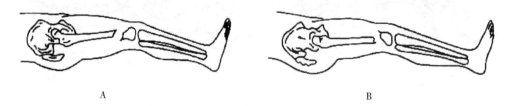

图 7-30 股骨髁上骨折类型

A. 屈曲型（骨折远段向后移位）　B. 伸直型（骨折远段向前移位）

五、股骨髁间骨折

（一）病因病机

股骨髁间骨折的病因病机与股骨髁上骨折相类似，多因自高处坠下，足部触地，先发生股骨髁上骨折，如暴力继续传达，骨折近端嵌插于股骨二髁之间，将股骨髁劈开分为内、外两块，成为"T"或"Y"形骨折，故多严重移位。髁间骨折为关节内骨折，关节腔常有大量积血。

（二）诊查要点

与股骨髁上骨折基本相同，注意有无合并腘血管损伤，X线片可明确诊断。

（三）治疗

治疗股骨髁间骨折，应保证达到良好的对位，关节面光滑完整，才能有效恢复关节的功能和防止发生创伤性关节炎。整复前应先抽净关节内积血。对内、外两髁分离者，可采用股骨髁冰钳牵引；无明显移位者，用胫骨结节牵引。在牵引下用两手掌压迫股骨内外两髁，使骨折块复位，然后施行超关节夹板固定（固定方法见股骨髁上骨折）。在牵引期间应练习股四头肌舒缩活动，6～8周后解除牵引，继续用超关节夹板固定，指导患者练习不负重步行锻炼和关节屈伸活动。骨折愈合坚强后再负重行走。骨折块有明显移位，手法整复不能达到圆满复位者，应施行切开复位内固定术。

六、髌骨骨折

髌骨系人体中最大的籽骨，呈三角形，底边在上而尖端在下，后面披有软骨，全部是关节面。股四头肌腱连接髌骨上部，并跨过其前面，移行为髌下韧带止于胫骨结节。髌骨有保护膝关节、增强股四头肌力量的作用。髌骨骨折多见于30～50岁的成年人，儿童极为少见。

（一）病因病机

髌骨骨折多由直接暴力或间接暴力所造成，以后者多见。直接暴力所致者，多呈粉碎性骨折，髌骨两侧的股四头肌筋膜以及关节囊一般尚完整，对伸膝功能影响较少；间接暴力所致者，由于膝关节在半屈曲位时跌倒，为了避免倒地，股四头肌强力收缩，髌骨与股骨滑车顶点密切接触成为支点，髌骨受到肌肉强力牵拉而骨折，骨折线多呈横形。髌骨两旁的股四头肌筋膜和关节囊破裂，两骨块分离移位，伸膝装置受到破坏，如不正确治疗，可影响伸膝功能。

（二）诊查要点

有明显的外伤史，局部肿胀、疼痛，膝关节不能自主伸直，常有皮下瘀斑及膝部皮肤擦伤，有分离移位时，可以摸到凹凸呈沟状的骨折断端，可有骨擦音或异常活动。可拍膝关节侧、轴位X线片，以明确骨折的类型和移位情况。

（三）治疗

治疗髌骨骨折时，要求恢复伸膝装置的功能，并保持关节面的完整光滑，防止创伤性关节炎的发生。无移位的髌骨骨折，移位不大的裂纹骨折、星状骨折，可单纯采用抱膝圈固定膝关节于伸直位；横断骨折若移位在1 cm以内者，可采用手法整复，抱膝圈固定膝关节于伸直位；如移位较大，手法整复有困难者，可采用抓髌器固定。

1. 整复方法

患者平卧，先在无菌操作下抽吸关节腔及骨折断端间的血肿后，注入1%普鲁卡因溶液10～20 mL作局部麻醉，术者以一手拇指及中指先捏挤远端向上推，并固定之，另一手拇指及中指捏挤近端上缘的内外两角，向下推挤，使骨折近端向远端对位（图7-31）。

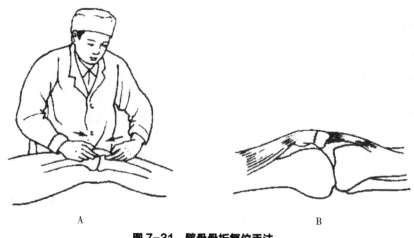

图 7-31　髌骨骨折复位手法

2. 固定方法

（1）抱膝圈固定法：用铅丝做一个较髌骨略大的圆圈，铅丝外缠以较厚的纱布绷带，并扎上 4 条布带，后侧板长度由大腿中部到小腿中部，宽 13 cm，厚 1 cm。复位满意后，外敷消肿药膏，用抱膝圈固定，腘窝部垫一小棉垫，膝伸直位于后侧板上，抱膝圈的 4 条印带捆扎于后侧板固定，时间一般为 4 周（图 7-32）。

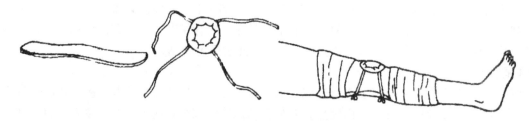

图 7-32　髌骨骨折抱膝圈固定法

（2）抓髌器固定法：适用于有分离移位的新鲜闭合性髌骨骨折，在无菌操作下，麻醉后，抽净膝内积血，将抓髌器间距宽的双钩抓在髌骨上极前缘上，将其间距窄的双钩抓在髌骨下极前缘上，拧紧加压螺丝，骨折即可自行复位（图 7-33）。术后 2 日可行走锻炼。亦可用其他各种类型的髌骨外固定器，将骨折块从上下或周围向中央进行固定。

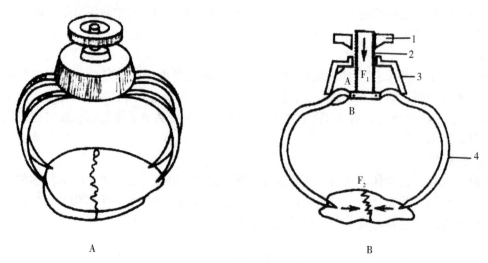

图 7-33　抓髌器固定法

A. 髌器应用示意图　　B. 髌器的结构

1. 螺母　2. 螺栓　3. 加压帽　4. 抓髌钩

3. 药物治疗

髌骨骨折早期瘀肿非常明显，应重用活血祛瘀、利水消肿的药物，中期应用接骨续筋、通利关节之品，后期服补肝肾、壮筋骨的药物，解除固定后应用中药熏洗。

4. 练功活动

在固定期间应逐步加强股四头肌舒缩活动，解除固定后，应逐步进行膝关节的屈伸锻炼。但在骨折未达到临床愈合之前，注意勿过度屈曲，以免将骨折处重新拉开。

（四）预防和调护

注意调整抱膝圈扎带的松紧度或抓髌器螺旋盖的压力，松则不能有效地维持对位，紧则抱膝圈影响肢体的血液循环，而抓髌器不能产生骨折自身模造效应。

七、胫骨髁骨折

胫骨上端的扩大部分为内侧髁和外侧髁，其平坦的关节面称胫骨平台，故胫骨髁骨折又称胫骨平台骨折。本病多发生于青壮年。

（一）病因病机

多由高处跌下，足底触地产生传达暴力所致。若两髁受力不相等时，则受力较大的一髁发生骨折；若内、外两侧髁所受压力相等时，则两侧髁同时发生骨折；膝关节过度外翻或内翻时，亦可造成胫骨内侧髁或外侧髁骨折，骨折后多有不同程度的关节面破坏。

（二）诊查要点

膝部明显瘀肿、疼痛、功能障碍，可有膝外、内翻畸形。若侧副韧带撕裂，则膝关节侧向试验阳性。X线照片可确诊。

（三）治疗

无移位骨折，可固定膝关节于伸直位置4～5周；有移位骨折应施行手法整复、撬拨复位、持续牵引治疗，力求恢复胫骨关节面的平整和下肢正常的生理轴线，以防止创伤性关节炎的发生。

1. 整复方法

患者仰卧位，一助手握住患肢大腿，另一助手握住患肢足踝部向下用力牵引。若外踝骨折，则令下一助手在维持牵引下将患肢内收，术者两手四指环抱膝关节内侧，两手拇指推按骨折片向上、向内复位。若内髁骨折，用相反方向的手法整复。双髁骨折者，两助手在中立位强力相对拔伸牵引，继而医者以两手掌根部分置于胫骨上端内、外踝处，相向扣挤复位。

若关节面塌陷者，可在X线透视下，严密消毒，局部麻醉下将钢针刺入塌陷关节面下进行撬拨，使之复位，撬针时应避免伤及腓总神经。

2. 固定方法

（1）骨折复位后取夹板5块，分别置于膝内、外、后侧及前内外侧处，夹板长度据患肢情况而定，加压垫包扎，另用一长夹板加于后托上包扎固定，腘窝垫一小枕，置膝关节于微屈位。

（2）牵引治疗，适用于严重粉碎性骨折，手法、手术难以复位者。可采用胫骨下端或跟骨牵引，以便于膝关节屈伸练习，牵引后早期开始膝关节活动，利用股骨髁的挤压，使胫骨关节面复位。牵引持续6周，3个月后开始练习活动。

3. 手术治疗的适应证

若移位严重，且关节面有塌陷，手法无法复位者，应考虑切开整复和内固定。合并韧带断裂者，早期做韧带修补术或晚期做重建术。

4. 药物治疗

按骨折三期辨证施治，后期可用中草药熏洗配合膝关节练功活动，以利关节功能恢复。

5. 练功活动

早期应做股四头肌功能锻炼及关节屈伸锻炼，解除固定后，在床上练习膝屈伸活动或扶拐不负重步行锻炼，5～6周后经检查骨折牢固愈合，方可下地练习负重，应注意负重过早可造成胫骨平台重新塌陷。

（四）预防和调护

胫骨髁骨折属关节内骨折，既不易整复，又难以固定，因此应指导患者早期进行功能锻炼，晚期负重，以免发生膝关节僵硬以及晚期退行性病变。

八、胫、腓骨干骨折

胫、腓骨干骨折很常见，各种年龄均可发病，尤以 10 岁以下儿童或青壮年为多，儿童多为青枝骨折或无移位骨折。其中又以胫骨干骨折为多，胫、腓骨干双骨折次之，腓骨干骨折少见。胫骨干中上段横截面呈三棱形，有前、内、外三棱将胫骨干分成内、外、后三面，胫骨嵴前突并向外弯曲，形成胫骨的生理弧度，其上端为胫骨结节。胫骨干下 1/3 处，横断面变成四方形。该骨中下 1/3 交界处比较细弱，为骨折的好发部位。

（一）病因病机

1. 直接暴力

由重物打击或挤压造成，暴力多来自外侧或前外侧，多为横断、短斜形骨折，亦可造成粉碎性骨折。胫、腓骨两骨折线都在同一水平（图 7-34A），软组织损伤较严重。

2. 间接暴力

由高处坠下时的传达暴力或扭伤时的扭转暴力所致，多为斜形或螺旋形骨折。双骨折时，腓骨的骨折线较胫骨为高（图 7-34B），软组织损伤较轻。

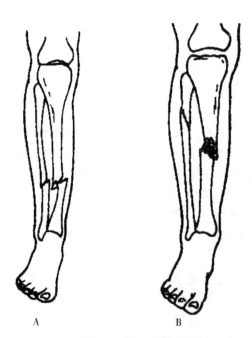

A   B

图 7-34　不同外力所致的胫腓骨干骨折

A. 直接暴力骨折型　B. 间接暴力骨折型

影响骨折移位的因素，主要是暴力的方向、肌肉的收缩、小腿和足部的重力，可以出现重叠、成角或旋转畸形。股四头肌和腘绳肌分别附着在胫骨上端的前侧和内侧，此二肌能使骨折近段向前、向内移位。小腿的肌肉主要在胫骨的后面和外面，由于肢体内动力的不平衡，故肿胀消退后，易引起断端移位。正常人的踝关节与膝关节是在两个相互平行的轴上运动，若发生成角和旋转移位，必然破坏二轴心的平行关系，既可影响步行和负重功能，又可导致创伤性关节炎的发生。胫骨的前缘与前内侧面表浅，仅有皮肤遮盖，骨折时容易刺破皮肤形成开放性骨折。腘动脉在进入比目鱼肌的腱弓后，分为胫前、后动脉，此二动脉都贴近胫骨下行，胫骨上端骨折移位时，有可能损伤血管。此外，胫骨骨折可造成小腿筋膜间隔区内肿胀，压迫血管，而引起缺血性挛缩。胫骨的营养血管由胫骨干上 1/3 的后方进入，在致密骨内下行一段距离，然后进入髓腔，而胫骨下 1/3 又缺乏肌肉附着，故胫骨干中、下段发生骨折后，往往因局部血液供应不良，而发生迟缓愈合或不愈合。

（二）诊查要点

有明显的外伤史，患肢肿胀、疼痛和功能丧失，可有骨擦音及异常活动。严重者可有肢体短缩、成角及足外旋畸形。胫骨上 1/3 骨折者，检查时应注意腘动脉的损伤。腓骨上端骨折时要注意腓总神经的损伤。

小儿青枝骨折或裂纹骨折，临床症状可能很轻，但患者拒绝站立和行走，局部有轻微肿胀及压痛。X 线照片，可以明确骨折类型、部位及移位方向。因胫、腓骨干可不在同一平面骨折，故 X 线照片应包括胫、腓骨全长。

（三）治疗

胫、腓骨干骨折的治疗原则主要是恢复小腿的长度和负重功能。因此，应重点处理胫骨骨折。对骨折端的成角和旋转移位，应予以完全纠正。无移位骨折只需用夹板固定，直至骨折愈合；有移位的稳定性骨折（如横断骨折），可用手法整复，夹板固定；不稳定性骨折（如粉碎性骨折、斜形骨折），可用手法整复，夹板固定，配合跟骨牵引。开放性骨折应彻底清创，尽快闭合伤口，将开放性骨折变为闭合性骨折。

1. 整复方法

患者平卧，膝关节屈曲呈 150° ～ 160° 。一助手用肘关节套住患者腘窝部，另一助手握住足部，沿胫骨长轴做对抗牵引 3 ～ 5 分钟，矫正重叠及成角畸形。若近端向前内移位，则术者两手环抱小腿远端并向前端提，一助手将近端向后按压，使之对位。如仍有危右侧移位，可同时推挤近端向外、拉远端向内，一般即可复位。螺旋形、斜形骨折时，远端易向外移位、术者可用拇指置于胫、腓骨间隙，将远端向内侧准挤，其余四指置于近端的内侧，向外用力提拉，并嘱助手将远端稍稍内旋，可使完全对位（图 7-35）。然后，在维持牵引下术者两手握住骨折处，嘱助手徐徐摇摆骨折远段，使骨折端紧密相插。最后以拇指和食指沿胫骨前嵴及内侧面来圆触摸骨折部，检查对位对线情况。

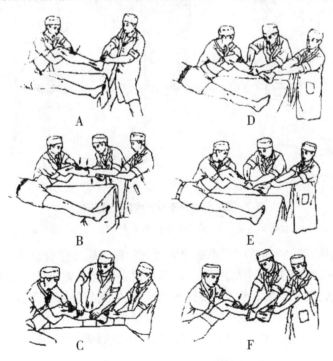

图 7-35　胫腓骨干骨折复位法

A. 对抗拉伸　B. 纠正前后移位　C. 纠正向外移位　D. 纠正侧方移位　E. 挤压捺正　F. 检查复位情况

2. 固定方法

（1）夹板固定：根据骨折断端复位前移位的方向及其倾向性而放置适当的压力垫。上 1/3 部骨折时，膝关节置于屈曲 40°～80° 位，夹板下达内、外踝上 4 cm，内、外侧板上端超过膝关节 10 cm，胫骨前嵴两侧放置两块前侧板，外前侧板正压在分骨垫上；两块前侧板上端平胫骨内、外两侧髁，后侧板的上端超过腘窝部，在股骨下端作超膝关节固定（图 7-36A）。中 1/3 部骨折时，外侧板下平外踝，上达胫骨外侧髁上缘；内侧板下平内踝，上达胫骨内侧髁上缘；后侧板下端抵于跟骨结节上缘，上达腘窝下 2 cm，以不妨碍膝关节屈曲 90° 为宜；两前侧板下达踝上，上平胫骨结节（图 7-36B）。下 1/3 部骨折时，内、外侧板上达胫骨内、外侧髁平面，下平齐足底，后侧板上达腘窝下 2 cm，下抵跟骨结节上缘，两前侧板与中 1/3 部骨折相同（图 7-36C）。将夹板按部位放好后，用布带先捆中间两道，后捆两端。下 1/3 部骨折的内、外侧板在足跟下方做超踝关节捆扎固定；上 1/3 部骨折，内、外侧板在股骨下端作超膝关节捆扎固定，腓骨小头处应以棉垫保护，避免夹板压迫腓总神经而引起损伤。需配合跟骨牵引者，穿钢针时，跟骨外侧要比内侧高 1 cm（相当于 15° 斜角），牵引时足跟则轻度内翻，可恢复小腿的生理弧度，骨折对位更稳定。牵引重量一般 3～5 kg，牵引后 48 小时内做 X 线照片检查骨折对位情况。如果患肢严重肿胀或有大量水疱，则不宜采用夹板固定，以免造成压疮、感染，暂时单用跟骨牵引，待消肿后再上夹板固定。运用夹板固定时，要注意抬高患肢，下肢在中立位置，膝关节屈曲呈 20°～30°，每天注意调整布带的松紧度，检查夹板、纸垫有无移位，若骨折对位良好，则 4～6 周后做 X 线照片复查，如有骨痂生长，则可解除牵引，单用夹板固定，直至骨折愈合。

（2）外固定支架固定：外固定器固定治疗胫、腓骨骨折，亦有很好的治疗效果，其原理是在骨折的远、近端部位穿入钢针，根据骨折移位方向的不同，通过固定在骨上钢针的调节使移位的折端复位，然后将延长调节装置的锁钮旋紧，使已复位的骨折端稳定，患者可早期下地行走。

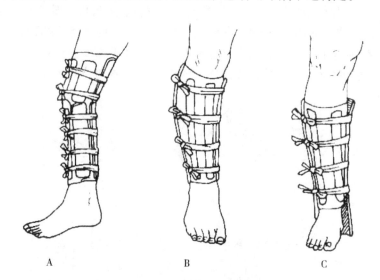

图 7-36　胫腓骨干骨折的夹板固定法

A. 上 1/3 骨折固定法　B. 中 1/3 骨折固定法　C. 下 1/3 骨折固定法

（3）小腿钳夹固定器固定：特别适用于不稳定的胫骨斜形、螺旋形骨折的治疗。首先外观进行 X 线透视，以一手的拇、示指对捏骨折线中部两侧，以确定钳夹位置、钳夹力的方向。然后局部消毒麻醉后，将钳尖直接刺入皮肤，直达骨质，钳夹力的方向应尽量做到与骨折线垂直。一定使固定钳尖端稍进入骨皮质内，做加压固定，以防滑脱（图 7-37）。经 X 线检查，若骨折对位良好，用无菌敷料包扎两个钳夹入口，再以小腿夹板做辅助固定患肢。1 周后扶拐下地锻炼，6～8 周后拆除钳夹，小腿夹板可继续固定 1～2 周。

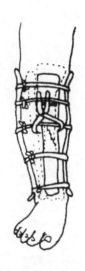

图 7-37　钳夹与小夹板固定

3. 药物治疗

按骨折三期辨证施治。胫骨中、下 1/3 骨折后期内治法应着重补气血、益肝肾、壮筋骨。陈旧性骨折实行手法折骨或切开复位、植骨术后，亦应及早使用补法。

4. 练功活动

整复固定后，即做踝、足部关节屈伸活动及股四头肌锻炼。跟骨牵引者，还可用健腿和两手支持体重抬起臀部。稳定性骨折从第 2 周开始进行抬腿及屈膝关节活动，在第 4 周开始扶双拐做不负重步行锻炼。不稳定性骨折，则解除牵引后仍需在床上继续功能锻炼 5 ~ 7 天，才可扶双拐作不负重步行锻炼。此时患肢虽不负重，但足底要放平，不要用足尖着地，以免致远折段受力引起骨折旋转或成角移位。锻炼后骨折部仍无疼痛，自觉有力，即可改用单拐逐渐负重锻炼，在 3 ~ 5 周为了维持小腿的生理弧度和避免骨折段的向前成角，在床上休息时，可用两枕法。若解除跟骨牵引后，胫骨有轻度向内成角者，可令患者屈膝 90°、髋屈曲外旋，将患足放在健肢的小腿上，呈盘腿姿势，利用肢体本身的重力来恢复胫骨的生理弧度。8 ~ 10 周后根据 X 线片及临床检查，达到临床愈合标准即可去除外固定。

（四）预防和调护

采用夹板固定时，要注意松紧度适当，既要防止消肿后外固定松动而致骨折重新移位，也要防止夹缚过紧而妨碍患肢血运或造成压疮。

九、内翻损伤骨折

踝关节由胫、腓骨下端和距骨组成。胫骨下端内侧向下的骨突称为内踝，其后缘向下突出者称为后踝，腓骨下端骨突构成外踝。外踝比较窄而长，位于内踝后约 1 cm、下约 0.5 cm，内踝的三角韧带也较外踝的腓距、腓跟韧带坚强，故阻止外翻的力量大，阻止内翻的力量小。内、外、后三踝构成踝穴，而距骨居于其中，呈屈戌关节。胫、腓骨下端之间被坚强而有弹性的下胫腓韧带连接在一起。距骨分体、颈、头三部，其体前宽后窄，其上面为鞍状关节面，当作背伸运动时，距骨体之宽部进入踝穴，腓骨外踝稍向外后侧分开，而踝穴较跖屈时能增宽 1.5 ~ 2 mm，以容纳距骨体，当下胫腓韧带紧张时，关节面之间紧贴，关节稳定，不易扭伤，但暴力太大仍可造成骨折。而踝关节处于跖屈位（如下楼梯或下坡）时，下胫腓韧带松弛，关节不稳定，容易发生扭伤。

（一）病因病机

踝部损伤原因复杂，类型很多。韧带损伤、骨折和脱位可单独或同时发生。根据受伤姿势可分为内翻、外翻、外旋、纵向挤压、侧方挤压、跖屈和背伸等多种，其中以内翻损伤最多见，外翻损伤次之。

内翻损伤：从高处跌下，足底外缘着地；或步行在平路上，足底内侧踏在凸处，使足突然内翻。骨折时，内踝多为斜形骨折，外踝多为横形骨折；严重时可合并后踝骨折、距骨脱位（图 7-38）。

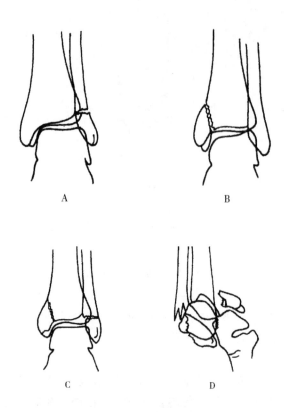

图 7-38　踝部内翻损伤

A. 内翻骨折Ⅰ度（外踝单骨折）　B. 内翻骨折Ⅰ度（内踝单骨折）
C. 内翻骨折Ⅱ度（内、外踝双骨折）　D. 内翻骨折Ⅲ度（三踝骨折）

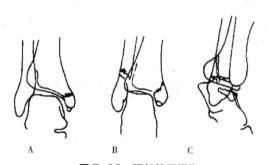

图 7-39　踝部外翻损伤

A. 外翻骨折Ⅰ度　B. 外翻骨折Ⅱ度　C. 外翻骨折Ⅲ度

（二）治疗

无移位骨折仅将踝关节固定在 90° 中立位 3 ~ 4 周即可，有移位的骨折脱位应予以整复。

1. 整复方法

患者平卧屈膝，助手抱住其大腿，术者握其足跟和足背做顺势拔伸，外翻损伤使踝部内翻，内翻损伤使踝部外翻。如有胫腓联合分离，可在内、外两踝部加以挤压；如后踝骨折合并距骨后脱位，可用一手握胫骨下段向后推，另一手握前足向前提，并徐徐将踝关节背伸。利用紧张的关节囊将后踝拉下，或利用长袜套套住整个下肢，下端超过足尖 20 cm，用绳结扎，做悬吊滑动牵引，使后踝逐渐复位（图 7-40）。总之，要根据受伤机制和损伤类型并分析 X 线照片，以酌定其整复手法。

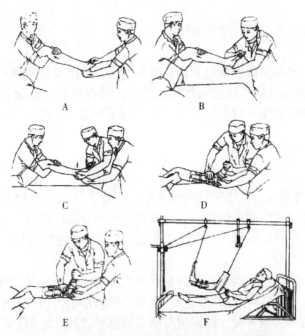

图 7-40　踝部骨折及后踝骨折合并距骨脱位复位手法

A. 内翻牵引　B. 旋转加翻转　C. 扣挤　D. 推提　E. 背伸　F. 袜套悬吊牵引

2. 固定方法

先在内外踝的上方各放一塔形垫，下方各放一梯形垫，用5块夹板进行固定。其中内、外、后板上自小腿上1/3，下平足跟，前内侧及前外侧夹板较窄，其长度上起胫骨结节，下至踝关节上。夹板必须塑形，使内翻骨折固定在外翻位，外翻骨折固定在内翻位。最后可加用踝关节活动夹板（铝制或木制），将踝关节固定于90°位置4～6周（图7-41）。

3. 手术治疗的适应证

若手法整复失败或系开放性骨折脱位，可考虑切开复位内固定；陈旧性骨折脱位则考虑切开复位植骨术或关节融合术。

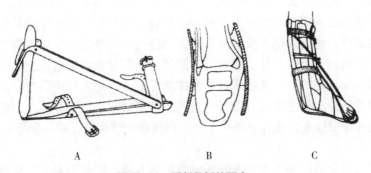

图 7-41　踝部骨折的固定

A. 踝关节背伸活动板　B. 外翻位固定　C. 木板固定外形

4. 药物治疗

按骨折三期辨证用药，一般中期以后应注意舒筋活络、通利关节；后期局部肿胀难消，应行气活血、健脾利湿；关节融合术后则需补肾壮骨，促进愈合。

5. 练功活动

整复固定后，鼓励患者活动足趾和做踝部背伸活动。双踝骨折从第2周起，可在保持夹板固定的情况下加大踝关节的主动活动范围，并辅以被动活动。被动活动时，术者一手握紧内、外侧夹板，另一手握前足，只作背伸和跖屈，不做旋转或翻转活动。3周后可将外固定打开，对踝关节周围的软组织（尤其是肌腱经过处）进行按摩，理顺经络，点按商丘、解溪、丘墟、昆仑、太溪等穴，并配合中药熏洗。

在袜套悬吊牵引期间亦应多做踝关节的伸屈活动。

（三）预防和调护

骨折手法整复固定后，早期应卧床休息并抬高患肢，以促进患踝血液回流，减轻瘀肿，同时常规检查外固定松紧度，如患踝出现进行性加重的疼痛、肿胀，局部麻木，趾端皮肤苍白，常提示局部压迫过紧，应及时予以松解。踝部肿胀一般于固定 4～6 天后逐渐消退，此时应及时缩紧固定，以免扎带松脱，使骨折移位。

十、距骨骨折

足部的骨骼由 28 块小骨组成，其中包括跗骨 7 块、跖骨 5 块、趾骨 14 块、固定的籽骨 2 块，由韧带与肌肉相连，构成 3 个主要足弓即内侧纵弓、外侧纵弓与跖骨间的横弓。足弓有负重、推进行走与吸收人体震荡的功能。距骨是足弓，的顶，上与胫骨下端相连接，下连跟骨与舟状骨。

（一）病因病机

多因踝背伸外翻暴力所致，如机动车驾驶员足踩刹车时撞车，足踝强烈背伸，胫骨下端的前缘像凿子一样插入距骨颈体之间，将距骨劈成前后两段。如暴力继续作用，则合并跟距关节脱位，跟骨、距骨头连同足向前上方移位。待暴力消失时，因跟腱与周围肌腱的弹性，足向后回缩，跟骨的载距突常钩住距骨体下面之内侧结节，而使整个骨折的距骨体随之向后移位，脱位于胫腓踝穴之后方，距骨体向外旋转，骨折面朝向外上方，甚至还合并内踝骨折。踝跖屈内翻暴力可引起距骨前脱位，单纯跖屈暴力可因胫骨后踝与距骨体后唇猛烈顶压而引起距骨后唇骨折，临床较为少见。距骨表面 3/5 为软骨面，故发生骨折时，骨折线多经过关节面，发生创伤性关节炎的机会较多。距骨的主要血液供应自距骨颈部进入，距骨颈骨折时，常损伤来自足背动脉的血液供应，所以距骨体很容易发生缺血性坏死。

（二）诊查要点

后局部肿胀、疼痛，不能站立行走。明显移位时则出现畸形。踝部与跗骨正侧位 X 线片可以明确骨折的移位程度、类型及有无合并脱位。

（三）治疗

1. 整复方法

单纯距骨颈骨折时，患肢膝关节屈曲至 90°，术者一手握住前足，轻度外翻后，向下向后推压，另一手握住胫骨下端后侧向前端提，使距骨头与距骨体两骨折块对合；合并距骨体后脱位时，应先增加畸形，即将踝关节极度背伸、稍向外翻，以解除载距突与距骨体的交锁，并将距骨体向前上方推压，使其复入踝穴，然后用拇指向前顶住距骨体，踝关节稍跖屈，使两骨折块对合；距骨后唇骨折伴有距骨前脱位时，先将踝关节极度跖屈内翻，用拇指压住距骨体的外上方，用力向内后方将其推入踝穴。距骨脱位复位后，往往其后唇骨折片亦随之复位。新鲜骨折手法整复失败，可切开整复，距骨体缺血性坏死、距骨粉碎性骨折、距骨体陈旧性脱位或并发踝关节严重创伤性关节炎者，应行胫距、距跟关节融合术。

2. 固定方法

距骨颈骨折整复后，应将踝关节固定在跖屈稍外翻位 8 周；距骨后唇骨折伴有距骨前脱位者，应固定在功能位 4～6 周；切开整复内固定或关节融合术者，应用管形石膏固定踝关节在功能位 3 个月。

3. 药物治疗

距骨骨折容易引起骨的缺血性坏死，故中后期应重用补气血、益肝肾、壮筋骨的药物，以促进骨折愈合。

4. 练功活动

固定期间应做足趾、膝关节屈伸锻炼，解除固定前 3 周，应开始扶拐做逐渐负重步行锻炼；解除固定后应施行局部按摩，配合中药熏洗，并进行踝关节屈伸、内翻、外翻活动锻炼。施行关节融合术者，则扶拐锻炼时间要长些。

（四）预防和调护

同踝部骨折，但骨折早期还需防止足下垂，同时每 2～4 天检查 1 次固定情况，密切注意有无骨折再移位，必要时进行 X 线检查，不可过早把足放在跖屈位。

十一、跟骨骨折

正常足底是三点负重，在跟骨、第1跖骨头和第5跖骨头三点组成的负重面上，跟骨和距骨组成纵弓的后臂，负担60%的重量。通过跟距关节可使足有内收、内翻或外展、外翻的作用，以适应在凹凸不平的道路上行走。跟骨结节为跟腱附着处，腓肠肌、比目鱼肌收缩，可做强有力的跖屈动作，跟骨结节上缘与跟距关节面成30°～45°。的结节关节角，为跟距关节的一个重要标志。

（一）病因病机

跟骨骨折多由传达暴力造成。从高处坠下或跳下时，足跟部先着地，身体重力从距骨下传至跟骨，地面的反作用力从跟骨负重点上传至跟骨体，使跟骨被压缩或劈开，亦有少数因跟腱牵拉而致撕脱骨折。跟骨骨折后常有足纵弓塌陷，结节关节角减小、消失或成负角，从而减弱跖屈的力量及足纵弓的弹簧作用。根据骨折线的走向可分为不波及跟距关节面骨折和波及跟距关节面骨折两类。前者预后较好，后者预后较差。

（二）诊查要点

伤后跟部肿胀、瘀斑、疼痛、压痛明显，足跟部横径增宽，严重者足弓变平。跟骨X线侧位、轴位照片可明确骨折类型、程度和移位方向。轴位照片还能显示距骨下关节和载距突。

从高处坠下时，若冲击力量大，足跟部先着地，脊柱前屈，可引起脊椎压缩性骨折或脱位，甚至冲击力沿脊柱上传，引起颅底骨折和颅脑损伤，所以诊断跟骨骨折时，应常规询问和检查脊柱和颅脑的情况。

根据受伤史、临床表现和X线检查可做出诊断。

（三）治疗

跟骨骨折治疗的重点是恢复跟距关节的对位关系和结节关节角，并注意矫正跟骨体增宽。对无移位的骨折，仅外敷活血化瘀、消肿止痛的中药加压包扎制动，3～4周后逐渐练功负重，有移位的骨折应尽可能复位。

1. 整复方法

（1）不波及跟距关节面的跟骨骨折：跟骨结节纵形骨折的骨折块一般移位不大，予以挤按对位即可。跟骨结节横形骨折是一种撕脱性骨折，若骨折块大且向上移位者，可在适当麻醉下，患者取俯卧位，屈膝，助手尽量使足跖屈，术者以两手拇指在跟腱两侧用力推挤骨折块，使其复位。

骨折线不通过关节面的跟骨骨折，若跟骨体后部同跟骨结节向后向上移位，应予充分矫正。患者仰卧，屈膝90°，助手固定其小腿，术者两手指相交叉于足底，手掌紧扣跟骨两侧，用力矫正骨折的侧方移位和跟骨体的增宽，同时尽量向下牵引以恢复正常的结节关节角。

（2）波及跟距关节面的跟骨骨折：对有关节面塌陷、粉碎而移位较多者，可用手掌扣挤足跟，尽量矫正跟骨体增宽，手法宜稳，在摇晃足跟时，同时向下用力，以尽可能纠正结节关节角。

（3）针拨复位法：对于波及跟距关节的跟骨骨折，有时手法复位很难获得成功，则可在X线监视下，用骨圆针撬拨复位。如为中部的压缩塌陷，则可以骨圆针穿入其塌陷下方撬起，将骨折块与距骨贯穿固定；如骨折块连于后部，则自后方沿跟骨纵轴穿针，利用杠杆作用将骨折块抬起，并向跟骨前部贯穿固定。

（4）跟骨结节牵引：适宜于跟骨结节骨骺分离，骨折片明显上移，或跟骨体部冠状位骨折，后骨折段向上移位者。在常规无菌操作下，用一骨圆针，在跟骨结节部的后上方穿入，做向后向下的牵引，使向上移位的跟骨结节得以复位，恢复跟骨结节关节角下部的正常位置。牵引时间3～4周，并早期进行功能锻炼。

2. 固定方法

无移位骨折一般不做固定。对有移位的跟骨结节横断骨折，接近跟距关节骨折和波及跟距关节面未用钢针固定者，可用夹板固定。即在跟骨两侧各置一棒形压垫，用小腿两侧弧形夹板做超踝关节固定，前面用一弓形夹板维持患足于跖屈位，小腿后侧弓形板下端抵于跟骨结节之上缘，足底放一平足垫，维持膝关节屈曲 30° 位，一般固定 6 ~ 8 周。

3. 药物治疗

按骨折三期辨证用药，早期宜在活血祛瘀药中加木通、防己、牛膝、木瓜等利水消肿之品。

4. 练功活动

骨折经复位固定后，即可做膝及足趾屈伸活动，待肿胀稍消减后，可扶双拐下地不负重行走，并在夹板固定下进行足部活动，关节面可自行模造而恢复部分关节功能，6 ~ 8 周后逐渐下地负重。

（四）预防和调护

骨折整复固定后，早期主动活动足趾与小腿肌肉，拆除固定后，再用弹性绷带包扎，并循序渐进增加活动量。累及跟距关节者，外固定拆除早期不可做过量的足背伸活动，后期以锻炼时无锐痛、活动后无不适为度。

十二、跖骨骨折

第 1 跖骨头与第 5 跖骨头是构成足内外侧纵弓前方的支重点，与后方的足跟形成整个足部主要的 3 个负重点。5 块跖骨之间又构成足的横弓，跖骨骨折后必须恢复上述关系。跖骨骨折是足部最常见的骨折。

（一）病因病机

跖骨骨折多由直接暴力，如压砸或重物打击而引起，以第 2 ~ 4 跖骨较多见，可几根跖骨同时骨折。间接暴力如扭伤等，亦可引起跖骨骨折。长途跋涉或行军则可引起疲劳骨折。骨折的部位可发生于基底部、骨干及颈部。

按骨折线可分为横断、斜形及粉碎性骨折。因跖骨相互支持，骨折移位多不明显。按骨折的原因和解剖部位，临床上跖骨骨折可分为下述三种类型：

1. 跖骨干骨折：多由重物压伤足背所致，多为开放性、多发性，有时还并发跖跗关节脱位。且足部皮肤血供较差，容易引起伤口边缘坏死或感染。

2. 第 5 跖骨基底部撕脱骨折：因足内翻扭伤时附着于其上的腓骨短肌及腓骨第三肌的猛烈收缩所致，一般骨折片的移位不严重。

3. 跖骨颈疲劳骨折：好发于长途行军的战士，故又名行军骨折，多发于第 2、3 跖骨颈部，其中尤以第 2 跖骨颈发病率较高。由于肌肉过度疲劳，足弓下陷，第 2、3 跖骨头负重增加，超过骨皮质及骨小梁的负担能力，即逐渐发生骨折，但一般骨折段不至完全断离，同时骨膜产生新骨。

（二）诊查要点

伤后局部疼痛、压痛、肿胀，活动功能障碍，有纵向叩击痛。跖骨骨折应常规摄前半足正、斜位 X 线片。第 5 跖骨基底部撕脱骨折的诊断应与跖骨基底骨骺未闭合、腓骨长肌腱的籽骨相鉴别，后两者压痛、肿胀不明显，骨片光滑规则，且为双侧性。跖骨颈疲劳骨折最初为前足痛，劳累后加剧，休息后减轻，2 ~ 3 周后在局部可摸到有骨隆凸。由于没有明显的暴力外伤史，诊断常被延误。X 线检查早期可能为阴性，2 ~ 3 周后可见跖骨颈部有球形骨痂，骨折线多不清楚，不要误诊为肿瘤。

（三）治疗

1. 有移位的跖骨干骨折、骨折脱位、多发性骨折可采用手法整复。在适当麻醉下先牵引骨折部位对应的足趾，以矫正其重叠及成角畸形，以另一手的拇指从足底部推压断端，使其复位。如仍有残留的侧方移位，则继续在牵引下，从跖骨之间以拇、示二指用夹挤分骨法迫使其复位。最后将分骨垫放置于背侧跖骨间隙之间，上方再以压力垫加压包扎于足托板上。跖骨骨折上下重叠移位或向足底突起成角必须纠正，否则会妨碍将来足行走功能，而侧方移位则对功能妨碍较少。

2. 第 5 跖骨基底骨折、行军骨折或无移位的跖骨干骨折可局部敷药，外用夹板或胶布固定 6 周，以后应用药物熏洗并开始行走锻炼。第 5 跖骨基底骨折片常有软组织嵌入，骨折线消失时间一般比较长，只要症状消失，即可负重行走，不必待 X 线片示有骨性愈合才进行负重。

开放性骨折或闭合性骨折在手法复位失败后，可采用开放复位内固定，术后用石膏托固定 4 ~ 6

周。对于陈旧性跖骨颈骨折因距骨头向足底移位而影响走路时，可施行距骨头切除术。

十三、趾骨骨折

足趾具有增强足的附着力的功能，可防止人在行走中滑倒，并有辅助足的推进与弹跳作用。故对趾骨骨折的治疗，应要求维持跖趾关节活动的灵活性和足趾跖面没有骨折断端突起。

（一）病因病机

趾骨骨折发生率占足部骨折的第2位，多因重物砸伤或踢碰硬物所致。前者多为粉碎性或纵裂骨折，后者多为横断或斜形骨折，且常合并有皮肤或甲床的损伤。第5趾骨由于踢碰外伤的机会多，因此骨折较常见。第2～4趾骨骨折较少发生。第1趾骨较粗大，其功能也较重要，第1趾骨近端骨折亦较常见，远端多为粉碎性骨折。

（二）诊查要点

趾骨骨折后，伤趾疼痛、肿胀，有青紫瘀斑。有移位者外观可有畸形，合并皮肤和指甲损伤者，局部容易引起感染。

（三）治疗

对无移位的趾骨骨折，可用消肿接骨中药外敷，3～4周即可治愈，并鼓励患者早期进行功能锻炼。

有移位的骨折，应手法复位。患者正坐，术者用一手拇、示二指捏住患趾近段的内外侧，另一手拇、示二指捏住患趾远段上下侧，在牵引下，将远骨折段向近端推挤捺正，用竹片小夹板或邻趾固定，3～4周即可撤除固定。若复位不稳定，或伴有趾骨脱位，可行手术切开复位，小钢针内固定治疗。钢针经髓腔进入近节趾骨，也可进入跖骨，固定3～4周即可。有甲下血肿，可在趾甲上开小窗引出。开放性骨折，清创时拔去趾甲，清除小碎骨，用跖侧皮瓣闭合创口，视情况可同时用小钢针内固定。

（陈　志）

第八章 儿科常见疾病的中医治疗

第一节 感冒

小儿感冒是因感受外邪引起的外感疾病,临床以发热、恶寒、鼻塞、流涕、咳嗽咽红为特征。一年四季均有发生,尤以冬春季节和气候变化时发病率高。任何年龄皆可患病,但幼儿和体质虚弱的小儿容易发病。本病轻者称伤风。重者称感冒。有流行性的称为时行感冒。感冒病情较轻,一般预后良好。

由于小儿具有肺常不足、脾常不足、肝常有余的生理特点。感邪之后容易出现夹痰、夹滞、夹惊的兼证。且小儿体禀少阳,感邪后以热证居多;若小儿由于禀赋不足、病后失养导致体质虚弱,则容易反复感冒,称之为复感儿。体质差的小儿易引起心悸、怔忡等病证。这是小儿与成人的感冒有所不同的地方。

西医称四时感冒为急性上呼吸道感染,90%以上是由病毒感染引起。简称"上感"。称时行感冒为流行性感冒,简称"流感"。其中"上感"有两种特殊类型:①疱疹性咽峡炎,为柯萨奇A组病毒所致;②咽结合膜热,为腺病毒所致。

一、病因病机

本病的外因在于小儿脏腑娇嫩,肌肤疏薄,卫外不固,加之寒暖不知自调,易于感受外邪。其中外邪以六淫为主,风邪为先。还有时行疫邪共为外因。内因责之于体质虚弱,调护失宜。感冒的病变部位主要在肺卫,可累及肝、脾。

外邪侵犯,首先犯肺,故感冒的病变部位主要在肺卫。肺为娇脏,主宣肃,外合皮毛,开窍于鼻。外邪自皮毛、口鼻而入,客于肺卫,导致腠理开合不利,卫阳阻遏,肺气失宣,因而出现发热恶寒、鼻塞流涕、咳嗽喷嚏等邪侵肺卫证候。小儿体禀少阳,感邪之后,易于从阳化热。无论感受寒邪,还是感受热邪,皆可化热,出现发热,甚至高热。小儿感邪之后,易于传变。或表证未解,里证已现,或形成表寒里热证。本病的基本病机在于外邪束肺。小儿形气未充,腠理疏薄,表卫不固,冷暖不能自调,易感外邪。风寒之邪经皮毛而入,束于肌表,郁于腠理,致使卫阳不得宣发,而发热、恶寒、无汗;肺气失宣,则致鼻塞、流涕、咳嗽;寒邪郁于太阳经脉,气血凝滞不通,则致头痛、身痛、肢节酸痛,发为风寒感冒。风热之邪,从口鼻而入,侵犯鼻咽。而见鼻塞不通,流浊涕,打喷嚏,咽干而痒,或咽红肿痛,发热。邪在卫表,则致发热重、恶风、微有汗出;风热上扰,则头痛;肺气不宣则咳嗽,发为风热感冒。暑为阳邪暑多夹湿,暑湿之邪束表困脾。卫表失宣,则发热,无汗;暑邪郁遏,清阳不升,则致头晕或头痛;湿邪遏于肌表,则身重困倦;湿邪困于中焦,阻碍气机,脾胃升降失司,可见食欲不振,发为暑湿感冒。小儿具有脏腑娇嫩、肺常不足、腠理不密、肌肤疏薄、卫外不固、卫外功能低下,加之小儿寒暖不能自调的生理特点。若再有先天禀赋不足,后天失养,体弱,抗病能力下降,则更易于感受外邪。一有风吹草动,首先 感冒。甚至感冒尚未痊愈,又发第二次感冒,反复不已,形成复感儿,此为

体虚 感冒。由于小儿具有脾常不足、乳食不知自节生理特点，若调护失宜，易致乳食积滞，体质下降。此时不但易感外邪，而且感邪之后，与积合邪，形成感冒夹滞证；同时，感邪之后，可影响小儿脾胃的运化功能，若再失于调摄，饮食不节，易于产生乳食停积，食滞中焦，出现感冒夹滞之证。小儿"肺常不足"，邪侵肺卫，肺失清肃，肺气上逆，气机不利，津液凝聚，化而为痰，或影响到脾运化功能而化湿生痰，以致痰阻气道，咳嗽加剧，喉间痰鸣，即成为感冒夹痰。小儿具有心常有余、肝常有余、神气怯弱的生理特点。若素有客忤之证，复感外邪；或感邪之后，偶受惊吓；或有与邪热入里，热极生风，风阳相煽，此为感冒夹惊。

二、临床表现

本病临床表现轻重不一，病程长短不同。轻者仅有流涕鼻塞、打喷嚏、咳嗽、咽部不适等表证；重者高热不退、恶寒或寒战，咽部红肿疼痛溃疡及疱疹，频咳，或脘腹胀满，不思饮食，甚至发生抽搐惊厥。

三、诊断

（1）气候突变，或有感受外邪或有与感冒患者密切接触史。

（2）四时均有，多见于冬春，常因气候骤变、寒热失调而发病。

（3）本病起病急、发热、恶寒、鼻塞、流涕、咳嗽、咽红为主症。

（4）感冒伴有兼夹证者，可有咳嗽加剧、喉间痰鸣、脘腹胀满、呕吐酸腐、纳呆不食、惊搐不安、大便不调等。

（5）实验室检查示病毒感染者血白细胞计数正常或偏低；中性粒细胞减少，淋巴细胞相对增加，单核细胞增加。病毒分离和血清反应可明确病原菌。

免疫荧光、酶联免疫等方法的开展，有利于病毒的早期诊断。细菌感染者血白细胞可增高，中性粒细胞增高，咽拭子培养可有病原菌生长；链球菌引起者血中 ASO 滴度可增高。

四、鉴别诊断

1. 流行性感冒

系流感病毒、副流感病毒所致，有明显流行病史。全身症状重，如发热、头痛、咽痛、肌肉酸痛等。上呼吸道其他症状可不明显。

2. 急性传染病早期

许多传染病早期均表现为类感冒症状，应根据流行病史，并抓住每个传染病的特点及实验室资料等综合分析，并观察病情演变加以鉴别。

3. 肺炎喘嗽

初起可见恶寒、发热、鼻塞流涕、咽红、咳嗽等类似感冒的证候，发热较高，伴气急痰喘，鼻翼翕动。两肺听诊可闻细湿啰音，X 线胸透见斑片状阴影。

五、辨证治疗

（一）辨证要点

1. 辨风寒、风热

一般咽痒，咽红肿痛，鼻流浊涕，舌淡红，苔白或黄而干，多为风热证候。若见恶寒，鼻塞，流清涕，口干渴，唇舌咽红，为寒包热郁或寒热夹杂的证候；若咽不红或稍红，流清涕，舌淡红，苔薄白为风寒证候。

2. 辨暑热、暑湿

暑邪感冒，暑热偏盛者，发热较高，无汗或少汗口渴烦躁引饮。暑湿较盛者，胸闷泛恶，体倦神萎，身热不甚，小便混浊，食少，舌苔腻。

3．辨虚实

风寒证、风热证感冒均为实证；若反复感冒，每月至少2次以上，平时体质较差，容易出汗畏寒，则为虚证。

（二）治疗原则

1．基本治则

疏风解表。

2．具体治法

由于感受风寒、风热之邪不同，分别采用辛温、辛凉解表；感受暑邪，治以清暑解表；虚证感冒较为复杂，治以扶正解表；时行感冒，应以清热解毒为主；出现兼证，夹滞者，佐以消导；夹痰者佐以化痰；夹惊者佐以镇惊。

（三）分证论治

1．常证

（1）风寒感冒。

主要证候：发热，恶寒，无汗，头痛，鼻塞流清涕，喷嚏，咳嗽，口不渴，咽不红或稍红，苔薄白，脉浮紧。指纹浮红。

治法：疏风解表，辛温散寒。

①常用中成药：小儿感冒颗粒。

②简易药方：荆防败毒散加减。基本方：荆芥10 g，防风10 g，羌活10 g，紫苏叶10 g，前胡8 g，桔梗6 g，甘草10 g。加减：头痛明显者，加葛根、白芷散寒止痛，呕吐者，加半夏、紫苏梗降逆和胃。风寒感冒入里，可见寒热夹杂的证候，其临床表现为畏寒，发热，流清涕，唇舌咽红，咽痛，咳黄痰等，治法为表里双解，用柴葛解肌汤。

（2）风热感冒。

主要证候：发热较重，恶风，有汗热不解，头痛，鼻塞，或流黄涕，咳嗽声重，痰黏白或稠黄，咽红或痛，口干引饮，舌淡红，苔薄白或薄黄而干，脉浮数。

治法：疏风解表，辛凉清热。

①常用中成药：双黄连口服液、小儿豉翘清热颗粒、至圣保元丸、小儿退热合剂。

②简易药方：银翘散加减（《温病条辨》）。基本方：金银花10 g，连翘10 g，薄荷10 g，桔梗6 g，牛蒡子10 g，荆芥10 g，淡豆豉9 g，芦根10 g，竹叶10 g。加减：高热加栀子、葛根、生石膏清热；咳嗽重，痰色黄稠者，加桑叶、瓜蒌皮、杏仁宣肺止咳；咽红肿痛者，加白梅花、玄参清热利咽；大便秘结加枳实、生大黄通腑泄热；咳嗽不爽者，加杏仁、前胡、浙贝母宣肺止咳。

（3）暑湿感冒。

主要证候：高热无汗，头痛、头晕，身重困倦，胸闷泛恶，食欲缺乏，或有呕吐，腹泻，咳嗽，苔薄白或腻，脉数。

治法：疏风解表，解暑清热。

①常用中成药：藿香正气软胶囊。

②简易药方：新加香薷饮加减。基本方：香薷10 g，金银花10 g，连翘10 g，厚朴9 g，白扁豆9 g。加减：热重者加葛根、栀子清热；湿偏重伴恶心，苔黄腻者，加佩兰、藿香芳香化湿；腹胀腹泻者，加葛根、黄芩、黄连清肠化湿；呕吐加半夏、竹茹降逆止呕。暑热夹湿感冒者用银翘散合六一散。

（4）体虚感冒。

主要证候：发热不高，反复发作，自汗，面色㿠白，恶风怕冷，鼻塞流清涕，肢软乏力，胃纳不香，或有咳嗽，舌淡嫩，苔薄白，脉细弱。

治法：疏风解表，调和营卫。

①常用中成药：玉屏风颗粒。

②简易药方：黄芪桂枝五物汤加减。基本方：黄芪10 g，桂枝10 g，白芍9 g，生姜10 g，大枣10 g。

加减：畏寒鼻塞者，加荆芥、防风辛温解表；咳嗽者，加杏仁、浙贝母、前胡宣肺止咳；阳虚受邪者用麻黄附子细辛汤。阴虚受邪者用加减葳蕤汤。

2. 兼证

（1）感冒夹惊。

主要证候：除感冒症状外，兼见惊惕哭闹，睡卧不宁，一惊一乍，或体温上升中突然出现抽搐，舌质红，脉浮弦。

治法：疏风解表，清热镇惊。

①常用中成药：小儿回春丹、小儿七星茶颗粒、小儿七星茶糖浆。

②简易药方：银翘散合镇惊丸加减。基本方：金银花20 g，连翘10 g，桔梗6 g，薄荷10 g，竹叶10 g，甘草10 g，荆芥穗9 g，淡豆豉9 g，牛蒡子9 g，菊花10 g，钩藤10 g，蝉蜕6 g。加减：高热者加生石膏、知母清热泻火；惊厥者加全蝎、蜈蚣、天竺黄息风化痰。

（2）感冒夹滞。

主要证候：除感冒症状外，兼见脘腹胀满，不思饮食，呕吐酸腐，口气秽浊，大便酸臭，或腹痛泄泻，或大便秘结，小便短黄，舌苔厚腻，脉滑。

治法：疏风解表，消食导滞。

①常用中成药：保济口服液。

②简易药方：银翘散合保和丸加减。基本方：金银花20 g，连翘10 g，桔梗6 g，薄荷10 g，竹叶10 g，山楂10 g，神曲10 g，鸡内金10 g，炒莱菔子10 g，枳壳10 g。加减：若大便秘结，小便短黄，壮热口渴，加大黄、枳实通腑泄热，表里双解。

（3）感冒夹痰。

主要证候：除感冒症状外，兼见咳嗽，喉间有痰。

治法：疏风解表，清肺化痰。

①常用中成药：小儿肺热咳喘口服液。

②简易药方：在疏风解表的基础上，风寒夹痰证加三拗汤、二陈汤。风热夹痰者合桑菊饮加减。基本方：风寒夹痰证：炙麻黄4 g，杏仁8 g，法半夏8 g，陈皮10 g。风热夹痰证：桑叶10 g，菊花10 g，全瓜蒌10 g，浙贝母10 g。加减：属寒痰者，加紫苏子温肺化痰；属热痰者，加海浮石，桑白皮、葶苈子清化痰热。

六、临证心得

（1）小儿感冒容易化燥化热，稍有疏忽，传变极易，由于小儿纯阳之体，至阴未充，往往产生高热、喘促、化燥、化热，风为六淫之首。因此，伤风感冒是一切急切热病的先导。

（2）小儿感冒常伴有夹食夹惊证候，且极易传变惊风。小儿体质柔弱，脏腑未坚，消化力弱，受感冒极易停食不化，形成感冒夹食之证，同时小儿神气怯弱，易受惊恐，往往感冒夹惊。甚至有的小儿感冒后寒热稍重，产生抽搐。风为百病之长，其性善行而数变，小儿患病又是无惊不变，临证要特别注意，每每极难挽救。

（3）有时小儿感冒，我们选择汗法，投以表剂，但汗出后而热邪并未退出，患儿出现阴伤的症状，这本是素体阴虚，病中出汗伤阴，因汗为阴津，以致热反不退，而有化热现象，治疗时切忌再投表散，此时须用滋阴存津，兼佐解表法，以保持其阴液充沛，要用滋阴清热，如生地黄、玄参、麦冬、生石膏及滋阴解表的玉竹、白薇等。

（4）在治疗方面，感冒属表证，解表法为首选，即指汗法，通过汗法使表邪由汗而解，这仅是一个治疗方法，并不能拘泥于此，且应用汗法亦当慎重。小儿"易虚易实"，风寒与风热感冒，治疗时发汗不宜太过，过汗伤津，恐生他变。小儿"易寒易热"，往往热多于寒，感冒后易寒从热化，形成寒热夹杂之证。

七、医案举例

小儿感冒

2018.2.7，钟XX，9个月

主诉：鼻塞，流鼻涕1d。

病史：因秋季天气骤变，昨晚上踢被子着凉，现鼻塞流清涕，喷嚏不已，咳嗽无痰，咽红充血，舌苔浮白，指纹浮红现于风关。

方药：防风10g，荆芥10g，柴胡6g，苏叶10g，桔梗10g，黄芩10g，陈皮6g，生姜3g，甘草3g，大枣10g，白前10g，农本方连服3剂，病症告愈。

按语：本例属风寒袭肺之证，旨在强调小儿感冒切忌一味用清热解毒类药，恐伤脾胃不得其所。故用防风、荆芥、苏叶、柴胡、生姜疏风宣肺解表；白胡、桔梗开宣肺气；甘草、大枣调和诸药，且改善口感。

（麦建益）

第二节　反复呼吸道感染

一、肺系病证

反复呼吸道感染是指在单位时间内上、下呼吸道感染反复发作超过规定次数而言的一种临床综合征。反复呼吸道感染虽然不是一个独立的疾病，但为儿科常见的临床现象，多见于6个月～6岁的小儿，尤其1～3岁最常见，约占儿科门诊患者的30%。分为反复上呼吸道感染和反复下呼吸道感染（包括反复气管支气管炎和反复肺炎），如反复发病，迁延时久，易并发肺炎、哮喘、心肌炎、肾病等疾病，严重影响小儿的生长发育和身心健康。本病与古代医籍的虚人感冒、体虚感冒相近。中医称为反复感冒。

二、病因病机

小儿反复呼吸道感染多因正气不足，卫外不固，造成屡感外邪，邪毒久恋，稍愈又作，往复不已之势。本病肺、脾、肾三脏虚损、卫外不固，导致正虚易感、正虚邪伏。病位在肺，常涉及脾、肾。本病的基本病机是体虚外感。禀赋不足，胎失所养：父母精血不足，体弱而孕者；母血海虚冷经补益而孕者；孕母多病，恶阻日久不思食者；有服药堕胎而不去成孕者；有高龄得子、早产、双胎致胎失所养。生后肌骨嫩怯，腠理疏松，不耐自然界中不正之气的侵袭，一感即病。喂养不当，调护失宜：过饥过饱、过早断乳、五味偏食、畏食，脾胃运化力弱，精微摄取不足，脏腑功能失健，脾肺气虚，易遭外邪侵袭。日照不足，犹如温室花朵，娇嫩柔弱，软脆不耐风寒，气血不足所致。对寒冷的适应能力弱，犹如阴地草木，一旦形寒饮冷，感冒随即发生，或他人感冒，一染即病。病后又易于发生传变。药损伤正气，感冒后过汗，损伤卫阳，以致表卫气虚，营卫不和，营阴不能内守而汗多。卫阳不能外御而易感。药物使用不当，损耗正气，使抵抗力下降而反复感邪不已。正虚邪伏：外邪侵袭之后，由于正气虚弱，邪毒留恋，伏于里，一旦受凉或疲劳后，新感易受，留邪内发或虽无新感，旧病复燃，诸证又起。

三、临床表现

小儿在季节更替、气候变化异常或环境改变、寒暖失调时易出现感冒、发热、乳蛾、咳嗽或肺炎喘嗽等病证，部分旧邪未了，新感又生；或感邪后邪毒留恋，缠绵难愈；或上证屡作、每年发病几次或十几次。按邪正消长变化可分为：急性感染期、迁延期、感染间歇期。急性感染期可有感冒、乳蛾、咳嗽、肺炎喘嗽等病症的不同临床表现。迁延期则感冒、乳蛾、咳嗽、肺炎喘嗽等病症的临床表现症状已经缓解，部分症状已经消失，但常留咳嗽或咳痰、低热、时流涕、多汗、困倦、烦躁、纳呆等症。感染间歇期则原有的感冒、乳蛾、咳嗽、肺炎喘嗽等病证的症状消失，但可表现多汗、面色无华或少华、纳呆、肌肉松软、消瘦或虚胖等症状，若有调护不当，病情极易反复，或间隔一段时间后又接着下一次感染。故外邪屡犯损伤人体正气，破坏人体免疫功能，严重影响小儿的生长发育和身心健康。

四、辨证治疗

（一）辨证要点

小儿反复呼吸道感染的辨证重在明察邪正消长变化。

1. 辨病程分期

（1）急性感染期：六淫之邪外犯机体，正邪相争。此期以邪实为主。表现为感冒、乳蛾、咳嗽、肺炎喘嗽等病证。

（2）迁延期：正邪进一步交争，正邪均有削减，以正虚邪恋为主。表现为感冒、乳蛾、咳嗽、肺炎喘嗽等病证的临床表现症状已经缓解，部分症状已经消失，但常留咳嗽或咳痰、低热、时流涕、多汗、困倦、烦躁、纳呆等症。

（3）感染间歇期：此期表现为正气受损，邪气已退。原有的感冒、乳蛾、咳嗽、肺炎喘嗽等病证的症状消失，但可表现多汗、面色无华或少华、纳呆、肌肉松软、消瘦或虚胖等症状。此期以正虚为主，关键不在邪多而在正虚。

2. 辨脏腑虚实

本病以本虚标实为主，感染期以邪实为主，迁延期正虚邪恋，感染间歇期则以正虚为主。初起时多有外感表证，当辨风寒、风热、外寒里热之不同，夹积、夹痰之差异。迁延期邪毒渐平，虚象显露，食滞、积热、痰阻未尽，肺脾肾虚显现；感染间歇期关键已不是邪多而是正虚，当辨肺脾肾何脏虚损为主。

（二）治疗原则

1. 基本治则

扶正解表。

2. 具体治法

本病的治疗应分期分证论治。在急性感染期，按不同的病证论治，同时适当注意到照顾小儿正虚的体质特点。迁延期以扶正为主，兼以祛邪，正复邪自退。感染间歇期当固本为要，或补气固表，或运脾和营，或补肾壮骨。

（三）分证论治

1. 肺脾气虚

主要证候：反复外感，面黄少华，形体消瘦，肌肉松软，少气懒言，气短，食少纳呆，口不渴，多汗，动则易汗，或大便溏薄，舌质淡，苔薄白，脉无力，指纹淡。

治法：补肺健脾，扶正解表。

（1）常用中成药：玉屏风颗粒、童康片。

（2）简易药方：玉屏风散合六君子汤加减。基本方：生黄芪 12 g，炒白术 9 g，防风 6 g，茯苓 10 g，炙甘草 10 g。加减：汗多者加浮小麦；纳呆者加莱菔子、鸡内金、炒谷芽、焦山楂开胃消食；余邪未清者加黄芩、连翘清其余热；便溏者加炒薏苡仁健脾化湿。

2. 营卫失调

主要证候：反复外感，恶风、恶寒，面色少华，四肢不温，多汗易汗、汗出不温，舌淡红，苔薄白，脉无力，指纹淡红。

治法：调和营卫，扶正解表。

（1）常用中成药：玉屏风颗粒。

（2）简易药方：黄芪桂枝五物汤加减。基本方：黄芪 10 g，桂枝 10 g，白芍 9 g，生姜 10 g，大枣

10 g。加减：兼有咳嗽者加杏仁、炙款冬花宣肺止咳；身热未清加青蒿、银柴胡清宣肺热；咽红、扁桃体肿大加玄参、射干利咽化痰消肿。

3. 脾肾两虚

主要证候：反复外感，面色萎黄或面白少华，形体消瘦，肌肉松软，鸡胸龟背，腰膝酸软，形寒肢冷，四肢不温，发育落后，喘促乏力，气短，动则喘甚，少气懒言，多汗易汗，食少纳呆，大便溏烂，或五更泄泻，夜尿多，舌质淡，苔薄白，脉沉细无力。

治法：温肾健脾，扶正解表。

（1）常用中成药：金匮肾气丸合理中丸。

（2）简易药方：金匮肾气丸合理中丸。基本方：附子 3 g，肉桂 6 g，熟地黄 6 g，山药 10 g，山茱萸 10 g，泽泻 6 g，茯苓 10 g，牡丹皮 10 g。加减：五迟者加鹿角霜、补骨脂、生牡蛎补肾壮骨；汗多者加炙黄芪、煅龙骨益气固表；低热者加鳖甲、地骨皮清其虚热；阳虚者加鹿茸、紫河车、肉苁蓉温阳固本。

4. 肺脾气阴两虚

主要证候：反复外感，面白颧红少华，食少纳呆，口渴，盗汗自汗，手足心热，大便干结，舌质红，苔少或花剥，脉细数，指纹淡红。

本证以反复外感，多汗，手足心热，大便干结，舌红，少苔或苔花剥为特征。

治法：养阴益气，扶正固表。

（1）常用中成药：百令胶囊、槐杞黄颗粒。

（2）简易药方：生脉散（《医学启源》）合沙参麦冬汤（《温病条辨》）加减。基本方：生脉散益气扶正，沙参麦冬汤养阴。共奏养阴益气，进一步加减化裁，以达扶正解表之功。加减：便秘加瓜蒌仁、枳壳润肠通腑；虚热加地骨皮、银柴胡清热除蒸。

5. 脾胃伏火

主要证候：时发热、咳嗽，口渴，伴口臭或口舌生疮，消谷善饥，弄舌，易汗出，夜寐欠安，大便干。咽红或咽痛，舌红，苔黄，脉滑数。平时有热毒内伏表现，如扁桃体肿大、咽红，淋巴结肿大等。

治法：泻脾清胃，扶正解表。

（1）常用中成药：小儿清热止咳口服液或小儿清热止咳合剂。

（2）简易药方：泻黄散（《小儿药证直诀》）加减。基本方：生石膏配栀子清热泻火、引热下行为君药，防风味辛苦微温，取"火郁发之"之意，配藿香化湿醒脾以振奋脾胃气机共为臣，甘草和中泻火，蜜和酒调服缓调中上焦，使泻脾而不伤正。通过泻脾清胃，进一步加减化裁，以达扶正解表之目的。加减：咽痛者加桔梗、牛蒡子、芦根；若有痰者加浙贝母、瓜蒌清热化痰；肺热重者加地骨皮、桑皮清泻肺热；口臭者加黄连、山楂清胃消食；脘腹胀者加砂仁、莱菔子理气消积。

五、临证心得

发作期急则治标。多表现为鼻塞流涕、发热、咳嗽、痰多，按风寒、风热、肺热、痰湿等辨证，风寒咳嗽以杏苏散加减。风热咳嗽以银翘散加减。肺热咳嗽以清金化痰汤加减。痰湿咳嗽以二陈汤加减，力求邪去。

缓解期此类患儿在缓解期多表现为面色萎黄、汗多、纳呆、消瘦或虚胖、便溏等。缓则治其本，通过健脾、固肺、清肝、补肾，改善患儿体质，增强抗病力，防止再次感染。脾为后天之本，健脾最关键。临床上根据患儿虚损情况常按下列分型辨证调理。

益气固表调和营卫用于小儿反复感冒后，面色萎黄，自汗恶风，乏力，食欲缺乏，舌淡红，苔白，脉细弱。治以玉屏风散合黄芪桂枝汤加减，益气固表调和营卫。常用药物：生黄芪、白术、防风、茯苓、炙紫菀、百部、紫苏子、板蓝根、生甘草、鸡内金等。以扶正为主，肃清余邪为辅。咳嗽痰多者加法半夏、陈皮、川贝母健脾化痰；大便稀溏可加山药、薏苡仁等健脾益气，实后天之本。

由于反复呼吸道感染，患儿正气虚，病程长，反复不已，往往有肺阴不足，脾胃虚弱的表现，常见口渴、盗汗、食欲缺乏、乏力、舌淡红、苔花剥、脉细等症。治宜养阴清肺汤加减。常用药物：沙参、玉竹、百合、生地黄、枇杷叶、芦根、茅根、山药、生山楂、生麦芽、生甘草等滋阴养肺。低热不退加地骨皮、十大功劳叶；干咳少痰加天冬、麦冬、川贝母；大便干燥加玄参、瓜蒌仁等。

小儿病的预防与调摄，应针对其稚阴稚阳的体质特点，采用"因质制宜"的方法，饮食与药物均不宜过补过温过寒。首先要适当增加室外活动，增强体质，提高抵御外邪能力。天气变化要适量增减衣服，忌汗出当风，防止复感外邪。其次，饮食宜清淡、易消化而营养丰富，忌辛香燥辣、生冷寒凉、肥甘厚腻之品。再则用药期间，苦寒清热药不宜过量服用。

六、医案举例

反复呼吸道感染

2019.9.12，梁 X，5 岁 6 个月

主诉：一年来反复 6 次患支气管肺炎，平均每二个月就患支气管肺炎。

病史：患儿家长带来了多处医院所拍摄的 X 光胸片，均提示存在支气管肺炎的 X 光特征。今发病第 3 d，初咳嗽，痰鸣，伴发热摄氏 39 度，按急性上呼吸道感染治疗，曾经使用抗菌消炎药物及咳药水，退热药等治疗，未见好转。现仍咳嗽，多痰，热已退，乏力，口臭，运动后时有胸闷，鼻塞，胃纳少，汗多，大便硬，小便黄，夜寐欠安。喜食虾蟹、肉类食物及冰淇淋，不喜进食蔬菜。体格检查：头发稀少，偏黄；面色无华，咽红，舌淡红，苔白厚，指纹淡紫滞，现于风关、心音有力，双肺呼吸音清，未闻及干湿性啰音。

方药：太子参 15 g，黄芪 10 g，白术 10 g，防风 10 g，荆芥 10 g，柴胡 6 g，陈皮 6 g，谷芽 15 g，麦冬 10 g，苏叶 10 g，甘草 3 g。农本方 3 剂，日 1 剂。

二诊：诉咳嗽缓解，无口臭，汗多，大便偏干。舌质淡红，苔白，指纹淡紫滞隐于风关。心肺腹查体无异常。处方：太子参 15 g，茯苓 10 g，白术 10 g，陈皮 6 g，五指毛桃 30 g，炙甘草 3 g，麦冬 10 g，鸡内金 10 g，防风 10 g，浮小麦 15 g。每周 2 ~ 3 次。嘱以太子参、白术、阿皮、瘦肉煲汤调理。

按语：中医认为，脾为后天之本，四季脾旺不受邪。现代医学研究，健脾补气能够增强人体的免疫力，能够提高机体的抗病能力。经过调理身体的患儿，能够明显提高对反复呼吸道感染的治愈率。因此，在急性期，控制呼吸道感染后，要中医中药调理身体继续跟进，这对于脾虚易感的小儿，尤其重要。

（麦建益）

第三节 咳嗽

咳嗽是由不同原因所致肺失宣肃、而出现以咳嗽为主要临床见症的一种肺系病证。咳嗽既是小儿常见的多发病证，又是儿科多种疾病中的一个症状，还可以是人体正常防御性的生理反射。在儿科门诊中，50% 以上的患儿以咳嗽为主诉来诊。中医咳嗽包括了西医上呼吸道咳嗽综合征与支气管炎。

本病一年四季均可发生，以冬春季发病率高。任何年龄小儿均可发病，尤以婴幼儿多见。本证预后一般较好。

古代医籍中有关咳嗽的论述较多，《黄帝内经》有专篇"咳论"以论述其病机及症状。有关小儿咳嗽的记载，首见于《诸病源候论·嗽候》："嗽者，由风寒伤于肺也。肺主气，候皮毛，而俞在于背。小儿解脱，风寒伤皮毛，故因从肺俞入伤肺，肺感微寒，即嗽也。"《幼幼集成·咳嗽证治》："凡有声无痰谓之咳，肺气伤也；有痰无声谓之嗽，脾湿动也；有痰有声谓之咳嗽。"说明两者有别，但常常并存，故统称为咳嗽。

一、病因病机

小儿咳嗽病因有外感和内伤两种，小儿以感受外邪为主。小儿脏腑娇嫩，肺常不足，卫外不固，且寒温不知自调。若一旦调护失宜则易感外邪，引发咳嗽。五脏六腑皆可令人咳。五脏六腑有病犯肺，皆可导致咳嗽。例如：若脾气受损，水湿内停，滋生痰湿，上贮于肺而发咳嗽。余脏仿此。肺脏有病，亦可侵犯他脏，与他脏并病，咳嗽的同时出现他脏的病证，亦属小儿内伤咳嗽。诚如《幼幼集成·咳嗽证治》所云："有痰有声谓之咳嗽，初伤于肺，继动脾湿也。"本病的基本病机是肺失宣肃。外邪从口鼻或皮毛而入，侵犯肺卫，肺为邪束，宣肃失司，肺气不利，则咳嗽。若风夹寒邪，则为风寒束肺，则见咳嗽频作，咽痒声重，痰白清稀；若风夹热邪，则为风热犯肺，则致咳嗽不爽，痰黄黏稠。若由于湿浊内侵于肺，酿生痰湿，壅塞气道，则为痰湿咳嗽；或由于外邪束肺，上源不利，不能敷布津液，凝津成痰，痰阻气道，宣肃失司，则致咳嗽痰多，痰色白而稀；由于外邪犯脾，或脾气虚损，均可导致健运失司，精微不布，水湿内停，酿为痰浊，上贮于肺，宣肃失司，引发咳嗽。此皆为痰湿咳嗽。由于肾虚水湿上犯于肺之痰湿咳嗽在小儿较少见。痰湿日久，郁而化热，与痰湿相结，形成痰热；或由于小儿乳食内积等原因，导致痰浊内生，郁而化热，痰热互结，形成痰热。痰热阻肺，宣肃失司，则痰热咳嗽。由于小儿咳嗽日久，肺气受损，子病及母；或小儿素体虚弱，肺脾本虚；或子病及母；或母病及子，均可导致肺脾两虚，而导致气虚咳嗽。由于热病、久病等原因，耗损肺津，肺失润泽，宣肃失司，而致咳嗽不已，干咳无痰。

总之，小儿咳嗽的病因无论是外感还是内伤，其发病机制皆为肺失宣肃所致。或他脏先病，累及于肺；或肺病累及他脏，但其病位主要在肺。

二、临床表现

本病发病较急，以咳嗽为主症，可伴有鼻塞、流涕、身热、恶寒、咽痛等，并且逐渐加重。初起为干咳，后见咳痰或咳声重浊、喉间痰鸣，尚可见有恶心、呕吐、乳食不振、头痛、大便不调等症状。

1. 病史

病前多有感冒病史。

2. 临床症状

咳嗽为主要临床症状，多继发于感冒之后，好发于冬春二季，常因气候变化而发病。

3. 查体

两肺呼吸音粗糙，或闻及不固定啰音。

4. 血常规检查

大多正常，有细菌感染者血白细胞总数及中性粒细胞可增高。

5. 胸部 X 线片

胸部 X 线片显示正常或两肺纹理增粗，无斑点状阴影。

三、鉴别诊断

1. 肺炎喘嗽

以发热、咳嗽、气急、鼻煽、痰鸣为主症，双肺听诊吸气可闻 及固定的中小水泡音，重症可有呼吸困难及发绀。

2. 支气管异物

有异物吸入史；呛咳，双肺体征不对称，局限性肺气肿及肺不张，胸部 X 线透视可见纵隔摆动。纤维支气管镜检可发现异物。

3. 哮喘

以发作性喉间哮鸣气促为主症，发作时肺部出现喘鸣音、呼气延长。多伴有咳嗽，喘息反复发作，多为特异性体质。有明显的遗传倾向。

四、辨证治疗

（一）辨证要点

1. 辨外感内伤

外感咳嗽多起病急、病程短，咳声高扬、有力，常有发热，鼻塞、流涕等症；内伤咳嗽则起病多缓、病程较长，咳声低沉，咳时痰多，可有其他脏腑功能失调的证候而无表证。

2. 辨寒热虚实

外感咳嗽属实证；内伤咳嗽多属虚证或虚中夹实；咳痰稀白，咽稍红或不红，舌淡红，苔白腻或薄白，多属寒证；咳痰黄稠，咽红，舌红，苔黄腻，或舌红，苔少，多属热证。

（二）治疗原则

1. 基本治则

宣肃止咳。

2. 具体治法

若外感咳嗽则疏散外邪、宣肃肺气。夹有寒痰或热痰，则配合温肺化痰或清热化痰。内伤咳嗽则应辨别病位，随证施治。

（三）分证论治

1. 外感咳嗽

（1）风寒咳嗽。

主要证候：初起咳嗽频作，呛咳为主，或有少量稀白痰液，咽痒声重，鼻塞流涕，恶寒，无汗，或有发热，头痛等，咽稍红或不红，舌淡红，苔薄白，脉浮紧或指纹浮红。

治法：疏风散寒，宣肃止咳。

①常用中成药：清宣止咳颗粒。

②简易药方：金沸草散加减。基本方：金沸草 9 g，前胡 9 g，荆芥 9 g，细辛 3 g，生姜 9 g，法半夏 8 g，炙麻黄 3 g。加减：表寒较重加炙麻黄辛温宣肺；咳重加杏仁、桔梗、枇杷叶宣肺止咳；痰多者加陈皮、茯苓化痰理气、紫苏子降气化痰；胸闷气逆者，加厚朴宽胸理气。若秋日感寒属凉燥者或风寒痰多者用杏苏散；若风寒化热或寒包热郁，既有鼻塞流清涕、苔薄白等风寒证候，又见咳声嘶哑、咽痛、口渴、身热的证候，用大青龙汤。

（2）风热咳嗽。

主要证候：咳嗽不爽或咳声重浊，痰黏稠色黄，不易咳出，口渴，咽痛，鼻流浊涕，或伴发热，头痛，恶风，微汗出，咽红，舌红，苔薄黄，脉浮数。

治法：疏风清热，宣肃止咳。

①常用中成药：小儿咳喘灵颗粒、急支糖浆。

②简易药方：桑菊饮加减。基本方：桑叶 10 g，菊花 10 g，薄荷 10 g，连翘 10 g，杏仁 8 g，桔梗 6 g，芦根 10 g，甘草 10 g。加减：咳嗽频繁者选麻杏石甘汤合葶苈大枣泻肺汤。秋日感受温燥之邪者选桑杏汤。肺热重加金银花、黄芩清宣肺热；咳嗽剧烈或咳声重浊、口渴者，加枇杷叶、前胡清肺止咳；咽喉红肿痛者，加玄参、射干、牛蒡子清热利咽；痰多加浙贝母、瓜蒌、葶苈子清化痰热。

咳嗽日久、咳白色泡沫痰、流清涕，此为风痰咳嗽选用止嗽散以疏风宣肺、化痰。

2. 内伤咳嗽

（1）痰湿咳嗽。

主要证候：咳嗽痰多，色白而稀，喉间痰声辘辘，胸闷纳呆，神情困倦，舌淡红，苔白，脉滑。

治法：燥湿化痰、宣肃止咳。

①常用中成药：蛇胆陈皮口服液。

②简易药方：二陈汤加味。基本方：法半夏 8 g，陈皮 10 g，茯苓 10 g，生姜 2 片，乌梅 10 g，甘草 10 g。加减：痰多者加天南星、白附子蠲痰；胸闷气逆，苔白腻者加厚朴、苏梗燥湿理气；有寒化倾向，吐

泡沫痰兼咳喘者用小青龙汤温肺化饮；兼有食积者加神曲、麦芽、山楂消积导滞；有气虚者加黄芪、白术。

（2）痰热咳嗽。

主要证候：咳嗽痰多色黄，稠黏难咳，甚则气息粗促，喉中痰鸣，或伴发热口渴，烦躁不宁，小便短赤，大便干结，舌红，苔黄，脉滑数。

治法：清热化痰、宣肃止咳。

①常用中成药：清肺消炎丸、肺力咳合剂、天黄猴枣散。

②简易药方：清气化痰汤加减。基本方：胆南星10g，黄芩10g，瓜蒌10g，枳实3g，化橘红10g，茯苓10g，法半夏8g，杏仁8g。加减：痰热较剧者选用芩连温胆汤。痰多者，加葶苈子、黛蛤散、天竺黄、竹沥清肺化痰；咳甚痛引胸胁者，加郁金、柴胡理气宽胸；大便秘结者，加大黄泻热通便；肺热较重，兼见鼻衄者，加白茅根、牡丹皮凉血止血。

（3）气虚咳嗽。

主要证候：咳嗽反复不已，咳而无力，痰白清稀，面色苍白，气短懒言，语声低微，多汗畏寒，平素易感冒，舌淡嫩，边有齿痕，脉细无力。

治法：健脾益气、宣肃止咳。

①常用中成药：玉屏风颗粒。

②简易药方：人参五味子汤加减。基本方：太子参10g，茯苓10g，炒白术10g，炙甘草10g，五味子6g，麦冬10g，生姜2片，大枣10g。加减：肺脾两虚而痰多者选异附六君子汤，气虚重加黄芪、黄精益气补虚；咳重痰多加杏仁、白芥子化痰止咳；食少纳呆加焦山楂、焦神曲和胃消食。

（4）阴虚咳嗽。

主要证候：干咳无痰，或痰少而黏，或痰中带血，不易咳出，口渴咽干，喉痒，声音嘶哑，午后潮热或手足心热，舌红，少苔，脉细数。

治法：养阴润肺、宣肃止咳。

①常用中成药：养阴清肺口服液。

②简易药方：沙参麦冬汤加减。基本方：南沙参10g，麦冬10g，生地黄10g，玉竹10g，天花粉9g，甘草6g，桑白皮10g，炙款冬花10g，炙枇杷叶10g。加减：肺虚有火、干咳气哽者用补肺阿胶散；肺肾阴虚痰阻者用金水六君煎；阴虚重加地骨皮、石斛、阿胶养阴清热；咳嗽重加炙紫菀、百部润肺止咳；咳重痰中带血加仙鹤草、侧柏叶、藕节炭清肺止血。

五、临证心得

咳嗽以肺气失降为主，治当肃肺泄热。宣发肺气法一般有清宣法和温宣法两种，前者适用于风热闭肺，后者适用于风寒束肺。通降肺气法常用的有降气肃肺法和通腑肃肺法两种。前者有降逆平喘之功，后者有祛痰泄热之效。运用宣通二法时，紧紧把握小儿"易寒易热"的病理特点，时刻注意"宣肺应温清有度，肃肺须通降毋过"。尤其考虑到风温之邪传变最速，要及早投入清气药，以防入气传营。

注重化痰："肺为水之上源"，外感、内伤均可导致肺失宣降，不能布散津液，津液不能循行其道，酿聚成痰而致病。痰饮既是病理产物，也是致病因子。痰饮致病，主要表现为"来去无定，聚散无常"的特点。内至脏腑，外至筋骨皮肉，随气升降流行，"无处不到，无所不在"，妨碍升降，变化多端。故临床多用紫苏子、葶苈子清肺化痰降气。

在临床小儿咳嗽以外感表证者为多，故在治疗上当宣肺化痰，表散外邪，使邪从外达，邪去则正安；治疗他脏有病，累及肺脏之咳嗽，则应辨明由何脏而来，随证按五脏辨证立法施治，久咳多属内伤，治疗宜着重于调补，同时佐以清解。如肺胃不和的食积咳嗽，可采用清热、泻火、利小便、通大便等方法使邪气去，咳嗽自止。小儿为稚阳之体，咳嗽病作，以表证居多，其患病往往又以热证、实证居多，即"阳常有余，阴常不足"，咳嗽易于化燥伤阴，故治疗时不可过于表散，注意存阴液，加以石斛、麦冬、芦根、白茅根等。

六、医案举例

咳嗽

2020.5.22，陈XX，7岁

主诉：咳嗽一月余。

病史：患儿一月前受凉后咳嗽反复不愈，鼻塞，口角处红疖，咳嗽有痰，夜间磨牙，寐不安稳，大小便可，舌质淡红，苔白腻，脉滑。

方药：厚朴麻黄汤加减：厚朴6g，麻黄5g，苦杏仁10g，生石膏15g，法半夏9g，干姜3g，细辛3g，五味子10g，浮小麦10g。农本方3剂，日1剂分3次服。

二诊：诉上方服用后咳嗽减少，无鼻塞，睡眠改善，大小便可，舌质淡红，苔白，脉滑。本次病机与首诊相同，守方2剂。

按语：患者初时外感风寒，稽留不去，外邪仍在，故而鼻塞；舌苔白腻，为内有水饮之象；外寒引动内饮，则咳嗽有痰，口角部火疖，夜间磨牙，寐不安稳，为积滞内热之表现，本方适用于外有寒邪，内有水饮，郁而化热，积滞不通之咳嗽，这种情况在小儿反复咳嗽中尤为常见，很多小儿顽固性咳嗽，辨证精准，可收佳效。

（麦建益）

第四节　哮喘

哮喘是小儿时期的常见疾病。哮指声响，喘指气息，哮必兼喘，故通称哮喘。临床以发作性喉间哮鸣气促，呼气延长，严重者不能平卧，呼吸困难，张口抬肩，摇身撷肚，口唇青紫为特征，常在清晨与夜间发作，症状可经治疗或自行缓解。

本病相当于西医的支气管哮喘，一年四季都有发生，尤以冬春两季及气候多变时易于发作。本病有明显的遗传倾向，常发生于8岁之前，其中1/2发生于3岁之前。在青春期之前，男孩哮喘的发病率是女孩的1.5～3倍，青春期时这种差别消失。

"哮喘"病名，较早见于《丹溪心法》。在《幼科发挥·哮喘》中云："小儿素有哮喘，遇天雨而发者"，以及"发则连绵不已，发过如常，有时复发，此为宿疾，不可除也"。认识到本病有反复发作，难以根治的临床特点，故俗语有云"外科不治癣，内科不治喘"之说。哮喘实乃难治之顽症，临床治疗十分棘手。但是，由于小儿体禀"少阳"，具有"易趋康复"的病理特点。如治疗得当，相当数量的患儿可获痊愈。部分重症患儿，或因失治误治等原因，使病情迁延，形成终身痼疾，甚至危及生命。

一、病因病机

小儿哮喘与先天遗传因素有密切相关，常有家族史。若父母夙有哮喘，则成为小儿哮喘发作的重要原因。脾、肺、肾三脏失调是哮喘形成的主要内因。小儿具有肺常不足的生理特点，而又寒暖不知自调，易受外邪所伤；小儿具有脾常不足的生理特点，而又乳食不知自节。小儿具有肾常虚的生理特点，若小儿调护失宜，肺气受损，脾气受伤。先天不足，或由于后天失养，导致肾气亏虚。三脏受损，成为哮喘发病的内在因素。痰饮留伏，成为哮喘的夙根。气候骤变，寒温失调；情志不舒；内伤饮食；环境潮湿；接触花粉、绒毛、异味、异物；过劳等均为本病发病的诱因。哮喘的发病，是由于外内合邪的结果。本病的发作，主要在于痰饮久伏，一触即发，反复不已。本病病位主要在肺。常累及脾、肾。初期病势尚轻，往往表现为持久不息的咳嗽；极期哮喘发作，咳逆依息，痰喘哮鸣。根据病性，可分为寒哮与热哮；恢复期则表现为肺、脾、肾三脏大虚，痰饮留伏。本病的基本病机在于气壅痰阻。

常证病机：

1. 喘前期病机

若因禀赋不足，先天遗传，后天失养，病后体质未恢复等原因，造成三脏虚损，成为伏痰内生之因。肺为水之上源，一旦受邪所困，上源不利，可凝液成痰，阻塞气道；脾为水之中源，若脾虚不运，生湿酿痰，上贮于肺，谓之"脾为生痰之源，肺为贮痰之器"；肾主纳气，为气之根，肾为水之下源，肾气虚衰，不能蒸化水液而为清津，反而水泛为痰，上犯于肺。

痰饮初成，虽深伏内凝于肺络气道。但是由于痰量不多，尚不至于发喘。痰浊内伏，阻塞肺络气道，宣肃不利，气机不畅，咳嗽不止，累月不愈。

2. 发作期病机

痰饮形成，日积月累，痰量大增，待机而动。遇到诱因，触动伏痰，痰随气升，气因痰阻，相互搏结，阻塞气道，气道因而狭窄，气机升降不利，以致呼吸困难，气喘痰鸣。

若因外感风寒，内伤生冷，则表现为寒性哮喘；若因外感风热，或痰热内伏，则表现为热性哮喘。

3. 缓解期病机

咳喘发作，痰浊外排；或经适当调治，痰量减少，病势减缓，肺、脾、肾三脏大虚，痰饮留伏，进入恢复期。

（1）肺气虚：肺气虚弱，痰饮留伏，气道不利，则呼吸不利，喉中有声，咳嗽有痰；卫外不固，自汗盗汗，易感外邪，反复感冒。

（2）脾气虚：脾气虚弱，运化失司，痰浊内生，上贮于肺，痰黏气道，则咳嗽有痰，伴食欲缺乏，疲倦乏力，大便稀溏。

（3）肾气虚：肾气虚弱，不能纳气，水泛为痰，上犯于肺，则动则喘促，喉间有痰，腰膝酸软，大便清冷。或潮热盗汗，大便干结。

复感外邪，常可引起小的发作，而出现寒热夹杂之象；若体质虚弱明显，兼见痰饮留伏，则又可成为虚实夹杂的证候。

二、临床表现

起病有急有缓，一般较大儿童起病多急，幼小者起病较缓。喘前期往往表现为长时间的晨起或夜间咳嗽。发作期呈呼气性吼鸣、气喘，伴有咳嗽、痰壅，以夜间为重，甚者不能平卧、神情紧张、面色苍白、冷汗、唇青、鼻煽等。若哮喘发作持续不缓解者，见有气急、气息短促、神志无力、大汗淋漓、脉弱等严重征象。肺部听诊发作时两肺可闻及哮鸣音。

哮喘发作休止，尚可见有咳嗽、多痰、气短等征象。

三、诊断

1. 婴幼儿哮喘诊断标准

（1）年龄＜3岁，喘息发作≥3次。

（2）发作时双肺闻及呼气相哮鸣音，呼气相延长。

（3）具有特应性体质，如过敏性湿疹、过敏性鼻炎等。

（4）父母有哮喘病等过敏史。

（5）除外其他引起喘息的疾病。

凡具有以上第1、2、5条即可诊断哮喘。如喘息发作2次，并具有第2、5条，诊断为可疑哮喘或喘息性支气管炎。如同时具有第3和第4条时，可考虑给予哮喘治疗性诊断。

2. 儿童哮喘诊断标准

（1）年龄≥3岁，喘息发作≥3次。

（2）发作时双肺闻及呼气相哮鸣音，呼气相延长。

（3）具有特应性体质，如过敏性湿疹、过敏性鼻炎等。

（4）父母有哮喘病等过敏史。

（5）除外其他引起喘息的疾病。

凡具有以上第 1、2、5 条即可诊断哮喘。如喘息发作 2 次，并具有第 2、5 条，诊断为可疑哮喘或喘息性支气管炎。如同时具有第 3 和第 4 条时，可考虑给予哮喘治疗性诊断。

3. 咳嗽变异性哮喘诊断标准（儿童年龄不分大小）

（1）咳嗽持续或反复发作 > 1 个月，常在夜间和（或）清晨发作，运动后加重，痰少，临床无感染征象，或经较长期抗生素治疗无效。

（2）气管舒张药治疗可使咳嗽发作缓解（基本诊断条件）。

（3）有个人过敏史或家族过敏史。

（4）变应原试验阳性可做辅助诊断。

（5）除外其他原因引起的慢性咳嗽。

四、鉴别诊断

1. 急性传染病早期

多种急性传染病的早期都有类似感冒的症状，如麻疹、百日咳、水痘、幼儿急疹、传染性非典型肺炎、流行性脑脊髓膜炎等，应根据流行病学史、临床表现、实验室检查及其演变特点等加以鉴别。

2. 急性感染性喉炎（急喉瘖）

本病初起仅表现发热、微咳，当患儿哭叫时，可闻及声音嘶哑，病情较重时可闻犬吠样咳嗽及吸气性喉鸣。

3. 肺炎

哮喘以咳嗽、气喘、呼气延长为主症，多数不发热，常反复发作，多有过敏史，两肺听诊以哮鸣音为主；肺炎以发热、咳嗽、痰壅、气急、鼻煽为主症，多数发热，两肺听诊以固定湿啰音为主，X 线检查见肺纹理增多、紊乱，肺部透亮度降低或增强，可见小片状、斑片状阴影，也可出现不均匀的大片状阴影。

五、辨证治疗

（一）辨证要点

1. 辨虚实

哮喘辨证主要从寒热虚实和肺、脾、肾三脏入手。发作时哮吼痰鸣，喘急倚息，以邪实为主；缓解期哮喘已平，出现肺、脾、肾三脏不足，则以正虚为主。可从病程长短及全身症状轻重，辨别哮喘虚实。气短多汗，易患感冒多为气虚；形寒肢冷面白，动则心悸为阳虚；消瘦盗汗，面色潮红为阴虚。

2. 辨寒热

咳嗽气喘，痰白稀，泡沫样，形寒，肢冷，舌淡，苔薄或白腻，属寒喘，痰黄黏，身热面赤，口渴引饮，舌红，苔黄，属热喘。

（二）治疗原则

1. 基本治则

开壅平喘。

2. 具体治法

本病喘前期以咳嗽为主，重在止咳祛痰。发作期，以邪实为主，当攻邪以治其标，并分辨寒热，随证施治。缓解期以正虚为主，治以补肺固表，扶脾益肾，调其脏腑功能。若虚中有实，虚实夹杂，则宜扶正祛邪，标本兼顾。

（三）分证论治

1. 喘前期

（1）肺风咳嗽。

主要证候：咳嗽持久不消，长达30 d以上，喉痒作咳，吭吭作声，痰少黏稠，咳吐不爽，舌质红，舌苔薄白，脉象弦滑。

治法：祛风清肺，开壅平喘。

①常用中成药：小儿清肺化痰口服液。

②简易药方：芎蝎散加减。基本方：川芎9 g，全蝎4 g，细辛1 g，荜茇6 g，半夏8 g。加减：有表证者加炙麻黄宣肺止咳；气逆明显者加白果、紫苏子降气止咳；肺热明显者加黄芩、芦根清肺止咳。

（2）阴虚燥咳。

主要证候：午后潮热，口燥咽干，干咳少痰，或痰黏难咳，经久不愈，长达30 d以上，便干溲黄，舌红少苔，脉象细数。

治法：滋阴清肺，开壅平喘。

①常用中成药：养阴清肺口服液。

②简易药方：沙参麦冬汤合百合固金汤加减。基本方：沙参10 g，麦冬10 g，百合10 g，玉竹10 g，甘草6 g，桑叶9 g，天花粉4 g，浙贝母10 g。加减：百合固金汤中熟地黄过于滋腻，一般减去不用。临证之时，常需加用天竺黄、胆南星等清化热痰之药。肺火明显者，加黄芩清泻肺火。

2. 发作期

（1）寒性哮喘。

主要证候：咳嗽气喘，喉间有哮鸣音，痰多白沫，形寒，无汗，鼻流清涕，四肢欠温，面色晦滞，舌淡红，苔白滑，脉浮滑。

治法：温肺散寒，开壅平喘。

①常用中成药：小青龙合剂。

②简易药方：小青龙汤合三子养亲汤加减。基本方：炙麻黄3 g，桂枝8 g，细辛1 g，干姜10 g，半夏8 g，白芍10 g，桂枝10 g，五味子10 g，炙甘草10 g，白芥子10 g，紫苏子10 g，炒莱菔子10 g。加减：痰湿者，加厚朴行气化痰；气逆者，加代赭石降气；便秘者，加全瓜蒌、莱菔子通腑涤痰；咳重者加紫菀、款冬花、旋覆花化痰止咳。

（2）热性哮喘。

主要证候：咳嗽哮喘，声高息涌，吐痰稠黄，喉间哮吼痰鸣，胸膈满闷，身热，面赤，口干，咽红，便秘，苔黄腻，脉滑数。

治法：清肺涤痰，开壅平喘。

①常用中成药：小儿清肺化痰口服液、桂龙咳喘胶囊。

②简易药方：麻杏石甘汤合苏葶丸加减。基本方：炙麻黄3 g，杏仁8 g，生石膏30 g，甘草10 g，紫苏子10 g，葶苈子10 g。加减：热重者，加鱼腥草、栀子清肺热；痰多者，加天竺黄、青礞石清化痰热；便秘者，加全瓜蒌、大黄或礞石滚痰丸降逆通腑。若表证不重，喘息咳嗽，痰色微黄，可选用定喘汤。

（3）寒热夹杂。

主要证候：咳喘哮吼，畏寒，发热，鼻塞流清涕，喷嚏，吐痰黏稠色黄，口渴引饮，大便干结，舌红，苔薄白，脉滑数。

治法：清温并进，开壅平喘。

①常用中成药：小儿咳喘灵口服液。

②简易药方：定喘汤加减。基本方：白果10 g，炙麻黄4 g，紫苏子10 g，杏仁8 g，黄芩10 g，桑白皮10 g，款冬花10 g，半夏8 g，炙甘草10 g。加减：寒象明显加细辛，热象重加蒲公英、川贝母等。

（4）虚实夹杂。

主要证候：哮喘持续不已，病程较长，面色欠华，常伴发热，咳嗽，喉间有痰，舌淡，苔薄白，或舌红，苔少，脉细弱。

治法：祛邪扶正，开壅平喘。

①常用中成药：射麻口服液、都气丸。

②简易药方：射干麻黄汤合都气丸加减。基本方：山茱萸 10 g，熟地黄 12 g，补骨脂 10 g，山药 10 g，茯苓 10 g，款冬花 10 g，紫菀 10 g，半夏 8 g，细辛 1 g，五味子 10 g，炙麻黄 4 g，射干 6 g。加减：若喘逆多汗者，重用五味子敛汗平喘；虚喘抬肩，面色青灰，阳气欲脱者，加黑锡丹温肾纳气；畏寒肢冷，加附子、淫羊藿温肾散寒；畏寒腹满者，加花椒、厚朴温中除满；痰多加青礞石以增祛痰之功；发热咳痰黄稠者，加黄芩、芦根清泄肺热。

3. 缓解期

（1）肺气虚弱。

主要证候：面色苍白，喉中有痰，气短懒言，倦怠乏力，容易出汗，反复感冒，胃纳不香，苔薄白，脉细无力。

治法：补肺固表，开壅平喘。

①常用中成药：玉屏风颗粒。

②简易药方：玉屏风散加味。基本方：生黄芪 15 g，炒白术 10 g，防风 9 g。加减：常需加用祛痰顺气之半夏、紫苏子、厚朴、杏仁；自汗多者，加龙骨、牡蛎、浮小麦敛汗；咽红口干，手足心热，舌红，苔少或花剥者，加北沙参、麦冬、五味子滋肺阴；腹胀加木香、枳壳、槟榔理气降气。

（2）脾气虚弱。

主要证候：面色萎黄，虚浮少华，倦怠无力，时有痰鸣。舌淡，苔少，脉缓无力。

治法：健脾理气，开壅平喘。

①常用中成药：参苓白术颗粒。

②简易药方：六君子汤加味。基本方：太子参 10 g，茯苓 10 g，白术 10 g，炙甘草 10 g，陈皮 10 g，半夏 8 g。加减：痰饮明显者加细辛、桂枝以增温化痰饮之力。

（3）肾气虚弱。

主要证候：面色㿠白，喉中有痰，动则气短，自汗，食少，遗尿或夜尿增多，舌淡，苔白，脉沉细。

治法：益肾固本，开壅平喘。

①常用中成药：蛤蚧定喘丸、固本咳喘片。

②简易药方：金匮肾气丸加减。基本方：熟地黄 10 g，山茱萸 10 g，山药 10 g，茯苓 10 g，泽泻 9 g，牡丹皮 9 g，附子 3 g，肉桂 6 g。加减：阴虚阳亢明显者加龟甲、鳖甲以增潜阳定喘之力；虚喘明显者加蛤蚧、冬虫夏草补肾纳气；咳嗽重加款冬花、紫菀化痰止咳；夜尿多者，加益智仁、补骨脂、菟丝子补肾固摄。

（4）肺脾气虚。

主要证候：面色㿠白，虚浮少华，气短懒言，倦怠乏力，容易出汗，反复感冒，时有痰鸣，胃纳不香，舌苔薄白，脉缓无力。

治法：健脾补肺，开壅平喘。

①常用中成药：玉屏风颗粒。

②简易药方：人参五味子汤加减。基本方：四君子汤补益脾气，以绝生痰之源，其中人参大补元气为本方之君药（单煎）；五味子敛肺止咳为臣药；麦冬清肺止咳为佐药；生姜、大枣调和营卫。全方共奏健脾补肺、祛痰顺气之功效。加减：出汗多加浮小麦、煅牡蛎，阴虚明显以太子参代替人参，食欲缺乏加焦三仙。

六、临证心得

小儿哮喘急性发作期治肺，常用定喘汤能够迅速平喘，可以提高临床疗效。同时在辨证选方的基础上选用如炙麻黄、白果等具有良好平喘效果的药物，往往会收到良好的临床疗效，麻黄伍用杏仁、白果、葶苈子、紫苏子等降气平喘之药，平喘之效更佳。小儿哮喘之喘，总以肺气上逆为主，以苏子降气汤降其上逆之气；佐以杏仁、葶苈子、白果，则可增强降气平喘之效；再佐以炙麻黄宣畅肺气，一降一宣，和于肺气呼吸之自然，又有提壶揭盖之妙，则其喘自平矣。茶叶含"茶碱"，具有非常好的平喘功效，为平喘之良药，尤其应注意选用"绿茶"，其用量一般为"一撮"，所谓"一撮"实为"1 mL"，临证之时亦应根据患儿年龄大小、体质强弱等因素适当增减其用量，防止由于茶叶用量过大、难以入睡反而影响临床疗效。通腑泄热之药在有气逆腑实证时用之，可收到良好的平喘退热之功效，常用生大黄（后下）、玄明粉（冲服）、番泻叶等，但不宜过用，过则伤其正气，腑实证不严重时，则用制大黄。

小儿哮喘缓解期治脾肾，脾虚则用四君子汤或二陈汤，培补元气，增强自身免疫力。肾为人体先天之本，小儿肾气未充，哮喘每愈多发，往往到了青春期肾气逐渐充盛后症状可自愈或缓解，可见本病与肾密切相关。所以在本病缓解期，往往在补肺、脾的同时加以补肾的方法，如用六味地黄丸以巩固疗效，减少反复发作。

注重调肺平肝法，大量哮喘的患儿，常伴有鼻咽疾病的症状，特别是一些过敏性哮喘的患儿，早期都伴有过敏性鼻炎的鼻塞、鼻痒、打喷嚏等上呼吸道症状，或婴幼儿时期有湿疹，所以在治疗过程中，将鼻炎的治疗作为重点，防止病邪下传，如鼻塞、流涕，选用辛夷、苍耳子、细辛、川木通、薄荷等宣肺通窍；咽红肿选用板蓝根、山豆根、青果等，以清热解毒利咽。如患儿夜间哮喘严重，伴夜惊，脾气急躁，可以佐加钩藤、茯神、酸枣仁等疏肝安神。

附：哮咳

"哮咳"为全国著名老中医王烈教授所命名。西医称为"咳嗽变异性哮喘"。

辨证治疗：

（一）辨证要点

基于"治病求本"的原则，在从哮论治理论的基础上提出三期论治。

第一阶段：即发作期（咳期），属于实咳，病位主要在肺。

第二阶段：即缓解期（痰期），病位主要在脾。

第三阶段：即稳定期（根期），病位在肺、脾、肾，患儿咳止痰消，但尚有肺脾肾虚、食积肺热之征象，哮有宿根，邪去正虚，往往在感寒伤风等多种因素影响下而复发。

（二）治疗原则

1. 基础治则

固本止咳。

2. 具体治法

本病发作期患儿以咳嗽为主要表现，治以解痉降逆止咳。缓解期，患儿以咳嗽明显减轻，痰多为主要表现，治以健脾化痰止咳。稳定期治以同本截痰。

（三）分证论治

1. 发作期

主要证候：咳嗽，呈阵发性呛咳，少痰或无痰，黏稠难咯，以夜间、晨起明显。面赤、手足心热，夜卧不安，喜俯卧，大便干或秘结。舌质红或红绛，苔黄腻或薄黄，脉滑数。

治法：解痉降逆，固本止咳。

简易药方：哮咳饮。基本方：紫苏子 10 g，地龙 9 g，前胡 10 g，桃仁 8 g，杏仁 8 g，冬瓜子 10 g，莱菔子 10 g，芦根 15 g，川贝母 9 g，射干 6 g，锦灯笼 10 g，水煎服。疗程：8 d。

2. 缓解期

主要证候：咳嗽明显减轻，痰多，质地清稀，色白易咳，喉中痰鸣。胸脘痞闷，纳呆体倦，大便不实，面色㿠白。舌质淡红，苔白腻，脉濡滑。

治法：健脾化痰，固本止咳。

简易药方：缓哮方。基本方：紫苏子 10 g，前胡 10 g，白前 8 g，桃仁 8 g，杏仁 8 g，白屈菜 10 g，莱菔子 10 g，胆南星 8 g，茯苓 10 g，款冬花 10 g，清半夏 10 g，沙参 10 g，茯苓 10 g，水煎服。疗程：8 d。

3. 稳定期

（1）肺脾肾虚。

主要证候：无咳嗽及喉中痰鸣，倦怠乏力，四肢不温，汗出，纳呆便溏，易感，面色㿠白。舌质淡，苔白，脉沉弱。

治法：补肺健脾，固本止咳。

简易药方：防哮汤1。基本方：黄芪10 g，玉竹10 g，太子参10 g，五味子10 g，女贞子9 g，补骨脂10 g，牡蛎30 g。水煎服。疗程：30 d。加减：还依据患儿体质不同选加山药、熟地黄、何首乌、海螵蛸、黄精等药。

（2）食积肺热。

主要证候：无咳嗽及喉中痰鸣，神烦，面赤，唇红，手足心热，口臭，食少或暴饮暴食，易怒，下眼睑色青，大便干，小便黄，舌黄，脉数或指纹紫滞，反复外感。

治法：清肺消食，固本止咳。

简易药方：防哮汤2。基本方：黄芩10 g，栀子10 g，神曲10 g，麦芽10 g，陈皮10 g，鸡内金10 g，莱菔子10 g，生甘草10 g，白茅根15 g，芦根15 g。水煎服。疗程：30 d。加减：依据患儿体质不同选加佛手、白芍、枳实、番泻叶、薏苡仁、龙胆草、连翘、紫荆皮、厚朴等药。

七、医案举例

哮喘

2021.4.14.. 廖XX，9岁

主诉：气喘发热3 d。

病史：患儿3 d前因发热自行给服感冒药后汗出热不解，咳嗽加重，伴气喘，痰多黏稠，不易咯出，食欲缺乏，大便干结，小便黄，苔薄黄，脉浮数。既往有哮喘病史。

方药：麻杏石甘汤加减：麻黄5 g，苦杏仁10 g，甘草3 g，石膏15 g，浙贝10 g，桑白皮10 g，紫苏叶10 g，柴胡6 g，莱菔子10 g。农本方2剂，日1剂。

二诊：患儿热退，咳嗽大减，痰少，大小便可。原方去桑白皮，加茯苓10克，薏苡仁15克，再进2剂。

按语：该患儿服药后汗出热不解，说明邪热已入里迫肺，肺失清肃，故见喘息；热灼肺津，炼液为痰，壅闭于肺，故痰多黏稠，不易咯出；大便干结，小便黄，苔薄黄，脉浮数，均为里热的表现。故用麻杏石甘汤清宣肺中郁热而定喘，加浙贝、苏叶、桑白皮、莱菔子降气化痰。此案体现了麻杏石甘汤的活用。

（麦建益）

第五节　厌食

一、概述

（一）定义

厌食是指小儿较长时期见食不贪，食欲不振，甚则拒食的一种病证。

本病临床特征是以厌食为主证，对所有食物均不感兴趣、甚至厌恶，食量较正常同年龄儿童显著减少，及必须有较长的病程（一般认为应当在两个月以上）。

（二）命名

古代医籍中无厌食病名，可能与以前本病发病极少有关。厌食为现代病名，中医药著作于《中医儿科学》五版教材（1985年）开始应用。古代与此类似的病名记载如下。

"不思食"，见《小儿药证直诀·胃气不和》。思即想念之意，不思食即不想进食。

"不嗜食"见《幼幼新书·乳食不下》。嗜即喜欢、爱好之意，不嗜食即不喜进食，食欲极差。

除了上述这些病证名称之外，古代儿科医籍中还有一些从病因、病机及治疗的角度描述与厌食相关的证候命名。如"恶食"（《证治汇补·附恶食》《张氏医通·恶食》）、"不能食"（《赤水玄珠全集·伤饮伤食门》）等。

（三）范围

本病为一独立病证，非指其他急、慢性疾病出现的食欲不振症状。

西医学曾经使用"神经性厌食"病名。但是，近年西医著作中也多数认同小儿厌食与饮食喂养关系密切，与以往国外报道的"神经性厌食"病因、发病年龄等均有所不同。

（四）发病情况

1. 发病时间

本病起病多较缓慢，病程较长，其发生多无明显的季节差异，但夏季暑湿当令，易于困遏脾气使症状加重。

2. 好发人群

各年龄皆可发病，尤多见于1～6岁儿童，学龄儿童患病者明显减少。城乡儿童均可发生，而城市发病率高于农村，与饮食喂养方法有关。

3. 发病特点

本病起病缓慢，多因较长时间的饮食不节，以致脾胃受损而成。若长期不愈可使患儿体重减轻，精神疲惫，抗病力弱，为其他疾病的发生和发展提供了有利条件，可引致疳证，影响正常的生长发育及神经精神异常等。

（五）治疗转归

本病一般预后良好。长期不愈者亦可转为疳证。

二、病因病机

本病多由喂养不当、他病伤脾、先天不足、情志失调引起，其病变脏腑主要在脾胃。盖胃司受纳，脾主运化，脾胃调和，则口能知五谷饮食之味，正如《灵枢·脉度》所说："脾气通于口，脾和，则口能知五谷矣。"若脾胃失健，纳化不和，则造成厌食。

（一）病因

1. 饮食不节，喂养不当

小儿脏腑娇嫩，脾常不足，乳食不知自节。家长往往过分溺爱子女，恣意纵儿所好，片面追求高营养的食品、补品，过食甘、肥、粘、腻、香味食品，造成饮食质、量的过度，或贪吃零食，饮食偏嗜，进食不定时，生活无规律，饥饱无度，或是饮食不洁、感染诸虫，皆可致损脾伤胃。亦有因缺乏喂养知识，在婴儿期未及时添加辅食，至断乳之时，食品品种骤然增加，脾胃不能适应，皆可形成厌食。

2. 先天不足，他病伤脾

小儿素禀不足、脾胃虚弱，或疾病迁延、损伤脾胃，使受纳运化机能低下，以致饮食减少，或厌于乳食，精神不振，疲倦少力。《赤水玄珠全集·伤饮伤食门》说："不能食者，由脾胃馁弱，或病后而脾胃之气未复……以故不思食"。

3. 情志失调，思虑伤脾

小儿神气怯弱，易为情志所伤。若失于调护，或思念压抑，或环境变更，或所欲不遂，或受到逼迫，或常被打骂等，均可致情志抑郁，肝失调达，气机不畅，乘脾犯胃，形成厌食。

西医认为厌食症的病因主要有：不良习惯（如强迫进食、饮食习惯不良、环境影响等）、药物影响、疾病影响，及其他原因，如劳累、恐惧、心情不愉快、紧张等精神因素和气候过热等也可使食欲减退。现代研究还表明，小儿厌食部分与微量元素缺乏有关，尤其是与锌元素缺乏有密切关系。

（二）病机

由于病因不一，素质有异，各个患者可以出现不同的病理演变，常见的有以下几种情况。

1. 脾运失健

小儿脾常不足，运化力弱。嗜食甘肥厚味，或湿困脾土，或病后脾气未复，皆致运化失健，不能为其受纳、转输之功。这类患儿一般病程未久或病情未重，生化虽然不足，却未至全身虚赢，以脾阳失于舒展，运化功能失常为主。临床表现虚象不著，若迫食、多食之后，则易于出现脾胃升降乖常，泛恶、呕吐、脘胀等证。

2. 脾胃气虚

厌食日久，或久病耗伤，或先天不足，脾胃之气受损，运纳失职，亦成厌食。脾胃气虚者虚象已显，腐熟转输无力，故见饮食不化，生化之源不足，又见全身体虚气弱证象。

3. 胃阴不足

胃阴指胃之清津。脾喜刚燥，胃喜柔润。如素体阴分不足，或热病伤耗阴津，或过食香燥食物，胃津受灼，皆致胃阴不足，失于濡润，不能行其受纳腐熟之职，导致厌食。

小儿厌食，以运化功能失健者居多，只要注意饮食调养，配合药物治疗，多可逐渐好转。临床上一般不会发生变证。少数患儿迁延日久不愈，气血生化之源不敷，也可发展为疳证，但仍以轻症之疳气证为多。

三、临床诊断

（一）诊断要点

（1）有喂养不当、病后失调、先天不足或情志失调史。

（2）长期食欲不振，厌恶进食，食量明显少于同龄正常儿童。

（3）面色少华，形体偏瘦，但精神尚好，活动如常。

（4）除外其他外感、内伤慢性疾病。

（二）病证鉴别

厌食应与积滞、疳证、疰夏相鉴别。

1. 积滞

积滞指乳食停聚中脘，积而不消，气滞不行，而有脘腹胀满疼痛，嗳气酸馊，大便腐臭，烦躁多啼等证。积滞所见之不思乳食系由乳食停积不行产生；厌食患儿不思进食，所进甚少，其腹坦然无苦，一般无食积证象。

2. 疳证

疳证患儿在饮食方面的表现有食欲不振，亦有食欲亢进或嗜食异物者；形体明显消瘦；可病涉五脏，出现烦躁不宁或萎靡不振，及舌疳、眼疳、疳肿胀等兼证。厌食者虽食欲颇差，进食甚少，但形体正常或略瘦，未至赢瘦程度，为脾之本脏轻症，一般不涉及他脏。

3. 疰夏

疰夏亦有食欲不振，同时可见全身倦怠，大便不调，或有身热，其特点为发病有严格的季节性，"春夏剧，秋冬瘥"，秋凉后会自行好转。厌食虽可起病于夏，但秋后不会恢复正常，而持久胃纳不开，且一般无便溏，身热等见证。

四、辨证论治

（一）辨证思路

厌食一般症状不多，辨证时首先要与其他疾病所出现的食欲不振症状相区别。在辨证分型时，本病应以脏腑辨证为纲，主要从脾胃辨证而区别是以运化功能失健为主，还是以脾胃气阴亏虚为主。凡病程短，仅表现纳呆食少，食而乏味，饮食稍多即感腹胀，形体尚可，舌质正常，舌苔薄腻者为脾失健运；病程长，食而不化，大便溏薄，并伴面色少华，乏力多汗，形体偏瘦，舌质淡，苔薄白者为脾胃气虚；若食少饮多，口舌干燥，大便秘结，舌红少津，苔少或花剥者为脾胃阴虚。

（二）治疗原则

厌食的治疗宗"脾健不在补贵在运"的原则，以运脾开胃为基本法则。宜以轻清之剂解脾胃之困，拨清灵脏气以恢复转运之机，俟脾胃调和，脾运复健，则胃纳自开。脾运失健者，当以运脾和胃为主；脾胃气虚者，治以健脾益气为先；若属脾胃阴虚，则施以养胃育阴之法。此外，理气宽中、消食开胃、化湿醒脾之品也可随证选用。需要注意的是：消导不宜过峻、燥湿不宜过寒、补益不宜呆滞、养阴不宜滋腻，以防损脾碍胃，影响纳化。在药物治疗的同时，应注意饮食调养，纠正不良的饮食习惯，方能取效。

（三）证治分类

1. 脾运失健

证候：面色少华，不思纳食，或食而无味，拒进饮食，或伴嗳气泛恶，大便不调，偶尔多食后则脘腹饱胀，形体尚可，精神正常，舌苔白或薄腻，脉尚有力。

辨证：不思纳食，或食而无味，拒进饮食——脾气通于口，脾不和则口不知味。运化失职，胃不能纳，以至拒食。

嗳气泛恶，大便不调，偶尔多食后则脘腹饱胀——脾失健运则运化乏力、多食则脘腹作胀。胃失和降则嗳气泛恶；脾胃不和则大便不调。

形体尚可，精神正常——疾病初期，虚象不著，全身症状表现轻微。

舌苔白或薄腻——为脾运失健，水湿、水谷难化之征。

治法：调和脾胃，运脾开胃。

此证脾气不和，运化失健，胃纳不开，故治以调和脾胃，扶助运化。脾运复健，则胃纳自开，食欲、食量可增。

方药：不换金正气散加减。

方解："凡欲补脾，则用白术；凡欲运脾，则用苍术；欲补运相兼，则相兼而用。"（张隐庵《本草崇原·本经上品》）白术、苍术两者均有健脾之功，白术偏于补气渗湿，苍术偏于助运燥湿，可根据证情选用或合用。本证为厌食初期，不换金正气散选苍术燥湿运脾；陈皮、枳壳、藿香理气醒脾和中；焦神曲、炒麦芽、焦山楂消食开胃。

加减：脘腹胀满加木香、厚朴、莱菔子理气宽中；舌苔白腻加半夏、佩兰燥湿醒脾；暑湿困阻加荷叶、扁豆花消暑化湿；嗳气泛恶加半夏、竹茹和胃降逆；大便偏干加枳实、莱菔子导滞通便；大便偏稀加山药、薏苡仁健脾祛湿。

2. 脾胃气虚

证候：不思进食，食而不化，大便偏稀、夹不消化食物，面色少华，形体偏瘦，肢倦乏力，舌质淡，苔薄白，脉缓无力。

辨证：不思进食，食而不化——脾胃虚弱，运化失司。

大便偏稀、夹不消化食物——脾虚失运，饮食不化。

面色少华，形体偏瘦，肢倦乏力，舌质淡，苔薄白，脉缓无力——脾胃气虚，气血生化乏源。

治法：健脾益气，佐以助运。

脾虚当补，脾健则运。然本已运化维艰，益气之中须佐以理气助运，勿施壅补，以免碍滞，补而不受。

方药：异功散加味。

方解：方中党参、茯苓、白术、甘草益气健脾；陈皮、砂仁理气助运；怀山药、薏苡仁、扁豆健脾利湿；炒谷芽、炒麦芽健脾开胃。

加减：舌苔腻者，白术易为苍术，运脾燥湿；饮食不化，加焦山楂、焦神曲和胃消食；大便稀溏，口泛清涎，加煨姜、益智仁、肉豆蔻以温运脾阳；汗多易感加黄芪、防风益气固表；情志抑郁加柴胡、佛手解郁疏肝。

3. 脾胃阴虚

证候：不思进食，食少饮多，皮肤失润，大便偏干，小便短黄，甚或烦躁少寐，手足心热，舌红少津，苔少或花剥，脉细数。

辨证：不喜进食——胃失柔润，受纳失职。

口干多饮，舌红少津，苔少或光剥——胃阴不足，津不上承。

大便偏干，小便短黄——阴液不足，津伤燥结。

皮肤失润——胃不游溢精气，脾气无由散精。

手足心热，烦躁少寐，脉细数——阴虚内热。

"太阴湿土，得阳始运；阳明燥土，得阴自安。"（叶天士《临证指南医案》）胃阴不足、失于柔润，故见胃纳失职、体失濡润之象。

治法：滋脾养胃，佐以助运。

此证因脾胃阴虚，治宜润养，但不应过于滋腻，即养胃而不碍脾之意。宜取酸甘化阴法，清而不滋，养胃生津。

方药：养胃增液汤加减。

方解：养胃增液汤中乌梅、白芍、生甘草酸甘化阴；石斛、北沙参、玉竹养胃生津；香橼皮、麦芽开胃助运。

加减：饮食不化，加谷芽、神曲生发胃气；口渴引饮，加芦根、天花粉、梨汁生津止渴；大便秘结，加郁李仁、火麻仁润肠通便；夜寐不宁，口干舌红，加胡黄连、牡丹皮、酸枣仁清热养阴，宁心安神。

（四）其他疗法

1. 中药成药

（1）小儿香橘丸：每服1丸，1日2～3次。用于脾失健运证。

（2）小儿健脾丸：每服1丸，1日2次。用于脾胃气虚证。

2. 推拿疗法

（1）补脾土，运内八卦，清胃经，掐揉掌横纹，摩腹，揉足三里。用于脾失健运证。

（2）补脾土，运内八卦，揉足三里，摩腹，捏脊。用于脾胃气虚证。

（3）揉板门，补胃经，运八卦，分手阴阳，揉二马，揉中脘。用于脾胃阴虚证。

3. 单方验方

脾运失健轻症患儿，可用山楂膏（片）每服1～3块；或鸡内金粉每服1～2克，1日3次，有启脾开胃作用。

五、西医疗法

现代研究表明，部分厌食患儿与体内微量元素锌缺乏有关。常用的补锌制剂有葡萄糖酸锌口服液，一般每次服5～10 mL，1日服1～2次，周岁以内小儿酌减。

六、预防与调护

（一）预防

（1）要教育家长"爱子之意不可无，纵儿之心不可有"，令其掌握正确的喂养方法。要让孩子饮食起居按时、有度，勿多食甘肥黏腻食品，夏季勿贪凉饮冷。根据不同年龄给予富含营养、易于消化、品种多样的食品。母乳喂养的婴儿4个月后应逐步添加辅食。注意饮食卫生。

（2）出现食欲不振症状时，要及时查明原因，采取针对性治疗措施。对病后胃气刚刚恢复者，要逐渐增加饮食，切勿暴饮暴食而致脾胃复伤。

（3）注意精神调护，培养良好的性格，教育孩子要循循善诱，切勿训斥打骂，变换生活环境要逐步适应，防止惊恐恼怒损伤。

（二）调护

（1）纠正不良饮食习惯，做到"乳贵有时，食贵有节"，不偏食、挑食，不强迫进食，饮食定时适量，荤素搭配，少食肥甘厚味、生冷坚硬等不易消化食物，鼓励多食蔬菜及粗粮。

（2）遵照"胃以喜为补"的原则，先从小儿喜欢的食物着手，来诱导开胃，暂时不要考虑营养价值，待其食欲增进后，再按营养的需要供给食物。

（3）注意生活起居，加强精神调护，保持良好情绪，饭菜多样化，讲究色香味，以促进食欲。

七、结语

小儿厌食是小儿较长时期见食不贪，食欲不振，厌恶进食的病证。古代医学文献中无小儿厌食病名，其记载的"恶食""不能食""不嗜食"等病的主要临床表现与本病相同，1980年以后，国内陆续有辨证治疗的报道，高等医学院校教材《中医儿科学》（1985年版）正式确立其病名。

厌食系目前儿科临床常见病之一，一般预后良好，但长期不愈者会气血不充，易于感受外邪，合并贫血，或缓慢消瘦，逐渐转为疳证。

小儿厌食病因复杂多样，但饮食不节、喂养不当是最常见原因，脾运胃纳功能失健是其基本病机。对于小儿厌食的发病机制和病理变化，目前尚缺乏深入、细致的研究。一般认为，该病的发生主要是局部或全身疾病影响消化系统的功能，使胃肠平滑肌张力低下，消化液的分泌减少，酶的活性减低和中枢神经系统受人体内外环境的影响，其免疫功能低于正常儿，同时有甲皱微循环不良、胰腺外分泌功能降低、非消化期胃电节律紊乱、餐后排空缓慢等表现。锌缺乏时，体内多种酶、蛋白质、核酸、激素等的合成代谢，唾液的分泌均受影响，且胸腺萎缩、免疫力下降、舌乳头萎缩、味觉减退，从而使胃肠消化力降低，食欲下降。关于小儿厌食的病理变化尚待进一步观察研究。

对于小儿厌食的治疗，现代医学目前除了补锌以外，尚缺乏有效的治疗药物。中医药辨证治疗厌食，较西医药有明显的优势。治疗原则以和为贵，以运为健，关键在运脾而不在补脾。宜以轻清之剂解脾气之困，拨清灵脏气以恢复转运之机，俾使脾胃调和，脾运复健，则胃纳自开。对于厌食症，除了用中医药治疗外，还强调调节饮食，方能收到良效。必须纠正不良的饮食习惯，采取正确的喂养方法，否则，单纯依赖药物，则不能收到好的效果。

八、医案举例

厌食

2019.5.4，李XX，8岁

主诉：食欲缺乏，消瘦2年。

病史：2年来胃纳欠佳，消瘦，夜眠不安，流口水，渐次出现懒言少动，头晕头痛，大便稀软不成形。服中西药物，疗效不显。症见形体瘦小，神疲懒言，面色㿠白，舌质淡，苔薄白而滑。方药：香砂六君子汤加减：黄芪20 g，党参10 g，白术10 g，茯苓10 g，炙甘草6 g，陈皮6 g，砂仁3 g，麦芽15 g，山楂10 g，炮姜3 g。农本方5剂，日1剂。

二诊：服药5剂，纳食增加，大便成形，1 dL次，但食后脘腹稍胀。去黄芪，加木香6 g，炒鸡内金10 g。再服5剂。

三诊：服上药5剂，纳食复常，脘腹不胀，大便稍软。又令患儿服药5剂，诸症皆消。

按语：尽管临床有脾失健运、胃阴不足、脾胃气虚等不同证型，但皆因内伤脾胃所致，故遵善治病者，唯在调和脾胃治脾胃即所以安五脏。本方之四君子黄芪益气健脾，以治病本；陈皮、砂仁行气导滞，开胃醒脾，以治病标；更有山楂、麦芽消食开胃，以散食邪；炮姜温中以醒脾。所以全方合用，即具健脾益胃、消食化滞、增强纳运的综合功效，因此脾胃气虚型小儿畏食症服之有效。

（麦建益）

第九章 妇科常见疾病的中医治疗

第一节 闭经

一、病证名称与定义

女子年逾 16 岁，第二性征发育不良，或生殖器官发育较差，而月经尚未初潮，称为原发性闭经。或已行经而又中断达 3 个月以上，称为继发性闭经。

本病中医又称"女子不月""月事不来""经水不通""血枯""经闭"等。最早见于《素问·阴阳别论》，"二阳之病发心脾，有不得隐曲，女子不用"，并载有治疗血枯的第一张妇科处方，四乌贼骨一藘茹丸。《素问·评热病论》记载"月事不来者，胞脉闭也。胞脉者，属心而络于胞中，今气上迫肺，心气不得下通，故月事不来也"。本病病机复杂，仍可分冲任俱虚、血海干涸与冲任滞涩、胞络阻隔的虚实两端。细析其因，或因肝血肾精不足，冲任不充，无血不下。《傅青主女科》认为"肾水本虚，何能盈满而化经水外泄"。《本草衍义》称"夫人之生以气血为本，人之病未有不先伤其气血者……思虑过当，多致劳损……女则月水先闭"。唐《备急千金要方》指出"血脉瘀滞……妇人经闭不行"。《妇人良方大全·调经门·月经不通方论》云："肾气全盛，冲任流通，经血既盈，应时而下，否则不通也。"《兰室秘藏》指出"形羸气血俱衰，而致经水断绝不行"。《济阴纲目·经闭门·论经闭大法》引朱震亨云："经不通，或因堕胎及多产伤血，或因久患潮热销血，或因久发盗汗耗血，或因脾胃不和饮食少进而不生血，或因痢疾失血。治宜生血行血，除热调和之剂，随证用之。或因七情伤心，心气停结，故血闭而不行，宜调心气，通心经，使血生而经自行矣。"《陈素庵妇科补解》认为"妇人善怒多郁，肝气郁而不舒故也，肝气不舒，外感则湿与火，内伤则食与痰，无不郁矣。血随气的升降上下，安得不闭经乎？"。《景岳全书》指出"正虚阴竭，所以血枯"，此皆为虚证之源。若因七情内伤，"忧愁思虑，恼怒怨恨"，可使肝气不舒、心气不开、脾气不化，"忧愁思虑，恼怒怨恨，气郁血滞，而经不行"（《万氏女科》），冲任瘀滞，胞脉阻隔；或肥胖之人，痰湿之体，脾阳受困，脂、痰、湿阻滞冲任，胞脉壅滞而经不行，正如《女科切要》所曰："肥白妇人，经闭而不通者，必是湿痰与脂膜壅塞之故也"；或"风冷邪气客于胞内，伤损冲任之脉……致胞络内绝，血气不通故也"（《诸病源候论》），此为实证之因。《医宗金鉴·妇科心法要诀·调经门》明确指出痨瘵闭经是"经闭久嗽，又见骨蒸潮热……则为之血风痨"。《金匮要略·妇人杂病脉证并治》曰："妇人之病，因虚、积冷、结气，为诸经水断绝，至有历年，血寒积结胞门，寒伤经络凝坚。"指出"因虚""积冷""结气"及"血寒、积结"是导致闭经的重要因素。《竹林女科证治》中论述了体质与闭经的关系，"肥盛之妇，躯脂迫塞，痰涎壅盛，血滞而经不行""形瘦多热多郁，血少气虚而经闭""形瘦血虚生热，而月水不通，此冲任内伤也。"《丹溪心法》指出"躯脂满经闭者，以导痰汤加黄连、川芎，不可服地黄，泥膈故也"。《针灸甲乙经·妇人杂病》中有"子门不端，少腹苦寒，阴痒及痛，经闭不通，中极主之。"及"妇人漏下，若血闭不通，逆气胀，血海主之"以及"月水不通，奔豚泄气，上下引腰脊痛，气穴主之"的记载。

西医学认为，中枢神经系统与下丘脑－垂体间功能失调，使促性腺激素的分泌受到影响，卵泡成熟和排卵功能发生障碍。如神经性畏食症，下丘脑－垂体－卵巢轴受抑制；或营养不良，或消耗性疾病（如结核病），或口服避孕药，都可影响下丘脑功能；或其他垂体靶腺如甲状腺、肾上腺的功能紊乱也可通过代谢或激素的反馈影响下丘脑－垂体－卵巢轴功能，而导致闭经。

二、病证诊断

（一）诊断标准

1. 病史

注意有无月经初潮来迟或月经后期病史，有无妇科手术史或服用避孕药物，有无精神刺激或生活改变等诱因。

2. 症状

女子年逾 16 周岁，无月经来潮，或月经周期建立后，停经 3 个周期以上，可伴有肥胖、不孕、多毛、痤疮等。

3. 辅助检查

（1）妇科检查：先天发育不良者，可见子宫体细小，发育畸形等，同时注意第二性征的发育情况，已婚妇女可通过检查阴道及宫颈了解体内雌激素水平。

（2）实验室检查：卵巢激素、促性腺激素、甲状腺肾上腺功能的测定，有助于诊断下丘脑－垂体－卵巢轴功能失调导致的闭经。

（3）其他检查：盆腔超声了解生殖器的发育情况，基础体温的测定、阴道脱落细胞检查、宫颈黏液检查、诊断性刮宫、染色体检查、子宫输卵管造影、宫腔镜等有助于诊断闭经的原因。

（二）鉴别诊断

1. 早孕

除闭经外，有妊娠反应，且子宫增大、软、饱满，子宫增大与停经月份相符，乳房增大、乳晕暗黑加宽，尿妊娠试验阳性，超声检查和多普勒检查均可证实妊娠。

2. 哺乳期闭经

有哺乳史，因垂体分泌过多催乳素（PRL），抑制促性腺激素分泌而停经，阴道黏膜萎缩，子宫缩小，卵巢处于静止状态。检查雌激素水平可极度低落，FSH 的排出量减少但一旦停止哺乳后，卵巢功能恢复正常，月经能自动来潮。

3. 暗经

罕见，属原发性闭经，即使给予周期性性激素治疗亦不可能引起子宫出血，暗经患者卵巢功能正常，即有排卵周期，子宫内膜亦有周期性变化，但到周期结束，内膜自行消退，而不出现月经，此种情况可能与哺乳动物一样，由于子宫内膜血管系统缺分化所导致属于"返祖"现象，因此并不一定影响生育功能，而仍可怀孕。通过性激素检查可以鉴别。

4. 隐经

又称假性闭经。先天性无孔处女膜、阴道横隔或阴道发育不全伴宫颈闭锁时，月经血不能外流，致阴道积血、子宫积血、输卵管积血，甚至经血倒流入盆腔，引起周期性会阴部、耻区胀痛，并逐渐加重。阴道口可见紫蓝色的膨隆，肛查阴道呈囊性膨胀，双合诊盆腔有触痛性肿块。患者性腺轴内分泌正常。

5. 假孕

虽亦有闭经，但无其他症状及体征。往往出现在盼子心切或惧怕妊娠的妇女，伴精神症状，通过辅助检查和超声等易鉴别。

（三）证候诊断

本病的证候诊断应根据患者的初潮年龄、月经史等并结合全身情况和舌脉综合分析。若月经初潮来迟，或月经后期量少，渐至闭经，头晕耳鸣，腰酸腿软者，属于肾虚证；若月经停闭数月，神疲体倦，气短懒言，不思饮食，脘腹胀闷，大便溏薄，面色淡黄，舌淡胖边有齿痕，苔白腻，脉缓弱者，属于脾虚证；若月经停闭数月，头晕眼花，心悸失眠，皮肤不润，面色萎黄者，属于血虚证；若月经停闭数月，小腹胀痛拒按；胸胁乳房胀痛，烦躁易怒，时欲太息，舌紫黯，舌边舌尖有瘀斑瘀点，脉沉弦或涩而有力者，属于气滞血瘀证；若月经停闭数月，小腹冷痛拒按，得热痛减，形寒肢冷，面色青白，舌紫黯，苔白，脉沉紧者，属于寒凝血瘀证；若月经停闭数月，带下量多，色白质稠，形体肥胖，神疲肢倦，头晕心悸，胸闷泛恶，面色㿠白者，属于痰湿阻滞证。

三、病因病机

（一）病因

闭经发病机制主要是冲任气血失调，有虚、实两个方面，虚者由于冲任亏败，源断其流；实者因邪气阻隔冲任，经血不通。导致闭经的病因复杂，有先天因素，也有后天获得，可由月经不调发展而来，也有因他病致闭经者。

1. 虚实学说

闭经之因，不外虚实两种。虚者多为阴血亏损，无血可下；或肝肾亏虚，冲任不充；或脾胃虚弱，生化无源。实者多因气血郁滞，痰湿内阻，胞脉不利，血行不通。痰脂阻隔者本质责之脾肾气化失司。血枯经闭采用补脾益肾、养血调冲法，此所谓"欲以通之，必先充之"也；脂隔经闭先排除寒湿痰脂的阻隔，有痰必先化痰，疏通脉络，再以健脾养血，杜绝生痰之源，宜分期耐心调理，循序而进。求效急切，不从本治，欲速反不达，即使一时取效，也不巩固。

2. 脏腑八纲学说

闭经亦与冲、任脉及肾、脾、肝、心关系最为密切，多由精血亏虚、情志不遂、痰湿阻滞、寒凝血滞、火旺血竭、外邪入侵、先天性生理畸形等引起。根据病因和症状，临床分为虚、实、寒、热四大类八个证型进行辨证论治。蔡小荪有云："闭经病机有虚有实，虚为血海空虚，来源不足。由于肾气（包括肾阴肾阳）不充，天癸这种无形之水不至，冲任不充盈，胞脉不通，以致血海空虚，无源可下，犹如油灯之燃，必基于燃油之盈，若油灯乏油，则火之再诱终不能燃也。因此，当补肾养血，血至而经自下。"补肾实为治疗闭经的要旨，所以不论是原发性闭经，还是继发性闭经，均以补肾为主。

3. 从西医辨病角度分析

（1）**多囊卵巢综合征**：庞氏认为多囊卵巢综合征属先天肾气不足，冲任不充，肝肾阴亏之象，妇科检查盆腔有块为瘀阻胞脉，辨证当为虚中夹实。治疗时采用攻补兼施，补肾滋阴，调任脉，兼顾活血化瘀、理气通经。

（2）**席汉氏综合征**：席汉氏综合征患者主要为肾阳不足、血海空虚，故当先温补肝肾，佐以养血调经，治后病虽未痊愈，但经事得通，顽疾稍动，旨为进步之佳兆。

（3）**基础体温单相**：对基础体温无双相，且不明原因者，主要考虑肾虚为主，在锁定肾虚为本的基础上，再辨证求因。

（二）病机

1. 肾虚

先天不足，少女肾气未充，精气未盛，或房劳多产，久病伤肾，以致肾精亏损，冲任气血不足，血海不能满溢，遂致月经停闭。

2. 脾虚

饮食不节，思虑或劳累过度，损伤脾气，气血化生之源不足，冲任气血不充，血海不能满溢，遂致月经停闭。

3. 血虚

素体血虚，或数伤于血，或大病久病，营血耗损，冲任血少，血海不能满溢，遂致月经停闭。

4. 气滞血瘀

七情内伤，素性抑郁，或愤怒过度，气滞血瘀，瘀阻冲任，气血运行受阻，血海不能满溢，遂致月经停闭。

5. 寒凝血瘀

经产之时，血室正开，过食生冷，或涉水感寒，寒邪乘虚客于冲任，血为寒凝成瘀，滞于冲任，气血运行阻隔，血海不能满溢，逐致月经停闭。

6. 痰湿阻滞

素体肥胖，痰湿内盛，或脾失健运，痰湿内生，痰湿、脂膜壅塞冲任，气血运行受阻，血海不能满溢，遂致月经停闭。

四、临床治疗

（一）分证治疗

1. 肾虚证

（1）肾气虚证。

主要证候：月经初潮来迟，或月经后期量少，渐至闭经，头晕耳鸣，腰酸腿软，小便频数，性欲淡漠，舌淡红，苔薄白，脉沉细。

证候分析：肾气不足，精血衰少，冲任气血不足，血海不能满溢，故月经初潮来迟，或后期量少，渐至停闭；肾虚不能化生精血，髓海、腰府失养，故头晕耳鸣，腰酸腿软；肾气虚阳气不足，故性欲淡漠；肾虚不能温化膀胱，故小便频数。舌淡红，苔薄白，脉沉细，也为肾气虚之征。

治则治法：补肾益气，养血调经。

方药选用：大补元煎加减（《景岳全书》）。

熟地黄、当归、山茱萸、枸杞子、山药、人参、杜仲、甘草

方药分析：方中熟地黄、当归养血益阴；山茱萸、枸杞子补肾填精；山药、人参、杜仲补肾益气；甘草调和诸药。诸药合用，使全方共奏补肾益气，养血调经之效。

随证加减：若畏寒肢冷甚者，可酌加菟丝子、肉桂温肾助阳调经；若夜尿频数者，可酌加金樱子、覆盆子温肾缩尿。

（2）肾阴虚证。

主要证候：月经初潮来迟，或月经后期量少，渐至闭经，头晕耳鸣，腰膝酸软，手足心热，心烦少寐，颧红唇赤，舌红，苔少或无苔，脉细数。

证候分析：肾阴不足，精血亏虚，冲任气血虚少，血海不能满溢，故月经初潮来迟，或后期量少，渐至停闭；肾阴不足，精血虚少，不能上荣脑窍，故头晕耳鸣；经亏血少，不能濡养外府，故腰膝酸软；阴虚内热，故手足心热；虚热内扰心神，故心烦少寐；虚热上浮，故颧红唇赤。舌红，少苔或无苔，脉细数，均为肾阴虚之征。

治则治法：滋肾益阴，养血调经。

方药选用：左归丸加减（《景岳全书》）。

熟地黄、山茱萸、山药、枸杞子、菟丝子、川牛膝、龟甲胶、鹿板胶

方药分析：方中熟地黄滋肾阴、益精髓；山茱萸养肝滋肾，涩精敛汗；山药补脾益阴，滋肾固精；枸杞子补肝肾、益精血；菟丝子补肝肾、益精髓；川牛膝补肝肾、强筋骨；龟板胶滋阴补髓；鹿板胶补益精血。诸药合用，使全方共奏滋肾益阴，养血调经之效。

随证加减：若盗汗多者，可酌加煅龙骨、煅牡蛎潜阳敛汗；若心烦少寐者，可酌加酸枣仁、远志养心安神；阴虚肺燥，咳嗽咯血者，酌加白及、仙鹤草养阴润肺止咳。

（3）肾阳虚证。

主要证候：月经初潮来迟，或月经后期量少，渐至闭经，腰痛如折，畏寒肢冷，小便清长，大便溏薄，面色晦暗，舌淡，苔白，脉沉弱。

证候分析：肾阳虚衰，脏腑失于温养，精血化生之源不足，血海不能按时满溢，故月经初潮来迟，或后期量少，渐至闭经；肾阳虚，外府失养，故腰痛如折；肾阳虚衰，阳气不布，故形寒肢冷；肾阳虚膀胱失于温煦，气化失常，故小便清长；肾阳虚不能温运脾阳，运化失司，故大便溏薄。面色晦暗，舌淡，苔白，脉沉弱，均为肾阳虚之征。

治则治法：温肾助阳，养血调经。

方药举例：十补丸加减（《济生方》）。

熟地、山药、山茱萸、泽泻、茯苓、丹皮、肉桂、五味子，炮附子、鹿茸

方药分析：方中鹿茸、炮附子、肉桂温肾壮阳，填精养血；熟地、山茱萸补肾益精血，更助以山药资生化之源；少佐以泽泻、茯苓渗湿利水，丹皮清泄虚火，与温肾药配伍，使补而不滞，温而不燥；五味子助肉桂引火归原，纳气归肾。全方温肾助阳，滋养精血，肾气旺盛，任冲通盛，月事以时下。

随证加减：若大便溏薄者，可酌加薏苡仁、白术健脾益气，以助运化；若畏寒肢冷者，可酌加补骨脂、干姜以增强温肾助阳之力。

2. 脾虚证

主要证候：月经停闭数月，神疲体倦，气短懒言，不思饮食，脘腹胀闷，大便溏薄，面色淡黄，舌淡胖边有齿痕，苔白腻，脉缓弱。

证候分析：脾虚生化之源亏乏，冲任气血不足，血海不能满溢，故月经停闭数月；脾虚中气不足，故神疲体倦，气短懒言；脾虚中阳不振，运化失职，湿浊内盛，故不思饮食，脘腹胀闷，大便溏薄。面色淡黄，舌淡胖边有齿痕，苔白腻，脉缓弱均为脾虚之征。

治则治法：健脾益气，养血调经。

方药选用：参苓白术散加减（《太平惠民和剂局方》）。

人参、白术、茯苓、白扁豆、甘草、山药、莲子肉、桔梗、薏苡仁、砂仁、当归、牛膝

方药分析：方中人参补益脾胃之气；白术、茯苓健脾除湿；山药补脾益肺；莲子肉健运脾气；扁豆、薏苡仁健脾渗湿；砂仁行气和胃、化湿止泻；桔梗宣利肺气，通利水道；当归、牛膝补血活血；甘草调和诸药。综合诸药，使全方共奏健脾益气，养血调经之效。

随证加减：若大便溏薄者，可酌加肉豆蔻以助止泻之力；若腹胀气滞者，可酌加木香、枳壳理气行滞。

3. 血虚证

主要证候：月经停闭数月，头晕眼花，心悸失眠，皮肤不润，面色萎黄，舌淡，苔少，脉细弱。

证候分析：营血亏虚，冲任气血衰少，血海不能满溢，故月经停闭；血虚不能上荣清窍，故头晕目花；血虚不能濡养心神，故心悸失眠；血虚外不能充养肌肤，故皮肤不润，面色萎黄。舌淡，苔少，脉细弱，均为血虚之征。

治则治法：补血养血，活血调经。

方药选用：小营煎加减（《景岳全书》）。

当归、熟地、白芍、山药、枸杞子、鸡内金、鸡血藤、炙甘草

方药分析：方中熟地、枸杞子、白芍填精养血；山药、鸡内金、炙甘草健脾以生血；当归、鸡血藤补血活血调经。全方合用，养血为主，兼能活血通络。诸药合用，使全方共奏补血养血，活血调经之功。

随证加减：若血虚日久，渐至阴虚血枯经闭者，症见月经停闭，形体羸瘦，骨蒸潮热，或咳嗽唾血，两颧潮红，舌绛苔少，甚或无苔，脉细数。治宜滋肾养血，壮水制火，方用补肾地黄汤（《陈素庵妇科补解》）。

熟地、麦冬、知母、黄檗、泽泻、山药、远志、茯神、丹皮、枣仁、玄参、桑螵蛸、竹叶、龟板、山茱萸

方中知柏地黄丸滋肾阴泻相火，佐以玄参、龟板、桑螵蛸滋阴潜阳，竹叶、麦冬清心火，远志、枣仁宁心神，使心气下通，胞脉流畅，月事自来矣。

若兼见精神恍惚，心神不宁，无故悲伤，心悸失眠，舌淡苔薄白，脉细等血虚日久，心神失养之征，可选用养心汤补血养心，安神定志（《仁斋直指方论》）。

黄芪、人参、茯苓、半夏曲、当归、川芎、远志、酸枣仁、柏子仁、五味子、肉桂、甘草、生姜、大枣。

方中黄芪、人参补脾益气；当归补血养心；茯苓养心安神；酸枣仁、柏子仁、远志、五味子补心安神定悸；半夏曲和胃消食；肉桂引火归元；川芎调肝和血；生姜、大枣和中益脾、调和气血；甘草调和诸药。

4. 气滞血瘀证

主要证候：月经停闭数月，小腹胀痛拒按；胸胁乳房胀痛，烦躁易怒，时欲太息，舌紫黯，舌边舌尖有瘀斑瘀点，脉沉弦或涩而有力。

证候分析：气机郁滞，气滞血瘀，瘀阻冲任，血海不能满溢，故月经停闭；瘀阻胞脉，不通则痛，故小腹胀痛拒按；肝经郁滞故胸胁乳房胀痛；肝失疏泄，气机不利，故烦躁易怒，时欲太息。舌紫黯，舌边舌尖有瘀斑瘀点，脉沉弦或涩而有力均气滞血瘀之征。

治则治法：行气活血，祛瘀通络。

方药选用：膈下逐瘀汤加减（《医林改错》）。

当归、赤芍、桃仁、川芎、枳壳、红花、延胡索、五灵脂、丹皮、乌药、香附、甘草

方药分析：方中枳壳、乌药、香附、延胡索行气活血止痛；赤芍、桃仁、丹皮、五灵脂活血祛瘀止痛；当归、川芎养血活血调经；甘草调和诸药。全方行气活血，祛瘀行滞，故能通络。

随证加减：若烦躁、胁痛者，可酌加柴胡、郁金、栀子疏肝清热；挟热而口干，便结，脉数者，可酌加黄檗、知母、牡丹皮清热泻火通便。

5. 寒凝血瘀证

主要证候：月经停闭数月，小腹冷痛拒按，得热痛减，形寒肢冷，面色青白，舌紫黯，苔白，脉沉紧。

证候分析：寒邪客于冲任，与血相搏，血为寒凝致瘀，瘀阻冲任，气血不通，血海不能满溢，故经闭不行；寒客胞中，血行不畅，"不通则痛"，故小腹冷痛拒按，得热后血脉暂通，故腹痛得以缓解；寒伤阳气，阳气不达，故形寒肢冷，面色青白。舌紫黯，苔白，脉沉紧，均为寒凝血瘀之征。

治则治法：温经散寒，活血调经。

方药选用：温经汤加减（《妇人大全良方》）。

吴茱萸、桂枝、川芎、牡丹皮、当归、白芍、阿胶、麦冬、人参、半夏、生姜、甘草

方药分析：方中吴茱萸、桂枝温经散寒、通行血脉；川芎、牡丹皮活血祛瘀；当归、白芍养血活血；阿胶养肝血滋肾阴；麦冬养阴生津；人参、甘草健脾益气；半夏、生姜调补脾胃。诸药合用，共奏温经散寒，活血调经之功。

随证加减：若小腹冷痛较剧者，可酌加艾叶、小茴香温经止痛；若兼见四肢不温者，可酌加制附子、补骨脂以增强温肾助阳之力；若兼腰痛者，可酌加川断、桑寄生等补肾强腰膝。

6. 痰湿阻滞证

主要证候：月经停闭数月，带下量多，色白质稠，形体肥胖，神疲肢倦，头晕心悸，胸闷泛恶，面色㿠白，舌淡胖，苔白腻，脉滑。

证候分析：痰湿阻于冲任，占住血海，经血不能满溢，故月经数月不行；痰湿下注，损伤带脉，故带下量多，色白质稠；痰湿内盛，故形体肥胖；痰湿困阻脾阳，运化不良，水湿泛溢肌肤，故神疲肢倦；痰湿停于心下，清阳不升，故头晕心悸，胸闷泛恶，面色㿠白。舌淡胖，苔白腻，脉滑，均为痰湿之征。

治则治法：豁痰除湿，活血通经。

方药选用：丹溪治湿痰方加减（《丹溪心法》）。

苍术、白术、半夏、茯苓、滑石、香附、川芎、当归

方药分析：方中苍术、半夏燥湿化痰；白术、茯苓健脾祛湿；滑石渗利水湿；当归、川芎、香附行

气活血。痰湿去则冲任、血海自无阻隔，而获通经之效。

或选用加减香砂六君子汤。

人参、白术、茯苓、半夏、木香、砂仁、陈皮、当归、川芎

方中人参、茯苓、白术、半夏健脾化痰；木香、砂仁、陈皮理气行滞；当归、川芎养血活血。

随证加减：若胸脘满闷者，可酌加瓜蒌、枳壳宽胸理气；肢体浮肿明显者，可酌加益母草、泽泻、泽兰除湿化瘀；若见带下色黄，苔黄腻等痰湿化热证，可酌加黄连、黄芩。

（二）现代医学治疗

1. 病因治疗

现代医学治病求因：首先辨原发性闭经和继发性闭经。原发性闭经包括：处女膜闭锁，先天性无阴道，先天性无子宫，内分泌异常，营养极差；继发性闭经包括：①营养缺乏。特别是蛋白质、维生素的缺乏，可使内分泌腺功能减低，垂体合成和分泌促性腺激素最易受到抑制，同时还减低靶器官对激素的反应，如子宫内膜对性激素的敏感性而引起闭经。其主要原因是饮食不当，如偏食、挑食，使食物中的蛋白质、脂类、维生素摄入不足。②如果闭经时间不长，或偶尔发生，可以回顾一下最近有无特殊情况，如受精神刺激，过度紧张，劳累，环境变化，寒冷刺激，营养不良等。这些外界因素的变化有时可抑制中枢神经系统功能，从而减少垂体促性腺激素的分泌而引发闭经。③是否服用避孕药。服避孕药后有时也可直接抑制垂体促性腺激素分泌而引起闭经。④是否患有某些疾病。妇科疾病、子宫内膜结核、多次刮宫后引起的宫腔粘连、多囊卵巢、卵巢早衰等。

部分患者去除病因后可恢复月经。如神经、精神应激引起的患者应进行有效的心理疏导；低体质量或因过度节食、消瘦所致闭经者应调整饮食、加强营养；运动性闭经者应适当减少运动量及训练强度；对于下丘脑（颅咽管肿瘤）、垂体肿瘤（不包括分泌 PRL 的肿瘤）及卵巢肿瘤引起的闭经，应手术去除肿瘤；含 Y 染色体的高 Gn 性闭经，其性腺具恶性潜能，应尽快行性腺切除术；因生殖道畸形经血引流障碍而引起的闭经，应手术矫正使经血流出畅通。

2. 雌激素和（或）孕激素治疗

对青春期性幼稚及成人低雌激素血症所致的闭经，应采用雌激素治疗。用药原则如下：对青春期性幼稚患者。在身高尚未达到预期高度时，治疗起始应从小剂量开始，如 17β－雌二醇或戊酸雌二醇 0.5 mg/d 或结合雌激素 0.3 mg/d；在身高达到预期高度后，可增加剂量，如 17β－雌二醇或戊酸雌二醇 1～2 mg/d 或结合雌激素 0.625～1.25 mg/d。促进性征进一步发育，待子宫发育后，可根据子宫内膜增生程度定期加用孕激素或采用雌、孕激素序贯周期疗法。成人低雌激素血症闭经者则先采用 17β－雌二醇或戊酸雌二醇 1～2 mg/d 或结合雌激素 0.625 mg/d，以促进和维持全身健康和性征发育，待子宫发育后，同样需根据子宫内膜增生程度定期加用孕激素或采用雌、孕激素序贯周期疗法。青春期女性的周期疗法建议选用天然或接近天然的孕激素，如地屈黄体酮和微粒化黄体酮。有利于生殖轴功能的恢复；有雄激素过多体征的患者，可采用含抗雄激素作用的孕激素配方制剂；对有一定水平的内源性雌激素的闭经患者，则应定期采用孕激素治疗，使子宫内膜定期脱落。

3. 促排卵

适用于有生育要求的患者。

（1）氯米芬：通过竞争性结合下丘脑细胞内的雌激素受体，以阻断内源性雌激素对下丘脑的负反馈作用，促使下丘脑分泌更多的 GnRH 及垂体促性腺激素。适用于体内有一定雌激素水平的无排卵者。于月经周期的第 5 d 开始，每日 50～100 mg，连用 5 d。

（2）促性腺激素：适用于低促性腺激素闭经及氯米芬排卵失败者。常用的药物有：①尿促卵泡素：包括尿提取 FSH、纯化 FSH、基因重组 FSH。②尿促性素（HMG）：内含 FSH 和 LH 各 75 U。促成熟卵泡排卵的制剂为绒促性素。常用 FSH 或 HMG 联合用药促排卵。和 HCG 联合用药促排卵。HMG 或 FSH 一般每日剂量为 75～150 U，于撤退性出血第 3～5 d 开始，连续 7～12 d，待优势卵泡成熟标准时，再使用 HCG 5 000～10 000 U 促排卵。

（3）促性腺激素释放激素（GnRH）：适用于下丘脑性闭经。采用脉冲式皮下注射或静脉给药。

4. 溴隐亭

通过与垂体多巴胺受体结合直接抑制垂体泌乳素分泌，恢复排卵；溴隐亭还可以直接抑制垂体分泌 PRL 肿瘤细胞生长。单纯高泌乳素血症患者，每日 2.5 ~ 5.0 mg，一般在服药的第 5 ~ 6 周能使月经恢复。垂体催乳激素瘤患者，每日 5.0 ~ 7.5 mg，敏感者在服药 3 个月后肿瘤明显缩小。

5. 其他激素治疗

（1）肾上腺皮质激素：适用于先天性肾上腺皮质增生所致的闭经，一般用泼尼松或地塞米松。

（2）甲状腺素：适用于甲状腺功能减退引起的闭经，如甲状腺片。

6. 手术治疗：针对各种器质性病因，采用相应的手术治疗。

（1）生殖畸形：处女膜闭锁、阴道横隔或阴道闭锁等可通过手术切口或成形，使经血流畅。

（2）Asherman 综合征：可采用宫腔镜下分离粘连，随后用大剂量雌激素和放置宫腔内支撑 7 ~ 10 d。每日口服妊马雌酮 2.5 mg，后 7 d 开始加服醋酸甲羟黄体酮片 10 mg，连续用药 3 ~ 6 个月。宫颈狭窄和粘连可通过宫颈扩张治疗。

（3）肿瘤：卵巢肿瘤一经确诊应手术治疗。垂体肿瘤应根据肿瘤的部位、大小及性质确定治疗方案。催乳素瘤药物治疗无效或巨腺瘤产生压迫症状者，可采用手术治疗。其他中枢神经系统肿瘤多采用手术和放疗。含 Y 染色体的高促性腺激素闭经者，性腺易发生肿瘤，应行手术治疗。

（三）其他中医疗法

1. 针刺

针刺治疗是常用的治疗闭经的辅助方法之一，一般根据患者情况辨证论治，灵活施治，一般可选取主穴：长强、肾俞、三阴交、地机、中极、公孙等，另如丰隆可祛中焦痰湿；脾虚不能运化水湿，水湿聚而为痰，故取三阴交、脾俞、足三里健脾化湿；关元、归来、气海可调补冲任，理气活血；肾俞、血海、中极可补肾气，调冲任。诸穴合用，化痰祛湿，补肾健脾，则经血自行。

2. 埋针

肥胖闭经女性，一般可选取梁丘、公孙两个穴位，祛痰化湿之效穴，增加疗效。皮内针、镊子和埋针部位皮肤严密消毒后，用镊子夹住皮内针针身，沿皮横刺入皮内，针身埋入皮内 0.5 ~ 1.0 cm，然后用胶布将留在皮外的针柄固定。梁丘和公孙两个穴位交替使用，每次选 1 穴，4 ~ 7 d 换针 1 次，7 次为 1 个疗程，连续治疗 3 个疗程。留置期间，每隔 4 小时左右用手按压埋针处 1 ~ 2 分钟，加强刺激，增加疗效。

3. 耳穴压籽

取穴位内生殖器、内分泌、皮质下，配合肝、肾、心穴位，以王不留行籽贴压，敷贴好后宜用拇、示指反复按压至耳郭潮红充血。并嘱患者每日自行按压 3 ~ 4 次。3 d 换贴 1 次。月经来潮后宜再贴压一疗程，以巩固效果。一般 3 ~ 5 次为 1 个疗程。

4. 艾灸

艾灸属中医针灸疗法中的灸法，通过点燃用艾叶制成的艾炷或艾条熏烤穴位，借助灸火的温和热力及药物作用，通过经络传导，达到治疗疾病、防病保健及养生美容的作用，具有温通经脉、调和气血、协调阴阳及扶正祛邪的功效。闭经女性常取关元、气海任脉之穴，"任主胞胎"，任脉起于胞中，具有调节月经、促进女子生殖功能的作用。艾灸归来穴既能温经散寒、行气活血、祛瘀止痛，又能益气升提、同摄胞宫。值得强调的是中医特色疗法，多与中药方剂联合应用，以取得更好的疗效。

5. 穴位注射法

每次选肝俞、肾俞、脾俞、气海、石门、关元、归来、足三里、三阴交等穴位中的 2 ~ 3 个穴位，用当归、红花、黄芪等注射液，或用维生素 B_{12} 注射液等，每穴每次注入 1 ~ 2 mL 药液，隔日一次。

6. 推拿法

选取关元、气海、中极、血海、三阴交、足三里、肝俞、肾俞、脾俞等采用揉法、点发、按法、擦法、一指禅推法治疗。

7.营养饮食

（1）桃仁牛血汤：桃仁、鲜牛血、食盐少许。将牛血切块，与桃仁加清水适量煲汤，食时加食盐少许调味。具有破瘀行血，理血通经，美肤益颜功效。适用于闭经、血燥、便秘等症。

（2）木耳核桃糖：黑木耳、胡桃仁、红糖、黄酒适量。将木耳、胡桃碾末，加入红糖拌和均匀，瓷罐装封。具有滋肝肾、益气血、养冲任功效。适用于子宫发育不良之闭经。

（四）护理与调摄

1. 饮食中应避免乳制品

酸奶、乳制品、糖、肉类易造成皮肤发热，所以饮食中应尽量避免乳制品。可以多吃生菜、海带、鲑鱼、沙丁鱼等。

2. 应少食多餐

少食多餐有利于身体调节体温。

3. 多喝水

多喝水或果汁，也可以有效地控制体温。

4. 减少咖啡因和乙醇

含咖啡因、乙醇的饮料将刺激某些荷尔蒙分泌，而诱发皮肤发热。

5. 乐观面对人生

虽然女性在50岁左右的可能会面临很多新问题，比方说子女长大成家，可能会感到孤独，但是，依然可以在这一段时间过充实的生活。可以接着去上学，学习那些年轻时想学又没有时间学的东西。或者去做一些自己喜欢的运动，走路、慢跑、骑车、跳舞、跳绳、游泳等都是不错的选择，它们会让人心情舒畅，忘掉烦恼。

6. 保持规律的性生活

规律的性生活不易使皮肤发热，而且能间接刺激退化的卵巢，以缓和荷尔蒙系统，且防止雌激素锐减。

（五）预后与转归

闭经的原因较复杂，病程较长，因此治疗疗程也长，有的器质性病变所致的闭经疗效常不显著，但多数功能性失调性闭经预后良好。

按语：闭经是一种复杂的疾病，排除少女初潮后有停经现象，妊娠期、哺乳期及绝经过渡期的月经停闭，它可发生于生殖系统本身病变（如子宫、卵巢发育异常），也可继发于其他脏器的病变（如内分泌障碍、急慢性消耗性疾病，以及精神神经因素如惧怕、忧郁等）。故临证时应详细询问病史，准确地辨证施治。笔者采用刘奉五先生"四五二合剂"（四物汤合五子衍宗汤加仙茅、淫羊藿）加紫河车、阿胶、鹿角胶等血肉有情之品治疗，收到一定疗效。

研究进展：随着现代科学技术的进步，社会环境因素的改变，食品污染的出现，社会竞争、工作压力的不断加剧，以及避孕节育措施使用不当，致使女性闭经的发生率明显上升而且也越来越年轻化，严重影响了她们的生活质量。

近现代学者裘笑梅老师认为情志不遂导致脏腑功能紊乱，是引起闭经的重要原因之一，蔡小荪老师亦把情志性闭经作为一个证型论治，申伟平认为"经水者出诸肾"，闭经的基本病机是肾虚，其致病之本是肾虚血瘀，同时脾为气血生化之源，主统血，治疗闭经时，除重治肾之外，尚须调理肝脾，佐以化瘀。尤昭玲认为肾藏精气，是人体的根本，肾精不足，肝血得不到充养，从而肝血不足、冲任血虚而导致闭经；或者后天肾精亏损，肝血虚少，冲任失养，无以化为经血而闭经，所以闭经的基本病机是肝肾精血不足。王香桂将闭经责之脾肾阳虚为主，肾主水液、脾主运化，肾脾功能失调，水湿内停，湿聚成痰，阻滞气机，故而成病。而吴洁等从现代科学角度分析心理因素是继发性闭经的一个重要原因。

在闭经的辨证分型上，众多医家的看法以及分型标准亦有所不同，并各有特点。张玉珍将闭经分为气血虚弱、肾气亏虚、阴虚血燥、气滞血瘀、痰湿阻滞五类，并认为闭经的治疗原则应根据病证，虚者补而通之，实者泻而通之。罗元恺将闭经分为肝肾不足、气血虚弱、阴虚血燥、气滞血瘀、痰湿阻滞五证。刘奉五将闭经分为肝郁气滞、肝热血滞、脾虚血亏、阴虚胃燥、血虚肾亏、阴虚血亏、寒凝、血瘀八个类型，治宜以肝、脾、肾三脏功能调节为主。马宝璋将闭经分为肾虚型、脾虚型、血虚型、气滞血瘀型、寒凝血瘀型和痰湿阻滞型六种。黎志远在传统气滞血瘀、气血虚弱、肝肾不足、痰湿阻滞四类分型的基础上，创立了肝胃血燥型闭经，认为肝胃郁热、胃火炽盛可以消烁精血，导致热灼血结从而闭经。

对于闭经的治疗，罗元恺认为治疗闭经，宜先用景岳归肾丸加减以滋肾养血；继而用景岳调经饮加丹参以舒肝解郁、行气疏导、引血下行。张勇认为闭经之因非虚即瘀，在治疗时以归肾丸作为基础方，在明确患者辨证分型后进行对症加减，治疗效果良好。魏文浩治疗闭经用加减苁蓉菟丝子丸补肾气、滋肾精、益冲任；用归脾汤、柏子仁丸合泽兰汤益心脾、增化源、通胞脉；用血府逐瘀汤疏肝郁、祛瘀血、通血室；用温经汤温冲任、化痰湿、通血海。孟安琪认为治疗闭经，当"论之以肝，调之以血，治之以四物"，治疗上遵循养血调血的原则，于四物汤随证加减。

现代医学把闭经分为原发性闭经和继发性闭经，又分为下丘脑、垂体、卵巢、子宫型四类，每种的病因又有若干种。治疗多采用激素替代疗法、促排卵或手术治疗。

（麦建益）

第二节　痛经

一、病证名称与定义

妇女于经期前后或行经期间出现周期性小腹疼痛，或痛引腰骶，甚至剧痛晕厥者，称为"痛经"。若经前或经期仅有小腹或腰部轻微的胀痛不适，不影响日常工作和生活者，则属经期的生理现象，不作病论。

本病又称"经行腹痛"，始见于《诸病源候论·卷之三十七》"妇人月水来腹痛者，由劳伤血气，以致体虚，受风冷之气，客于胞络，损冲任之脉……其经血虚，受风冷，故月水将来之际，血气动于风冷，风冷与血气相击，故令痛也"。提出经行腹痛是由风寒客于冲任导致气血凝滞引起。《诸病源候论》有"月水来腹痛候"。《万氏妇人科》有"经期腹痛"的记载。《女科秘诀大全》载"痛经"的病名。《类证治裁》记载为"经痛"。宋代陈自明《妇人大全良方·调经门》有"妇人经来腹痛，由风冷客于胞络冲任，或伤手太阳少阴经，用温经汤、桂枝桃仁汤。若忧思气郁而血滞，用桂枝桃仁汤、地黄通经丸。若血结而成块，用万病丸"的记载，提出了痛经与寒邪有关，并创良方温经汤治疗实寒有瘀之痛。《圣济总录·室女月水来腹痛》曰："室女月水来腹痛者，以天癸乍至，荣卫未和，心神不宁，间为寒气所客，其血与气不流利，致令月结搏于胁腹间，如刺疼痛。"表明痛经好发于青春期女性，多由肾气未充，寒邪所客，致冲任气血疲滞，不通则痛。明代《医学入门·经水不调》指出"经事欲行，脐腹绞痛者，为血滞……经水临行时痛者，为气滞……经水将来，阵痛阵止者为血实……经水将行，被风冷相搏，绕脐疝痛者，乃寒气客于血室""经后痛者，为血虚"。《济生方·妇人门》曰："七情伤感，血与气并，上下攻刺"，指出七情内伤导致痛经。薛己在《校注夫人良方》中认为肝经怒气、肝经血热、肝肾虚火、肝脾血虚、肝脾郁怒、气虚血弱、脾不摄血、肝不藏血等可引起痛经的发生，从脏腑功能失调的角度阐述了痛经的病因病机。《丹溪心法·妇人篇》提出经前多实证，经后多虚证的理论。《陈素庵妇科补解·调经门卷之一》认为"妇人经行后腹痛者，是气血两虚也"。《景岳全书·妇人规》指出"经行腹痛，证有虚实。实者或因寒滞，或因血滞，或因气滞，或因热滞，虚者有因血虚，有因气虚。然实痛者，多痛于未行之前，经通而痛自减；虚痛者，于既行之后，血去而痛未止，或血去而益甚。大都可按、可揉者为虚，拒按、拒揉者为实"，对痛经的辨证做了论述。《格致余论·经水或紫或黑论》认为"将行而痛者，气之滞也；来后作痛者，气血俱虚也"。《宋氏女科秘书》认为"经水将来作痛者，血瘀气滞也，腹中阵阵作痛，乍作乍止，气血俱虚，治当以行经顺气"，"经水行后作痛者，气血虚也，治当调养气血"。《医宗金鉴·妇科心法要诀》"腹痛经后气血弱，痛在经前气血凝，气滞腹胀血滞痛，更审虚实寒热情"，也从疼痛的时间和性质上阐明病因病机。并指出"经后腹痛当归建，经前胀痛气为殃，加味乌药汤乌缩，延草木香香附槟，血凝碍气疼过胀，本事琥珀散最良，棱莪丹桂延乌药，寄奴当归芍地黄"。《针灸逢源》中记载了针灸治疗痛经，"经期出现头晕目眩、腹部疼痛，可取合谷、内庭、阳交三个穴位治疗，肚脐周围疼痛、月经不调的，可取肾俞、关元、三阴交三穴"。

西医学中痛经分为原发性痛经和继发性痛经两类，而原发性痛经是指生殖器官无器质性病变存在时出现的痛经，又称功能性痛经。继发性痛经是由于盆腔器质性疾病如子宫内膜异位症、子宫腺肌症、妇科肿瘤等所引起的痛经。

二、病证诊断

（一）诊断标准

1. 病史

注意有无过度劳累、精神紧张、过食生冷寒凉、经期产后冒雨涉水或盆腔炎病史及妇科手术史。

2. 症状

每值经行前后或经期出现小腹疼痛，或痛引腰骶，或向外阴、肛门放射，甚或伴有恶心呕吐、腹泻，甚至剧痛晕厥。临床中根据患者的主诉及表现出的症状将痛经分为三度：轻度：经期或其前后小腹疼痛明显，伴腰部酸痛，但能坚持工作，无全身症状，有时需要服止痛药。中度：经期或其前后小腹疼痛难忍，伴腰部酸痛，恶心呕吐，四肢不温，用止痛措施疼痛暂缓。重度：经期或其前后小腹疼痛难忍，坐卧不宁，严重影响工作学习和日常生活，必须卧床休息，伴腰部酸痛，面色苍白，冷汗淋漓，四肢厥冷，呕吐腹泻，或肛门坠胀，采用止痛措施无明显缓解。

3. 辅助检查

（1）妇科检查：子宫腺肌症者妇科检查可见子宫增大呈球形，质硬有压痛，经期压痛更明显。子宫内膜异位症者妇科检查可触及痛性结节。慢性盆腔炎者子宫压痛，活动受限，附件区增厚压痛。功能性痛经者，妇科检查可无明显器质性病变，部分患者可伴有子宫的屈曲，宫颈口狭窄等。

（2）实验室检查：血清CA125、抗子宫内膜抗体等有助于诊断。

（3）其他检查：超声、宫腔镜、腹腔镜可检查子宫腺肌症、子宫内膜异位症、盆腔炎、宫颈口狭窄等病变。

（二）鉴别诊断

1. 胎动不安

胎动不安指妊娠期间出现腰酸腹痛、胎动下坠或阴道少量流血者，虽然也有下腹疼痛，但胎动不安者妊娠试验阳性，有停经史和恶心呕吐等早孕反应，妇科检查子宫增大变软，超声检查可见到孕囊、胎芽和胎心搏动，而痛经则无妊娠的症状。

2. 妊娠腹痛

妊娠腹痛者妊娠期间出现以小腹疼痛为主的病证，易与痛经混淆，但妊娠腹痛者有停经史和早孕反应，妊娠试验阳性，超声可见妊娠征象，而痛经则无妊娠的表现。

3. 堕胎

堕胎者有阴道流血和小腹疼痛，但多有停经史，妊娠试验阳性与痛经不难区分。

4. 异位妊娠

异位妊娠有阴道流血和腹痛，但妊娠试验阳性，多有停经史和早孕反应，妇科检查宫颈有举痛，子宫有漂浮感，超声检查可发现孕囊在子宫体腔以外；痛经则无上述征象。

（三）证候诊断

本病的证候诊断应根据疼痛发生时间、性质、部位以及疼痛的程度，同时结合月经的周期、经色、经量、经质，并结合舌脉和全身的症状。若经期或经后，小腹绵绵作痛，经量或多或少，色淡，质清稀，腰膝酸软，头晕耳鸣，小便频数，夜间尤甚，面色晦暗，或目眶暗黑者，属于肾气亏虚证；若经期或经后，小腹隐隐作痛，按之痛减，月经量少，色淡红质清稀，头晕眼花，心悸失眠，皮肤不润，面色萎黄无华者，属于气血虚弱证；若经期或经后，小腹冷痛，喜温喜按，月经量少，色淡红，质清稀，小便清长，夜尿量多，面色苍白，腰膝酸冷者，属于虚寒证；若经前或经期，下腹坠痛，得热痛减，经血量少，色暗有块，四肢不温，面色青白，舌淡黯，苔白，脉沉紧者，属于寒凝血瘀证；若经前或经期，小腹胀痛拒按，月经量少，色紫暗，质稠有血块，块下痛减，情志不遂，经前胸胁、乳房胀痛，舌紫黯，或舌边舌尖有瘀斑瘀点，脉弦或弦涩者，属于气滞血瘀证；若经前或经期，小腹灼痛拒按，或平时小腹闷痛，经期加重，经期延长或月经量多，色深红，质稠有血块，带下量多，黄稠臭秽，口苦咽干，纳食较差，小便短赤者，属于湿热蕴结证。

三、病因病机

（一）病因

本病的发生与女性特殊的生理状态有关，因为经期前后冲任气血变化急骤，易受致病因素影响，邪气外侵或气血素虚，导致胞宫气血运行不畅，"不通则痛"或胞宫气血失于濡养，"不荣则痛"，导致痛经的发生。常见的原因有肾气亏虚、气血虚弱、虚寒、寒凝血瘀、气滞血瘀、湿热蕴结。

（二）病机

1. 肾气亏虚

先天肾气不足，或早婚多产，房劳过度，或久病耗损，伤及肾气，冲任精血虚少，经后精血更虚，不能濡养胞宫、胞脉，遂致痛经。

2. 气血虚弱

任气血虚弱，经后气血更虚，胞宫、胞脉失于濡养，不荣则痛，发为痛经。

3. 虚寒

素体阳虚，阴寒内生，冲任气血失于温养，或血为寒凝，运行迟滞，冲任气血运行不畅，不通则痛，因而发生痛经。

4. 寒凝血瘀

过食生冷寒凉之品，或经期产后，余血内留，感受寒邪，寒克胞中，气血凝滞，胞脉不畅，加之经前、经期气血下注冲任，胞脉气血更加壅滞，遂至痛经。

5. 气滞血瘀

素性抑郁，或忿怒过度，疏泄失司，肝经郁滞，气滞则血瘀，经前、经期气血下注冲任胞宫，胞脉气血更盛，不通则痛，故发为痛经。

6. 湿热蕴结

素体脾虚，湿浊内盛，郁久化热，或饮食劳倦伤脾，运化失常，痰湿内生，久而郁热，或经期产后，感受湿热之邪，湿热与血相搏，以致瘀阻冲任胞宫，气血凝滞不畅，加之经前、经期胞宫气血更加壅滞，因此发生痛经。

四、临床治疗

（一）分证治疗

1. 肾气亏虚证

主要证候：经期或经后，小腹绵绵作痛，经量或多或少，色淡，质清稀，腰膝酸软，头晕耳鸣，小便频数，夜间尤甚，面色晦暗，或目眶暗黑，舌淡，苔薄白，脉沉细或沉弱。

证候分析：肾气亏虚，冲任精血虚少，经期经后精血更虚，不能濡养胞宫、胞脉，小腹绵绵作痛，经量或多或少，色淡，质清稀；腰为肾之外府，肾虚则外府失养，故腰膝酸软；肾主骨生髓，肾虚，肾精不足，不能上荣脑窍，故头晕耳鸣；肾虚膀胱气化不利，故小便频数，夜间尤甚；肾虚阳气不得外布，故面色晦暗，或目眶暗黑。舌淡，苔薄白，脉沉细或沉弱均为肾气亏虚之征。

治则治法：补肾益气，填精止痛。

方药选用：调肝汤加减（《傅青主女科》）。

山茱萸、巴戟天、当归、白芍药、山药、阿胶、甘草方药分析：方中当归、白芍药、阿胶补血养血、缓急止痛；山茱萸、巴戟天补肾填精、益气养血；山药、甘草健脾益气，补肾养血。诸药合用，使全方共奏补肾益气，填精止痛之效。

随证加减：若偏于肾阴虚者，伴有潮热盗汗，咽干口燥等，可酌加旱莲草、女贞子、麦冬等滋阴清热；若偏于肾阳虚者，伴有畏寒肢冷，四肢不温等，可酌加补骨脂、淫羊藿等温肾助阳；若腰膝酸软甚者，可酌加杜仲、桑寄生补肝肾、强筋骨；若月经量少者，可酌加熟地黄、枸杞子、鹿角胶补肾填精养血。

2. 气血虚弱证

主要证候：经期或经后，小腹隐隐作痛，按之痛减，月经量少，色淡红质清稀，头晕眼花，心悸失眠，皮肤不润，面色萎黄无华，舌淡，苔薄，脉细弱无力。

证候分析：冲任气血虚弱，经后气血更虚，胞宫、胞脉失于濡养，不荣则痛，故经期或经后，小腹隐隐作痛，按之痛减；气血虚弱，冲任血海满溢不足，故月经量少，色淡红质清稀；气血虚不能上荣头面，故头晕眼花；气血虚心神失养，故心悸失眠；气血虚外不荣肌肤，故皮肤不润，面色萎黄无华。舌淡，苔薄，脉细弱无力均为气血虚弱之征。

治则治法：补气养血，调经止痛。

方药选用：八珍汤（《正体类要》）。

人参、白术、茯苓、熟地黄、白芍药、当归、川芎、炙甘草、生姜、大枣

方药分析：方中人参大补元气；白术健脾益气；茯苓健脾利湿；熟地黄滋阴养血；白芍药养血合营，缓急止痛；当归补血和血；川芎活血行气，使补而不滞，炙甘草益气和中，调和诸药；生姜、大枣调和气血。诸药合用，补气养血，调经止痛。

随证加减：若气虚偏重者，可加大人参的用量，酌加黄芪以增强补气之力；若血虚偏重者，可增加熟地黄的用量，酌加阿胶以增补血之力；若兼气滞者，可酌加木香、砂仁行气解郁；若失眠多梦者，可酌加远志、五味子、茯神养心安神。

3. 虚寒证

主要证候：经期或经后，小腹冷痛，喜温喜按，月经量少，色淡红，质清稀，小便清长，夜尿量多，面色苍白，腰膝酸冷，舌淡，苔白，脉沉细或沉迟无力。

证候分析：阳气不足，冲任气血失于温养，或血为寒凝，运行迟滞，冲任气血运行不畅，不通则痛，故经期或经后，小腹冷痛，喜温喜按，月经量少，色淡红，质清稀；阴寒内盛，膀胱失于温煦，故小便清长，夜尿量多；虚寒内生，阳气不布，故面色苍白；阳虚肾气不足，腰府失养，故腰膝酸冷。舌淡，苔白，脉沉细或沉迟无力均为虚寒之征。

治则治法：温经扶阳，调经止痛。

方药选用：大营煎加减（《景岳全书》）。

肉桂、熟地黄、杜仲、当归、枸杞子、牛膝、白芍、炙甘草

方药分析：方中肉桂温经扶阳，通行血脉；熟地黄、杜仲、当归、枸杞子补肾填精养血；牛膝活血通经，引血下行，白芍养血柔肝，缓急止痛；炙甘草调和诸药。全方共奏温经扶阳调经止痛之效。

随证加减：若腰膝酸冷甚者，可酌加桑寄生、续断，桑寄生补肝肾强腰膝；若大便溏薄者，可酌加鸡内金、白术、健脾和中；若畏寒肢冷者，可酌加巴戟天、补骨脂温肾助阳。

4. 寒凝血瘀证

主要证候：经前或经期，下腹坠痛，得热痛减，经血量少，色暗有块，四肢不温，面色青白，舌淡黯，苔白，脉沉紧。

证候分析：寒克胞中，气血凝滞，胞脉不畅，加之经前、经期气血下注冲任，胞脉气更加壅滞，故每值经前或经期，下腹坠痛；得热则寒凝暂通，故得热痛减；血为寒凝，故月经血量少，色暗有块；寒伤阳气，阳气不得外布，故四肢不温，面色青白。舌淡黯，苔白，脉沉紧均为寒凝血瘀之征。

治则治法：温经散寒，祛瘀止痛。

方药选用：温经汤加减（《妇人大全良方》）。

吴茱萸、桂枝、川芎、牡丹皮、当归、白芍、阿胶、麦冬、人参、半夏、生姜、甘草

方药分析：方中吴茱萸、桂枝温经散寒、通行血脉；川芎、牡丹皮活血祛瘀；当归、白芍养血活血；阿胶养肝血滋肾阴；麦冬养阴生津；人参、甘草健脾益气；半夏、生姜调补脾胃。诸药合用，共奏温经散寒，祛瘀止痛之功。

随证加减：若痛经甚者，可酌加延胡索、小茴香理气温经止痛；若畏寒肢冷者，可酌加补骨脂、巴戟天温肾助阳。

5. 气滞血瘀证

主要证候：经前或经期，小腹胀痛拒按，月经量少，色紫暗，质稠有血块，块下痛减，情志不遂，经前胸胁、乳房胀痛，舌紫黯，或舌边舌尖有瘀斑瘀点，脉弦或弦涩。

证候分析：气滞血瘀，冲任气血运行不畅，经前、经期气血下注冲任胞宫，胞脉气血更盛，不通则痛，故小腹胀痛拒按；胞脉气滞血瘀，经行不畅，故月经量少，色紫暗，质稠有血块；血块排出后，气血运行通畅，故块下痛减；肝气郁结，故情志不遂；气滞则肝经郁滞，故经前胸胁、乳房胀痛。舌紫黯，或舌边舌尖有瘀斑瘀点，脉弦或弦涩均为气滞血瘀之征。

治则治法：理气行滞，活血止痛。

方药选用：膈下逐瘀汤加减（《医林改错》）。

当归、川芎、赤芍、桃仁、牡丹皮、红花、五灵脂、香附、乌药、枳壳、延胡索、甘草

方药分析：方中当归、川芎养血活血调经；赤芍、桃仁、牡丹皮、红花、五灵脂活血祛瘀止痛；乌药、枳壳、延胡索行气活血止痛；甘草调和诸药。诸药合用，使全方共奏理气行滞，活血止痛之功。

随证加减：若心情抑郁，可酌加柴胡、郁金以疏肝解郁；若有头痛目赤者，可酌加栀子、牛膝等清热凉血；若胸胁乳房胀痛甚者，可酌加川楝子、柴胡、橘核等行气止痛；若疼痛剧烈伴有恶心呕吐者，可酌加生姜、半夏、吴茱萸、陈皮和胃降逆。若兼经期延长，经色紫暗，质黏稠，口苦咽干，舌红苔黄，为肝郁化热之象，可酌加栀子、连翘、黄檗、夏枯草以泄肝经郁热。若有胸闷食少等肝郁伐脾之征，可酌加鸡内金、茯苓、陈皮以健脾。

6. 湿热蕴结证

主要证候：经前或经期，小腹灼痛拒按，或平时小腹闷痛，经期加重，经期延长或月经量多，色深红，质稠有血块，带下量多，黄稠臭秽，口苦咽干，纳食较差，小便短赤，舌红，苔黄腻，脉滑数或濡数。

证候分析：湿热与血相搏，以致瘀阻冲任胞宫，气血凝滞不畅，加之经前、经期胞宫气血更加壅滞，故小腹灼痛拒按；湿热蕴结胞脉，胞脉系于肾，故平时小腹闷痛，经期加重；湿热蕴结冲任，破血妄行，故经期延长或月经量多；血为热灼，故经血色深红，质稠有血块；湿热流注下焦，伤及任带，故带下量多，黄稠臭秽；湿热熏蒸，故胸闷口苦咽干；湿热内阻，故纳食较差；湿热伤津，故小便短赤，舌红，苔黄腻，脉滑数或濡数均为湿热蕴结之征。

治则治法：清热利湿，化瘀止痛。

方药选用：清热调血汤加减（《古今医鉴》）。

当归、牡丹皮、生地黄、白芍药、红花、桃仁、川芎、黄连、薏苡仁、延胡索、莪术、香附、红藤、败酱草。

方药分析：方中当归、牡丹皮、桃仁、红花、川芎活血祛瘀通经；生地黄、白芍药凉血清热、缓急止痛；延胡索、莪术、香附行气活血止痛；黄连、薏苡仁清热除湿；红藤、败酱草清热解毒。诸药合用，使全方共奏清热利湿，化瘀止痛之功。

随证加减：若带下量多者，可酌加黄檗、茵陈、栀子清热泻火解毒；若月经量多者，可去川芎、莪术，酌加益母草、炒地榆清热止血；若痛连腰骶者，可酌加川断、狗脊强腰膝、除湿止痛。

（二）现代医学治疗

西医学认为原发性痛经的病因主要与神经内分泌因素、免疫因素、遗传因素等有关，对本病的治疗以对症为主，无论是药物治疗还是手术治疗，主要以止痛为目的，但并不能从整体上调整患者机体内分泌等系统的失衡。

1. 前列腺素合成酶抑制剂

通过减少前列腺素产生，防止子宫过强收缩，从而减轻痛经。常用的药物有布洛芬、酮洛芬、甲氯酚那酸、双氯芬酸、甲酚那酸、萘普生等。布洛芬 200～400 mg，每日 3～4 次，或酮洛芬 50 mg，每日 3 次。

2. 口服避孕药

通过抑制排卵减少月经血前列腺素含量，适用于要求避孕的痛经患者。

3. 非甾体消炎药

通过抑制环氧化酶使前列腺素的合成减少，从而缓解因前列腺素的升高而引起的子宫异常收缩。

4. 钙离子阻滞剂

通过干扰钙离子透过细胞膜，阻止钙离子从细胞内库存中释放出而松解平滑肌，解除子宫痉挛性收缩，扩张血管，改善子宫供血，从而治疗痛经。

5. 解痉镇痛剂

可使子宫平滑肌痉挛缓解，从而使疼痛减轻。常用药物有阿托品。

6. β-受体兴奋剂

可以使肌细胞膜上的 β-受体兴奋，同时活化腺苷酸环化酶，并增加细胞内 cAMP 的含量，这样可以促进肌质网膜蛋白磷酸化，增强钙离子的结合。另外，还可抑制肌凝蛋白轻链激醇活性，使子宫肌松弛，从而迅速减缓痛经。

7. 维生素

能提高子宫肌细胞内镁离子浓度，减少肌细胞对外界活性物质的刺激，使子宫肌松弛从而达到治疗痛经的目的。可选用维生素 E 或维生素 B_6。

8. 手术治疗

通过切除盆腔神经通路，从而达到止痛目的，目前常用的手术有腹腔镜子宫神经切除术、骶前神经切除术等。

9. 超激光治疗仪

超激光疼痛治疗仪是一种直线偏振近红外线，波长在 0.8～1.6 Wn，功率可达 1 800 mW，形成可见的透射入体组织能力达到 5 cm 的红色光束，对局部疼痛区域或神经干进行照射治疗疼痛的仪器。该治疗仪可以通过改善管壁通透性、减轻炎性渗出的速度和程度、减轻充血和水肿、扩张局部血管、加速血液循环、促进炎性渗出物吸收及炎性细胞浸润消散的作用，进而可减轻或解除急、慢性疼痛。

（三）其他中医疗法

1. 针灸治疗

虚证选取气海、三阴交、足三里等穴，气血亏虚可加胃俞、脾俞；肝肾不足可加肝俞、肾俞；头晕耳鸣可加百会、悬钟。实证选取中极、三阴交、次髎等穴。气滞加肝俞、太冲；寒凝加归来、地机；腹胀加天枢、足三里；胁痛加支沟、阳陵泉；胸闷加膻中、内关。虚证采用毫针补法，可加用灸法，实证采用毫针泻法，寒邪甚者可加用艾灸。

2. 推拿手法

选取气海、关元、血海、肝俞、肾俞、脾俞、三阴交、八髎穴及腹部、膀胱经、腰骶部，采用摩法、一指禅推法、按法、指振法、揉法、拿法、擦法治疗。

3. 耳穴压籽

选取内生殖器、交感、内分泌、皮质下、神门、肝、肾、脾等穴位，以王不留行籽贴压，敷贴好后宜用拇、示指反复按压至耳郭潮红充血。并嘱患者每日自行按压 3～4 次。每日或隔日更换。

4. 皮内针法

选取气海、地机、三阴交、阿是穴，消毒穴位后，取麦粒型皮内针刺入，外用胶布固定，埋入 2 d 后取出。

5. 叩刺法

选任脉、肾经、胃经、脾经、督脉、膀胱经、夹脊穴，消毒后，腹部从肚脐向下叩刺到耻骨联合，腰骶部从腰椎到骶椎，先上后下，先中央后两旁，以所叩部位出现潮红为度，每次叩刺 10 ～ 15 分钟，以痛止、腹部舒适为度。

6. 穴位注射法

选取中极、关元、次髎、关元俞等穴位，用 2% 普鲁卡因或当归注射液。每穴每次注入药液 2 mL，隔日 1 次。

7. 穴位敷贴

选取子宫、三阴交、气海或腹部痛点，痛经发作时用麝香痛经膏外敷穴位，1 ～ 3 d 更换 1 次，痛经消失后除去。

8. 热敷法

将盐 150 g 炒热，用布包好温熨小腹，待不烫皮肤时，包扎于小腹上，适用于寒证痛经。

9. 饮食疗法

（1）桂皮 10 g、山楂肉 10 g 加水 500 mL 同煮，取汁后加红糖 30 g 调服，于月经来潮当天温服，早晚各 1 次，连服 3 d。

（2）鸡蛋 2 枚，益母草 30 g，元胡 20 g，加水 500 mL 同煮，鸡蛋煮熟后去壳再煮片刻，食蛋饮汤，每日 1 剂，于经期连服 5 ～ 7 d。

10. 中成药

血府逐瘀胶囊、艾附暖宫丸、田七痛经胶囊、月月舒冲剂。

五、护理与调摄

痛经患者在治疗中，要注重自我保健，经期要防寒保暖，避免淋雨、下水，忌食生冷食品；情绪稳定，精神愉悦；膳食合理平衡；生活规律，劳逸结合，保证睡眠；经期禁房事，以免发生子宫内膜异位症及盆腔感染；适度参加运动锻炼，但忌干重活及剧烈运动。

六、预后与转归

痛经病因复杂，容易反复，器质性病变引起的痛经疗效常不显著。

按语：本病不外虚、实、寒、热四种证型，临床所见虚证少而实证多。虽然本病的基本病机是寒凝血瘀，笔者仔细分析临床表现特点发现，多数痛经患者以冷痛为主，痛时喜温喜按。余仔细研究了子宫内膜异位症、子宫腺肌症而致的痛经，多数患者以冷痛为主，痛时喜温喜按，伴见一派虚寒之象。因本病大多病程较长，而且经过诸多中两医结合治疗不效，慕名而来，因此多数患者表现为正气虚弱、虚实夹杂的复杂证候，所以在治疗时应当扶正与祛瘀并举。余用少腹逐瘀汤（《医林改错》）：小茴香、干姜、官桂、当归、川芎、赤芍、元胡、制没药、五灵脂、生蒲黄，再加葫芦巴、川牛膝、巴戟天，治疗数十例，收到了显著的效果。此方连服 1 个月，痛症大减，连服 3 个月后大多数患者痛症消失，少数患者痛症大为减轻，已不影响正常工作。若为青春期痛经，此于经前 7 d 开始服用，连服三个疗程，疗效甚好。

研究进展：痛经是以经期或经行前后周期性出现小腹疼痛或痛引腰骶，甚至剧痛昏厥为主要表现的疾病。流行病学调查表明其发病率高达 56.06%，已严重影响女性的生活质量。临床上将痛经分为原发性痛经和继发性痛经。近年来，中医学对痛经的发病机制及治疗的研究日益深入，并取得了不少成就。

褚玉霞教授认为肾气未充，天癸初至或禀赋素弱，肾气不足，冲任气血调和的能力较弱，倘若机体对于经期及经行前后的急骤变化不能疏通调达，则可导致本病的发生；另外，该病感寒者居多，无瘀者绝少，多因经期感寒涉水，寒湿内侵胞宫，经血凝滞，排出不畅而疼痛。因此，褚教授认为原发性痛经的病机特点为本虚而标实，以肾虚为本，以寒凝血瘀为标。夏桂成认为本病的主要机制在于肾虚血瘀。标者，血瘀也，本者，肾虚也。肾阳偏虚，癸水中之阳水不足，不能溶解子宫血海内的脂膜瘀浊，因而经血排出不利，不通则痛。肾虚子宫发育欠佳，宫颈管狭小，以致排经不利，不通则痛。

中医学对原发性痛经的治疗，多以调理气血为主，依据疼痛的时间、性质、部位、程度，并结合月经期、量、色、质、兼症、舌、脉进行辨证分型论治。经前、经期小腹胀痛或剧痛，拒按多为实；经期、经后小腹隐痛，喜按多为虚；小腹灼痛得热反剧多属热；小腹冷痛得温则减多属寒；小腹胀痛为气滞；小腹刺痛，痛甚于胀，持续作痛属血瘀；胀甚于痛，时痛时止多属气滞。

康志媛根据中医辨证分型，原发性痛经患者分为五种证型治疗，寒湿凝滞型，治宜温经散寒，除湿化瘀，方选少腹逐瘀汤加减；阳虚内寒型，治宜温经散寒，祛瘀止痛，方选温经汤加减；气滞血瘀型，治宜理气活血，化瘀止痛，方选膈下逐瘀汤加减；气虚血瘀型，治宜补气养血活络，方选圣愈汤加减；湿热蕴结型，治宜清热除湿，化瘀止痛，方选清热调血汤加减。项心恰临床辨证分四型治疗本病，气滞血瘀型，治宜理气活血化瘀止痛；寒湿凝滞型，治宜温经散寒，暖宫止痛；气虚血亏型，治宜补气养血，调摄冲任；肝肾亏损型，治宜益肾养肝止痛。

痛经的发作具有明显的周期性，且疼痛的表现及伴随症状亦具有许多共性，但平时各自的临床症状各不相同，或虚或实，或虚实并见，为巩固疗效，预防痛经发作，许多医家根据月经周期的不同阶段分别论治，即"急则治标，缓则治本"，周期疗法也是治疗原发性痛经的一大特色。

夏桂成用补肾调整月经周期理论治疗原发性痛经，根据 BBT 的变化、超声监测排卵、带下改变等在整个月经周期分七个时期：行经期给予祛瘀，方选越鞠丸加五味调经散加减；经后初期养血滋阴，方选归芍地黄汤加越鞠丸加减；经后中期滋阴助阳，方选滋肾生肝饮加异功散加减；经后末期阴阳并重，方选补天五子种玉丹加减；经间排卵期活血补肾，方选补肾促排卵方加减；经前期补肾助阳，方选毓麟珠加越鞠丸加减；经期后半期助阳健脾，疏肝理气来调整。同时夏老治疗原发性痛经时重点抓住排卵期和经前期。排卵期常用补肾促排卵汤加减来治疗。褚玉霞教授认为原发性痛经的病机特点以肾虚为本，以寒凝血瘀为标，强调应针对病机的不同分期调治。非经期自拟方二紫胶囊补肾养血、理气调经；经前 3 d 自拟方潮舒煎以治痛经之标，活血化瘀，温经散寒。沈成飞采用中药序贯疗法治疗原发性痛经，在行经期用自拟痛愈汤加减，月经第 1～3 d 连服 3 剂；经后期（卵泡期）治以温经散寒、养血调经，方用温经汤加减，月经第 4 d 起，连服 12 剂，至基础体温升高停药；经前期（黄体期）：治宜疏肝理气、活血通经，方用逍遥散加减，从基础体温升高至下次月经来潮，服 12～14 剂。

现代研究表明痛经的病理机制与子宫内膜上的前列腺素合成酶（PGS）关系密切，特别是 $PGF_{2\alpha}$。在子宫螺旋动脉壁上存在 $PGF_{2\alpha}$ 受体，$PGF_{2\alpha}$ 与受体结合后局部血管收缩、缺血及低氧、酸性代谢产物堆积于肌层而导致痛经。临床研究也表明，痛经患者体内 $PGF_{2\alpha}$ 含量高于正常女性。针对这些病因病机，西医治疗药物主要以非甾体抗感染药为主，口服避孕药、钙离子拮抗剂和 β - 受体兴奋剂也可用来缓解症状。

七、医案举例

痛经

2018.6.10，李 XX，16 岁

主诉：经行腹痛 1 年，加剧 3 个月。

病史：1 年来每经行小腹空痛，且有下坠感，伴有头晕，心慌，气短，四肢不温，经多方治疗无效。近 3 个月经期腹痛绵绵不止，伴经期延长色暗红，夹少许血块。末次月经 2018 年 5 月 28 d，经量多，经色淡红，面色苍白，便溏。舌质淡红，苔薄白，脉细弦。

方药：圣愈汤合归蒲散加减：黄芪 15 g，党参 15 g，柴胡 9 g，当归 12 g，蒲黄 9 g，五灵脂 9 g，白术 15 g，川芎 9 g，桃仁 9 g，陈皮 9 g，炮姜 6 g，炙甘草 6 g。7 剂，每日 1 剂，水煎服，早晚分服。

二诊：2018 年 6 月 27 d 行经，经量适中，腹痛感减轻。考虑经后血海空虚，补养气血，守上方去炮姜，加菟丝子 10 g。14 剂，每日 1 剂，早晚分服。连续治疗 3 个月经周期，至今未再复发。

按语：此案属气血虚，经血不充，冲任失养，胞脉失荣，不荣则痛。治当补益气血、调经止痛、补中寓行，行中寓补，二者必当兼备。然气血不足非一日所成，故当坚持治疗，一般 3 个月为疗程。

（麦建益）

第十章　内科疾病的针灸治疗

第一节　心脑病证

一、头痛

（一）偏头痛

偏头痛是一种反复发作性的头痛，发病常有季节性，有遗传倾向，女性多发，首次发病多在青春期前后。病因复杂，至今尚不十分清楚。有人认为颈交感神经反应性激惹、过敏、短暂性脑水肿、短暂性垂体肿胀、内分泌障碍、精神因素与本病的发生有一定关系。

1. 临床表现

（1）常在疲劳、紧张、情绪激动、睡眠欠佳、月经期、特定季节发病。

（2）部分患者有短暂的前驱症状：嗜睡、精神不振或过分舒适、视物模糊、畏光、闪光、彩色火星、流泪、盲点、偏盲，或有肢体感觉异常、运动障碍等。

（3）头痛大多位于额、颞、眼区周围，局限于一侧，个别为双侧，呈剧烈跳痛、钻痛、胀裂痛，持续数小时至 1 ~ 2 日，间隔数日或数月后再发。

（4）可伴有胃肠道及自主神经症状：恶心、呕吐、腹胀、腹泻、多汗、流泪、面色苍白、皮肤青紫、心率加快或减慢。

（5）还有特殊类型的偏头痛：①眼肌麻痹型偏头痛。发作时伴有眼肌的麻痹，眼肌麻痹常在数日内恢复。②内脏型偏头痛：发作时伴有消化道症状或盆腔内疼痛。③基底动脉型偏头痛。枕颈部的发作性头痛，伴有共济失调、眩晕、耳鸣、口舌麻木等。

2. 辅助检查

可根据不同原因或不同的类型选用不同的检查项目，但多无特异性。

3. 体针疗法

（1）处方：取穴分为六组，第一组取鱼腰、太阳、阳白；第二组取百会、风池等；第三组取相关节段内远隔部位的穴位，如膻中、紫宫、内关、神门等；第四组取相关节段内远隔部位的穴位，如胸 1 ~ 5 夹脊穴、大杼、肺俞、厥阴俞；第五组取足三里、内庭；第六组取三阴交、太溪。

第一组、第三组、第五组穴位为一处方；第二组、第四组、第六组穴位为一处方。两种处方交替使用，每次取用 7 ~ 8 穴即可（指取用的穴位总个数，下同）。患侧取穴为主。

（2）操作方法：常规消毒后，选用 28 ~ 30 号毫针，向下平刺阳白（0.7±0.1）寸，向后平刺太阳（1.2±0.2）寸；横向平刺鱼腰（0.7±0.1）寸。向前平刺百会（1.2±0.2）寸；向鼻尖方向斜刺风池（1.0±0.2）寸。向脊柱方向45°角斜刺胸 1 ~ 5 夹脊穴、大杼、肺俞、厥阴俞（0.6±0.2）寸。向下平刺膻中、紫宫（1.2±0.2）寸；直刺内关（1.2±0.2）寸；直刺神门（0.4±0.1）寸。直刺足三里

（2.0±0.5）寸，直刺内庭（0.8±0.2）寸。直刺三阴交（1.4±0.2）寸，直刺太溪（0.8±0.2）寸。

每天针刺 1 ~ 2 次，每次留针 30 分钟，留针期间行针 3 ~ 5 次。均用中等强度捻转手法，捻转的幅度为 2 ~ 3 圈，捻转的频率为每秒 2 ~ 4 个往复，每次行针 10 ~ 30 秒。

（3）按语：本病的发病原因虽不十分清楚，但被认为是一种血管舒缩功能障碍性疾病，而血管的运动障碍又与支配神经的功能异常有关，因而又有人将本病称之为血管舒缩性头痛、血管神经性头痛。在针刺治疗本病时，应考虑到这两个方面的病理机制。头部血管分布着来自 $T_{1~5}$ 的自主神经，所以主要穴位应选在 $T_{1~5}$ 节段区内。通过调节相应节段的自主神经的功能来恢复血管的正常舒缩活动，选用第二组、第四组穴位的目的就在于此。因自主神经的功能又是由高位中枢控制的，而头部的一些穴位对高位中枢的功能有良好的调节作用，故而取用第一组、第二组穴位。取用第五组、第六组穴位，旨在调节患者的内分泌功能和 5-HT 的水平，此外，针刺这几个穴位对自主神经的功能或消化道功能也有调节作用。

因偏头痛的发生是由于头皮或硬脑膜血管的反应性扩张而发生局限性水肿所致，所以针刺时使用中等强度刺激手法为宜，这样既可以通过调节自主神经的功能而间接调节血管的舒缩功能，又可起到一定的镇痛作用。如果单纯为了追求镇痛效果，而采用强烈的刺激手法，有可能抑制交感神经的功能，使已经处于扩张状态的血管受到进一步抑制，反而事与愿违。

需要说明一点，有的患者有明显的前驱症状，如果恰在前驱症状期就诊，则可先用较强的刺激手法针刺，前驱症状期过后再用中等强度刺激手法针刺。因为前驱症状的出现是由于颈内动脉分支的一过性痉挛引起脑局限性缺血所致，此时应首先缓解动脉的痉挛，故而先采用较强的刺激手法为宜。

4. 电针体穴疗法

（1）处方：与体针疗法的选穴相同。取穴分为六组，第一组取印堂、鱼腰、太阳、阳白；第二组取百会、风池等；第三组取相关节段内远隔部位的穴位，如膻中、玉堂、紫宫、华盖、内关、神门等；第四组取相关节段内远隔部位的穴位，如 $T_{1~5}$ 夹脊穴、大杼、风门；第五组取足三里、内庭；第六组取三阴交、太溪。

第一组、第三组、第五组穴位为一处方；第二组、第四组、第六组穴位为一处方。两种处方交替使用，每次取用 4 ~ 6 穴即可（指取用的穴位总个数，包括左右两侧的穴位。下同）。患侧取穴为主。

（2）操作方法：分为两步，第一步，进针操作与体针疗法一样；第二步为电针疗法操作方法。第一步操作完毕后，在第一组（头部的穴位）与第三组、第五组穴位之间，在第二组（头部的穴位）、第六组穴位与第四组穴位之间，分别连接电针治疗仪的两极导线，采用疏密波，刺激量的大小以出现明显的局部肌肉颤动或患者能够耐受为宜。每次电针治疗 20 分钟，每天治疗 1 ~ 2 次。

5. 灸法

多与针刺法配合使用，而且不能用于面部的穴位。

（1）处方：取穴分为三组，第一组取胸 1 ~ 2 夹脊穴、大杼、风门、三阴交、太溪；第二组取膻中、紫宫、内关、神门、足三里、内庭。两组穴位交替使用。每次取用 3 ~ 4 穴即可。第三组取头部的穴位，如印堂、鱼腰、太阳、阳白、百会、风池等，第三组穴位使用针刺法。

（2）操作方法：第一组、第二组交替使用，用艾条温和灸，或用隔姜灸，每穴灸 15 分钟，使局部有明显的温热感为宜。第三组穴位每次均用。可先针第三组，再灸第一组、第二组。每日治疗 1 ~ 2 次。

6. 耳针疗法

（1）处方：主穴、配穴同时取用，两侧交替。

主穴：典型偏头痛与普通型偏头痛均取一侧的颞区、大脑皮质、皮质下。

配穴：取另一侧的耳穴，女性患者加取卵巢区；丛集型偏头痛加取眼区；偏瘫型偏头痛取穴同典型偏头痛；基底动脉型偏头痛加取脑干区、枕颈区；眼肌瘫痪型加取脑干；内脏型和典型者加取胃区。

（2）操作方法：常规消毒后，用 28 号 0.5 ~ 1.0 寸毫针斜刺或平刺耳穴。每天针刺 1 ~ 2 次，每次留针 20 分钟，留针期间行针 2 ~ 3 次，用中等强度捻转手法，捻转的幅度为 2 ~ 3 圈，捻转的频率为每秒 2～4 个往复，每次行针 5～10 秒。

（3）按语：按照常规，对于头痛的针刺治疗应该采用强刺激手法，然而对于本病的治疗却采用了中等强度刺激手法，原因何在呢？因为本病是一种发作性血管舒缩障碍性疾病，典型的偏头痛每次发作都包括一个动脉收缩期（主要是颅内动脉）和一个动脉扩张期（主要是颅外动脉），先发生颅内动脉收缩，使脑血流灌注量减少，而引起先兆症状，后发生颅外动脉扩张而引起头痛。其他各型也既有血管的收缩异常，又有血管的舒张异常。如果用强刺激手法针刺，不利于扩张状态的血管恢复原有的张力，而用弱刺激手法针刺，则不利于降低处于异常收缩状态的血管的张力。为了有效调节血管的舒缩功能，这里采用了中等强度刺激手法。

典型偏头痛发作前有大脑功能失调的先兆出现，所以取用了脑点。其他各型偏头痛虽无典型的大脑功能失调的先兆症状，但是因为本病发作与精神状态有一定关系，精神过劳、紧张、焦虑、激动等均可促使偏头痛发作，所以其他各型偏头痛也应取用脑点，以调节大脑皮质的功能。

另外，偏头痛多见于女性，常在青春期前后发病，发作常与月经周期有关，妊娠期发作减少或停止发作，男女两性于更年期后发作均可完全停止。这说明内分泌情况与本病的发生有关，所以女性患者还应取用卵巢区；男性患者则可加取睾丸区；男女患者还均可加取皮质下区，以进一步调节内分泌系统的功能。

本病虽为偏头痛，根据全息生物医学理论，在使用耳针疗法时，不应只取太阳、额，更重要的是要取用一些能调节中枢神经和内分泌功能的穴位，如脑干、皮质下、大脑皮质、下丘脑等。

7. 电针耳穴疗法

（1）处方：主穴、配穴同时取用，两侧交替。

主穴：典型偏头痛与普通型偏头痛均取一侧的颞区、大脑皮质、皮质下。

配穴：取另一侧的耳穴，女性患者加取卵巢区；丛集型偏头痛加取眼区；偏瘫型偏头痛取穴同典型偏头痛；基底动脉型偏头痛加取脑干区、枕颈区；眼肌瘫痪型加取脑干；内脏型和典型者加取胃区。

在上述耳针疗法处方的基础上，选取单侧的体穴内关、后溪、合谷（双侧交替使用）。

（2）操作方法：常规消毒后，用 28 号 0.5～1.0 寸毫针斜刺或平刺耳穴。用 28～30 号毫针，直刺内关（1.2±0.2）寸，直刺后溪（0.8±0.2）寸，直刺合谷（1.2±0.2）寸。然后在耳穴与内关、后溪、合谷之间分别连接电针治疗仪的两极导线，采用疏密波，刺激量的大小以出现明显的局部肌肉颤动或患者能够耐受为宜。每次电针 4～6 个穴位（指取用的穴位总个数，下同）（主穴、配穴交替），每次电针20 分钟。每天治疗 1～2 次。没有接电疗仪的耳穴，按普通耳针疗法进行操作。

8. 耳穴贴压疗法

（1）处方：主穴、配穴同时取用，两侧交替。

主穴：典型偏头痛与普通型偏头痛均取一侧的颞区、大脑皮质、皮质下。

配穴：取另一侧的耳穴，女性患者加取卵巢区；丛集型偏头痛加取眼区；偏瘫型偏头痛取穴同典型偏头痛；基底动脉型偏头痛加取脑干区、枕颈区；眼肌瘫痪型加取脑干；内脏型和典型者加取胃区。

（2）操作方法：用王不留行籽进行贴压法。常规消毒后，用 5 mm×5 mm 的医用胶布将王不留行籽固定于选用的耳穴，每穴固定 1 粒。让患者每天自行按压 3～5 次，每个穴位每次按压 2～3 分钟，按压的力量以有明显的痛感但又不过分强烈为度。隔 2～3 天更换 1 次，双侧耳穴交替使用。

9. 按语

（1）针灸治疗本病具有较好的疗效，治疗几次即可获效。

（2）诊断时应排除占位性病变。

（二）丛集性头痛

丛集性头痛亦称偏头痛性神经痛、组胺性头痛、岩神经痛、Horton 头痛。多发于青壮年，男性发病率为女性的 4～7 倍。一般无家族史。

1. 临床表现

（1）患者在某个时期内突然出现一系列的剧烈头痛，许多患者的丛集期惊人地在每年的同一季节发生。一般无先兆症状。

（2）疼痛多见于眼眶或（和）额颜部，头痛为非搏动性剧痛，患者坐立不安或前俯后仰地摇动，为缓解疼痛，部分患者用拳击打头部。许多患者的头痛在每天的固定时间内出现，每次发作持续15分钟至3小时，可自动缓解。发作连串持续2周到3个月（称为丛集期）。

（3）伴同侧眼结膜充血、流泪、眼睑水肿或鼻塞、流涕，有时出现瞳孔缩小、眼睑下垂、面红颊肿等症状。。

（4）间歇期可为数月到数年，其间症状完全缓解，但约有10%的患者有慢性症状。

2. 辅助检查

检查项目多无特异性。

3. 体针疗法

（1）处方：取穴分为六组，第一组取头部的穴位，如印堂、鱼腰、太阳、阳白；第二组取百会、风池等；第三组取相关节段内远隔部位的穴位，如膻中、玉堂、紫宫、华盖、内关、神门等；第四组取相关节段内远隔部位的穴位，如胸1～5夹脊穴、大杼、风门；第五组取足三里、内庭；第六组取三阴交、太溪。

第一组、第三组、第五组穴位为一处方；第二组、第四组、第六组穴位为一处方。两种处方交替使用，每次取用6～8穴即可。

（2）操作方法：常规消毒后，选用28～30号毫针，向下平刺印堂、阳白（0.7±0.1）寸，向后平刺太阳（1.2±0.2）寸；横向平刺鱼腰（0.7±0.1）寸。向前平刺百会（1.2±0.2）寸；向鼻尖方向斜刺风池（1.0±0.2）寸。向脊柱方向45°角斜刺胸1～2夹脊穴、大杼、风门（0.6±0.2）寸。向下平刺膻中、玉堂、紫宫、华盖（1.2±0.2）寸；直刺内关（1.2±0.2）寸；直刺神门（0.4±0.1）寸。直刺足三里（2.0±0.5）寸，直刺内庭（0.8±0.2）寸。直刺三阴交（1.4±0.2）寸，直刺太溪（0.8±0.2）寸。

每天针刺1～2次，每次留针30分钟，留针期间行针3～5次。均用中等强度捻转手法，捻转的幅度为2～3圈，捻转的频率为每秒2～4个往复，每次行针10～30秒。

（3）按语：丛集性头痛也被认为是神经血管功能异常所导致的头痛，曾被作为偏头痛的一种特殊类型。所以在治疗上同偏头痛的治疗相类似。在针刺治疗本病时，应考虑到这两个方面的病理机制。头部血管分布着来自$T_{1～5}$的自主神经，所以主要穴位应选在$T_{1～5}$节段区内。通过调节相应节段的自主神经的功能来恢复血管的正常舒缩活动，选用第二组、第四组穴位的目的就在于此。因自主神经功能又是由高位中枢控制的，而头部的一些穴位对高位中枢的功能有良好的调节作用，故而取用第一组、第二组穴位。取用第五组、第六组穴位，旨在调节患者的内分泌功能。

需要指出的一点是，使用泼尼松或地塞米松能有效阻断多数患者的丛集性发作，从这一点来分析，如果用针刺疗法治疗本病，在设法调节神经血管功能的同时，还应注意提高肾上腺皮质系统的功能，体针疗法中选用三阴交、足三里等穴，就是出于这种考虑。此外，为了有效提高肾上腺皮质系统的功能，根据新创立的现代时间针灸学理论，上述穴位的针刺时间选在每日下午4时以后为宜。

4. 电针体穴疗法

（1）处方：与体针疗法的选穴相同。取穴分为六组，第一组取头部的穴位，如印堂、鱼腰、太阳、阳白；第二组取百会、风池等；第三组取相关节段内远隔部位的穴位，如膻中、玉堂、紫宫、华盖、内关、神门等；第四组取相关节段内远隔部位的穴位，如胸1～5夹脊穴、大杼、风门；第五组取足三里、内庭；第六组取三阴交、太溪。

第一组、第三组、第五组穴位为一处方；第二组、第四组、第六组穴位为一处方。两种处方交替使用，每次取用6～8穴即可。

（2）操作方法：分为两步。第一步，进针操作与体针疗法一样；第二步为电针疗法操作方法。第一步操作完毕后，在第一组（头部的穴位）与第三组、第五组穴位之间，在第二组（头部的穴位）、第六组穴位与第四组穴位之间，分别连接电针治疗仪的两极导线，采用疏密波，刺激量的大小以出现明显的局部肌肉颤动或患者能够耐受为宜。每次电针治疗20分钟，每天治疗1～2次。

5. 灸法

多与针刺法配合使用，而且不能用于面部的穴位。

（1）处方：取穴分为三组，第一组取胸 1～5 夹脊穴、大杼、风门、三阴交，太溪；第二组取膻中、玉堂、紫宫、华盖、内关、神门、足三里、内庭。两组穴位交替使用。第三组取头部的穴位，如印堂、鱼腰、太阳、阳白、百会、风池等，第三组穴位使用针刺法。每组选用 2～3 个穴位即可，交替使用。

（2）操作方法：第一组、第二组交替使用，用艾条温和灸，或用隔姜灸，每穴灸 15 分钟，使局部有明显的温热感为宜。第三组穴位每次均用。可先针第三组，再灸第一组、第二组。每日治疗 1～2 次。

6. 耳针疗法

（1）处方：主穴、配穴同时取用，两侧交替。

主穴：取一侧的颞区、大脑皮质、皮质下、下丘脑。

配穴：取另一侧的耳穴眼区、脑干区。

（2）操作方法：常规消毒后，用 28 号 0.5～1.0 寸毫针斜刺或平刺耳穴。每天针刺 1～2 次，每次留针 20 分钟，留针期间行针 2～3 次，用中等强度捻转手法，捻转的幅度为 2～3 圈，捻转的频率为每秒 2～4 个往复，每次行针 5～10 秒。

（3）按语：需要指出的是，使用泼尼松或地塞米松能够有效阻断多数患者的丛集性发作，从这一点分析，如果用针刺疗法治疗本病，在设法调节神经血管功能的同时，还应注意提高肾上腺皮质系统的功能，耳针疗法中取用下丘脑、皮质下，就是出于这种考虑。此外，为了有效提高肾上腺皮质系统的功能，根据现代时间针灸学理论，上述穴位的针刺时间选在每日下午 4 时以后为宜。

7. 电针耳穴疗法

（1）处方：主穴、配穴同时取用，两侧交替。

主穴：取一侧的颞区、大脑皮质、皮质下、下丘脑。

配穴：取另一侧的耳穴眼区、脑干区。

在上述耳针疗法处方的基础上，选取单侧的体穴内关、后溪、合谷（双侧交替使用）。

（2）操作方法：常规消毒后，用 28 号 0.5～1.0 寸毫针斜刺或平刺耳穴。用 28～30 号毫针，直刺内关（1.2±0.2）寸，直刺后溪（0.8±0.2）寸，直刺合谷（1.2±0.2）寸。然后在耳穴与内关、后溪、合谷之间分别连接电针治疗仪的两极导线，采用疏密波，刺激量的大小以出现明显的局部肌肉颤动或患者能够耐受为宜。每次电针 4～6 个穴位（主穴、配穴交替使用），每次电针 20 分钟。每天治疗 1～2 次。没有接电疗仪的耳穴，按普通耳针疗法进行操作。

8. 耳穴贴压疗法

（1）处方：主穴、配穴同时取用，两侧交替。

主穴：取一侧的颞区、大脑皮质、皮质下、下丘脑。

配穴：取另一侧的耳穴眼区、脑干区。

（2）操作方法：用王不留行籽进行贴压法。常规消毒后，用 5 mm×5 mm 的医用胶布将王不留行籽固定于选用的耳穴，每穴固定 1 粒。让患者每天自行按压 3～5 次，每个穴位每次按压 2～3 分钟，按压的力量以有明显的痛感但又不过分强烈为度。隔 2～3 天更换 1 次，双侧耳穴交替使用。还可用埋针疗法，2～3 日更换 1 次。

9. 按语

（1）针灸治疗本病也具有较好的疗效，治疗几次即可获效。

（2）诊断时应排除占位性病变。

（三）紧张性头痛

紧张性头痛又称肌收缩性头痛、精神肌源性头痛、单纯头痛、普通头痛等。主要由精神紧张及头颅周围肌肉张力增高所引起。

1. 临床表现

（1）长期焦虑、紧张、抑郁或睡眠障碍、高强度的工作、缺乏适当休息，以及某些单调、机械工种使头颈或肩胛带长期处于不良姿势等均可诱发本病。

（2）头痛为非搏动性，常为双侧或整个头部的弥漫性紧压痛。枕区的疼痛多牵涉颈项及肩胛区疼痛。头痛的程度多为轻、中度。

（3）头痛影响日常工作，但并不阻止患者的活动。

（4）头颅周围及颈部、肩胛区肌肉有压痛。

2. 辅助检查

检查项目多无特异性。

3. 体针疗法

（1）处方：取穴分为两组。第一组取头部、上肢的穴位，如印堂、鱼腰、太阳、百会、风池、合谷、后溪等；第二组取颈部脊髓节段支配区内的穴位（如颈部夹脊穴、玉枕、天柱等）、肩胛区内的穴位（如天宗、秉风、阿是穴等）。两组穴位交替使用，每次取用 6 ~ 8 穴即可，双穴者同时取用。

（2）操作方法：常规消毒后，选用 28 ~ 30 号毫针，向下平刺印堂（0.7±0.1）寸·向后平刺太阳（1.2±0.2）寸，横向平刺鱼腰（0.7±0.1）寸，向前平刺百会（1.2±0.2）寸，向鼻尖方向斜刺风池（1.0±0.2）寸。直刺合谷（1.2±0.2）寸，直刺后溪（0.8±0.2）寸，直刺颈 1 ~ 4 夹脊穴、天柱（0.8±0.2）寸，平刺玉枕（0.8±0.2）寸，斜刺天宗、秉风（1.0±0.2）寸，肩胛区内的阿是穴采用斜刺法，并严格掌握针刺深度。

每天针刺 1 ~ 2 次，每次留针 30 分钟，留针期间行针 3 ~ 5 次。均用较强刺激手法针刺，捻转的幅度为 3 ~ 4 圈，捻转的频率为每秒 3 ~ 5 个往复，每次行针 10 ~ 30 秒。

（3）按语：头部及颈肩部的肌肉主要接受来自颈部脊髓节段神经的支配，所以在选取体穴时，主要应在颈部脊髓节段的支配区内进行，即选用颈部夹脊穴及颈部、肩胛带区、头部的阿是穴等。我们在临床实践中发现，只选用头部的穴位，有时效果并不理想，而同时取用颈夹脊穴或颈部、肩胛带区的阿是穴则能立竿见影。

4. 电针体穴疗法

（1）处方：与体针疗法的选穴相同。取穴分为两组，第一组取头部、上肢的穴位，如印堂、太阳、百会、风池、合谷、后溪等；第二组取颈部脊髓节段支配区内的穴位（如颈部夹脊穴、玉枕、天柱等）、肩胛区内的穴位（如天宗、秉风、阿是穴等）等。两组穴位交替使用。每次电针 4 ~ 6 个穴位即可。

（2）操作方法：分为两步。第一步，进针操作与体针疗法一样；第二步为电针疗法操作方法。第一步操作完毕后，在第一组的头部穴位与上肢的合谷、后溪之间，在第二组的头部穴位与肩胛区内的穴位之间，分别连接电针治疗仪的两极导线，采用疏密波，刺激量的大小以出现明显的局部肌肉颤动或患者能够耐受为宜。每次电针治疗 20 分钟，每天治疗 1 ~ 2 次。

5. 梅花针疗法

（1）处方：取穴分为三组，第一组取头部的穴位，如前顶、百会、后顶、风池等；第二组取颈部的穴位，如颈部夹脊穴、玉枕、天柱等；第三组取肩胛区内的穴位，如天宗、秉风、阿是穴等。三组穴位同时使用。

（2）操作方法：常规消毒后，用较强的刺激手法叩打，叩打的重点部位是头颈部和肩胛带区的压痛点或压痛区。每个穴区每次扣打 3 ~ 5 分钟，以局部皮肤潮红起丘疹、不出血为度。每日治疗 1 ~ 2 次。

6. 灸法

多与针刺法配合使用，而且不能用于面部的穴位。

（1）处方：取穴分为三组，第一组取胸 1 ~ 5 夹脊穴、大杼、风门、三阴交、太溪；第二组取华盖、紫宫、内关、神门、足三里、内庭。两组穴位交替使用。第三组取头部的穴位，如印堂、太阳、百会、风池等，第三组穴位使用针刺法。

（2）操作方法：第一组、第二组交替使用，用艾条温和灸，或用隔姜灸，每穴灸15分钟，使局部有明显的温热感为宜。第三组穴位每次均用。可先针第三组，再灸第一组、第二组。每日治疗1～2次。

7. 耳针疗法

（1）处方：主穴、配穴同时取用，两侧交替。

主穴：取头部对应的单侧耳区，如额、颞区、枕、大脑皮质。

配穴：取另一侧的耳穴，即颈部、肩胛带对应耳区内的敏感点。

（2）操作方法：常规消毒后，用28号0.5～1.0寸毫针斜刺或平刺耳穴。每天针刺1～2次，每次留针20分钟，留针期间行针2～3次，用较强捻转手法，捻转的幅度为3～4圈，捻转的频率为每秒3～5个往复，每次行针5～10秒。。

（3）按语：使用耳针疗法时，亦应注意选穴的针对性。针刺时均用较强的刺激手法，目的在于有效缓解肌肉紧张。

本病虽为头痛，根据全息生物医学理论，在使用耳针疗法时，不应只取颞、额、脑点等头部对应的耳穴，还应取用颈部、肩胛带对应的耳区。

8. 电针耳穴疗法

（1）处方：主穴、配穴同时取用，两侧交替。

主穴：取头部对应的单侧耳区，如额、颞区、枕、大脑皮质。

配穴：取另一侧的耳穴，即颈部、肩胛带对应耳区内的敏感点。

在上述耳针疗法处方的基础上，选取单侧的体穴内关、后溪、合谷（双侧交替使用）。

（2）操作方法：常规消毒后，用28号0.5～1.0寸毫针斜刺或平刺耳穴。用28～30号毫针直刺内关（1.2±0.2）寸，直刺后溪（0.8±0.2）寸，直刺合谷（1.2±0.2）寸。然后在耳穴与内关、后溪、合谷之间分别连接电针治疗仪的两极导线，采用疏密波，刺激量的大小以出现明显的局部肌肉颤动或患者能够耐受为宜。每次电针4～6个穴位（主穴、配穴交替），每次电针20分钟。每天治疗1～2次。没有接电疗仪的耳穴，按普通耳针疗法进行操作。

9. 耳穴贴压疗法

（1）处方：主穴、配穴同时取用，两侧交替。

主穴：取头部对应的单侧耳区，如额、颞区、枕、脑干、大脑皮质。

配穴：取另一侧的耳穴，即颈部、肩胛带对应耳区内的敏感点。

（2）操作方法：用王不留行籽进行贴压法。常规消毒后，用5 mm×5 mm的医用胶布将王不留行籽固定于选用的耳穴，每穴固定1粒。让患者每天自行按压3～5次，每个穴位每次按压2～3分钟，按压的力量以有明显的痛感但又不过分强烈为度。隔2～3天更换1次，双侧耳穴交替使用。

10. 按语

（1）针灸治疗本病具有较好的疗效，治疗几次即可获效。

（2）诊断时应排除占位性病变。

（3）此外，对于焦虑、紧张、抑郁的患者，在使用针刺疗法治疗的同时，应在精神上给予诱导和劝慰。因工作繁重所致者，应设法调节作息规律，适当放松和注意休息。

（四）外伤性头痛

头部的各种外伤均可引起头痛。临床表现因受伤部位及组织不同而异。

1. 临床表现

（1）头皮裂伤或脑挫伤后瘢痕形成，刺激颅内外痛觉敏感结构而引起头痛。疼痛部位比较局限，常伴有局部皮肤痛觉过敏。

（2）颈前部受伤累及颈交感神经链，导致支配头颅的交感神经失去控制而引起的头痛属自主神经功能异常性头痛。患者诉说一侧额颞区的发作性头痛，伴同侧瞳孔改变（先扩大后缩小），眼睑下垂及面部多汗。

（3）外伤后因颈肌持续收缩而出现的头痛和肌紧张性头痛的表现相类似，而且常与精神因素有关。

（4）外伤后神经不稳定性头痛常见于脑震荡后遗症，伴有头晕、耳鸣、失眠、注意力不集中、记忆力减退、精神萎靡不振或情绪易激动等症状。无神经系统的器质性损害。头痛与精神因素有一定关系。

2. 辅助检查

检查项目多无特异性。

3. 体针疗法

（1）头皮裂伤或脑挫伤后瘢痕形成，刺激颅内外痛觉敏感结构引起的头痛：取阿是穴、太阳、百会、风池、玉枕、天柱、合谷、后溪等。每次取用 4～7 个即可，交替使用。

常规消毒后，选用 28～30 号毫针，向下平刺阿是穴（0.8±0.2）寸，向后平刺太阳（1.2±0.2）寸，向前平刺百会（1.2±0.2）寸，向鼻尖方向斜刺风池（1.0±0.2）寸。直刺颈 1～4 夹脊穴、天柱（0.8±0.2）寸，平刺玉枕（0.8±0.2）寸，直刺合谷（1.2±0.2）寸，直刺后溪（0.8±0.2）寸。

每天针刺 1～2 次，每次留针 30 分钟，留针期间行针 3～5 次。均用较强刺激手法针刺，捻转的幅度为 3～4 圈，捻转的频率为每秒 3～5 个往复，每次行针 10～30 秒。用较强的刺激手法针刺。每日治疗 1～2 次。每次治疗 20～30 分钟。留针期间行针 3～4 次。

（2）外伤引起的自主神经功能异常性头痛：取穴分为两组，第一组取头部、上肢的穴位，如印堂、太阳、百会、风池、合谷、后溪等；第二组取 $T_{1\sim5}$ 节段区内的穴位，如相应的夹脊穴、背俞穴、内关、合谷等。每次取用 4～6 个即可，两组穴位交替使用。

常规消毒后，选用 28～30 号毫针，向脊柱方向 45°角斜刺胸 1～2 夹脊穴、大杼、风门（0.6±0.2）寸。斜刺向下平刺印堂（0.7±0.1）寸，向后平刺太阳（1.2±0.2）寸，向前平刺百会（1.2±0.2）寸，向鼻尖方向斜刺风池（1.0±0.2）寸。直刺合谷、内关（1.2±0.2）寸，直刺后溪（0.8±0.2）寸。

每天针刺 1～2 次，每次留针 30 分钟，留针期间行针 3～5 次。均用较强刺激手法针刺，捻转的幅度为 3～4 圈，捻转的频率为每秒 3～5 个往复，每次行针 10～30 秒。

用较强的刺激手法针刺，捻转的幅度为 3～4 圈，捻转的频率为每秒 3～5 个往复，每次行针 10～30 秒。每日治疗 1～2 次。每次治疗 20～30 分钟。留针期间行针 3～4 次。

（3）外伤后因颈肌持续性收缩引起的头痛：取穴分为两组，第一组取头部、上肢的穴位，如印堂、太阳、百会、风池、合谷、后溪等；第二组取颈部脊髓节段支配区内的穴位（如颈部夹脊穴、玉枕、天柱等）、肩胛区内的穴位（如天宗、秉风、阿是穴等）等。每次取用 4～6 个即可，两组穴位交替使用。

常规消毒后，选用 28～30 号毫针，向下平刺印堂（0.7±0.1）寸，向后平刺太阳（1.2±0.2）寸，向前平刺百会（1.2±0.2）寸，向鼻尖方向斜刺风池（1.0±0.2）寸。直刺合谷（1.2±0.2）寸，直刺后溪（0.8±0.2）寸，直刺颈 1～4 夹脊穴、天柱（0.8±0.2）寸，平刺玉枕（0.8±0.2）寸，斜刺天宗、秉风（1.0±0.2）寸，肩胛区内的阿是穴采用斜刺法，并严格掌握针刺深度。

每天针刺 1～2 次，每次留针 30 分钟，留针期间行针 3～5 次。均用较强刺激手法针刺，捻转的幅度为 3～4 圈，捻转的频率为每秒 3～5 个往复，每次行针 10～30 秒。

（4）外伤后神经不稳定性头痛：取太阳、鱼腰、百会、风池、玉枕、天柱、合谷、后溪等。

常规消毒后，选用 28～30 号毫针，向后平刺太阳（1.2±0.2）寸，横向平刺鱼腰（0.7±0.1）寸，向前平刺百会（1.2±0.2）寸，向鼻尖方向斜刺风池（1.0±0.2）寸。直刺天柱（0.8±0.2）寸，平刺玉枕（0.8±0.2）寸。直刺合谷（1.2±0.2）寸，直刺后溪（0.8±0.2）寸。

每天针刺 1～2 次，每次留针 30 分钟，留针期间行针 3～5 次。用中等强度刺激手法行针，捻转的幅度为 2～3 圈，捻转的频率为每秒 2～4 个往复，每次行针 10～30 秒。

（5）按语：虽然都是外伤性头痛，但因伤及的部位和组织不同，头痛产生的病理生理学机制也各有所异。因此使用针灸疗法时，不能机械地一概"头痛医头"，只注重取用头部的穴位，而应当根据不同类型的外伤性头痛的病理生理学过程，科学的选用穴位。譬如外伤后瘢痕形成刺激颅内外痛觉敏感结构引起的头痛、外伤引起自主神经功能异常性头痛及外伤后因颈肌持续性收缩引起的头痛，穴位的选取均不应只限于头部，要做到这一点，确切的诊断是非常重要的。可以说进行疾病的准确诊断，弄清疾病的病理生理，是进行科学选穴的基本前提。这就是说，作为针灸临床医生，仅仅懂得"如何"扎针是远远不够的，应当具有更广博的知识，这也是针灸科学发展对现代针灸临床医生的要求。

4. 电针体穴疗法

（1）头皮裂伤或脑挫伤后瘢痕形成，刺激颅内外痛觉敏感结构引起的头痛：取阿是穴、太阳、百会、风池、玉枕、天柱、合谷、后溪等。每次取用 4 ~ 6 个即可，交替使用。

操作方法分为两步，第一步，进针操作与体针疗法一样；第二步为电针疗法操作方法。第一步操作完毕后，在头颈部穴位与上肢的合谷、后溪之间连接电针治疗仪的两极导线，采用疏密波，刺激量的大小以出现明显的局部肌肉颤动或患者能够耐受为宜。每次电针治疗 20 分钟，每天治疗 1 ~ 2 次。每次电针 4 个穴位即可。没有接电疗仪的穴位，按普通体针疗法进行操作。

（2）外伤引起的自主神经功能异常性头痛：取穴分为两组，第一组取头部、上肢的穴位，如印堂、太阳、百会、风池、合谷、后溪等；第二组取 $T_{1 \sim 5}$ 节段区内的穴位，如相应的夹脊穴、背俞穴、内关、合谷等。每次取用 4 ~ 6 个即可，两组穴位交替使用。

操作方法分为两步，第一步，进针操作与体针疗法一样；第二步为电针疗法操作方法。第一步操作完毕后，在第一组的头部穴位与上肢的合谷、后溪之间，在第二组的夹脊穴、背俞穴与内关、合谷之间，分别连接电针治疗仪的两极导线，采用疏密波，刺激量的大小以出现明显的局部肌肉颤动或患者能够耐受为宜。每次电针治疗 20 分钟，每天治疗 1 ~ 2 次。每次电针 4 个穴位即可。

（3）外伤后因颈肌持续性收缩引起的头痛：取穴分为两组，第一组取头部、上肢的穴位，如印堂、太阳、百会、风池、合谷、后溪等；第二组取颈部脊髓节段支配区内的穴位（如颈部夹脊穴、玉枕、天柱等）、肩胛区内的穴位（如天宗、秉风、阿是穴等）等。每次取用 4 ~ 6 个即可，两组穴位交替使用。

操作方法分为两步，第一步，进针操作与体针疗法一样；第二步为电针疗法操作方法。第一步操作完毕后，在第一组的头部穴位与上肢的合谷、后溪之间，在第二组的颈部穴位与肩胛区内的穴位之间，分别连接电针治疗仪的两极导线，采用疏密波，刺激量的大小以出现明显的局部肌肉颤动或患者能够耐受为宜。每次电针治疗 20 分钟，每天治疗 1 ~ 2 次。每次电针 4 ~ 6 个穴位即可。没有接电疗仪的穴位，按普通体针疗法进行操作。

（4）外伤后神经不稳定性头痛：取太阳、鱼腰、百会、风池、玉枕、天柱、合谷、后溪、内关等。每次电针 4 ~ 6 个穴位即可，交替使用。

操作方法分为两步，第一步，进针操作与体针疗法一样；第二步为电针疗法操作方法。第一步操作完毕后，在头部穴位与上肢的合谷、后溪、内关之间连接电针治疗仪的两极导线，采用疏密波，刺激量的大小以出现明显的局部肌肉颤动或患者能够耐受为宜。每次电针治疗 20 分钟，每天治疗 1 ~ 2 次。

5. 耳针疗法

（1）处方：主穴、配穴同时取用，两侧交替。

主穴：取一侧的大脑皮质、皮质下、脑干。

配穴：取另一侧的耳穴，头皮裂伤或脑挫伤后瘢痕形成，刺激颅内外痛觉敏感结构引起的头痛及外伤引起的自主神经功能异常性头痛，可同时选用或交替选用交感、额区、枕区、颈项区；外伤后因颈肌持续性收缩引起的头痛，取交感、颈项区；外伤后神经不稳定性头痛，取交感。

（2）操作方法：常规消毒后，用 28 号 0.5 ~ 1.0 寸毫针斜刺或平刺耳穴。每天针刺 1 ~ 2 次，每次留针 20 分钟，留针期间行针 2 ~ 3 次，用中等强度或中等强度以上的刺激手法针刺。

（3）按语：应当根据不同类型的外伤性头痛的病理生理学过程，科学选用穴位。譬如外伤后瘢痕形成刺激颅内外痛觉敏感结构引起的头痛、外伤引起自主神经功能异常性头痛及外伤后因颈肌持续性收缩引起的头痛，耳穴的选取亦不能只限于脑的对应区，而应当考虑到颈部因素和颈交感神经因素。要做到这一点，确切的诊断是非常重要的。可以说进行疾病的准确诊断，弄清疾病的病理生理，是进行科学选穴的基本前提。

6. 电针耳穴疗法

（1）处方：主穴、配穴同时取用，两侧交替。

主穴：取一侧的大脑皮质、皮质下。

配穴：取另一侧的交感、额区、枕区。

在上述耳针疗法处方的基础上，选取单侧的体穴神门、内关、太溪（双侧交替使用）。

（2）操作方法：常规消毒后，用28号0.5～1.0寸毫针斜刺或平刺耳穴。用28～30号毫针，直刺神门（0.4±0.1）寸，直刺太溪（0.8±0.2）寸，直刺内关（1.2±0.2）寸。然后在耳穴与神门、太溪、内关之间分别连接电针治疗仪的两极导线，采用疏密波，刺激量的大小以出现明显的局部肌肉颤动或患者能够耐受为宜。每次电针4个穴位（交替使耳穴），每次电针20分钟。每天治疗1～2次。没有接电疗仪的耳穴，按普通耳针疗法进行操作。

7. 耳穴贴压疗法

（1）处方：主穴、配穴同时取用，两侧交替。

主穴：取一侧的大脑皮质、皮质下。

配穴：取另一侧的交感、额区、枕区。

（2）操作方法：用王不留行籽进行贴压法。常规消毒后，用5 mm×5 mm的医用胶布将王不留行籽固定于选用的耳穴，每穴固定1粒。让患者每天自行按压3～5次，每个穴位每次按压2～3分钟，按压的力量以有明显的痛感但又不过分强烈为度。隔2～3天更换1次，双侧耳穴交替使用。

8. 按语

（1）针灸治疗本病具有较好的疗效，一般情况下治疗几次即可获效。

（2）使用针刺疗法治疗的同时，应注意休息。

（五）颅内低压性头痛

腰椎穿刺后是引起颅内低压性头痛的主要原因。

1. 临床表现

（1）腰椎穿刺后数小时内出现枕部的搏动性头痛，起坐或站立时头痛加剧，平卧后好转。

（2）一般在1～3日内自然恢复，个别患者可持续10～14日。

2. 辅助检查

无特异性检查项目。

3. 体针疗法

（1）处方：取穴分为两组，第一组取头部穴位，如风池、太阳、百会等；第二组取肢体部的穴位，如内关、合谷、太溪等。两组穴位同时使用，每次取用5～7穴即可。

（2）操作方法：常规消毒后，选用28～30号毫针，向后平刺太阳（1.2±0.2）寸，向前平刺百会（1.2±0.2）寸，向鼻尖方向斜刺风池（1.0±0.2）寸。直刺内关、合谷（1.2±0.2）寸，直刺太溪（0.8±0.2）寸。

每天针刺1～2次，每次留针30分钟，留针期间行针3～5次。使用中等强刺激手法针刺，捻转的幅度为2～3圈，捻转的频率为每秒2～4个往复，每次行针10～30秒。

4. 电针体穴疗法

（1）处方：与体针疗法的选穴相同。取穴分为两组，第一组取头部穴位，如风池、太阳、百会等；第二组取肢体部的穴位，如内关、合谷、太溪等。两组穴位同时使用。

（2）操作方法：分为两步，第一步，进针操作与体针疗法一样；第二步为电针疗法操作方法。第一步操作完毕后，在第一组穴位与第二组穴位之间，分别连接电针治疗仪的两极导线，采用疏密波，刺激量的大小以出现明显的局部肌肉颤动或患者能够耐受为宜。每次电针治疗20分钟，每天治疗1～2次。每次电针4～6个穴位即可。没有接电疗仪的穴位，按普通体针疗法进行操作。

5. 梅花针疗法

（1）处方：取穴分为两组，第一组取头部的穴位，如前顶、百会、后顶、风池等；第二组取肢体部的穴位，如内关、合谷、足三里等。两组穴位同时使用。

（2）操作方法：常规消毒后，用较强的刺激手法叩打，每个穴区每次叩打 3 ~ 5 分钟，以局部皮肤潮红起丘疹、不出血为度。每日治疗 1 ~ 2 次。

6. 耳针疗法

（1）处方：主穴、配穴同时取用，两侧交替。

主穴：取一侧的大脑皮质、皮质下、脑干。

配穴：取另一侧的交感、枕、颞。

（2）操作方法：常规消毒后，用 28 号 0.5 ~ 1.0 寸毫针斜刺或平刺耳穴。每天针刺 1 ~ 2 次，每次留针 20 分钟，留针期间行针 2 ~ 3 次，使用中等强刺激手法针刺，捻转的幅度为 2 ~ 3 圈，捻转的频率为每秒 2 ~ 4 个往复，每次行针 10 ~ 30 秒。

7. 电针耳穴疗法

（1）处方：主穴、配穴同时取用，两侧交替。

主穴：取一侧的大脑皮质、皮质下、脑干。

配穴：取另一侧的交感、枕、颞。

在上述耳针疗法处方的基础上，选取单侧的体穴神门、内关、太溪（双侧交替使用）。

（2）操作方法：常规消毒后，用 28 号 0.5 ~ 1.0 寸毫针斜刺或平刺耳穴。用 28 ~ 30 号毫针，直刺神门（0.4±0.1）寸，直刺三阴交（1.4±0.2）寸，直刺内关（1.2±0.2）寸。然后在耳穴与神门、内关、太溪之间分别连接电针治疗仪的两极导线，采用疏密波，刺激量的大小以出现明显的局部肌肉颤动或患者能够耐受为宜。每次电针 4 个穴位（交替使用耳穴），每次电针 20 分钟。每天治疗 1 ~ 2 次。没有接电疗仪的耳穴，按普通耳针疗法进行操作。

8. 耳穴贴压疗法

（1）处方：主穴、配穴同时取用，两侧交替。

主穴：取一侧的大脑皮质、皮质下、脑干。

配穴：取另一侧的交感、枕、颞。

（2）操作方法：用王不留行籽进行贴压法。常规消毒后，用 5 mm×5 mm 的医用胶布将王不留行籽固定于选用的耳穴，每穴固定 1 粒。让患者每天自行按压 3 ~ 5 次，每个穴位每次按压 2 ~ 3 分钟，按压的力量以有明显的痛感但又不过分强烈为度。隔 2 ~ 3 天更换 1 次，双侧耳穴交替使用。

9. 按语

采用针刺疗法治疗本病的同时，应鼓励患者多饮水，如每日口服盐水 2 000 ~ 3 000 mL，取头低位卧床休息有利于头痛缓解。

（六）其他原因引起的头痛

眼、鼻、鼻旁窦、耳等部位的许多疾病均可引起头痛。

1. 临床表现

（1）青光眼、虹膜炎、眼眶肿瘤、球后视神经炎、高度远视、眼外肌不平衡等原因均可引起球后或额颞区的疼痛。

（2）鼻腔或鼻旁窦发炎时，因黏膜充血水肿可引起牵涉性头痛。急性鼻旁窦炎时常引起眼球周围或额颞区的头痛。因鼻旁窦内的脓性分泌物经过一夜睡眠后积聚增多，所以患者清晨起床后头痛特别严重，待脓液排出后头痛明显减轻。

（3）急性乳突炎可引起耳后部疼痛。

（4）病毒性膝状神经节带状疱疹引起的疼痛常位于外耳道内或耳后，疼痛数日后出现带状疱疹及面瘫。

（5）颈源性头痛。

此外，鼻腔肿瘤、鼻咽部肿瘤、牙周脓肿、下颌关节功能障碍等均可引起头部的牵涉性疼痛。颅内占位性病变及高血压亦可引起头痛。

2. 辅助检查

应结合原发性疾病的一系列症状注意进行相应的检查。

3. 治疗

对这一类头痛主要做病因治疗。非占位性病变引起的头痛，可把针灸疗法作为主要的治疗方法来使用。但占位性病变引起的头痛，只能把针灸疗法作为辅助的治疗方法来使用。具体的治疗方法可参考其他的有关文献，在此不作详述。

4. 按语

（1）除占位性病变引起的头痛之外，一般情况下，针灸疗法对各类头痛均具有较好的疗效。

（2）应重点对原发性疾病进行治疗。

二、眩晕

眩是指眼花或眼前发黑，晕是指头晕或感觉自身或外界景物旋转。两者常同时并见，故统称为"眩晕"。轻者闭目即止，重者如坐车船，旋转不定，不能站立，或伴有恶心、呕吐、汗出，甚则昏倒等症状。本病多因阴虚则肝风内动，血少则脑失濡养，精亏则髓海不足，或痰浊壅遏、上蒙清窍所致。

西医学的耳源性眩晕以及高血压、贫血、神经官能症、颈椎病等引起的眩晕症状均属本病范畴。

本病以头晕、眼花为主要症状，临床根据病因不同分为肝阳上亢、气血亏虚、肾精不足及痰浊中阻型眩晕。

（一）辨证

本病以头晕、眼花为主要症状，临床根据病因不同分为肝阳上亢、气血亏虚、肾精不足以及痰浊中阻型眩晕。

1. 肝阳上亢

眩晕耳鸣，头痛且胀，每因烦劳或恼怒而头晕、头痛剧增，面时潮红，急躁易怒，少寐多梦，口苦，舌质红，苔黄，脉弦。

2. 气血亏虚

眩晕动则加剧，劳累继发，伴面色苍白，唇甲不华，心悸失眠，神疲懒言，食欲不振，舌质淡，脉细弱。

3. 肾精不足

眩晕伴神疲健忘，腰膝酸软，遗精耳鸣。偏于阴虚者，五心烦热，舌质红，脉弦细。偏于阳虚者，四肢不温，舌质淡，脉沉细。

4. 痰浊中阻

眩晕而见头重如蒙，胸闷恶心，少食多寐，舌苔白腻，脉濡滑。

（二）治疗

1. 针灸治疗

治则：平肝潜阳，补益气血，滋阴补肾，化痰息风。以督脉、足少阳经穴位为主。

主穴：百会、风池、太阳、印堂。

配穴：肝阳上亢加肝俞、肾俞、三阴交、太冲；气血亏虚加脾俞、足三里；肾精不足加肾俞、太溪、三阴交、绝骨；痰浊中阻加足三里、丰隆、太白。

操作：毫针刺，按虚补实泻进行操作。

方义：百会通督安神；风池清泻肝胆，潜阳止眩；太阳祛风止眩；印堂止眩宁神。

2. 其他治疗

（1）头针：眩晕伴耳鸣、听力减退者，取晕听区。取坐位或仰卧位，局部常规消毒后，用消毒之28～32号2.5寸长的不锈钢毫针，与头皮呈30°左右夹角，用夹持进针法刺入帽状腱膜下，达到该区的应用长度后，用示指桡侧面与拇指掌侧面夹持针柄，以示指掌指关节连续屈伸，使针身左右旋转，每分钟捻转 200 次左右，捻转 2 ～ 3 分钟，留针 5 ～ 10 分钟，每日或间日针 1 次。

（2）耳针：选神门、枕、内耳，用中、强刺激，每日 1 次，每次留针 20 ～ 30 分钟。

三、中风

中风是以突然昏仆，不省人事，口眼㖞斜，半身不遂或轻者不经昏仆，仅以口眼㖞斜、半身不遂、语言謇涩为主症的一种疾病。本病多由心、肝、脾、肾等脏阴阳失调，加以忧思恼怒，或饮酒饱食，或房事劳累，或外邪侵袭等诱因，以致气血运行受阻，肌肤筋脉失于濡养；或阴亏于下，肝阳暴涨，阳化风动，血随气逆，挟痰挟火，横窜经隧，蒙蔽清窍，而形成上实下虚，阴阳互不维系所致。

西医学的急性脑血管疾病，如脑出血、脑梗死、脑栓塞等多属于本病的范畴。

（一）辨证

本病以突然昏仆、不省人事、半身不遂，或半身不遂、口角㖞斜、语言謇涩为主要症状。根据病位浅深、病情轻重，可分为中经络与中脏腑两大类。中经络者，病位较浅，病情较轻，无神志改变，仅见半身不遂、口角㖞斜、语言謇涩等症；中脏腑者，病位较深、病情较重，伴见神志不清、蹉僻不遂。

1. 中经络

病在经络，病情较轻。症见半身不遂，口角㖞斜，舌强语蹇，肌肤不仁，吞咽障碍，脉弦滑等。中经络可因络脉空虚、风邪入中或肝肾阴虚、风阳上扰引起。

（1）络脉空虚：手足麻木，肌肤不仁，或突然口角㖞斜、语言不利、口角流涎，甚则半身不遂，或兼见恶寒发热、肢体拘急、关节酸痛等症，舌苔薄白，脉浮弦或弦细。

（2）肝肾阴虚：平素头晕头痛，耳鸣目眩，腰酸腿软，突然发生口角㖞斜，舌强语蹇，半身不遂，舌质红或苔黄，脉弦细而数或弦滑。

2. 中脏腑

病在脏腑，病情急重。症见突然昏仆，神志迷糊，半身瘫痪，口㖞流涎，舌强失语。根据病因病机不同，又可分为闭证和脱证。

（1）闭证：多因气火冲逆，血菀于上，肝风鸱张，痰浊壅盛所致。症见神志不清，牙关紧闭，两手握固，面赤气粗，喉中痰鸣，二便闭塞，脉滑数或弦数。

（2）脱证：由于真气衰微、元阳暴脱所致。症见昏沉不醒，目合口张，手撒遗尿，鼻鼾息微，四肢逆冷，脉细弱或沉伏。如见冷汗如油，面赤如妆，脉微欲绝或浮大无根，是真阳外越之危候。

（二）治疗

1. 针灸治疗

（1）中经络。

治则：疏通经络，镇肝息风。取手、足阳明经穴位为主，辅以太阳、少阳经穴位。

主穴：肩髃、曲池、合谷、环跳、风市、阳陵泉、足三里、百会、地仓、颊车。

配穴：络脉空虚，风邪入中者加关元、气海、风池；肝肾阴虚、风阳上扰者加三阴交、太冲、肝俞、肾俞；语言謇涩加哑门、廉泉。

操作：毫针刺，平补平泻。

方义：阳主动，肢体运动障碍，其病在阳，故本方取手、足三阳经穴位为主。阳明为多气多血之经，阳明经气血通畅，正气旺盛，则运动功能易于恢复，故在三阳经中又以阳明为主。口角㖞斜为经脉瘀滞，筋肉失养所致，故近取地仓、颊车直达病所以舒筋活络。

（2）中脏腑。

①闭证。

治则：启闭开窍，取督脉、十二井穴为主，辅以手足厥阴、足阳明经穴位。

主穴：十二井、水沟、太冲、劳宫、丰隆。

配穴：神志不清加四神聪；二便闭塞加天枢、足三里；牙关紧闭加下关（双侧）。

操作：十二井穴点刺出血，余穴可用泻法。

方义：闭证由肝阳化风，心火暴盛，血随气升，上犯脑髓而致痰浊瘀血壅闭精髓，蒙蔽神明。十二井穴放血，可接通经气、决壅开窍；督脉连贯脑髓，水沟为督脉要穴，有启闭开窍之功效；泻肝经原穴太冲，可镇肝降逆，潜阳息风；泻心包经荥穴劳宫，可清心火而安神；丰隆为足阳明经络穴，有振奋脾胃气机、蠲浊化痰之功。

②脱证。

治则：回阳固脱。取任脉经穴。

主穴：关元、神阙。

操作：用灸法。

方义：元阳外脱，必从阴以救阳。关元为任脉与足三阴的会穴，为三焦元气所出，联系命门真阳，是阴中有阳的穴位；脐为生命之根蒂，神阙位于脐中，为真气所系，故重灸二穴，以回阳固脱。

2. 其他治疗

（1）头针：取病变对侧运动区为主，可配足运感区，失语用语言区。快速捻转，持续 2 ~ 3 分钟，反复 3 ~ 4 次。

（2）电针：取穴同体针，一般选 2 ~ 3 对穴，采用疏波或断续波，每次 20 ~ 30 分钟，每日 1 次。

（3）眼针：治中风偏瘫取上、下焦区穴针刺。

（4）水针：取夹脊穴 5 ~ 14、足三里、阳陵泉、悬钟、承山、风市、解溪等穴，每次选 1 ~ 3 穴，用 5% 防风注射液，或 5% 人参注射液，或 654-2，每穴注入 0.3 ~ 0.5 mL，隔日治疗 1 次，15 次为 1 个疗程。

（5）穴位埋线：取手三里、足三里、阳陵泉、承山、三阴交等穴，每次选 1 ~ 3 穴，埋羊肠线，每月 1 次。本法主要用于治疗中风后遗症偏瘫患者。

四、面瘫

面瘫是以口眼㖞斜为主要症状的一种疾病。多由络脉空虚，感受风邪，使面部经筋失养，肌肉纵缓不收所致。

西医学的周围性面神经炎属于本病范畴。

（一）辨证

本病以口眼㖞斜为主要症状。起病突然，多在睡眠醒后，发现一侧面部麻木、松弛、示齿时口角歪向健侧，患侧露睛流泪、额纹消失、鼻唇沟变浅。部分患者伴有耳后、耳下乳突部位疼痛，少数患者可出现患侧耳道疱疹、舌前 2/3 味觉减退或消失及听觉过敏等症。病程日久，可因患侧肌肉挛缩，口角歪向病侧，出现"倒错"现象。根据发病原因不同可分为风寒证和风热证。

1. 风寒证

多有面部受凉因素，如迎风睡眠，电风扇对着一侧面部吹风过久等。

2. 风热证

多继发于感冒发热之后，常伴有外耳道疱疹、口渴、舌苔黄、脉数等症。

（二）治疗

1. 针灸治疗

治则：疏风通络、濡养经脉，取手足少阳、阳明经穴位。

主穴：风池、翳风、地仓、颊车、阳白、合谷。

配穴：风寒加风门、外关；风热加尺泽、曲池。

操作：急性期用平补平泻法，恢复期用补法，面部穴可用透刺法，如地仓透颊车，阳白透鱼腰等。

方义：本病为风邪侵袭面部阳明、少阳脉络，故取风池、翳风以疏风散邪；地仓、颊车、阳白等穴以疏通阳明、少阳经气，调和气血；"面口合谷收"，合谷善治头面诸疾。

2. 其他治疗

（1）水针：选翳风、牵正等穴，用维生素 B_1 或维生素 B_{12} 注射液，每穴注入 0.5 ~ 1 mL，每日或隔日 1 次。

（2）皮肤针：用皮肤针叩刺阳白、太阳、四白、牵正等穴，使轻微出血，用小罐吸拔 5 ~ 10 分钟，隔日 1 次。本法适用于发病初期，或面部有板滞感觉等面瘫后遗症。

（3）电针：选地仓、颊车、阳白、合谷等穴。接通电针仪治疗 5 ~ 10 分钟，刺激强度以患者感到舒适、面部肌肉微见跳动为宜。本法适用于病程较长者。

五、面痛

面痛是指以眼、面颊部抽掣疼痛为主要症状的一种疾病。多由于风邪侵袭，阳明火盛、肝阳亢逆、气血运行失畅所致。

西医学的三叉神经痛属于本病范畴。

（一）辨证

本病以眼、面颊阵发性抽掣疼痛为主要症状，根据病因不同分为风寒、风热、瘀血面痛。

1. 风寒外袭

疼痛为阵发性抽掣样痛，痛势剧烈，面色苍白，遇冷加重，得热则舒，多有面部受寒因素，舌淡苔白，脉浮紧。

2. 风热浸淫

疼痛阵作，为烧灼性或刀割性剧痛，痛时颜面红赤，汗出，目赤，口渴，遇热更剧，得寒较舒，发热或着急时发作或加重，舌质红、舌苔黄，脉数。

3. 瘀血阻络

面痛反复发作，多年不愈，发作时疼痛如锥刺难忍，面色晦滞，少气懒言，语声低微，舌质紫暗，苔薄，脉细涩。

（二）治疗

1. 针灸治疗

治则：疏通经脉，活血止痛。以手、足阳明经穴位为主。

主穴：百会、阳白、攒竹、四白、迎香、下关、颊车、合谷。

配穴：风寒外袭加风门、风池、外关；风热浸淫加大椎、关冲、曲池；瘀血阻络加太冲、血海。

操作：毫针刺，用泻法。

方义：本方以近部取穴为主，远部取穴为辅，旨在疏通面部筋脉气血，散寒清热，活血通络止痛。

2. 其他治疗

（1）耳针：选面颊、上颌、下颌、额、神门等穴，每次取 2 ~ 3 穴，毫针刺，强刺激，留针 20 ~ 30 分钟，约隔 5 分钟行针 1 次；或用埋针法。

（2）水针：用维生素 B_{12} 或维生素 B_1 注射液，或用 2% 利多卡因注射液，注射压痛点，每次取 1 ~ 2 点，每点注入 0.5 mL，隔 2 ~ 3 天注射 1 次。

六、心悸

心悸是指患者自觉心中悸动，惊慌不安，甚则不能自主的一种病证。本病可在多种疾病中出现，常与失眠、健忘、眩晕、耳鸣等并存。本证的发生多因久病体虚、忧思惊恐、劳倦、汗出受邪等，使心失所养，或邪扰心神，致心跳异常，悸动不安。

西医学的某些器质性或功能性疾病如冠心病、风湿性心脏病、高血压心脏病、肺源性心脏病、各种心律失常以及贫血、低钾血症、心脏神经官能症等出现心悸属于本病的范畴。

（一）辨证

本病以自觉心跳心慌，时作时息，并有善惊易恐，坐卧不安，甚则不能自主为主要症状。根据临床表现不同分为心虚胆怯、心脾两虚、阴虚火旺、心脉瘀阻和水气凌心型。

1. 心虚胆怯

惊悸不安，因惊恐而发，气短自汗，神疲乏力，少寐多梦，舌淡苔薄，脉细数。

2. 心脾两虚

心悸不安，头晕目眩，易出汗，食欲缺乏，乏力，面色淡，失眠健忘，多梦，舌淡苔薄白，脉细弱。

3. 阴虚火旺

心烦少寐，头晕目眩，耳鸣腰酸，遗精盗汗，口干，舌红苔薄白，脉细数。

4. 心脉瘀阻

胸闷心痛阵发，气短乏力，舌紫黯或有瘀斑，脉沉细或结代。

5. 水气凌心

胸闷气喘，不能平卧，咳吐大量泡沫痰涎，形寒肢冷，面浮肢肿，舌淡苔白滑，脉沉细。

（二）治疗

1. 针灸治疗

治则：调理心气，安神定悸。以手厥阴、手少阴经穴位为主。

主穴：内关、郄门、神门、巨阙、心俞。

配穴：心虚胆怯者，加胆俞、通里；心脾两虚者，加脾俞、足三里；阴虚火旺者，加肾俞、太溪；心脉瘀阻者，加膻中、膈俞；水气凌心者，加膻中、神阙、气海。

操作：内关、郄门、神门用泻法或平补平泻法；心俞、巨阙用补法。

方义：内关系心包经络穴，配郄穴郄门可调理心气，疏导气血；心经原穴神门，可宁心安神定悸；心之募穴巨阙，可益心气，宁心神，理心气；心俞可补益心气，调理气机，镇惊宁神。

2. 其他治疗

（1）穴位注射：选穴参照体针治疗，用维生素 B_1 或维生素 B_{12} 注射液，每穴注射 0.5 mL，隔日 1 次。

（2）耳针：选交感、神门、心、脾、肝、胆、肾等，毫针刺，轻刺激。亦可用揿针埋藏或用王不留行籽贴压。

七、不寐

不寐又称"失眠""不得卧"等，是以经常不能获得正常睡眠，或入睡困难，或睡眠时间不足，或睡眠不深，严重者彻夜不眠为特征的病证。本证多因思虑劳倦，内伤心脾，生血之源不足，心神失养所致；或因惊恐、房劳伤肾，以致心火独盛，心肾不交，神志不宁；或因体质素弱，心胆虚怯，情志抑郁，肝阳扰动以及饮食不节，脾胃不和所致。

西医学的神经官能症、围绝经期综合征、慢性消化不良、贫血、动脉粥样硬化症等以不寐为主要临床表现时属于本病范畴。

（一）辨证

本病以经常不易入睡，或寐而易醒，甚则彻夜不眠为主要症状。根据病因的不同分为心脾两虚、心胆气虚、心肾不交、肝阳上扰和脾胃不和型。

1. 心脾两虚

多梦易醒，心悸健忘，头晕目眩，面色无华，食欲缺乏，倦怠，易汗出，舌淡苔白，脉细弱。

2. 心胆气虚

心悸胆怯，多梦易醒，善惊多恐，多疑善虑，舌淡，脉弦细。

3. 心肾不交

心烦不寐，或时寐时醒，头晕耳鸣，心悸健忘，遗精盗汗，口干舌红，脉细数。

4. 肝阳上扰

心烦，不能入寐，急躁易怒，头晕头痛，胸胁胀满，面红口苦，舌红苔黄，脉弦数。

5. 脾胃不和

睡眠不安，脘闷嗳气，嗳腐吞酸，心烦，口苦痰多，舌红苔厚腻，脉滑数。

（二）治疗

1. 针灸治疗

治则：宁心安神，清热除烦。以八脉交会穴、手少阴经穴为主。

主穴：照海、申脉、神门、安眠、四神聪。

配穴：心脾两虚者，加心俞、脾俞、三阴交；心胆气虚者，加丘墟、心俞、胆俞；心肾不交者，加太溪、涌泉、心俞；肝阳上扰者，加行间、侠溪；脾胃不和者，加太白、公孙、足三里。

操作：毫针刺，照海用补法，申脉用泻法。神门、安眠、四神聪，用平补平泻法；对于较重的不寐患者，四神聪可留针 1 ~ 2 小时；配穴按虚补实泻法操作。

方义：照海、申脉为八脉交会穴，分别与阴跷脉、阳跷脉相通，可以调理阴阳，改善睡眠，若阳跷脉功能亢盛则失眠，故补阴泻阳使阴、阳跷脉功能协调，不眠自愈。心藏神，心经原穴神门，心包经络穴内关可以宁心安神；安眠、四神聪穴可以健脑益髓、镇静安神。

2. 其他治疗

（1）耳针：选皮质下、心、肾、肝、神门。毫针刺，或揿针埋藏，或王不留行籽贴压。

（2）皮肤针：自项至腰部督脉和足太阳经背部第 1 侧线，用梅花针自上而下叩刺，叩至皮肤潮红为度。每日 1 次。

（3）拔罐：自项至腰部足太阳经背部侧线，用火罐自上而下行走罐，以背部潮红为度。

（4）电针：选四神聪、太阳，接通电针仪，用较低频率，每次刺激 30 分钟。

八、胸痹

胸痹是指以胸部闷痛，甚则胸痛彻背，喘息不得卧为主证的一种疾病，轻者仅感胸闷如窒，呼吸欠畅，重者则有胸痛，严重者心痛彻背、背痛彻心，并有短气、喘息等症。胸痹多由年老心肺气虚，或恣食肥甘生冷，或思虑过度，致脾虚生湿，湿痰内蕴，胸阳不展，气机阻滞而引起。以上诸因素均可导致心脉阻滞，气血运行不畅，不通则痛而发为胸痹。

西医学的冠状动脉粥样硬化性心脏病、慢性气管炎、肺气肿等发生的胸痛均属于本病范畴。

（一）辨证

本病以胸部闷痛，甚则胸痛彻背，短气、喘息为主要症状。根据病因分为虚寒证、痰浊证、瘀血证三型。

1. 虚寒证

胸痛彻背，心悸，胸闷短气，恶寒，肢冷，受寒则甚，舌苔白滑或腻，脉沉迟。

2. 痰浊证

胸部闷痛，或痛引背部，气短喘促，咳嗽，痰多黏腻色白，舌苔白腻，脉缓。

3. 瘀血证

胸痛如刺，或绞痛阵发，痛彻肩背，胸闷短气，心悸，唇紫，舌质黯，脉细涩或结代。

（二）治疗

1. 针灸治疗

治则：活血通络，宽胸理气。取俞募穴和手少阴、厥阴经穴位。

主穴：心俞、内关、阴郄、膻中。

配穴：虚寒者，加灸肺俞、风门、气海或关元；痰浊者，加太渊、丰隆；瘀血者，加膈俞。

操作：毫针平补平泻法，内关行捻转泻法 1 ~ 3 分钟。

方义：心俞为心的募穴，可缓解心痛；内关是心包经络穴，能活血通络而止痛；阴郄为心经郄穴，可缓急止痛；膻中为心包经募穴，又为气会，可疏调气机，治心胸疾患。

2. 其他治疗

耳针：取心、小肠、交感、皮质下为主，辅以脑点、肺、肝、胸、枕。每次选 3 ～ 5 穴，毫针刺，强刺激，留针 1 小时，隔日 1 次。

九、癫狂

癫狂是以精神错乱、言行失常为主要症状的一种疾病。癫证以沉默痴呆、语无伦次、忧郁苦闷、静而多喜为特征；狂证以喧扰不宁、躁妄打骂、哭笑无常、动而多怒为特征。癫属阴、狂属阳，两者病情可相互转化，故统称癫狂。癫狂主要是由于七情内伤、痰气上扰、气血凝滞，使机体阴阳平衡失调，不能互相维系，以致阴盛于下，阳亢于上，心神被扰，神明逆乱所致。

西医学的精神分裂症、狂躁性精神病、抑郁性精神病、反应性精神病、围绝经期精神病等均属本病范畴。

（一）辨证

本病以精神错乱、言行失常为主要症状。根据表现症状不同分为癫证和狂证。癫证属阴多呆静，狂证属阳多躁动。

1. 癫证

沉默痴呆，精神抑郁，表情淡漠，或喃喃自语，语无伦次，或时悲时喜，哭笑无常，不知秽洁，不知饮食，舌苔薄腻，脉弦细或弦滑。

2. 狂证

始则性情急躁，头痛失眠，面红目赤，两目怒视等症；继则妄言责骂，不分亲疏，或毁物伤人，力过寻常，虽数日不食，仍精神不倦，舌质红绛，苔黄腻，脉弦滑。

（二）治疗

1. 针灸治疗

（1）癫证。

治则：涤痰开窍，宁心安神。取背俞穴为主，佐以手少阴、足阳明经穴位。

主穴：肝俞、脾俞、心俞、神门、丰隆。

配穴：痰气郁结加膻中、太冲；心脾两虚加三阴交、大陵；不思饮食加足三里、中脘；心悸易惊加内关。

操作：毫针刺，痰气郁结可用泻法，心脾两虚用补法。

方义：病因痰气郁结、蒙蔽心窍所致，故取肝俞以疏肝解郁，脾俞以健脾化痰，心俞以宁心开窍，神门以醒神宁心，丰隆以涤痰化浊，痰气消散，癫证自愈。

（2）狂证。

治则：清心豁痰。以任脉、督脉、手厥阴和足少阴经穴位为主。

主穴：大椎、风府、内关、丰隆、印堂、水沟。

配穴：痰火上扰加劳宫；火盛伤阴加大钟。

操作：毫针刺，用泻法。

方义：本病由痰火扰心所致，取大椎、水沟能清热醒神，风府、印堂醒脑宁神，内关、丰隆祛痰开窍、宁心安神。

2. 其他治疗

（1）水针：选心俞、巨阙、间使、足三里、三阴交穴，每次选用 1 ～ 2 穴，用 25 ～ 50 mg 氯丙嗪注射液，每日注射 1 次，各穴交替使用。本法适用于狂证。热重加大椎、百会，狂怒加太冲、支沟。

（2）耳针：选心、皮质下、肾、枕、额、神门。毫针刺，每次选用 3 ～ 4 穴，留针 30 分钟。癫证用轻刺激，狂证用强刺激。

（3）头针：选运动区、感觉区、足运感区。用 1.5 寸毫针沿皮刺入，左右捻转 1 分钟，留针 20 ～ 30 分钟。

（4）电针：水沟、百会、大椎、风府透哑门。每次选用一组穴，针后接通电针仪治疗 15 ～ 20 分钟。

十、痴呆

痴呆是以呆傻愚笨为主要症状的一种神志疾病。其轻者可见神情淡漠、少言寡语、善忘、迟钝等症，重者常表现为终日不语，或闭门独居，或口中喃喃自语，或言辞倒错，或哭笑无常，或不欲饮、数日不知饥饿等。本病主要由禀赋不足，肾精亏损，髓海空虚，或脾虚湿盛，痰湿上犯，或气血虚弱，脑失所养所致。

西医学的先天性痴呆或精神病之后出现的痴呆、脑血管性痴呆、阿尔茨海默病等属于本病范畴。

（一）辨证

本病以呆傻愚笨为主要症状，根据病因不同分为禀赋不足、肾精亏损、痰浊阻窍、气血虚弱型。

1. 禀赋不足

自幼年起病，多有发育畸形，如头颅偏小，囟门迟闭，眼裂较窄，嘴向外凸，舌体肥大，吐词不清等；成年后神情呆板，反应迟钝，虽能言语，但常词不达意，记忆力差，智力明显低于常人。其重者，神情呆滞，日常生活不能自理。舌体淡胖，舌质多偏暗，舌苔薄白或白腻，脉细滑或细缓。

2. 肾精亏损

年老表情呆滞，行动迟缓，记忆力明显减退，言语迟钝，说话颠倒，行动幼稚，喜独居，时哭时笑，可伴头晕眼花，听力减退，腰膝酸软，发落齿摇，气短无力，心悸等，舌质暗淡、苔薄白，脉细弱无力。

3. 痰浊阻窍

精神抑郁，表情呆钝，智力衰退，遇事善忘，言语不清，倦怠乏力，静而少言，或终日不语，呆若木鸡，或哭笑无常，或喃喃自语，伴胸闷脘痞，头重如裹，口多痰涎，舌质淡、苔白腻，脉滑。

4. 气血虚弱

神情呆滞，智力不聪，在小儿多见发迟、语迟，面色苍白，食欲不振，唇淡，舌淡苔白，甚或无苔，小儿指纹色淡，或脉细弱。

（二）治疗

1. 针灸治疗

治则：补肾益精，化痰通络。

主穴：四神聪、神庭、上星、本神、合谷、悬钟。

配穴：禀赋不足加命门、涌泉；肾精亏损加肾俞、太溪；痰浊阻窍加公孙、丰隆、中脘；气血虚弱加足三里。

操作：毫针刺，行平补平泻手法。

方义：脑为元神之府，本方主要选用局部腧穴四神聪、神庭、上星、本神，重在醒神开窍，方用合谷以疏通阳明之气血，用髓之会悬钟以补髓养脑。

2. 其他治疗

（1）头针：选顶中线、顶颞前斜线、顶颞后斜线。将2寸长毫针刺入帽状腱膜下，快速行针，使局部有热感，或用电针刺激，留针50分钟，隔日1次，30次为1个疗程。

（2）耳针：选神门、皮质下、肾、脑点、交感、心、枕等穴。用0.5寸毫针，每次选用2～3穴（双侧取穴），每日1次，20次为1个疗程。或将王不留行籽用胶布固定在相应穴位上，每日按压数次。

（3）刺血：取中冲、涌泉、劳宫。用三棱针直刺皮下1分深，放出4～5滴血，隔日放血1次。适用于智能发育不全者。

十一、痫症

痫证是以突然仆倒、昏不知人、四肢抽搐、醒后如常人等为主要症状的反复发作性神志异常的一种疾病。主要由于七情失调，痰浊阻滞，气机逆乱，阳升风动所致。

西医学的癫痫属于本病范畴。

（一）辨证

本病以突然意识丧失，发则仆倒，不省人事，强直抽搐，口吐涎沫，两目上视或口中怪叫，移时苏醒，醒后如常为主要症状。发作前可伴眩晕、胸闷等先兆，发作后常有疲乏无力等症状。临床根据病因不同及病有虚实分为肝风痰浊、肝风痰热、肝肾阴虚、脾胃虚弱之痫证。

1. 肝风痰浊

在发作前常有眩晕、胸闷、乏力等症，发则突然跌倒，神志不清，抽搐吐涎，或有尖叫与二便失禁等。也可仅有短暂神志不清，或精神恍惚而无抽搐，舌苔白腻，脉多弦滑。

2. 肝火痰热

发作时昏仆抽搐吐痰，或有叫吼。平日情绪急躁，心烦失眠，咳痰不爽，口苦而干，便秘，舌红苔黄腻，脉弦滑数。

3. 肝肾阴虚

痫证发作日久，记忆力差，腰酸头晕，或大便干燥，舌质红苔少，脉细数。

4. 脾胃虚弱

痫证发作日久，神疲乏力，眩晕时作，食欲不佳，面色不华，大便溏薄，或有恶心呕吐，舌质淡，脉濡弱。

（二）治疗

1. 针灸治疗

治则：镇肝息风，豁痰开窍，滋补脾肾。以督脉穴位为主。

主穴：发作时：水沟、风府、大椎、内关、后溪、申脉、涌泉。

间歇期：鸠尾、长强、大椎、腰奇、间使、行间、丰隆。

配穴：肝风痰浊加大陵、肝俞；肝火痰热加劳宫；肝肾阴虚加神门、太溪；脾胃虚弱加脾俞、足三里、中脘。

操作：发作时用泻法，水沟施雀啄法，大椎、后溪、申脉、涌泉用捻转提插泻法，间歇期补泻结合。

方义：水沟为督脉手足阳明之会，主一身之阳气，可调节督脉，统领阳气，驾驭神机，开窍定痫；风府、大椎清泻风阳，宁神开窍；后溪通于督脉，为治痫要穴；涌泉为足少阴肾经之井穴，能滋水潜阳。间歇期取任脉络穴鸠尾，配诸阳脉交会穴大椎，有平调阴阳逆乱的功能；长强、鸠尾意在交通任督二脉，为治痫要穴；间使疏通心包经气，其与腰奇穴同为治痫证之经验穴；行间、丰隆祛风化痰。

2. 其他治疗

水针：选足三里、内关、大椎、风池。采用维生素 B_1 或维生素 B_{12} 注射液 0.5～1 mL，每次 2～3 穴。

（许佳一）

第二节 肺系病证

一、感冒

感冒是由于感受触冒风邪，邪犯肺卫而出现的以鼻塞、流涕、打喷嚏、咳嗽、头痛、恶寒、发热、全身不适、脉浮为主要临床表现的疾病。全年均可发病，尤以冬春季多见。主要由于正气不足，机体卫外功能低下，风寒、风热、暑湿等外邪乘虚由皮毛、口鼻而入，引起营卫失调、肺气失宣所致。西医学的上呼吸道感染属于本病的范畴。

（一）辨证

本病以恶寒发热、鼻塞、流涕、头痛、咳嗽、脉浮为主要症状，临床根据感受外邪的性质不同分为风寒感冒、风热感冒和暑湿感冒。

1. 风寒感冒

恶寒重，发热轻，或不发热，无汗，鼻塞，流清涕，咳嗽，咳痰液清稀，肢体酸楚，苔薄白，脉浮紧。

2. 风热感冒

微恶风寒，发热重，有汗，鼻塞，流浊涕，咳痰稠或黄，咽喉肿痛，口渴，苔薄黄，脉浮数。

3. 暑湿感冒

身热不扬，汗出不畅，肢体酸重，头痛如裹，胸闷纳呆，口渴不欲饮，苔白腻，脉濡。

（二）治疗

1. 针灸治疗

治则：祛风解表。以手太阴、手阳明经及督脉穴位为主。

主穴：列缺、合谷、大椎、太阳、风池。

配穴：风寒感冒者，加风门、肺俞；风热感冒者，加曲池、尺泽、鱼际；暑湿感冒者，加阴陵泉。体虚者，加足三里；鼻塞流清涕者，加迎香；咽喉疼痛者，加少商；全身酸楚者，加身柱；高热惊厥者，三棱针点刺水沟、十宣。

操作：主穴用毫针泻法。风寒感冒，大椎行灸法；风热感冒，大椎行刺络拔罐。配穴中足三里用补法或平补平泻法，少商、委中用点刺出血法，余穴用泻法。

方义：感冒为外邪侵犯肺卫所致，太阴、阳明互为表里，故取手太阴、手阳明经穴列缺、合谷以祛邪解表。督脉主一身之阳气，温灸大椎可通阳散寒，刺络出血可清泻热邪。风池为足少阳经与阳维脉的交会穴，"阳维为病苦寒热"，故风池既可疏散风邪，又可与太阳穴相配而清利头目。

2. 其他治疗

（1）拔罐：选大椎、身柱、大杼、肺俞，拔罐后留罐15分钟起罐，或用闪罐法。本法适用于风寒感冒。风热感冒者可用刺络拔罐法。

（2）耳针：选肺、内鼻、屏尖、额，用中、强刺激。咽痛加咽喉、扁桃体，毫针刺。

二、咳嗽

咳嗽是肺系疾病的主要症状之一。"咳"指有声无痰，"嗽"指有痰无声。临床一般声、痰并见，故统称咳嗽。根据病因可分为外感咳嗽和内伤咳嗽两大类。外感咳嗽是外感风寒、风热之邪，使肺失宣降，肺气上逆而致。内伤咳嗽多为脏腑功能失调所致，如肺阴亏损，失于清润；或脾虚失运，聚湿生痰，上渍于肺，肺气不宣；或肝气郁结，气郁化火，火盛灼肺，阻碍清肃；或肾失摄纳，肺气上逆，均可导致咳嗽。

西医学的上呼吸道感染、急慢性支气管炎、支气管扩张、肺炎、肺结核等的咳嗽症状属于本病范畴。

（一）辨证

本病以咳嗽为主要症状，临床根据病因的不同分为外感咳嗽和内伤咳嗽。

1. 外感咳嗽

咳嗽病程较短，起病急骤，多兼有表证。

（1）外感风寒：咳嗽声重，咽喉作痒，咳痰色白、稀薄，头痛发热，鼻塞流涕，形寒无汗，肢体酸楚，苔薄白，脉浮紧。

（2）外感风热：咳嗽气粗，咳痰黏稠、色黄，咽痛，或声音嘶哑，身热头痛，汗出恶风，舌尖红，苔薄黄，脉浮数。

2. 内伤咳嗽

咳嗽起病缓慢，病程较长，可兼脏腑功能失调症状。

（1）痰湿侵肺：咳嗽痰多色白，呈泡沫状，易于咯出，脘腹胀闷，神疲，食欲缺乏，舌淡苔白腻，脉濡滑。

（2）肝火灼肺：气逆咳嗽，阵阵而作，面赤咽干，目赤口苦，痰少而黏，不易咳吐，引胁作痛，舌边尖红，苔薄黄少津，脉弦数。

（3）肺阴亏损：干咳，咳声短促，以午后黄昏为剧，少痰，或痰中带血，潮热盗汗，形体消瘦，两颊红赤，神疲乏力，舌红少苔，脉细数。

（二）治疗

1. 针灸治疗

（1）外感咳嗽。

治则：疏风解表，宣肺止咳。以手太阴经穴为主。

主穴：肺俞、中府、列缺。

配穴：外感风寒者，加风门、合谷；外感风热者，加大椎。

操作：毫针泻法，风热可疾刺，风寒留针或针灸并用，或针后在背部腧穴拔罐。中府、风门、肺俞等背部穴不可深刺，以免伤及内脏。

方义：咳嗽病变在肺，按俞募配穴法取肺俞、中府以理肺止咳、宣肺化痰；列缺为肺之络穴，可散风祛邪，宣肺解表。

（2）内伤咳嗽。

治则：肃肺理气，止咳化痰。以手、足太阴经穴为主。

主穴：肺俞、太渊、三阴交、天突。

配穴：痰湿侵肺者，加丰隆、阴陵泉；肝火灼肺者，加行间；肺阴亏虚者，加膏肓。

操作：主穴用平补平泻法，可配用灸法。

方义：内伤咳嗽易耗伤气阴，使肺失清肃，故取肺俞调理肺气；太渊为肺经原穴，可肃肺、理气、化痰；三阴交可疏肝健脾，化痰止咳；天突为局部选穴，可疏导咽部经气，降气止咳。四穴合用，共奏肃肺理气、止咳化痰之功。

2. 其他治疗

（1）穴位注射：选定喘、大杼、风门、肺俞，用维生素 B_1 注射液或胎盘注射液，每次取 1～2 穴，每穴注入药液 0.5 mL，选穴由上而下依次轮换，隔日 1 次。本法用于慢性咳嗽。

（2）穴位贴敷：选肺俞、定喘、风门、膻中、丰隆，用白附子（16%）、洋金花（48%）、川椒（33%）、樟脑（3%）制成粉末。将药粉少许置穴位上，用胶布贴敷，每 3～4 小时更换 1 次，最好在三伏天应用。亦可用白芥子、甘遂、细辛、丁香、苍术、川芎等量研成细粉，加入基质，调成糊状，制成直径 1 cm 圆饼，贴在穴位上，用胶布固定，每 3～4 小时更换 1 次，5 次为 1 个疗程。

三、高热

高热是一个常见症状，许多疾病中都可看到。一般以口腔温度超过 39℃的称为高热。中医学所谓壮热、实热、日晡潮热等，均属高热范畴。本节主要介绍感受外邪所引起者。

本证可见于西医学的肺炎、流行性感冒、流行性乙型脑炎、中暑等多种疾病。

（一）病因病机

本证与外感风热、外感暑热、疫毒侵袭、温邪入里等因素有关。

1. 风热犯肺

外感风热，从口鼻或皮毛侵袭人体，肺失清肃，卫失宣散，郁而化热。

2. 温邪内陷

温邪在表不解，内入气分，或内陷营血，邪正剧争，里热亢盛，蒸达于外。

3. 暑热蒙心

外感暑热，内犯心包，邪正交争，里热炽盛。

4. 疫毒熏蒸

外感疫毒，郁于肌肤，内陷脏腑，邪正交争，里热亢盛。

（二）辩证

1. 风热犯肺

证候：发热咳嗽，微恶风寒，头痛汗出，咽喉肿痛，口渴，咳黄黏痰，苔薄黄，脉浮数。

治法：疏散风热，清肃肺气。

2. 温邪内陷

证候：邪在气分者，症见高热不恶寒反恶热，面红目赤，口渴饮冷，咳嗽胸痛，大便秘结，小便短赤，苔黄燥，脉洪数。邪在营血者，症见高热夜甚，烦躁不安，甚至神昏谵语，口燥不甚渴，或斑疹隐隐，或见衄血、便血、吐血等，舌红绛而干，脉细数。

治法：邪在气分者清热祛邪；邪在营血者清热凉血。

3. 暑热蒙心

证候：高热，烦躁不安，口渴引饮，肌肤灼热，时有谵语，甚则神昏痉厥，舌红绛而干，脉洪数。

治法：清泄暑热，开窍醒神。

4. 疫毒熏蒸

证候：高热，头面红肿热痛，咽喉腐烂肿痛，烦躁不安，或见丹痧密布肌肤，舌红、苔黄，脉数。

治法：清热解毒，泻火止痛。

（三）治疗

1. 针灸治疗

（1）风热犯肺。

取穴：大椎、曲池、鱼际、合谷、外关、风池。

配穴：咽喉痛甚者，加少商点刺放血。

刺灸方法：针用泻法。

方义：风热犯肺，肺失清肃，故取诸阳之会大椎、手阳明经之合穴曲池解表清热。鱼际为肺经荥穴，配合谷泻肺热利咽喉。外关、风池疏风解表，清利头目。

（2）温邪内陷。

取穴：曲池、合谷、二间、内庭、大椎、曲泽、委中、内关。

配穴：热在营血神昏者，加中冲、少冲、水沟。斑疹吐衄便血者，加血海、膈俞。便秘者，加天枢、支沟。

刺灸方法：针用泻法。

方义：温热之邪伤及气分，多侵犯手足阳明经，故取曲池、合谷清泄热邪。二间、内庭分别为手足阳明经荥穴，善泻热邪。大椎为诸阳交会之所，取之以加强清热之力。若温热之邪内陷营血，加曲泽、委中点刺放血以清血分之热。内关清心除烦。配中冲、少冲、水沟泻热开窍。

（3）暑热蒙心。

取穴：曲池、合谷、大椎、曲泽、十二井穴、内关。

配穴：神昏者，加水沟、十宣。抽搐者，加太冲、阳陵泉。

刺灸方法：针用泻法。

方义：曲池、合谷为清热泻火的要穴，配诸阳之会大椎清泄暑热。曲泽为手厥阴之合穴，刺之出血，可清血热开心窍。十二井穴通于三阴三阳，调节阴阳，清热开窍。内关宣通三焦，清热宁神。

（4）疫毒熏蒸。

取穴：曲池、合谷、内庭、陷谷、曲泽、委中、外关。

配穴：咽喉肿痛者，加少商、商阳点刺放血。肌肤丹痧者，加膈俞、血海。

刺灸方法：针用泻法。

方义：曲池、合谷为清热泻火之要穴，配内庭、陷谷疏解肌肤郁热。曲泽、委中点刺放血，清血分之热。外关属三焦经，又是阳维脉的交会穴，可宣达三焦气机，兼有疏风清热、消肿止痛的作用。

2. 其他疗法

（1）耳针：取耳尖、耳背静脉、肾上腺、神门，先在耳尖、耳背静脉用三棱针点刺出血，其余各穴用毫针强刺激，留针 15 ~ 20 分钟。

（2）刮痧：在脊柱两侧和背俞穴及颈部、肩臂、肘窝、腘窝，用特制刮痧板或瓷汤匙蘸食油或清水刮至皮肤红紫色为度。

四、中暑

中暑是指夏令在烈日下暴晒或在高气温、高湿度的特殊环境中发生的一种急性病证，以突然头昏出汗、发热口渴、胸闷心悸、四肢无力，甚至面色苍白、恶心呕吐、神昏抽搐为临床特征。本证又称中暍、中热、冒暑等，俗称发痧。产妇、年老体弱者、慢性疾病患者、内分泌疾病患者及肥胖之人，较易发生中暑。本证有明显的季节性，且与具体炎热环境有关。轻症中暑称伤暑，又分为阴暑和阳暑。中暑见神昏者称暑厥，兼见抽搐者称暑风，皆为重症。

中暑一证，中西医学名称相同。

（一）病因病机

本证或因体质虚弱，或处盛夏或高温环境，暑热或暑湿秽浊之气乘虚侵袭而发病。

1. 暑湿侵袭

暑多夹湿，侵犯人体，湿遏热伏；或素体阳虚，感受暑湿，热从寒化，气机被遏。

2. 暑热炽盛

暑热燔灼，汗出不止，气阴两脱；燔灼肝经，引动肝风，内犯心包，蒙蔽心窍。

（二）辨证

1. 轻症

证候：头昏头痛，心烦胸闷，口渴多饮，全身疲软，汗多发热，面红，舌红、苔黄，脉浮数，此为阳暑。精神疲惫，肢体困倦，头昏嗜睡，胸闷不畅，多汗肢冷，微有畏寒，恶心呕吐，渴不欲饮，舌淡，苔黄腻，脉濡细，此为阴暑。

治法：清暑解表，和中化湿。

2. 重症

证候：暑厥可见神志不清，烦躁不安，高热无汗，体若燔炭，胸闷气促，舌红、苔燥无津，脉细促。暑风还可见到手足抽搐或痉挛，角弓反张，牙关紧闭，皮肤干燥，唇甲青紫等。

治法：清暑泄热，开窍息风。

（三）治疗

1. 针灸治疗

（1）轻症。

取穴：大椎、合谷、内庭、内关、足三里。

配穴：热甚者，加曲泽、委中。头痛者，加头维、太阳。恶心呕吐者，加中脘。

刺灸方法：阳暑针用泻法，阴暑针用平补平泻法。

方义：大椎、合谷、内庭并用，清泄暑热。内关是心包经之络穴，又通于阴维，阴维行于腹里，分布于胃、心、胸之间，有宽胸理气、和胃降逆的功效。足三里益气扶正，和中化湿，以防暑邪内犯。

（2）重症。

取穴：十宣、百会、水沟、曲泽、委中、曲池、阳陵泉。

配穴：角弓反张、抽搐者，加风府、太冲、承山、三阴交。牙关紧闭者，加颊车。烦躁不安者，加四神聪。

刺灸方法：针用泻法，十宣、曲泽、委中刺络出血。

方义：十宣点刺出血，以泄热开窍醒神。百会、水沟为急救要穴，共奏开窍之效。曲泽、委中用三棱针刺其浮络出血，有清营凉血之功。曲池泄热止痉。阳陵泉息风止痉，舒筋通络。

2. 其他疗法

耳针：取皮质下、肾上腺、心、枕、耳尖，毫针强刺激，捻转5分钟，留针30分钟，也可采取耳尖放血法。

五、哮喘

哮喘是一种常见的反复发作性疾病。哮与喘均有呼吸急促的表现，但症状略有不同，哮以呼吸急促、喉间有哮鸣音为特征；喘以呼吸困难，甚则张口抬肩为特征。临床上两者常同时并见，其病因病机亦大致相同，故合并叙述。本病一年四季均可发病，尤以寒冷季节和气候急剧变化时发病较多。偏嗜咸味、肥腻或进食虾蟹鱼腥，脾失健运，聚湿生痰，痰饮阻塞气道，而发为痰鸣哮喘。其基本病因为痰饮内伏。

西医学的支气管哮喘、慢性喘息性支气管炎、肺炎、肺气肿、心源性哮喘等属于本病的范畴。

（一）辨证

本病以突然起病、呼吸急促、喉间哮鸣，甚则张口抬肩、不能平卧为主要症状，根据临床表现的性质不同分为实证和虚证两大类。

1. 实证

病程短，或当哮喘发作期，哮喘声高气粗，呼吸深长，呼出为快，体质较强，脉象有力。

（1）风寒外袭：咳嗽喘息，遇寒触发，咯痰稀薄，形寒无汗，头痛，口不渴，苔薄白，脉浮紧。

（2）痰热阻肺：咳喘，痰黏，咳痰不爽，胸中烦闷，胸胁作痛，或见身热口渴，纳呆，便秘，苔黄腻，脉滑数。

2. 虚证

病程长，反复发作或当哮喘间歇期，哮喘声低气怯，气息短促，体质虚弱，脉象无力。

（1）肺气不足：喘促气短，动则加剧，喉中痰鸣，神疲，语言无力，痰液稀薄，动则汗出，舌质淡、苔薄白，脉细数。

（2）肺肾气虚：久病气息短促，呼多吸少，不得接续，动则喘甚，汗出肢冷，畏寒，舌质淡、苔薄白，脉沉细。

（二）针灸治疗

1. 实证

治则：祛邪肃肺，化痰平喘。以手太阴经穴及相应背俞穴为主。

主穴：列缺、膻中、尺泽、肺俞、定喘。

配穴：风寒者，加风门。痰热阻肺者，加丰隆。喘甚者，加天突。

操作：毫针泻法。风寒者可合用灸法，定喘穴刺络拔罐。

方义：列缺为肺经络穴，可宣肺散邪；膻中为气会穴，可宽胸理气，调畅气机；尺泽为肺经合穴，可肃肺化痰，降逆平喘；肺俞为肺之背俞穴，可宣肺祛痰；定喘为平喘之效穴。

2. 虚证

治则：补益肺肾，止哮平喘。以相应背俞穴及手太阴、足少阴经穴为主。

主穴：肺俞、膏肓、肾俞、定喘、太渊、太溪、足三里。

配穴：肺气虚者，加气海。肺肾气虚者，加阴谷、关元、命门。喘甚者，加天突。

操作：定喘用刺络拔罐法，余穴用毫针补法。可酌用灸法或拔火罐法。

方义：肺俞、膏肓针灸并用，可补益肺肾；补肾俞以补肾纳气；肺经原穴太渊配肾经原穴太溪，可充肺肾真原之气；足三里可调和胃气，以资生化之源，使水谷精微上归于肺，肺气充则自能卫外；定喘为平喘之经验效穴，取"急则治其标"之意。

（朱在波）

第十一章 常见消化系统疾病的中西医结合治疗

第一节 胃食管反流病

胃食管反流病（gastro esophageal reflux disease，GERD）是指胃、十二指肠内容物反流入食管造成食管以及食管外组织化学性炎症性改变，并引起反流及刺激等症状的疾病。约 1/3 的 GERD 有反流性食管炎（reflux esophagitis，RE）。根据其内镜下表现，目前比较公认的是将胃食管反流病分为非糜烂性反流病（nonerosive reflux disease，NERD）、反流性食管炎（reflux esophagitis，RE）和 Barrett 食管。

GERD 在西方国家十分常见，人群中有 7% ～ 15% 有胃食管反流症状。反流性食管炎随着年龄增长发病率而增加，50 岁以上多见。据 1997 年对北京、上海两个地区 5 000 名 18 ～ 70 岁的人群进行随机分层抽样调查结果预示，8.7% 的反流症状评分超过 6 分（胃灼热、反胃、反酸发作频率和程度总计 18 分），并通过抽样经胃镜和 24 小时食管 pH 检查预测，GERD 患病率为 5.77%，反流性食管炎患病率为 1.99%。胃食管反流病可累及多个领域和学科，如呼吸科、心血管科、口腔科、耳鼻喉科和加强病房的危重患者等。

胃食管反流病具有非常广泛的症状谱，不同患者发病时主证差异性大，目前尚无一个中医病名可完全概括此病的所有临床表现。该病当属中医学"吞酸""嘈杂""呕吐""噎膈""胸痹"等范畴，国家技术监督局发布的国家标准《中医临床诊疗术语·疾病病部》首次将该病称为"食管瘅"，但目前还未普遍采用。最早记载见于《素问·至真要大论》："诸呕吐酸，暴注下迫，皆属于热……诸逆上冲，皆属于火"。

一、病因病机

（一）西医

GERD 是与酸或胆汁相关的上胃肠动力障碍性疾病，是由于食管对胃、十二指肠内容物反流的防御机制下降，引起攻击因子酸以及胃蛋白酶、胆盐、胰酶等对食管黏膜的攻击作用。GERD 的病理生理机制主要是由于抗反流防御机制下降和反流物对食管黏膜攻击作用增强的结果。

（二）中医

中医学认为本病病位在胃，与肝、脾关系密切。病因不外饮食不节、情志失调和外感六淫等几个方面。情志不舒，忧伤恼怒，气郁伤肝，肝失疏泄，横逆犯胃，以致胃气上逆；或饮食不节，损伤脾胃，以致胃失和降，气机阻滞。以饮食不节及情志失调两种最为常见。胃失和降、胃气上逆是其基本病机。

1. 饮食不节

暴饮暴食，嗜食辛辣、油炸煎炒食物，惯吃过烫、过酸，过咸食物，损伤胃阴，耗伤胃气，胃失和降而致反酸、嗳气。

2. 情志失调

肝主疏泄，通畅气机，情志失调，郁怒伤肝，肝失疏泄，横逆犯胃，胃失和降，胃气上逆则反酸嗳气；肝郁化火，阴津受损，食管失调，则饮食难下而有吞咽不顺或噎塞之感。忧思伤脾，脾失升降，津液失于输布，凝聚成痰，痰气交阻，逆而不降，食管为痰浊所阻，而见胸骨后闷胀不适。日久气病及血，气滞血瘀，痰瘀互结，不通则通，胸骨后疼痛，入夜尤甚。

3. 外感六淫

寒温失调，外邪犯胃，胃阳被遏，湿浊内停，郁而成酸；或邪毒循咽而入，犯及食管，升降失调，胃气上逆，则嗳气反酸，邪阻气机而吞口咽不畅。

二、临床表现

（一）症状体征

GERD 的表现不一，包括反流症状、反流物引起的食管和食管外的刺激症状和有关并发症。

1. 反流症状

如反酸、反食、嗳气。嗳气频繁时可伴有反食、反酸。有时反流物味苦，为胆汁，也有的反流物为无味的液体。餐后尤其是饱餐后容易出现反流症状，在 LES 低下的患者，体位也是发生反流和反胃的诱因。

2. 食管刺激症状

如胃灼热（胸骨后烧灼感）、胸痛（为胸骨后或心窝部隐痛，严重者为剧烈的刺痛）、吞咽疼痛等。反流物刺激食管黏膜上皮内的神经末梢，常引起胃灼热、胸骨后痛。严重时食管黏膜损伤，可引起吞咽疼痛。少数患者有吞咽时发噎感，这可能由于食管体部蠕动收缩波幅低下或体部无蠕动收缩，不一定存在食管炎性狭窄。

3. 食管外刺激症状

如咳嗽、气喘、咽喉炎、口腔溃疡、鼻旁窦炎等。表现有咽喉炎的患者，常有咽异物感，晨起清痰、咽部不适或咽痛，声哑等。

（二）并发症

严重反流或反复发作的食管炎可发展成食管狭窄，吞咽困难，尤其在进干食时。出现食管狭窄后，反酸、反胃、胃灼热等反流症状减轻或不明显。严重的反流性食管炎反胃时有咖啡样物或血性物，可发生慢性贫血。

三、诊断与鉴别诊断

（一）诊断方法

1. 病史和体格检查

GERD 患者的临床表现不一。①反流症状如反酸、反食、嗳气。②反流物引起的食管刺激症状，如胃灼热、胸痛、吞咽胸痛。有时伴吞咽发噎感。③反流物引起的食管外刺激症状，如咽部异物感、晨起清痰、声哑等。

2. X 线检查

反流性食管炎患者的食管钡餐检查可显示下段食管黏膜皱襞增粗、不光滑，可见浅龛影或伴有狭窄等，食管蠕动可减弱。有时可显示食管裂孔疝，尤其在头低位时，钡剂可向食管反流。卧位时如吞咽小剂量的硫酸钡，则显示多数 GERD 患者的食管体部和 LES 排钡延缓。

3. 内镜检查

可显示不同程度的反流性食管炎。对 X 线检查发现有食管溃疡或狭窄的患者，内镜检查结合病理活检有利于明确病变性质。反流性食管炎内镜下分类，国内外有不同的诊断标准。目前多采用洛杉矶（LA）分级标准，分为 4 级。A 级：食管黏膜有一处或几处黏膜损伤，但长度 < 5 mm；B 级：至少一处黏膜损伤长度达到或 > 5 mm 但无融合；C 级：至少一处有两条黏膜损伤，融合，但未超过环周的

75%；D 级：黏膜损伤超过环周的 75%。

4. 有关胃食管反流的检查

（1）食管 pH 监测：记录昼夜食管内 pH 变化，正常情况下，食管内的 pH 在 5 ~ 6，如 pH < 4 表明存在胃食管酸反流，根据其反流次数，反流时间、一次反流持续时间，以及酸反流与体位、进餐、症状的关系，采取的常用观察参数有 pH < 4 的百分比、pH < 4 的次数、pH < 4 并持续 5 分钟以上的次数、pH < 4 的最长持续时间等。这些参数能帮助确定在生理活动状态下有无过多的反流，并有助于阐明胸痛和反流的关系，为临床提供 GERD 酸反流的详细信息。检查前 2 ~ 3 日需停用促动力剂，服用质子泵抑制剂（PPI）者，停药时间需 1 周。通常要根据食管测压进行 LES 的定位，将 pH 电极置于近侧 LES 以上 5 cm 处。如不能进行测压，需根据 pH 变化，推测电极的位置或结合 X 线造影进行定位。

（2）无线 pH 监测：为新近研发成果。其方法是通过内镜将 Bravo 胶囊固定于远端食管，监测食管 pH 变化。该胶囊为半导体材料，监测过程无须导管。研究显示此方法安全、可靠，在更接近生理状态下记录长达 48 小时食管 pH 的变化。但比较昂贵。其检查前注意事项同食管 pH 监测。

（3）食管胆汁反流监测：其方法是将光纤导管的探头放置 LES 以上 5 cm 处，以分光光度法监测食管反流物内的胆红素含量，并将结果输回光电子系统。胆汁是十二指肠内容物的重要成分，其中含有的胆红素是胆汁中主要的色素成分，在 453 nm 处有特殊的吸收高峰，可间接表明食管暴露于十二指肠内容物的情况。目前常用的吸收值 ≥ 0.14 作为存在胆红素的吸收阈值。

（4）电阻抗法：该方法能够敏感记录到液体或气体反流，能显示更多的反流活动，增加 GERD 的检出率。但难以区别反流物的性质，如与食管 pH 同步监测能增加诊断率，电阻抗法将有一定的前景。

5. 有关动力检查

食管测压能显示 LESP 低下，一过性 LES 频发的松弛，尤其是松弛后蠕动压低以及食管蠕动收缩波幅低下或消失。这些正是胃食管反流的运动病理基础。约半数患者测定结果正常，甚至少数显示 LESP 高于正常。如连续进行食管压力监测，可有更多的机会发现食管动力异常。

6. PPI 试验性诊断

用足量的质子泵抑制剂每日 2 次，治疗 1 ~ 2 周，观察反酸、胃灼热等症状有否明显减轻，能有助于判断是否为 GERD。

（二）诊断标准

由于 GERD 的临床表现不一，如症状表现不典型，不易被识别。诊断有一定的难度。因而很有必要提出 GERD 的诊断标准。

（1）符合下列条件之一，临床上可考虑为 GERD：①有典型的反流症状（如反食、反酸、嗳气和胃灼热），无继发因素；②试验性诊断，应用 PPI 后，症状缓解。

（2）符合下列条件之一，可确诊 GERD：①典型的反流症状，内镜下反流性食管炎，缺乏其他疾病的证据；②典型的反流症状，内镜下无食管炎，但有过多胃食管反流的客观证据至少一项；③反流症状不典型或为食管外表现，内镜下无食管炎，至少具备一项胃食管反流的客观证据。

因此，内镜检查是诊断 RE 和 NERD 的基本点，对 NERD 的食管 pH 监测可以显示阳性和阴性两种情况，其中阴性者有假阴性的可能，应用无线食管 pH 监测有可能增加检出率。还可以应用食管 pH 监测以外的检查反流的方法，如：①食管胆汁监测，观察有无过多胆汁反流；②核素 GERD 试验，静息和加压时观察有核素无胃食管反流；③钡剂的 GER 检查，钡剂的胃食管反流、贲门增宽及食管裂孔疝、反流性食管炎；④食管酸灌注或酸滴注试验阳性。

（三）鉴别诊断

虽然 GERD 的症状有其特点，但从临床表现上应与其他病因的食管炎、消化性溃疡、各种原因的消化不良、胆道疾病及食管动力疾病等相鉴别。如遇以胸痛为主的情况时，应与心源性、非心源性胸痛的各种疾病进行鉴别。如怀疑心绞痛，则应做心电图和运动试验，必要时进行冠状动脉影像学检查。对有吞咽疼痛、同时内镜显示有食管炎的患者，应与感染性食管炎、药物性食管炎相鉴别。反流性食管炎病变以远段食管为主，感染性食管炎常在食管的中、近段，病变弥漫，确诊需病原学证实，包括涂片、培养，患者常有使用抗生素或化疗药物的病史。药物性食管炎者常在近段食管尤其在主动脉弓水平有单个溃疡，患者常有用药史，如四环素、氯化钾或奎尼丁等。有胃食管反流者还应注意有无继发的病因，如硬皮病。对消化系统疾病，必要时应做上胃肠道钡餐检查、内镜检查和腹部 B 型超声检查。

（四）中医辨证

1. 肝胃不和

症候特点：常因情绪不畅而致胃脘胀满，两肋疼痛，胸骨后灼热疼痛，嗳气频繁，反酸呃逆，食欲不振，大便不畅，舌苔薄白，脉弦。

2. 肝胃郁热

症候特点：胸骨后灼痛，泛酸，咽中异物感，心烦呕吐，口苦，性情急躁易怒，胁肋隐痛，口干喜冷饮，大便干结，舌苔黄腻，脉弦数。

3. 痰气郁阻

症候特点：胃脘胀满，疼痛，胃中嘈杂，呕恶吞酸，嗳气呃逆，吞咽困难，呕吐食物，痰涎，舌苔白腻，脉滑。

4. 脾胃虚寒

症候特点：反胃吐酸，食后胃脘胀满，胃脘喜温喜按，神疲乏力，大便溏薄或完谷不化，四肢不温，舌淡，脉细弱。

5. 胃阴不足

症候特点：胸骨后灼热而痛，吞咽时疼痛更甚，口干欲饮，饥不欲食，大便干结，舌红少苔，脉沉细。

四、治疗

GERD 的治疗目标是缓解症状，治愈反流性食管炎和防止复发，改善生活质量。包括一般治疗、药物治疗、内镜下治疗及手术治疗。

（一）一般治疗

一般治疗是指改变不良的生活方式，减轻反流。停用或慎用某些药物，如硝酸甘油、钙离子拮抗剂、茶碱等。这些药物对食管和胃的动力有抑制作用，因而有利于反流。肥胖患者应控制体重。由于部分 GERD 患者的发病主要在餐后，尤其是饱餐和高脂餐后，应强调节制饮食尤其是高脂食物。抬高床头 10 ~ 20 cm，避免餐后卧床和睡前进食水（睡前 2 小时内）等。一般治疗对所有的患者均是必要的，但不是唯一的治疗。

（二）药物治疗

根据病情选用直接减轻反流物刺激作用的药物，如抗酸剂、抑酸剂、胆汁吸附剂，以及黏膜保护剂等。其中，抗酸剂直接中和胃酸，起效快，而抑酸剂抑制胃酸分泌，如 H_2 受体拮抗剂（H_2RA），尤其是质子泵抑制剂（PPI）抑酸强，作用时间长。

1. 启动治疗

对初诊、复发的病例，建议启动治疗或强化治疗，使其症状迅速缓解、减少反流，愈合食管炎。目前比较共识的观点是降级治疗（step-down）或称之为一步到位治疗，尤其是那些症状较严重、RE 较重的患者，一开始就给予每日 1 ~ 2 次的 PPI 治疗，视病情酌情给药，病情好转后再减量。研究显示这种治疗不但能减少患者的医疗费用，而且不影响患者的生活质量。如症状不重，也可以先采取每日两次 H_2RA 的升级治疗（step-up），如疗效不佳，可加大剂量或改成 PPI 抑酸治疗。启动治疗的疗程视病情而定，对 RE 患者，建议用药疗程为 8 ~ 12 周，以达到愈合 RE 的疗效。而对 NERD 患者主张 2 ~ 4 周。

夜间胃酸突破（night acid breakthrough，NAB）是指夜间胃内 pH < 4 的时间超过 1 小时，发生在午夜至凌晨 6 时之间。目前认为，对大剂量抗反流治疗不佳，且病情较顽固的原因，在一定程度上与 NAB

有关。可以试用如下的方法：①可考虑增加 PPI 剂量，临睡前增加 1 次；②在服用 PPI 每日 1 次同时，临睡前加用 H_2 受体拮抗剂；③伴有 Hp 感染的 GERD，根除 Hp 后的利弊尚无定论，但如无明显的胃病根除 Hp 的指征，又有明显的 ANB 时，可暂缓根除 Hp。

针对反流屏障减弱，选用促动力剂，对反流症状重尤其伴有胃动力减缓的患者，促动力剂能减少反流，加强疗效，可以与抑酸剂联合治疗。

2. 维持治疗

由于 GERD 是反复发作的慢性疾病，部分患者需长期治疗才有可能预防并发症的出现和复发。维持治疗方式可以分为连续治疗、间断治疗和按需治疗。GERD 在维持治疗过程中，根据个人的病情变化采用按需服药的方案，按需治疗是指症状复发时需用抑酸剂控制症状，按需治疗可间断服药，出现症状时服药，以缓解反流症状为原则。按需治疗费用低、疗效与长期连续维持治疗相当。北京协和医院对 156 例 GERD 患者的调查表明，其中 60.9% 的 GERD 患者间断服用抑酸剂（停用抑酸剂 1 周以上），即能有效地控制症状，而 39.1% 的患者需每日应用抑酸剂维持治疗。同时对影响疗效的因素进行多因素 Logistic 回归分析提示，治疗方案的选择与食管炎症状程度、食管蠕动收缩功能和夜间酸反流的程度密切相关。

（三）内镜治疗

内镜下治疗包括内镜下缝合、射频和局部注射 / 植入三种方法，美国 FDA 已批准应用于临床。其治疗的靶点是改善 EGJ 解剖或组织的屏障机构，减少反流频率或减少反流物的量。近 5 年来对内镜治疗 GERD 已有较多的随访结果报道。到目前为止有关内镜下缝合治疗、射频和局部注射 / 植入的非对照近期疗效观察显示，这些治疗能够改善反流症状、减少抑酸药物依赖，并具有良好的安全性。但内镜治疗仍有许多有待解决的问题，如远期疗效、合理的对照试验、医生的技术水平及所应用的材料和器械等。反流性食管炎伴严重食管狭窄时，患者吞咽困难，可考虑内镜扩张治疗。但在扩张后，仍需要进行抗反流治疗。

（四）手术治疗

GERD 的手术治疗适用于：①对药物治疗无效者；②长期需药物维持治疗者；③由于胃食管反流引起反复发作的肺炎、哮喘等食管外病变者；④有严重并发症（如穿孔、出血、狭窄、Barrett 食管）治疗无效者。手术效果与患者的病情、术式和术者的经验有关。如同时合并食管裂孔疝，可同时进行裂孔疝修补及抗反流术，重建胃食管交界的抗反流机制。目前已开展在腹腔镜下进行抗反流治疗，短期疗效令人满意，其远期疗效有待继续观察。

（五）中医分型治疗

1. 肝胃不和

治则：疏肝理气，和胃降逆。

方药：柴胡疏肝散加减（柴胡、白芍药、枳壳、陈皮、制香附、川芎）。

加减：反酸者，加海螵蛸、煅瓦楞子。嗳气频繁者，加柿蒂。胸脘胀闷，咽中如堵咳吐黏痰者，加厚朴、茯苓、苏梗。

2. 肝胃郁热

治则：疏肝清热，和胃降逆。

方药：化肝煎合左金丸加减（青皮、陈皮、牡丹皮、白芍药、栀子、泽泻、浙贝母、黄连、吴茱萸）。

加减：泛吐酸水者，加煅瓦楞子、海螵蛸。嗳气频繁者，加竹茹、枇杷叶。胃热偏盛者，加生大黄。疼痛较重者加延胡索、川楝子。

3. 痰气郁阻

治则：益气和胃，降逆化痰。

方药：旋覆代赭汤（旋覆花、人参、生姜、代赭石、炙甘草、大枣、半夏）。

加减：如出现反酸、胃灼热予左金丸、煅瓦楞子、海螵蛸，土贝母、煅牡蛎等制酸之品。腹胀者，加枳壳、佛手、木香。嗳气痰多者，加沉香、茯苓、白术。

4. 脾胃虚寒

治则：温中健脾，和胃降逆。

方药：香砂六君子汤加减（党参、白术、茯苓、姜半夏、陈皮、砂仁、木香、炙甘草）。

加减：吞咽时胸骨后疼痛者，加苏梗、厚朴、三棱。吞咽困难由食管狭窄引起者，加黄芪、莪术、丹参、三七。

5. 胃阴不足

治则：滋阴益胃，和中降逆。

方药：麦冬汤加味（麦冬、半夏、太子参、甘草、粳米、大枣）。

加减：便秘者，加枳实。咽痛者，加桔梗、玉蝴蝶。反酸者，加白及、浙贝母。瘀血者，加丹参。

（六）中成药治疗

1. 开胸顺气丸

用于肝胃不和型，疏肝和胃，顺气降逆。每次6 g，每日2次，温开水送服。

2. 六味安消胶囊

用于肝胃郁热型，和胃健脾，疏肝导滞，行血止痛，每次3片，每日2次，温开水送服。

3. 越鞠丸

用于痰气郁阻型，化痰顺气，每次1丸，每日2次，温开水送服。

4. 香砂养胃片

用于脾胃虚寒型，温中驱寒，每次4片，每日2次，温开水送服。

5. 胃力康颗粒

用于肝胃郁热型，每次1包，每日3次。

（七）古今效验方治疗

1. 丁香降气汤

组方：丁香6 g，代赭石15 g，柴胡12 g，延胡索12 g，枳壳12 g，黄连3 g，吴茱萸6 g，太子参10 g，甘草5 g。

服法：每日1剂，水煎服。

功效：肝胃郁热，胃失和降的胃食管反流者。

2. 通降和胃方

组方：旋覆花12 g，代赭石15 g，黄连3 g，吴茱萸3 g，柴胡12 g，枳壳12 g，焦山栀12 g，白芍药12 g，甘草5 g等。

服法：每日1剂，水煎，分早、晚两次服用；8周为1个疗程。

功效：肝胃郁热，胃失和降的胃食管反流者。

3. 降逆启膈散汤

组方：苏梗10 g，枳壳10 g，丹参15 g，茯苓15 g，砂仁6 g，浙贝母10 g，郁金12 g，荷叶10 g，海螵蛸30 g等。

加减：热郁者，加黄连、黄芩。泄泻者，加炒白术、党参、白扁豆。便秘者，加苏子、枳实、生白术。腹胀者，加苍术、香附、厚朴。嘈杂者，加黄连、吴茱萸、煅瓦楞子。呃逆者，加旋覆花、半夏、陈皮。

服法：水煎服，每剂煎400 mL，分两次早、晚餐后口服。

功效：痰气交阻胸膈所致的多种病症。

（八）中医外治

1. 针灸疗法

选穴：中脘、足三里、内关、胃俞、脾俞、肾俞。

操作：肝胃不和者，加肝俞、期门、膈俞、梁门、梁丘、阳陵泉，用泻法。痰气郁阻者，加梁门、下脘、天枢、脾俞、支沟，用泻法、强刺激。脾胃虚寒者，加章门，用补法。

另外加灸脾俞、胃俞、下脘、气海、关元、天枢。胃阴不足者，加三阴交、太溪，用补法。胃热者，刺金津、玉液出血。胃寒者，主穴加灸。每日 1 次，10 天为 1 个疗程。

2. 穴位埋线

选穴：中脘、上脘、双侧足三里、脾俞、胃俞。

操作：常规消毒局部皮肤，可用 9 号注射针针头作套管，28 号 6 cm（2 寸）长的毫针剪去针尖作针芯，将 3 号羊肠线 1 ~ 1.5 cm 放入针头内埋入穴位。埋线 1 次为 1 个疗程，每疗程间隔 10 天。

3. 推拿疗法

（1）药穴指针疗法：患者双手抱枕俯卧治疗床上，操作者每次蘸少许药液（郁金 24 g，香附 20 g，丁香 10 g，黄连 6 g，吴茱萸 10 g，陈皮 18 g，半夏 24 g，旋覆花 15 g，厚朴 24 g，槟榔 24 g，生姜 10 g，上药用 50 度白酒 1 L 浸制 48 小时后取药液）涂敷患者双侧足太阳膀胱经的肝俞、胆俞、脾俞、胃俞、肾俞及督脉的灵台、至阳、命门、脊中等穴位上，依据症状不同做重点穴位点穴治疗，每次 15 分钟，每日 2 次，上、下午各 1 次。连续治疗 3 周为 1 个疗程。

（2）按压：先用指端按压太冲、足三里等穴位各 100 次；再按压合谷、内关等穴位各 100 次，每日 1 次。

4. 浮针疗法

（1）主穴：引气归元，中脘、下脘、气海、关元。

（2）次穴：商曲（双穴）。

（3）辅穴：气旁（双穴），气穴（双穴）。

（何锦雄）

第二节 慢性胃炎

慢性胃炎（chronic gastritis）是由各种病因引起的胃黏膜慢性炎症。

慢性胃炎的分类方法很多，我国 2006 年达成的中国慢性胃炎共识意见中采纳了国际上新悉尼系统（Update Sydney System）的分类方法，根据病理组织学改变和病变在胃的分布部位，结合可能病因，将慢性胃炎分成非萎缩性（以往称浅表性）、萎缩性和特殊类型三大类。慢性萎缩性胃炎又可再分为多灶萎缩性胃炎和自身免疫性胃炎两大类。特殊类型胃炎种类很多，由不同病因所致，临床上较少见。

自身免疫性胃炎在北欧国家多见，在我国仅有少数报道。由幽门螺杆菌引起的慢性胃炎流行情况则因不同国家、不同地区幽门螺杆菌感染的流行情况而异。幽门螺杆菌感染呈世界范围分布，一般幽门螺杆菌感染率发展中国家高于发达国家，感染率随年龄增长而升高，男女差异不大。我国属幽门螺杆菌高感染率国家，估计人群中幽门螺杆菌感染率为 40% ~ 70%。人是目前唯一被确认的幽门螺杆菌传染源。一般认为通过人与人之间密切接触的口–口或粪–口传播是幽门螺杆菌的主传播途径。流行病学研究资料显示经济落后、居住环境差及不良卫生习惯与幽门螺杆菌感染率呈正相关。因为幽门螺杆菌感染几乎无例外地引起胃黏膜炎症，感染后机体一般难以将其清除而变成慢性感染，因此人群中幽门螺杆菌感染引起的慢性胃炎患病率与该人群幽门螺杆菌的感染率是平行的。但由幽门螺杆菌感染发展而来的慢性多灶萎缩性胃炎的患病率则并不一定与人群的幽门螺杆菌感染率平行，而往往与当地的胃癌患病率呈平行关系。

本病属中医学"胃脘痛"范畴，与"痞证""嘈杂"等有密切关系。胃脘痛最早见于《灵枢·邪气脏腑病形》："胃痛者，腹胀，胃脘当心而痛。"

一、病因病机

（一）中医

中医学认为本病病位在胃，与肝、脾关系密切，发病原因是多方面的，最常见的原因有饮食失调、肝气犯胃、脾胃虚弱、情志内伤、邪气侵犯等。

1. 饮食失调

饮食不节，饮食不洁，饮食偏嗜，过饱过饥，损伤脾胃，运化失职，食滞不化，停滞胃脘，胃失和降，气机不畅而发为胃脘疼痛。

2. 情志所伤

《素问·六元正纪大论篇》曰："木郁发之，民病胃脘当心痛"。肝木克脾土，若长期忧思恼怒，则肝气郁滞而伤肝，势必克脾犯胃，致气机阻滞，发为疼痛。若肝郁化热，郁热耗伤胃阴，胃络失于濡润，致胃脘隐隐灼痛。若气郁日久，血行不畅，血脉凝滞，瘀血阻胃，亦可致胃脘刺痛。

3. 脾胃虚弱

饥饱失常、劳累过度或久病不愈等均可损伤脾胃，引起脾阳不足，中焦虚寒，或胃阴受损，使其濡养而致胃脘疼痛。

4. 邪气侵犯

湿邪较易侵犯脾胃，阴虚之人易感湿热，阳虚之人易受寒湿，邪气所犯，阻滞气机，胃气不和，乃发胃痛，热者灼痛，寒者冷痛，湿者痛势延绵。

（二）西医

1. 幽门螺杆菌感染

幽门螺杆菌感染作为慢性胃炎最主要病因的确立基于如下证据：①绝大多数慢性活动性胃炎患者胃黏膜中可检出幽门螺杆菌；②幽门螺杆菌在胃内的分布与胃内炎症分布一致；③根除幽门螺杆菌可使胃黏膜炎症消退；④从志愿者和动物模型中可复制幽门螺杆菌感染引起的慢性胃炎。幽门螺杆菌具有鞭毛，能在胃内穿过黏液层移向胃黏膜，其所分泌的黏附素能使其贴紧上皮细胞，其释放尿素酶分解尿素产生 NH_3。从而保持细菌周围中性环境，幽门螺杆菌的这些特点有利于其在胃黏膜表面定植。幽门螺杆菌通过上述产氨作用、分泌空泡毒素 A（Vac A）等物质而引起细胞损害；其细胞毒素相关基因（cag A）蛋白能引起强烈的炎症反应；其菌体胞壁还可作为抗原诱导免疫反应。这些因素的长期存在导致胃黏膜的慢性炎症。

2. 饮食和环境因素

长期幽门螺杆菌感染，在部分患者可发生胃黏膜萎缩和肠化生，即发展为慢性多灶萎缩性胃炎。但幽门螺杆菌感染者胃黏膜萎缩和肠化生的发生率存在很大的地区差异。我国地区间的比较也存在类似情况。世界范围的对比研究显示萎缩和肠化生发生率的地区差异大体与地区间胃癌发病率的差异相平行。这提示慢性萎缩性胃炎的发生和发展还涉及幽门螺杆菌感染之外的其他因素。流行病学研究显示，饮食中高盐和缺乏新鲜蔬菜水果与胃黏膜萎缩、肠化生以及胃癌的发生密切相关。

3. 自身免疫

自身免疫性胃炎以富含壁细胞的胃体黏膜萎缩为主；患者血液中存在自身抗体如壁细胞抗体（parietal cell antibody，PCA），伴恶性贫血者还可查到内因子抗体（intrinsic factor antibody，IFA）；本病可伴有其他自身免疫病如桥本甲状腺炎、白癜风等。上述表现提示本病属自身免疫病。自身抗体攻击壁细胞，使壁细胞总数减少，导致胃酸分泌减少或丧失；内因子抗体与内因子结合，阻碍维生素 B_{12} 吸收从而导致恶性贫血。

4. 其他因素

幽门括约肌功能不全时含胆汁和胰液的十二指肠液反流入胃，可削弱胃黏膜的屏障功能。其他外源因素，如酗酒、服用 NSAID 等药物、某些刺激性食物等均可反复损伤胃黏膜。理论上这些因素均可各自或与幽门螺杆菌感染协同作用而引起或加重胃黏膜慢性炎症，但目前尚缺乏系统研究的证据。

二、临床表现

（一）症状与体征

由幽门螺杆菌引起的慢性胃炎多数患者无症状；有症状者表现为上腹痛或不适、上腹胀、早饱、嗳气、恶心等消化不良症状，这些症状之有无及严重程度与慢性胃炎的内镜所见及组织病理学改变并无肯定的相关性。自身免疫性胃炎患者可伴有贫血，在典型恶性贫血时除贫血外还可伴有维生素 B_{12} 缺乏的其他临床表现。

（二）实验室和其他检查

1. 胃镜及活组织检查

胃镜检查并同时取活组织做病理组织学检查是诊断慢性胃炎的最可靠方法。内镜下非萎缩性胃炎可见红斑（点、片状或条状）、黏膜粗糙不平、出血点/斑、黏膜水肿、渗出等基本表现。内镜下萎缩性胃炎有两种类型，即单纯萎缩性胃炎和萎缩性胃炎伴增生。前者主要表现为黏膜红白相间/白相为主、血管显露、色泽灰暗、皱襞变平甚至消失；后者主要表现为黏膜呈颗粒状或结节状。内镜下非萎缩性胃炎和萎缩性胃炎皆可见伴有糜烂（平坦或隆起）、出血、胆汁反流。胃黏膜活组织的病理组织学检查所见已如上述。由于内镜所见与活组织检查的病理表现不尽一致，因此诊断时应两者结合，在充分活检基础上以病理组织学诊断为准。为保证诊断的准确性及对慢性胃炎进行分类，活组织检查宜在多部位取材且标本要够大（达到黏膜肌层），取材多少视病变情况和需要，一般 2 ~ 5 块，胃窦小弯、大弯、胃角及胃体下部小弯是常用的取材部位。

2. 幽门螺杆菌检测

活组织病理检查时可同时检测幽门螺杆菌，并可在内镜检查时再多取一块活组织做快呋塞米素酶检查以增加诊断的可靠性。根除幽门螺杆菌治疗后，可在胃镜复查时重复上述检查，亦可采用非侵入性检查。

3. 自身免疫性胃炎的相关检查

疑为自身免疫性胃炎者应检测血 PCA 和 IFA，如为该病 PCA 多呈阳性，伴恶性贫血时 IFA 多呈阳性。血清维生素 B_{12} 浓度测定及维生素 B_{12} 吸收试验有助于恶性贫血的诊断。

4. 血清促胃液素 G_{17}、胃蛋白酶原Ⅰ和Ⅱ测定

属于无创性检查，有助于判断萎缩是否存在及其分布部位和程度，近年国内已开始在临床试用。胃体萎缩者血清促胃液素 G_{17} 水平显著升高、胃蛋白酶原Ⅰ和（或）胃蛋白酶原Ⅰ/Ⅱ比值下降；胃窦萎缩者血清促胃液素 G_{17} 水平下降、胃蛋白酶原Ⅰ和胃蛋白酶原Ⅰ/Ⅱ比值正常；全胃萎缩者则两者均低。

三、诊断

确诊必须依靠胃镜检查及胃黏膜活组织病理检查。幽门螺杆菌检测有助于病因诊断。怀疑自身免疫性胃炎应检测相关自身抗体及血清促胃液素。

四、治疗

（一）中医辨证分型治疗

1. 胃气壅滞

症候特点：纳呆食少，嗳腐，或有明显伤食病史，或有感受外邪病史，并伴有风寒、风热、暑湿等表证。舌质淡，苔白厚腻，或薄白，或薄黄。滑脉多见，或兼浮或浮数。

治则：理气和胃止痛

方药：香苏散加减（香附、苏叶、陈皮、甘草、柴胡、桂枝、防风、羌活）。

加减：若无外感之象，宜苏梗易苏叶，以加强理气降逆之力。若为伤食所致可加焦三仙、焦槟榔消食导滞，半夏、厚朴和胃消痞。若为风寒直中，胃痛如绞，可加高良姜散寒止痛，也可加荜茇、生姜增加散寒之力。若为风热所袭，可加薄荷、荆芥辛凉清热。若为暑湿伤困，可加藿香、佩兰等芳香化浊以和中。

2. 胃中蕴热

症候特点：胃脘灼热，得凉则减，得热则重。口干喜冷饮，或口臭不爽口舌生疮，甚至大便秘结，腑行不畅。舌质红，苔黄少津。脉滑数。

治则：清胃泄热，和中止痛。

方药：泻心汤合金铃子散。泻心汤：大黄、黄连、黄芩。金铃子散：金铃子、延胡索。

加减：邪热蕴久则可成毒，热毒伤胃，此时蒲公英、连翘、金银花、虎杖等药以清热解毒。若胃中灼痛，恶心呕吐，肠鸣便溏，舌红，苔薄黄腻，脉细滑者，为胃强脾弱，上热下寒者，当用半夏泻心汤加减以调和脾胃。若有面色少华，便溏或痢者，可用乌梅丸加减，在调和脾胃之中配以养肝之法。

3. 瘀血阻滞

症候特点：胃脘疼痛，状如针刺或刀割，痛有定处而拒按。病程日久，胃痛反复发作而不愈；呕血、便血之后；面色晦暗无华，唇暗；女子月经衍期，色暗。舌暗有瘀斑。脉涩。

治则：理气活血，化瘀止痛。

方药：失笑散合丹参饮。失笑散：蒲黄、五灵脂。丹参饮：丹参、檀香、砂仁。

加减：若因气滞而致血瘀，气滞仍明显时，宜加理气之品，但忌香燥太过。若血瘀而兼血虚者，宜合四物汤等养血活血之味。若血瘀而兼脾胃虚弱者，宜加炙黄芪、党参等健脾益气以助血行。若瘀血日久，血不循常道而外溢出血者，应按吐血、便血处理。

若见积聚、鼓胀者，尤为吐血、便血之后，胃痛如刺，痛处固定、拒按，舌紫暗有瘀斑，脉弦细滑，可用血府逐瘀汤合失笑散以调肝理气，化瘀通络。

4. 胃阴不足

症候特点：胃脘隐痛或隐隐灼痛。嘈杂似饥，饥不欲食，口干不思饮，咽干唇燥，大便干结或不畅。舌体瘦，质嫩红，少苔或无苔。脉细而数。

治则：养阴益胃，和中止痛。

方药：益胃汤合芍药甘草汤加减（沙参、玉竹、麦冬、生地黄、冰糖、芍药、甘草）。

加减：若气滞仍著时，宜加佛手、香橼皮、玫瑰花、代代花等轻清畅气而不伤阴之品；胃病较甚时与金铃子散合用，止痛而不化燥；津伤液亏明显时，可加芦根、天花粉、乌梅等以生津养液；大便干结者，加火麻仁、郁李仁、瓜蒌仁等润肠之品。若胃中隐隐灼痛，兼见虚烦少眠，头昏耳鸣，腰酸腿软，舌体红瘦少津，脉弦细者，可用一贯煎加减，滋养肝肾，益胃和中。

5. 肝胃气滞

症候特点：胃脘胀痛，连及两胁，攻撑走窜，每因情志不遂而加重。喜太息，不思饮食，精神抑郁，夜寐不安。舌苔薄白。脉弦滑。

治则：疏肝和胃，理气止痛。

方药：柴胡疏肝散加减（柴胡、枳壳、芍药、川芎、香附、青皮、陈皮）。

加减：若疼痛严重时，宜加延胡索以理气和血止痛。若气郁化热，宜加山栀、牡丹皮、蒲公英以疏气泄热。

6. 肝胃郁热

症候特点：胃脘灼痛，痛势急迫。嘈杂反酸，口干口苦，渴喜凉饮，烦躁易怒。舌质红，苔黄。脉弦滑数。

治则：清肝泄热，和胃止痛。

方药：化肝煎加减（贝母、白芍药、青皮、陈皮、牡丹皮、山栀）。

加减：若胃脘灼痛、口苦、咽干、恶心明显时，也可用小柴胡汤化裁而治。若肝热移肠，大便干结者，可加草决明、芦荟等清肝泄热通便之品。

7. 脾胃虚寒

症候特点：胃脘隐痛，遇寒或饥时痛剧，得温熨或进食则缓，喜暖喜按。面色不华，神疲肢怠，四末不温，食少便溏，或泛吐清水。舌质淡而胖，边有齿痕，苔薄白。脉沉细无力。

治则：温中健脾。

方药：黄芪建中汤加减（饴糖、桂枝、芍药、生姜、大枣、黄芪、炙甘草）。

加减：若阳虚内寒较重者，也可用大建中汤化裁，或加附子、肉桂、荜茇、荜澄茄等温中散寒；兼反酸者，可加黄连汁炒吴茱萸、煅瓦楞、海螵蛸等制酸之品；泛吐清水时，可与小半夏加茯苓汤为治。

若仅见脾胃虚弱，阳虚内寒不明显，可用香砂六君子汤调治；兼见血虚者，也可用归芪建中汤治之。若胃脘坠痛，症属中气下陷者，可用补中益气汤化裁。

（二）古今效验方治疗

1. 温阳健胃汤（张继泽）

组方：潞党参 15 g，炒白术 10 g，白芍药 10 g，炒枳壳 10 g，高良姜 5 g，陈皮 6 g，法半夏 10 g，川桂枝 3 g，木香 5 g，炙甘草 3 g。

服法：每日 1 剂，水煎，分两次服。

功效：温运脾阳，健胃和中。主治胃脘痛属于中虚气滞型的浅表性胃炎、萎缩性胃炎及十二指肠球炎。

2. 三黄胃炎汤

组方：黄芪 18 ～ 30 g，黄精 12 ～ 15 g，黄连 3 ～ 6 g，桂枝 12 g，白芍药 12 g，神曲 30 g，生姜 3 g，大枣 6 g。

用法：水煎服，每日 1 剂，15 剂为 1 个疗程。

功效：健脾益气，温中和胃。主治慢性胃炎等非溃疡性消化不良。

3. 蒲连护胃汤（陆长清）

组方：蒲公英 10 g，黄连 6 g，党参 10 g，干姜 3 g，川贝母 10 g，白芨 12 g，廷胡索 12 g，川楝子 6 g，法半夏 10 g，甘草 6 g。

用法：凉水煎服，每日 1 剂，早晚两次服，将上药共研细末为散，每服 5 g，每日 3 次饭后服，效果更佳。

功效：清热消瘀、降逆和胃、益脾护胃、激活化生之源、理气止痛。主治慢性浅表性胃炎、慢性萎缩性胃炎、胃与十二指肠溃疡、胃肠功能紊乱等。

（三）外治

1. 针灸疗法

选穴：中脘、足三里、内关、胃俞、脾俞、肾俞。

操作：肝胃不和者，加肝俞、期门、膈俞、梁门、梁丘、阳陵泉，用泻法。饮食积滞者，加梁门、下脘、天枢、脾俞、支沟，用泻法、强刺激。脾胃虚弱者，加章门，用补法。

另外加灸脾俞、胃俞、下脘、气海、关元、天枢。胃阴不足者，加三阴交、太溪，用补法。胃热者，刺金津、玉液出血。胃寒者，主穴加灸。瘀血阻络者加肝俞、期门、三阴交。每日 1 次，10 天为 1 个疗程。

2. 穴位埋线

选穴：中脘、上腕、脾俞、胃俞。

操作：常规消毒局部皮肤，可用 9 号注射针针头作套管，28 号 6 cm（2 寸）长的毫针剪去针尖作针芯，将 00 号羊肠线 1 ～ 1.5 cm 放入针头内埋入穴位。埋线一次为 1 个疗程，每疗程间隔 10 天。

3. 推拿疗法

（1）按摩：患者取仰卧位，每日早、晚各 1 次，用手掌在胃脘部按顺时针方向按摩 200 次，以胃脘部发热舒适为度。

（2）按压：先用指端按压合谷、内大、足三里等穴位各 100 次；再按压膻中、中脘、中级、天枢等穴位各 100 次，每日 1 次。

（3）捶击：用健身捶捶击膈俞和至阳穴各 1 ～ 2 分钟，取双侧穴位；用拳背第五指掌关节捶击足三里 1 ～ 2 分钟，力量由轻到重，取双下肢穴位。

（四）西医治疗

1. 关于根除幽门螺杆菌

对于幽门螺杆菌引起的慢性胃炎是否应常规根除幽门螺杆菌尚缺乏统一意见。成功根除幽门螺杆菌可改善胃黏膜组织学、可预防消化性溃疡及可能降低胃癌发生的危险性、少部分患者消化不良症状也可取得改善。2006 年中国慢性胃炎共识意见，建议根除幽门螺杆菌，特别适用于：①伴有胃黏膜糜烂、萎缩及肠化生、异型增生者；②有消化不良症状者；③有胃癌家族史者。

根除幽门螺杆菌治疗：

（1）PPI+ 两种抗生素。

PPI 标准剂量 + 克拉霉素 0.5 g+ 阿莫西林 1.0 g，每日 2 次，用 1 周。

PPI 标准剂量 + 克拉霉素 0.5 g+ 甲硝唑 0.4 g，每日 2 次，用 1 周。

PPI 标准剂量 + 阿莫西林 1.0 g+ 呋喃唑酮 0.1 g 或甲硝唑 0.4 g，每日 2 次，用 1 周。

（2）含铋剂方案。

铋剂标准剂量 + 阿莫西林 0.5 g+ 甲硝唑 0.4 g，每日 2 次，用 2 周。

铋剂标准剂量 + 克拉霉素 0.5 g+ 甲硝唑 0.4 g 或呋喃唑酮 0.1 g，每日 2 次，用 1 周。

铋剂标准剂量 + 甲硝唑 0.4 g+ 四环素 0.75 g 或 1.0 g，每日 2 次，用 1 ~ 2 周。

（3）四联方案。

* PPI 标准剂量 + 铋剂标准剂量 + 四环素 0.75 g 或 1.0 g+ 甲硝唑 0.4 g，每日 2 次，用 1 ~ 2 周。

* PPI 标准剂量 + 铋剂标准剂量 + 四环素 0.75 g 或 1.0 g+ 呋喃唑酮 0.1 g，每日 2 次，用 1 ~ 2 周。

注："*"代表二线方案。替硝唑 0.5 g 可替代甲硝唑 0.4 g。

2. 关于消化不良症状的治疗

有消化不良症状而伴有慢性胃炎的患者，症状与慢性胃炎之间并小存在明确的关系，因此症状治疗事实上属于功能性消化不良的经验性治疗，抑酸或抗酸药、促胃肠动力药、胃黏膜保护药、中药均可试用，这些药物除对症治疗作用外，对胃黏膜上皮修复及炎症也可能有一定作用。

3. 自身免疫性胃炎的治疗

目前尚无特异治疗，有恶性贫血时注射维生素 B_{12} 后贫血可获纠正。

4. 异型增生的治疗

异型增生是胃癌的癌前病变，应予高度重视。对轻度异型增生除给予上述积极治疗外，在于定期随访。对肯定的重度异型增生则宜予预防性手术，目前多采用内镜下胃黏膜切除术。

五、预后

感染幽门螺杆菌后少有自发清除，因此慢性胃炎常长期持续存在，少部分慢性非萎缩性胃炎可发展为慢性多灶萎缩性胃炎。极少数慢性多灶萎缩性胃炎经长期演变可发展为胃癌。流行病学研究显示，慢性多灶萎缩性胃炎患者发生胃癌的危险明显高于普通人群。由幽门螺杆菌感染引起的胃炎 15% ~ 20% 会发生消化性溃疡。幽门螺杆菌感染引起的慢性胃炎还偶见发生胃黏膜相关淋巴组织淋巴瘤。在不同地区人群中的不同个体感染幽门螺杆菌的后果如此不同，被认为是细菌、宿主和环境因素三者相互作用的结果，但对其具体机制至今尚未完全明了。

六、特殊类型胃炎

（一）感染性胃炎

一般人很少患除幽门螺杆菌之外的感染性胃炎，但当机体免疫力下降时，如艾滋病患者、长期大量使用免疫抑制剂者、严重疾病晚期等，可发生各种细菌（非特异性细菌和特异性细菌如结核、梅毒）、真菌和病毒（如巨细胞病毒）所引起的感染性胃炎。其中急性化脓性胃炎病情凶险，该病常见致病菌为甲型溶血性链球菌、金黄色葡萄球菌或大肠埃希菌，化脓性炎症常源于黏膜下层，并扩展至全层胃壁，可发生穿孔，内科治疗多无效而需紧急外科手术。

（二）化学性胃炎（病）

胆汁反流、长期服用 NSAID 或其他对胃黏膜损害的物质，可引起以胃小凹增生为主且炎症细胞浸润很少为特征的反应性胃黏膜病变。胃大部切除术后失去了幽门的功能，含胆汁、胰酶的十二指肠液长期大量反流入胃，由此而引起的残胃炎和吻合口炎是典型的化学性胃炎病变，治疗上可给予促胃肠动力药和吸附胆汁药物（如硫糖铝、铝碳酸镁或考来烯胺），严重者需做 Roux-en-Y 转流术。

（三）Menetrier 病

本病特点是：①胃体、胃底皱襞粗大、肥厚，扭曲呈脑回状；②胃黏膜组织病理学见胃小凹延长扭曲、深处有囊样扩张，伴壁细胞和主细胞减少，胃黏膜层明显增厚；③胃酸分泌减少；④低蛋白血症（由蛋白质从胃液丢失引起）。本病多见于 50 岁以上的男性。诊断时注意排除胃黏膜的癌性浸润、胃淋巴瘤及淀粉样变性等。因病因未明，目前无特效治疗，有溃疡形成时予抑酸药，伴有幽门螺杆菌感染者宜根除幽门螺杆菌，蛋白质丢失持续而严重者可考虑胃切除术。

（四）其他

嗜酸细胞性胃炎、淋巴细胞性胃炎、非感染性肉芽肿性胃炎（如胃克罗恩病、结节病）、放射性胃炎（放射治疗引起）、充血性胃病（如门静脉高压性胃病）等。痘疮样胃炎（varioli form gastritis）表现为内镜下见胃体和（或）胃窦有多发性的小隆起，其中央呈脐样凹陷，凹陷表面常有糜烂，活组织病理检查见胃黏膜以淋巴细胞浸润为主。痘疮样胃炎多与幽门螺杆菌感染或服用 NSAID 有关，但亦有病因不明者。

七、常用中药的现代药理研究

现代药理学研究显示，中药通过对幽门螺杆菌的根除，保护胃黏膜，改善黏膜血流量，促进上皮细胞再生，从而提高慢性胃炎的疗效。

（一）单味药研究

陈皮：具有理气健脾、燥湿化痰的作用。现代药理学研究显示，陈皮所含的挥发油、黄酮类成分能升高血压，并通过抑制磷酸二酯酶舒张血管，从而达到改善胃部血液循环的效果。

丹参：丹参中的丹参素有活血化瘀，改善局部血液循环作用，研究表明丹参注射液联合奥美拉唑加阿莫西林加克拉霉素具有保护胃黏膜作用。

黄连：具有清热燥湿、泻火解毒的功效。现代药理学研究显示，黄连对幽门螺杆菌有较好的抑杀作用，而其有效的抗菌成分为盐酸小檗碱。

麦冬：具有养阴生津、润肺清心之功效。现代药理学研究显示，麦冬多糖对萎缩性胃炎有一定的治疗作用，主要与改善胃黏膜的血液循环、抑制炎性反应、促进组织细胞的增生有一定关系。

（二）复方药研究

有研究者认为，香苏散制剂对慢性胃炎（气滞证）胃痛、嗳气等有明显的改善作用。另有研究显示失笑散有镇痛、降低全血比黏度、延长凝血和血栓形成时间；降低血细胞比容；溶栓作用。

有学者用自拟活血益胃汤治疗。处方：黄芪、白术、山药、北沙参、三七、莪术各 15 g，川芎、蒲黄、延胡索、香附、枳壳各 10 g，芍药 12 g，甘草 6 g 治疗慢性萎缩性胃炎 60 例，总有效率为 85%。其机制与能与本方具有增强胃动力、疏通胃黏膜局部血液循环及促进胃黏膜腺体萎缩、上皮肠腺化生、细胞异型增生等病理改变的逆转有关。

现代药理研究表明，柴胡疏肝散能促进小鼠胆汁分泌，加快胃排空，对脘腹胀满疼痛、反酸、食欲缺乏等症状有较好疗效，用柴胡疏肝散辨证加减用药能有效抑制胃酸的过度分泌和解痉止痛。

有研究者研究黄芪建中汤药效，认为该方不但直接改善了胃黏膜的血供，使组织营养状况得以改善，促进了组织修复，还能有效提高胃黏膜前列腺素 E_2 含量，保持了胃黏膜微血管的完整性，加快了胃小凹干细胞增殖移行修复胃黏膜上皮的速率，使胃黏膜屏障功能恢复正常，达到了治疗作用。

八、展望

慢性胃炎的过程是胃黏膜损伤与修复的慢性过程，主要组织病理学特征是炎症、萎缩和肠化生。

中医学认为若脾胃受纳失常，就会发病，治疗当以健运脾胃为主。脾胃虚弱，日久湿浊内阻化热，其热乃幽门螺杆菌感染有关，因湿因热，故治疗在健运脾胃的基础上辅以清热化湿理气之品。肝主疏泄，调畅气机，脾胃升降有赖于肝的疏泄功能，因此治疗不忘疏肝利胆。久病多虚、多瘀，可表现胃阴亏虚、瘀血阻络等虚实夹杂的病机变化，故治疗应重视益胃养阴、活血化瘀。

西医则重视对症治疗、去除病因，包括对幽门螺杆菌的根除，保护胃黏膜，改善黏膜血流量，促进上皮细胞再生，从而提高慢性胃炎的疗效。

近几年通过对中药、方剂的药性研究，发现中药的有效成分与西药作用相似，而单味药及方药药效相对于西药均表现出一定的优势，由此可见中药治疗慢性胃炎的发展前景比较广阔。但目前关于中药有效成分的提取、研究尚未完善，药理机制也没有完全清晰，这需要更深入的科研论证，需要深入到细胞、分子水平等方面研究。另外，中药治疗慢性胃炎的疗效还没有一个统一的标准，需要研究人员更多地把症型与西医病理学科学地相结合，并发现其中的规律，为我们进一步确定慢性胃炎的中西医结合规范化治疗提供依据。

（何锦雄）

第三节　胃癌

胃癌（gastric carcinoma）是最常见的消化道恶性肿瘤，世界各地的发病情况有很大差别，日本、智利、芬兰、冰岛等国家是胃癌的高发区，美国、澳大利亚、新西兰等国胃癌的发病率则较低。近年在发达国家及中国大城市统计逐年有下降趋势，但广大农村仍持平或有增长，我国每年胃癌病死比例约16/10 万。我国胃癌死亡约 20 年的变化情况，总的呈上升趋势。胃癌多见于男性，发病年龄以 40 ~ 60 岁为最常见，男女比例为 2.67 ：1，30 岁以下少见。据报道胃癌发病趋于年轻化，30 岁左右年轻人发病率增高。

本病在中医学属于"噎膈""反胃""症瘕""积聚""伏梁""心腹痞""胃脘痛"的范畴。《素问·通评虚实论》说："隔塞闭绝，上下不通"。《金匮要略·呕吐哕下利病脉证治》说："脉弦者，虚也，胃气无余，朝食暮吐，变为胃反"。而更多的学者则以为古人所谓"心之积"的"伏梁"，在很大程度上就是现今部分胃肿瘤的临床表现。

一、病因病机

（一）中医

迄今为止，胃癌病因尚未完全明了。但根据患者的起病经过及临床表现，可知本病的发生与正气虚损和邪毒入侵有比较密切的关系。

1. 饮食不节

如烟酒过度或恣食辛香燥热、熏制、腌制、油煎之品，或霉变、不清之食物等，使脾失健运，不能运化水谷精微，气滞津停，酿湿生痰；或过食生冷，伤败脾胃之阳气，不能温化水饮，则水湿内生。

2. 情志失调

如忧思伤脾，脾失健运，则聚湿生痰；或郁怒伤肝，肝气郁结，克伐脾土，脾伤则气结，水湿失运。

3. 正气内虚

如有胃痛、痞满等病证者，久治未愈，正气亏虚，痰瘀互结而致本病。

或因年老体虚及其他疾病久治不愈，正气不足，脾胃虚弱，复因饮食失节、情志失调等因素，使痰瘀互结为患，而致本病。

（二）西医

胃癌病因不是十分明确，目前的资料表明，胃癌的发生是一个多步骤、多因素进行性发展的过程。在正常情况下，胃黏膜上皮细胞的增殖和凋亡之间保持动态平衡。这种平衡的维持有赖于癌基因、抑癌基因及一些生长因子的共同调控。此外，环氧合酶 –2（COX–2）在胃癌发生过程中亦有重要作用。这种动态平衡一旦破坏，即癌基因被激活，抑癌基因被抑制，生长因子参与以及 DNA 微卫星不稳定，使胃上皮细胞过度增殖又不能启动凋亡信号，则可能逐渐进展为胃癌。多种因素会影响上述调控体系，共同参与胃癌的发生。

1. 环境和饮食因素

第一代到美国的日本移民胃癌发病率下降约 25%，第二代下降约 50%，至第三代发生胃癌的危险性与当地美国居民相当，故环境因素在胃癌发生中起重要作用。某些环境因素，如火山岩地带、高泥炭土壤、水土含硝酸盐过多、微量元素比例失调或化学污染可直接或间接经饮食途径参与胃癌的发生。流行病学研究提示，多吃新鲜水果和蔬菜、使用冰箱及正确贮藏食物，可降低胃癌的发生。经常食用霉变食品、咸菜、腌制烟熏食品，以及过多摄入食盐，可增加患胃癌的危险性。长期食用含硝酸盐较高的食物后，硝酸盐在胃内被细菌还原成亚硝酸盐，再与胺结合生成致癌物亚硝胺。此外，慢性胃炎及胃部分切除者胃酸分泌减少有利于胃内细菌繁殖。老年人因泌酸腺体萎缩常有胃酸分泌不足，有利于细菌生长。胃内增加的细菌可促进亚硝酸盐类致癌物质产生，长期作用于胃黏膜将导致癌变。

2. 遗传因素

胃癌有明显的家族聚集倾向，家族发病率高于人群 2 ~ 3 倍。最著名的 Bonaparte 家族例子很好地说明了遗传因素在胃癌发病中的作用。浸润型胃癌有更高的家族发病倾向，提示该型与遗传因素有关。一般认为遗传素质使致癌物质对易感者更易致癌。

3. 幽门螺杆菌感染

幽门螺杆菌（Hp）感染与胃癌的关系已引起关注。Hp 感染与胃癌有共同的流行病学特点，胃癌高发区人群 Hp 感染率高；Hp 抗体阳性人群发生胃癌的危险性高于阴性人群；日本曾报道 132 例早期胃癌患者作局部黏膜切除后随访 66 个月，发现 65 例同时根治 Hp 的患者无新癌灶出现，而未做根治的 67 例中有 9 例胃内有新癌灶；在实验室中，Hp 直接诱发蒙古沙鼠发生胃癌取得成功。1994 年 WHO 宣布 Hp 是人类胃癌的 I 类致癌原。胃癌可能是 Hp 长期感染与其他因素共同作用的结果，其中 Hp 可能起先导作用。Hp 诱发胃癌的可能机制有：Hp 导致的慢性炎症有可能成为一种内源性致突变原；Hp 可以还原亚硝酸盐，N– 亚硝基化合物是公认的致癌物；Hp 的某些代谢产物促进上皮细胞变异。

4. 癌前状态

胃癌的癌前状态分为癌前疾病和癌前病变，前者是指与胃癌相关的胃良性疾病，有发生胃癌的危险性，后者是指较易转变为癌组织的病理学变化。

（1）癌前疾病。

①慢性萎缩性胃炎。

②胃息肉：炎性息肉约占 80%，直径多在 2 cm 以下，癌变率低；腺瘤性息肉癌变的概率较高，特别是直径 > 2 cm 的广基息肉。

③胃溃疡：癌变多从溃疡边缘发生，多因溃疡边缘的炎症、糜烂、再生及异型增生所致。

④残胃炎：毕 II 式胃切除术后，癌变常在术后 10 ~ 15 年发生。

（2）癌前病变。

①肠型化生：肠化有小肠型和大肠型两种。大肠型化生又称不完全肠化，其肠化细胞不含亮氨酸氨基肽酶和碱性磷酸酶，被吸收的致癌物质易在细胞内积聚，导致细胞异型增生而发生癌变。

②异型增生：胃黏膜腺管结构及上皮细胞失去正常的状态出现异型性改变，组织学上介于良恶性之间。因此，对上述癌前病变应注意密切随访。

二、病理

根据国内以往的统计，胃腺癌的好发部位依次为胃窦（58%）、贲门（20%）、胃体（15%）、全胃或大部分胃（7%）。

根据胃癌的进程可分为早期胃癌和进展期胃癌。早期胃癌是指病灶局限且深度不超过黏膜下层的胃癌，不论有无局部淋巴结转移。进展期胃癌深度超过黏膜下层，已侵入肌层者称中期，侵及浆膜或浆膜外者称晚期胃癌。

（一）胃癌的组织病理学分类

1. 根据腺体的形成及黏液分泌能力分类

（1）管状腺癌：癌细胞构成大小不等的腺管或腺腔，分化良好。如向胃腔呈乳突状生长，则称乳突状腺癌。

（2）黏液腺癌：癌细胞产生的黏液在间质大量积聚，称为胶质癌；如癌细胞充满大量黏液，将细胞核推向一侧，称为印戒细胞癌。

（3）髓样癌：癌细胞大多不形成明显的管腔，呈条索状或团块状，一般分化较差。

（4）弥散型癌：癌细胞呈弥散分布，不含黏液也不聚集成团，无腺样结构，分化极差。

2. 根据癌细胞分化程度分类

可分为高分化、中度分化和低分化三大类。

3. 根据肿瘤起源分类

（1）肠型胃癌：源于肠腺化生，肿瘤含管状腺体，多发生于胃的远端并伴有溃疡。

（2）弥漫型胃癌：弥漫型胃癌波及范围较广，与肠腺化生无关，无腺体结构，多见于年轻患者。

4. 根据肿瘤生长方式分类

（1）膨胀型：癌细胞间有黏附分子，以团块形生长，预后较好，相当于上述肠型。

（2）浸润型：细胞以分散方式向纵深扩散，预后较差，相当于上述弥漫型。

需要注意的是，同一肿瘤中两种生长方式可以同时存在。

（二）侵袭与转移

胃癌有 4 种扩散方式。

1. 直接蔓延侵袭至相邻器官

胃底贲门癌侵犯食管、肝及大网膜，胃体癌侵犯大网膜、肝及胰腺。

2. 淋巴结转移

一般先转移到局部淋巴结，再到远处淋巴结，胃的淋巴系统与锁骨上淋巴结相连接，转移到该处时称为 Virchow 淋巴结。

3. 血行播散

晚期患者可占 60% 以上，最常转移到肝，其次是肺、腹膜及肾上腺，也可转移到肾、脑、骨髓等。

4. 种植转移

癌细胞侵及浆膜层脱落入腹腔，种植于肠壁和盆腔，如种植于卵巢，称为 Krukenberg 瘤；也可在直肠周围形成一明显的结节状板样肿块。

三、临床表现

（一）症状与体征

早期胃癌多无症状，或者仅有一些非特异性消化道症状。因此，仅凭临床症状，诊断早期胃癌十分困难。

进展期胃癌最早出现的症状是上腹痛，常同时伴有食欲缺乏、厌食、体重减轻。腹痛可急可缓，开始仅为上腹饱胀不适，餐后更甚，继之有隐痛不适，偶呈节律性溃疡样疼痛，但这种疼痛不能被进食或服用制酸剂缓解。患者常有早饱感及软弱无力。早饱感是指患者虽感饥饿，但稍一进食即感饱胀不适。早饱感或呕吐是胃壁受累的表现，皮革胃或部分梗阻时这种症状尤为突出。

胃癌发生并发症或转移时可出现一些特殊症状，贲门癌累及食管下段时可出现吞咽困难。并发幽门梗阻时可有恶心呕吐，溃疡型胃癌出血时可引起呕血或黑粪，继之出现贫血。胃癌转移至肝脏可引起右上腹痛，黄疸和（或）发热；转移至肺可引起咳嗽、呃逆、咯血，累及胸膜可产生胸腔积液而发生呼吸困难；肿瘤侵及胰腺时，可出现背部放射性疼痛。

早期胃癌无明显体征，进展期在上腹部可扪及肿块，有压痛。肿块多位于上腹偏右相当于胃窦处。如肿瘤转移至肝脏可致肝脏肿大及出现黄疸，甚至出现腹水。腹膜有转移时也可发生腹水，移动性浊音阳性。侵犯门静脉或脾静脉时有脾脏增大。有远处淋巴结转移时可扪及 Virchow 淋巴结，质硬不活动。肛门指检在直肠膀胱凹陷可扪及一板样肿块。一些胃癌患者可以出现副癌综合征（paraneoplastic syndromes），包括反复发作的表浅性血栓静脉炎（Trousseau 征）及过度色素沉着；黑棘皮症，皮肤褶皱处有过度色素沉着，尤其是双腋下；皮肌炎、膜性肾病、累及感觉和运动通路的神经肌肉病变等。

（二）并发症

1. 出血

约 5% 可发生大出血，表现为呕血和（或）黑粪，偶为首发症状。

2. 幽门或贲门梗阻

病变位于贲门或胃窦近幽门部时常发生。

3. 穿孔

较良性溃疡少见，多见于幽门前区的溃疡型癌。

（三）实验室检查与其他检查

1. 实验室检查

Hb 下降，粪便隐血试验持续阳性，胃液分析示胃酸下降，CEA 升高。

2. X 线检查

局部胃壁僵硬、皱襞中断，蠕动波消失，凸入胃腔内的充盈缺损，恶性溃疡直径多大于 2.5 cm，边缘不整齐，可示半月征、环堤征。

3. 胃镜检查

胃镜结合黏膜活检是诊断胃癌最可靠的手段，尤其是放大染色胃镜、共聚焦胃镜和超声胃镜的使用。确诊率达 95% ~ 99%，并可进行分型和分期诊断，有助于对胃癌治疗手段的选择。

（1）早期胃癌内镜分类法。

Ⅰ型（息肉样型）：病灶表浅，广基无蒂，常 > 2 cm，占早期胃癌的 15%。

Ⅱ型（浅表型）：本型最常见，又分三个亚型共占 75%。

Ⅱa 型（浅表隆起型）：病变稍高出黏膜，< 0.5 cm，表面平整。

Ⅱb 型（浅表平坦型）：病变表面粗糙呈颗粒状。

Ⅱc 型（浅表凹陷型）：最常见，凹陷 < 0.5 cm，病变底面粗糙不平，可见黏膜皱襞的中断和融合。

Ⅲ型（溃疡型）：占 10% 左右，黏膜糜烂比Ⅱc 型深，但不超过黏膜下层。

（2）进展期胃癌：仍用 Bormann 分型法。

Ⅰ型：息肉型，肿瘤向胃腔内生长隆起。

Ⅱ型：溃疡型，单个或多个溃疡，边缘隆起，与黏膜分界清楚。

Ⅲ型：又称溃疡浸润型，隆起而有结节状的边缘向四周浸润，与正常黏膜分界不清，最常见。

Ⅳ型：又称弥漫浸润型，癌发生于黏膜表层之下，向四周浸润扩散，伴纤维组织增生，少见。如累及全胃，则胃变成一固定而不能扩张的小胃，称为皮革胃（linitis plastica）。

4. 超声内镜检查

是指将超声探头引入内镜的一种检查。能判断胃内或胃外的肿块，观察肿瘤侵犯胃壁的深度，对肿瘤侵犯深度的判断准确率可达 90%，有助于区分早期和进展期胃癌；还能了解有无局部淋巴结转移，可作为 CT 检查的重要补充。此外，超声内镜还可以引导对淋巴结的针吸活检，进一步明确肿瘤性质。

5. X 线钡餐检查

X 线检查对胃癌的诊断仍然有较大的价值。应用气 – 钡双重对比法、压迫法和低张造影技术，采用高密度钡粉，能更清楚地显示黏膜结构，有利于发现微小病变。早期胃癌可表现为小的充盈缺损（Ⅰ、Ⅱa），边界比较清楚，基底宽，表面粗糙不平。Ⅱc 及Ⅲ型常表现为龛影，前者凹陷不超过 5 mm，后者深度常大于 5 mm，边缘不规则呈锯齿状。集中的黏膜有中断、变形或融合现象。双重造影或加压法检查时，可见较浅的层钡区，表现为不规则的小龛影。对怀疑早期胃癌的患者，应从多角度摄 X 线片，仔细寻找微小病变。进展期胃癌的 X 线诊断率可达 90% 以上。肿瘤凸向胃腔内生长，表现为较大而不规则的充盈缺损，多见于蕈伞型胃癌；溃疡型胃癌主要发生在肿块之上，龛影位于胃轮廓之内，形状不规则，侧位缘呈典型半月征（meniscus sign），外缘平直，内缘不整齐而有多个尖角。龛影周绕以透明带，即环堤征，其宽窄不等，轮廓不规则而锐利。溃疡浸润型黏膜皱襞破坏、消失或中断，邻近胃黏膜僵直，蠕动消失。胃壁僵硬失去蠕动是浸润型胃癌的 X 线表现。胃窦癌表现为胃窦狭窄，呈管状或漏斗状，弥漫性胃癌时受累范围广，胃容积变小，蠕动消失，呈革袋状。胃癌必须与胃淋巴瘤相鉴别。胃淋巴瘤的特点是：病变广泛累及胃和十二指肠，X 线显示黏膜皱襞粗大，伴息肉样充盈缺损和多发性小龛影。

四、诊断与鉴别诊断

（一）诊断要点

胃癌的诊断主要依据内镜检查加活检以及 X 线钡餐。早期诊断是根治胃癌的前提。对下列情况应及早和定期进行胃镜检查：① 40 岁以上，特别是男性，近期出现消化不良、呕血或黑粪者；②慢性萎缩性胃炎伴胃酸缺乏，有肠化或不典型增生者；③良性溃疡但胃酸缺乏者；④胃溃疡经正规治疗 2 个月无效，X 线钡餐提示溃疡增大者；⑤ X 线发现大于 2 cm 的胃息肉者，应进一步做胃镜检查；⑥胃切除术后 10 年以上者。

（二）鉴别诊断

胃癌的鉴别诊断主要是将胃癌与胃部其他疾病相区分，以达到更好的确诊，为患者提供更好的治疗方案。胃癌的诊断在临床上主要与以下几种胃部疾病相鉴别。

1. 浅表性胃炎

胃脘部疼痛，常伴有食欲不振，或胀满，恶心呕吐，吞酸嘈杂；发病多与情志，饮食不节，劳累及受寒等因素有关；常反复发作，不伴极度消瘦、神疲乏力等恶病质征象。做胃镜或钡餐检查很容易与胃癌相区分。

2. 功能性消化不良

一般表现为上腹饱胀、嗳气、反酸、恶心及食欲减退，有时症状酷似消化性溃疡，但钡餐检查及胃镜检查无溃疡及其他器质性疾病。

3. 慢性胆囊炎和胆石症

疼痛与进食油腻食物或饮酒有关，疼痛常呈间歇性、发作性于右上腹，常放射至右肩胛区，伴发热、黄疸，Murphy 阳性，应进行 B 超检查予以鉴别。

4. 胃泌素瘤

胃泌素瘤亦称 Zollinger-Ellison 综合征，是胰腺非 B 细胞瘤分泌大量促胃液素所致。肿瘤往往很小（< 1 cm），生长缓慢，半数为恶性。大量促胃液素可刺激壁细胞增生，分泌大量胃酸，使上消化道经常处于高酸环境，导致胃、十二指肠球部和不典型部位（十二指肠降段、横段、甚或空肠近端）发生多发性溃疡。胃泌素瘤与普通消化性溃疡的鉴别要点是该病溃疡发生于不典型部位，具有难治性特点，有过高胃酸分泌（BAO 和 MAO 均明显升高，且 BAO/MAO > 60%）及高空腹血清促胃液素（> 200 ng/L，常 > 500 ng/L）。

五、治疗

（一）中医辨证分型治疗

1. 痰气交阻

症状：胃脘满闷作胀或痛，窜及两肋，呃逆，呕吐痰涎，胃纳减退，厌肉食，苔白腻，脉弦滑。

治法：理气化痰。

方药：开郁至神汤。方中人参、白术、茯苓、陈皮健脾理气，脾气健则气机运行正常，痰湿无从内生；香附、当归、柴胡调和肝脾之气血，理气化痰；佐以苦寒的栀子以解痰气交阻郁久之热，以泻火除烦，清热利湿；甘草调和诸药。可加半夏、天南星以助化痰之力；闷胀，疼痛明显者，可加厚朴、郁金以行气活血定痛；呕吐痰涎者，可加半夏、旋覆花以和胃降逆。

2. 痰湿凝滞

症状：胃脘满闷，面黄虚胖，呕吐痰涎，腹胀便溏，痰核累累，舌淡滑，苔滑腻。

治法：燥湿化痰。

方药：导痰汤。方中以祛痰降逆的二陈汤为基础，加入理气宽胀的枳壳，祛风涤痰的南星，共呈祛风涤痰功效。方中南星、半夏燥湿祛痰力量颇强，故本方是强有力的祛痰剂。若伴腹胀便溏，可加猪苓、泽泻、苍术以利水渗湿，健脾理气。

3. 瘀血内结

症状：胃脘刺痛而拒按，痛有定处，或可扪及腹内积块，腹满不食，或呕吐物如赤豆汁样，或黑粪如柏油样，或左颈窝有痰核，形体日渐消瘦，舌质紫暗或有瘀点，脉涩。

治法：活血化瘀，行气止痛。

方药：膈下逐瘀汤。方中桃仁、红花、当归、川芎、牡丹皮、赤芍药、延胡索、五灵脂活血化瘀止痛；香附、乌药、枳壳疏肝理气，取气行则血行之意；甘草调和诸药。可加三棱、莪术破结行瘀，但有呕血或黑粪者，应注意把握活血药物的种类和剂量，可配伍白及、仙鹤草、地榆、槐花以止血；加海藻、瓜蒌化痰软坚；加沙参、麦冬、白芍滋阴养血。吞咽梗阻，腹满不食者，也可改用通幽汤破结行瘀，滋阴养血。

4. 胃热伤阴

症状：胃脘部灼热，口干欲饮，胃脘嘈杂，食后剧痛，进食时可有吞咽哽噎难下，甚至食后即吐，食欲缺乏，五心烦热，大便干燥，形体消瘦，舌红少苔，或舌黄少津，脉细数。

治法：清热养阴，益胃生津。

方药：竹叶石膏汤。方中用竹叶、石膏辛凉甘寒，清胃之热；人参、麦冬益气生津；半夏降逆下气，其性虽温，但配于清热生津药中，则温燥之性去而降逆之用存，不仅无害，且能转输津液，活动脾气，使参、麦生津而不腻滞；配甘草、粳米扶助胃气，又可防石膏寒凉伤胃。若大便干结难解，加火麻仁、郁李仁润肠通便。

5. 脾胃虚寒

症状：胃脘隐痛，喜温喜按，腹部可触及积块，朝食暮吐，或暮食朝吐，宿食不化，泛吐清涎，面色㿠白，肢冷神疲，面部、四肢水肿，便溏，大便可呈柏油样，舌淡而胖，苔白滑润，脉沉缓。

治法：温中散寒，健脾和胃。

方药：理中汤。方中人参大补元气；干姜温中散寒；白术、甘草健脾益气，共奏健脾温中之效。可加丁香、吴茱萸温胃降逆止吐。若肢冷、呕吐、便溏等虚寒症状明显者，可加肉桂、附子即桂附理中汤，以增加温阳补虚散寒之力。全身水肿者，可合真武汤以温阳化气利水。便血者，可合黄土汤温中健脾，益阴止血。

6. 气血两亏

症状：胃脘疼痛绵绵，全身乏力，心悸气短，头晕目眩，面色无华，虚烦不眠，自汗盗汗，面浮肢肿，或可扪及腹部积块，或见便血，食欲缺乏，舌淡苔白，脉沉细无力。

治法：益气养血。

方药：十全大补汤。该方以四君子汤补气健脾，以四物汤补血调肝，在此基础上更配伍黄芪益气补虚，肉桂补元阳，暖脾胃。共奏气血双补、补虚暖中之效。此证型多属胃癌晚期，以虚为主，气血两亏，不任攻伐，当以救后天生化之源、顾护脾胃之气为要，待能稍进饮食与药物，再适当配合行气、化痰、活血等攻邪之品，且应与补益之品并进，或攻补两法交替使用。若气血亏虚损及阴阳，致阴阳俱虚，阳竭于上而水谷不入，阴竭于下而二便不通，则为阴阳离决之危候，当积极救治。

晚期出现并发症及转移者，以减少痛苦、延长寿命、改善生活质量为目的，辨证论治，对症处理。

（二）中成药治疗

1. 消癌平片

具有扶正固本、活血止痛、清热解毒、软坚散结之功效。口服，每次 8 ~ 10 片，每日 3 次。

2. 金蒲胶囊

具有清热解毒、消肿止痛、益气化癖的功效。每次 5 粒，每日 3 次。

3. 胃复春片

具有健脾益气、活血解毒功效。口服，每次 4 片，每日 3 次。

4. 安康欣胶囊

具有扶正、祛邪、升白等抗癌功效。口服，每日 3 次，每次 4 ~ 6 粒，饭后温开水送服。疗程 30 天。孕妇忌用或遵医嘱。请注意掌握剂量，勿超剂量使用。

5. 阿魂化痞膏

具有化痞消积等功效。用于气滞血凝、癥瘕痞块、脘腹疼痛，胸胁胀满。用阿魏化痞膏贴胃脘穴、胃俞穴，14 贴为 1 个疗程（21 天）。孕妇忌用。

（三）古今效应方治疗

1. 理胃化结汤

组成：党参、茯苓、熟地黄、天冬各 15 g，白术、乌药、芡实、延胡索、浙贝母各 9 g，羊肚枣、鸡内金、木香各 6 g，白英、谷麦芽、白花蛇舌草各 30 g，甘草 3 g，大枣 5 枚，三七粉 1.5 ~ 2 g。

用法：每日 1 剂，水煎服，饭后 1 ~ 2 小时或饭前空腹服，三七粉随汤药冲服。

功效：健脾理胃，解毒化结。

2. 加味黄芪建中汤

组成：生黄芪 30 g，炒白芍药、炙甘草各 15 g，桂枝 18 g，生姜 12 g，大枣 6 枚，饴糖 40 g，穿山甲（代）、鳖甲、砂仁、白芨各 10 g，三七粉（另冲服）5 g，露蜂房、瓦楞子各 20 g。

用法：每剂煎汁 400 mL，每 6 小时服 100 mL。

功效：温中补虚。

3. 胃癌散

组成：甘草、水蛭各 50 g，黄芪 30 g，明矾、人中白各 15 g，田七、珍珠粉各 10 g，巴豆霜 3 g 等。上药各另干燥，研成细粉后混合和匀。

用法：每次 3 g，每日 3 次，饭前半小时温开水送服，1 个月为 1 个疗程。

功效：补气活血，化瘀散结。

4. 豆芪汤

组成：刀豆子 30 g，黄芪 30 ~ 50 g，人参、白术、麦冬各 10 g，掌叶半夏、制南星各 10 g，莪术、猪苓、锁阳、巴戟天各 15 g，肉桂 3 g。

用法：每日 1 剂，煎 2 次，早、晚分服。

功效：温中补虚，化瘀散结。

5. 白花蛇仙合剂

组成：白花蛇舌草、生薏苡仁、白英各 30 g，生黄芪、茯苓、天仙藤、党参各 15 g，白术、山豆根、女贞子各 8 g，炙鳖甲、三棱、半枝莲、乌药、莪术、大枣各 6 g，鸡内金 4 g，生甘草 3 g。

用法：水煎 250 mL，每日 3 次，每次 20 mL，1 个月为 1 个疗程，每疗程休息 1 周后再服用。

6. 宝功德丹

组成：半枝莲、白花蛇舌草、黄芪、威灵仙、羚羊角各 100 g，广木香、大黄各 60 g，石斛、砂仁、炮穿山甲、山豆根、露蜂房、马鞭草、地骨皮、核桃树枝各 50 g。

用法：上药共为研细末，过 100 目筛，或制成丸如梧桐子大。每次 10 g，每日 3 次，用地骨皮、枸杞子各 10 g 煎汤送服，连续用至症状缓解。

（四）外治法

1. 针灸治疗

田氏等通过 106 例临床病例观察后认为：温针灸可以通过调节肿瘤患者的抗癌免疫因子达到治疗肿瘤，调节机体免疫功能作用，并改善患者的虚劳症候群，提高肿瘤患者的生存质量，延长生存期。而对于由本病引起的其他病症，如胃下垂、顽固性呃逆等，也可应用芒针疗法进行治疗。诸多医家虽运针取穴各有所长，但常用针灸取穴如下：丰隆、支沟、膻中、阳陵泉、章门、血海、天突，局部配以中脘、下脘、水分。

王秀香对 16 例晚期癌症患者的疼痛采取以针灸为主，药物为辅的治疗方法。方法：用毫针艾条，常用穴为中脘、内关、公孙、足三里、梁门、膈俞、合谷、梁丘等。每次选穴 3 ~ 5 个。针灸无效时，酌情选用去痛片、平痛新片（针）、布桂嗪片（针）、哌替啶（哌替啶）等，以缓解疼痛。

李凌针刺足三里治疗胃癌晚期复发、腹腔淋巴结转移患者的腹痛，结果总有效率为 80%，好转率为 10%，不同疼痛程度患者均有明显改善，表明针刺可以疏通经络气血又可以提高机体的免疫机制，从而达到止痛效果。

2. 穴位贴敷

路氏等对化疗患者，连续两次检测白细胞低于 $4 \times 10^9/L$，中性粒细胞绝对值低于 $118 \times 10^9/L$ 者，在其大椎、膈俞、脾俞、肾俞及足三里等穴位贴敷扶正升白膏（人参、当归、丁香、肉挂、冰片等），结果表明：扶正升白膏能提高中性粒细胞水平，还可以增强患者的细胞免疫和体液免疫系统，明显改善临床症状。何裕民用甘遂、大黄、槟榔、大戟等打粉，外敷胃癌腹水患者脐腹部，用干敷或干湿敷交替，可较好地缓解腹水症状。

（五）西医治疗

1. 手术治疗外科手术切除加区域淋巴结清扫是目前治疗胃癌的手段。胃切除范围可分为近端胃切除、远端胃切除及全胃切除，切除后分别用毕 I 式、毕 II 式及 Roux-en-Y 式重建消化道的连续性。目前国内普遍将 D2 手术作为进展期胃癌淋巴结清扫的标准手术。手术效果取决于胃癌的分期、浸润的深度和扩散范围。对那些无法通过手术治愈的患者，部分切除仍然是缓解症状最有效的手段，特别是有梗阻的患者，术后有 50% 的人症状能缓解。因此，即使是进展期胃癌，如果无手术禁忌证或远处转移，应尽可能手术切除。

2. 内镜下治疗

早期胃癌可在内镜下行电凝切除或剥离切除术（EMR 或 ESD）。由于早期胃癌可能有淋巴结转移，故需对切除的癌变息肉进行病理检查，如癌变累及根部或表浅型癌肿侵袭到黏膜下层，需追加手术治疗。

3. 化学治疗

早期胃癌且不伴有任何转移灶者，手术后一般不需要化疗。胃癌对化疗并不敏感，目前应用的多种药物以及多种给药方案的总体疗效评价很不理想，尚无标准方案。化疗失败与癌细胞对化疗药物产生耐药性或多药耐药性（multi-drug resistance，MDR）有关。肿瘤 MDR，即指肿瘤细胞对某一化疗药物产生耐药性后，对其他化学结构及机制不同的化疗药物也产生交叉耐药性，这一问题严重制约了对肿瘤的化疗效果。化疗分为术前、术后。

（1）术前化疗：即新辅助化疗可使肿瘤缩小，增加手术根治及治愈机会。但有如下问题：耐药克隆的较早出现；术前治疗可能会增加术后并发症的发生率；某术前治疗使得术后病理分期不够精确，需要完全依赖临床分期；如何能够在治疗前即区分出那些对治疗不敏感的患者，从而避免不必要的失误，失去最佳手术时机，并可能导致肿瘤的转移；为了在术前制订合理的、个体化方案，需要对肿瘤进行分期，但传统的 CT、B 超等检查手段其敏感性和准确性对准确分期的价值有限，尚不能满足新辅助化疗个体化治疗对分期的要求。

（2）术后辅助化疗：化疗对于进展期胃癌的中位生存时间仍然小于 9 个月。术后化疗方式主要包括静脉化疗、腹腔内化疗、持续性腹腔温热灌注和淋巴靶向化疗等。单一药物化疗只适合于早期需要化疗的患者或不能承受联合化疗者。常用药物有 5- 氟尿嘧啶（5-FU）、替加氟（FT-207）、丝裂霉素（MMC）、多柔比星（ADM）、顺铂（DDP）、麦卡铂、亚硝脲类（CCNU，MeCCNU）、足叶乙苷（VP-16）等。联合化疗指采用两种以上化学药物的方案，一般只采用 2 ~ 3 种联合，以免增加药物毒副作用。体外试验及动物体内实验表明，生长抑素类似物 COX -2 抑制剂能抑制胃癌生长。其对人类胃癌的治疗尚需进一步的临床研究。

全球胃癌治疗的最佳临床证据表明，胃癌的预后直接与诊断时的分期有关。迄今为止，手术仍然是胃癌的最主要治疗手段，但由于胃癌早期（0 ~ I 期）诊断率低（约 10%），大部分胃癌在确诊时已处于中晚期，5 年生存率较低（7% ~ 34%）。

由于胃癌病因未明，故缺乏有效的一级预防（病因预防）。根据流行病学调查，多吃新鲜蔬菜和水果、少吃腌腊制品，可以降低胃癌发病。尽管 Hp 感染被认为与胃癌的发生有一定的关系，但胃癌的发生除 Hp 之外尚有其他危险因素，包括宿主和环境因素。由于对 Hp 在世界不同地区胃癌的发生中究竟起多大作用，尚不清楚，且有关根除 Hp 作为胃癌干预性措施的研究尚未有结果。因此，尽管根据推理可认为根除 Hp 有可能预防胃癌，但鉴于上述原因，更鉴于我国的经济条件以及不同地区胃癌发病率的差异，目前认为对有胃癌发生的高危因素如中 – 重度萎缩性胃炎、中 – 重度肠型化生、异型增生癌前病变者、有胃癌家族史者应予根除 Hp 治疗。二级预防的重点是早期诊断与治疗，日本内镜普查的工作开展较好，故早期胃癌诊断率较高。我国人口众多，全面普查尚难实施，但在胃癌高发地区对高危人群定期普查，是一个可行的办法。

（六）中西医结合治疗

1. 手术前后及化疗期间的中医辨证论治

（1）术前治疗：以健脾开胃为主，佐以理气化湿解毒之品，可选用炒白术、生黄芪、茯苓、党参、佛手、香橼、九香虫、生薏苡仁、半枝莲、苍术、焦三仙、半夏、鸡内金等。

（2）术后治疗：以健脾补肾为主，佐以开胃化食解毒抗癌之品。健脾补肾可增强机体免疫力，防止肿瘤的复发和转移，解毒抗癌之品能帮助清除机体残存的癌细胞。药物可选炒白术、生黄芪、猪苓、茯苓、冬虫夏草、女贞子、焦山楂、半枝莲、焦三仙、补骨脂、藤梨根、白花蛇舌草、菟丝子等。成药则以健脾益肾冲剂，犀黄丸为代表。有报道，六味地黄丸、补中益气汤长期服用亦有一定的防复发作用。

（3）化疗期间：患者多表现为恶心、食欲缺乏、呕吐频频，疲乏无力，面色晦暗，舌质暗红，苔黄或腻，脉细数，辨证多属气阴两伤，瘀热互结，治疗以活血解毒，益气养阴为则，选药如紫草、牡丹皮、赤芍药、穿山甲（代）、地龙、丹参、黄芪、西洋参、黄精、女贞子、五味子、猪苓等。如呕吐重，可用温胆汤加白茅根、芦根、葛根、旋覆花、代赭石等。对骨髓抑制，血象下降，则以补肾健脾活血养血为则，芍药、补骨脂、女贞子、夏枯草、地龙、当归、生芪、茜草等。

2. 中药配合化疗提高抗癌疗效

有研究者将 92 例不适合手术或再手术治疗的晚期胃癌患者分为两组，治疗组 42 例给予 FAM 方案的同时加用黄芪注射液和守宫消瘤胶囊，对照组 50 例采用单纯 FAM 化疗。结果：治疗组及对照组近期疗效比较分别为显效 5 例与 2 例；好转 26 例与 16 例；稳定 7 例与 14 例；无效 4 例与 18 例；总有效率 73.8% 与 36.0%。两组比较差异有显著性（$P < 0.05$）。

3. 中药配合化疗减轻不良反应，提高生存质量

有研究者将 72 例中晚期胃癌患者随机分为两组，对照组 36 例单纯应用 FLP 方案化疗，观察组 36 例在此基础上予参苓白术散加味治疗。结果：治疗后胃肠道反应、生存质量评定、白细胞计数下降速率、体重减轻例数，观察组疗效优于对照组（$P < 0.01$ 或 $P < 0.05$）。

4. 中西医结合治疗延长患者生存期

有研究者用单用南氟啶片加扶正抗癌方加减治疗 30 例老年晚期胃癌患者，结果：1 年期生存率 76.66%，2 年期生存率 60%，3 年期生存率为 26.66%，5 年期生存率为 16.66%，中位生存期为 1.12 年。

5. 中西医结合治疗减少并发症的发生率

有研究者选择 60 例恶性肿瘤（胃癌 9 例）合并顽固性呃逆患者，予氯丙嗪注射足三里 + 丁香柿蒂汤治疗，3 天后观察疗效。结果：治愈 52 例，好转 4 例，无效 4 例，总有效率 93.3%。另有研究者将 80 例晚期胃癌患者随机分为治疗组 40 例（伴腹水 20 例）及对照组 40 例（伴腹水 10 例），治疗组接受参附注射液联合 ELFP 方案化疗，对照组只接受 ELFP 方案化疗。结果：治疗组与对照组近期疗效比较 CR 4 例与 50 例；PR 12 例与 2 例；NC 2 例与 4 例；PD 2 例与 4 例。

六、常用中药的现代药理研究

（一）单味中药研究

经现代药理及临床研究，已筛选出一些较常用的抗胃癌及其他消化道肿瘤的中药，如清热解毒类的白花蛇舌草、半枝莲、菝葜、肿节风、藤梨根、拳参、苦参、野菊花、野葡萄藤等；活血化瘀类的鬼箭羽、丹参、虎杖、三棱、莪术、铁树叶等；化痰散结类的牡蛎、海蛤、半夏、瓜蒌、石菖蒲等；利水渗湿类的防己、泽泻等。上述这些具有一定抗癌作用的药物，可在辨证论治的基础上，结合胃癌的具体情况，酌情选用。

半枝莲：味辛、苦，性寒，归肺、肝、肾经。具有清热解毒、散瘀活血、利尿之效。临床用于治疗胃癌，常与白花蛇舌草、藤梨根配伍。常用量为 10 ~ 30 g，水煎服。

藤梨根：味淡、微涩，性凉，归肝、胆、胃经。具有清热解毒、健胃利湿之功。用于胃肠道肿瘤。常与半枝莲、野葡萄根、凤尾草、重楼等配伍应用。常用量为 15 ~ 30 g，水煎服。

刀豆子：味甘、性温，归胃、肾经。具有降气止呃之效。临床用于消化道肿瘤中晚期而出现呕吐呃逆者，常配伍丁香、柿蒂、佛手等药。临床上，通常以大剂量刀豆，一般 30 g 左右为佳，用于晚期肿瘤脾胃虚寒、嗳气呃逆等症，收效良好。用于胃癌湿阻中焦证，可配伍八月札、白术、木香、佛手等。一般用量 10 ~ 15 g，水煎服。

山药：味甘，性平，归脾、肺、肾经。具有益气养阴、补脾肺肾之功。现代药理证实：含皂苷、黏液质、胆碱、糖蛋白、淀粉、氨基酸、多酚氧化酶、维生素等。山药含有微量元素锗，可抑制癌细胞转移，提高对癌细胞的吞噬能力，与抗癌药合用，有增效作用。尚有滋补、助消化、止泻、祛痰等作用。用于治疗各类肿瘤，特别对消化系统肿瘤治疗时，用量一定大，以 30 ~ 60 g 为宜。

党参：味甘，性平，归脾、肺经。具有补中益气、生津养血之效。用于各种肿瘤患者脾胃虚弱者，特别适合消化道肿瘤，常与黄芪、茯苓、白术等配伍应用。用于肿瘤术后及放疗、化疗后，气血两亏，倦怠乏力，面色萎黄等，常与当归、鸡血藤、黄芪、白术配伍应用。常用量为 15 ~ 30 g，水煎服。

有研究者认为三氧化二砷能有效抑制人胃癌细胞株 MKN-28 的生长，又能诱导该细胞凋亡，而且呈浓度依赖性和作用时间依赖性。刘鲁明等观察了三七醇提液和丹参注射液对血瘀证肝转移的干预作用，研究结果发现在血瘀状态下，三七醇提液对肿瘤肝转移大鼠的脾脏原发肿瘤的生长和肝转移有一定抑制作用（抑瘤率、肝转移阳性率和肝转移抑制率分别为 23.02%、23%、65.39%）。三七醇提液组在肉眼未见肝转移病灶的肝组织中 VEGF 表达率较低，显示三七醇提液有较好的干预肿瘤转移的作用。

（二）复方药研究

有研究者自拟健脾消癌饮辨证加减治疗晚期胃癌 52 例，近期总有效率达 86.5%；5 年生存率 3.4.0%，健脾消癌饮主要组成为党参、茯苓、白术、黄芪、莪术、丹参、香附、法半夏、半枝莲、白花蛇舌肇、七叶一枝花、石见穿、甘草。

有研究者运用消痰散结方（由天南星、半夏、全蝎、白芥子、鸡内金、川贝母、陈皮等组成）随证加减治疗 271 例晚期胃癌，胃络瘀滞加桃红、当归、蜈蚣等祛瘀散结；情志抑郁加柴胡、香附、橘络等解郁散结；气血亏虚加黄芪、党参、当归、阿胶、女贞子等扶正散结；胃失和降加炒枳壳、枳实、制大黄等导滞散结。结果发现该方对消除症状、改善体质、提高生存质量大有裨益。

有研究者将藤蟾方应用于临床，其对消化道癌症患者有较好的抗肿瘤效果，能提高患者的生存率，减轻疼痛，提高生活质量，既可经实验证明在体内抑制肿瘤细胞的生长，也经 MTT 法及流式细胞仪分析法证明其可以在体外直接抑制肿瘤细胞生长而诱导细胞凋亡，发挥抗癌瘤作用。同时藤梨根配伍六君子汤亦经临床研究证实对于治疗晚期胃癌可改善生活质量，稳定肿瘤病灶，延长生存期。

有研究者采用 LSAB 免疫组化技术观察了中药连黛片（黄连、吴茱萸、青黛等）对由 MNNG 诱发的实验性鼠胃癌 P21、ras、c-erbB2、Rb、P53 基因蛋白表达的影响，结果连黛片小仅降低了胃癌的发生率，且所检测连黛片组 1 例胃癌组织，其 P21、ras、c-erbB2 蛋白表达均呈阴性，而同样方法检测 3 例空白对照组，此 2 个癌基因蛋白均呈阳表达。

有研究者以三物白散加味方（由巴豆霜、贝母、桔梗等组成）含药血清加入人胃癌 SG-7901 细胞中，观察 P_{53}、Bcl-2、ras、P21、CD44 基因表达的变化。结果显示三物白散加味方可降低人胃癌 SGC-790 细胞的上述基因表达率，表明其抗胃癌的作用与影响胃癌相关基因表达有关。

有研究者报道复方参七汤（参三七、人参、黄芪、黄精、当归、陈皮、木香、茯苓、甘草、川贝母、草乌、半边莲、半枝莲、谷麦芽、佛手花等）对人胃癌细胞株 BGC-823 细胞具有直接杀伤效应；对 BGC-823 细胞的有丝分裂有抑制作用。

有研究者实验研究认为，健脾益肾方（由党参、白术、枸杞子、女贞子、补骨脂、菟丝子等组成）对小鼠移植前胃癌术后局部肿瘤复发及远处肺转移有一定的抑制作用，并延长生存期。

有研究者认为消痰散结方（由半夏、胆南星、茯苓 15 g，枳实、陈皮各 10 g，炙甘草 6 g 等组成）能够抑制胃癌的浸润和转移的机制之一，可能会影响胃癌细胞 MMP2、TIMP2 的表达，减少对细胞外基质和基底膜的降解。另有研究者认为，消痰散结方可影响胃癌细胞的旺盛增殖，抑制胃癌细胞体内侵袭和转移，同时降低了胃癌组织 CEA、CD44 的表达，降低了胃癌组织中微血管的密度。

有研究者对芪丹煎剂的处方组成从肿瘤细胞转移抑制率和 NK 细胞活性两方面进行配伍研究。结果：黄芪、丹参、补骨脂和枸杞子对胃癌转移抑制率和提高 NK 细胞活性的作用有统计学意义（$P < 0.05$）。表明芪丹煎剂中抑制胃癌细胞转移和提高机体免疫的最主要因素是药材黄芪，其次是丹参、补骨脂、枸杞子。

七、展望

胃癌是威胁人类健康的重要的疾病之一，研究如何提高晚期胃癌临床疗效和远期生存率，减少或阻止肿瘤的复发，是目前医学领域中最迫切的临床研究课题。

胃癌的现代治疗手段主要为手术、放疗和化疗。早期手术根治后 5 年生存率可达 90% 以上，但是，由于患者就诊时，常常为中晚期胃癌，其手术切除率仅有 50%，5 年生存率不到 20%。因此，早期诊断尤为重要，胃镜检查是早期诊断的关键。而放疗、化疗则极大地损伤了机体的免疫力，严重影响了患者的生存质量。全身化疗是目前治疗的主要方法，但化疗的完全缓解率不高、生存期延长不显著、胃肠道反应重、骨髓抑制较普遍、易出现耐药性，同时使患者体质减退，对化疗的耐受性较差。

胃癌形成和发展的原因很多，但中医学认为不外乎正邪两方面的变化。饮食内伤、劳倦耗损及久病迁延等均可导致机体正气亏虚。脏腑功能失调，致癌因素作为外邪作用于人体，内虚与外邪互为因果，引起浊毒内蕴，日久形成肿瘤，故治疗应以扶正固本、化浊解毒为主。胃癌属中医学脾胃病，但不能以一般的脾胃疾患论治。因为胃癌症状表现除纳化升降失常以外，还有特定的癌肿病灶，故应辨病与辨证相结合，达到扶正祛邪的目的；同时应认识到，胃癌是一种全身性疾病的局部表现，与整体有极其密切的关系。因此，在治疗中既要遵循又不可拘泥于早期以攻邪为主：中期攻补兼施、晚期以扶正为主的一般规律，而应围绕胃癌本虚标实之病机，给以攻补兼施这一原则为善，尤其是发展至肝肾阴虚的晚期患者，这一治疗特点更为重要。若不遵守这一治疗原则，单用经动物实验筛选的有效药物，无论单味或复方，皆难以取效。目前中医药治疗胃癌已经取得了较好的疗效，但仍存在问题亟待解决，如未将辨病位、辨病证、辨病理三辨结合起来，研究一种专病专治的现代化中药；很少单独使用中药治疗胃癌的临床报道，在专病专治方面还是一个空白，急需广大中医药学者研究出安全、有效、稳定、可控的单病种中药；胃癌的治疗研究缺乏循证医学的证据，尚未形成胃癌中药的规范化治疗等问题。

目前，中西医结合治疗胃癌取得了一定成效。中药配合化疗能够提高抗癌疗效，减轻不良反应，提高生存质量，减少并发症的发生率。中医药具有起效快、疗效确切、复发率低等特点，而且在调节机体免疫功能，阻止肿瘤生长、播散等方面的疗效较为肯定，尤在胃癌手术后加用中药、中两医结合综合治疗，显示出优于手术或单纯化疗和手术后加化疗的效果，说明中医药、中西医结合治疗在胃癌的综合治疗中有其独特的作用和地位。而大量研究表明：中医药能多靶位、多环节抑制胃癌的发生、发展与转移。因此，今后对于中医药的研究应该更加注重中医药抗肿瘤的作用机制和物质基础，走中西医结合之路。

（何锦雄）

第四节 功能性消化不良

功能性消化不良（functional dyspesia，FD）是指由胃及十二指肠功能紊乱引起的症状，且经排除引起这类症状的器质性病变的一组临床综合征，包括上腹痛、上腹部灼热感、早饱等其中一种或多种主要症状。FD 是临床最常见的一种功能性胃肠病。流行病学调查表明，欧美国家普通人群中有消化不良症状的约占 30%，而我国某市一份调查表明，FD 占该院胃肠病专科门诊患者的 50%。

本病属中医学"胃脘痛""痞证""嘈杂"等辨证论治范畴。

一、病因病机

（一）中医

胃痞的病位主要在胃脘，但与肝脾关系密切。其主要是因脾胃功能失常，致中焦气机阻滞，升降失常所导致。常见因素有以下几种。

1. 饮食停滞

饮食不节，或暴饮暴食，水谷不化；或嗜食生冷，损伤中阳，影响脾胃受纳运化功能，食滞中脘，胃失和降，壅塞不通，故发为痞满。

2. 表邪入里

外邪袭表，施治不当，脾胃受损，外邪乘虚而入，内陷于里，阻塞中焦气机，故发为本病。

3. 情志失调

思虑过度则伤脾，过怒则伤肝，肝脾气机郁滞不畅，升降失常，故发为本病。

4. 痰湿壅塞

脾胃运化失常，水湿不化，久则聚湿生痰，痰湿阻滞气机，清阳不升，浊阴不降，故发为本病。

5. 脾胃虚弱

素体脾胃虚弱，中气不足；饮食不节，损伤脾胃；病后胃气未恢复等，均可导致脾失健运，气机不利，升降失常，故发为本病。

（二）西医

FD 的发生原因及机制尚未完全清楚，可能与多种因素有关。

1. 动力障碍

包括胃排空延迟、胃十二指肠运动协调失常、消化间期Ⅲ相胃肠运动异常等。

2. 内脏感觉过敏

研究表明 FD 患者胃的感觉容量明显低于正常人。其有可能与外周感受器、传入神经、中枢整合等水平的异常有关。

3. 胃底对食物的容受性舒张功能下降

研究发现 FD 患者进食后胃底舒张容积明显低于正常人，这一改变最早见于有早饱症状者。

4. 精神社会因素

相关调查表明，FD 患者存在个性差异，其中焦虑、抑郁积分明显高于正常人及十二指肠溃疡患者。但目前其确切致病机制尚不清楚。

5. 幽门螺杆菌感染

最新研究表明，至今未发现幽门螺杆菌感染和慢性胃炎与 FD 症状有十分明确的相关性。且经规范抗幽门螺杆菌治疗后，大多数患者症状并未得到改善。因此，幽门螺杆菌感染引起 FD 仍存在较大争议。

二、临床表现

（一）症状与体征

上腹痛为 FD 最常见症状，与进食有关，无规律性，表现为餐后痛、饥饿痛、灼热痛等。早饱、餐后饱胀感为另一类常见症状，单独或以一组症状同时出现，可伴或不伴上腹痛，与进食有密切关系。上腹胀、早饱、嗳气、食欲不振、恶心、呕吐等症状可同时存在。不少患者同时伴有失眠、焦虑、抑郁、头痛、注意力不集中等精神症状。多数 FD 患者无明显体征，部分可有上腹部压痛。

（二）分型

根据临床特点，最新的罗马Ⅲ标准将本病分为两个临床亚型：餐后不适综合征和上腹部疼痛综合征。

（三）实验室检查

本病缺乏可解释症状的形态学和生化异常，为排除器质性疾病在临床上可考虑选择下列实验室和辅助检查：血、尿、粪常规，粪便隐血试验等；血生化（肝肾功能、血糖）、红细胞沉降率；消化内镜或钡餐 X 线检查；腹部 B 超检查等。

三、诊断与鉴别诊断

（一）临床诊断要点

1. 根据罗马Ⅲ标准，功能性消化不良必须

（1）符合以下各项中一项或一项以上：①餐后饱胀；②早饱；③上腹痛；④上腹部烧灼感。

（2）排除引起这些症状的器质性疾病。

（3）诊断前至少 6 个月存在症状，后 3 个月符合诊断标准。

2. 餐后不适综合征诊断标准

必须符合以下一点或两点：①正常量进食后出现餐后饱胀不适，每周至少发生数次；②早饱阻碍正常进食，每周至少发生数次。诊断前症状出现至少 6 个月，近 3 个月症状符合以上标准。

支持诊断标准：①可存在上腹胀气或餐后恶心或过度嗳气；②可能同时存在上腹痛综合征。

3. 上腹痛综合征诊断标准

必须符合以下所有条件：①至少为中等程度的上腹部疼痛或烧灼感，每周至少发生一次；②疼痛呈间断性；③疼痛非全腹性，不位于腹部其他部位或胸部；④排便或排气不能缓解；⑤不符合胆囊或 Oddi 括约肌功能障碍诊断标准。诊断前症状出现至少 6 个月，近 3 个月症状符合以上标准。

支持诊断标准：①疼痛可以为烧灼样，但无胸骨后痛；②疼痛常由进餐诱发或缓解，但可能发生于禁食期间；③可能同时存在餐后不适综合征。

（二）鉴别诊断

1. 食管、胃及十二指肠的各种器质性病变

如消化性溃疡、早期胃癌等，一般也有表现为上腹饱胀、嗳气、反酸、恶心及食欲减退，有时症状酷似功能性消化不良，但钡餐检查及胃镜检查可发现其器质性病变。

2. 各种肝胆胰疾病

如肝炎、胆囊炎、胆石症、慢性胰腺炎、胰腺癌等也有表现为上腹饱胀、嗳气、反酸、恶心及食欲减退，有时症状酷似功能性消化不良，但上腹部 CT 及生化、免疫学检查可发现其器质性病变。

3. 代谢性疾病

如糖尿病、甲状腺功能亢进或减退、电解质紊乱等也有类似功能性消化不良的表现，但生化检查可以明确诊断。

4. 其他系统的器质性疾病及药物引起的相关表现

其他系统的器质性疾病如肾脏病、结缔组织病、心肌缺血等有相关的实验室检查证据，可资鉴别；药物所导致的，停药后会有相应的好转，可以鉴别。

四、治疗

（一）中医辨证分型治疗

1. 饮食停滞

症候：嗳腐吞酸，脘腹痞满不舒，按之更甚，恶心、呕吐，不思饮食，舌质淡红，苔厚腻，脉弦滑。

病机：食滞不化，阻塞胃脘，则生痞满。

治则：消食导滞，行气除痞。

方药：保和丸加减（山楂、神曲、莱菔子、半夏、陈皮、茯苓）。

加减：痞满胀甚者加枳实、厚朴；大便秘结者加大黄、槟榔；湿浊内盛，苔厚腻者加苍术、茯苓。

2. 邪热内陷

症候：胃脘痞满，灼热急迫，按之满甚，心中烦热，渴喜冷饮，大便干结，小便短赤，舌质红，苔黄，脉数。

治则：外邪入里，邪热结于心下，阻塞中焦气机，升降失常。

治法：邪热消痞，和胃开结。

方药：大黄黄连泻心汤加减（大黄、黄连）。

加减：可酌情加枳实、厚朴、木香以助行气消痞之力；津液受伤明显，口舌干燥，咽干者加沙参、天花粉。

3. 肝郁气滞

症候：脘腹不舒，痞塞满闷，嗳气则舒，心烦易怒，时作太息，常因情志因素而加重，舌质淡红，苔薄白，脉弦。

治则：情志不舒，肝气郁结，横逆犯胃。

治法：疏肝解郁，理气消痞。

方药：四逆散合越鞠丸加减（柴胡、香附、枳实、白芍药、川芎、苍术、神曲、栀子）。

加减：若湿浊内阻，舌苔厚腻者加茯苓、薏苡仁；若气郁化火，口苦咽干者合左金丸，或加龙胆草、川楝子。

4. 痰湿内阻

症候：胸脘痞满，恶心呕吐，头晕目眩，头重如裹，身重肢倦，口淡不渴，舌胖大，边有齿印，苔白厚腻，脉沉滑。

治则：脾失健运，痰湿内生，阻塞中焦。

治法：除湿化痰，理气宽中。

方药：平胃散合二陈汤加减（苍术、半夏、厚朴、陈皮、茯苓、甘草）。

加减：若气逆不降，噫气不除者加旋覆花、代赭石；胸膈满闷较甚者，加薤白、枳实、瓜蒌；便溏，脾虚者，加党参、白术。

5. 脾胃虚弱

症候：脘腹不舒，痞塞胀满，喜温喜按，饥不欲食，体倦乏力，气短懒言，便溏，舌质淡红，苔白，脉弱。

治则：脾胃虚弱，健运失常，气机不畅。

治法：益气健脾，升清降浊。

方药：补中益气汤加减（人参、黄芪、白术、升麻、柴胡、当归、陈皮、甘草）。

加减：若脾阳虚弱者加附子、干姜；气虚失运，满闷重者加木香、枳壳；脾虚失运，食欲缺乏者，加神曲、麦芽；病程日久，气虚血瘀，面色黧黑，舌质紫暗，可加莪术、乳香、没药。

（二）中成药治疗

1. 胃必宁片

健脾和胃，清热祛瘀。适用于脾胃湿热兼气滞血瘀者，每次5片，每日4次；也可用于溃疡病恢复期巩固治疗，每次4片，每日3次。

2. 健胃愈疡片

疏肝健脾，理气止痛，生肌愈疡，适用于肝胃不和，肝郁脾虚证，每次4～6片，每日3次。

3. 胃苏冲剂

适用于肝郁气滞证溃疡病，每次1包，每日2次，口服。

4. 胃热清胶囊

适用于胃热证溃疡病，每次 4 粒，每日 3 次，口服。

5. 胃乃安胶囊

适用于脾胃虚弱证溃疡病，每次 4 粒，每日 3 次，口服。

6. 金佛止痛丸

适用于肝气犯胃型溃疡病，每次 1 丸，每日 3 次，口服。

7. 四方胃片

适用于肝胃郁热型溃疡病，每次 4 片，每日 3 次，口服。

（三）古今效验方治疗

1. 清柔和中汤（王季儒）

组方：生石决明 30 g，白蒺藜、川郁金、乌药、旋覆花、代赭石、沉香曲各 10 g，厚朴、大腹皮、枳实、黄连 5 g，吴茱萸 1 g。

服法：水煎服

功效：肝胃郁热型胃溃疡者。

2. 建中调味汤

组方：党参 15 g，白术 10 g，姜半夏 6 g，陈皮 6 g，降香 10 g，公丁香 6 g，海螵蛸 15 g，炙甘草 6 g。

服法：水煎服。

功效：消化性溃疡、慢性胃炎者。

3. 理脾愈疡汤

组方：党参 15 g，白术 10 g，云苓 15 g，桂枝 6 g，白芍药 12 g，砂仁 8 g，厚朴 10 g，甘松 10 g，刘寄奴 15 g，海螵蛸 10 g，生姜 10 g，柴胡 10 g，炙甘草 6 g，大枣 3 枚。

服法：水煎服。

功效：脾胃虚寒、气滞血瘀的消化性溃疡、糜烂性胃炎者。

4. 干姜芩连人参汤

组方：干姜、黄连各 9 g，黄芩 12 g，党参 30 g，砂仁 6 g，广木香、炙甘草各 10 g。

服法：水煎服。

功效：寒热交错、虚实夹杂的各型消化性溃疡者。

5. 黄芪三白汤

组方：黄芪 20 g，白芍药 15 g，白术、白芷、蒲公英、甘草各 10 g，炮姜 12 g。

服法：水煎服。

功效：脾胃虚寒夹滞、湿、热、瘀的各型消化性溃疡者。

6. 乌贝散

组方：海螵蛸 500 g，浙贝母 250 g。

服法：两药共研细末，每次服 15 g，每日 3 次。

功效：胃酸分泌过多，嗳气反酸的消化性溃疡者。

7. 金铃子散

组方：延胡索、川楝子 100 g。

服法：两药共研细末，每次服 15 g，每日 3 次。

功效：肝气郁结，肝胃不和型消化性溃疡。

8. 五倍子粉

组方：五倍子粉适量

服法：五倍子文火焙黄，研粉，每次 9 g，每日 4 次，于三餐前半小时及睡前口服。服药前先服下 5 ~ 10 mL 香油。

功效：难治性消化性溃疡。

（四）外治

1. 贴敷疗法

（1）常用穴：神阙，中脘，足三里。特效反应区：背部脊椎两侧肝腧穴至脾、胃腧穴区域。

（2）辨证论治用药。

饮食停滞证：山楂、神曲、莱菔子等中药颗粒加冰片，各2g。

邪热内陷证：黄连、黄芩、柴胡等中药颗粒剂加冰片，各2g。

肝郁气滞证：吴茱萸、柴胡、佛手、延胡索等中药颗粒剂加冰片，各2g。

痰湿内阻证：茯苓、苍术、薏米等中药颗粒剂加冰片，各2g。

脾胃虚弱证：黄芪、白术、茯苓等中药颗粒加冰片，各2g。

使用方法：分别选用上述各组药物，加适量凡士林调成糊状，置于无菌纺纱中，贴敷于穴位，胶布固定。每次选1～2个穴位。每日换药1次，10天为1个疗程，一般为3个疗程。

2. 灸疗常用的腧穴和灸法：

（1）足三里。

主治：胃痛，腹痛，腹胀。

灸法：艾条灸5～15分钟。艾罐灸20～30分钟。

（2）中脘穴。

主治：胃痛，反胃吞酸，呕吐，嗳气。

灸法：艾条灸5～15分钟。艾罐灸20～30分钟。

（3）神阙。

主治：胃脘痛，腹胀，嗳气。

灸法：艾条灸3～5分钟。艾罐灸10～15分钟。

（4）特效反射区：背部第九至第十一胸椎两侧1.5寸。

主治：腹痛、腹胀、嗳气、呕吐等。

灸法：艾条灸10～15分钟。艾罐灸20～30分钟。

疗程：每日1次，每次2个部位；10天为1个疗程，治疗2～4个疗程。

3. 穴位埋线疗法

主穴：第八至第十二胸椎棘突两旁反射区为主（一般每侧埋4个穴位），足三里，三阴交。

配穴：①饮食停滞证，梁门、下脘、天枢、脾枢。②邪热内陷证，上巨虚、下巨虚。③肝郁气滞证，期门、阳陵泉。④痰湿内阻证，中脘、上巨虚、阴陵泉。⑤脾胃虚弱证：中脘、天枢、上巨虚。

疗程：10天1次，一般治疗4～5次。

4. 其他

腹针疗法、毫针刺法、穴位注射。

（五）西医

功能性消化不良的治疗主要是积极寻找并去除促发因素和对症治疗，强调个体化及综合治疗原则。

1. 一般治疗

调畅情志，可根据不同的特点进行心理辅导治疗。建立良好的生活习惯，戒烟戒酒。对于焦虑、失眠者可适当予以镇静药物。

2. 药物治疗

（1）抑酸：有上腹痛、上腹灼热感为主要症状者，可予口服质子泵抑制剂如奥美拉唑、兰索拉唑、雷贝拉唑等，或 H_2 受体拮抗剂如雷尼替丁、法莫替丁等。

（2）促进胃肠动力：对于有餐后饱胀感、早饱为主要症状者，可予多潘立酮（吗丁啉）、莫沙必利、伊托必利等。

（3）抗幽门螺杆菌治疗：对有幽门螺杆菌感染者，经上述治疗无效时，可结合根除幽门螺杆菌治疗。

（4）抗抑郁：功能消化不良常与精神因素有密切关系，因此在上述治疗效果不佳时，且伴有明显精神症状者，可结合抗抑郁治疗，常用阿米替林、百忧解、多虑平、黛力新等。

五、常用中药的现代药理研究

（一）单味药研究

有研究表明，功能性消化不良在中医辨证中食积壅滞、痞滞不通则选枳实、枳壳，厚朴、槟榔、大黄；寒邪内侵、阳气被阻而致胃脘冷痛，纳呆泛吐则选高良姜、砂仁、木香、苏梗、甘松；外邪致病、邪热内结而致胃脘嘈杂灼痛，嗳腐吞酸，常用药有黄连、蒲公英、川楝子、焦山栀、龙胆草、连翘；药理研究证实以上药物具有杀灭幽门螺杆菌的作用。

枳壳：是酸味药，现代药理研究认为与现代氢离子浓度有密不可分的关系，具有降低 pH 作用；柴胡或柴胡皂苷尚能促进胆汁分泌，有抗焦虑和一定抗抑郁的作用，二药可明显增强胃排空及小肠推动功能。

半夏：水煎醇能减少胃液潴留，降低游离酸和总酸碱度，抑制胃蛋白酶活性。

白芍药：提取的有效成分白芍药总苷有明显的镇痛作用。

莪术：对模型大鼠的胃排空率、慢波频率变异系数和异常节律指数有明显改善，具有一定的促胃动力作用，从而达到治疗功能性消化不良的目的。

木香：对左旋精氨酸（L-Arg）引起的血浆 NO 含量异常升高有较明显抑制作用，有效使健康小鼠对半固体食物排空作用加强，表明其具有增强胃窦运动的作用。

陈皮：性味苦、辛、温，入脾、肺经，有理气健脾、降逆止呕、调中开胃、燥湿化痰等功效。现代药理研究证明，陈皮对消化系统、呼吸系统、心血管系统和泌尿系统疾病均有治疗作用，亦有抗炎、抗癌、抗突变、抗氧化和抗衰老等功效。所含挥发油有利于胃肠积气的排泄，促进胃肠运动及胃酸分泌。

延胡索：含有多种生物碱具有抑制胃酸分泌，减少胃酸及胃蛋白酶含量，并兴奋豚鼠离体肠管作用。

白术：有明显促进胃排空及小肠推进运动的作用，促进胃肠蠕动，也能抑制亢进大肠的运动功能，对全消化道运动具有双向调节作用。

山楂：具有促进胃肠道的推进功能。

有研究表明，石菖蒲对豚鼠肠平滑肌有很强的解痉作用，能引起离体肠管收缩，能制止胃肠异常发酵，用于健胃治疗消化不良。

（二）复方药研究

有研究表明，柴胡疏肝散治疗肝气郁结型功能性消化不良，具有疏肝解郁、理气和胃之功，能够很好地改善肝气郁结证患者临床症候，促进胃排空，改善胃电图，降低内脏敏感性，改善胃肠激素水平，改善抑郁症状。

有研究者用藿香正气软胶囊通过增强胃张力，调整胃动力节律等多靶点药效作用，改善胃蠕动而减轻诸症，从而治疗动力障碍型功能性消化不良。

有研究者用平溃散治疗功能性消化不良，能明显缩短胃排空时间。

有研究者用以胃宁胶囊治疗功能性消化不良，说明该药不仅能促进胃肠动力，尚有调节情绪的作用，能较好地消除本病痞、满、胀、痛、情绪不稳定诸症。

有研究表明，以解郁复胃散对胃电节律紊乱有双向调节作用，对证属肝气郁结证、体表胃电图存在胃电节律紊乱的患者有较好疗效。

有研究者自拟调胃健脾汤，具有调理脾胃、消痞除满的功效，方中含四君子汤，可促进消化和促进胃排空，调节胃肠运动功能，增加小肠吸收。

有研究表明，半夏泻心汤对胃动力障碍大鼠胃电异常有明显的对抗作用，并能有效抑制胃动力障碍大鼠血、胃黏膜和脑组织中 VIP 含量的升高，对胃电节律的改善显著。

有研究表明，疏肝健胃方可通过改善胃肠运动来达到治疗功能性消化不良的目的。

有研究者以柴胡、枳实、广木香、砂仁、焦白术等组成疏肝和胃汤引起促胃液素（GAS）分泌的增加，从而治疗本病。

有研究表明，中药和胃汤对功能性消化不良模型大鼠血浆胃动素（MOT）、血清促胃液素（GAS）含量及胃窦、胃底部 NO 含量变化有明显的调节作用，可能是其促胃动力作用的机制。

有研究表明，香砂平胃散有明显的促进胃排空作用。

有研究表明，四逆散能明显促进小鼠胃液体和固体排空，增加 SD 大鼠离体胃条和整体胃平滑肌的收缩力，提高乙酰胆碱对大鼠离体胃条的兴奋作用，升高 SD 大鼠血浆胃动素的含量，增加 SD 大鼠胃平滑肌细胞内线粒体和胞饮泡的数量，促进胃平滑肌细胞间的嵌合。

有研究者发现，四君子汤具有纠正脾虚动物胃肠功能紊乱的作用。

有研究者用五苓散治疗功能性消化不良，症状明显改善且胃液体排空时间明显缩短。

有研究者用复方柴枳半夏泻心汤治疗酸相关性症候功能性消化不良患者有效，已客观证实并非通过单纯抑酸途径，而是可能通过整体调节，综合有效地改善症候。

有研究者用茯苓、白术、柴胡、百合、白芍药、枳壳、苏叶、川朴、砂仁、炙半夏、菖蒲、炒酸枣仁自拟纯中药制剂参苓胃消胶囊，能使 FD 患者胃肠功能明显改善，具有整体调节胃肠功能的作用。

有研究发现，由土木香、大黄、诃子、小奈、煅寒水石、碱花组成的六味安消胶囊，具有健脾和胃、导滞消积、行气止痛作用，其中土木香、大黄有促进胃肠动力的作用；诃子中的鞣质与蛋白质结合形成保护膜，具有保护胃肠黏膜的作用；碱花制酸和胃，大黄还有抑制消化酶、抗菌作用。

有研究者以党参、茯苓、白术、干姜、鸡内金、焦山楂、延胡索、肉桂、砂仁、薏苡仁、炙甘草组成胃痛消痞方，具有健脾行气、消食除胀的功效。通过增加血浆 MTL 分泌，降低血清中 NO 水平、提高血浆 GAS 水平，促进 FD 大鼠的胃肠动力。

有研究者发现，由木香、枳壳、乌药、槟榔组成的四磨汤口服液是治疗肝脾不和型功能性消化不良安全有效的中成药，促进胃排空、调节 P 物质、胃动素是其作用机制。有舒肝和胃、顺气降逆、消积通下之功。

现代研究表明，气滞胃痛颗粒主要由柴胡、延胡索、枳壳、香附、白芍药、甘草组成，其在不增加肠蠕动次数的情况下可明显增加肠蠕动强度，并有抑制胃液分泌、降低胃酸及胃蛋白酶活性的作用。因此，气滞胃痛颗粒除理气和止痛效果较好外，对抑酸及改善焦虑、抑郁情绪方面有其独到功效。

中药制剂平胃消导胶囊由威灵仙、枳实、莪术、莱菔子、青皮等药物组成，可增强 FD 模型大鼠胃电活动，促进胃排空，改善胃电节律失常状况。

有研究表明，健胃消胀颗粒，具有辛开苦降、调畅气机、寒热并用、和解阴阳、通补兼施、调理虚实的功效。方由厚朴、枳壳、青皮、姜半夏、陈皮、砂仁、草豆蔻、广木香、炒槟榔、黄芩、黄连、炒莱菔子、酒大黄、太子参等药物组成。有显著增加 FD 患者胃排空（钡条排空试验）的作用，可以显著促进胃肠动力，明显改善 FD 患者的临床症状，提高患者的精神状态和生活质量。

药理研究表明，六君子汤对胃肠有较好的调节平衡作用，既能促进胃肠蠕动，又能减低平滑肌痉挛，对胃肠运动具有双向调节作用。四逆散能增加昆明种小鼠胃排空液体和固体的能力，促进胃壁平滑肌细胞的收缩。

（何锦雄）

第五节　炎症性肠病

炎症性肠病（inflammatory bowel disease，IBD）是指一组病因未明的慢性非特异性的肠道炎症性疾病，包括溃疡性结肠炎（ulcerative colitis，UC）和克罗恩病（Crohn's disease，CD），以慢性、反复复发为其特征，溃疡性结肠炎是结肠黏膜层和黏膜下层连续性炎症，疾病通常先累及直肠，逐渐向全结肠蔓延，克罗恩病可累及全消化道，为非连续性全层炎症，最常累及部位为末端回肠、结肠和肛周。

IBD 是世界范围的疾病，西方国家 UC 的年发病率为（1.5 ~ 20.3）/10 万，患病率每年（21.4 ~ 243）/10 万，CD 年发病率为（0.7 ~ 21.4）/10 万，患病率每年（8.3 ~ 198.5）/10 万，UC 以 20 ~ 30 岁多发，CD 的发病年龄在 15 ~ 30 岁多见，但首次发作可出现在任何年龄组，性别在 UC 发病中无差别，CD 则女性高于男性。IBD 发病呈双峰分布，15 ~ 30 岁为第一发病高峰，60 ~ 80 岁为第二个较低的发病高峰。近年来我国发病率有逐渐上升趋势。

本病属中医学"腹痛""泄泻""痢疾""肠风""脏毒""积聚""便血"等范畴。

一、病因和发病机制

（一）西医

IBD 的病因和发病机制尚未完全明确，是近年来研究极其活跃的领域，目前认为本病是多因素相互作用的结果，主要包括感染、免疫、遗传和环境因素等。目前对 IBD 的病因和发病机制的认识可概括为：环境因素作用于遗传易感者，在肠道菌丛的参与下，启动了肠道免疫和非免疫系统，最终导致免疫反应和炎症过程。

1. 感染因素

微生物在 IBD 发病中的作用一直受到重视，目前多种有关 IBD 病因的假设均涉及微生物因素的作用，普遍认为宿主的遗传素质决定了其对这些微生物刺激的反应特点，从而决定是否发生疾病，有报道显示，CD 肠黏膜中检测出副结核分枝杆菌和麻疹病毒，UC 则可能与表达特异黏附因子的大肠埃希菌有关，与双链球菌、志贺菌、RNA 病毒有关，肠道感染可能是疾病的一种诱发因素，但至今未发现直接特异性的病原体。目前更关注肠腔内环境的改变，特别是菌群的改变，认为 IBD（特别是 CD）是针对自身正常肠道菌丛的异常免疫反应引起的，有两种证据支持这一观点，一是 IBD 模型动物处于无菌状态时，均不能诱导肠道炎症，恢复正常菌群后，则出现肠道炎症；二是源于临床观察，临床上见到细菌滞留易促发 CD 发生，而粪便转流能防止 CD 复发，抗生素或微生态制剂对某些 IBD 患者有益。

2. 遗传因素

IBD 具有遗传易感性，是一种多基因遗传性疾病。IBD 患者一级亲属发病率显著高于普通人群，而患者配偶的发病率不增加；双胞胎的研究显示，单卵双生子的 IBD 同患率高于双卵双生子的同患率，表明 IBD 发病具有家族聚集倾向，但并非所有单卵双生子都患病，提示非遗传因素也起着重要作用。调查显示，IBD 发病同种族有关，欧美国家 IBD 发病率和患病率高于亚非国家，犹太人 IBD 的发病率一直高于同一地区的其他种族人群。近年来全基因组扫描及候选基因的研究，发现了不少可能与 IBD 相关的染色体上的易感区域和易感基因。其中位于 16q12 的 IBDI 位点上存在的 NOD2（现命名为 CARD15）基因的突变已被肯定与 CD 发病相关，进一步研究发现该基因突变通过影响其编码蛋 F1 的结构和功能而影响 NF-kB 的活化，进而影响免疫反应的信号传导通道。HLA 基因研究较广泛，HLA DRB_1'0103 阳性者在 UC 患者中比例为 6% ~ 10%，病变广泛者中 15.8%，重症需手术者达 14.1% ~ 25%，阳性者常伴有阳性症状。基因表达与种族有关，NOD2/CARD15 基因突变普遍处于白种人，但日本、中国等亚洲人不存在；日本人 UC 者与 HLA DRBl'1502 相关，而在白种人中此基因表达极少，反映了不同种族、人群遗传背景的不同。目前认为，IBD 不仅是多基因病，而且也是遗传异质性疾病（不同人由不同基因引起）。

3. 环境因素

在经济较发达的国家 IBD 发病率较高，以北美和北欧人群多见。随着经济的发展，我国也呈上升趋势。脑力劳动者的发病率明显高于体力劳动者。这些现象反映了环境因素也起着一定的作用。吸烟与 IBD 的关系较受重视，吸烟似乎对 UC 者起保护作用，但却增加罹患 CD 的危险，CD 吸烟者的临床表现和预后较非吸烟者差，提示 UC 和 CD 的发病机制可能有所不同，机制有待进一步研究。快餐、奶油、咖啡、酒精等饮食结构与 IBD 的关系尚未取得统一结果。女性 CD 的患者口服避孕药者比对照组多，因此，推测口服避孕药是 IBD 的危险因素，但需进一步证实。其他如围生期感染等，被认为是 IBD 的危险因素。

4. 免疫因素

肠道黏膜免疫系统在 IBD 肠道炎症发生、发展、转归过程中始终发挥着重要作用。IBD 患者免疫功能紊乱主要表现在：肠道黏膜固有层有大量的炎症细胞浸润，伴随着局部细胞和体液免疫的激活；IBD 患者可伴免疫功能异常的肠外表现；临床使用糖皮质激素和免疫抑制剂治疗有效；靶基因敲除和转基因动物可诱导出实验性结肠炎等。黏膜 T 细胞功能异常在 IBD 发病中起重要作用，UC 者同有层 T 细胞反应底下，有 Th2 型反应特征，CD 者 T 细胞效应功能明显增强，表现为 Th1 活性增加的免疫，非干酪性肉芽肿是细胞免疫的结果。除了特异性免疫细胞外，肠道的非特异性免疫细胞及非免疫细胞如上皮细胞、血管内皮细胞等亦参与免疫炎症反应。免疫反应中释放出各种导致肠道炎症反应的免疫因子和介质，包括促炎细胞因子如 IL-1、IL-6、IL-8、TNF-α，免疫调节性细胞因子如 IL-2、IL-4、IFN-γ 等。此外，还有许多参与炎症损害过程的物质，如反应氧代谢产物、一氧化氮等对肠道的毒性作用可以损伤肠上皮。由于参与免疫过程中因子和介质相当多，相互作用间重要的致病因子和信息传递有待进一步探讨。

（二）中医

IBD 的发生多由于感受外邪，饮食所伤，情志不畅或劳倦过度致脾气受损，湿从内生，湿从热化，损伤血络内溃成疡。久病及肾，脾肾两虚，正虚邪恋，缠绵难愈。湿邪内蕴，气血壅滞，脾肾亏虚，乃本病发病的关键所在。

1. 外邪侵袭

外邪主要有风、热、暑、湿，其中以湿最为常见。感受寒湿、暑湿、湿热之邪，邪滞于中，阻滞气机，不通则痛，而致腹痛；感受湿邪，脾失健运，湿热或寒湿蕴于大肠，气血与之相搏结，肠道传道失司，脉络受损，气血壅滞，化腐成脓而痢下赤白；伤及气分，则为白痢；伤及血分，则为赤痢；气血俱伤，则为赤白痢。

2. 饮食不节

食肥甘厚腻辛辣之品，酿生湿热，湿热与气血相搏结，化为脓血；湿热积滞，蕴结肠胃，或过食生冷，遏阻脾阳，损伤脾胃，气机失调，腑气通降不利，则腹痛；湿热内阻，下注大肠，蕴阻肛门，或肛门破溃染毒，致经络阻塞，气血凝滞而致肛痈；肠道功能失调，糟粕积滞，湿热内生，积结肠道而成肠痈；湿积成痰，痰阻气机，血行不畅，脉络壅塞，痰浊与气血相搏，壅塞脉络，渐成积聚；食积壅滞致腑气不通，燥屎内结，则肠结；传导失职，水反为湿，谷反为滞，而成泄泻。

3. 情志失调

情志抑郁，恼怒伤肝，木失调达，肝郁气滞，气机不畅，而致腹痛；横逆犯脾，运化失职，湿从中生，而致泄泻，脾失健运，气机升降失常，大肠传导失司，故腹泻与便秘交替；气机不畅，肠内阻塞，食积、痰凝、瘀积化热而致肠痈；气机不畅，脉络受阻，血行不畅，气滞血瘀，渐成积聚；积而腑气不通，则成肠结。

4. 脏腑亏虚

饮食劳倦久伤，脾胃虚弱，脾阳不振，寒凝气滞，则腹痛；脾阳不足或肾阳亏虚不能温煦脾阳，运化失常，水谷停滞，清浊不分，混杂而下，故见大便溏薄甚至水样便，洞泻不止，缠绵难愈。肺、脾、肾亏损，湿热乘虚下注而成肛痈；肛痈溃后，余毒未尽，蕴结不散，血行不畅，疮口不合，日久成瘘。

二、临床表现

（一）症状与体征

1. 腹部症状

（1）腹泻：UC 表现为持续或反复发作的腹泻、黏液脓血便。轻者每日 2 ~ 4 次，便血轻或无；重者每日达 10 次以上，脓血多见，甚至大量便血；CD 腹泻为常见症状，粪便多为糊状，一般无脓血或黏液，与 UC 相比，便血鲜红量少。

（2）腹痛：UC 腹痛多位于左下腹或下腹，一般诉有轻度至中度腹痛，有疼痛 – 便意 – 便后缓解的规律；腹痛为 CD 最常见的症状，多位于右下腹或脐周，间歇性发作，常为痉挛性阵发性痛，常于餐后加重，排便或肛门排气后缓解。少数因急腹症手术，发现为克罗恩病肠梗阻或肠穿孔。

（3）里急后重：因直肠炎症刺激所致。

（4）腹块：见于 10% ~ 20% CD 患者，对位于右下腹与脐周，由于肠粘连、肠壁增厚、肠系膜淋巴结肿大、内瘘或局部脓肿形成所致。

（5）瘘管形成：是 CD 的特征性临床表现，因肠壁炎性病变穿透肠壁全层及肠外组织或器官而成。

（6）肛门周围病变：包括肛门周围瘘管、脓肿形成及肛裂等病变，有时这些病变为 CD 的首发或突出的临床表现。

（7）其他表现：可有腹胀，严重病例有食欲不振、恶心、呕吐等表现。

2. 全身症状

UC 中、重型患者活动期常有低至中度发热，重症或病情持续活动时可出现衰弱、消瘦、贫血、低蛋白血症与电解质紊乱等表现；CD 全身表现多且明显，发热为其常见的全身表现之一，间歇性低热或弛张高热伴毒血症，可出现营养障碍，主要表现为体重下降，也可有贫血、低蛋白血症和维生素缺乏等表现。

3. 体征

UC 轻、中型患者仅有左下腹轻压痛，有时可触及痉挛的降结肠或乙状结肠；重型和爆发型患者常有明显压痛和鼓肠及心动过速、消瘦、贫血等体征。如出现腹肌紧张、反跳痛、肠鸣音减弱甚或消失、神志改变等应注意中毒性巨结肠、肠穿孔等并发症的发生。CD 者腹部可扪及腹块，可有急性或慢性胃肠道梗阻、肠穿孔和消化道出血体征，可有肛门周围炎症体征。

（二）实验室及辅助检查

1. 血液检查

白细胞在活动期可有增高，红细胞沉降率加快和 C 反应蛋白增高是疾病处于活动期的标志。UC 者血红蛋白值可以反映其病情的严重程度，在 UC 活动期血小板的数量常常大于正常值；CD 者贫血常见，常与疾病严重程度平行。严重者清蛋白降低与疾病活动有关。

2. 粪便检查

粪便常规检查肉眼观常有黏液脓血，显微镜检见红细胞和脓细胞，急性发作期可见巨噬细胞；CD 者粪便隐血试验常呈阳性。

3. 免疫学检查

血中外周型抗中性粒细胞胞浆抗体（p-ANCA）和抗酿酒酵母抗体（ASCA）分别为 UC 和 CD 的相对特异性抗体，临床上检测这两种抗体用于 UC 和 CD 的诊断和鉴别诊断，但由于诊断敏感性不高，应用价值受到一定影响。

4. 影像学检查

目前对 UC 者较理想的 X 线检查方法是结肠气钡双对比造影（DCBF），可作为结肠镜检查有困难时的辅助检查。UC 所见 X 线征主要有：①黏膜粗乱和（或）颗粒样改变；②多发性浅溃疡，表现为管壁边缘毛糙呈毛刺状或锯齿状以及见小龛影，亦可有炎症性息肉而表现为多个小的圆形或卵圆形充盈缺损；③肠管缩短，结肠袋消失，肠壁变硬，可呈铅管状。但急性期或重型患者应暂缓进行，以免穿孔。CD 者中小肠病变做胃肠钡剂造影，结肠病变做钡剂灌肠检查。钡剂造影对 CD 诊断具有重要作用，特别是肠腔狭窄使内镜无法到达者。其 X 线表现为肠道炎性病变，可见黏膜皱襞粗乱、纵行性溃疡或裂沟、鹅卵石征、假息肉、多发性狭窄或肠壁僵硬、瘘管形成等 X 线征象。腹部 B 超、CT、MRI 等可显示肠壁增厚、腹腔或盆腔脓肿、包块等。

5. 内镜检查

该检查是本病诊断和鉴别诊断最重要的手段之一。但在急性期或重型患者应暂缓进行，以免穿孔。UC 病变多从直肠开始，呈连续性、弥漫性分布，表现为：①黏膜血管纹理模糊、紊乱或消失、充血、水肿、易脆、出血或脓性分泌物附着，亦见黏膜粗糙，呈细颗粒状；②病变明显处可见弥漫性、多发性糜烂或溃疡；③缓解期患者可见结肠袋变浅、变钝或消失以及假息肉和桥形黏膜等。结肠镜下黏膜组织学见弥漫性慢性炎症细胞浸润，活动期表现为表面糜烂、溃疡、隐窝炎、隐窝脓肿；慢性期表现为隐窝结构紊乱、杯状细胞减少和潘氏细胞化生。CD 内镜下表现为节段性、非对称性分布的黏膜炎症，丛形或阿弗他溃疡，鹅卵石样增生，肠腔狭窄僵硬等改变。CD 典型病理改变包括裂隙状溃疡和阿弗他溃疡、非干酪性肉芽肿固有膜炎细胞浸润，黏膜下层增宽、淋巴细胞聚集、淋巴管扩张等。胶囊内镜对发现早期小肠损伤有重大意义，双气囊小肠镜可取活检助诊，超声内镜有助于确定病变深度，发现腔内肿块和脓肿。

三、诊断与鉴别诊断

（一）诊断

1. UC 诊断标准

有持续或反复发作的腹泻、黏液脓血便伴腹痛、里急后重和不同程度的全身症状，病程多在 4～6 周以上。可有关节、皮肤、眼、口和肝胆等肠外表现，临床上应考虑本病。根据临床表现和结肠镜改变或钡剂检查中的一项，可拟诊为 UC，若有病理学特征性改变，可以确诊。

UC 完整的诊断应包括临床类型、严重程度、病情分期、病变范围和并发症。

（1）临床类型：可分为初发型、慢性复发型、慢性持续性和暴发型。除暴发型外，各型可相互转化。

（2）严重程度：可分为轻度、中度和重度。轻度：患者腹泻每日 4 次以下，便血轻或无，无发热、脉搏加快或贫血，红细胞沉降率（ESR）正常；中度：介于轻度和重度之间；重度：腹泻每日 6 次以上，伴明显黏液血便，体温 > 37.5℃，脉搏 > 90 次/分，血红蛋白（Hb）< 100 g/L，ESR > 30 mm/h。

（3）病情分期：分为活动期和缓解期。

（4）病变范围：分为直肠、直乙状结肠、左半结肠（脾曲以远）、广泛结肠（脾曲以近）、全结肠。

（5）肠外表现：包括外周关节炎、结节性红斑、坏疽性脓皮病、巩膜外层炎、前葡萄膜炎、口腔复发性溃疡、脂肪肝、慢性活动性肝炎、胆管周围炎、硬化性胆管炎等。骶髂关节炎、强直性脊柱炎及少见的淀粉样变性等，可与 UC 共存，但与 UC 本身的病情变化无关。

（6）并发症。

①中毒性巨结肠：见于暴发型或重症 UC 患者，常因低钾、钡剂灌肠、使用胆碱能药物或阿片类制剂而诱发。病情凶险，临床表现为病情急剧变化，毒血症明显，有脱水与电解质平衡紊乱，出现鼓肠、腹部压痛，肠鸣音消失。血常规白细胞计数明显升高。X 线腹部平片可见结肠扩大，结肠袋形消失。本并发症预后差，易引起肠穿孔。

②直结肠息肉和癌变：反复肠道炎症刺激，使肠黏膜增生，形成息肉。UC 病变的范围和时间长短与腺瘤癌变机会相关，病史长，病变范围的 UC 患者更应密切随访。

③肠穿孔：多与中毒性巨结肠有关，肠大出血在本病发生率约 3%。肠梗阻少见，发生率远低于 CD。

2. CD 诊断标准

有典型临床表现疑诊为 CD，若符合结肠镜或影像学检查中的一项，可拟诊为 CD；若有裂隙状溃疡、非干酪性肉芽肿和瘘管及肛门部病变等特征性改变之一，可以确诊。如与肠结核鉴别困难，可按肠结核做诊断性治疗 4～8 周，观察疗效。

CD 诊断成立后，诊断内容应包括临床类型、严重程度（活动性、严重度）、病变范围、肠外表现和并发症，以利于全面评估病情和预后，制订治疗方案。

（1）临床类型：分为狭窄型、穿通型和非狭窄非穿通型（炎症型）。各型可有交叉或互相转化，涉及治疗方案的选择。

（2）严重程度：可分为轻度、中度和重度。无全身症状、腹部压痛、包块和梗阻者为轻度；明显腹痛、腹泻、全身症状和并发症为重度；介于其间者为中度。CD 活动指数（CDA1）可正确估计病情和评价疗效。

（3）病变范围：可分为小肠型、结肠型、同结肠型。此外，如消化道其他部分受累，亦应注明。受累范围 > 100 cm 者属广泛性。

（4）肠外表现：本病肠外表现与 UC 的肠外表现相似，但发生率高，以口腔黏膜溃疡、皮肤结节性红斑、关节炎和眼病为常见。

（5）并发症：肠梗阻最常见，其次是腹腔内脓肿，偶尔并发急性穿孔或大量便血，直肠或结肠黏膜受累者可发生癌变。

（二）鉴别诊断

IBD 的临床表现和内镜表现均非具有特异性改变，故需在认真排除各种可能相关的疾病后才能确诊。UC 应与感染性肠炎如细菌、病毒、真菌性肠炎，肠结核，慢性阿米巴肠炎，血吸虫病，抗生素相关性肠炎等，非感染性肠炎如缺血性肠炎、放射性肠炎、胶原性肠炎、白塞病，非炎症性肠道炎症如肠道肿瘤、息肉、肠易激综合征等相鉴别。CD 需与各种感染性或非感染性炎症疾病及肠道肿瘤相鉴别。在急性发作时与阑尾炎，慢性发作时与肠结核及肠道淋巴瘤，病变单纯累及结肠时与 UC 相鉴别。

1. UC 和 CD

两者临床表现、内镜检查和组织学特征均明显不同。临床上前者为结肠性腹泻，常呈血性，口炎与腹块少见；后者腹泻一般无肉眼血便，常有腹痛和营养障碍，口炎、腹块和肛门病变常见。内镜和影像学检查，前者为直肠受累，弥漫性、浅表性结肠炎症；后者以回肠或右半结肠多见，应注意 CD 可表现为病变单纯累及结肠，病变呈节段性、穿壁性、非对称性。组织学上，前者为弥漫性黏膜或黏膜下炎症，伴浅层糜烂溃疡；后者为黏膜下肉芽肿性炎症，呈节段性分布或灶性隐窝结构改变，近端结肠偏重等特征。

2. UC 与急性自限性结肠炎

后者由各种细菌感染，如痢疾杆菌、沙门菌、耶尔森菌、空肠弯曲菌等引起，通常在 4 周内痊愈。急性发作时发热、腹痛、腹泻、黏液血便等，粪便检查可分离出致病菌，抗生素治疗效果较好。

3. CD 与肠结核

CD 和肠结核在临床表现、内镜检查和组织学检查等方，面相似，诊断 CD 应首先排除肠结核。肠结核患者既往或现有肠外结核史，临床表现少有肠瘘、腹腔脓肿和肛门病变，内镜检查病变节段性不明显、溃疡多为横行，浅表且不规则。组织病理检查对鉴别诊断最有价值，肠壁和肠系膜淋巴结内大而致密的、融合的干酪样肉芽肿和抗酸杆菌染色阳性是肠结核的特征。不能除外肠结核时应行抗结核诊断性治疗，肠结核经抗结核治疗 2 ~ 6 周后症状有明显改善，治疗 2 ~ 3 个月后内镜所见明显改善或好转。亦可做结核菌培养、血清抗体检测或采用结核特异性引物行聚合酶链反应（PCR）检测组织中结核杆菌 DNA。

4. CD 与白塞病

白塞病累及肠道，主要表现为肠道溃疡性病变，其症状可有腹痛、腹泻等，其内镜表现主要是溃疡，全消化道均累及，以回肠末端、回盲部及升结肠多见，溃疡表现为单发或多发，可致肠壁狭窄或穿孔，与 CD 内镜表现相似。但白塞病诊断标准包括口腔溃疡反复发作，外生殖器溃疡、眼部及皮肤损害等。

四、治疗

（一）西医治疗

活动期的治疗目标是尽快控制炎症，缓解症状；缓解期应继续维持治疗，预防复发，防止并发症。治疗前首先对病情进行综合评估，根据病情给予个体化，综合化治疗。

1. 一般治疗

强调休息、饮食和营养。活动期患者应充分休息，给予流质或半流质饮食。注意饮食以使患者肠道得到充分休息，同时避免发生营养不良。一般主张给予高糖、高蛋白、低脂、低渣饮食，适当补充叶酸、维生素和微量元素。轻中度患者给予易消化、少纤维、富含营养的食物。全肠外营养适用于重症患者及有中毒性巨结肠、肠瘘、短肠综合征等并发症者。患者的情绪会对病情有影响，可予以心理治疗。

2. UC 治疗

（1）活动期治疗：轻度或中度 UC 选用柳氮磺胺吡啶（SASP）制剂，3 ~ 4 g/d，或用相当剂量的 5 ~ 氨基水杨酸（5-ASA）制剂分次口服；中度 UC 或对水杨酸制剂反应不佳者，适当加量或改服糖皮质激素，常用泼尼松 30 ~ 40 mg/d。病变分布于远端结肠者可酌情应用 SASP 或 5-ASA 栓剂 0.5 ~ 1 g，每日 2 次；5-ASA 灌肠液 1 ~ 2 g 或氢化可的松琥珀酸钠盐灌肠液 100 ~ 200 mg，每晚 1 次保留灌肠，有条件者可用布地奈德 2 mg 保留灌肠，每晚 1 次，亦可用中药保留灌肠。

重度 UC 一般病变范围较广，病情发展较快，需及时处理，可口服或静脉给予泼尼松或泼尼龙 40 ~ 60 mg/d，观察 7 ~ 10 天；若已使用糖皮质激素者，应静脉滴注氢化可的松 300 mg/d 或甲泼尼龙 48 mg/d。激素治疗无效者，可考虑予环孢素 A2 ~ 4 mg/（kg·d）静脉滴注 7 ~ 10 天，注意不良反应并严格监测血药浓度。慎用解痉剂和止泻剂，以避免诱发中毒性巨结肠。密切关注病情，上述药物无效而全身症状加重者，尽早确定手术时机和方式。

（2）缓解期治疗：除初发病例、轻症远端结肠炎患者症状完全缓解后，可停药观察外，所有患者完全缓解后均应继续维持治疗。氨基水杨酸的维持治疗剂量一般为控制发作之半，多用 2 ~ 3 g/d，硫唑嘌呤（AZA）和 6- 硫基嘌呤（6-MP）等用于上述药物不能维持或对糖皮质激素依赖者。维持治疗的时间尚无定论，可能是 3 ~ 5 年甚至终生用药。

（3）外科手术治疗。

①绝对指征：大出血、穿孔、明确或高度怀疑癌肿以及组织学检查发现重度异型增生或肿块性损害伴轻、中度异型增生。

②相对指征：重度 UC 伴中毒性巨结肠、静脉用药无效者；内科治疗症状顽固、体能下降、对糖皮质激素抵抗或依赖的顽固性病例，替换治疗无效者；UC 合并坏疽性脓皮病、溶血性贫血等肠外并发症者。

（4）其他治疗：抗凝治疗。血液凝固系统在 IBD 发病中起着重要作用，可维持并加重炎症。纠正凝血异常的药物治疗既可以预防血栓栓塞的发生，又能控制炎症病情，有研究认为用肝素来治疗 IBD，既可预防性抗凝，又具有抗炎之效，其作用安全、有效。抗凝治疗显示出良好的前景，此方面的临床研究还需要进一步开展。

3. CD 的治疗

治疗原则与常用药物和 UC 相似，但对糖皮质激素无效或依赖的患者 CD 中常见，因此免疫抑制剂、抗生素和生物制剂在 CD 中使用普遍。

（1）活动期治疗。

①氨基水杨酸制剂：轻、中度结肠型 CD 可选用 5-ASA 或 SASP。SASP 有效但不良反应多；美沙拉嗪能在回肠末端、结肠定位释放，适用于轻度同结肠 CD；而小肠型 CD 需用激素和 5-ASA 控释药物。

②糖皮质激素：对急性发作期有较好疗效。适用于对氨基水杨酸制剂疗效不佳的轻、中度患者，特别是重度患者及急性爆发型患者。一般给予口服泼尼松 40 ~ 60 mg/d，重症者先给予较大剂量静脉滴注，如氢化可的松 300 mg/d，7 ~ 10 天后改为口服泼尼松 60 mg/d，缓解后每 1 ~ 2 周减少 5 ~ 10 mg 至停药。

③免疫抑制剂：用于对激素治疗效果不佳或对激素依赖的慢性持续型病例，为缩短 AZA 起效时间可先静脉给药，再改口服，常用剂量：AZA 1.5 ~ 2.5 mg/（kg·d），6-MP 0.75 ~ 1.5 mg/（kg·d），不能耐受者改为氨甲蝶呤（MTX）肌内注射，开始时短期每周肌内注射 15 ~ 25 mg，以后减量为每周 7.5 ~ 15 mg 口服，能减少激素用量，维持缓解状态。长期用药者需注意发热、胃肠道症状等不良反应，尤其是骨髓抑制，应密切监测。

④抗菌药物：硝基咪唑类、喹诺酮类药物对本病有一定疗效。甲硝唑对肛周病变、环丙沙星对瘘有效，临床上与其他药物短期联合应用，以增强疗效，减轻不良反应。

⑤生物制剂：英夫利昔单抗（infliximab）是一种人鼠-嵌合型单克隆抗体，临床试验证明对传统无效的活动性 CD 有效，重复治疗可取得长期缓解。推荐静脉注射 5 ~ 10 mg/（kg·d）在 0、2、6 周作为诱导缓解，随后每隔 8 周给予相同剂量维持缓解。治疗期间原来用激素者在临床缓解后将激素减量至停用。

（2）缓解期治疗：首次药物治疗取得缓解者，可用 5-ASA 维持缓解，药物剂量与诱导缓解的剂量相同；反复频繁复发和（或）病情严重者，在使用糖皮质激素诱导缓解时，应加用 AZA 或 6-MP，并在取得缓解后继续以 AZA 或 6-MP 维持缓解，不能耐受者可改用小剂量 MTX；使用 infliximab 诱导缓解者推荐继续定期使用以维持缓解，但最好与其他药物，如免疫抑制剂联合使用，用药时间一般为 3 ~ 5 年甚至更长。

（3）CD 的手术治疗：手术治疗是 CD 治疗的最后选择，适用于积极经内科治疗无效且病情危及生命或严重影响生存质量者，以及有并发症（穿孔、梗阻、腹腔脓肿等）需外科治疗者。

（二）中医辨证分型治疗

1. 湿热内蕴证

症候特点：腹痛拒按，泻下脓血黏液，里急后重，或便秘，肛周脓液稠厚，肛门胀痛灼热，烦渴喜冷饮，小便短黄，舌红、苔黄腻，脉滑数或濡数。

治则：清热化湿，调气行血。

方药：芍药汤加味（芍药、黄芩、黄连、大黄、槟榔、当归、木香、肉桂）。

加减：热毒壅盛者加连翘、蒲公英、生地黄、牡丹皮，清热凉血解毒；大便脓血较多者加紫珠草、地榆；黏液较多者加苍术、薏苡仁；腹痛较甚者加延胡索、乌药、枳实理气止痛；腹部坚块，宜加三棱、莪术；身热甚者加葛根。

2. 脾胃气虚证

症候特点：腹泻便溏，有黏液或少量脓血，食少，食欲缺乏，伴腹胀肠鸣，肢体倦怠，神疲乏力，舌质淡胖或有齿痕，苔薄白，脉细弱或濡缓。

治则：健脾益气，除湿升阳。

方药：参苓白术散加减（人参、茯苓、白术、桔梗、山药、白扁豆、莲子肉、砂仁、薏苡仁、甘草）。

加减：大便夹不消化食物者，加神曲、枳实消食导滞；腹痛怕凉喜暖者，加炮姜；寒甚者，加附子温补脾肾；久泻气陷者，加黄芪、升麻、柴胡升阳举陷；久泻不止者，加赤石脂、石榴皮、乌梅、柯子涩肠止泻。

3. 肝郁脾虚证

症候特点：每因忧郁恼怒或情志不遂而腹痛泄泻，泻后痛减，大便稀烂或黏液便，嗳气食少，胸胁胀闷，喜长叹息，舌淡红、苔薄白，脉弦或弦细。

治则：疏肝理气，健脾和中。

方药：痛泻要方合四逆散（柴胡、芍药、枳实、陈皮、防风、白术、甘草）。

加减：排便不畅，矢气频繁者，加枳实、槟榔理气导滞；腹痛隐隐，便溏薄，倦怠乏力者，加党参、茯苓、炒白扁豆健脾化湿；胁胀痛者，加柴胡、香附疏肝理气；有黄白色黏液者，加黄连、白花蛇舌草清肠解毒利湿。

4. 脾肾阳虚证

症候特点：病程较长，腹痛隐隐，时作时止，痛时喜温喜按，久泻不愈，大便清稀或伴有完谷不化，或黎明前泻，肛周脓液稀薄，食欲不振，神疲肢冷，腰酸多尿，舌质淡，或胖有齿印，苔白润，脉沉细或尺脉弱。

治则：健脾补肾，温阳化湿。

方药：理中汤合四神丸（人参、干姜、白术、甘草、补骨脂、肉豆蔻、吴茱萸、五味子、生姜、大枣）。

加减：腹痛甚者，加白芍药缓急止痛；小腹胀满者，加乌药、小茴香、枳实理气除满；大便滑脱不禁者，加赤石脂、柯子涩肠止泻。

5. 阴血亏虚证

症候特点：大便秘结或带少量脓血，总有便意，但排便困难，伴头晕目眩，心烦易怒，午后低热失眠盗汗，舌红少苔，脉细数。

治则：滋阴养血，益气健中。

方药：驻车丸合四君子汤加味（黄连、阿胶、当归、干姜、党参、白术、茯苓、甘草、白芍、乌梅、沙参、五味子）。

加减：虚坐努责者，加柯子、石榴皮收涩固脱；五心烦热者，加银柴胡、鳖甲（先煎）清虚热；便下赤白黏冻者，加白花蛇舌草、秦皮清化湿热。

6. 气滞血瘀证

症候特点：腹痛拒按，痛有定处，泻下不爽，下利脓血、血色紫暗或黑粪，或腹部积块软而不坚，胀痛不移，伴腹胀肠鸣，面色晦暗，肌肤甲错，舌质紫暗，或有瘀斑，脉弦或脉细涩。

治法：活血化瘀，理肠通络。

方药：少腹逐瘀汤加减（当归、赤芍、红花、蒲黄、五灵脂、延胡索、没药、小茴香、乌药、肉桂）。

加减：腹胀甚者，加枳实、厚朴；呕吐者，加生赭石、半夏、竹茹、生姜等降逆止呕；有包块者，加炮穿山甲（代）、皂角刺，活血消积，软坚散结；痛甚者，加三七末（冲）、白芍活血缓急止痛；热甚便秘者，加大黄、厚朴、金银花、黄芩、枳实等；寒甚者，加干姜、附子、大黄。

7. 寒热夹杂证

症候特点：腹痛绵绵，喜温喜按，大便溏软或时下黏液，肛门下坠，或有灼热感，口苦，舌红，苔薄白或厚腻，脉沉细。

治法：温中清肠，平调寒热。

方药：乌梅丸加减（乌梅肉、黄连、黄檗、党参、当归、桂枝、川椒、干姜、蒲公英、薏苡仁）。

加减：遇寒加重，不耐冷食加附子、吴茱萸、破故纸以温阳散寒；热象明显予黄连、黄檗加量并加白头翁、金银花；下痢无度，久泻脱肛中虚气陷者可加黄芪、白术、升麻、煅海螵蛸健脾升清、收涩止泻；舌苔黄腻，肛门灼热明显，余热未净者加蒲公英、金银花、玄参清解余热。

（三）中成药治疗

1. 香连片

适用于湿热蕴结证，每次 5 片，每日 3 次。

2. 补脾益肠丸

适用于脾胃气虚证，每次 6 g，每日 3 次。

3. 肠胃康

适用于湿热型腹泻为主者，每次 4 ~ 6 粒，每日 4 次。

4. 谷参肠安

适用于脾虚腹泻为主者，每次 2 ~ 4 粒，每日 3 次。

5. 四神丸

适用于脾肾虚寒之久泻、五更泄泻，每次 9 g，每日 2 次。

6. 固本益肾丸

适用于脾肾阳虚证，每次 8 片，每日 3 次。

7. 致康胶囊

适用于血瘀肠络证，每次 4 片，每日 3 次。

（四）古今效验方治疗

1. 乌梅败酱散（路志正）

组成：乌梅、炒白芍药各 12 ~ 15 g，败酱草、葛根、太子参各 12 g，当归、炒白术各 10 g，黄连 4.5 ~ 6 g，木香 9 g，茯苓 15 g，炙甘草 6 g。

效用：加减通治 UC 各证。

服法：水煎服。

2. 久泻断下汤（郭谦亨）

组成：炙春根皮、炙粟壳、土茯苓各 9 g，川黄连、炒干姜各 6 g，防风、广木香、延胡索各 4 g，石榴皮 4～6 g。

效用：通治 UC 各证，尤宜后期泻下不止者。

服法：水煎服。

3. 清化溃结汤（李乾构）

组成：红藤 30 g，六一散、生黄芪各 20 g，白头翁、虎杖、生薏苡仁、生白术各 15 g，黄连、广木香、焦四仙各 10 g。

效用：通治 UC 各证，尤宜中虚湿热典型者。

服法：水煎服。

4. 地榆清化汤（周鸣岐）

组成：生地榆 30 g，滑石 20 g，白头翁、当归、苦参、白芍药、焦三仙各 15 g，黄连、木香酒制大黄各 10 g，诃子 5 g。

效用：通治 UC 各证。

服法：水煎服。

5. 乌梅丸（《伤寒论》）

组成：乌梅 20 g，当归、黄檗各 10 g，干姜、黄连、附子、川椒、桂枝、人参各 6 g，细辛 3 g。

效用：UC 治疗基础选方之一。

服法：水煎服。

6. 白莪汤

组成：白头翁、莪术、茯苓各 10 g，马齿苋、赤白芍药各 15 g，蒲公英 12 g，生薏苡仁 20 g，马尾连、秦皮、炒川楝子各 9 g，广木香、荔枝核各 6 g。

效用：湿热蕴结、气血壅滞型 CD。

服法：每天浓煎 1 剂，分早、晚 2 次口服。

7. 清热利湿宽肠汤

组成：白芍药、蒲公英、白头翁、地榆各 15 g，黄连、大腹皮、神曲各 10 g，紫河车、秦皮、延胡索各 12 g，草豆蔻、广木香、甘草各 6 g，薏苡仁 20 g。

效用：湿热瘀阻型 CD。

服法：水煎服。

8. 温补脾肾汤

组成：补骨脂、白术、茯苓、麦芽各 10 g，干姜、鸡内金、陈皮、炙甘草各 6 g，五味子、白豆蔻各 5 g，党参、山楂、白芍各 15 g。

效用：脾肾阳虚型 CD。

服法：水煎服。

9. 溃瘘汤

组成：金银花 60 g，败酱草 30 g，蒲公英、薏苡仁、冬瓜子各 15 g，制附子、桔梗各 10 g，天花粉 20 g。

效用：CD 之肛周脓肿，形成瘘道。

服法：每天浓煎 1 剂，分早、晚 2 次口服。

（五）外治

1. 针灸疗法

（1）针刺大横、大肠俞、公孙、足三里、内关，实证用泻法，虚证用补法。便秘为主者用感应电流，腹泻为主者用脉冲电流。程度以能耐受为度，隔日 1 次，每次 30 分钟，10 次为 1 个疗程。

（2）脾肾阳虚型：先针脾俞、肾俞，再针足三里，用补法，隔姜灸中脘、章门、天枢、关元，每灸10壮，每日1次，6次为1个疗程。

（3）湿热内蕴型：取天枢、上巨虚、合谷、内庭、公孙、长强、曲池，每次选4～5穴，用平补平泻法，每日1次，10～15天为1个疗程。

（4）脾虚肝郁型：取脾俞、章门、肝俞、期门、关元、天枢、足三里，每次选4～5穴，用平补平泻法，每日1次，10～15天为1个疗程。

（5）脾虚湿盛型：取脾俞、章门、胃俞、中脘、阴陵泉、气海、关元、足三里，每次选4～5穴，用补法加灸，每日1次，10～15天为1个疗程。

（6）阴血亏虚型：取天枢、上巨虚、合谷、照海、太溪、血海，用平补平泻法，每日1次。

2. 穴位埋线

取天枢、大肠俞、上巨虚，分别在其穴位上埋入2 cm羊绒线，天枢穴斜向神阙穴平刺进针埋线，隔30日埋线1次，3次为1个疗程。

3. 推拿疗法

用一指禅推法推中脘、天枢、关元，每穴约1分钟，然后以脐为中心逆时针摩腹5～8分钟，再以推法沿脊旁从脾俞到大肠俞治疗约3分钟，按揉脾俞、胃俞、大肠俞约3分钟，最后按揉足三里、上巨虚、下巨虚每穴1分钟。

五、常用中药的现代药理研究

现代药理学研究证实，多种中药可抗感染，调节免疫功能，改善微循环，保护肠道黏膜屏障功能，对肠黏膜屏障损伤有很好的治疗和修复作用。

（一）单味药研究

白头翁：具有清热燥湿、凉血解毒的功效。研究表明，白头翁醇提物可使大鼠疾病活动指数（DAI）和组织学损伤评分、TNF-α含量、NF-κB p65的表达、MMP32 mRNA的表达降低，白头翁醇提物对TNBS诱导大鼠实验性结肠炎有明显的抗炎效果，其作用机制可能是通过下调MMP32 mRNA的表达、抑制NF-κB的活性、平衡细胞因子网络等实现。

马齿苋：其功效是清热解毒、凉血止血，马齿苋多糖（POP）为马齿苋提取物的有效成分。研究结果显示，经POP干预后，UC大鼠结肠上皮细胞凋亡率下降，表明POP具有延缓结肠上皮细胞凋亡的效应，从而保护肠黏膜屏障，促进溃疡的愈合，发挥治疗效应。

川芎：具有活血化瘀止痛、行气开郁的作用，川芎嗪是从伞形植物川芎中提取的一种有效生物碱，现认为它是一种钙离子拮抗剂，能降低血小板的表面活性及聚集性。动物实验显示川芎嗪还具有促进肠固有层单个核细胞（LPMC）凋亡、干预Th1/Th2动态平衡的作用，适于UC治疗。

石榴皮：具有收敛止泻作用，实验显示石榴皮不同剂量组灌胃用药后明显减轻实验性结肠炎大鼠的结肠损伤，结肠组织髓过氧化物酶（MPO）活性下降，且呈一定的剂量依赖性，表现出抗炎、抗损伤的保护作用；石榴皮还能降低结肠炎模型组大鼠结肠组织丙二醛（MDA）含量，升高超氧化物歧化酶（SOD）和谷胱甘肽过氧化物酶（GSH-PX）活性，表现出抗氧化特性，从而减轻氧自由基对结肠组织的损伤致炎作用，保护组织细胞。表明石榴皮通过抗炎、抗氧化，抑制结肠炎大鼠炎症反应，增强组织修复，对大鼠实验性结肠炎组织损伤具有保护作用。

大黄：是用于胃肠道疾病的良药，具有泻下攻积、清热泻火、活血化瘀之功效，大黄多糖为中药大黄中水溶性活性成分，研究显示：大黄多糖可显著减少UC小鼠结肠上皮细胞凋亡，同时蛋白酶Caspase3、调节细胞凋亡的蛋白因子Fas、FasL蛋白表达降低。提示大黄多糖通过降低Caspase3表达，从而抑制Fas/FasL途径引起的结肠上皮细胞的凋亡，减少肠上皮细胞损伤，增强肠黏膜屏障作用，并通过增加UC动物外周血中性粒细胞（PMN）凋亡率，减轻其对结肠组织的浸润，从而缓解结肠局部的炎症反应，减轻肠道上皮细胞损伤和凋亡。

黄连：具有清热燥湿、泻火解毒的功效，黄连总碱（TAL）是从黄连根茎中提取的一类生物碱，研究显示，TAL 能缓解 4% 葡聚糖硫酸钠（DSS）诱导的小鼠结肠炎症，其机制可能是通过抗氧自由基作用，抑制炎症细胞活化、迁移及 NF-κB 激活。

（二）复方药研究

有研究表明，白头翁汤可通过抑制应用 2，4，6- 三硝基苯磺酸（TNBS）造模的 IBD 大鼠的下游信号转导因子 Smad7、促进磷酸化 Samd3 表达水平，从而激活 TGF-/Smad3 信号通路，对大鼠发挥了显著的抗炎作用及修复炎症损伤的作用。

有研究者采用由苦参、地榆、青黛、白及等组成的复方苦参肠溶胶囊治疗 UC（湿热内蕴证）疗效肯定，并表明复方苦参肠溶胶囊对 UC 患者过量表达的结肠黏膜 κB-α 蛋白水平有下调作用。

有研究表明，具有补脾益肾、祛风除湿、升清举陷功效的经验方肠安宁（由生黄芪、炒白术、茯苓、干姜、参三七、补骨脂、肉豆蔻、煨木香、防风、黄连、白芍及乌梅等药物组成）能显著提高 UC 大鼠的超氧化物歧化酶（SOD）水平，降低 NO、IgG、IgA 含量，减轻结肠组织损伤，改善结肠组织病变。提示肠安宁通过调整免疫功能，消除炎症介质，改善组织血流，调节内环境平衡来直接影响机体体液免疫和细胞免疫，能减轻诱发自身免疫病，达到治疗目的。

有研究者采用温脾清肠饮治疗 UC，对照组予柳氮磺胺吡啶治疗。结果显示，中药组疗效优于西药组，治疗后中药组患者血清促炎细胞因子 IL-6、IL-8 及肿瘤坏死因子 -α（TNF-α）的水平及西药组患者血清 TNF-α 水平比本组治疗前明显下降，但对 IL-6、IL-8 而言，中药组优于西药组。

有研究者采用安肠胶囊（党参、黄芪、白术、茯苓、薏苡仁、干姜、熟附子、地榆、木香、鸡内金、槟榔、赤芍药、甘草）治疗 UC，临床疗效显著。该组成方具有健脾益气、温补脾肾、清肠祛湿、活血化瘀、行气导滞之功效，可使脾胃健运，气机疏通，湿浊、瘀血得化，肠道郁热得清，从而疗效确切。同时该研究表明，安肠胶囊有调节体液免疫的作用。

有研究者自拟乌梅败酱方治疗 UC 有较好的临床效果，且复发率低，该方健脾抑肝、调气行血、清热解毒化湿，并佐以升清、酸敛、止泻的中药，共奏健脾抑肝、祛邪扶正、调肠止泻之功，使大肠运动功能康复，调节机制正常，是治疗 UC 较理想的方剂。

六、展望

IBD 的发病率在我国呈逐渐上升的趋势，因此受到人们越来越多的重视。对于 IBD，西医治疗可明显缓解病情，近期疗效比较好，然而长期或大量使用氨基水杨酸制剂、激素、免疫抑制剂等可导致多种副作用，且存在停药易复发的问题，故部分患者依从性差；中医从整体观念出发，辨病与辨证相结合，寒热平调，攻补兼施，特色鲜明而疗效稳定，副作用小。然而，无论中西药，对本病的远期疗效仍欠佳，临床治愈后易复发是目前比较棘手的问题。

因此，应根据患者具体病情与病程，进一步发挥中西医各自的优势，进行优势互补，从而选择优化治疗方案。活动期的治疗，可以采用西医治疗为主、中医为辅，不能耐受西药者，则可采用中医药的综合疗法；缓解期的治疗，可采用中医药为主，对于单纯中药疗效不佳者可中西医结合以提高疗效。

目前，研究显示生物制剂（英夫利昔）长期治疗克罗恩病具有很好的临床效果，其药物作用机制是抑制表达 TNF 细胞的功能，而单味中药和复方中药的药理研究显示，中药同样可以影响 TNF 而发挥疗效。随着 IBD 在免疫学和遗传学发病机制深入研究，新生物制剂的不断涌现，如何充分发挥中西医的优势，取长补短，将需进一步深入研究，以使疗效最优化，减少并发症和复发率，提高患者生活质量，提高 IBD 治愈率。

（何锦雄）

第六节　胆囊炎

胆囊炎分急性胆囊炎和慢性胆囊炎。急性胆囊炎（acute cholecystitis）是由于胆囊管阻塞，化学性刺激和细菌感染引起的急性胆囊炎症性疾病，其临床表现可有发热、右上腹疼痛、恶心、呕吐、轻度黄疸和血白细胞增多等。慢性胆囊炎（chronic cholecystitis）系胆囊慢性炎症性病变，大多为慢性胆石性胆囊炎，少数为慢性非胆石性胆囊炎。在临床上可无症状，本病多以慢性起病，一旦感染，即以慢性胆囊炎急性发作起病。

胆囊炎属中医学"胁痛""腹痛""黄疸"等范畴。

一、病因病机

（一）中医

中医学认为本病病位在胆，与肝、脾、胃关系密切。胆为中清之腑，与肝相表里，输胆汁而不传化水谷，以通为用。发病原因是多方面的，常见的原因有饮食所伤、情志不遂、外邪侵袭、虫石困阻、瘀血阻滞等。

1. 饮食所伤

饥饱无常，过食肥片，饮酒过度等损伤肝脾，使脾失健运，湿浊内生，肝失疏泄，郁而化热，湿热蕴结肝胆，肝失疏泄而胁痛，胆汁疏泄不畅而发黄。

2. 情志不遂

肝主疏泄，肝气条达则胆气通降，胆汁分泌与排泄正常。情志抑郁或暴怒伤肝使肝失疏泄，肝胆气滞，胆汁分泌与排泄失常而致胁痛或黄疸。

3. 外邪侵袭

六淫、疫毒侵犯肝胆，疫毒与湿热蕴结肝胆，肝失疏泄，胆汁瘀滞而出现胁痛或腹痛、黄疸。

4. 虫石困阻

饮食不清，虫卵侵入，寄生肝胆，虫体阻于胆络，胆气不通，胆汁不畅，而出现胁痛或黄疸。过食肥甘，痰浊内生，痰浊与湿热内蕴，日久形成胆石，胆石阻滞胆道而致胁痛或黄疸。

本病急性发作多与饮食不节、情志所伤、虫石困阻、湿热侵犯等因素有关。上述病因日久不除，则形成慢性发病。本病病位在肝胆，与脾胃有关。其病机为湿热内蕴，虫石困阻以致肝失疏泄，气滞血瘀，胆腑不通。急性胆囊炎多见实证，慢性胆囊炎则以虚实夹杂为多。

（二）西医

1. 急性胆囊炎

（1）胆囊出口梗阻：急性胆囊炎患者中90%以上是由结石梗阻胆囊管所致，此外尚有蛔虫、梨形鞭毛虫、华支睾吸虫梗阻及肿瘤压迫等原因所致胆囊管或胆囊出口梗阻。

（2）胰液反流：当胆总管和胰管的共同通道发生梗阻时，可导致胰液反流入胆囊，胆汁中胆盐可激发胰酶原，引起化学性急性胆囊炎。

（3）细菌感染：急性胆囊炎的发病早期常无细菌感染，但发病1周后50%以上的患者可继发细菌感染。胆盐可被细菌分解，产生有毒性的胆汁酸，从而进一步损伤胆囊黏膜。

感染途径：①血源性。全身性细菌感染如伤寒、副伤寒及败血症等病原菌可随血流进入胆囊壁。②肠、肝源性。肠道内细菌可自门静脉血回流至肝，如未被单核-巨噬细胞消灭，肝内细菌可经淋巴管蔓延至胆囊，或随胆汁排入胆囊引起细菌感染。③邻近脏器感染的蔓延或胆囊创伤时细菌直接侵犯胆囊引起感染性炎症。

急性胆囊炎病理可分为3种类型：①单纯性急性胆囊炎；②急性化脓性胆囊炎；③坏疽性胆囊炎。急性胆囊炎早期见胆囊肿大、囊壁充血、水肿、增厚，黏膜上皮有变性、坏死、脱落和中性粒细胞浸润，可有小出血和小溃疡。如胆囊内充满脓液，则易发生胆囊坏疽和穿孔，最常发生于供血薄弱的胆囊底部或结石嵌顿的胆囊颈部。

2. 慢性胆囊炎

（1）胆囊结石：约70%慢性胆囊炎患者的胆囊内存在结石。结石可刺激和损伤胆囊壁，并引起胆汁排泌障碍。

（2）感染：可由细菌、病毒、寄生虫等各种病原体引起胆囊慢性感染。常通过血源、淋巴途径、邻近脏器感染的播散和肠道寄生虫钻入胆道而逆行带入。

（3）化学刺激：当胆总管与胰管的共同通道发生梗阻时，胰液反流进入胆囊，胰酶原被胆盐激活并损伤胆壁的黏膜上皮。此外，胆汁排泌发生障碍，浓缩的胆盐可刺激囊壁的黏膜上皮造成损害。

（4）急性胆囊炎的延续：急性胆囊炎反复迁延发作，使胆囊壁纤维组织增生和增厚，囊腔萎缩变小，并丧失正常功能。

胆囊壁的慢性炎症，使囊壁水肿、纤维组织增生和钙化，而致囊壁中度增厚，胆囊浆膜面与周围组织发生粘连。由于瘢痕组织的收缩，囊腔可变得非常狭窄，甚至完全闭合，即胆囊纤维化。如胆囊管被结石嵌顿，胆汁潴留，甚至浓缩成胶状小块，形成所谓的"胆泥"。如胆囊管梗阻，而囊壁黏膜不断分泌白色黏液，胆囊可膨胀，囊壁可变薄，囊腔内充满稀薄液状胆汁，称为胆囊积水。

二、临床表现

（一）症状与体征

1. 急性胆囊炎

（1）症状。

①腹痛：是本病的主要症状，发病早期腹痛可发生于中上腹部、右上腹部，以后转移至右肋缘下的胆囊区，常于饱餐或高脂饮食后突然发作。疼痛常呈持续性、膨胀样或绞痛性，可向右肩和右肩胛下区放射。老年人由于对疼痛的敏感性降低，可无腹痛。

②恶心、呕吐和食欲减退：患者常有食欲减退、反射性恶心和呕吐，呕吐剧烈时可吐出胆汁，且可引起水和电解质紊乱。呕吐后腹痛不能缓解。

③全身症状：多数患者有轻、中度发热，当发生化脓性胆囊炎时，可有寒战、高热、烦躁、谵妄等症状，甚至发生感染性休克。10%患者可出现轻度黄疸。

（2）体征：患者呈急性痛苦病容，呼吸表浅而不规律。严重呕吐患者可有失水和虚脱的征象。少数患者有轻度巩膜和皮肤黄染。腹部检查可见右上腹部稍膨胀，腹式呼吸减弱，右肋下胆囊区可有局限性腹肌紧张、压痛及反跳痛，胆囊触痛征和 Murphy 征阳性。胆囊积液及胆囊周围脓肿者，可在右上腹部扪及包块，当腹部压痛及腹肌紧张扩展至腹部其他区域或全腹时则提示已发生胆囊穿孔、急性弥漫性腹膜炎或急性出血坏死型胰腺炎等并发症。

2. 慢性胆囊炎

（1）症状：本病的主要症状是反复发作性上腹部疼痛。腹痛多发生于右上腹或中上腹，少数发生于胸骨后或左上腹部，并向右侧肩胛下区放射。腹痛常于夜间或饱餐后，常呈持续性疼痛。可伴有反射性恶心、呕吐、嗳气、反酸、厌油腻食物等症状。

（2）体征：体格检查可发现有上腹压痛，发生急性胆囊炎时可有胆囊触痛征或 Murphy 征阳性。当胆囊膨胀增大时，右上腹部可扪及囊性包块。

（二）并发症

1. 胆囊积液

常因持续性胆囊管梗阻，滞留在胆囊内的胆汁反复细菌感染，使胆囊积脓膨胀。患者常表现为右上腹剧痛、高热、虚脱等中毒症状，右上腹可扪及肿大且有明显压痛的胆囊，白细胞计数常显著升高。胆囊积脓易引起脓毒败血症和胆囊穿孔等危险，故胆囊积脓一经诊断，应立即行胆囊切除术，并积极抗感染。

2. 坏疽性胆囊炎

是急性胆囊炎最严重的类型，2%～30%的急性胆囊炎可演变为坏疽性胆囊炎。多见于50岁以上男性患者，常合并有糖尿病或心血管疾病。

3. 胆囊穿孔与胆囊肠瘘

常发生于胆囊严重化脓性感染的基础上，在病程中出现腹痛加重，胆囊显著肿大、高热及白细胞显著增高时，高度提示有胆囊坏疽、穿孔可能。穿孔可分为三型：①游离性穿孔，常发生于起病后3日内，若发生游离性穿孔，感染性胆汁进入腹腔引起弥漫性胆汁性腹膜炎，预后严重，约有30%的病死率。②局限性穿孔，发生于起病后第 2 周的炎症反应高峰期，穿孔常被周围组织包裹粘连，形成胆囊周围脓肿。临床上出现右上腹疼痛和压痛、局部肌卫加强或反跳痛，特别是突然出现包块时，应考虑此症，超声及 CT 有助于诊断，宜行外科胆囊切除和脓腔引流手术。③向其他脏器穿孔，当胆囊穿孔进入邻近脏器后可形成瘘管，常穿入十二指肠、其次为结肠（肝曲）、空肠、胃、胆总管。瘘管形成后，胆囊内容物被排入肠道，急性胆囊炎发作的症状可以缓解。临床上瘘管本身无独特症状，常被忽视。④胆石性肠梗阻，常发生于老年人，当胆囊内大结石通过瘘管进入肠腔，尤其当结石直径 > 2.5 cm 时，可引起结石性肠梗阻。结石常嵌塞于回肠末端，出现小肠梗阻的体征，腹部 X 线可见脐区多处液平段、胆道系统内有气体及胆囊区以外的阳性结石影。

（三）实验室检查

1. 白细胞计数及分类

白细胞计数升高，常为（10 ~ 15）× 10^9/L，分类见中性粒细胞增加，在无失水情况下外周白细胞计数超过 $20 × 10^9$/L，分类中有显著核左移者，常提示病情严重。

2. 血清学检查

严重的急性胆囊炎由于胆道周围的炎症和水肿以及肿大的胆囊直接压迫胆道，可有轻度黄疸。血清胆红素 < 60 μmol/L。如果血清胆红素 > 60 μmol/L，则应怀疑有胆总管结石或恶性肿瘤所致的梗阻性黄疸或 Mirizzi 综合征。此外，急性胆囊炎患者亦有转氨酶、碱性磷酸酶、γ-谷氨酰转肽酶的升高。当并发急性胰腺炎时，血清淀粉酶常 > 500 Somogyi 单位，伴血清脂肪酶升高。

3. 细菌学检查

应在未使用抗生素前，先做血培养和药物敏感试验，做血清内毒素测定，以便鉴定致病菌，利于指导临床治疗。

4. 超声检查

此法可测定胆囊和胆管大小、囊壁厚度、结石、积气和胆囊周围积液等征象。急性胆囊炎时可见胆囊肿大、囊壁增厚，并伴胆囊明显压痛，Mirizzi 综合征超声检查比临床体检更有意义。

5. 放射学检查

① CT 和 MRI 检查：对诊断胆囊肿大、囊壁增厚、胆管梗阻、周围淋巴结肿大和胆囊周围积液等征象有意义，尤其对胆囊穿孔囊壁内脓肿形成有价值。②胆道造影：采用静脉胆道造影，可显示胆囊、胆管内结石影像。

三、诊断与鉴别诊断

本病多见于 40 岁以上的肥胖女性，根据症状、体征、超声、X 线和放射性核素检查，急性胆囊炎的诊断大多都能明确。但需与以下疾病鉴别：急性病毒性肝炎、急性酒精性肝炎、急性胰腺炎、右下肺炎、消化性溃疡等，一般结合病史、体格检查及有关辅助检查，均能做出正确诊断。经 B 超检查显示胆囊结石、囊壁增厚、胆囊萎缩者可确诊为慢性胆囊炎，需与消化性溃疡、慢性胃炎、慢性肝炎等相鉴别。

四、治疗

（一）中医辨证分型治疗

1. 肝气郁结

症候特点：胁肋胀痛，走窜不定，甚则连及胸肩背，疼痛与情志有关，胸闷，嗳气则舒，纳少腹胀，舌淡苔薄白，脉弦。

治则：疏肝理气。

方药：柴胡疏肝散（柴胡、白芍药、枳壳、甘草、川芎、香附、陈皮）。

加减：黄疸者加茵陈，胁痛重加郁金、川楝子、延胡索，便秘加大黄。

2. 肝胆湿热

症候特点：胁肋胀痛，右肋叩痛，痛引肩背，纳呆恶心，脘腹胀闷，厌食油腻，口干口苦，或目黄身黄尿黄，舌红苔黄腻，脉弦数。

治则：清热利湿，疏肝利胆。

方药：龙胆泻肝汤（龙胆草、栀子、黄芩、柴胡、木通、泽泻、车前子、生地黄、当归、甘草）。

加减：黄疸甚者加茵陈、赤芍药清热利湿退黄，胁痛重加郁金、川楝子疏肝理气止痛，加茯苓、白术健脾祛湿。

3. 瘀血阻络

症候特点：胁肋刺痛，痛处固定，夜间痛甚，面色晦暗，舌质紫暗有瘀点，脉弦涩。

治法：活血化瘀，通络止痛。

方药：血府逐瘀汤（桃仁、红花、当归、生地黄、川芎、赤芍药、柴胡、枳壳、桔梗、牛膝、甘草）。

加减：胁痛甚加川楝子、延胡索。

4. 结石阻络

症候特点：胁腹胀痛或刺痛，痛处固定，痛引肩背，恶心欲吐，厌食油腻，或目黄、身黄、尿黄，或寒战高热，舌淡红苔薄，脉弦。

治法：疏肝利胆排石。

方药：利胆排石汤（茵陈、金钱草、海金砂、鸡内金、郁金、大黄、赤芍药、威灵仙、王不留行、柴胡）。

加减：胁腹痛甚，加白芍药、川楝子。

5. 热毒炽盛

症候特点：右胁或上腹部持续剧痛，上腹腹肌紧张，拒按，寒战高热，身目黄染，便秘尿赤，舌红绛，苔黄而干，脉弦数。

治法：清热解毒，通腑利胆。

方药：龙胆泻肝汤合大承气汤（龙胆草、栀子、黄芩、柴胡、木通、泽泻、车前子、生地黄、当归、大黄、芒硝、枳实、厚朴）。

加减：高热神昏者，加安宫牛黄丸内服；身黄目黄，加茵陈、田基黄。

（二）中成药治疗

1. 消炎利胆片

消炎利胆止痛，用于慢性胆囊炎者，每次 4～6 粒，每日 3 次。

2. 小柴胡颗粒

疏肝理气，用于胁痛肝气郁结证。每次 9 g，每日 3 次。

3. 胆石利通片

利胆排石，用于胆石症。每次 4～6 片，每日 3 次。

（三）古今验方治疗

1. 小柴胡汤

组成：柴胡、黄芩、半夏、人参、甘草、生姜、大枣。

功效：和解少阳，用于少阳证。

2. 龙胆泻肝汤

组成：龙胆草、泽泻、木通、车前子、当归、柴胡、生地黄、黄芩、栀子。

功效：清热祛湿，疏肝利胆；用于肝胆湿热证。

3. 茵陈蒿汤

组成：茵陈蒿、栀子、大黄。

功效：清热利湿退黄；用于黄疸湿热证。

（四）外治

1. 针灸疗法

（1）体针：取胆俞、肝俞、日月、阳陵泉、胆囊穴、期门、太冲。用毫针强刺激，均用泻法。每日

1 次，10 次为 1 个疗程，连续治疗 2 个疗程。

（2）耳针：取耳部胰、胆、肝、十二指肠、神门、交感、三焦等穴。黄疸者加肾上腺、内分泌；腹胀者加脾、胃、贲门；恶心呕吐者加食管、枕。每次选反应敏感穴 3 ~ 5 个，用短毫针强刺激，持续捻转，以患者能忍受为度；留针 30 ~ 50 分钟，间歇行针，每日 1 次。10 次为 1 个疗程，连续治疗 2 个疗程。

（3）电针：取有胆俞、胆囊穴、日月、中脘、梁门、太冲，进针得气后连接电针仪，用连续波，刺激由弱渐强，以能耐受为度；每日 1 次，10 次为 1 个疗程，连续治疗 2 个疗程。

2. 穴位埋线

采用阳陵泉、膈俞、中脘穴、胆俞、胆囊穴。穴位局部用碘酒常规消毒，把 4 号羊肠线（上海医用缝合针厂制）剪短至 0.5、1 cm 两种长度备用，每次按穴区厚薄选取相应长短的羊肠线一截，用无菌眼科镊（1 人 1 镊）将羊肠线穿进 6 号一次性针头后，刺入穴位，把针拔出即完成 1 次操作，羊肠线不得露出皮肤。每周埋线 1 次，4 次为 1 个疗程，连续治疗 2 个疗程。

3. 推拿疗法

患者取左侧卧位，医生坐于其背后，在右侧季肋部用轻快的摩法 3 ~ 5 分钟，并分别对日月、章门、期门诸穴用指揉法各 1 分钟。

患者取仰卧位，医生坐其右侧对上腹部及右侧季肋部用鱼际揉法或全掌揉法各 1 分钟，并对下胸及上腹部施以分推法 20 ~ 30 次。再按揉阳陵泉、胆囊、丘墟诸穴各 1 分钟以有酸胀得气感为度。

患者取俯卧位或坐位均可，用示、中指或拇指对膈俞、肝俞、胆俞等背穴施以指揉法，每穴约 1 分钟。最后擦胆囊部，以热为度，搓两肋结束治疗。

慢性胆囊炎、胆石症，应用中医外治疗法进行系统综合治疗，可以使胆囊收缩功能增强，降低 Oddi 括约肌张力，增强胆管扩张功能，促进胆汁排泄，提高机体抗病能力，有利于胆道炎性分泌物的排泄及胆石的排出，从而促进炎症消失。本疗法适用于所有的胆囊炎患者，尤其适用于病程较长、反复发作、尝试其他治疗方法无效的患者。针灸是治疗慢性胆囊炎反复发作性疼痛的首选方法，不仅取效迅捷，疗效显著，而且可以避免长期反复使用抗生素带来的潜在风险。

（五）西医治疗

1. 一般治疗

饮食宜清淡，忌油腻，忌食蛋类，胆石症者忌食豆腐、菠菜，避免刺激性食物，戒烟酒。生活要有规律，避免过度劳累和精神紧张。

2. 药物治疗

（1）解痉止痛：可使用阿托品、硝酸甘油、哌替啶、美沙酮等，以解除肝胰壶腹括约肌的痉挛而止痛。

（2）抗感染治疗：抗生素的使用是为了预防菌血症和治疗化脓性并发症，应选择在血和胆汁中浓度较高的抗生素。常选用氨苄西林、克林霉素、第三代头孢菌素和喹诺酮类抗生素，并根据血和胆汁细菌培养和药物敏感试验结果更换抗生素。因常伴有厌氧菌感染，故宜加用甲硝唑或替硝唑静脉滴注。

（3）利胆治疗：硫酸镁有松弛肝胰壶腹括约肌的作用，使滞留的胆汁易于排出，故可用 50% 硫酸镁 10 mL 每日 3 次口服。

（4）手术治疗：行胆囊切除术是急性胆囊炎的根本治疗。手术指征为：①有急性胆囊炎并发症者；②经积极内科治疗，病情继续发展并恶化者；③急性胆囊炎反复发作者；④无手术禁忌证，能耐受手术者。非结石性慢性胆囊炎以非手术治疗为主，应低脂饮食，可口服硫酸镁或中药利胆治疗。慢性胆囊炎急性发作期应积极抗感染治疗。慢性胆囊炎伴有较大结石、胆囊积水或有胆囊壁钙化者，行胆囊切除术是一种合理的根治方法。亦可行腹腔镜下胆囊切除术。

五、常用中药的现代药理研究

栀子：栀子煎剂及醇提出液有利胆作用，能促进胆汁分泌，并能降低血中胆红素，可促进血液中胆红素排泄。栀子除有利胆作用外，还有促进胰腺分泌作用。

龙胆草：龙胆草苦苷有直接保肝作用和降低谷丙转氨酶和利胆作用。

茵陈：其多种制剂及成分均有利胆作用。茵陈水煎剂可降低麻醉犬 Oddi 括约肌紧张度，对四氯化碳所致的大鼠肝损害有保肝作用。

金钱草：水煎液能明显促进胆汁分泌。由于利胆作用，使胆囊内泥沙样结石易于排出，胆管阻塞和疼痛减轻，黄疸消退。

柴胡：有较明显的保肝和利胆作用。柴胡对动物实验性肝损害有显著的抗损伤作用。

六、展望

胆囊炎的治疗在急性炎症期或慢性炎症发作期以抗感染消除炎症为要，非胆石性慢性胆囊炎无症状者无须治疗。胆石性胆囊炎可行手术治疗。中医药在缓解临床症状、溶石、排石方面有一定优势，其治疗方法包括中药内服、针灸、穴位埋线等。

西医学认为，胆石症宜手术治疗；部分胆石症通过中医药溶石、排石并结合针灸疏通经络可达到治愈之目的。中医学认为，胆囊炎、胆石症的发生与饮食肥甘厚味密切相关，因此，忌食肥甘厚味、节制饮食是预防胆囊炎、胆石症的关键。

（何锦雄）

第七节　急性上消化道出血

上消化道出血是指屈氏韧带以上的消化道，包括食管、胃、十二指肠以及胰腺、胆管等病变所引起的出血。胃空肠吻合术后的空肠病变出血亦属这一范围，其临床表现为呕血和（或）便血（黑粪），出血量大时伴有血容量减少引起的周围循环衰竭。上消化道出血是临床比较常见的一种急诊，迅速确定出血部位和原因，及时给予处理，对预后有着重要意义。虽由于急诊胃镜等检查的逐渐普及与救治条件的改善，出血性休克的死亡风险已趋下降，但短期内超过 1 500 mL 的严重出血、重度的门静脉曲张破裂出血、老年病例、凝血障碍、全身代偿功能差者，仍有较高的死亡率。

本病属中医学"血证"范畴。

一、病因病理

（一）西医

1. 病因及分类

（1）上消化道疾病：有食管炎、食管溃疡、食管良性及恶性肿瘤、食管损伤、食管下段或贲门黏膜撕裂综合征；胃、十二指肠疾病有急慢性胃炎、消化性溃疡、胃癌、胃黏膜脱垂、急性胃黏膜病变、胃畸形血管破裂、十二指肠憩室等；空肠上段疾病有吻合口溃疡、肿瘤等。

（2）门静脉高压：可引起食管及胃底静脉曲张破裂或胃静脉高压性胃病出血，常见于肝硬化、门静脉炎、门静脉血栓形成、肝静脉阻塞综合征。

（3）上消化道邻近组织病变：胆管及胆囊结石、胆总管癌、肝癌、动脉瘤破裂进入上消化道、胰腺癌、纵隔肿瘤或脓肿破入食管等。

（4）全身性疾病：败血症、流行性出血热、钩端螺旋体病、白血病、血友病、血小板减少性紫癜、尿毒症、肺源性心脏病、系统性红斑狼疮等。

2. 发病机制

上消化道出血发生机制随病因不同而有所差异，一般归纳为：

（1）溃疡周围小血管充血破裂；溃疡基底部肉芽组织中血管破裂；穿透性溃疡侵蚀血管。

（2）胃黏膜充血、糜烂、炎症等损害胃黏膜屏障功能，从而损伤胃黏膜及其毛细血管，导致出血；胃黏膜分泌量及黏多糖组成发生改变使胃黏膜对酸和胃蛋白酶的抵抗力降低而被消化，损伤血管；脱垂的胃黏膜嵌顿于幽门管，而幽门管持续性痉挛使嵌顿的胃黏膜缺血性坏死，导致出血。

（3）肝硬化、门静脉炎、门静脉血栓形成或门静脉受邻近肿块压迫致门静脉高压时，食管胃底静脉曲张，血管暴露于黏膜下，缺乏周围组织支持和保护，易破裂而大出血。

（4）肝内多发性脓肿或胆管黏膜溃疡侵蚀血管。

（5）食管贲门黏膜糜烂或撕裂造成出血。

（6）癌组织缺血性坏死，糜烂或溃疡，侵蚀血管而出血。

（7）其他高碳酸血症及缺氧，致消化道黏膜糜烂而出血；凝血障碍、毛细血管扩张症、吻合口缝线渗血等。

（二）中医病因病机

1. 胃热壅盛，迫血妄行

多因饮酒过多或嗜食辛辣厚味，滋生湿热，湿热内蕴，熏灼血络，迫血妄行而致。

2. 肝火犯胃，内灼血络

因情志过极，火动于内，肝火横逆犯胃，胃内血络灼伤，血溢脉外，随气逆于上所致。

3. 脾胃虚衰，血失统摄

过食寒凉生冷，或久嗜辛辣醇酒厚味，亦会损伤脾胃，脾胃虚衰，失其健运统摄之职，以致血溢脉外；脾主肌肉，或因过度体劳而伤脾，脾虚不能摄血均可导致本证。

另外可见于重病之时，机体骤虚，或久病、热病之后，机体未能尽快复常，可因后遗之阴津耗伤，阴虚火旺，虚火内灼胃络，迫血妄行而发病；或因气虚为主，脾气虚而失于摄血而致。

以上各种原因均可导致血不循经，血随胃气上逆而成呕血，血下渗肠道则成便血。其病理变化归结为火热熏灼，迫血妄行，以及气虚不摄，血溢脉外两类。血溢脉外，成为离经之血，表现为有形之邪瘀血。瘀血可阻滞血络，而致血不循经导致出血。此时瘀血已由病理产物转变为继发之病因。

本病病位主要责之于胃，与肝、脾关系密切。从病理性质来分，火热亢盛所致者属于实证，实火中以胃热为主，肝火次之。由阴虚火旺及气虚所致者属于虚证，亦有虚实夹杂之证。脾虚为病之本，胃热为病之标。在病程发展过程中，又常发生由实证向虚证的转化。如开始为火盛气逆，迫血妄行，在反复出血之后，会导致阴血亏损，虚火内生，或因血去气伤，气虚阳衰，不能摄血。若出血过多，会导致气血衰亡，阴阳离决，而表现厥证、脱证之危候。

二、临床表现

上消化道出血的临床表现主要取决于出血的量及速度，以及患者出血前的全身状态。

（一）呕血及黑粪

呕血及黑粪是上消化道出血的特征性表现，上消化道出血部位在幽门以上者，常见呕血。但幽门以下的十二指肠部位出血，如出血速度快、量大时，血液反流入胃也可引起呕血，反之，食管及胃的少量、慢速出血可不发生呕血。呕血者必然有黑粪，而黑粪者不一定都有呕血。呕血和黑粪的性状主要决定于出血部位、出血量及血液在胃或肠道内停留的时间，若在胃内停留时间长，血液经胃酸作用后变成酸性血红蛋白而呈咖啡色；若出血量大，在胃内停留时间短，未经胃酸充分混合即呕出，则为鲜红色或暗红色。若肠道停留时间长，血中红蛋白的铁与肠内硫化物结合成硫化铁而呈柏油样黑粪；如出血量大，肠蠕动快，则出现暗红色甚至鲜红色血便。因出血对肠壁的刺激，体检可发现肠鸣音活跃。少数急性上消化道出血患者于早期并无呕血和黑粪，仅有周围循环衰竭征象。

（二）失血性周围循环衰竭

上消化道大量出血，常表现为急性周围循环衰竭，其程度取决于出血量的多少、出血速度的快慢及患者机体代偿功能是否完好等多种因素。如出血速度快时，由于循环血容量迅速减少，静脉回心血量也相应减少，导致心排血量明显降低，可出现头昏、心悸、出汗、乏力、恶心、口渴、烦躁不安、黑蒙及晕厥等症状。全身检查时可见患者面色苍白、皮肤湿冷或出现灰紫色花斑，加压后褪色而不易恢复，患者神志淡漠、反应迟钝，甚至意识不清。多数患者尿量减少或无尿，应警惕发生急性肾衰竭。

（三）贫血

患者面色、唇、黏膜、睑结膜、甲床可表现为苍白，四肢末梢湿冷。初期可感到疲乏无力，活动后心悸、头晕眼花，进一步可出现精神萎靡、烦躁不安，甚至反应迟钝、意识模糊。体检可发现不同程度的血压降低，甚至出现明显休克状态，心率增快，心音低钝，心尖部可有收缩期吹风样杂音。

（四）发热

出血 24 小时之内，多数患者会出现低热，一般不超过 38 ℃，持续 3 ~ 5 天后可自行恢复到正常休克患者一般在休克得到控制后才表现为发热。发热的确切原因不明，可能由于血容量减少、贫血、血液分解蛋白产物的吸收等多种因素导致体温调节中枢功能障碍。

（五）氮质血症

可分为以下 3 种。即上消化道大量出血后，血液蛋白的消化产物在肠道吸收，使血中氮质增高，此为肠源性氮质血症；由于失血致周围循环衰竭、肾血流量减少、肾小球滤过率和肾排泄功能降低，导致氮质潴留，此为肾前性氮质血症；由于严重而持久的休克造成肾小管坏死，或出血加重了原有肾病的肾损害，临床出现少尿或无尿，此为肾性氮质血症。肠源性氮质血症一般出现在出血数小时后血中尿素氮开始升高，24 ~ 48 小时可达高峰，多数 < 14.3 mmol/L，若无继续出血，1 ~ 2 天可降至正常。

三、实验室及其他检查

1. 一般检查

（1）周围血象。

①血红蛋白及红细胞：大量失血可致贫血，但在早期（10 小时以内）由于血管外液尚未大量进入血管，血液尚未明显稀释，红细胞比容及血红蛋白无明显改变。24 小时内网织红细胞可增高，出血停止后 2 ~ 3 天可恢复正常。

②白细胞计数：因失血后的应激性反应，在短期内迅速升高，白细胞在出血后 2 ~ 5 小时后可升高达（10 ~ 20）× 10^9/L，血止后 2 ~ 3 天可恢复正常。若增高不明显甚至偏低，可见于肝硬化。

（2）粪便隐血试验、呕吐物隐血试验阳性。

（3）血小板计数减少，出血时间延长，血管脆性试验阳性，应考虑血小板减少引起的出血；凝血酶原、凝血活酶时间延长见于获得性凝血机制障碍性疾病。

2. 生化检查。

（1）血清电解质：上消化道大出血后，微循环功能不全，组织缺氧，此时大量细胞内钾转移至细胞外液，发生高血钾，纠正休克后，血钾逐渐下降。尿毒症并上消化道出血时，血钾偏高，血清钠、氯化物可为正常或偏低。

（2）血尿素氮升高。

（3）肝功能异常有助于肝硬化的诊断，出血后短期内发现血清胆红素增高，应考虑胆管出血、肝硬化、壶腹肿瘤。

3. 胃镜检查

目前认为内镜检查是上消化道出血病因诊断的主要手段。有以下优点：①能看到出血部位，结合活检，还可获得出血病变性质的诊断，利于确定治疗方案和判断预后；②可在手术室进行；③可在镜下采取止血措施，如激光、高频电凝、微波、喷洒药物止血剂，以及在出血的曲张静脉内注射硬化剂、套扎治疗等。内镜检查阳性率在 80% 以上，但其阳性率取决于内镜检查的时机。检查与出血间隔时间越长，其阳性率越低。故一般主张在出血 24 ~ 48 小时检查或在出血的当时检查。内镜检查仍有 50% ~ 10% 的患者查不出原因，这可能与内镜不易到达该出血灶有关。检查时须警惕胃底中的静脉曲张有时呈灰色结节状隆起，触之柔软有弹性，轻易取活检有引起严重出血的危险。

4. X 线胃肠钡餐造影

对诊断溃疡病有 70% ~ 90% 的准确性，一般主张病情稳定 48 小时后再做此项检查，目前在诊断急性上消化道出血已不做首选检查方法条件许可宜选择急诊胃镜检查。

5. 选择性腹腔动脉造影

检查指征：①对内镜、X线钡餐检查阴性不明原因的上消化道出血，或患心肺严重并发症，同时有活动性出血而不宜做内镜检查者。②内镜检查发现有出血，但难以做出定位定性诊断者。③临床上估计内镜检查不能到达部位者。禁用于严重动脉硬化、对碘过敏和老年患者。该检查灵敏度高，不受胃内积血影响，有精确的血管定位诊断价值。除检查血管畸形、动脉瘤、小肠平滑肌瘤外，必须在活动性出血时进行。

6. 放射性核素扫描

经内镜及X线检查阴性的病例可做放射性核素检查。它是一种非创伤性的诊断方法，可重复检查。其敏感性优于动脉造影，常用 ^{99m}Tc 标记红细胞静脉注射后在出血处溢出并聚集，通过扫描探知出血部位。注射一次 ^{99m}Tc 标记的红细胞可监视胃肠道出血达 24 小时。

7. 胶囊内镜

用于常规胃肠镜检查无法找到出血灶的原因未明消化道出血患者。主要用于小肠疾病的检查。优点是无创易接受，可提示活动性出血的部位。缺点是不能操控，病灶暴露有时不理想，电不能取病理活检。

四、诊断与鉴别诊断

1. 西医诊断

（1）上消化道出血的早期诊断：上消化道出血量大，早期即出现呕血、黑粪及周围循环衰竭等表现，临床上诊断并无多大困难。但有些出血患者、早期无呕血及黑粪，而出现周围循环衰竭等征象，此时应根据患者的病史、体格检查及各项实验室检查，迅速与其他病因引起的过敏性休克、中毒性休克、心源性休克、急性出血坏死性胰腺炎、异位妊娠破裂、肝脾破裂、大动脉瘤破裂等做鉴别。有些患者出现黑粪，也应注意患者是否为鼻、咽、口腔等部位出血吞下血液后或口服铁剂、铋剂及某些中药而引起的黑粪。有些患者以呕血来就诊，则应与咯血相鉴别。

（2）出血量的估计：临床上主要根据血压、脉搏、患者的症状与体征、实验室检查来判断和估计出血量。通常将上消化道大量出血，按失血程度分为三级。

①轻度失血：失血量在 500 mL 以下，为全身总血量的 10% ~ 15%。当胃内贮血量达 250 ~ 300 mL 时，即可出现呕血。由于机体脾贮血及组织液的补充，故患者脉搏、血压可基本正常，或仅有头昏症状。血红蛋白测定可正常。

②中度失血：失血量在 800 ~ 1 000 mL，约为全身总血量的 20%，患者的脉搏达 100 次/分左右，血压偏低，并有眩晕、口渴、心烦、少尿等表现。血红蛋白测定在 70 ~ 100 g/L。

③重度失血：失血量在 1 500 mL 以上，为全身总血量的 30% 以上，患者脉搏增速达 120 次/分以上，收缩压下降在 80 mmHg 以下，伴有四肢厥冷、神志恍惚、少尿或无尿。血红蛋白测定在 70 g/L 以下。

（3）出血是否停止的判断判断：上消化道出血是否停止，不能仅根据有无黑粪。因一次出血，黑粪可持续数天，粪便隐血试验阳性可持续更长时间。应根据患者一般情况做出判断，如患者的神志、体力、食欲、脉搏和血压都逐渐恢复正常，并保持稳定，才可认为已无活动性出血。如遇下列情况，提示有继续出血或再出血：①反复呕血，持续黑粪，粪便变稀、次数增多，肠鸣音活跃；②已发生休克的患者，虽经补足血容量，但病情无明显改善，或稍有好转后又恶化；③胃管抽出物有较多新鲜血；④红细胞计数、血红蛋白及血红细胞比容持续下降；⑤在补液量和排尿量足够的情况下，原无肾脏疾病的患者血尿素氮持续或再次升高。

（4）出血的病因诊断：对上消化道大出血的患者，应首先纠正休克，同时尽快查找出血部位与病因，以便进一步做病因治疗。

首先应从病史与体征方面进行推断。由于上消化道出血多见于消化性溃疡、急性胃黏膜损害、胃癌和肝硬化所致的食管、胃底静脉曲张破裂所致，应多询问这方面的病史（胃病史、肝病史、消化道出血史、饮酒史、服用非类固醇抗炎药等药物史、特殊饮食史、贫血史），并做全面检查。重点是血压、脉搏、呼吸、神志、四肢皮肤温度和湿度、皮肤有无蜘蛛痣、黑褐斑或黄疸、肝脾大小，以及有无腹块、腹水等。临床半数以上的患者可做出病因的初步诊断，此后可根据检查条件及患者病情进行及时的辅助检查，如内镜、胃肠钡餐、选择性腹腔动脉造影、放射性核素检查等，进一步明确病因以便对因治疗，提高疗效。

2. 中医辨病与辨证要点

（1）辨病要点：患者以不同程度的黑粪，或合并有呕血为主证，可兼有头晕、乏力等症，病程较长或病势较急者，可出现面色苍白，或精神疲惫，甚者大汗淋漓，意识模糊，唇甲色淡，脉多细数。多有胃脘痛、黄疸、胁痛等病史。

（2）辨证要点：本证的基本病机为络伤血溢，辨证求因，当分虚实标本。以胃热炽盛，热伤血络及肝热犯胃，热迫血行为实，脾胃虚弱，气虚失摄为虚；但从病势分析，出血为标，止血当为首要治则，调理脏腑，补虚泻热可同时实施，并可作为后续辨证治疗之重点。

五、治疗

（一）西医治疗

1. 治疗原则

补充血容量纠正休克，采取止血措施，病因治疗。

2. 治疗措施

（1）一般措施：患者应卧床休息，保持呼吸道通畅，避免呕血时血液吸入引起窒息，必要时吸氧，活动性出血期间应禁食。

严密监测患者生命体征，如心率、血压、呼吸、尿量及神志变化，观察呕血与黑粪情况，定期复查血红蛋白浓度、红细胞计数、血细胞比容，必要时行中心静脉压测定，对老年患者根据病情进行心电监护等。

（2）补充血容量：保持静脉通路开放，必要时做静脉切开。大量出血者应立即静脉抽血检查血型及配血，准备输血。在配血过程中，可先输平衡液或葡萄糖氯化钠注射液。遇血源紧张，可用右旋糖酐或其他血浆代用品暂时代替输血。改善急性失血性周围循环衰竭的关键是输血。输血指征：①血红蛋白 < 70 g/L，红细胞计数 < 3×10^{12}/L；②收缩压 < 90 mmHg；③患者改变体位时出现晕厥。输液量视出血情况而定（右旋糖酐24小时不应超过1 000 mL）。输液速度开始宜快，以后最好根据中心静脉压测定结果调整。输血量原则上接近出血量，肝硬化患者应输新鲜血。

（3）止血措施：由于出血机制及处理原则与方法的差异，临床将急性上消化道出血分两大类处理。

1）非食管胃底静脉曲张出血类的治疗

①抑酸药物的应用：当胃内pH提高至5时，胃内胃蛋白酶原的激活明显减少，活性降低，而pH升高至7时，则胃内的消化酶活性基本消失，对出血部位的凝血块的消化作用消失，从而协助止血。

H_2受体拮抗剂：能强烈抑制胃酸分泌。第一代代表性药物为西咪替丁，第二代、第三代分别为雷尼替丁和法莫替丁。法莫替丁作用强度比西咪替丁大30～100倍，比雷尼替丁大4～10倍，作用持久，毒性作用小，可视为首选药物。用法：西咪替丁600 mg加入5%葡萄糖注射液500 mL，持续静脉滴注4～8小时，每日2次；雷尼替丁50 mg缓慢静脉注射，每6～12小时1次，或用150～300 mg加入液体中持续静脉滴注；法莫替丁20 mg溶入生理盐水或葡萄糖注射液20 mL，缓慢静脉注射，每日2次。

质子泵抑制剂：奥美拉唑是一种质子泵抑制剂，它能特异性作用于胃壁细胞质子泵 H^+、K^+-ATP酶所在的部位，抑制壁细胞泌酸的最后步骤，对各种刺激因素引起的胃酸分泌均有很强的抑制作用。具体用法是将其40 mg加入20 mL生理盐水或葡萄糖注射液中静脉注射，每日1次。对肝功能不全者慎用。常用同类药物包括泮托拉唑、雷贝拉唑、兰索拉唑等。

②止血药的应用

去甲状腺腺素：该药可使胃肠黏膜出血区域小动脉强烈收缩，减少局部血流量并能减少胃酸分泌而达到止血效果。由于其进入组织后经甲基化和去氨氧化等途径灭活，故大剂量胃内应用一般不会产生全身反应。方法是去甲肾上腺素 8 mg（酒石酸去甲肾上腺素 2 mg 相当于去甲肾上腺素 1 mg）加入冷生理盐水 100 ~ 200 mL，用胃管灌注或口服，一般每隔 30 分钟灌注 1 次，经 3 ~ 4 次仍无效则停用，如有效，可再改为每小时 1 次，共 4 ~ 6 次该药性质不稳，曝光易失效，应临时配制。

凝血酶：本药是一种局部速效外用止血药，其作为凝血因子Ⅱ能活化凝血因子Ⅷ，增强凝血因子Ⅻ和因子Ⅴ的活性，促进血小板发生不可逆的聚集和血小板释放反应，促进上皮细胞生长。本药无明显不良反应，但对其过敏者应立即停药，使用时避免加温，如遇酸碱或重金属盐其活力下降而失效，用法为 8 000 ~ 20 000 U 溶入 50 ~ 100 mL 生理盐水口服或胃管内注入，每 2 ~ 6 小时 1 次，禁止注射给药。

巴曲酶：含凝血激酶和凝血酶样物质，直接作用于内外源性凝血系统，形成凝血活酶，促进凝血酶形成而达到凝血的作用，首次静脉注射和肌内注射各 1 kU 的立止血，继而每日肌内注射 1 kU，可达到止血作用，静脉用药后 5 ~ 10 分钟止血，效力可达 24 小时。

孟氏液：是一种碱式硫酸铁溶液，具有强烈的表面收敛作用，遇血液后发生凝固，在出血的创面形成一层棕黑色的牢固黏附在表面的收敛膜；常用 5% ~ 10%，孟氏液 10 ~ 30 mL，口服后用 4% 碳酸氢钠溶液漱口至咽部后吐出。或用 5% ~ 20% 孟氏液 20 ~ 100 mL 胃管内灌注，一次收效不显，于 4 ~ 6 小时后再重复使用。本药可使胃肠道平滑肌强烈收缩，用量过大可致腹痛、呕吐。

其他止血药物：可选用维生素 K、酚磺乙胺、卡巴克洛（安络血）、氨甲苯酸（止血芳酸）及中药等。

③内镜下止血法：可将孟氏液、去甲肾上腺素、凝血酶或无水乙醇等，在内镜直视下直接喷洒在出血部位而达到止血的作用。当内镜下发现喷射性出血或血管显露时，也可局部注射高渗钠 – 肾上腺素溶液。因肾上腺素有强烈的血管收缩作用，高渗钠可延长肾上腺素局部作用时间，并使黏膜下组织肿胀而血流缓慢，有利于止血。还可以用硬化剂 1% 乙氧硬化醇，或 5% 鱼肝油酸钠在出血灶周围分数点注射。其止血机制为使局部组织水肿，出血灶周围压力增高，压迫血管，使血管内血栓形成。其主要不良反应是溃疡形成，或血凝块脱落而继发出血。内镜下还有几种止血方法，简单介绍如下。

高频电凝止血法：适用于胃溃疡、食管溃疡出血及小灶性糜烂性出血和小血管畸形出血。不适用于食管静脉破裂出血。止血机制为应用高频电流的热效应，使局部组织蛋白变性达到止血，迅速止血有效率达 87% ~ 96%。方法是用凝固电流在出血灶周围电凝，使黏膜下层及肌层的血管凝缩，最后电凝出血血管。并发症有出血、溃疡、穿孔等。

激光照射止血法：激光照射出血组织，使组织蛋白凝固、小血管收缩闭塞、血栓形成而出血停止。止血有效率在 80% ~ 90%，可供止血的激光有氩激光及石榴石激光两种，其并发症有胃肠穿孔、出血及胃肠胀气。

微波止血法：该法是集中微波能量于一小的区域，使组织蛋白凝固而达到止血的目的。其较激光、高频电凝止血安全。

热探头凝固法：是利用热探头的高温（140 ~ 150 ℃）接触出血灶，使其组织蛋白凝固而止血。该方法疗效确切、安全、方法简单。

放置止血夹法：主要适用于小动脉出血。发现病灶后在内镜下经器械管道用持夹器将止血夹送入，夹住动脉血管。伤口愈合后此金属夹子自行脱落，随粪便排出体外。

④介入治疗：经选择性血管造影导管，向动脉内灌注血管收缩药（如垂体后叶素、去甲肾上腺素）或栓塞剂（如自身凝块、吸收性明胶海绵等），使出血的血管被栓塞而止血。该法不如内镜简便，并有动脉造影及灌注药物本身引起的并发症和不良反应，如出血、感染及心律失常等。因此，该法仅适用于内镜无法达到的部位或内镜止血失败的病例。胃、十二指肠出血患者，经保守治疗或血管灌注血管收缩药无效，而又难以耐受外科手术者，可采用动脉内注入栓塞剂，使出血的血管堵塞而止血。对大出血病例，条件具备者，应充分发挥介入治疗栓塞止血的快捷优势。

⑤手术治疗：当上消化道出血持续 48 小时仍未停止；24 小时内输血 1 500 mL 仍不能纠正血容量、血压不稳定；保守治疗期间发生再次出血者；内镜下发现有动脉活动性出血而镜下止血无效者；中老年

患者原有高血压、动脉硬化，出血不易控制者，无介入止血条件或不宜介入治疗者，均应尽早行外科手术。

2）食管胃底曲张静脉破裂出血的治疗：肝硬化门静脉高压症患者发生上消化道出血，并不全是由食管胃底静脉曲张破裂所致，而是多种因素共同作用的结果，如门静脉高压性胃病、并存的消化性溃疡、慢性胃炎，以及凝血机制异常的参与等，故其治疗仍应以止血、抑酸等上述措施为基础，同时还应重视以下止血治疗措施。

①降低门静脉高压

血管加压素：常用垂体后叶素，初始用 10～20 U 加入 10% 葡萄糖注射液 200 mL 静脉滴注，速度为 0.2～0.3 U/min，需要时可 2～4 小时后重复用药。24 小时后若未有继续出血倾向者可减半量，继续观察 24 小时后停用。如继续出血可重新应用开始剂量。不良反应有腹痛、腹泻、面色苍白、胸前区不适等，可用硝酸甘油类治疗，垂体后叶素对冠心病、高血压、孕妇、肾功能不全者禁用。现尚可选用甘氨酰升压素，该药是一种新型血管加压素，在体内，其末端氨基酸裂解，使其缓慢释放活性物质而发挥作用，选择性作用于门静脉，一次用药可使平滑肌收缩时间持续 10 小时以上。首次用 2 mg 静脉注射，以后每隔 4 小时 1 次，每次 1 mg。

生长抑素及其衍生物：能选择性减少内脏和肝脏循环血流量而降低门静脉压力，无全身性血压变化，还抑制胃酸分泌和胃肠运动，增多胃黏液分泌而适用于各种原因的上消化道出血。如施他宁的首次剂量为 250 μg 静脉注射，继后以 250～500 μg/h 连续静脉滴注维持，持续 24～72 小时。奥曲肽为八肽生长抑素，首次剂量为 100～200 μg 静脉滴注，以后 25 μg/h，静脉滴注。

血管扩张剂：不主张在大量出血时使用，与血管收缩剂合用或止血后预防再出血时用较好。常用硝苯地平与硝酸盐类如硝酸甘油等，有降低门静脉压力的作用。

②三腔二囊管压迫止血：经上述紧急处理仍出血不止而又不能立即进行手术治疗者，应立即行此止血术，其止血有效率为 40%～90%。

③内镜治疗

硬化栓塞疗法（EVS）：在齿状线上 2～3 cm 穿刺出血征象和出血点最明显的曲张静脉血管，注入适量硬化剂，每次可同时注射 1～3 条血管，但应在不同平面注射，也可同时在静脉旁注射以达到直接压迫作用，1～2 周后可重复治疗。多数病例 3～5 次后可使曲张静脉硬化。

食管静脉曲张套扎术（EVL）：在内镜直视下把曲张静脉用负压吸引入附加在内镜前端特制的内套管中，然后通过牵拉引线，使内套管沿外套管回缩，把原放置在内套管上的特制橡皮圈套入已被吸入内套管内的静脉上，阻断其血流，起到与硬化剂栓塞相同的效果。每次可套扎 5～10 个部位，与 EVS 相比，止血率均可达 90% 左右。

④经皮经颈静脉肝穿刺肝内门体分流术（TIPS）：在 X 线监视下，通过颈静脉插管到达肝静脉，用特制穿刺针穿过肝实质，进入门静脉，放置导线后反复扩张，置入金属支架，建立人工瘘管，实施门体分流，降低门静脉压力从而控制出血。此术式对技术设备及费用要求较高。

⑤手术治疗：经非手术治疗仍不能控制出血者，应做紧急静脉曲张结扎术或门奇静脉断流术，如能同时做门体静脉分流术或断流术可能减少复发率。但此时多因大出血致有效循环血量骤降，肝供血量减少，导致肝功能进一步恶化，患者对手术耐受性低，而将分流及断流术择期进行。

（二）中医治疗

中医辨证治疗首先考虑标本缓急，其次应注意不同证型区别论治。出血发生，首当止血，应急处理，辅以对因治疗，血止后继续治疗，以分型辨治为主，兼以活血止血。

1. 应急治疗

（1）中成药口服。对少量呕血，或仅表现为便血者，给予云南白药 0.6～1.2 g，每日 2～3 次，口服；或紫地合剂 50 mL，每日 3 次；或紫地宁血散 1 支，每日 2～3 次，冲服。

（2）对插胃管患者，可用冷冻紫地合剂，经胃管注入冰冻紫地合剂，每次 250～300 mL，3 min 后抽出，反复 2～3 次，抽尽胃内容物后再注入 200 mL 保留胃内，定时抽洗，观察疗效。此法可与西药去甲肾上腺素胃内保留选择性使用。

（3）对气随血脱，神困疲乏，或有厥脱迹象者，应予人参10 g，水煎冷服或灌胃。

（4）病情危重表现为气血衰脱之时，可先用中药针剂参附注射液20 mL静脉注射，并继用参附注射液60 mL加入生理盐水500 mL中静脉滴注。

2. 辨证论治

本病多为胃中积热、脉络瘀阻、肝郁化火、邪逆乘胃、阳络受伤等所致的实证，也有久病反复、脾胃受伤、气虚不摄之虚证。实热证者治应清热泻火，凉血止血；虚寒证者宜以益气摄血为主；气随血脱者，则急当益气固脱为先。

（1）胃热壅盛。

主要证候：脘腹胀痛，呕血紫黯或鲜红，大便色黑如漆，口干口臭，喜冷饮。舌红苔黄而干，脉弦滑数。

治法：清胃泻火，化瘀止血。

方药：泻心汤合十灰散。

方中泻心汤中生大黄清胃热，凉血止血，并能化瘀血，通瘀热下行；黄芩、黄连清胃热，解毒燥湿。十灰散中，大小蓟、侧柏叶、茅根、大黄清热凉血止血，棕榈皮收敛止血，牡丹皮、栀子、荷叶、茜草根清热凉血。

血热明显者可加紫珠草、茜草根、生地黄炭凉血止血，恶心呕吐者，加法半夏、竹茹、代赭石；兼津伤口干舌红者，加麦冬、石斛、天花粉。

（2）肝火犯胃。

主要证候：呕血色鲜红或紫暗，大便色黑如漆，口苦目赤，心烦易怒，或有黄疸胁痛。舌红苔黄，脉弦数。

治法：泻肝清胃，凉血止血。

方药：龙胆泻肝汤。

方中龙胆草泻肝清热，栀子、黄芩清肝胃之热而燥湿，木通、车前子、泽泻渗湿助清肝经之湿热，生地黄、当归、柴胡清热养血疏肝，甘草调和诸药，使泻中有补，清中有养。

血热明显者，加生大黄、赤芍、生地黄炭凉血止血；烦热口苦者，加绵茵陈、金钱草、郁金清热利胆以疏肝；出血反复者，加白茅根、藕节、茜草根加强凉血止血之功。

（3）脾失统摄。

主要证候：呕血缠绵不止，血色暗淡，大便漆黑稀溏，面色苍白，唇甲淡白，神疲乏力，头晕纳呆。舌淡苔薄白，脉细弱。

治法：健脾益气，温中止血。

方药：归脾汤。

方中黄芪、党参益气摄血，当归、龙眼肉、大枣补血养血，白术、木香、甘草、生姜健脾理气和胃调中，茯神、远志、枣仁养心安神。

出血反复者，加仙鹤草、白及、海螵蛸固涩止血；若气损及阳，加艾叶、炮姜炭温经止血。

（4）气血衰脱。

主要证候：吐血盈碗倾盆，便血量多溏黑，甚则紫红，面色唇甲苍白，心悸眩晕，烦躁口干，冷汗淋漓，四肢厥冷，尿少，神恍或昏迷。舌淡，脉细数无力或微细欲绝。

治法：益气摄血，回阳固脱。

方药：独参汤或参附汤。方中人参益气摄血而固脱，如用参附汤，更加附子以回阳固脱。

脉微欲绝，大汗不止者可加龙骨、牡蛎；阴竭者加麦冬、五味子以敛阴固脱。

六、临床思路

1. 上消化道出血是指屈氏韧带以上的食管、胃、十二指肠、空肠上段及胰管和胆管的出血，其病因很多，最常见病因有消化性溃疡、急性胃黏膜病变、食管胃底静脉曲张破裂出血、肿瘤、贲门黏膜撕裂症等，近年来临床从治疗角度上，将上消化道出血分为非静脉曲张性上消化道出血和食管胃底静脉曲张破裂性出血两类。

2. 急性上消化道出血之发生，常迫使临床医生在紧急情况下判断出病因、病变部位，从而不失时机地给予相应治疗措施。急诊内镜为上消化道出血的首选诊断方法，对于内镜不能确诊或处理的活动性出血患者，进行选择性动脉造影检查及介入栓塞止血，必要时可行核素扫描，但多数条件下受设备与时间的限制。若经内科积极治疗病情仍未能稳定者，应及时行手术探查。

3. 上消化道出血的抢救，首先应及时补充血容量，抢救休克。同时尽快明确出血部位与病因，根据其出血类型给予药物止血、局部压迫止血或内镜下止血等方法治疗。对于曲张静脉破裂性出血，紧急止血后，还应进一步进行内镜下曲张静脉的消除治疗，以预防短期内再出血。

4. 一般急性出血吐血时，不适于饮服汤药；当只有黑粪或虽大出血（吐血）但已初步被控制的患者，针对其病机，给予辨证施治汤药治疗。即轻度出血时，可在辨证基础上用中医中药治疗，调饮食，忌辛辣厚味，控制病情。若病情发展至中重度出血，血去气伤，甚则气血衰亡，出现厥证、脱证之危候，则应结合西医治疗，以进一步提高抢救成功率。

七、预后与转归

本病预后与下列因素有密切关系：出血病因及其病变程度、出血量与出血的速度、年龄、是否伴有心肺、肾功能不全或糖尿病。在病情发作期的最大风险为出血性休克。急性大量出血死亡率占 10%，60 岁以上患者出血死亡率高于中青年人，占 30% ~ 50%。临床资料显示，有 80% ~ 85% 的急性上消化道大量出血患者除支持疗法外，无须特殊治疗出血可在短期内自然停止。仅有 15% ~ 20% 的患者持续出血或反复出血，此类患者出现死亡是出血并发症所导致。

八、预防与调护

1. 在出血量较多时，应绝对卧床，并短期禁食。缓慢出血或出血量少者，可给流质饮食。禁食后一般情况好，且出现饥饿感，可作为大出血停止的信号，此时应在严密观察下从流食质逐渐增加饮食。

2. 明确出血病因后，积极治疗原发病。

3. 饮食宜清淡，忌过食辛辣肥甘，饮茶宜淡，不宜过久空腹，必要时可少食多餐。

4. 调节情志，喜怒有节，避免劳累，进行适量的体育锻炼。

5. 配合药物治疗，可食用莲藕、淮山药等，煲粥或炖服均可。

6. 有消化道或相关不适症状，及时到医院复诊，做相应检查。

（何锦雄）

第八节　脂肪性肝病

脂肪肝又称脂肪性肝病（fatty liver disease），是指脂肪（主要是甘油三酯）在肝脏过度沉积的临床病理综合征。肝内脂肪占肝脏湿重的 10% 以上，即为脂肪肝。随着生活水平的改善和生活方式的改变，脂肪性肝病的发病率不断升高，据报道其发病率可高达 10% 左右，而且发病年龄日趋提前。目前我国脂肪性肝病已经成为危害人类健康的仅次于病毒性肝炎的第二大肝病。根据病理特点和病情发展的不同阶段，脂肪肝可分为单纯性脂肪肝、脂肪性肝炎和脂肪性肝硬化。根据病因及临床特点，脂肪肝可分为非酒精性脂肪肝、酒精性脂肪肝及其他特定疾病和原因引起的脂肪肝（如病毒性肝炎、药物性肝病、全胃肠外营养、肝豆状核变性、Wilson 病、糖原贮积病、自身免疫性肝病等可导致脂肪性肝病的特定疾病）。后者不属于本章节讨论的范围。

根据脂肪肝的临床表现，可归属于中医学的"胁痛""积证""黄疸"等的范畴。

一、病因和发病机制

（一）中医

中医学认为，脂肪肝的主要病因是过食肥甘厚味，或过度饮酒，或感受湿热疫毒，或情志失调，或久病体虚引起肝失疏泄，脾失健运，肾精亏损，湿邪，痰浊、瘀血等病理因素瘀积于肝所致，最终湿、痰、瘀互结，痹阻于肝脏脉络形成脂肪肝。本病病位在肝，与脾、肾等脏腑紧密相连。其病理属性多数为实证、本虚标实，也有虚实夹杂、虚证。

1. 饮食不节

喜食油腻肥甘或酒食之品，胃纳过甚，损伤肝、脾，使脾失健运，运化无力，湿浊内生，肝失疏泄，气机被郁，久则气滞血瘀，痰湿、瘀血互结于肝而发为脂肪肝。或肝脾素虚，疏泄运化无力而至痰瘀互结于肝。

2. 气郁湿阻

情致所伤，肝气郁结，气机不畅，久则运血无力而成瘀；另外，肝气郁结、肝木横逆脾土，脾气不升，运化无力，则痰湿内生；或感受湿热之邪，阻于肝络，肝气被郁，则气郁湿阻与瘀血互结于肝而发为本病。

3. 瘀血内阻

各种病因导致肝失疏泄，气滞不畅，气滞血瘀，肝脉闭阻；或素体脏腑亏虚、气血运行无力，久则瘀血内停，阻于肝经均可发为本病。

4. 脏腑虚衰

素体脾肾亏虚，脾虚水湿运化无力，聚湿成痰，肾虚气化失司，水湿蓄积，湿邪阻滞，经络不通则气机不畅，瘀血内停，诸物均可内停或互结于肝而发病；气滞、痰湿、瘀血日久，也可损伤脾肾，而加重原有疾病。

本病病位在肝，与脾、肾等脏腑有关，以脾肾虚衰为本，以气滞、痰湿、瘀血为标。临床多呈本虚标实、虚实兼夹之证。

（二）西医

1. 非酒精性脂肪肝（NAFLD）的病因和发病机制

NAFLD 目前认为是代谢综合征的一种表现。代谢综合征是指伴有胰岛素抵抗的一组疾病（肥胖、高血糖、高血脂、高血压、高胰岛素血症等）的聚集。NAFLD 的易感因素（原发性因素）包括中心性肥胖、2 型糖尿病及脂质代谢紊乱等。营养不良、胃肠道术后、全胃肠外营养、减肥造成体重急剧下降、药物、工业毒物以及环境因素也可导致本病，又被称为继发性因素。除非特指，一般所述的非酒精性脂肪肝常指原发因素所致。

NAFLD 的发病，目前用"两次打击"学说来解释：第一次打击主要是胰岛素抵抗，引起良性的肝细胞内脂质沉积；第二次打击主要是氧应激和脂质过氧化，是疾病进展的关键。肝脏是机体脂质代谢的中心器官，肝内脂肪主要来源于食物和外周脂肪组织。肝脏脂质代谢的合成、降解和分泌失衡，导致肝细胞内脂质特别是甘油三酯沉积是形成 NAFLD 的一个先决条件。各种不同病因引起氧自由基或活性氧形成增多以及脂肪酸氧化障碍，导致肝细胞脂肪沉积。持久大量的活性氧产生引起脂质过氧化反应，形成脂质过氧化产物，激活身体免疫系统，释放大量细胞因子，如 TNF-α、IL-6 等，导致脂肪性肝病发生炎症、坏死和纤维化。

另外，NAFLD 的发病也与脂肪酶基因、PPAR-α 等的基因多态性有关。

2. 酒精性脂肪肝的发病机制

酒精性肝病由长期大量饮酒引起，其主要危险因素包括饮酒量及时间、遗传易感因素、性别、其他肝病（如乙型或丙型肝炎病毒感染）等。以上因素可增加酒精性肝病发生的危险性，并可使酒精性肝损害加重。

饮酒后乙醇主要在小肠吸收，其中 90% 以上在肝内代谢。乙醇对肝损害的机制尚未完全阐明，可能涉及机制为：①乙醇的中间代谢物乙醛能与蛋白质结合形成乙醛–蛋白加合物，不但对肝细胞有直接损伤作用，而且可以作为新抗原诱导细胞及体液免疫反应，导致肝细胞受免疫反应的攻击；②乙醇代谢的耗氧过程以及代谢途径产生的活性氧不仅使组织缺氧，并且对肝组织造成直接损伤；③酒精浓度过高，肝内血管收缩，血流减少，血流动力学紊乱，氧供减少，并且乙醇代谢氧耗增加，进一步加重低氧血症，导致肝功能恶化。

3. 病理

（1）单纯性脂肪肝：肝小叶内 > 30% 的肝细胞发生脂肪变，肝细胞无炎症、坏死。NAFLD 以大泡性脂肪变性为主；乙醇性以大泡性或大泡性为主伴小泡性混合性肝细胞脂肪变性为主，受损细胞主要分布在小叶中央区，进一步发展呈弥漫分布。

（2）脂肪性肝炎：主要以肝细胞的变性、坏死并伴有纤维增生为主，轻者出现点灶病变，局灶性纤维化，重者出现融合和（或）桥接坏死，桥接纤维化。NAFLD 以腺泡 3 带、门管区及门管周围区为主。乙醇性肝炎病变以小叶中央区为主，伴有中性粒细胞浸润、小叶中央区肝细胞内出现乙醇性透明小体（Mallor 小体），中央静脉周围硬化性玻璃样坏死，局灶性或广泛的门管区星芒状纤维化。

（3）脂肪性肝硬化：肝小叶结构完全毁损，代之以假小叶形成和广泛纤维化，大体为小结节性肝硬化。根据纤维间隔有否界面性肝炎，分为活动性和静止性。脂肪性肝硬化发生后肝细胞内脂肪变性可减轻甚至完全消退。

二、临床表现

（一）症状和体征

1. 症状

该病起病隐匿，发病缓慢，常无症状，大多数脂肪肝由集体、个人常规体检时被发现。少数患者可有乏力、右上腹轻度不适、肝区隐痛或上腹胀满等非特异性症状。严重脂肪性肝炎可出现黄疸、食欲不振、厌食、恶心、呕吐等症状。部分酒精性肝炎会伴有发热（一般为低热），严重者可并发急性肝功能衰竭。发展至肝硬化失代偿期则其临床表现与其他原因所致肝硬化相似。

2. 体征

（1）肝脾大：中重度患者由于脂肪堆积过多，肝脏可肿大，少数病例伴随有脾大。由于脂肪肝多伴肥胖，腹壁脂肪较厚，触诊多不满意，较难发现早期肝脾大体征，须借助 B 超检查而确诊。

（2）黄疸：少数脂肪肝患者有黄疸的表现，多系阻塞性黄疸，主要由于脂肪对小胆管的阻塞所致，可随肝中脂肪的减少而消退。也有部分由于肝细胞损害导致的肝细胞性黄疸。

（3）肝硬化门静脉高压的体征：类似于其他原因引起的肝硬化，体征常有肝掌、蜘蛛痣、腹水等。

（二）常见并发症

1. 高脂血症

是脂肪肝最为主要的并发症，也是直接的致病原因。主要表现为高甘油三酯血症，伴或不伴有高胆固醇、低密度脂蛋白血症等。临床主要出现头晕、头闷胀不适、胸闷不适等症状。

2. 高黏血症和高尿酸血症

主要由于肝脏对物质的代谢功能下降所致，导致血中纤维蛋白原成分升高，球蛋白等增多而出现血黏增高；对嘌呤代谢异常则出现高尿酸血症。临床主要变现为肢体麻木、头晕胸闷、四肢关节疼痛等。

3. 代谢综合征

如高血糖、高胰岛素血症、冠心病等。

（三）实验室检查和其他检查

1. 血清学检查

血清转氨酶和 γ–谷氨酰转肽酶（GGT）水平正常或轻、中度升高。NAFLD 通常小于 5 倍正常值上限，并且以丙氨酸转氨酶（ALT）升高为主。酒精性脂肪性肝炎具有特征性的酶学改变，即天冬氨酸转氨酶（AST）升高比 ALT 升高明显，AST/ALT 常大于 2，但 AST 和 ALT 值很少大于 500 U/L。

2．影像学检查

B 型超声检查是诊断脂肪性肝病重要而实用的手段，具有经济、迅速、准确、无创伤等特点，其诊断脂肪性肝病的准确率高达 70% ~ 80%。主要表现为肝实质近场呈点状高回声，且肝回声强度大于脾肾回声；肝远场回声衰减；肝内血管显示不清或纤细。一些局灶性脂肪肝易误诊为肝脏肿瘤。

CT 平扫肝脏密度普遍降低，肝 / 脾 CT 平扫密度比值 ≤ 1 可明确脂肪性肝病的诊断，根据肝 / 脾 CT 密度比值可判断脂肪性肝病的程度。CT 比值 > 0.7，≤ 1 为轻度脂肪肝，> 0.5，≤ 0.7 为中度脂肪肝，≤ 0.5 为重度脂肪肝。发展至肝硬化时，脂肪沉积通常较少或无，影像学表现为不均匀性肝实质回声增强或密度增高，或局灶性密度减低，甚或出现表面不光滑、结节等。

3．病理学检查

肝穿刺活组织检查仍然是确诊 NAFLD 的主要方法，对鉴别局灶性脂肪性肝病与肝肿瘤、某些少见疾病如血色病、胆固醇酯贮积病和糖原贮积病等有重要意义，也是判断预后最敏感和特异的方法。主要表现见本章 "病理" 部分。

三、诊断和鉴别诊断

（一）诊断

1．NAFLD

对疑有 NAFLD 的患者，结合临床表现、实验室检查、影像学检查，排除过量饮酒以及病毒性肝炎、药物性肝病、全胃肠外营养、肝豆状核变性、Wilson 病、糖原贮积病、自身免疫性肝病等可导致脂肪性肝病的特定疾病，即可诊断。

临床诊断标志：明确 NAFLD 的诊断需要符合以下 3 项条件：①无饮酒史或饮酒折合乙醇量男性每周 < 140 g，女性每周 < 70 g。②除外病毒性肝炎、药物性肝病、全胃肠外营养、肝豆状核变性等可导致脂肪性肝病的特定疾病。③肝活检组织学改变符合脂肪性肝病的病理学诊断标准。鉴于肝组织学诊断难以获得，NAFLD 的临床定义为：①肝脏影像学表现符合弥漫性脂肪肝的诊断标准且无其他原因可供解释；②有体重超重和（或）内脏性肥胖、空腹血糖增高、血脂代谢紊乱、高血压等代谢综合征相关组分的患者出现不明原因的血清 ALT 和（或）AST、GGT 持续增高半年以上。减肥和改善胰岛素抵抗后，异常酶谱和影像学脂肪肝改善甚至恢复正常者可明确 NAFLD 的诊断。

2．酒精性脂肪性肝病

饮酒史是诊断酒精性肝病的必备依据，应详细询问患者饮酒的种类、每日摄入量、持续饮酒时间和饮酒方式等。临床诊断标准为符合以下第 1、2、3 项和第 5 项或第 1、2、4 项和第 5 项可诊断酒精性肝病。①有长期饮酒史，一般超过 5 年，折合酒精量男性 ≥ 40 g/d，女性 ≥ 20 g/d；或 2 周内有大量饮酒史，折合乙醇量 > 80 g/d。[乙醇量换算公式为：乙醇量（g）= 饮酒量（mL）× 乙醇含量（%）× 0.8] 单纯饮酒不进食或同时饮用多种不同的酒容易发生酒精性肝病。但应注意性别，遗传易感等因素的影响。②临床症状为非特异性，可无症状，或有右上腹胀痛、食欲减退、乏力、体重减轻、黄疸等；随病情加重可以有神经精神症状和蜘蛛痣、肝掌等。③血清 AST、ALT、GGT、平均红细胞容积（MCV）、凝血酶原时间（PT）等指标升高。其中 AST/ALT > 2、GGT 升高、MCV 升高为酒精性肝病的特点。④肝脏 B 超或 CT 有典型表现。⑤排除嗜肝病毒现症感染以及药物、中毒性肝损伤和自身免疫性肝病等。

（二）鉴别诊断

本病应与病毒性肝炎、药物性肝损害、自身免疫性肝病等其他肝病及其他原因引起的脂肪肝进行鉴别。可进行病毒学、自身免疫项目等检测鉴别。临床工作中，此类疾病继发脂肪肝与合并原发性脂肪肝较难鉴别，可根据脂肪肝发病病史以及治疗后脂肪肝改善情况进行鉴别，必要时可行肝脏穿刺组织活检。同时也应与妊娠急性脂肪肝、脑病脂肪肝综合征（Reye 综合征）等重症脂肪肝相鉴别。妊娠急性脂肪肝也以肝脏急性脂肪性变为特点，发生于妊娠末 3 个月，急性起病，临床类似急性肝功能损害或肝功能衰竭的表现，表现为突发的恶心、呕吐等消化道症状，并伴有黄疸，出血症状较明显，部分患者出现意识障碍、肾衰竭等威胁生命的表现。脑病脂肪肝综合征主要发生于小儿和青少年，发病前常有某种病毒感染，感染症状改善 2 ～ 3 天后，出现频繁呕吐、剧烈头痛等神经系统改变，进而进展到谵妄、痉挛、昏迷，常伴发热、低血糖、肝功能异常等表现，病情凶险，病死率高。

四、治疗

脂肪肝是一种慢性肝脏疾病，且大多伴有明显的饮食行为异常。患者必须树立长期治疗的信心，纠正不良生活及饮食行为，进行适当的体育锻炼，这是本病治疗的基础，患者的配合与否是治疗本病成功与否的关键。

（一）一般治疗

1. 戒酒

戒酒是治疗酒精性肝病的关键。非酒精性脂肪肝也要求限制酒精摄入。如仅为酒精性脂肪肝，戒酒 4 ～ 6 周后脂肪肝可停止进展，最终可恢复正常。彻底戒酒可使轻 - 中度的酒精性肝炎临床症状、血清转氨酶升高乃至病理学改变逐渐减轻，而且酒精性肝炎、纤维化及肝硬化患者的存活率明显提高。但对临床上出现肝功能衰竭表现（凝血酶原时间明显延长、腹水、肝性脑病等）或病理学有明显炎症浸润或纤维化者，戒酒未必可阻断病程发展。

2. 营养支持

NAFLD 患者由于可能伴有血脂、血糖、尿酸等异常，并且促进病情发展，因此宜进食低脂、低糖、低嘌呤饮食。而酒精性肝病，乙醇取代了食物所提供的热量，故蛋白质和维生素摄入不足引起营养不良。所以酒精性肝病患者在戒酒的基础上应给予高热量、高蛋白、低脂饮食，并补充多种维生素（如维生素 B、维生素 C、维生素 K 及叶酸等）。

3. 减肥和运动

减肥和运动可改善胰岛素抵抗，是治疗 NAFLD 的最重要措施。实施热量及脂肪（特别是饱和脂肪酸）摄入限制，使体重逐步下降（每周减轻 1 kg 左右），但注意过快体重下降可能会加重肝损害，应在减肥过程中监测体重及肝功能。脂肪肝患者应多参加有氧运动，有氧运动时，短时间内肌肉供能主要由糖代谢完成，而较长时间之后则主要由脂肪代谢供给，所以运动锻炼要足量、要坚持。

（二）中医辨证治疗

1. 辨病辨证要点

（1）辨病证：脂肪肝因其病情轻重不同，其临床表现也不同，若以胁肋部不适、疼痛为主者，当辨为"胁痛"；若以胁下积块为主的，则辨证为"积证"；若有黄疸表现的，可辨为"黄疸"。

（2）辨纲目：本病多为本虚标实之证，主要辨其标本虚实。本虚多为脾气虚损，肾阳不足。标实多为痰湿、气滞、血瘀。若见头目眩晕、腰膝酸软等症，多为肾虚之象；若见头身沉重，脘腹胀满，胸闷欲呕，大便不爽等症，多为脾虚湿困之证；若两胁胀闷、口苦脉弦，多为肝气郁结之证，若胁肋疼痛或有包块，皮下瘀点，舌紫暗，有瘀点者，为血瘀之证。

2. 中医治疗

治疗原则：脂肪肝是体内肥脂过度积蓄与肝脏所致，属积聚之证，治疗常祛邪为主，以消脂去积，扶正为辅。

（1）痰湿困脾。

症候特点：形体肥胖，胸胁闷胀，肝区胀闷不适，眩晕头重，肢体沉重，乏力、腹胀，纳呆口黏，间或有恶心欲吐，舌淡苔滑腻，脉弦滑。

治法：健脾祛湿，化痰消积。

方药：参苓白术散合平胃散加减（陈皮、半夏、党参、白术、茯苓、甘草、白扁豆、陈皮、莲子、山药、砂仁、薏苡仁、厚朴、苍术、车前子等）。

加减：胁痛明显者，加延胡索、郁金理气活血止痛；脾虚较重者，加黄芪、升麻补益脾气；头重明显者，加藿香、佩兰。

（2）气滞血瘀。

症候特点：胁肋疼痛或有包块，心胸刺痛，以夜间为甚，面色黧黑，皮下瘀点，舌下静脉曲张，舌暗淡，边尖有瘀点或瘀斑，脉沉涩。

治法：活血化瘀，理气止痛。

方药：膈下逐瘀汤或大黄䗪虫丸加减（当归、川芎、赤芍、桃仁、红花、丹参、没药、五灵脂、延胡索、大黄、䗪虫等）。

加减：夹有痰湿内阻者，加苍术、泽泻化痰湿，散积结；若有化热征象者，加枳实、虎杖行气化湿；若伴有寒湿者，加炮姜、白术散寒化湿。

（3）气滞湿热。

症候特点：胁下胀痛，时而作痛，胸闷不适，口干口腻，小便黄，大便结或泻下不爽，舌淡红苔腻，脉弦有力。

治法：疏肝清热，化湿消积。

方药：龙胆泻肝汤合大柴胡汤加减（龙胆草、枳实、黄芩、柴胡、生地黄、车前子、泽泻、通草、甘草、大黄、陈皮、半夏、白芍等）。

加减：若热邪较甚者，加黄连、滑石、知母清热化湿；若积聚较甚者，加三棱、莪术行气活血；若湿邪较重者，可加用茵陈、虎杖。

（4）脾肾阳虚。

症候特点：肥胖乏力，肝区满闷，腰酸腿软，畏寒怕冷，小便清长，舌淡苔白，脉沉细无力。

治法：温补脾肾，散寒消积。

方药：东垣肥气丸加减（人参、附子、肉桂、丁香、厚朴、茯苓、泽泻、菖蒲、独活、延胡索、全蝎等）。

加减：便秘不固者，加枳实、白术、干姜行气导滞泄浊；若肝肾阴阳两虚，可加熟地黄、女贞子、墨旱莲养阴和血；若伴有血虚者，可加当归、川芎等。

3. 中成药治疗

大黄䗪虫丸：适用于伴有高黏血症的脂肪肝，每次4粒，每日2次，口服。

丹香清脂颗粒：适用于伴有血脂升高的脂肪肝，每次1袋，每日3次，水冲服。

4. 古今效验方治疗

（1）桑明合剂（杨震，国家名老中医）。

组方：决明子、丹参、海藻、松子仁、地龙、山楂、怀牛膝、夏枯草、桑叶、菊花。

服法：水煎服。

功效：化痰祛湿，活血化瘀。

（2）脂一方。

组方：黄芩、浙贝母、泽泻、巴戟天、桑寄生、白术、丹参、青葙子、草决明。

服法：水煎服。

功效：行气活血、健脾祛痰、消导。

5. 中医药其他方法

（1）穴位埋线。

选穴：膈俞、肝俞、气海、中脘、足三里、阳陵泉、丰隆。

操作：常规消毒局部皮肤，可用6号注射针针头作套管，毫针剪去针尖作针芯，将4号羊肠线0.5～1 cm放入针头内埋入穴位，每周埋线1次，埋线四次为1个疗程，每疗程间隔7天。

（2）针灸疗法。

选穴：肝俞、足三里、丰隆、太冲。

功效：疏肝、健脾、化痰。

操作：痰湿重者加脾俞、阴陵泉、公孙；气滞重者，加用期门、内关、阳陵泉；脾虚甚者，加用脾俞、胃俞、中脘、气海等。每日 1 次，10 天为 1 个疗程。

（3）肝病治疗仪：脂肪肝肝病治疗仪利用中医辨证施治的原理对患者进行脉冲电场刺激治疗，使门静脉、肝动脉产生有力的收缩和舒张，血流量增多，形成被动生物力泵，肝细胞得到较多供血供氧，改善肝脏的血液微循环，使腹部肌肉产生运动，消耗肝内脂肪，促进肝脏脂肪的转运，从而减少其肝内脂肪的堆积，同时将降脂、改善肝细胞功能等中药穴位局部透入，可增强肝病治疗仪的疗效。

（三）西医治疗

1. 降血脂药物

降脂药的使用应慎重，因降血脂药会驱使血脂更集中在肝脏进行代谢，常会导致肝细胞的进一步损害。降脂药只用于血脂升高明显者，用药过程中应密切监测肝功能情况。

2. 保肝药物

出现肝功能损害时，可以加用。目前临床用于治疗脂肪肝的药物，疗效不肯定。多烯磷脂酰胆碱可稳定肝窦内皮细胞膜和肝细胞膜，降低脂质过氧化，减轻肝细胞脂肪变性及其伴随的炎症和纤维化可试用；腺苷甲硫氨酸、还原型谷胱甘肽等，因不良反应少也可试用。己酮可可碱双盲随机安慰剂临床对照研究显示，其可显著改善肝内脂肪变性和炎症，可降低纤维化趋势。维生素 E 具抗氧化作用，可减轻氧化应激反应，但可能与胰岛素改善无关，有建议可常规用于脂肪性肝炎治疗。

3. 改善胰岛素抵抗的药物（可用于 NAFLD 的治疗）

二甲双胍、罗格列酮等，可以改善胰岛素的敏感性，有助于血糖控制，适用于伴随有血糖升高患者。但目前没有这些药物用于治疗脂肪肝的大样本的循证医学证据。

4. 到达肝硬化阶段的治疗

同其他类型的肝硬化。

五、常用中药的现代药理研究

泽泻：可抑制外源性甘油三酯、胆固醇的吸收，影响内源性胆固醇代谢及抑制甘油三酯肝内的合成。

丹参：煎剂对实验性动脉粥样硬化大鼠及家兔，具有降低肝内脂质，特别是甘油三酯的作用。其机制可能是丹参促进脂肪在肝中的氧化作用，降低了肝内脂质含量。

人参：动物及临床试验显示可促进肝和血清甘油三酯的降解。

何首乌：治疗实验性高脂动物，可使肝中的甘油三酯降低 52%。其所含均二苯烯成分，对用过氧化玉米油所致大鼠的脂肪肝和肝功能损害及肝中过氧化脂质含量的增高，均有明显拮抗作用；所含的多烯磷脂酰胆碱尚能阻止胆固醇在肝内的沉积。

绿茶：预防脂肪肝发生的机制可能是防止烯醇及中性脂肪在肝脏的沉积。

黄芪：能明显抑制羟甲基戊二酰辅酶 A（HMG-CoA）还原酶活性，而 HMG-CoA 还原酶的竞争抑制内源性 TC 合成，从而降低血浆 TC 水平。

枸杞子：能降低肝内脂质，可加速肝内脂质运转，抑制肝内脂质合成，从而改善肝内脂质代谢，并对肝、肾功能，血细胞无毒性。

柴胡：具有降脂作用，其有效成分柴胡皂苷可抑制贮脂细胞激活，从而抑制它的增殖，进而直接或间接抑制其合成细胞外基质的能力；并可有效稳定肝细胞膜系统，中和可溶性细胞因子对肝细胞增殖的抑制效应，防止肝细胞损伤。

六、展望

近年来，对于脂肪肝的病因、病机、诊断、治疗用药等方面都有了不断深入的认识，治疗也趋于多样化。但是机制仍然存在很多疑问，也无完全有效、作用肯定的药物供临床使用。

现代医学的药物治疗多采用改善胰岛素抵抗、保肝降酶、去脂药物，但是这些药物效果有限。降脂肪药物不能减少肝细胞的甘油三酯沉积，并且许多降脂药可导致肝细胞损伤；改善胰岛素抵抗的药物不能阻止炎症和纤维化的进展，同时，这些药物也有肝毒性；保肝降酶的药物可在一定程度上减缓炎症的进展，但是其对甘油三酯的减少也无明显作用。如果多种方法同时使用，可能由此加重肝脏负担而得不偿失。况且，目前关于药物治疗的循证医学依据不是很充足。出现这些复杂情况的原因，可能与信号通路及个体基因的差异表达和多态性有关。

随着分子生物学的发展，越来越多的研究集中在细胞信号通路及相关基因的异常表达和基因多态性方面的研究。已有的研究证明 JNKI 通路与 NAFLD 相关，已有的研究证明：阻断 JNK1 可减轻小鼠肝细胞的脂肪沉积。一些基因如过氧化酶体增殖物激活受体（PPAR12）基因、瘦素（leptin），脂联素（adiponetin）、线粒体超氧化物歧化酶（SOD2）、肿瘤坏死因子 α（TNF-α）的基因、转化生长因子（TGF）b 基因、基质金属蛋白酶（MMP）3 基因和 PPAR7 基因，或者其变异，或者其多态性，显示了脂肪肝脂肪变性、肥胖、胰岛素抵抗、脂肪酸氧化、氧化应激、纤维化等方面影响脂肪肝形成和进展的原因。并用基因调控表达的方式，在基因、蛋白水平进行调控，以期治疗脂肪肝。但是，目前的研究大多依然在动物和实验室进行，仍然处于探索阶段，不久的将来可能以此为靶点的药物可运用于临床。

NAFLD 与胰岛素抵抗有关，而酒精性脂肪性肝病由乙醇引起。两者在治疗上都要求采用病因治疗、营养治疗、运动及心理及行为修正治疗等方法为基础，这与中医药传统的病因、饮食和情志调节是一致的，也是明确可以纠正脂肪肝的治疗方案。因而，进行预防保健知识的宣传和教育显得尤为重要。

中医药的病因病机多集中在本虚标实，以痰、湿、瘀为标，以脾、肾虚为本，并且与肝的疏泄功能有关。无论是辨证分型论治，还是专法专方治疗，以及名医经验、中医多途径、多方法治疗等，在控制病因，去脂，降糖，促进肝内脂肪消退，减少肝细胞坏死、炎症和纤维化等方面，均取得了令人鼓舞的成果。但是，由于方药多而杂，不同的医院用方不一，其原因可能与中医药目前的研究缺乏多中心、大样本、符合 GCP 临床试验原则的临床研究有关；也与已有的研究也多集中在对血脂、肝功能及 B 超的结果的观察，缺少涉及与现代分子生物学、分子病理学有关的观测指标有关。这些原因在某种程度上影响了中医药对脂肪肝疗效的衡量与评价，难以得到进一步推广应用。对于针灸、穴位埋线等简便易行的方法也存在同样的问题。因此，开展中医药对脂肪肝病理进程调控作用的分子生物学机制研究，筛选有效的中医药治疗靶点，进一步明确中医药的作用机制，并在临床上开展大样本、多中心的研究，才能促进中医药治疗脂肪肝的推广应用。

（马拯华）

第九节　肝硬化

肝硬化（liver cirrhosis）是一种常见的由不同病因引起的肝脏慢性、进行性、弥漫性病变，是在肝细胞广泛变性和坏死基础上产生肝纤维组织弥漫性增生，并形成再生结节和假小叶，导致正常肝小叶结构和血管解剖的破坏。病变逐渐进展，晚期出现肝衰竭、门静脉高压和多种并发症。我国城市 50～60 岁年龄组男性肝硬化死亡率为 112/10 万。

一、病因病机

（一）中医

中医学认为，本病的发生与酒食不节、情志所伤、血吸虫感染、劳欲过度、积聚、黄疸等因素作用有密切关系。

1. 酒食不节

饮食不节，嗜酒过度，损伤脾胃，脾失健运，湿热内生，酒食浊气内蕴，清阳不升，浊阴不降，清浊相混，壅阻中焦，土壅木郁，气血郁滞，水湿停留，而致鼓胀。

2. 情志所伤

情志怫郁，肝气不舒，肝失疏泄，致肝气郁结，久则气滞血瘀；肝气犯脾，运化失常，水湿内停，与瘀血蕴结，气血水壅滞中焦，导致鼓胀。

3. 血吸虫感染

感染血吸虫后，未及时治疗，至晚期内伤肝脾，脉络瘀阻，气机不畅，升降失常，清浊相混，气血水停于腹中，形成鼓胀。

4. 黄疸积聚迁延日久

黄疸失治，日久湿热与气血凝滞，损肝伤脾，气滞血瘀，脉络瘀阻；积聚日久，气郁与痰瘀互结，气血痰湿蕴结而致鼓胀。

5. 感染疫毒

感染乙肝或丙肝疫毒，迁延日久，损伤肝脾，肝失疏泄而肝气郁结，脾失健运而痰浊内生，气与痰浊壅结而致积聚；气血水蕴结而致鼓胀。

积聚是以腹内结块，或胀或痛为主要临床表现的病证。情志抑郁、饮食内伤、疫毒稽留是其主要病因，但必须以正气亏损为主要条件，气滞、血瘀、痰凝是积聚的主要病机。鼓胀形成，肝、脾、肾功能失调是关键；肝气郁结、气滞血瘀是形成鼓胀的基本条件；其次是脾功能受损，运化失职，遂致水湿内停，肾脏气化功能障碍，不能蒸化水液而加重水湿停滞，亦是形成鼓胀的重要因素。

（二）西医

引起肝硬化的原因很多，在国内以乙型病毒性肝炎所致的肝硬化常见。在国外，特别是欧美国家则以酒精中毒引起多见，常见的病因有以下几种。

1. 病毒性肝炎

乙型、丙型、丁型病毒性肝炎可以发展为肝硬化。急性或亚急性肝炎如有大量肝细胞坏死和纤维化可直接演变为肝硬化，但更重要的演变方式是经过慢性肝炎阶段。病毒的持续存在是演变为肝硬化的主要条件。乙型和丙型肝炎重叠感染常可加速肝硬化的进程。

2. 慢性酒精中毒

在欧美国家，酒精性肝硬化占全部肝硬化的 50% ~ 90%。其发病机制主要是乙醇中间代谢产物乙醛对肝脏的直接损害。

3. 非酒精性脂肪性肝炎

是仅次于上述病因的最常见的肝硬化的病因。危险因素有肥胖、糖尿病、高脂血症等。

4. 长期胆汁淤积

包括原发性胆汁性肝硬化和继发性胆汁性肝硬化。后者由各种原因引起肝外胆道长期梗阻所致。高浓度胆酸和胆红素对肝细胞的毒性作用可导致肝细胞变性、坏死、纤维化，进而发展为肝硬化。

各种病因引起广泛的肝细胞坏死，导致正常肝小叶结构破坏。肝内星状细胞激活，细胞因子生成增加，胶原合成增加，降解减少，细胞外间质成分变化，肝窦毛细血管化，纤维组织弥漫性增生、纤维间隔血管交通吻合支产生以及再生结节压迫，使肝内血液循环进一步障碍，肝脏逐渐变形、变硬，功能进一步减退，形成肝硬化。

二、临床表现

（一）症状与体征

在我国本病患者以 20 ~ 50 岁男性多见，青壮年的发病多与病毒性肝炎有关。肝硬化的起病和病程多缓慢，起病时可无症状，病情逐渐发展，到后期出现两大类主要症状即肝衰竭和门静脉高压症。在临床上将肝硬化分为代偿期与失代偿期。

1. 代偿期肝硬化

症状较轻，缺乏特异性。以乏力、食欲减退出现较早，且较突出，可伴有腹胀不适、恶心、上腹隐痛、轻微腹泻等。上述症状呈间歇性。患者营养状态一般，肝轻度肿大，质地结实或偏硬，或有轻度压痛，脾脏轻至中度大。肝功能检查可正常，部分患者可有白球蛋白比例倒置；B超见肝脏表面不光滑或凹凸不平、门静脉增宽、脾大；血常规可有白细胞及血小板减少；胃镜可见食管静脉轻度曲张。

2. 失代偿期肝硬化

（1）一般症状：包括食欲减退、乏力和体重减轻。前者常伴有恶心呕吐，多由于胃肠淤血、胃肠道分泌与吸收功能紊乱所致。腹水形成、消化道出血和肝衰竭更加重此病。

（2）腹水：患者主诉腹胀，少量腹水常由超声或 CT 诊断，中等以上腹水在临床检查时可发现，后者常伴下肢水肿。5% ~ 10% 腹水者可出现肝性胸腔积液，常见于右侧。

（3）黄疸：巩膜皮肤黄染、尿色深、胆红素尿，常由于肝细胞排泄胆红素功能衰竭，是严重肝功能不全的表现。引起黄疸的其他原因还有：①溶血，以非结合胆红素升高为主；②肝肾综合征，胆红素在肾排出受阻，以结合胆红素升高为主；③细菌感染（自发性腹膜炎、尿路感染），导致胆汁淤积，结合胆红素升高为主。

（4）发热：常为持续性低热，体温为 38 ~ 38.5℃，除在酒精性肝硬化患者要考虑酒精性肝炎外，其余均应鉴别发热是由于肝硬化本身，还是由细菌感染引起的。

（5）贫血与出血倾向：患者可有不同程度的贫血，黏膜、指甲苍白，并有头昏、乏力等表现。凝血功能障碍可导致患者有出血倾向，常出现牙龈、鼻腔出血，皮肤、黏膜有出血、瘀点、瘀斑和新鲜出血点。

（6）女性化和性功能减退：常表现为男性乳房发育、蜘蛛痣、肝掌和体毛分布改变。

（7）腹部检查：除腹水外，尚可见腹壁静脉和胸壁静脉显露及怒张，血流以脐为中心向四周流向，脐心突起。脾一般为中度肿大，有时为巨脾。肝脏早期肿大，晚期缩小、坚硬，表面呈结节状，一般无压痛。

（二）并发症

1. 食管胃静脉破裂出血

急性出血死亡率平均 32%，是肝硬化较为常见和严重的并发症。患者出现呕血、黑粪，严重者休克。

2. 自发性细菌性腹膜炎

腹水患者中发生率为 10% ~ 30%。常表现为短期内腹水迅速增加，对利尿剂无反应，伴腹泻、腹胀、腹痛、发热，少数患者伴血压下降，肝功能恶化或门体分流性脑病加重。

3. 原发性肝癌

进行性肝大，质地坚硬如石，表面结节状。

4. 肝肾综合征

顽固性腹水基础上出现少尿、无尿以及恶心等氮质血症时临床表现。临床分 2 种类型：Ⅰ型进展性肾功能损伤，2 周内肌酐成倍上升；Ⅱ型肾功能缓慢进展性损害。

5. 肝性脑病

扑翼样震颤，谵妄进而昏迷，可有血氨升高。

6. 肝肺综合征

终末期肝病患者中发生率 13% ~ 47%。并出现杵状指、发绀、蜘蛛痣。

（三）实验室检查

1. 血常规检查

肝硬化代偿期血常规多在正常范围，可有血小板减少。失代偿期由于出血、营养不良、脾功能亢进可发生轻重不等的贫血。有感染时白细胞可升高，脾功能亢进者白细胞和血小板均减少；无感染时可见三系减少。

2. 尿液检查

尿常规一般在正常范围，乙型肝炎肝硬化合并乙肝相关性肾炎时尿蛋白呈阳性。胆汁淤积引起的黄疸时尿胆红素阳性，尿胆原阴性。肝细胞损伤引起的黄疸，尿胆原亦增加。腹水患者应测定 24 小时尿钠、尿钾。

3. 粪常规

消化道出血时肉眼可见黑粪和血便，门静脉高压性胃病引起的慢性出血，粪便隐血试验阳性。

4. 肝功能试验

（1）血清胆红素：失代偿期可出现结合胆红素和总胆红素升高，胆红素的持续升高是预后不良的重要指标。

（2）蛋白质代谢：肝脏是合成白蛋白的唯一场所，在没有蛋白丢失的情况时，人血白蛋白量常能反映肝脏的储备功能。在肝功能明显减退时，白蛋白合成减少。白蛋白低于 28 g/L 为严重下降。肝硬化时常有球蛋白升高，白蛋白与球蛋白比例降低或倒置。

（3）血清酶学试验：肝细胞受损时，血清丙氨酸转氨酶（ALT）与天冬氨酸转氨酶（AST）活力均可升高，一般以 ALT 升高较显著。肝细胞严重坏死时，ALT 可高于 AST。酒精性肝硬化时 AST/ALT ＞ 2.0（正常值 0.6）。70% 肝硬化患者碱性磷酸酶（AKP）升高，合并肝癌时明显升高。90% 肝硬化患者 γ - 谷胺酰转肽酶（γ–GT）可升高，尤以酒精性肝硬化升高明显，肝癌时明显升高。70% 肝硬化患者 ALP 可升高，合并肝癌时常明显升高。

（4）血清免疫学检查。

①甲胎蛋白（AFP）：肝硬化活动期 AFP 可升高。合并原发性肝癌时明显升高。如转氨酶正常 AFP 持续升高，须怀疑原发性肝癌。

②病毒性肝炎标记物的测定：肝硬化患者须测定乙、丙、丁肝炎标记物以明确病因。肝硬化有活动时应做甲、乙、丙、丁、戊型标记物及 CMV、EB 病毒抗体，以明确有无重叠感染。

（四）影像学检查

1. 超声检查

B 超检查可发现肝脏表面凹凸不平，肝叶比例失调，肝脏缩小，肝实质回声不均匀增强，肝静脉管腔狭窄、粗细不等。

2. CT

肝硬化的 CT 影像与 B 超检查相似，表现为肝比例失调、肝裂增宽和门区扩张，肝脏密度高低不均。还可见脾大，门静脉扩张和腹水等门静脉高压症表现。

（五）特殊检查

1. 胃镜检查

可直接观察并确定食管及胃底有无静脉曲张，了解其曲张程度及范围，并可确定有无门静脉高压性胃病。食管及胃底静脉曲张是诊断门静脉高压症最可靠的指标。

2. 肝活组织检查

B 超引导下或腹腔镜直观下经皮肝穿刺，取肝活组织做病理检查，对肝硬化，特别是早期肝硬化的确定诊断和明确病因有重要价值。

3. 腹腔镜检查

可见肝脏表面高低不平，有大小不等的结节和纤维间隔，边缘锐利不规则，包膜增厚，脾大，圆韧带血管充血和腹膜血管扩张。诊断不明时，腹腔镜检查有重要价值。

三、诊断与鉴别诊断

1. 肝硬化的诊断

主要依据：①病史。应详细询问肝炎史、饮酒史、药物史、输血史、社交史及家族遗传性疾病史。②症状体征。根据上述临床表现对患者进行体检，确定是否存在门静脉高压和肝功能障碍表现。③肝功能试验。血清蛋白降低，胆红素升高，凝血酶原延长提示肝功能失代偿，定量肝功能有助于诊断。④影像学检查：B 超、CT 有助于本病诊断。完整的诊断应包括病因、病理、功能和并发症 4 个部分。

（1）病因诊断：明确肝硬化的病因对于估计患者预后及进行治疗密切相关。根据上述各种病因做相关检查以排除及确定病因诊断，如检查病毒性肝炎标志物排除由病毒性肝炎引起的肝硬化。

（2）病理诊断：肝活组织检查可明确诊断及病理分类，特别在有引起肝硬化的病因暴露史，有肝脾肿大但无其他临床表现、肝功能试验正常的代偿患者，肝活检常可明确诊断。

2. 鉴别诊断

（1）肝脾大：与血液病、代谢性疾病的肝脾大相鉴别。必要时做肝活检。

（2）腹水的鉴别诊断：应确定腹水的程度和性质，与其他原因引起的腹水鉴别。肝硬化腹水为漏出液，SAAG > 11 g/L；合并自发性腹膜炎为渗出液，以中性粒细胞增多为主，但 SAAG 仍 > 11 g/L。结核性腹膜炎为渗出液伴 ADA 增高。肿瘤性腹水比重介于渗出液与漏出液之间，腹水 LDH/ 血 LDH > 1，可找到肿瘤细胞。腹水检查不能明确诊断时，可做腹腔镜检查。

四、治疗

（一）中医辨证分型治疗

肝硬化代偿期属中医"积聚"范畴，肝硬化失代偿期多属中医学"鼓胀"的范畴。

1. 积聚

（1）气滞血阻。

症候特点：积块软而不坚，固定不移，右胁腹或胀或痛，脘腹痞满，纳减厌油，舌质紫暗或有瘀斑，脉弦。

治则：理气活血，通络消积。

方药：金铃子散合失笑散加减（川楝子、延胡索、五灵脂、蒲黄、青皮、槟榔、三棱、莪术、柴胡、茯苓、白术）。

加减：口苦加黄芩、茵陈；纳呆厌油加麦芽、山楂、鸡内金。

（2）瘀血内结。

症候特点：腹部肿块明显，硬痛不移，面色晦暗，消瘦乏力，女子闭经，男子阳痿，舌质紫暗有瘀斑，脉细涩。

治则：祛瘀软坚，活血理脾。

方药：膈下逐瘀汤（当归、川芎、红花、赤芍、五灵脂、牡丹皮、延胡索、香附、枳壳、甘草）。

加减：加莪术、三棱、炮穿山甲（代）软坚散结，黄芪、白术、炒麦芽益气健脾。

（3）正虚瘀结。

症候特点：积块坚硬，疼痛加剧，面色萎黄，形脱骨立，饮食大减，舌质淡紫，脉细弦。

治则：大补气血，化瘀软坚。

方药：八汤汤合化积丸（当归、熟地黄、白芍、川芎、人参、茯苓、白术、甘草、三棱、莪术、苏木、五灵脂、香附、槟榔）。

加减：阴虚津伤者加石斛、麦冬、鳖甲。

2. 鼓胀

（1）鼓胀早期。

症候特点：腹大胀满，叩之如鼓，乏力纳少便溏，食后胀甚，矢气则舒，小便短少，舌质暗苔白腻，脉弦滑。

治则：理气活血，行湿散满。

方药：木香顺气散合平胃散（木香、青皮、陈皮、川厚朴、乌药、苍术、槟榔、茯苓、草果、莪术、甘草）。

加减：尿少加猪苓、泽泻化湿利水；腹胀甚加大腹皮、莱菔子除满消痞。

（2）鼓胀中期。

症候特点：腹大坚满，脘腹痞胀，不敢进食，口渴不敢饮，小便少，腹壁脉络怒张，舌质淡暗有齿痕，苔厚腻，脉沉滑。

治法：扶正行气，化瘀利水。

方药：四君子汤合调营饮（党参、黄芪、茯苓、白术、黄精、甘草、当归、桃仁、红花、赤芍、泽兰、莪术、槟榔）。

加减：加商陆、猪苓利水，加桂枝、细辛、制附子温阳利水。

（3）鼓胀晚期。

症候特点：腹大胀满不舒，早宽暮急，气短乏力，纳少神疲，骨瘦如柴，面色苍黄，或腰膝冷痛，畏寒肢冷，舌质淡胖有齿痕，苔白，脉沉缓；或五心烦热，口干咽燥，舌红少苔，脉细数。

治则：①肾阳虚：温补脾肾，化气利水；②肾阴虚：滋补肝肾，健脾利水。

方药：①用附子理中汤合济生肾气丸（制附子、桂枝、熟地黄、山药、山茱萸、牡丹皮、茯苓、泽泻、川牛膝、车前子、人参、白术、甘草）。

加减：加猪苓、大腹皮行气利水。②用滋水清肝饮（熟地黄、当归、白芍、牡丹皮、酸枣仁、山茱萸、茯苓、山药、泽泻、柴胡、山栀）。加减：加猪苓、泽泻、益母草利小便。

（二）中成药治疗

1. 扶正化瘀胶囊用于肝硬化气虚血瘀证。

2. 安络化纤丸用于肝纤维化、早期肝硬化肝络瘀滞证。

3. 大黄䗪虫丸用于肝硬化、肝纤维化肝郁血瘀证。

（三）古今验效方治疗

1. 鳖甲煎丸

组成：鳖甲、乌药、柴胡、黄芩、干姜、鼠妇、大黄、桃仁、牡丹皮、紫葳、芍药、桂枝、蜣螂、葶苈子、石苇、瞿麦、半夏、厚朴、赤硝、人参、阿胶、蜂房、䗪虫。

功效：扶正化瘀，活血软坚；用于肝硬化正虚瘀阻证。

2. 膈下逐瘀汤

组成：五灵脂、当归、川芎、桃仁、牡丹皮、赤芍、乌药、延胡索、甘草、香附、红花、枳壳。

功效：活血化瘀通络；用于肝硬化瘀血阻络证。

3. 十枣汤

组成：大戟、甘遂、芫花、大枣。

功效：峻下逐水；用于鼓胀水湿停滞证。

（四）外治

1. 针灸疗法

（1）取穴：主穴：期门、水分、曲泉、太冲、行间、三阴交、曲池、肝俞、脾俞、中脘、章门、足三里。配穴：心悸失眠加内关、神门；尿少加阴陵泉、关元；食欲缺乏加胃俞；腹水加肾俞、水分、三阴交。

（2）治法：每次取主穴3～4个，据症酌加配穴。每天1次针灸，每次30分钟，配合灸疗。20次为1个疗程。

2. 穴位埋线

采用肝俞、膈俞、足三里、阳陵泉、阴陵泉、中脘、气海、水分。穴位局部用碘酒常规消毒，把4号羊肠线（上海医用缝合针厂制）剪短至0.5、1 cm两种长度备用，每次按穴区厚薄选取相应长短的羊肠线一截，用无菌眼科镊（1人1镊）将羊肠线穿进6号一次性针头后，刺入穴位，把针拔出即完成1次操作，羊肠线不得露出皮肤。每周埋线1次，4次为1个疗程，连续治疗2个疗程。

（五）西医治疗

1. 治疗原则

肝硬化治疗是综合性的，首先针对病因治疗，如酒精性肝硬化患者必须戒酒，乙肝肝硬化患者须抗病毒治疗，忌用对肝脏有损害的药物。肝硬化晚期主要是针对并发症治疗。

2. 一般治疗

（1）休息：代偿期患者可参加轻体力工作，失代偿期尤其出现并发症者应卧床休息。

（2）饮食：肝硬化是一种慢性消耗性疾病，目前已证实营养疗法对于肝硬化患者特别是营养不良者降低病残率及病死率有作用。没有并发症的肝硬化患者的饮食热量为 126 ~ 168 kJ/（kg·d），蛋白质 1 ~ 1.8 g/（kg·d）。应给予高维生素、易消化食物，严禁饮酒。可食瘦肉、河鱼、豆制品、牛奶、豆浆、蔬菜和水果。盐和水的摄入应根据患者水及电解质情况进行调整，食管静脉曲张者应禁食坚硬粗糙的食物。

3. 药物治疗

目前尚无肯定有效的逆转肝硬化的药物。部分临床试验结果提示活血化瘀软坚的中药，如丹参、桃仁提取物、虫草菌丝以及丹参、黄芪为主的复方和甘草酸制剂用于早期肝硬化的抗纤维化治疗有一定作用。

（1）腹水的一般治疗。

①控制水和钠盐的摄入：细胞外液在体内的潴留量与钠的摄入和从尿中排泄的钠平衡相关。一旦钠排出低于摄入，腹水会增加；相反，腹水可减少。对有轻度钠潴留者，钠的摄入量限制在 2 g/d，可达到钠的负平衡。稀释性低钠血症（< 130 mmol/L）患者，应限制水的摄入（800 ~ 1 000 mL/d）。

②利尿剂的应用：经限钠饮食和卧床休息腹水仍不消退者须用利尿剂。由于肝硬化腹水患者血浆醛固酮浓度升高，在增加肾小管钠的重吸收中起重要作用，因此利尿剂首选醛固酮拮抗剂 螺内酯。开始时 60 ~ 100 mg/d，根据利尿反应每 4 ~ 5 天增加 60 ~ 100 mg，直到最大剂量 400 mg/d。可以合用袢利尿剂呋塞米，起始剂量 20 ~ 40 mg/d，可增加到 160 mg/d。利尿剂的副作用有水和电解质紊乱、肾功能恶化、肝性脑病、男性乳房发育等。

③提高血浆胶体渗透压：低蛋白血症患者，每周输注白蛋白、血浆可提高血浆胶体渗透压，促进腹水消退。

（2）难治性腹水的治疗：对大剂量利尿剂效果不好或小剂量就发生肝性脑病等并发症者，属难治性腹水。①排放腹水、输注白蛋白：对于大量腹水且无并发症者，可于 1 ~ 2 小时排放腹水 4 ~ 6 L，同时补充白蛋白，以维持有效血容量。该法腹水消除率达 96.5%。放腹水后用螺内酯维持治疗。②自身腹水浓缩回输：在严格无菌的情况下，将腹水经特殊处理回收腹水中蛋白质等成分回输给患者，一般可浓缩 7 ~ 10 倍。有严重心肺功能不全、上消化道出血、严重凝血障碍、感染性或癌性腹水者不宜做此治疗。

4. 肝移植

难治性腹水患者易产生并发症，治疗难度大，生活质量差，因此是肝移植的适应证。

5. 并发症的治疗

（1）胃底食管静脉破裂出血。

1）重症监护：卧床、禁食、保持气道通畅、补充凝血因子、用抗生素预防感染、尽快建立静脉通道以维持血容量、监测生命征及出血情况、必要时输血。

2）控制急性出血：①药物。生长抑素可选择性减少门静脉血流及抑制胰高糖素释放，控制急性出血成功率高于垂体后叶素，目前用于临床的有 14 肽生长抑素，用法：首剂 250 μg 静脉推注，继以 250 μg/h 维持静脉滴注。②气囊压迫止血。使用三腔管对食管及胃底做气囊填塞。压迫总时间不能超过 24 小时，否则易导致黏膜糜烂。③内镜治疗。经抗休克等治疗血压稳定者可行内镜治疗，有活动性出血予内镜下注射硬化剂止血，食管中下段曲张的静脉无活动性出血，可用皮圈进行套扎。④急症手术治疗。

3）预防再出血：①内镜治疗。首选套扎。②药物治疗。普萘洛尔，从 10 mg/d 开始，逐日加到 10 mg，直至静息时心率下降到基础心率的 75%，作为维持量，长期服用。禁忌证为窦性心动过缓、支气管哮喘、慢阻肺、心力衰竭等。

（2）自发性细菌性腹膜炎（SBP）：主要致病菌为革兰阴性菌（占 70%），如大肠埃希菌（47%）。临床上疑似 SBP 或腹水中性粒细胞 > 25×10^7/L（250/mm³），应立即行经验性治疗，抗生素首选头孢第三代。

（3）肝肾综合征：治疗原则是增加动脉有效血容量和降低门静脉压力，在积极改善肝功能的前提下可采取以下措施。①消除诱发肝肾衰竭的因素：感染、出血、电解质紊乱等；②避免使用损害肾功能的药物；③输注白蛋白；④血管活性药特利升压素 0.5 ~ 2 mg 静脉注射，12 小时 1 次。通过收缩内脏血管，提高有效循环血容量，增加肾血流量，增加肾小球滤过率，阻断 RASS 激活，降低肾小管阻力，有肯定效果。

五、常用中药的现代药理研究

三棱：煎剂能使血栓形成的时间明显延长，血栓长度缩短。抑制血小板聚集功能，明显延长血浆凝血时间。三棱注射液体外能显著降低高黏度模型的全血黏度。

莪术：挥发油制剂对多种癌细胞有直接破坏作用，对多种移植性肿瘤有抑制作用。本药除直接的抗癌作用外，还可通过免疫系统，使宿主特异性免疫增强而获得明显的免疫保护效应。莪术注射液、莪术乙醇提取物及挥发油对实验性肝损伤引起的转氨酶升高有明显的降低作用，能使肝组织病变减轻。

猪苓：煎剂有较强的利尿作用，其水或醇提取物能增强网状内皮系数吞噬功能；猪苓多糖能明显促进抗体的产生，显著提高荷瘤小鼠腹腔巨噬细胞的吞噬能力，提高淋巴细胞转化率，为一种非特异性免疫刺激剂。具有抗癌作用，猪苓提取物可抑制小鼠肉瘤和肝癌。猪苓多糖有抗放射作用和保肝作用。

泽泻：煎剂和浸膏对人和多种动物有显著的利尿作用。尿中钠、氯、钾及尿素排出量增加。有降血脂作用，泽泻多种成分对实验性高胆固醇血症有明显的降血清胆固醇作用和抗动脉硬化作用。有抗脂肪肝和保肝作用。

车前子：煎剂有显著的利尿作用，还能促进呼吸道黏液分泌，稀释痰液，有祛痰、镇咳、平喘作用。

三七：有止血作用，能缩短家兔凝血时间，有显著的抗凝作用，能抑制血小板聚积，促进纤溶，并使全血黏度下降、调节糖代谢，保肝、抗衰老及肿瘤作用。

绞股蓝：绞股蓝及绞股蓝皂苷具有明显的增加非特异性免疫、细胞免疫、体液免疫的功能，且具有免疫调节作用。绞股蓝及绞股蓝皂苷具有明显降血脂、降血糖作用，绞股蓝具有保肝和抗溃疡作用。

六、展望

肝硬化的预后与病因、病变类型、肝功能代偿程度及有无并发症而有所不同，酒精性肝硬化、胆汁性肝硬化，如未进展到失代偿期，在消除病因及积极处理原发病后，病变可趋静止，其预后比病毒性肝硬化好。

目前，西医药对肝硬化尚无有效治疗方法，只是对症治疗。中医药在治疗肝硬化方面积累了较丰富的临床经验，治疗方法亦较多，中药有膏、丹、丸、散，外治有针、灸、穴位埋线等，对代偿期肝硬化有较好的疗效，对部分失代偿期肝硬化亦有一定的疗效。因此，中医药在治疗肝硬化方面有一定的优势。

（马拯华）

第十节　酒精性肝病

一、概述

酒精性肝病（alcoholic liver disease，ALD）是指酒精摄入过量导致的肝脏损害及其一系列的病变。包括：轻型 ALD、酒精性脂肪肝（alcoholic fatty liver，AFL）、酒精性肝炎（alco holic hepatitis，AH）、酒精性肝纤维化（alcoholic fibrosis. AF）和酒精性肝硬化（alcoholic cirrhosis，AC）5 个类型。

在欧美国家嗜酒人群中，ALD 的患病率高达 84%，其中 20% ~ 30% 可发展为肝硬化。在美国，ALD 是慢性肝病最常见的原因。在我国 ALD 也不容忽视。

二、中医病因病机

中医学虽无酒精性肝病之称，但散在论述于"伤酒""胁痛""酒癖""酒鼓""黄疸"等病证之中，中医认为，少量饮酒有益，过则为害。历代医家认为，酒属湿热有毒之品，味甘、苦辛、性湿，有毒，入心、肝、肺、胃经。《素问·上古天真论》指出"以酒为浆"可致病。李时珍认为酒味苦、甘辛，大热有毒。《本草纲目》曰："少饮则和血行气，壮神御寒，逍遥助兴""过饮不节，杀人顷刻"。《新修本草》指出"酒，味苦，大热有毒"。《本草求真》曰："酒，其味有甘有辛，有苦有淡，而性皆主热……若恣饮不节，则损铄精，动火生痰，发怒助欲，湿热生病，殆不堪言。"《诸病源候论》认为："酒者水谷之精也，其性剽悍而有大毒，入于胃则胃胀气逆，上逆于胸，内熏予肝胆，故令肝浮胆横。""酒性有毒，而复大热，饮之过多，故毒热气渗溢经络，浸渍腑脏，而生诸病也。"《景岳全书》曰："少年纵酒无节，多成水鼓。盖酒为水谷之液，血亦水谷之液，酒入中焦，必求同类，故直走血分。"《症因脉治》有"酒疸之因：其人以酒为事，或饥时浩饮，大醉当风、入水，兼以膏粱积热，互相蒸酿，则酒疸之症成矣。"《张氏医通》曰："嗜酒之人，病腹胀如斗……此得之湿热伤脾，不能统血。胃虽受谷，脾不输运，故成痞胀。"《万氏家传点点经》曰："酒毒湿热非常，肆意痛饮，脏腑受害，病态不一。"《圣济总录》提出"酒性辛热"。蒋示吉《医意商》提出"盖酒之伤人，湿而且热，永久不变"。故其病因病机是饮酒过度导致脾胃损伤、湿热内蕴、脾失健运、气机不畅、气血失和、痰浊内生、气血痰搏结而致病。一般而言，酒精性脂肪肝、酒精性肝炎可按伤酒、胁痛、酒癖等论治，而酒精性肝硬化则属酒癖、酒鼓等病证。

饮酒过度导致脾胃损伤、湿热内蕴、脾失健运、气机不畅、气血失和、痰浊内生、气血痰搏结而致病，根据其病机演变及证候特点，结合西医分型，可将其发展转归分为三期：

初期：饮酒太过，伤及脾胃，连及肝胆，受纳运化失职，气机升降失常，致气滞、痰浊、瘀血病理产物形成而成胁痛、胃痞之症。病初多以湿阻、气滞为主，病位多为肝胃。辨证多为肝胃郁热，食滞痰阻。此期相当于轻型酒精性肝病或酒精性脂肪肝阶段。

中期：病程迁延，或失治误治，湿热浊毒之邪留滞中焦，蕴而不化，聚而为痰，进一步阻滞气血运行，而致气滞、痰浊、瘀血相互搏结，形成痞块，停于胁下。痰湿中阻，日久化热，湿热交结，蕴于肝胆，使胆汁外溢，遂成黄疸。病在肝脾。辨证多为肝郁血瘀、肝胆湿热。此期相当于酒精性肝炎、酒精性肝纤维化或早期肝硬化阶段。

后期：纵酒不止，肝脾损伤日久，病及于肾。脾伤则痰湿蕴结，肝伤则气滞血瘀，肾伤则水湿内停，肝脾肾俱损，三焦气化不利，津液输布失常，湿聚水生，水液潴留，终致腹部日渐胀大，遂成酒鼓之证。病位为肝脾肾三脏。此时邪气亢盛，正气日衰，辨证多属本虚标实之肝胆湿热、肝脾血瘀、肝肾阴虚、脾肾阳虚等。此期相当于酒精性肝硬化阶段。

三、西医病因及发病机制

（一）病因

ALD 的致病原因是明确的，即与大量酗酒有关。但其发病机制相当复杂，目前的研究表明饮酒量的多少与肝脏损伤程度成正比，但个体之间存在很大差异。酒精对肝脏的损害受到多方面因素的影响，包括：酒精及其代谢产物的直接毒性、遗传因素、营养失调、细菌内毒素、细胞因子分泌调控紊乱以及肝炎病毒等。

（二）发病机制

1. 乙醇和乙醛的毒性作用

肝脏是乙醇代谢最主要的器官，摄入体内的乙醇 90% 以上在肝脏代谢。乙醇在肝脏内代谢主要有两条途径：①经乙醇脱氢酶（alcohol dehydrogenase，ADH）氧化为乙酸，此为主要途径；②经微粒体中细胞色素 P450 2EI（CYP2E1）为主微粒体乙醇氧化系统和过氧化小体上的角酶氧化为乙醛，同时还产生氧应激产物。乙醇本身和乙醇在肝细胞内代谢产生的毒性代谢产物（乙醛等）及其引起的代谢紊乱是导致酒精性肝损伤的重要原因。

乙醛对肝脏的毒性主要表现在：①降低肝脏对脂肪酸的氧化。②损伤线粒体，抑制三羧酸循环。③影响肝脏的微管系统，使微粒蛋白分泌减少，造成脂质和蛋白质在肝脏细胞中沉积。④与细胞膜结合，改变其通透性及流动性，从而导致肝细胞的损伤。⑤抑制 DNA 的修复和 DNA 中胞嘧啶的甲基化，从而抑制细胞的分化及损伤组织的再生、修复。⑥乙醛能增加胶原的合成及 mRNA 的合成，促进肝纤维化的形成。

乙醇对组织和细胞直接损伤作用同样对肝脏造成损害。

CYP2E1 参与的脂质过氧化反应是酒精性肝损伤的重要机制之一。乙醇在肝细胞内通过细胞色素 $P_{450}2E1$ 的氧化作用（在铁离子参与下），会产生过多的氧应激产物，如羟自由基、氧自由基等。这些自由基可激活磷脂酶和脂质过氧化反应损伤肝细胞并最终导致其死亡。此外脂质过氧化还影响 DNA 和蛋白质的结构和功能。正常肝内存在具有 GSH 和维生素 A、C、E 等保护性抗氧化反应物质，长期饮酒会使肝细胞内 GSH 含量明显降低或耗竭，肝脏中 GSH 减少在线粒体中最为明显，从而加剧氧化反应对线粒体结构和功能的损害。长期饮酒造成的营养吸收不良也使食物中抗氧化剂吸收减少。因此，长期饮酒导致机体内促氧化物质产生明显增多和抗氧化物质的减少，促发氧化应激，最终导致肝细胞死亡。

2. 内毒素、炎性递质和细胞因子的作用

在酒精脂肪性肝炎中，肠源性内毒素血症的发生率较高。内毒素血症可激活肝脏库普弗细胞和脾脏巨噬细胞，促使其分泌 TNF-α、$TGF-\beta_1$、IL-1、IL-6 和 NO 等各种炎性递质。这些炎性递质会损伤包括肝细胞膜在内的各种细胞膜的功能，诱发细胞凋亡和坏死。$TGF-\beta_1$、IL-6 等细胞因子还可促进肝纤维化的发生与发展。

（三）其他影响因素

1. 饮酒量及饮酒年限

ALD 患病率与每日乙醇摄入量、饮酒持续时间和总乙醇摄入量成正相关。日均饮酒 30 g 以上和持续饮酒 15 年以上的人群酒精性脂肪肝患病率明显升高。一般认为，男性每天饮酒量超过 40 g、女性超过 20 g、持续 5 ~ 10 年可引起 ALD。

2. 性别

女性对乙醇易感，较男性更易患 ALD。与男性相比，女性患 ALD 时，临床症状较男性严重。由于男性饮酒率远高于女性，因此，流行病学的调查结果显示男性 ALD 的现患率较女性高 3 ~ 4 倍。

3. 遗传多态性与 ALD 关系

遗传多态性与个体对酒精的易感性和肝脏的损害程度有密切关系。但遗传多态性在 ALD 发生、发展中作用的确切机制尚不明确。多数研究表明，遗传因素中表达酒精代谢酶系统的基因通过对 ADH、乙醛脱氢酶（acetaldehyde dehydro genase，ALDH）和细胞色素 $P_{450}2El$（CYP2EI）同工酶等酶系统的作用，影响着上述各种酶类的活性和体内酒精代谢速率。

致炎因子基因多态性在 ALD 发生、发展中同样起着重要作用。TNF 启动基因、白细胞介素的对抗基因和细胞表面脂多糖受体基因等基因的多态性与 ALD 的发生、发展均有密切关系。

4. 肝炎病毒感染

HBV 和 HCV 感染可与酒精的肝毒性作用呈协同效应。研究表明在 HBV 和 HCV 感染的基础上饮酒可加速肝脏损害的发生和发展，患者发展为重型肝炎、肝硬化和肝细胞肝癌的机会更高。

四、病理

酒精性肝损害过程中，不但肝细胞出现变性、坏死和炎症反应，肝脏的库普弗细胞、肝窦内皮细胞、HSC 和肝内淋巴细胞等肝脏非实质性细胞都会发生相应的变化，并影响肝脏病变的发展。

ALD 的基本病理改变包括：

（一）肝细胞脂肪变性

ALD 最早和最常出现的病变就是肝细胞脂肪变性，长期酗酒者做肝脏活检，90% 可见脂肪变性。脂肪变性有大泡性脂变和小泡性脂变两种形式。大泡性脂变是最常见的脂变形式，表现为肝细胞胞质内出现单个的圆形大脂滴，常将胞核挤向边缘，脂滴大者可达 4 ~ 5 个肝细胞大小。小泡性脂变的特点是肝细胞肿大，胞质内挤满了微小脂泡，脂泡大小均匀，直径 < 1μm，细胞核仍位于细胞中央，小叶结构基本不变，也称为泡沫样变性。早期脂肪变性主要见于肝腺泡 3 带，脂肪变性的肝细胞达到肝细胞总数的 30% 或以上时称为脂肪肝，脂肪变性加重可波及肝腺泡 2 带甚至 1 带。脂肪变性根据范围可分为轻度（脂变肝细胞达 30% ~ 50%）、中度（50% ~ 75%）和重度（ > 75%）。大泡性脂肪变性有时可伴小泡性脂肪变性，多见于乙醇摄入 > 140 g/d 的嗜酒者。少数酗酒者肝内出现弥漫性小泡性脂肪变性，这些患者预后较差。

（二）肝细胞骨架损伤，肝细胞水样变性、气球样变性和 Mallory 小体形成

乙醛与肝细胞微管蛋白结合并损坏微管功能，使细胞内蛋白分泌受阻、液体潴留，肝细胞骨架受到损伤，肝细胞肿大、胞质疏松、淡染的表现，称为水样变性。细胞进一步肿大则称为气球样变性。ALD 时肝脏内还出现鹿角形、花环状或不规则的团块，苏木精 – 伊红染色呈紫红色，这些小体常位于气球样变性或透明变性的肝细胞内，这些小体就是 Mallory 小体，是 ALD 标志性的病理改变。电镜下小体由无数不规则的微丝组成。

（三）肝细胞凋亡、坏死和炎症

活性氧的直接作用或 TNF、FasL 的作用均可引起肝细胞凋亡，形成单个散在的凋亡小体。ALD 常见的小坏死灶内有中性粒细胞和少量淋巴细胞浸润，坏死灶可融合或形成桥接坏死。肝细胞坏死分为 4 种类型：点、灶状坏死，弥漫性变性坏死，碎屑样坏死和桥接坏死。

（四）肝纤维化

酒精性肝损伤时，库普弗细胞明显活化，生成大量细胞因子，激活并促进位于窦周的 HSC 增生，使之合成大量细胞外基质，加之乙醛的直接刺激作用，以致 ALD 的纤维化常较明显，出现较特征性的窦周纤维化、终末静脉周纤维化，致使静脉腔闭塞。窦周纤维化又称细胞周围纤维化。正常窦周主要是纤细的网状纤维（Ⅲ型胶原），仅肝窦分叉处有少量 I 型胶原。当窦周有过多 I 型胶原沉积时，称为窦周纤维化。终末静脉周纤维化指终末肝静脉壁及其周围纤维化，诊断标准为静脉周径至少 2/3 发生纤维化增厚，厚度 > 4 m，且随病变发展而加重。终末静脉周纤维化甚为常见，已被公认为肝硬化发生的中间阶段。

五、酒精性肝病的诊断要点

（一）ALD 的临床表现

ALD 的临床表现无特异性。轻度酒精性肝病大多无症状，中、重度则可有类似慢性肝炎的表现。酒精性肝炎临床表现较重，表现为明显的乏力、食欲缺乏、恶心、呕吐、腹胀、上腹隐痛、腹泻和体重下降，部分患者有发热。体征以黄疸、肝大和肝区压痛为特点，少数患者有面色灰暗、蜘蛛痣、肝掌、手颤、脾大、腹腔积液和下肢浮肿等表现。酒精性肝硬化患者早期可无症状，活动性肝硬化患者有倦怠、乏力、食欲缺乏和腹痛等临床表现以及蜘蛛痣、肝掌、手指细小颤动、手颤、牙龈出血和鼻出血等体征。在肝功能失代偿期，患者面色灰暗，有黄疸、肝大（此点与肝炎后肝硬化不同）、腹腔积液、下肢浮肿等表现，并可出现消化道出血、肝性脑病、肝肾综合征等并发症。

（二）ALD 的病史特点

长期摄入酒精是酒精性肝病发病的关键因素，短期内大量酗酒也可引起肝脏严重损伤。流行病学研究表明，饮酒量达到一定的 "阈值" 才会出现肝损伤的临床症状，但摄入酒精的 "阈值" 剂量只是预示着肝损伤的发生，而不说明肝损伤的严重程度。因此，询问患者的饮酒史对酒精性肝病的诊断十分重要。

（三）酒精性肝病临床诊断标准

（1）有 5 年以上的长期饮酒史，折合乙醇量男性 > 40 g/d，女性 > 20 g/d；或 2 周内有大量饮酒史（乙醇摄入量 > 80 g/d），应考虑酒精性肝病的可能。有少数患者因遗传的差异，乙醇摄入量比一般标准少也会造成酒精性肝损伤，对这类患者在临床诊断上应引起重视。

乙醇量换算公式为：酒精量（g）= 饮酒量（mL）× 酒精含量（%）×0.8。

（2）禁酒后血清 ALT、AST 和 GGT 明显下降，4 周内基本恢复正常，即在 2 倍正常上限值以下。肿

大的肝脏 1 周内明显缩小，4 周基本恢复正常。实验室检查时，可有白细胞计数升高（主要是中性粒细胞增高，酷似细菌感染）和贫血，ALT、AST、TBil、ALP、GGT、TG 增高，PTA 下降，血清 C- IV 水平可显著增高。近年研究发现 IL-I、IL-6、TNF-%、ICAM-1、IL-8 和活性氧等均与酒精性肝炎有关。

（3）诊断应注意是否合并 HBV 或 HCV 感染，除外代谢异常和药物等引起的肝损伤。未能符合上述条件者，应取得组织学诊断证据。下列项目可供诊断参考：AST/ALT > 2，血清糖缺陷转铁蛋白增高、平均红细胞容量增高、酒精性肝细胞膜抗体阳性、血清谷氨酸脱氢酶 / 鸟氨酸氨甲酰转移酶 > 0.6，以及早期 CT 测定肝体积增加，每平方米体表面积 > 720 cm。应注意有遗传易感性等因素时，即使饮酒折合乙醇量 < 40 g/d 也会发生酒精性肝病。

（四）酒精性肝病的影像学表现

影像学检查对酒精性肝病的诊断有较大的参考价值。

1. 酒精性肝病肝脏的超声声像表现

（1）肝脏多为肿大，肝脏测值增大者占 60% 以上，轻度的可表现为正常。肝脏轮廓饱满，肝包膜清晰、规则。

（2）肝实质回声稍强，光点增强不均匀，但质地结构的异常较肝炎后肝硬化轻。

（3）肝内管道结构肝内假"平行管征"。即在肝内门静脉肝段或亚肝段分支旁出现平行的管状结构，频谱多普勒显示为扩张的肝动脉分支。"假平行管征"在酒精性肝炎患者中的显示率为 90%，而在正常对照和非酒精性肝病中，显示率为零。肝动脉阻力指数（resist anceindex，RI）测定也有鉴别诊断价值，正常肝动脉 RI=0.60 ± 0.02，急性酒精性肝炎者下降为 0.60 ± 0.07（P < 0.05），而酒精性肝硬化者升高至 0.72 ± 0.04（P < 0.05），肝动脉 RI 下降可能与酒精及其代谢产物的血管扩张作用有关。

酒精性肝硬化是门脉性肝硬化，酒精性肝硬化早期，多呈小结节状，因肝小叶形成的再生结节较小。超声图像表现为：肝脏各切面径线测值有增宽，肝内回声颗粒稍增粗、增强，与其他慢性肝脏疾病表现类似，难以区分。随着病程进展，肝细胞大量破坏，肝细胞再生和肝内结缔组织大量增生，使肝小叶变形，结构破坏消失而形成假小叶。其超声影像学表现有以下特点：①肝包膜回声增强、增厚，但并不出现肝炎后肝硬化常见的锯齿状改变。②肝脏体积常缩小。③肝内可显示无数圆形或类圆形结节，弥漫地分布于全肝，直径为 0.1 ~ 0.5 cm，很少超过 1.0 cm，使肝小叶变形，细小规则均匀的结节，围绕不规则形状的低回声区。④肝内静脉、肝结缔组织增生，肝细胞结节状再生和肝小叶重建可挤压管壁较薄的肝静脉，使其直径变小，管腔粗细不一，走向不清。⑤门脉系统增宽：因肝内正常结构被破坏，假小叶的压迫，肝内血管网的减少和异常吻合的产生，门静脉压力可逐渐升高，使声像图上门静脉分支出现扭曲、变细和管壁回声增加及肝动脉和门静脉阻力增加等征象。门静脉血流减慢，甚至出现离肝血流。⑥腹腔积液：大量腹腔积液及低蛋白血症时，一般不导致胆囊水肿增厚成双层，只有同时合并胆囊静脉和淋巴回流受阻时，才会出现胆囊壁水肿成双层现象。

2. 酒精性脂肪肝的 CT 诊断

酒精性脂肪肝的 CT 诊断采用平扫即可，正常肝脏的 CT 值高于脾脏的 CT 值，所以诊断标准以脾脏 CT 值作为参考。

弥漫型酒精性脂肪肝，CT 表现为肝脏肿大，肝脏形态和比例正常，肝脏 CT 值普遍偏低，严重者可降至 –10 Hu。局限型酒精性脂肪肝，可见肝叶内有斑片状或小结节状低密度影，以右叶分布为常见。正常情况下肝实质密度高于肝静脉和门静脉系统，以致静脉系统清晰可辨。当脂肪肝发展到中度，二者密度差别减少或消失，此时肝内血管显示模糊或不能显示。但脂肪肝发展至重度，肝实质密度明显降低，血管密度相对变高，此时肝内血管显示又可清晰，不过密度差别相反。

CT 平扫对酒精性脂肪肝的诊断分级。①轻度：肝脏密度降低，肝 CT 值约低于脾 CT 值。②中度：肝 CT 值低于脾 CT 值，与肝内血管密度相等，肝内血管显示不清。③重度：肝 CT 值明显降低，肝内血管密度高于肝实质密度。

（五）酒精性肝病的临床分型

符合酒精性肝病临床诊断标准者，其临床分型如下。

1. 轻型酒精性肝病

有长期饮酒史，但肝功能检查基本正常，肝组织学表现符合轻型酒精性肝病者。

2. 酒精性脂肪肝

影像学诊断（CT 或 B 型超声）有脂肪肝特异性表现或经病理证实者。

3. 酒精性肝炎

未作活检，应符合下列诊断依据和附加项目中 3 项或以上。

（1）饮酒量增加可作为发病或恶化的诱因。

（2）AST 为主的血清转氨酶升高。

（3）血清胆红素升高。

（4）ALT 增高 > 2.0 ULN。

（5）GGT 增高 > 2.0 ULN。

重型酒精性肝炎可合并肝性脑病和 PTA（40%）等肝功能衰竭表现。

4. 酒精性肝硬化

分为代偿性和失代偿性。

六、中医辨证治疗

（一）初期

相当于轻症酒精性肝病或酒精性脂肪肝。轻者可无症状，或仅有腹胀、乏力、肝区不适、纳呆、腹泻，偶有黄疸、水肿，肥胖，肝大，质软，表面光滑，边缘钝，有压痛。舌红，苔黄腻，脉弦滑。

1. 肝胃郁热

症状：脘腹胀满或胀痛，纳食不馨，胁肋胀痛或腹上区不适，胃脘灼痛，精神抑郁或烦急，心烦易怒口干苦，烦躁易怒。舌红苔黄，脉弦数。

治法：疏肝和胃，清热化湿。

方药：丹栀逍遥散合左金丸加减。药用丹皮、栀子、柴胡、当归、白芍、茯苓、白术、甘草、薄荷、黄连、吴茱萸等。

2. 食滞痰阻

症状：脘腹胀满或胀痛，纳谷不馨，嗳气酸臭，吞酸气急或胁下积块，质地柔软。舌质淡红，舌苔白腻或淡黄腻，脉弦。

治法：清肝利胆，化痰祛湿，或消食化痰，理气导滞。

方药：温胆汤合柴胡疏肝散加减。药用竹茹、枳实、法半夏、陈皮、茯苓、甘草、柴胡、黄芩、白芍、川芎、香附等。或用保和丸合二陈汤加减，药用神曲、山楂、连翘、茯苓、法半夏、陈皮、莱菔子、甘草等。

（二）中期

相当于酒精性肝炎、酒精性肝纤维化、酒精性肝硬化代偿期。见乏力纳呆，肝区疼痛，腹痛腹泻，发热黄疸，肝大，脾大，畏食，肝掌、蜘蛛痣。舌黯红，苔黄腻，脉弦细或细涩。

1. 肝郁血瘀

症状：多见胁肋胀痛，腹上区不适，精神抑郁，饮食少而大便干结，舌质淡黯有瘀点。舌苔薄白腻而干，脉弦。

治法：行气活血，疏肝解郁。

方药：血府逐瘀汤加减。药用桃仁、红花、生地黄、当归、赤芍、川芎、川牛膝、甘草、柴胡、桔梗、枳壳、延胡索、青皮、竹茹、丝瓜络、牡蛎、鳖甲等。

2. 肝胆湿热

症状：身目发黄，发热，口苦，胁肋胀痛或胁下痞块，纳呆呕恶，畏食油腻，尿黄。舌红，舌苔黄腻，脉滑数。

治法：清利肝胆湿热。

方药：茵陈蒿汤合龙胆泻肝丸加减。药用茵陈、栀子、大黄、金钱草、龙胆、柴胡、甘草、泽泻、木通、生地黄、当归、车前子等。

（三）晚期

相当于酒精性肝硬化失代偿期，多与酒精性脂肪肝、酒精性肝炎并存。见发热黄疸、肝掌、蜘蛛痣、腹水畏食、肝大、脾大，伴有心悸气短、脘腹胀痛、神昏震颤、唇甲色淡等。舌红、淡红、黯红或淡黯，苔白腻、黄腻或少苔，脉沉细、弦细或细涩。

1. 肝胆湿热，肝脾血瘀

症状：肝胆湿热时症见：身目发黄，发热，口苦，胁肋胀痛或胁下痞块，纳呆呕恶，畏食油腻，尿黄。舌红，舌苔黄腻，脉滑数。肝脾血瘀时症见：面色黧黑晦暗，体倦乏力，饮食减少，时有寒热，女子或见经闭，肝大，脾大，按之觉硬，痛处不移。舌青紫，有瘀点，脉细涩。

治法：清热利湿，活血软坚，利水祛湿。

方药：茵陈蒿汤合膈下逐瘀汤、四苓汤加减。药用茵陈、栀子、大黄、桃仁、红花、当归、白芍、川芎、丹皮、延胡索、香附、台乌药、甘草、枳壳、茯苓、猪苓、泽泻、白术等。

2. 肝肾阴虚，肝脾血瘀

症状：腹大坚满，青筋暴露，形体消瘦，面色黧黑，唇紫口燥，心烦，掌心热，齿鼻有衄血，小便短赤，甚则神昏震颤。舌质红绛少苔，脉弦细数。

治法：滋养肝肾，凉血化瘀，养阴利水。

方药：一贯煎合滋水清肝饮、猪苓汤加减。药用枸杞子、麦冬、生地黄、当归、沙参、赤芍、柴胡、栀子、酸枣仁、山药、山茱萸、泽泻、丹皮、猪苓、阿胶、滑石、茯苓、牡蛎、鳖甲、龟甲等。

3. 脾肾阳虚，肝脾血瘀

症状：腹腔积液畏食，畏寒肢冷，面色不华，或面色黧黑，腰酸，腰部冷痛，久泻久痢，顽谷不化，浮肿少尿，伴有心悸气短、阳痿早泄。舌淡胖，舌苔白滑，脉沉迟无力。

治法：温补脾肾，活血软坚，化气行水。

方药：实脾饮合真武汤加减。药用木香、木瓜、白术、厚朴、茯苓、制附子、炙甘草、草果仁、大腹皮、干姜、茵陈、白芍、冬瓜皮、益母草、泽兰等。

七、西医治疗

（一）戒酒

戒酒与酒精性肝病的预后密切相关，戒酒在脂肪变性、急性肝炎、脂质过氧化、肝脏炎症和胶原沉积中都发挥着作用。单纯的酒精性脂肪变性，通过戒酒完全可以恢复。临床代偿性酒精性肝硬化的患者，5 年生存率约为 90%，但如果继续饮酒，会下降至 70%。如果患有失代偿性肝硬化的患者继续饮酒，5 年生存率的机会最多只有 30%。因此戒酒是治疗酒精性肝病众多方法中最基本的手段，也是其他治疗方法的基础。

直接控制饮酒，减少乙醇的摄入量，不管是短期还是长期，心理上的干预和药理学的治疗，对有伤害性的饮酒都是有利的。但是现有的研究表明有 70% 研究对象，在完成 6 个月的一个治疗目标后，又恢复到有伤害性的饮酒中，甚至在建立 2 年完全戒酒的饮酒对象中，大约有 40% 恢复到伤害性的饮酒，真正能够坚持长期、彻底戒酒的病例不足 10%。因此有计划地限制乙醇摄入或许是容易接受的戒酒方式。

目前已在欧洲国家上市的抗乙基药物阿坎酸（acam prostat），可帮助酗酒者安全有效地脱离乙醇。且该药是水溶性的，能通过血—脑脊液屏障，不良反应很少，是目前公认的较为安全的戒酒药物。

由于酒依赖是长期形成的生活习惯，是一种特殊的心理状态。戒酒的同时，心理治疗是必要的措施之一。"简要干预"是心理治疗的最简单形式，可由非心理医生实施，包括告知患者疾病的问题所在及其特性，并提供改变其行为的建议。这样的措施可使 47.7% 的酗酒者在 1 年内显著减少乙醇摄入量，且有很高的费用效益关系。对于较严重的患者，则需由心理医师进行认知行为治疗和动机增强治疗。

（二）营养治疗

营养不良的程度与急性酒精性肝炎的病死率有一定的相关性。在男性退伍军人患急性酒精性肝炎的研究中，30 d 病死率从轻微营养不良患者的 2% 上升至严重营养不良患者的 52%。酒精性肝病患者营养不良有多种起因，包括营养素摄入缺乏、肠内吸收和肝储存减少等。有研究表明，蛋白质和能量不足，可影响人的免疫系统，从而感染应答的能力降低，并加重乙醇的毒性。因此营养支持治疗是治疗 ALD 的关键措施之一。营养支持治疗需要早期进行，这样不仅能够避免营养物质的减少，还可纠正体内营养物质的失衡，减轻症状和提高生活质量。营养状态的改善还能明显提高机体对其他药物治疗的反应。

对 ALD 患者的营养治疗，原则是提供糖类、蛋白质和脂肪均衡的营养。蛋白质优先供给乳品和植物蛋白（0.9 ~ 1.1 g/kg）；摄入的脂肪要含有一定比例的不饱和脂肪酸，对于消化不良的患者，则需要提供中链脂肪酸，食用油宜选用橄榄油、葵花子油、玉米油和菜籽油等植物油；热量的供给应根据患者的营养状况来定，肥胖患者要适量减少。营养不良及病情严重者需要肠外营养补充。对于慢性酗酒者，有时需要静脉输注氨基酸尤其是支链氨基酸来维持正氮平衡。

（三）药物治疗

1. 维生素及微量元素

慢性饮酒者可能因摄入不足、肠道吸收减少、肝内维生素代谢障碍和疾病后期肠道黏膜屏障衰竭等因素导致维生素缺乏，特别是 B_1、B_6、A、E 和叶酸等。因此需要适量补充上述维生素，尤其是维生素 B_1，对于预防神经病变及 Wernicke 脑病具有重要意义。目前推荐应用脂溶性维生素 B_1 前体苯磷硫胺。另外，对于慢性饮酒者，常有锌、硒缺乏，锌不仅是抗氧化剂，还能够抑制内毒素诱导的 TNF-a 的产生，因此需要替代补充治疗，由于 ALD 患者存在铁的吸收增多，除非有确切证据表明铁缺乏，铁的补充要慎重。

2. 水飞蓟素

氧应激是 ALD 发生的重要机制。水飞蓟素为重要的抗氧化剂，具有保护肝细胞膜及其他生物膜的稳定性、清除自由基、抑制肝纤维化、刺激蛋白质合成和抑制 TNF-α 的产生等作用。推荐剂量为 300 ~ 500 mg/d，分 2 ~ 3 次口服。

3. S- 腺苷蛋氨酸（S-adenosyl-L-methionine，SAMe）

SAMe 作为甲基的供体参与甲基化反应，促进 GSH 的合成，从而起到抗氧化作用，同时通过转硫基反应促进胆红素代谢，对 ALD 并肝内瘀胆的治疗具有良好的效果。

4. 多不饱和磷脂

Lieber 等通过狒狒实验证实多不饱和磷脂能稳定线粒体膜，减轻乙醇引起的气球样变性，同时多不饱和磷脂还能够抑制细胞色素 P4502E1 的含量及活性，减少自由基的产生，增强 H_2O_2、SOD 和谷胱甘肽还原酶的活性，促进肝脏胶原的降解、抑制肝纤维化的发生。目前临床上常用的药物为易善复，1 ~ 2 粒 / 次，每天 3 次。

5. 对抗和改善乙醇代谢的药物

美他多辛是 B 族维生素的衍生物，化学名称为吡哆醇 L-2 吡咯烷酮羧酸盐，它能增加乙醇代谢相关酶类的活性，加速乙醇的代谢清除，能防止乙醇引起的细胞膜脂质成分改变和氧化还原系统失衡，还可改善酒精相关的精神和行为异常。适用于急慢性乙醇中毒、ALD、戒酒综合征。推荐剂量为 1.5 g，分 3 次餐后服用。

6. 酒精性脂肪肝患者可加用降血脂药物

如多烯康、辛伐他汀、力平脂等。具体参见脂肪肝的治疗。

7. 生物疗法

近几年对于 ALD 生物治疗的研究集中在拮抗细胞因子的作用上。

（1）TNF-α 单克隆抗体对于 ALD 的治疗已经从动物实验阶段过渡到临床，代表性药物有英夫利昔单抗等。

（2）Breitkopf 等研究证实抗 TGF-β 抗体能抑制大鼠 HSC 活化，抑制肝纤维化。

（3）Conchillo 等通过随机、双盲、安慰剂对照的临床实验评价皮下注射胰岛素生长因子 –I（insulin-like growth factor–I，IGF–I），提示 IGF–I 可提升清蛋白水平，改善酒精性肝硬化患者的能量代谢。

（4）Fukuda 等研究发现 Y–40138 可调控 TNF–α、IFN–γ 等细胞因子，降低 ALD 患者 ALT、AST 水平，其作用优于 TNF–α 单克隆抗体，尽管生物治疗可以从机制上治疗 ALD。但仍缺乏大样本、多中心的随机、双盲、安慰剂对照的临床研究，确切的疗效尚不能肯定。

8. 皮质激素类

在急性酒精性肝炎治疗时，使用皮质激素可以改善酒精性肝炎的炎症应答。皮质激素可以减少细胞因子产生，抑制乙醛络合物形成和抑制胶原基质产生。有报告指出皮质激素可减少急性重症酒精性肝炎的近期死亡率。由于使用皮质激素有诱发细菌感染、胃肠出血等不良反应，且对治疗酒精性肝病也有相反结论的报告，因此不主张作为常规药物使用。

（四）肝移植术

与其他慢性肝病的终末期相同，肝移植也是晚期酒精性肝硬化或重型酒精性肝炎的最终治疗选择。决定肝移植的患者，在移植前要求：①患者应有良好的精神状况。②没有其他严重肝外脏器酒精性损害的证据。③必须戒酒 6 个月以上。其中是否戒酒是影响术后复发的重要指标。

（五）戒酒综合征治疗

戒酒综合征也称戒断综合征，是长期饮酒突然停止后，由于血液中乙醇浓度长期保持较高水平突然下降所引起的以神经系统症状为主的临床症状群。主要表现为四肢抖动、大汗和幻觉或妄想。戒酒综合征的诊断必须有幻觉，同时具有以下症状中的两项：意识混乱、定向力障碍、震颤、精神运动性兴奋、惊恐和自主神经功能紊乱。

对于已经形成乙醇依赖的患者，戒酒时一定要逐渐递减酒量，一般以减少前一天量的 1/3 为妥，或者将高度酒改为低度酒，在 1～2 周内完全戒除为宜。

一旦出现戒断症状，治疗主要包括：

（1）镇静：为消除焦虑、紧张或过度兴奋和痉挛发作等，建议使用镇静剂。可予苯二氮 类、水合氯醛和硫酸镁等药物，避免使用巴比妥类药物。必要时可重复给药，直到戒断症状被完全控制为止。使用这类药物要排除肝性脑病的存在，避免加重肝性脑病。

（2）大量补充 B 族维生素：可用硫胺素每天肌内注射 400～600 mg，或长效 B 族维生素 1 100 mg/d。

（3）改善脑细胞代谢：予吡拉西坦 4～8 g/d，静脉点滴 2～4 d，症状改善后改口服。

（4）纠正水、电解质紊乱，快速改善低血糖、低血钾和低血镁。

（马拯华）

第十一节　药物性肝病

药物性肝病（drag induced liver disease，DILD），亦称药物性肝损伤（drug induced liver inj ury，DILI），指在药物使用过程中，因药物本身，或及其代谢产物，或由于特殊体质对药物的超敏感性，或耐受性降低而导致肝损伤的疾病。随着医药工业的迅速发展，新药的不断问世，药物性肝病的发病率也相应增加。据相关资料显示：由药物引起的肝损害占非病毒性肝病中的 20%～50%，暴发性肝功能衰竭的 15%～30%。在我国肝病中，DILD 的发生率仅次于病毒性肝炎及脂肪性肝病（包括酒精性及非酒精性），且由于药物性肝病的临床和病理表现各异，故常被误诊或漏诊。

根据 DILD 的临床特点，可归属于中医学"胁痛""黄疸""积聚"等范畴。

一、中医病因病机

（一）病因

DILD 患者都有用药史，本病发生的直接原因为感受药毒之邪。药毒侵入机体，伤肝损脾、功能失司而发病。或因饮食失宜、七情内伤、劳逸失度等，导致机体气血阴阳失衡、脏腑功能受损，增加了本病发生的机会；或因禀赋不足，脏腑功能亏虚，无力抵抗外来的邪气而发病。此外，形成于先天、定型于后天的体质因素也决定了 DILD 的易感性。故 DILD 病因复杂，其发生是多因素共同作用于机体的结果。

（二）病机

DILD 病位在肝，然肝与脾胃最为密切，相互影响。药毒由口而入，直接损伤脾胃，土壅木郁，病传到肝；或药毒从皮肤、血液等由血络进入机体，直中于肝，均可导致肝的功能失常，然肝木又易伐脾土，故本病常伴脾失健运的表现，此外，不可预测性肝损害的发生与先天禀赋不足及体质因素密切相关，病变涉及肝、脾、胃、胆、肾等脏腑，患者多先天不足，后天亏虚，药毒入侵后，更易发病。本病病位在肝，与脾、胃、胆、心、肾等脏腑密切相关；病机关键为毒邪内蕴，肝脾不和。

二、西医病因与发病机制

（一）病因

据观察研究表明，多种药物可以引起 DILD。如抗肿瘤的化疗药、抗结核药、解热镇痛药、免疫抑制剂、降糖降脂药、抗细菌药、抗真菌药及抗病毒药等近年来的研究显示，中药所致药物性肝损伤占临床药物性肝损伤的 4.8% ~ 32.6%，已成为一个不容忽视的问题，另外保健品市场的一些保健药品及减肥药也可一起 DILD。

常致肝损伤的药物有：

1. 解热镇痛剂类

常见的有对乙酰氨基酚（扑热息痛）、布洛芬、吲哚美辛（消炎痛）等。

2. 抗癌药与免疫抑制剂

如硫唑嘌呤、氨甲蝶呤、氮芥类等。

3. 抗生素与磺胺药

四环素类、氯霉素、红霉素、合成青霉素类、头孢菌素、庆大霉素等。

4. 抗结核药与抗麻风药

利福平、吡嗪酰胺、对氨基水杨酸、乙胺丁醇及砜类药。

5. 中枢神经作用的药物及麻醉药

氯丙嗪、异丙嗪、苯巴比妥、水合氯醛、副醛、哌甲酯（利他林）、丙戊酸钠、卡马西平（酰胺咪嗪）、乙琥胺、氯仿、氟烷、乙醚、乙烯、三氯乙烯、环丙烷乙醇等。

6. 消化系统用药

西咪替丁、雷尼替丁、双醋酚丁。

7. 激素类与内分泌用药

睾酮类激素、达那唑、避孕药、己烯雌酚、硫尿嘧啶、甲硫咪唑（他巴唑）、甲苯磺丁脲、门冬酰胺酶等。

8. 心血管病用药

甲基多巴、肼屈嗪（肼苯哒嗪）、维拉帕米、奎尼丁、胺碘酮等。

9. 抗寄生虫病药与有机农药

锑剂、氯喹、左旋咪唑、DD-vp、666 等。

10. 金属制剂与工业用药

铅剂、铋剂、金剂、四氯化碳、川氯乙烯、苯和磷等。

11. 维生素

大量维生素 A、维生素 K_3 等。

12. 中药

苦杏仁、蟾蜍、广豆根、白芍、何首乌、草乌等。

（二）发病机制

药物性肝损害取决于药物对肝的毒性和机体对药物的反应两方面，因此药物致肝损害的机制基本上可分为肝细胞毒性和机体体质异常对药物发生变态反应或个体代谢过程异常。

1. 中毒学说

药物引起的肝损害可分为直接毒性和间接毒性损害两类。直接中毒是药物直接对肝产生毒性损害作用，分裂肝细胞破坏细胞功能的内质网、线粒体和溶酶体等器官结构，致使肝肪变性和肝细胞坏死，如四氯化碳和一些重金属盐。间接中毒是指药物本身或代谢产物干扰肝细胞的基本代谢，特殊代谢和分泌等，从而间接引起肝损伤，有些药物干扰血清胆红素向胆小管排出或血中摄取而致胆汁瘀滞型肝损伤，如甲睾丸素、新生霉素、利福平等；磺胺药和胆囊对比剂，干扰血清胆红素的转运和肝细胞摄取胆红素，使血清中非结合胆红素水平增高，药物在肝生物转化过程中，细胞色素 P_{450} 在肝内生成化学活性很强的中间代谢物对肝间接损害，常见的有亲电子基、自由基等，如对乙酰氨基酚过量使用时便转化成较多中间产物羟胺，使谷胱甘肽迅速耗竭，造成羟胺在肝细胞堆积，并与干细胞蛋白质共价结合而改变细胞内生化环境和肝细胞结构致肝严重损害。

2. 免疫机制

由于特异体质，药物作为半抗原与体内蛋白质结合成全抗原，从而刺激机体产生抗体，引起抗原抗体反应，或由于抗原抗体复合物在肝内沉积引起损害，或通过细胞免疫反应致肝损害，引起过敏性肝损害的多种药物的中间代谢产物能同包括代谢药物本身的细胞色素 P_{450} 微粒体蛋白生成加合物，如卤烷肝损害系患者血重丙酮酸脱氢酶 E_2 亚单位抗体，与卤烷中间代谢产物形成加合物，同细胞内蛋白质具有分子类似性而引起。

3. 特异性代谢

因代谢酶存在着某种先天获得异常，使药物变成有毒物质在肝蓄积损伤肝细胞，如异烟肼代谢按人群中遗传素质不同可分为快代谢型和慢代谢型两类，其致损害主要发生在异烟肼快代谢型人群中，原因是 N 乙酸转移酶缺陷。

4. 小儿

特别是新生和婴幼儿，各系统器官功能不健全，肝对药物的解毒作用及排泄能力低下，肝酶系统尚未完善，因而易发生药源性肝损伤。

5. 老年人

肝功能减退，靶器官对某些药物的敏感性增高，老年人应用普萘洛尔时，可因肝功能减退和血浆蛋白含量降低等原因，出现头痛、眩晕、心动过缓、低血糖等症状。

三、分类

按病程特征药物性肝病分为急性药物性肝病（肝炎症在 6 个月内消退）及慢性药物性肝病（＞6 个月或再次肝损伤）。

急性药物性肝病按照临床表现特征，根据国际医学科学理事会的标准，又分为肝细胞性药物性肝病（ALT/ALP＞5）、胆汁瘀积性药物性肝病（ALT/ALP＜2）及混合性药物性肝病（5＞ALT/ALP＞2），慢性药物性肝病又分为慢性肝实质损伤（包括慢性肝炎及肝脂肪变性、肝素沉积症等）及慢性胆汁瘀积、单管管硬化、血管病变［包括肝静脉血栓、肝小静脉闭塞症（VOD）、紫癜性肝病（肝紫斑病）］、非肝硬化性门脉高压（特发性门脉高压）。

四、病理

DILD 在组织病理学上没有特征性变化，但在排除其他肝病方面有着重要作用，同时可为 DILD 的诊断提供阳性依据。其主要的病理表现包括肝细胞变性、坏死，胆汁瘀积与炎症混合存在，巨泡型或微泡型肝细胞脂肪变性，胆管的破坏性改变或增生，显著中性粒细胞和嗜酸性粒细胞浸润，肉芽肿，肝纤维化、肝硬化，血管病变，色素沉着等。

五、临床表现

（一）症状

DILD 可类似所有形式的急性或慢性肝胆疾病，临床表现与病毒性肝炎相似，出现特异症状者较少，与其他原因引起的肝损害难以区分，并且在不同个体 DILD 的临床表现和严重程度相差较大，常见临床表现为在原发病基础上出现乏力、食欲缺乏、黄疸、肝区不适、胃肠道症状等，重者可发生肝功能衰竭，出现进行性黄疸、出血倾向和肝性脑病痛，导致死亡 DILD 潜伏期的长短不可预测，一方面与所用药物的特性有关，另一方面也受个体的特异质影响；同一药物在不同个体发生 DILD 的潜伏期也不同。

（二）体征

多数患者可有肝大、肝区叩击痛，部分患者出现皮肤、巩膜黄染，严重者，可出现腹腔积液及下肢水肿，也可伴全身药物性过敏征象，如发热、皮疹、关节疼痛等。

六、并发症

慢性药物性肝病可由于反复的炎症刺激导致肝纤维化、肝硬化，甚至肝癌的发生。

急性药物性肝损伤若持续进展可快速导致肝性脑病、肝肾综合征及肝功能衰竭的发生，甚至导致死亡。同时，肝的损伤，也可能会增加应激性胃溃疡甚至消化道出血的风险。

七、实验室和相关检查

（一）实验室检查

各种病毒性肝炎血清标志物均为阴性，巨细胞病毒、EB 病毒、疱疹病毒均阴性，血清胆红素、转氨酶、碱性磷酸酶、总胆汁酸、血清胆固醇等可有不同程度的升高，血浆白蛋白可降低，严重者凝血酶原时间延长、活动度降低，血氨升高，血糖降低，血白细胞总数升高（约占 21%）、正常或减少，有变态反应的患者外周血嗜酸性粒细胞增多（> 6% 的占有 35%）。药物诱导淋巴细胞转化试验阳性率可达 50% 以上。另有部分患者血清免疫球蛋白可升高，抗核抗体和抗线粒体抗体呈弱阳性。

（二）辅助检查

肝超声、CT、磁共振等影像学检查可提示肝炎症表现，可与其他疾病相鉴别。肝组织活检可确定肝损害的病理类型，但不能确定是否为药物所致。

八、诊断

尽管目前存在多种诊断标准，如 1978 年日本"肝和药物"研究会提出的 DILD 的诊断标准、1993 年国际共识会通过改良的 Danan 方案、2007 年由中华消化专业委员会拟定的《急性药物性肝损伤诊治建议（草案）》等，但由于 DILD 发病机制具有复杂性、多样性，发病时间存在很大差异，临床表现亦多种多样，各诊断标准都存在其优缺点及局限性，临床诊断缺乏新标准，诊断量表也仅能作为参考，故目前药物性肝病的诊断是排除性诊断。临床上对药物性肝病诊断的基本条件及参考条件主要有：

（1）在用药后 1 ~ 4 周内出现肝功能损害的临床特点或伴有药物变态反应征象。

（2）排除其他原因或疾病所致的肝损伤或肝功能异常。

（3）停药后病情多半逐渐恢复，偶然再度用药则复发。

（4）有肝实质细胞损害或肝内瘀胆的病理改变，可见门脉区炎症伴大量嗜酸性细胞浸润。

（5）嗜酸性粒细胞增多（> 6%）、相关药物致敏的巨噬细胞移动抑制试验及（或）淋巴细胞转化试验等免疫学检查阳性。

九、鉴别诊断

主要与病毒性肝炎相鉴别。药物性肝病可询问到接受某药治疗史，临床上除外肝损害或黄疸表现外，可同时伴有其他系统症状，如肾损害、骨髓抑制、神经系统功能紊乱等。在肝损害之前发病期间，有全身性药物过敏征象，如发热、皮疹、末梢血中嗜酸性粒细胞增高。药物性肝内瘀胆性综合征者，以黄疸、皮肤瘙痒为主，全身乏力较轻，肝功能示胆红素、碱性磷酸酶增高，谷丙转氨酶轻度或中度增高，转氨酶上升的高峰出现在胆红素上升的高峰之后，黄疸加深时肝界不缩小反而增大，而病情不加重。而病毒性肝炎有肝炎接触史，全身症状较明显，可测出相应肝炎病毒血清学标志物。

十、中医辨证论治

（一）辩证要点

本病首辨虚实，次辨气血。实者有气滞、湿热、血瘀，虚者分脾气虚，肝肾阴虚，脾肾阳虚。

（二）治疗原则

本病病理变化可为气滞、湿热、血瘀，在本则为肝脾肾亏虚，可分别予以理气、化湿、化瘀、健脾、温阳、益肾等，总以疏肝健脾，理气化湿为原则。

（三）分证论治

1. 肝郁气滞

证候：右胁胀痛，胸脘胀满，嗳气则舒，善太息，纳呆，舌淡红、苔薄，脉弦。

治则：舒肝解郁，理气止痛。

方药：柴胡疏肝散加减。柴胡、白芍、川芎、枳壳、陈皮、香附、甘草等。

临床加减：肝区隐痛者，加郁金、延胡索；恶心、呕吐者，加姜竹茹、牛姜、代赭石。

中成药：可选用木香顺气丸、柴胡舒肝丸等。

2. 肝郁脾虚

证候：右胁隐痛，面色萎黄，神疲乏力，食欲缺乏，腹胀，便溏，舌淡红、苔薄白，脉弱。

治则：疏肝理气，健脾化湿。

方药：逍遥散加减。当归、白芍、柴胡、茯苓、白术、薄荷、生姜、甘草等。

临床加减：腹胀者，加大腹皮、莱菔子、厚朴；胁痛者，加枳实、郁金、延胡索。

中成药：可选用逍遥丸，若有热象，可选用丹栀逍遥片。

3. 肝胆湿热

证候：身热不扬，汗出，身黄、目黄、小便黄，口苦咽干，腹部胀满、恶心、呕吐、食欲缺乏、畏食油腻，心烦失眠，或皮疹、瘙痒，舌暗红、苔黄腻，脉弦滑而数。

治则：清热排毒，利湿退黄。

方药：龙胆泻肝汤合茵陈蒿汤加减。龙胆草、茵陈、大黄、栀子、黄芩、柴胡、生地黄、通草、泽泻、车前子、当归、甘草等。

临床加减：恶心、呕吐者，加姜竹茹、生姜；食欲缺乏者，加神曲、薏苡仁、麦芽等。

中成药：可选用龙胆泻肝丸、芮栀黄颗粒等。

4. 瘀血阻络

证候：胁下刺痛，痛处固定不移，入夜尤甚，食欲缺乏，舌淡暗、苔薄，脉细涩。

治则：活血祛瘀，疏肝通络。

方药：复元活血汤加减。柴胡、天花粉、当归、穿山甲、桃仁、红花、大黄、甘草等。

临床加减：刺痛明显者，加川芎、延胡索、三棱、莪术等；瘀象明显者，加三七、鳖甲等。

中成药：可选用大黄䗪虫丸、鳖甲煎丸、参甲荣肝丸等。

5. 脾肾阳虚

证候：畏寒肢冷，腰膝少腹冷痛，腹胀，便溏，或久泻久痢，面色㿠白，食欲缺乏，乏力，或水肿、少尿，舌质淡胖、苔白，脉沉细或沉迟。

治则：温阳补肾，健脾益气。

方药：附子理中汤合四神丸加减。党参、白术、附子（先煎）、炮姜、补骨脂、肉豆蔻、五味子、吴茱萸、炙甘草等。

临床加减：久泄不止，脱肛者，加黄芪、升麻；舌苔厚腻，湿浊内蕴者，加制半夏、茯苓；小便短少者，加桂枝、泽泻等。

中成药：可选用附子理中丸、四神丸、桂附地黄丸、右归丸、参苓白术散等。

6. 肝肾阴亏

证候：胁肋隐痛，口干咽燥，腰膝酸软，潮热盗汗，眩晕耳鸣，舌红少苔，脉细数。

治则：滋养肝肾，扶正祛毒。

方药：一贯煎合六味地黄汤加减。生地黄、沙参、当归、枸杞子、麦冬、山药、泽泻、白芍、山茱萸等。

临床加减：大便秘结者，加大黄、玄参；两胁隐痛甚者，加柴胡、广郁金、延胡索；胃脘灼热、消谷善饥者，加知母、赤芍、蒲公英。

中成药：可选用六味地黄丸或知柏地黄丸等。

（四）其他疗法

1. 穴位贴敷

淫羊藿、山豆根、丹参、板蓝根等研末，蜂蜜调和，敷于肝区。

2. 艾灸

常用穴：肝俞、脾俞、大椎、至阳、足三里或期门、章门、中脘、膻中等。采用麦粒灸或药饼灸。每次选一组穴，两组交替。隔日1次，3个月为1个疗程。

3. 耳针

选穴：肝、脾、胃、胆等穴，用王不留行籽贴压，每日按压3次，每次3～5 min，每天1次，20 d为1个疗程。

十一、西医治疗

治疗原则包括立即停用有关或可疑药物、支持治疗、促进致肝损药物的清除和应用解毒剂、抗感染保肝退黄治疗、肝功能衰竭治疗。

（一）停用有关或可疑药物

一旦确诊或怀疑与药有关，应立即停用一切可疑的损肝药物，多数病例在停药后能恢复。也有一些药物在停药后几周内病情仍可能继续加重，并需要数月时间才能康复，如苯妥英钠、阿莫西林—克拉维酸钾等。如患者因治疗需要，暂不能停用某种必需药物时，应慎重权衡利弊后做出选择。

（二）支持治疗

应注意休息，对重症患者应绝对卧床休息。给予足够的高蛋白（无肝性脑病先兆时）、高糖、丰富维生素及低脂肪饮食，补充氨基酸、白蛋白、维生素，维持水、电解质平衡，以稳定机体内环境，维护重要器官的功能，促进肝细胞再生。同时，严密监测患者肝功能和机体各项指标的变化，若出现感染、出血、肝性脑病、

暴发性肝功能衰竭等并发症时，应及时治疗。

（三）解毒治疗

急性中毒的患者可采取洗胃、导泻、活性炭吸附等措施消除胃肠残留的药物，必要时采用血液透析、腹腔透析、血液灌流、血浆置换等方法快速去除体内的药物。解毒剂的应用包括非特异性如谷胱甘肽、N-乙酰半胱氨酸、硫代硫酸钠、S-腺苷蛋氨酸、多烯磷脂酰胆碱等。乙酰半胱氨酸是唯一有效的对乙酰氨基酚中毒解毒药。熊去氧胆酸具有免疫调节、稳定细胞膜及线粒体保护作用，能促进胆酸在细胞内和小胆管的运输，可用于药物性肝损害特别是药物性瘀胆的治疗。谷胱甘肽是体内最主要的抗氧化剂，常用于抗肿瘤药、抗结核药、抗精神失常药等引起的肝损害的辅助治疗。多烯磷脂酰胆碱具有保护和修复肝细胞膜作用。

（四）抗感染保肝退黄治疗

根据患者的临床情况可适当选择抗感染保肝药物治疗，包括以抗感染保肝为主的甘草酸制剂类、水

飞蓟素类，抗自由基损伤为主的硫普罗宁、还原型谷胱甘肽、N–乙酰半胱氨酸，保护肝细胞膜为主的多烯磷脂酰胆碱，促进肝细胞代谢的腺苷蛋氨酸、葡醛内酯、复合辅酶、门冬氨酸钾镁，促进肝细胞修复、再生的促肝细胞生长银子，促进胆红素及胆汁酸代谢的腺苷蛋氨酸、门冬氨酸钾镁、熊去氧胆酸等。一些中药制剂如护肝宁、护肝片、双环醇、五酯胶囊等也可选择。症状严重者、重度黄疸在没有禁忌证的情况下可短期应用糖皮质激素治疗。原则上要尽可能的精简用药。

（五）肝功能衰竭的治疗

重症患者出现肝功能衰竭时，除积极监测和纠正其并发症外，可采用人工肝支持疗法。对于病情严重，进展较快，预期有可能发生死亡的高危患者，应考虑紧急肝移植治疗。

十二、预后

一般来说，急性药物性肝损害如能及时诊断、及时停药，绝大多数患者预后良好，经适当治疗后，大多数于 1 ~ 3 个月内肝功能逐渐恢复正常。少数发生严重和广泛的肝损伤，引起暴发性肝功能衰竭或进展为肝硬化。慢性药物性肝损害，临床表现隐匿，常常不能即使诊断和停药而预后不好。慢性肝内胆汁瘀积，轻者预后较好，重者黄疸迁延而发展到胆汁瘀积性肝硬化后，预后较差。

十三、预防与调护

首先要了解药物性肝病的最新信息及药物的使用说明，合理用药，尽量避免应用有肝损伤的药物，如必须使用，应从小剂量开始，密切监测，合用保肝药；其次避免超剂量服药和疗程过长，避免频繁用药或多种药物混合应用，高度重视中药引起的肝损伤；再次注意原有疾病可能诱发药物性肝损伤，对肝肾功能不良的患者应注意减量应用，若已经造成肝损伤，除立即停止服用该药物并予以相应解毒保肝治疗外，应注意慎用其他可能影响甚至加重肝损伤的药物，同时尽量卧床休息，调畅情志，控制情绪。少吃辛辣、油腻、刺激之品，作息要规律。做到畅情志、调饮食、慎起居、勿劳作。

（马拯华）

第十二节　原发性肝癌

原发性肝癌是我国常见恶性肿瘤之一，死亡率在恶性肿瘤中居第三位，仅次于胃癌和食管癌。流行病学调查，肝癌的病死率地理差别很大。据世界卫生组织统计，在世界范围内肝癌死亡率列第五位。我国普查每 10 万人口中有 14.58 ~ 46 人发病，以江苏启东和广西扶绥的发病率最高。值得注意的是世界各地原发性肝癌发病率都有上升趋势，每年约有 25 万人死于此病，其中约 40% 发生在中国，这可能与肝炎病毒感染有关。本病可发生于任何年龄，以 40 ~ 49 岁为多，男女之比为（2 ~ 5）：1。

本病属中医学"肝积"范畴，与"肥气""胁痛""鼓胀""黄疸""嘈杂""癖黄"等有密切关系。《难经·五十六难》记载："肝之积，名曰肥气，在左胁下，如覆杯，有头足，久不愈，令人咳逆。"

一、病因病机

（一）中医

中医学认为原发性肝癌的发生，多因饮食内伤、情志失调，致肝脾受损，气机阻滞，瘀血内停，湿热炎毒蕴结，日久渐积而成。

1. 饮食内伤

饮酒过度，或饮食不节（洁），常进食发霉食物，损伤脾胃，脾火健运，聚湿生痰，郁久化热，以致湿热痰浊凝结而成本病。

2. 情志失调

肝藏血，主疏泄，喜条达，恶抑郁，体阴而用阳。当忧思郁怒，七情内伤，肝失疏泄，气机不畅，血运受阻，久则气滞血瘀。气血凝聚日久必成包块而发为本病。正如《医林改错》所说："肝腹结块必有形之血"。

3. 正气虚衰

《内经》云，"正气存内，邪不可干""邪之所凑，其气必虚"。张洁古曰："壮人无积，虚人则有之"。可见正虚是本病发病的基础之一，气虚则鼓动乏力，血运不畅，气虚则血瘀；血虚则脉道不充，血运缓慢，而致血瘀气滞，肝肾阴虚，虚火内生，煎液成痰，脾肾阳虚，则不能布津，津聚成痰，均可导致痰凝血瘀机时生本病。

综上所述，本病的发生与情志失调，饮食内伤，正气虚衰有关。病位在肝，与肝、胆、脾、肾诸脏功能失调有关。多属本虚标实之证，本虚以肝肾阴虚、脾肾阳虚为主，标实以气滞、血瘀、湿热、痰浊、火毒为要，本虚可以转实，如脾肾阳虚，健运失司，而致痰浊内聚，郁久化热，而致湿热内蕴；标实可以转虚，如痰浊内阻，阳气被遏，而致阳气虚衰。瘀血不去，新血不生，以致阴血亏虚，因此，临床上常虚实夹杂。在本病的发生发展过程中，由于气滞血瘀，痰凝内结，不通则痛，故常见右腹疼痛；湿热熏蒸，胆汁不循常道，而见黄疸；热迫血行，则见出血，甚至气随血脱，导致亡阴亡阳；痰浊上蒙清窍，则见嗜睡神昏，口中臭秽，上述转化，如治疗不及时，最后可导致阴阳离决。

（二）西医

原发性肝癌的病因和发病机制尚未完全明确，根据高发区流行病学调查及分子生物学研究进展，可能与下列因素有关。

1. 病毒性肝炎和肝硬化

在我国，慢性病毒性肝炎是原发性肝癌诸多致病因素中最主要的病因。原发性肝癌患者约 1/3 有慢性肝炎病史，流行病学调查发现肝癌患者 HBsAg 阳性率可达 90%，提示乙型肝炎病毒（HBV）与肝癌高发有关。但是世界各地肝癌患者 HBsAg 阳性率差别较大，西方发达国家 HBV 并不是原发性肝癌的主要病因。在日本、欧洲的肝癌患者中丙肝抗体阳性率明显高于普通人群，如在西班牙，肝癌患者中抗 HCV 抗体的阳性率为 75%，而在无肝炎对照人群只有 7.3%，在意大利，肝癌患者中抗 HCV 的阳性率为 65%，在日本，肝癌患者中抗 HCV 抗体的阳性率为 70.3%。原发性肝癌合并肝硬化的发生率各地报道为 50% ~ 90%。在我国，原发性肝癌主要是在病毒性肝炎后肝硬化基础上发生；在欧美国家，肝癌常在酒精性肝硬化的基础上发生。

2. 黄曲霉毒素

流行病学调查发现粮食受到黄曲霉毒素污染严重的地区，人群肝癌发病率较高。在我国的东南沿海，气候温暖、潮湿，适宜于黄曲霉的生长，在谷物中黄曲霉毒素的污染较为酱遍，这些地区也是肝癌的高发地区。黄曲霉毒素的代谢产物黄曲霉毒素 B_1 有强烈的致癌作用，常接触黄曲霉毒素的人群，血清黄曲霉毒素 B_1–白蛋白结合物水平及黄曲霉毒素 B_1 水平亦高，提示黄曲霉毒素 B_1 可能是某些地区肝癌高发的因素。

3. 饮用水污染

根据肝癌高发区江苏启东的报道，饮池塘水有居民肝癌发病率（60 ~ 101/10 万）明显高于饮井水的居民（0 ~ 19/10 万）。饮用池塘水发生肝癌的相对危险度为 3.0。池塘中生长的蓝绿藻产生的藻类毒素可产生藻类毒素，具有促癌，甚至致癌作用，可污染水源，可能与肝癌有关。

4. 遗传因素

不同种族人群肝癌发病率小同。在同一种族中，肝癌的发病率也存在着很大的差别，常有家族聚集现象，多提示为乙肝病毒的垂直传递，但是否与遗传有关，还待进一步研究。

5. 其他

一些化学物质如亚硝胺类、偶氮芥类、有机磷农药、乙醇等均是可疑的致肝癌物质。肝小胆管中的华支睾吸虫感染可刺激胆管上皮增生，为导致原发性胆管细胞癌的原因之一。长期饮酒和抽烟增加患肝癌的危险性，特别是增加乙肝病毒感染者患肝癌的危险性，如在中国台湾地区进行的一项前瞻性研究发现，HBsAg 阳性有长期饮酒和抽烟习惯患者肝癌的相对危险性为 17.9 ~ 26.9，明显高于无长期饮酒和抽烟习惯的 HBsAg 阳性者（13.1 ~ 19.2）。

二、病理

原发性肝癌主要有 3 种类型，即肝细胞性肝癌、胆管细胞性肝癌和混合型肝癌。

（一）病理分型

1. 大体形态分型

国内肝癌协作组在 Eggel 经典分类的基础上对 500 例肝细胞性肝癌尸检材料进行分析，提出以下分类。

（1）块状形：占 74%（370/500），最多见。呈单个、多个或融合成块，直径 ≥ 5 cm，> 10 cm 者称为巨块型。多呈圆形，质硬，呈膨胀性生长，癌块周围的肝组织常被挤压，形成假包膜，此型易液化、坏死及出血，故常出现肝破裂、腹腔内出血等并发症。

（2）结节型：占 22.2%（111/500），较多见。有大小和数目不等的癌结节，一般直径不超过 5 cm，结节多在肝右叶，与周围肝组织的分界不如块状形清楚，常伴有肝硬化。

（3）弥漫型：占 2.6%（13/500），少见。有米粒至黄豆大的癌结节弥漫地分布于整个肝脏，不易与肝硬化区分，肝大不显著，甚至可以缩小，患者往往因肝功能衰竭而死亡。

（4）小癌型：占 1.2%（6/500）。单结节肿瘤直径 ≤ 3 cm 或相邻两个癌结节直径之和 ≤ 3 cm 者称为小肝癌，多于临床症状。

胆管细胞性肝癌的癌肿多为单个肿块，因有较多结缔组织间质，色泽灰白，质坚实，且趋向于向四周不规则浸润。

2. 组织学分型

（1）肝细胞型：最为多见，约占肝原发性肝癌的 90%。癌细胞由肝细胞发展而来，呈多角形排列成巢状或索状，在巢或索间有丰富的血窦，无间质成分。癌细胞核大、核仁明显、胞质丰富、有向血窦内生长的趋势。肿瘤分化程度按 Edmonson 标准为四级，Ⅰ 级分化最好，癌细胞形态和正常肝细胞相似，Ⅳ 级分化最差，癌细胞核大，形态变异较大，Ⅱ、Ⅲ 级介于两者之间。肝细胞癌中以 Ⅱ、Ⅲ 级为多见，同一病例的癌组织可呈现不同的分化程度。

（2）胆管细胞癌型：少见，癌细胞由胆管上皮细胞发展而来，呈立方状或柱状，排列成腺样，纤维组织较多，血窦较少。

（3）混合型：最少见，具有肝细胞癌和胆管细胞癌两种结构，或呈过渡形态，既不完全像肝细胞癌，又不完全像胆管细胞癌。

（二）转移

1. 肝内转移

肝癌最早在肝内转移，易侵犯门静脉及分支并形成癌栓，脱落后在肝内引起多发性转移灶。如门静脉干支有癌栓阻塞，可引起或加重原有门静脉高压，形成顽固性腹水。肝静脉也可发生癌栓后，进一步侵犯到下腔静脉，甚至到达右心腔。

2. 肝外转移

（1）血行转移：最常见的转移部位为肺，因肝静脉中癌栓延至下腔静脉，经右心达肺动脉，在肺内形成转移灶。尚可引起胸、肾上腺、肾及骨等部位的转移。

（2）淋巴转移：转移至肝门淋巴结最为常见，也可转移至胰、脾、主动脉旁及锁骨上淋巴结。

（3）种植转移：少见，从肝表面脱落的癌细胞可种植在腹膜、横膈、盆腔等处，引起血性腹水、胸腔积液，女性可有卵巢转移癌。

三、临床表现

（一）症状与体征

原发性肝癌起病隐匿，早期缺乏典型症状。临床症状明显者，病情大多已进入中晚期。本病常在肝硬化的基础上发生，或者以转移病灶为首发表现，此时临床容易漏诊或误诊，应予注意。肝痛、乏力、食欲缺乏、消瘦是最具有特征的临床症状。

1. 肝区疼痛

是肝癌最常见症状，半数以上患者有肝区疼痛，多呈持续性胀痛或钝痛，是因癌肿生长过快、肝包膜被牵拉所致。如病变侵犯膈，疼痛可牵涉右肩或右背部；如癌肿生长缓慢，则可完全无痛或仅有轻微钝痛。当肝表面的癌结节破裂，可突然引起剧烈疼痛，从肝区开始迅速延至全腹，产生急腹症的表现，如出血量大时可导致休克。

2. 肝大

肝脏呈进行性增大，质地坚硬，表面凸凹不平，常有大小不等的结节，边缘钝而不整齐，常有不同程度的压痛，肝癌突出于右肋弓下或剑突下时，上腹可呈现局部隆起或饱满；如癌位于膈面，则主要表现为膈肌抬高而肝下缘不下移。

3. 消化道症状

进食减退、食欲减退、消化不良、恶心、呕吐，因缺乏特异性而易被忽视。

4. 消耗表现

乏力、消瘦、全身衰弱，晚期患者可呈现恶病质。

5. 黄疸

一般出现在肝癌晚期，多为阻塞性黄疸，少数为肝细胞性黄疸。前者常因癌肿压迫或侵犯胆管或肝门转移性淋巴肿大而压迫胆管造成阻塞所致；后者可由于癌组织肝内广泛浸润或合并肝硬化、慢性肝炎引起。

6. 肝硬化征象

在失代偿期肝硬化基础上发病者有基础病的临床表现。原有腹水者可表现为腹水迅速增加且具有难治性，腹水一般为漏出液。血性腹水多因肝癌侵犯肝包膜或向腹腔内破溃引起，少数因腹膜转移癌所致。

7. 转移灶症状

如转移至肺、骨、脑、淋巴结、胸腔等处，可产生相应的症状，如转移到淋巴结可引起锁骨上淋巴结肿大，胸膜转移可出现胸腔积液。有时患者以转移灶症状首发而就诊。

8. 伴癌综合征

伴癌综合征系指原发性肝癌患者由于癌肿本身代谢异常或癌组织对机体影响，引起内分泌或代谢异常的一组症候群。主要表现为自发性低血糖症、红细胞增多症；其他罕见的有高钙血症、高脂血症、类癌综合征等。

（二）并发症

1. 肝性脑病

常是原发性肝癌终末期的最严重并发症，占死亡原因的34.9%。一旦出现肝性脑病提示预后不良。消化道出血、大量利尿或高蛋白饮食等是常见诱因。

2. 上消化道出血

约占肝癌死亡原因的15%，出血可能与以下因素有关：①因肝硬化或门静脉、肝静脉癌栓而发生门静脉高压，导致食管胃底静脉曲张破裂出血；②晚期肝癌患者可因胃肠道黏膜糜烂合并凝血功能障碍而有广泛出血。大量出血可加重肝功能损害，诱发肝性脑病。

3. 肝癌结节破裂出血

约10%的肝癌患者发生肝癌结节破裂出血。肝癌破裂可局限于肝包膜下，产生局部疼痛；如包膜下出血快速增多则形成压痛性血肿；也可破入腹腔引起急性腹痛和腹膜刺激征。大量出血可致休克，少量出血则表现为血性腹水。

4. 继发感染

患者因长期消耗或化疗、放射治疗等，抵抗力减弱，容易并发肺炎、败血症、肠道感染、压疮等。

（三）实验室与其他有关检查

1. 肝癌标记物检测

（1）甲胎蛋白（alpha fetoprotein，AFP）：AFP 是诊断肝细胞肝癌特异的标志物。现已广泛用于原发性肝癌中的普查、诊断、判断治疗效果及预测复发。在生殖腺胚胎瘤、少数转移性肿瘤以及妊娠、活动性肝炎、肝硬化炎症活动期时 AFP 可呈假阳性，但升高不如肝癌明显。血清 AFP 浓度通常与肝癌大小呈正相关。在排除妊娠、肝炎和生殖腺胚胎瘤的基础上，血清 AFP 检查诊断肝细胞癌的标准为：①大于 400μg/L 持续 4 周以上；② AFP 在 200μg/L 以上的中等水平持续 8 周以上；③ AFP 由低浓度逐渐升高不降。

部分慢性病毒性肝炎和肝硬化病例血清 AFP 可呈低浓度升高，但多不超过 200μg/L，常先有血清 ALT 的明显升高，AF-P 呈同步关系，一般在 1 ~ 2 个月随病情好转，ALT 下降，AFP 也随之下降。如 AFP 呈低浓度阳性持续达 2 个月或更久，ALT 正常，就应特别警惕亚临床肝癌的存在。

AFP 异质体的检测有助于提高原发性肝癌的诊断率，且不受 AFP 浓度、肿瘤大小和病期早晚的影响，在肝占位性病变不明确的情况下，有助于鉴别良性肝病或肝癌引起的 AFP 升高。

（2）其他肝癌标志物：血清岩藻糖苷酶（AFU）、γ - 谷氨酰转移酶同工酶 II（GGT2）、异常凝血酶原（APT）、M_2 型丙酮酸激酶（M_2-PyK），同工铁蛋白（AIF）、α_1- 抗胰蛋白酶（α_1-AAT）、醛缩酶同工酶 A（ALD-A）、碱性磷酸酶同工酶（ALP-I）等有助于 AFP 阴性的原发性肝癌的诊断和鉴别诊断，但不能取代 AFP 对原发性肝癌的诊断地位。联合多种标志物可提高原发性肝癌的诊断率。

2. 影像学检查

（1）实时超声显像（US）：实时 B 型超声显像是目前肝癌筛查的首选检查方法。它具有方便易行、价格低廉、准确及无创伤等优点，能确定肝内有无占位性病变（分辨率高的仪器可检出直径 > 1 cm 的病灶）以及提示病变的可能性质。B 型超声检查对肝癌的早期定位诊断有较大的价值，并有助于引导肝穿刺活检。彩色多普勒超声更有助于了解占位性病变的血供情况，以判断其性质。近年来，利用超声造影诊断和鉴别诊断使超声诊断的灵敏性、准确性进一步提高。通过外周静脉注射超声造影剂后，可观察肝癌结节内动态的增强，如肝癌结节表现为快进快出，动脉期较周围肝组织显著增强，门静脉期显示较周围肝组织更低回声，超声造影也可用于肝癌局部治疗如射频消融的随访，根据肿瘤结节内有无增强而判定肿瘤的坏死是否完全。

（2）电子计算机 X 线体层显像（CT）：CT 具有更高分辨率，兼具有定位与定性的诊断价值，且能显示病变范围、数目、大小及其与邻近器官和重要血管的关系等，因此是肝癌诊断的重要手段，列为临床疑诊肝癌患者和确诊为肝癌拟行手术治疗者的常规检查。螺旋 CT 增强扫描可进一步提高肝癌诊断的准确性及早期诊断率，甚至可发现直径在 1 cm 以下的肝癌。近年发展起来的结合动脉插管注射造影剂的各种 CT 动态扫描检查技术又进一步提高了 CT 检查对肝癌诊断的敏感性和特异性。

（3）磁共振成像（MRI）：与 CT 比较，MRI 有如下特点。能获得横断面、冠状面和矢状面 3 种图像，为非放射性检查，无须增强即能显示门静脉和肝静脉的分支；对肝血管瘤、囊性病灶、结节性增生灶等的鉴别有优点，必要时可采用。

一般来说，通过 CT 检查即能满足诊断和疾病评估的要求。但对于临床怀疑肝癌而 CT 未能发现的病灶，或病灶性质不能确定时，可应用 MRI 检查。

（4）肝血管造影：选择性肝动脉造影是肝癌诊断的重要补充手段，对于 1 ~ 2 cm 的小肝癌，造影术往往能更精确地做出诊断。该项检查为有创性，适用于肝内占位性病变非侵入检查未能定性者；疑为肝癌而非侵入检查未能明确定位者；拟行肝动脉栓塞治疗者；施行配合 CT 检查的新技术（如前所述）。数字减影血管造影（DSA）设备的普及，大大便利了该检查的开展。

3. 肝组织穿刺活体检查

超声或 CT 引导下细针穿刺行组织学检查是确诊肝癌的最可靠方法，但属侵入性检查，且偶有出血或针道转移的风险，对于影像学检查难以确定性质的肝占位性病变，或需要明确肿瘤的组织学类型，可行活检查。

四、诊断与鉴别诊断

（一）临床诊断要点

有乙/丙型病毒性肝炎病史或酒精性肝病的中年人，尤其是男性患者，有不明原因的肝区疼痛、消瘦、进行性肝大者，应考虑肝癌的可能，做血清 AFP 测定和有关影像学检查，必要时行肝穿刺活检，可获诊断。有典型临床症状的就诊患者，往往已届晚期，为争取对肝癌的早诊早治，应对高危人群（有肝炎病史 5 年以上，乙型或丙型肝炎病毒标记物阳性，35 岁以上）进行肝癌普查，血清 AFP 测定和 B 型超声检查每年 1 次是肝癌普查的基本措施。经普查检出的肝癌可无任何症状和体征，称为亚临床肝癌。

1. 非侵入性诊断标准

（1）影像学标准：两种影像学检查均显示有 2 cm 以上的肝癌占位性病变。

（2）影像学结合 AFP 标准：一种影像学检查显示有 2 cm 以上的肝癌特征性占位性病变，同时伴有 AFP ≥ 400 μ g/L（排除妊娠、生殖系胚胎源性肿瘤、活动性肝炎及转移性肝癌）。

2. 组织学诊断标准

肝组织学检查证实原发性肝癌。对影像学尚不能确定的 ≤ 2 cm 的肝内结节应通过肝穿刺活检以证实原发性肝癌的组织学特征。

（二）鉴别诊断

原发性肝癌需与继发性肝癌、肝硬化、肝脓肿等疾病进行鉴别。

1. 继发性肝癌

原发于呼吸道、胃肠道、泌尿生殖道、乳房等处的病灶常转移至肝，大多为多发性结节，临床以原发癌表现为主，血清 AFP 检测一般为阴性。但少数继发性肝癌很难与原发性肝癌相鉴别，确诊的关键在于病理组织学检查和找到肝外原发癌的证据。

2. 肝硬化

原发性肝癌常发生在肝硬化的基础上，两者的鉴别常有困难。若肝硬化病例有明显的肝大、质硬的大结节，或肝萎缩变形而影像学检查又发现占位性病变，则肝癌的可能性很大，反复检测血清 AFP 或 AFP 异质体，密切随访病情，可最终能做出正确诊断。

3. 病毒性肝炎

病毒性肝炎活动时血清 AFP 往往呈短期低度升高，应定期多次随访测定血清 AFP 和 ALT，或联合检测 AFP 异质体及其他肝癌标志物并进行分析，如：① AFP 和 ALT 动态曲线平行或同步升高，或 ALT 持续增高至正常的数倍，则肝炎的可能性大；②两者曲线分离，AFP 持续升高，往往超过 400 μ g/L，而 ALT 正常或下降，呈曲线分离现象，则多考虑原发性肝癌。

4. 肝脓肿

临床表现为发热、肝区疼痛、压痛明显，肿大肝脏表面平滑无结节，白细胞计数和中性粒细胞升高，多次超声检查可见脓肿的液性暗区。必要时在超声引导下做诊断性穿刺或药物试验性治疗以明确诊断。

5. 肝局部脂肪浸润

肝局部脂肪浸润多见于肝硬化早期或糖尿病脂肪浸润时，CT 检查时肝局部密度减低，形似肿块，易与原发性肝癌相混淆。肝动脉造影病灶内血管无扭曲变形，根据此特点可以明确诊断，有时必须做肝穿刺活检方能明确。

6. 邻近肝区的肝外肿瘤

腹膜后的软组织肿瘤以及来自肾、肾上腺、胰腺、结肠等处的肿瘤也可在上腹部呈现肿块，容易混淆，超声检查和 AFP 检测有助于区别肿块的部位和性质。

7. 其他肝脏良恶性肿瘤或病变

血管瘤、肝囊肿、肝包虫病、肝腺瘤及局灶性结节性增生、肝内炎性假瘤等易与原发性肝癌相混淆，可定期行超声、CT、MRI 等检查帮助诊断，必要时在超声引导下做肝穿刺组织学检查有助于鉴别。

五、治疗

（一）中医辨证分型治疗

1. 辨病辨证要点

原发性肝癌早期可无任何症状，中医辨证有一定的困难，晚期出现明显的症状和体征，可按脏腑结合病机辨证分型。

（1）辨病证：肝癌临床表现复杂，如以肝区疼痛为主者可按疼痛论治，以上腹部肿块为主者可按肝积、积证论治，以腹水而见腹部胀大为主者以鼓胀论治，以黄疸为主者则以黄疸论治。

（2）辨纲目。

①辨虚实：肝癌初起正气尚可，以标实为主，多为气、血、痰、湿、热互结；后期正气虚衰，以本虚为主，表现为气血亏虚、津液枯槁、脏气衰弱。

②辨标本缓急：本病可由实转虚，因虚致实，或虚实夹杂，故在辨证上，应进一步分清标本缓急。正虚为本，而正虚以肝脾肾不足为多。气滞、血瘀、痰凝、热郁为标。初起正虚未甚，辨证当以标实急；病中虚实夹杂，则多为正虚邪实之证；后期正气大虚，病邪未去，则以正虚为主，而病邪恋之，此时病多难治。

2. 证候类别

由于肝癌病情发展复杂而多变，有主张不分型者，认为根据不同患者的不同病情进行辨证施治较为适宜。但大多数学者主张辨证分型，认为有利于观察并找出规律性的东西，以便进一步深入研究。归纳国内主要的辨证分型情况，可分为以下4型。

（1）气滞血瘀。

症候特点：两胁胀痛或刺痛，脘腹胀闷，嗳气反酸，纳呆倦怠，胁下或上腹肿块，质硬不平，固定不移，舌像正常或舌质紫暗边有瘀斑，苔薄白，脉弦或弦涩。

治则：疏肝理气，活血化瘀。

方药：小柴胡汤合大黄䗪虫丸加减［柴胡、法半夏、黄芩、生姜、人参、甘草、大枣、大黄，土鳖虫（炒）、水蛭（制）、虻虫（去翅足，炒）、蛴螬（炒）、干漆（煅）、桃仁、苦杏仁（炒）、地黄、白芍、甘草］。

加减：痛甚者，加延胡索、郁金、川楝子；恶心、呕吐者，加砂仁、竹茹；神疲倦怠者，加黄芪、太子参。

（2）脾虚湿困。

症候特点：神疲乏力，食欲缺乏，便溏，胁痛腹胀，肢浮足肿，胁下结块，固定难移，或有腹水，舌质淡胖，苔白腻，脉弦滑或濡滑。

治则：益气健脾，化湿软坚。

方药：四君子汤合平胃散加减（党参、白术、茯苓、炙甘草、苍术、厚朴、陈皮）。

加减：可加法半夏加强行气祛湿，可加龟甲、牡蛎、半边莲、石上柏软坚化湿。肿甚者，可加黄芪、汉防己、猪苓、大腹皮以益气利水消肿；食滞腹胀纳呆者，可加神曲、麦芽、山楂醒脾消食。

（3）肝胆湿热。

症候特点：黄疸发热，右胁肿块疼痛，恶心，食欲缺乏，口干口苦，大便干燥或溏稀，小便短赤，舌质红或红绛，苔黄腻，脉弦或弦滑数。

治则：清热化湿，疏肝利胆。

方药：茵陈蒿汤合膈下逐瘀汤加减（茵陈、栀子、大黄、五灵脂、当归、川芎、桃仁、牡丹皮、赤芍、乌药、延胡索、甘草、番附、红花、枳壳）。

加减：发热者，可加半枝莲、半边莲、白花蛇舌草以清热解毒。

（4）肝肾阴虚。

症候特点：烦热口干，低热盗汗，形体消瘦，腰酸脚软，肌肉酸痛，腹大胀满，积块膨隆，大便干结，小便短赤，舌质红或红绛，少苔或光剥有裂纹，脉细弦滑或细涩。

治则：滋阴柔肝、养血软坚。

方药：滋水清肝饮加减（熟地黄、山茱萸、山药、牡丹皮、麦冬、枸杞子、柴胡、栀子）。

加减：加龟甲、鳖甲以散结软坚，可加鸡血藤、玄参加强滋肾养血柔肝的作用。

中药与化疗、放疗合用时，以扶正、健脾、滋阴为主，可改善症状，调动机体免疫功能，减少不良反应，从而提高疗效。

（二）中成药治疗

1. 艾迪注射液

由斑蝥、人参、黄芪、刺五加组成，属清热剂中解毒消症类中药注射剂。每日 1 次，静脉滴注本品 50 ～ 100 mL，以氯化钠或葡萄糖注射液 250 ～ 500 mL 稀释后使用，30 天为 1 个疗程。该药尚有口服制剂，应遵医嘱服用。

2. 鸦胆子油乳注射液

由精制鸦胆子油、大豆磷脂、甘油组成，具有清热解毒、散症消结的药效。每天 1 次静脉滴注本品 10 ～ 30 mL。注意应用灭菌生理盐水 250 mL 稀释后立即使用。一般 3 ～ 4 周为 1 个疗程。

3. 复方苦参注射液

由苦参、当归等组成，具有清热利湿、凉血解毒、散结止痛的功效。属清热剂中解毒消症类中药注射剂。每日 1 次，静脉滴注本品 10 ～ 30 mL，以氯化钠或葡萄糖注射液 250 ～ 500 mL 稀释后使用，30 天为 1 个疗程。

4. 复方斑蝥胶囊

由斑蝥、三棱、莪术、人参、黄芪、刺五加、山茱萸、女贞子、半枝莲、熊胆粉、甘草组成。本品有破血消症、攻毒蚀疮之效。临床用于因瘀毒内阻兼气阴两虚所致的原发性肝癌。口服本品 3 粒，每日 2 次。

5. 平消胶囊

由郁金、五灵脂、干漆（制）、枳壳（麸炒）、白矾、硝石、马钱子粉、仙鹤草组成。故本品有活血化瘀、散结消肿、解毒止痛之效，临床用于因淤毒内结所致肝癌。口服本品 4 ～ 8 粒，每日 3 次。

6. 肝复乐片

由党参、鳖甲（醋制）、重楼、白术（炒）、黄芪、茯苓、薏苡仁、桃仁、土鳖虫、大黄、郁金、苏木、牡蛎、半枝莲、败酱草、陈皮、香附（制）、沉香、木通、茵陈、柴胡组成。本品有健脾理气、化瘀软坚、清热解毒之功，临床用于因肝郁脾虚所致原发性肝癌。一次口服 10 片（糖衣片），或 6 片（薄膜衣片），每日 3 次。

（三）古今效验方治疗

1. 枳实消痞汤

组方：枳壳、厚朴、党参、白术、茯苓、神曲、炒谷麦芽各 15 g，八月札、半枝莲、白花蛇舌草各 30 g。

服法：水煎服。

功效：理气消痞，行气利水。

2. 西黄丸

组方：由麝香、牛黄、炙乳香、炙没药组成。

服法：开水冲服。

功效：清热解毒，活血祛瘀，消坚散肿。

3. 癌痛消胶囊

组方：膈下逐瘀汤加黄芪、山药、白花蛇舌草、半枝莲、三棱、莪术。

服法：口服。

功效：活血化瘀、清热解毒、健脾益气、行气止痛。

4. 扶正抑瘤颗粒

组方：由红芪、当归、莪术、墓头回按 3∶1∶1∶3 组方。

功效：扶正祛邪、化瘀解毒。

（四）外治

1. 膏药贴敷法

膏药是中药外用的膏药是中药外用的传统剂型，其贴敷于局部肿瘤相应的体表或痛处体表，利用药物作用，达到消肿止痛、抑癌缩瘤的目的。如肝癌止痛膏（白花蛇舌草 30 g，夏枯草 20 g，丹参 20 g，延胡索 20 g，龙葵 15 g，重楼 12 g，三棱 15 g，莪术 15 g，生乳香、生没药各 20 g，血竭 5 g，生川乌 5 g，冰片 10 g，砒霜 0.03 g，黄白蜡各 10 g，米醋 20 mL，凡士林 10 g）；消痞止痛膏［穿山甲（代）、血竭、儿茶、郁金、川乌、草乌、细辛、白芷、延胡索、蟾酥、麻油］；癌痛膏（昆布、海藻、灵芝、郁金、香附、白芥子、鳖甲各 200 g，大戟、甘遂各 150 g，马钱子 100 g，蜈蚣 100 条，全蝎 120 g，蟾酥 80 g，鲜桃树叶 10 000 g，加水熬汁，再把药汁浓缩成膏状，密封保存）。

2. 散剂贴敷膏

散剂是将药物粉碎，混合均匀，制成粉末状制剂，分内服与外用两类。散剂的特点是制作简便，吸收较快，节省药材，便于服用与携带。如双柏散（侧柏叶 2 份，大黄 2 份，泽兰 1 份，黄檗 1 份，薄荷 1 份配药后共研细末）；肝癌止痛散（麝香 1.5 g，冰片 10 g，三七 20 g，延胡索 20 g，乳香 30 g，没药 30 g，三棱 30 g，莪术 30 g）。

3. 穴位贴敷法

肝癌疼痛穴位中药外治法是以一定的中药在相应穴位上进行敷贴，以达到控制癌痛目的的一系列外治方法。这一方法发挥了穴位刺激和药物双重作用的疗效，集药物和经穴刺激于一体。如疏络膏（细辛、白芥子、延胡索、麝香、甘遂、生姜汁）穴位外敷。穴位的选择：原发性肝癌及肝转移癌选择期门、肝俞、胆俞为主穴，足三里及脐周全息穴为配穴，穴位选择视病情有所增减。

4. 酊剂外涂法

酊剂多为中药经酒精或白酒泡制而成，具有疏通经络、活血散瘀、利水消肿、镇静止痛之功效，吸收快，作用迅速。擦敷局部时，能立即消除轻度或部分中度疼痛。如冰红酊剂（1 000 mL 70% 乙醇加红花 60 g，浸泡 7 天，过滤后加冰片 90 g，蟾酥 40 g，浸 7 天后分装）。

5. 针灸治疗

是我国一种传统止痛方法，用针刺或艾灸穴位而达到止痛的目的。穴位是脏腑、经络、气血的汇集点，邪气的侵入点，疾病的反应点。针灸可以通过刺激穴位，入腠理，通经络，调脏腑，驱病邪，治其外而通其内。如留针治疗：采用齐刺留针法，独取天应穴，距天应穴左侧 30 ~ 40 mm，胁肋部疼痛者平行于肋，肋下疼痛者平行于皮肤纹理，与皮肤成 15° 夹角进针于皮下，进针长度 60 mm，并排埋三根针，中间一根稍前 5 mm，旁边两根针与中间一根针成夹角均约为 10°，三根针横穿痛区，在远端成会合之势，但不相交，旁边进针点与中间进针点的距离均约 10 mm，针柄用胶布固定于皮肤上，每晚针刺 1 次，留针 12 小时。水针治疗：以水针治疗癌痛，采用患处局部取穴和循经取穴相结合，以化瘀消积、通经止痛为原则。肝癌取期门、章门、肝俞、足三里、内关、阳陵泉，药物以利多卡因注射液 0.5 ~ 1 mL、地塞米松注射液 2.5 ~ 5 mg（0.5 mL）、罗通定（颅痛定）注射液 30 mg（1 mL），混合后使用，起效时间在 30 秒至 5 分钟，持续时间 4 ~ 15 小时。按灸疗法（仰卧位取两乳横线的中点为长度，以同侧乳头为起点，斜趋痛胁下寻找最痛点为第 1 敏感穴，灸此处 30 壮，灸章门 7 壮，灸丘墟 3 壮，各穴在灸前先顺、逆时针各按 81 次，早、中、晚各灸 1 次）治疗。

（五）西医治疗

随着医学技术的进步以及人群体检的普及，早期肝癌和小肝癌的检出率和手术根治切除率逐年升高。早期肝癌应尽量手术切除，不能切除者应采取综合治疗模式。

1. 手术治疗

手术切除仍是目前根治原发性肝癌的首选手段，凡有手术指征者均应争取手术切除。手术适应证为：①诊断明确，估计病变局限于一叶或半肝，未侵及第一、第二肝门和下腔静脉者；②肝功能代偿良好，凝血酶原时间不低于正常的 50%；③无明显黄疸、腹水及远处转移者；④心、肺、肾功能良好，能耐受手术者；⑤术后复发，病变局限于肝的一侧者；⑥经肝动脉栓塞化疗或肝动脉结扎、插管化疗后，病变明显缩小，估计有可能手术切除者。肝癌切除术后，复发率较高，术后 5 年累计复发率可达61.5% ~ 79.9%。故应密切随访，以便能早期发现复发，及时治疗。

2. 局部治疗

（1）肝动脉化疗栓塞（TACE）：为原发性肝癌不能手术治疗的首选方案，疗效好，可提高患者的3 年生存率。TACE 的主要步骤是经皮刺股动脉，在 X 线透视下将导管插入至肝固有动脉或其分支，注射抗肿瘤药或栓塞剂。常用栓塞剂有吸收性明胶海绵碎片和碘化油。碘化油能栓塞 0.05 mm 口径血管，甚至可填塞肝血窦，可以持久地阻断血流。目前多采用碘化油混合化疗药，注入肝动脉，发挥持久的抗肿瘤作用。TACE 应反复多次治疗，一般每 4 ~ 6 周反复 1 次，经 2 ~ 5 次治疗，许多肝癌明显缩小，可进行手术切除。另外，肝癌根治性切除术后 TACE 可进一步清除肝内可能残存的肝癌细胞，降低复发率。但对播散卫星灶和门静脉癌栓的疗效有限，更难控制病灶的远处转移。

（2）无水乙醇注射疗法（PEI）：PEI 是在 B 超引导下，将无水乙醇直接注入肝癌组织内，使癌细胞脱水变性，产生凝固坏死，属于一种化学性治疗肝癌的方法。PEI 对小肝癌可使肿瘤明显缩小，甚至可以达到根治肿瘤的程度，对晚期肝癌可以控制肿瘤生长的速度，延长患者的生存期。目前已被推荐为肿瘤直径小于 3 cm 结节在 3 个以内伴有肝硬化而不能手术治疗的主要治疗方法。

（3）物理疗法：局部高温治疗不仅可以使肿瘤细胞变性、坏死，而且还可以增强肿瘤细胞对放疗的敏感性，常见方法有微波组织凝固技术、射频消融、高功率聚集超声治疗、激光等。另外，冷冻疗法和直流电疗法也可以达到杀伤肿瘤细胞的作用。

①射频消融治疗（RFA）：射频技术的发展和射频电极的改进，使该技术成功地应用于肝癌的局部治疗，射频治疗可在超声引导下经皮治疗，也可经腹腔镜或开腹治疗。其主要适用于肿瘤直径 5 cm 以下，结节数量 3 个以下的患者。有严重肝功能失代偿和凝血功能障碍的患者不适合该方法。该方法通常一次治疗可达到肿瘤的完全坏死，术后可利用动态增强 CT 或 MRI 检查判断肿瘤的坏死情况。随机对照研究的结果显示，射频消融治疗小肝癌的远期总的生存率类似于手术切除。例如，国内研究报道的随机对照研究结果显示，射频消融治疗后 1、2、3、4 年的生存率分别为 95.8%、82.1%、71.4%、67.9%，而手术切除后的生存率为 93.3%、82.3%、73.4%、64.0%、两者无显著差异。但一般认为，对于小肝癌仍应首选手术切除，不过对于位于肝实质内的小肝癌，特别是 Child-Pugh B 级的小肝癌，则更适合射频消融治疗。

②氩氦刀靶向冷冻损毁术：是近年来开展的冷冻治疗新技术。利用常温高压的氩气在超导刀尖释放产生低温的原理治疗肿瘤。可在超声引导下经皮穿刺治疗，也可开腹术中治疗。经皮穿刺治疗主要适用于肿瘤直径在 5 cm 以下，结节数量存 3 个以下的患者。对于较大体积的肿瘤，可在术中多刀组合治疗。

③经皮微波凝固治疗（MCT）：在超声导引下将微波电极刺入肿瘤内，利用微波的能量使肿瘤发生凝固性坏死。其适应证类似于射频毁损治疗，有临床对照研究显示其安全性和远期疗效类似于射频毁损治疗。

3. 放射治疗

由于放射源、放射设备和技术的进步，各种影像学检查的准确定位以及三维适形放疗技术的应用，使放射治疗在肝癌治疗中地位有所提高。放射治疗主要适用于肝门区肝癌的局部放射治疗，也可用于门静脉癌栓、下腔静脉癌栓、肝门淋巴结或腹腔淋巴结转移、远处转移病灶的姑息性治疗。一些病灶较为局限、肝功能较好的早期病例，如能耐受 40 Gy（4 000 rad）以上的放射剂量，疗效可显著提高。目前趋向于用放射治疗联合化疗，如同时结合中药或其他支持疗法，效果更好。

4. 全身化疗

对肝癌较有效的药物以 CDDP 方案为首选，常用的化疗药物还有多柔比星、5-FU、丝裂霉素等，一般认为单一药物疗效较差。全身化疗主要用于有远处转移的肝癌，并且患者一般情况好，KPS 评分在 80

分以上，一般情况差，或者肝功能失代偿的患者不适合全身化疗。

5. 生物和免疫治疗

近年来在肝癌的生物学特性和免疫治疗方面研究有所进展，如肝癌克隆起源、肝癌复发和转移相关的某些癌基因或酶的作用机制、糖蛋白研究、肝癌免疫逃避机制、肝癌的分化诱导、抑制肝癌复发和转移的治疗、抑制肝癌新生血管治疗、特异性的主动和被动免疫治疗等，这些研究为肝癌的治疗提供了新的前景。目前单克隆抗体（monoclonal antibodies，MAbs）和酪氨酸激酶抑制剂（tyrosine klnase inhibitor，TKI）类的各种靶向治疗药物等已被相继应用于临床。索拉非尼是一种针对血管内皮生长因子受体及 Raf 激酶的多靶点药物，已开始应用于肝癌的治疗。基因治疗和肿瘤疫苗技术近年来也在研究之中。

6. 综合治疗

由于患者个体差异和肿瘤生物学特性的不同，治疗过程要根据患者具体情况制订可行的治疗计划，合理选择一种或多种治疗方法联合应用，尽可能去除肿瘤，修复机体的免疫功能，保护患者重要器官的功能。综合治疗目前已成为中晚期肝癌的主要治疗方法。

六、常用中药的现代药理研究

研究表明，中药主要通过抑制细胞增生、促进细胞分化、诱导细胞凋亡及抑制肿瘤血管生成等环节发挥抗肝癌作用。深入探讨中药的多靶点作用机制，对开发抗肝癌新药具有重要意义。

（一）单味药研究

黄芪：黄芪多糖是黄芪主要成分之一，也是目前研究较清楚的黄芪组分，黄芪多糖可抑制肝癌细胞增殖，促肝癌细胞周期阻滞于 G1 期，与顺铂合用具有协同抑制作用，并能降低顺铂的不良反应，提高生存质量。临床研究表明黄芪多糖可显著提高原发性肝癌患者的单纯肝动脉栓塞化疗的效果，增强患者机体的免疫功能、抑制肝动脉栓塞化疗药物的细胞毒性。

白花蛇舌草：为茜草科植物白花蛇舌草的全草，味甘淡，性凉，内含多种类型的化学成分，主要为蒽醌、萜类、多糖、微量元素和甾醇及其苷类化合物，具有清热利湿、解毒抗癌之功效。白花蛇舌草提取物也可抑制人肝癌细胞 Bel-7402 的生长，诱导细胞凋亡，且呈剂量依赖性，其机制可能与激活抑癌基因 P_{53}、抑制原癌基因表达、直接影响肿瘤细胞能量代谢有关。

半枝莲：又名狭叶韩信草，为唇形科黄芩属植物的干燥全草，性辛、苦、寒，具有清热解毒、活血化瘀、消肿止痛等功效，半枝莲提取物对肝癌细胞的凋亡率为 24.03% ~ 36.3%。研究表明，其诱导 H22 细胞凋亡的机制可能与降低肿瘤细胞线粒体膜电位有关，而对于诱导肝癌 SMMC-7 721 细胞凋亡，研究显示其能够上调 caspase-3 蛋白表达以及下调 Bcl-2 和 Survivin 蛋白的表达。另外，半枝莲提取物还可诱导 HepG2 及 QGY-7 701 等细胞发生凋亡。

青蒿素：是青蒿叶中分离的抗疟有效成分，具有过氧基团的倍半萜内酯，近年研究发现，青蒿素及其衍生物包括青蒿琥酯等均对肿瘤细胞有明显的杀伤作用，青蒿琥酯 100 mg/L 对肝癌细胞的抑制率约为 16%，凋亡率不超过 12%。其分子机制是 P_{53} 非依赖性的，与凋亡调节基因 Bcl-2 下调有关。

人参：是五加科人参属的植物，具有大补元气、补气益肺、安神益智的作用，主要活性成分是人参皂苷，人参皂苷中有多种有效成分，研究最多的是 Rh2 和 Rg3 两种单体，体外试验显示 Rh2 在浓度为 100 mg/L、作用 48 小时，对 Bel-7 404 细胞的凋亡率为 39.6%，虽与浓度、时间呈正相关，但到达一定浓度后不再随浓度增加而增加，其作用与上调 Bax 和下调突变型 P_{53} 表达有关。

（二）复方药研究

有研究表明，补肾健脾方治疗肝肾阴虚兼脾气虚肝癌患者疗效明确，可提高患者的生活质量，降低 VEGF、AFP 及 GGT 水平，提高患者的细胞免疫功能；提示该方治疗原发性肝癌的可能途径之一是下调 VEGF 水平，抑制肿瘤血管内皮增生。

松友饮主要由黄芪、丹参、枸杞子等 5 味中药提取物组成，属于扶正类药物，可通过抑制 MMP-2 活性来抑制肝癌侵袭性，增强免疫功能。

茯苓、白术、黄芪、茵陈是临床实践中最常用到的具有确切，抗肝癌疗效的四味中药。将上述四种

药物制成肝癌 –1 号复方制剂，用药前后对比，反映患者生活质量的 Karnofsky 评分、体重、每日进餐量均得到提高，VAS 疼痛评分下降，能较好地控制晚期肝癌进展，尤其在改善临床症状、提高生活质量方面较佳，且不良反应小，对晚期肝癌的治疗有一定作用。

七、展望

下述情况预后较好：①瘤体直径 < 5 cm，能早期手术；②癌肿包膜完整，尚无癌栓形成；③机体免疫状态良好。如合并肝硬化或有肝外转移者、发生肿瘤破裂、消化道出血、ALT 显著升高的患者预后差。

现代研究表明，肝癌早期虽以手术治疗为首选方法，但大量报道显示，原发性肝癌确诊时中晚期病例达 80% 以上，病死率很高，生存期短，并且术后复发率高，因此，综合治疗对于提高疗效已得到学术界的广泛认同，中医药治疗肝癌是一种独特而常用的治疗方法，与手术、放疗、化疗相比，各有所长。中医药在肝癌治疗中可以诱导肝癌细胞凋亡，抑制肝癌细胞增殖，诱导肝癌细胞分化，防治肝癌转移和复发，提高机体免疫功能，提高生存质量等作用。对于肝癌患者术后应用中医药辨证治疗，具有促进机体尽早康复、提高机体免疫、改善肝功能、预防复发、提高患者生存质量的作用。通过中医药治疗，可减轻化疗导致的骨髓抑制，减少消化道反应，改善肝功能，改善患者的临床症状，提高其生存质量。放疗合并中药治疗肝癌有可能提高远期疗效，改善机体免疫功能，并可提高生存质量。在肝癌介入中的应用主要在于三个方面：一是作为介入栓塞的治疗药物，如白及粉、莪术油、羟喜树碱等；二是减轻介入治疗所致的肝功能损害；三是治疗化疗栓塞后出现的伴随症状，如恶心、呕吐、发热、肝功能异常等，临床常以益气活血、养阴和胃、扶正祛邪等治疗。

现在肿瘤的研究已不再是一味强调实体瘤的缩小或消失，而更看重的是肿瘤患者的生存质量。中医药治疗肿瘤的特点在于对机体的多层次、多环节、多靶点的整体作用，虽然难以达到"无瘤生存"，却能实现"带瘤生存"，或进一步"减瘤生存"，提高肿瘤患者的生存时间和生存质量，对于减少肿瘤转移复发都有明确的作用，在肿瘤的治疗中有着不可替代的作用。

肿瘤的靶向治疗是当今临床研究最活跃的领域之一。针对肿瘤的特异性分子靶点设计的抗肿瘤治疗，具有特异性强、疗效显著、基本不损伤正常组织的优点。目前肝癌分子靶向治疗主要包括信号转导通路抑制剂、生长因子及受体抑制剂、新生血管生成抑制剂、单克隆抗体、细胞周期调控和基因治疗（反义癌基因寡核苷酸、抑癌基因和基因 – 病毒治疗等方面。近年尤为令人关注的是索拉非尼对肝癌的治疗作用。索拉非尼是一种多激酶抑制剂，一方面通过靶向作用于 Raf/MEK/ERK 信号传导通路中的 Raf 激酶阻断肿瘤细胞增殖；另一方面靶向作用于血管内皮生长因子受体 –2/–3 和血小板衍生生长因子受体 β 酪氨酸激酶而发挥抗血管生成效应。欧美和亚太地区进行的大规模多中心、前瞻性、随机双盲对照治疗晚期肝细胞癌的研究结果均证实索拉非尼能明显延长肝细胞癌患者的生存期。最近，欧洲药品评价局（EMEA）和美国食品药品管理局（FDA）先后批准索拉非尼用于治疗无法手术切除的肝细胞癌，美国癌症综合网络（2008 版）也正式推荐索拉非尼作为晚期肝细胞癌的一线治疗用药。

目前，超过 80% 的就诊患者为不可手术切除的晚期肝癌，对于这些不能手术切除肿瘤的患者，有其他多种治疗方法可供选择，包括肝动脉栓塞化疗（TACE）治疗、射频消融术（RFA）、放射性粒子植入、微波固化、热疗及经皮乙醇注射，上述所有这些局部治疗方法都有相同的生存率。基于肝癌细胞对放射线不敏感而正常肝细胞对放射线耐受差的认识，肝癌曾被认为不适合放疗。由于影像成像和放射治疗技术的飞速发展，体部立体定向放射治疗（SBRT）对不能手术切除的肝癌提供了一种比较新的可选治疗方法。射波刀是一新的能进行体外立体定向放射治疗（SBRT）的先进设备，能根据治疗计划设计并精确地治疗病灶和肿瘤，射波刀在治疗过程中能对由于呼吸运动引起的肿瘤运动进行连续追踪，利用该连续呼吸追踪系统，可使 PTV 的不确定性降低，使治疗安全有效。虽然接受 SBRT 治疗后的随访资料有限，但结果表明，其局部肿瘤控制率令人满意。

（马拯华）

第十三节　病毒性肝炎

病毒性肝炎（viral hepatitis）是由多种肝炎病毒引起的，以肝脏炎症和坏死病变为主的一组传染病。慢性病毒性肝炎是指原有急性肝炎或 HBsAg 携带、HCV（丙肝）及 HDV（丁肝）携带者且病程超过半年，本次又因同一病原出现乏力、食欲缺乏、恶心、腹胀、肝区隐痛、肝大、黄疸等肝炎症状、体征及肝功能异常者称之。

全球有 20 亿人感染乙肝病毒，其中有 3.5 亿人为慢性乙肝感染者，75% 的长期慢性携带者来自亚太地区，我国是乙型肝炎的高流行区，约 1.2 亿名慢性 HBV 感染者。属中医学"胁痛""黄疸""肝着"的范畴。

一、病因病机

（一）中医

病毒性肝炎是疫毒、湿热侵犯人体所致的传染性疾病，其病位在肝，与脾、胃密切相关。而湿热疫毒之邪作为发病的始动因素，其导致的病理变化贯穿于疾病的始终。

1. 湿热疫毒

湿热疫毒之邪侵犯中焦，脾胃为湿热所困，升降失调，运化失健，气机壅滞致胁痛、腹胀、恶心、纳呆。

2. 湿热熏蒸肝胆

疏泄条达失常，胆汁不循常道，泛溢肌肤致黄疸。

3. 湿浊阻遏阳气，热邪或郁火耗损阴血

出现气滞、血瘀、湿阻、热郁、气阴亏虚等复杂症候。本病的证候转化与演变特征，从脏腑演变看，初期多见肝胆湿热，中期多为肝郁脾虚，后期则肝肾阴虚；从病因转化看，初期为疫毒蕴结，中期多为湿阻阳遏，后期常为痰瘀阻络；从证候的虚实转化看，初期多为实证，中期虚实夹杂，后期为虚证或本虚标实。

（二）西医

1. 病毒

慢性病毒性肝炎在西医认为不论是乙型、丙型或丁型肝炎都有其相应的病原体，而相应的病原体是导致疾病发生的原因。

（1）乙型肝炎病毒（HBV）：完整的 HBV 称 Dane 颗粒，直径 42 nm，分包膜及核心两部分。包膜部分：内含有乙肝表面抗原（HBsAg），HBsAg 在肝细胞内合成，大量释放于血液循环中，HBsAg 有抗原性，无感染性。核心部分是病毒复制的主体，包含环状双股 DNA、乙肝 e 抗原（HBeAg）、核心抗原（HBcAg）、DNA 聚合酶。HBV 基因组又称 HBV–DNA，由 3 200 碱基对组成，为环状双股 DNA，分正链（S）、负链（L）两股，L 链有 S、C、P、X 四个编码区。S 区分前 S1、前 S2 及 S 区，分别编码外壳前 S1、前 S2 蛋白及 HBsAg。血清前 S1 及前 S2 蛋白出现较早，是传染性的标志；C 区分为前 C 区及 C 基因；P 区，即 DNA 多聚酶编码区，称 DNA 聚合酶，为 HBV–DNA 生物合成所必需，具有逆转录酶活性；X 区编码含有 154 个氨基酸多肽，称为乙型肝炎 X 抗原，是 HBV 复制及有传染性的标志。HBV 在外界抵抗力较强，能耐受一般消毒剂，–20℃中可保存 20 年仍有传染性，100℃ 10 分钟或高压蒸汽消毒可灭活。

HBV 的抗原抗体系统如下：

① HBsAg 与抗 –HBs：HBV 感染后 3 周出现 HBsAg 阳性，急性期持续 5 周至 5 个月，HBsAg 消失数周后出现抗 –HBs，抗 –HBs 是唯一保护性抗体，HBsAg 具有抗原性，无传染性。HBV 常与 HBsAg 同时存在，HBsAg 被认为是传染性的标志之一，也是 HBV 存在的间接标志之一。慢性患者及无症状者可携带 HBsAg 数年或数十年。HBsAg 共有 10 个亚型，以 adr、adw、ayr、ayw 为主，我国以 adr、adw

为主。

②HBcAg 与抗 –HBc：HBcAg 主要存在于肝细胞核中，血液中用一般方法检测不出，需经特殊处理后方可检出 HBcAg，HBsAg 出现后 2～5 周才出现抗 –HBc，此时抗 –HBs 尚未出现，HBsAg 已转阴，只检出抗 –HBc，此阶段称为窗口期。抗 HBc-IgM 阳性提示为急性或慢性乙肝的急性发作期。抗 HBc-IgG 阳性提示既往感染。

③HBeAg 与抗 Hbe：HBeAg 出现稍迟于 HBsAg，而消失较早，传染性强，是 HBV 活动性复制的重要指标，前 C 区基因变异时，HBeAg 可阴性，抗 –HBe 可阳性，但 HBV–DNA 仍为阳性，说明 HBV 仍在活动性复制。一般抗 –HBe 在 HBeAg 消失后出现，提示 HBV 复制少，传染性减弱。

HBV–DNA 位于 HBV 核心部位，与 HBeAg 几乎同时出现于血液中，是 HBV 感染最直接特异和敏感的指标。

（2）丙型肝炎病毒（HCV）：HCV 在血液中浓度极低，很难在血中检出 HCVAg，抗 –HCV 存感染后 3～8 个月出现，抗 –HCV 无保护性。HCV–RNA 在感染后 15 天即可检测到，HCV RNA 阳性，表明血中有 HCV 感染，具有传染性。抗病毒治疗后 HCV–RNA 阴转，提示治疗有效。

（3）丁型肝炎病毒（HDV）：是一种缺陷型病毒。需借助 HBV 的基因编码其外壳，进行复制。HDV 可与 HBV 同时感染，也可在 HBV 感染的基础上重叠感染。两者的存在往往会使原有的病情加重并恶化。当 HBV 感染结束时，HDV 感染随之结束。抗 –HDV 无保护性。

2. 发病机制

病毒性肝炎的发病机制较为复杂，目前尚未完全明了。病毒感染机体后，所引起的肝脏和其他器官病变，以及疾病的发生、发展，与机体自身免疫反应有很大的关系，而病毒本身引起肝细胞损伤，目前尚有争议，确切机制不清楚，可能与下列因素有关。

（1）病毒的因素：乙肝病毒经注射或破损黏膜进入血液循环，到达机体后在肝、肾、胰、骨髓细胞等脏器中潜伏下来。进入肝脏的病毒在肝细胞中复制，然后从肝细胞中逸出，未引起肝细胞损害，但在肝细胞膜表面上形成特异的病毒抗原（有人认为该抗原可致肝细胞受损）。从肝细胞中逸出的病毒进入血液循环后，可刺激机体免疫系统（T 淋巴细胞和 B 淋巴细胞），产生致敏淋巴细胞（细胞免疫）和特异性抗体（体液免疫）。血循环中病毒被具有免疫活性的 T 淋巴细胞识别，后者致敏增生。这种致敏淋巴细胞与肝细胞膜上的病毒抗原结合，使致敏的淋巴细胞释放出各种体液因子，如淋巴毒素、细胞毒因子、趋化因子、移动抑制因子、转移因子等，结果将受感染的肝细胞杀灭，才使肝细胞损害，引起坏死和炎症反应。

（2）免疫反应的关系：由于抗体免疫反应的不同，感染 HBV 后的临床表现和转归亦各异。免疫反应亢进者，可发生急性或亚急性重症肝炎；免疫反应低下者，由于 HBV 难以及时清除，则导致慢性肝炎和无症状 HBsAg 携带者；免疫功能正常者，表现为急性肝炎。感染的病毒量较多时表现为一般的急性黄疸型肝炎，反之可为无黄疸型肝炎。有资料显示乙肝的感染与遗传因素有关，可能这类家族的基因中存在一种嗜乙肝病毒的因子，也就是这类人群对乙肝病毒有一种亲和力，即易感性。确切机制不清楚。导致慢性持续性 HBV 感染的机制，包括病毒和宿主两个方面的因素。慢性 HBV 感染者的肝细胞基因组有 HBV–DNA 整合，病程越长，整合的机会越多，肝细胞内 HBV–DNA 的整合与 HCC（肝细胞癌）的发生有密切关系。慢性乙型肝炎的肝细胞不典型增生是肝硬化发展为肝细胞癌的转折点。

（3）丙型肝炎的发病机制及引起肝损害的机制，与乙型肝炎相似，由免疫应答所介导。由于 HCV 的变异能力很强，在 HCV 感染过程中，新的突变株不断出现以逃避宿主的免疫清除作用，可能是导致血清 AI_T 波浪式升高或慢性化原因之一。HCV 与 HCC 的发生也有密切的关系，从 HCV 感染到 HCC 发生要经过慢性肝炎和肝硬化的阶段。而慢性炎症感染是 HCV 转变为 HCC 的重要因素。HCV 与 HBV 不同之处是，它不经过与肝细胞整合的过程。

（4）丁型肝炎的发病机制及引起肝损害的机制，与乙型肝炎相似，由免疫应答所介导。但其发病过程需借助 HBV 的基因编码其外壳，进行复制。

二、病理

无论哪一种类的型肝炎病毒，其发生的病理改变基本相似。病理诊断包括病因、分类、组织学改变的分级、分期。

（一）慢性肝炎病理解剖

1. 慢性肝炎的基本病变

肝小叶内除有不同程度的肝细胞坏死外，汇管及汇管区周围炎症常较明显，常伴不同程度的纤维化，主要病变为炎症坏死及纤维化。

（1）炎症坏死：常见有点、灶状坏死，融合坏死，碎屑坏死及桥接坏死，后两者与预后关系密切。

①碎屑坏死（PN）：又称界面肝炎，系肝实质和汇管区或间隔交界带的炎症坏死。有星状细胞增生，局部胶原沉积和纤维化。

②桥接坏死（BN）：为较广泛的融合性坏死。

（2）纤维化：指肝内有过多胶原沉积，依其对肝结构破坏范围、程度和对肝微循环影响的大小划分为 1 ~ 4 期（S1 ~ S4）。

2. 慢性肝炎病变的分级、分期（表 11-1）

将炎症活动度及纤维化程度分别分为 1 ~ 4 级（G）和 1 ~ 4 期（S）。炎症活动按汇管区周围炎症及小叶内炎症程度定级，当两者不一致时，总的炎症活动度（G）以高者为准。

表 11-1　慢性肝炎分级、分期标准

分级	炎症活动度 (G) 汇管区及周围	小叶内	分级	纤维化程度 (S)
0	无炎症	无炎症	0	无
1	汇管区炎症	变性及少数点灶状坏死灶	1	汇管区周围纤维化扩大，局限窦周及小叶内纤维化
2	轻度 PN	变性、点灶状坏死或嗜酸小体	2	汇管区周围纤维化，纤维间隔形成、小叶结构保留
3	中度 PN	变性、融合坏死 BN	3	纤维间隔伴小叶结构紊乱，无肝硬化
4	中度 PN	BN 范围广、累及多个小叶（多小叶坏死）	4	早期肝硬化

（二）慢性肝炎的肝组织病理学程度划分

慢性肝炎按活动度（G）可分轻、中、重三度。如 S > G，则应与特别标明。

1. 轻度慢性肝炎

包括原慢性迁延性肝炎及轻型慢性活动性肝炎。G1 ~ G2，S0 ~ S2。①肝细胞变性，点、灶状坏死或凋亡小体；②汇管区有（无）炎症细胞浸润、扩大，有或无局限性破屑坏死（界面肝炎）；③小叶结构完整。

2. 中度慢性肝炎

相当于原中型慢性活动性肝炎。G3、S1 ~ S3。①汇管区炎症明显，伴中度破屑坏死；②小叶内炎症严重，融合坏死或伴少数桥接坏死；③纤维间隔形成，小叶结构大部分保存。

3. 重度慢性肝炎

相当于原重型慢性活动性肝炎。G4，S2 ~ S4。①汇管区炎症严重或伴有重度破屑坏死；②桥接坏死累及多数小叶；③大量纤维间隔，小叶结构紊乱，或形成早期肝硬化。

（三）慢性肝炎的组织病理学诊断

组织病理学诊断包括病因（根据血清或肝组织病原学检测结果确定病因）、病变程度及分级分期结果。例如病毒性肝炎、乙型、慢性、中度、G3/S4；病毒性肝炎、乙型＋丙型、慢性、重度、G4/S3。

（四）病理生理

1. 黄疸

为肝细胞性黄疸。由于炎细胞浸润使肝细胞肿胀、压迫胆小管，致胆汁淤积、胆栓形成。

肝细胞的坏死，导致胆管壁破裂、胆汁反流入血窦。肝细胞通透性增加和肝细胞对胆红素的摄取、结合、排泄功能障碍。多数肝炎患者有不同程度的肝内梗阻性黄疸，淤胆型肝炎肝内淤积更甚。

2. 其他

慢性肝炎若不治疗或治疗不当可导致重型肝炎的发生，引起肝性脑病、消化道大出血、肝肾综合征、肝肺综合征、腹水等（不在本章的讨论范围）。

三、临床表现

（一）症状与体征

潜伏期：乙型肝炎 30～180 天；丙型肝炎 15～150 天；丁型肝炎 30～180 天。

慢性肝炎按活动度（G）可分轻、中、重三度。仅见于乙、丙、丁三种类型肝炎。

1. 轻度慢性肝炎

症状及体征较轻，可有反复乏力、消化道症状、肝区不适、肝大、质软，可有压痛。少数病例可有轻度脾大。病情虽反复，但预后较好，仅少数转为中度慢性肝炎。

2. 中度慢性肝炎

常有慢性肝病面容，即面色晦暗，消化道症状较明显，厌食、食欲差、腹胀、恶心、呕吐、腹痛、腹泻等，精神萎靡不振、乏力、头晕、失眠等。肝大、质地偏中等以上，可有肝掌、蜘蛛痣及毛细血管扩张，脾可呈进行性增大。

3. 重度慢性肝炎

患者有明显或持续的乏力、食欲减退、腹胀、尿黄、便溏等症状。面色晦暗、肝掌、蜘蛛痣、脾大，并排除其他原因。有明显的肝外器官的损害，无门静脉高压症。

（二）特殊类型肝炎的表现

1. 小儿肝炎的特点

感染 HBV 后，由于小儿免疫反应较低，不易清除 HBV，易发展为无症状 HBsAg 携带者。有症状者也较轻，常表现为无黄疸型或迁延型肝炎。

2. 老年肝炎的特点

黄疸发生率高，程度深，持续时间较长；淤胆型肝炎多见；重型肝炎比例高；并发症多；病死率高。

3. 妊娠期肝炎的特点

早、中期妊娠伴发肝炎，经及时休息、治疗，恢复快。晚期妊娠并发肝炎，易发生产后大出血及发展为重型肝炎，病死率高。在整个病程中，可随时发生流产、早产等。

（三）并发症

慢性 HBV 感染者 25%～40% 发展成肝硬化、原发性肝癌或肝功能衰竭；重型肝炎病死率为50%～80%；急性丙型肝炎患者 50%～80% 进展成慢性，HCV 20～30 年后 20%～30% 发展成肝硬化，1%～5% 发展至原发性肝细胞肝癌；丁型肝炎协同感染预后优于重叠感染。

（四）实验室与其他有关检查

1. 血常规

一般血中白细胞总数可正常或偏低，重型肝炎时白细胞总数可升高。肝硬化时白细胞总数、红细胞及血小板可偏低。

2. 肝功能检查

（1）血清和尿胆色素检测：慢性肝病出现急性黄疸时，尿胆红素及尿胆原阳性，血清直接胆红素明显升高，间接胆红素轻度增加。血清胆红素升高常与肝细胞坏死程度有关。

（2）血清酶的测定：常有丙氨酸转氨酶（ALT）及天门氨酸转氨酶（AST）升高。两者的意义相同，但 AST 特异性较 ALT 为低。ALT 在肝细胞浆内含量最丰富，肝细胞损伤时即释出细胞外，是体征性肝损害的指标。急性黄疸性肝炎黄疸出现前 3 周，ALT 即开始升高，直至黄疸消退后 2～4 周 ALT 才恢复正常。慢性肝炎时 ALT 持续反复升高，有时成为肝损害的唯一表现。若黄疸迅速加深而 ALT 持续下降，甚至达正常，则表明肝细胞大量坏死，称胆酶分离现象，为诊断重型肝炎的重要指标之一。感染或药物中毒性肝损害时也可出现上述情况，故需结合临床表现及血清免疫学检查做出诊断。血清碱性磷酸酶（ALP）在胆道梗阻及淤胆型肝炎中可升高，有助于肝细胞性黄疸的鉴别。

（3）血清蛋白的测定：人血白蛋白主要在肝细胞内合成，肝细胞广泛损伤时，其合成白蛋白的功能下降，导致人血白蛋白浓度降低。慢性肝病时，由于来自门静脉的各种有抗原性物质通过滤过能力降低的肝脏进入人体循环刺激免疫系统，后者产生大量免疫球蛋白而导致血白蛋白浓度上升。所以，人血白蛋白减低，球蛋白升高，清／球蛋白（A/G）比例下降或倒置，反映肝功能显著下降，有助于慢性活动性肝炎、肝硬化的诊断。

（4）胆固醇、胆固醇酯、胆碱胆酯测定：肝细胞损害时，血内总胆固醇减少，阻塞性黄疸时，胆固醇增加。重型肝炎患者以上几项检测均可明显下降，提示预后不良。

（5）凝血酶原时间测定：凝血酶原主要由肝脏合成，凝血酶原时间的长短与肝细胞损害成正比。凝血酶原活动度 ≤ 40% 对诊断重型肝炎有很大意义，≤ 50% 者显示有发展为重型肝炎倾向。

（6）病原学及分子生物学、血清免疫学检测：目前乙型肝炎的病原为乙型肝炎病毒（HBV），乙肝血清标记物有以下几种。

①HBsAg 与 -HBs：常用 ELISA 法或 RLA 法检测。HBsAg 阳性表示有 HBV 感染，阴性则需综合分析，有可能有 S 基因突变株存在的 HBV 感染，抗 -HBs 阳性系统疾病恢复或预防注射后所产生的保护性抗体。

②HBeAg 与 -HBe：常用 ELISA 法或 RLA 法检测。HBeAg 属 HBV 核心部分，持续阳性表现 HBV 复制活跃及传染性大。抗 -HBe 阳性提示 HBV 复制处于低水平，两者的转换大部分情况下意味着感染的减轻，但有少数部分则是由于前 C 区发生突变所致 HBeAg 不能表达；HBV-DNA 可能已和宿主 DNA 整合并长期潜伏下来。

③HBcAg 与抗 -HBc：常用 ELISA 法或 RLA 法检测。HBcAg 阳性意义同 HBcAg，但一般血中不易测到。抗 -HNC 若高滴度提示有 HBV 复制活跃，若低滴度提示过去感染或现在的低水平感染。

④HBV-DNA 检测：常用斑点杂交法或 PCR 法检测。血清 HBV-DNA 阳性提示病毒复制活跃。

⑤免疫组织化学标记物检测：常用免疫组化链菌素 - 生物素（LSAB）方法来检测肝组织细胞内 HBsAg 或 HBcAg，以辅助诊断及评价抗病毒药物的疗效。

丙型肝炎目前查抗 HCV，如果阳性，提示有丙肝感染，需查 HCV-RNA，后者阳性提示病毒有复制，需要抗病毒治疗，抗 HCV 不具有保护性。丁型肝炎需抗 HDV 及 HDV-RNA，常用 ELISA 法或 RLA 法检测。同时需要 HBsAg 阳性。

3. 影像学检查

（1）实时超声显像（US）：B 型超声显像能动态观察肝脾的大小、形态、包膜情况，实质回声结构、血管分布及走形；观察胆囊的情况；腹水的量；对肝硬化及肝癌的诊断有协助作用，并可用于指导肝穿刺的定位及进针、操作。

（2）电子计算机 X 线体层显像（CT）：CT 具有比实时超声显像更高的分辨率，能跟踪发现慢性肝炎早期的肝硬化和小肝癌，是肝硬化、肝癌诊断的重要手段。

4. 肝穿刺病理检查（肝活检）

通过肝组织电镜、免疫组化检测及分子免疫学检测等，可以准确判断慢性肝炎患者所处的病变阶段和判断预后，以及所患肝炎的病毒型别。

四、诊断依据

（一）临床诊断要点

感染乙肝、丙肝、丁肝病毒半年以上或急性感染后病程迁延不愈超过半年以上，轻、中度慢性乙肝患者可以无任何不适症状，或有反复出现的乏力、头晕、消化道症状、肝区不适、肝大、压痛等症。中、重度症状如厌食、恶心、呕吐、腹胀、乏力、头晕等比较明显，可伴有蜘蛛痣、肝掌、毛细血管扩张或肝病面容、肝大、脾大等。

1. 病原学分型

（1）慢性乙型肝炎：临床符合慢性肝炎，并有一种以上现症 HBV 感染标志阳性。即：①血清 HBsAg 阳性；②血清 HBV-DNA 阳性；③血清抗 HBcIgM 阳性；④肝内 HBcAg 和（或）HBsAg 阳性，或 HBV-DNA 阳性。

（2）慢性丙型肝炎：临床符合慢性肝炎，抗 HCV 及 HCV-RNA 阳性。

（3）慢性丁型肝炎：抗 HDV 及 HDV-RNA 阳性，HBsAg 阳性。

2. 临床分度及病理分级、分期

（1）轻度（G1 ~ G2、S1 ~ S3）。

①临床表现：临床症状、体征轻微或缺如。

②实验室检查：肝功能仅 1 项或 2 项轻度异常。ALT 和（或）AST（U/L）≤ 正常 3 倍；胆红素（μmol/L）≤ 正常 2 倍；清蛋白（g/L）> 35；A/G > 1.4；电泳 γ 球蛋白 ≤ 21%；凝血酶原活动度 > 70%；胆碱酯酶（U/L）> 5 400。

③B 超检查：肝、脾无明显异常改变。

④肝组织病理检查：①肝细胞变性，点、灶状坏死或凋亡小体；②汇管区有或无炎症细胞浸润、扩大，有或无局限性碎屑坏死；③小叶结构完整。

（2）中度（G3、S1 ~ S3）。

①临床表现：临床症状、体征居于轻度和重度之间。

②肝功能检查：ALT 和（或）AST > 正常 3 倍；胆红素 > 正常 2 ~ 5 倍；白蛋白 < 35 g/L 但 > 32 g/L；A/G > 1.0 ~ < 1.4；电泳 α 球蛋白 > 21% ~ < 26%；凝血酶原活动度 70% ~ 60%；胆碱酯酶 > 4 500 ~ < 5 400 U/L。

③B 超检查：可见肝内回声增粗，肝和（或）脾轻度肿大，肝静脉走行多清晰，门静脉和脾静脉内径无增宽。

④肝组织病理检查：汇管区炎症明显，伴中度碎屑坏死；小叶内炎症严重，融合坏死或伴少数桥形坏死；纤维间隔形成，小叶结构大部分保存。

（3）重度（G4、S2 ~ S4）。

①临床表现：有明显或持续的肝炎症状，如乏力、食欲不振、腹胀、尿黄、便溏等，伴有肝病面容、肝掌、蜘蛛痣、脾大并排除其他原因，且无门静脉高压症者。

②肝功能检查：ALT 和（或）AST 反复或持续升高，可大于正常的 10 倍；胆红素 > 正常的 5 倍；白蛋白 ≤ 32（g/L）；A/G < 1.0；电泳 γ 球蛋白 ≥ 26%；凝血酶原活动度在 40% 以上 < 60% 以下；胆碱酯酶 < 4 500 U/L。凡白蛋白 ≤ 32 g/L，胆红素 > 正常的 5 倍，凝血酶原活动度 40% ~ 60%，胆碱酯酶 < 4 500 U/L，4 项检测中有一项达上述程度者，即可诊断为重度慢性肝炎。

③B 超检查：可见肝内回声明显增粗，分布小均匀；肝表面欠光滑，边缘变钝；肝内管道走行欠清晰或轻度狭窄、扭曲；门静脉和脾静脉内径增宽；脾脏增大；胆囊壁有时可见"双层征"。

④肝组织病理检查：汇管区炎症严重或伴重度碎屑坏死；桥形坏死累及多数小叶；大量纤维间隔，小叶结构紊乱或形成早期肝硬化。

（二）鉴别诊断

1. 药物性肝炎

有应用药物史，最常见为抗结核病药、抗精神病药、抗甲状腺药及抗真菌药等。如为中毒性药物，肝损害与药物剂量有关；如为变态反应性药物，在血清 ALT 升高的同时，多伴发热、皮疹、嗜酸性粒细胞增多等。

2. 酒精性肝炎

有长期饮酒史，在慢性肝病或肝硬化时，可出现 ALT 升高和黄疸，并常伴碱性磷酸酶和 γ-谷酰转肽酶明显升高。

3. 感染中毒性肝炎

在巨细胞、FB 等病毒感染时可引起肝炎，但不称病毒性肝炎。细菌、钩端螺旋体、立克次体、原虫、寄生虫等感染均可引起肝脾大、黄疸、肝功能损害。需根据流行病学、原发病的临床特点和实验室检查而鉴别。

4. 溶血性黄疸

常有 G-6-PD 缺乏、珠蛋白生成障碍性贫血等病史，在药物或进食蚕豆等的诱因下出现大量血红蛋白尿，网织红细胞增多，血清间接胆红素升高、尿胆原强阳性。

5. 肝外阻塞性黄疸

常与淤胆型肝炎有相似之处，黄疸常见，可有明显的胆囊肿大、肝大，部分腹部可触及肿块，肝功能损害较轻，可有原发病症状和体征，如胆绞痛、墨菲征阳性、腹内肿块以及血清碱性磷酸酶和胆固醇显著升高，X 线及超声检查可发现胆结石、肝内外胆管扩张、肿瘤等，必要时可行 CT、腹腔镜、胰胆管逆行造影等而进一步确诊。

五、治疗

（一）中医辨证分型治疗

1. 肝胆湿热

症候特点：身目发黄如橘，或右胁胀痛，头重身困，嗜卧乏力，胸腔痞闷，口苦口干、纳呆呕恶，厌食油腻，小便黄赤，舌红苔黄腻，脉弦滑数。

治则：清利湿热，凉血解毒。

方药：茵陈蒿汤合龙胆泻肝汤加减（黄芩 10 g，栀子 10 g，柴胡 9 g，车前子 12 g，茯苓 25 g，猪苓 15 g，泽泻 12 g，茵陈 20 g，赤芍 25 g，大黄 12 g，牡丹皮 12 g，甘草 6 g）。

加减：口苦及右胁胀明显时可加垂盆草 20 g、鸡骨草 20 g。

2. 肝郁脾虚

症候特点：身目俱黄，黄色晦暗不泽，或如烟熏，或胁肋胀满，脘腹痞满食少，肢体倦怠乏力，大便溏薄，舌淡苔白，脉弦细。

治则：疏肝解郁，健脾和中。

方药：逍遥散或柴芍六君子汤化裁（柴胡 9 g，白芍 15 g，赤芍药 20 g，白术 12 g，茯苓 20 g，党参 15 g，陈皮 6 g，半夏 9 g，甘草 6 g）。

加减：可加绞股蓝 15 g，川楝子 6 g，麦芽 15 g。

3. 肝肾阴虚

症候特点：胁肋隐痛，绵绵不已，遇劳加重，或身目黄色晦暗，头晕目眩，两目干涩，口燥咽干，失眠多梦，五心烦热，腰膝酸软，舌红苔少而缺津，脉细数无力。

治则：养血柔肝、滋阴补肾。

方药：一贯煎或滋水清肝饮化裁（生地黄 20 g，熟地黄 15 g，白芍 20 g，麦冬 15 g，枸杞子 15 g，山萸肉 12 g，茯苓 15 g，泽泻 12 g，牡丹皮 12 g，川楝子 6 g，当归 9 g）。

加减：可加石斛 15 g，何首乌 15 g。

4. 脾肾阳虚

症候特点：胁肋隐痛，畏寒喜暖，少腹腰膝冷痛，身困乏力，食少便溏，舌质淡胖，脉沉迟细弱。

治则：健脾益气，温肾扶阳。

方药：附子理中汤合五苓散或四君子汤合金匮肾气丸等化裁（附子 10 g，肉桂 8 g，茯苓 20 g，猪苓 15 g，牛膝 15 g，车前子 12 g，熟地黄 15 g，党参 15 g，白术 10 g，淮山药 20 g，山萸肉 10 g，泽泻 12 g）。

加减：可加黄芪 20 g，木香 6 g，砂仁 5 g。

5. 瘀血阻络

症候特点：胁肋刺痛，痛处固定而拒按，入夜更甚，或面色晦暗，身目晦黄，舌质暗紫，脉沉细涩。

治则：活血化瘀，散结通络。

方药：血府逐瘀汤，或膈下逐瘀汤，或下瘀血汤化裁（桃仁 10 g，红花 10 g，赤芍 30 g，当归 10 g，白芍药 20 g，莪术 12 g，三棱 12 g，延胡索 12 g，黄芪 20 g，白术 12 g，甘草 6 g）。

加减：可加鸡血藤 30 g，丹参 20 g。

慢性病毒性肝炎多表现为多个症候相兼为病。

（二）中成药与外治疗法

1. 中成药

可酌情服用逍遥丸、左金丸、鸡骨草丸、当飞利肝宁胶囊等。

2. 中药针剂

可选用茵栀黄注射液 30 ~ 40 mL，加入 10% 葡萄糖注射液 250 mL，静脉滴注，每日 1 次；或清开灵注射液 40 ~ 80 mL，加入 10% 或 5% 葡萄糖注射液 250 mL，静脉滴注，每日 1 次，适用于阳黄湿热证。丹参注射液 16 ~ 20 mL，加入 5% ~ 10% 葡萄糖注射液 250 mL，静脉滴注，每日 1 次，适用于血瘀证。

3. 针灸疗法

可取肝俞、内关、胆俞、期门等穴位治疗。

4. 穴位注射

选阳陵泉、足三里穴，用丹参注射液 2 ~ 4 mL 交替注射。

清热利湿法是治疗病毒性肝炎的传统方法，具有护肝、降酶、退黄、调节免疫的作用。例如，茵陈蒿汤、甘草（甘草酸）、苦参（氧化苦参碱）、山豆根（肝炎灵）、垂盆草（垂盆草冲剂）及中药组方（苦黄注射液、茵栀黄注射液）等。

（三）古今效验方治疗

1. 验方 1

药物组成：生石膏 90 g，蒲公英 60 g，茵陈 60 g，大青叶 30 g。

适应证：急性病毒性肝炎。

用法：上药用旺火煎 2 次，取液混合，分 2 次服用，每日 1 剂，14 天为 1 个疗程。

2. 验方 2

药物组成：田基黄 20 g，白花蛇舌草 20 g，土茯苓 20 g，夏枯草 15 g，茵陈 15 g，山栀子 10 g，黄檗 10 g，木通 10 g，甘草 5 g。

适应证：急性病毒性肝炎。

用法：每日 1 剂，水煎，分 2 次服。

3. 验方 3

药物组成：木贼草 30 g，板蓝根 15 g，茵陈 15 g。

适应证：急性病毒性肝炎。

用法：上药先用清水浸泡半小时，煎煮 2 次，药液对匀后分两次服用，每日 1 剂。

4. 验方4

药物组成：虎杖 30 g，茵陈 30 g，蒲公英 30 g，板蓝根 30 g，陈皮 10 g。

适应证：急性病毒性肝炎。

用法：上药加水煎煮 2 次，将两煎药液混合均匀，分为 2 次服用，每日 1 剂。

（四）西医治疗

1. 一般治疗

（1）休息：慢性肝炎活动期应适当休息，病情好转时，应注意动静结合，不宜过劳。若慢性肝炎病情转重时，应卧床休息，住院治疗。处于静止期患者，可从事力所能及的轻体力工作。症状消失，肝功能正常 3 个月以上者，可恢复其原来的工作，但仍须随访 1 ~ 2 年。

（2）营养：应适当进食较多的蛋白质、低脂、高维生素食物，碳水化合物摄取要适当，以避免发生脂肪肝。也要克服民间流传不能吃荤的错误观点。恢复期要避免过食，绝对禁酒。

2. 药物治疗

（1）甘草酸二铵（甘利欣）：主要作用是减轻肝细胞破坏和降低 ALT。本品 30 ~ 40 mL 加入 5% 葡萄糖溶液稀释后，缓慢静脉滴注，每日 1 次，连用 15 ~ 30 日。取得疗效后，可改为口服方法，再维持治疗。

（2）水飞蓟宾：70 ~ 140 mg，每日 3 次口服。

（3）还原型谷胱甘肽：本品 1.2 ~ 1.8 g 加入 5% 葡萄糖溶液 250 mL 静脉滴注，每日 1 次，连用 1 ~ 2 个月。

（4）促肝细胞生长素：本品具有刺激肝细胞 DNA 合成，促进损伤的肝细胞线粒体、粗面内质网恢复，促使肝细胞再生作用。有降低转氨酶和退黄疸作用。用法为 120 ~ 200 mg 加入 5% 葡萄糖溶液 250 mL 静脉滴注，每日 1 次，连用 1 ~ 2 个月。

（5）胸腺素：它是一种调节机体细胞免疫功能的蛋白质类激素，能诱导 T 淋巴细胞分化成熟，促进其转化为具有免疫活性的 T 细胞，增强机体对病毒和肿瘤防御力。用法为 40 ~ 100 mg 加入 5% 葡萄糖溶液 250 mL 静脉滴注，每日 1 次，1 ~ 2 个月为 1 个疗程。

（6）腺苷蛋氨酸（思美泰）：适用于慢性肝炎所致的深度黄疸，每日 1 g 加入 5% 葡萄糖溶液 250 mL 静脉滴注，每日 1 次，连用 15 ~ 30 日，病情好转后可改口服作为维持治疗，0.5 g，每日 2 次。

（7）前列地尔：适用于慢性肝炎所致的深度黄疸，每日 10 μg 加入 5% 葡萄糖溶液 250 mL 静脉滴注，每日 1 次，连用 15 ~ 30 日。

根据病情轻重及临床经验对上述所列举治疗药物可选择使用，每次可应用 1 ~ 2 种静脉和口服制剂，2 周至 1 个月为 1 个疗程，有效者继续使用，无效者则更换另一组药物，直至痊愈。

（8）抗病毒治疗：抗病毒治疗在慢性病毒性肝炎中占着很重要的地位，这在国际上已经达成共识，有影响力的有美国肝病指南、欧洲肝病指南、亚太肝病指南及中国肝病指南。这些指南不断更新，指导着临床医师的抗病毒治疗。目前主要有两大类即干扰素（长效和普通）和核苷（酸）类似物（NUCs）[L- 核苷（拉米夫定、替比夫定、恩曲他滨），脱氧鸟苷类似物（恩替卡韦），无环核苷磷酸盐化合物（阿德福韦酯、替诺福韦酯）]。我国目前上市临床应用的有拉米夫定、替比夫定、恩替卡韦、阿德福韦酯（表 11-2）。

1）慢性乙型肝炎抗病毒治疗

目标：最大限度长期抑制 HBV，减轻炎症坏死及纤维化，延缓和阻止疾病进展，减少和防止严重并发症的发生，从而改善生活质量，延长生存时间。

治疗终点：CHB 患者的抗病毒治疗必须将 HBV-DNA 降至尽可能低的水平。抑制病毒复制一方面可使生物化学指标恢复、组织学改善、预防并发症发生；另一方面还能降低核苷（酸）类似物（NUCs）的耐药风险，增加 HBeAg 阳性 CHB 患者的 HBeAg 血清学转换率以及 HBeAg 阳性 /HBeAg 阴性的 CHB 患者 HBsAg 低于检测下限的可能性。建议尽可能采用敏感的方法检测 HBV-DNA。

表 11-2　抗 HBV 药物特点比较

药物	干扰素	核苷（酸）类似物
疗程	相对固定	相对不固定
抑制病毒	一般，HBeAg 血清学转换率较高	抑制病毒作用强，但 HBeAg 血清学转换率低
疗效	疗效相对持久	疗效不够持久，停药后可出现病情恶化
耐药	耐药变异较少	长期应用可产生耐药变异
用法	注射给药	口服给药
不良反应	较明显	少而轻微
适应证	不适于肝功能失代偿者	可用于肝功能失代偿者

理想的终点：无论 HBeAg 阳性还是 HBeAg 阴性的 CHB 患者，理想的治疗终点是 HBsAg 低于检测下限，伴或不伴抗 -HBs 高于检测下限。达到理想终点往往预示炎症缓解、远期预后改善。

满意的终点：对于 HBeAg 阳性的 CHB 患者，满意的治疗终点是持续的 HBeAg 血清学转换，这种转换多伴随预后的改善。

基本的终点：对于未能达到 HBeAg 血清学转换的 HBeAg 阳性 /HBeAg 阴性患者，在 NUCs 持续治疗或干扰素（IFN）-α 治疗后维持 HBV-DNA 低于检测下限，患者仍然可以获益，使疾病进展缓慢。

治疗方案：

A．IFN-α：从理论上讲，IFN-α（普通或 Peg-IFN）的主要优点是不存在耐药，有免疫介导的抗 HBV 作用，从而使治疗结束时 HBV-DNA 低于检测下限的患者有机会得到持久病毒学应答以及 HBsAg 消失。因此，AASLD 等指南明确指出，考虑到 CHB 抗病毒治疗的长期性和为避免长期治疗中耐药的发生风险，推荐 Peg-IFN-α 作为优先选择的药物之一。

治疗适应证：对于 HBeAg 阳性或 HBeAg 阴性的 CHB 患者，治疗的适应证主要考虑 3 个方面：血清 HBV-DNA 水平、血清转氨酶水平及组织学分级与分期。患者的 HBV-DNA 水平超过 1×10^4 拷贝 /mL 和（或）血清 ALT 水平超过正常值上限（ULN），肝活检显示中至重度活动性炎症、坏死和（或）纤维化时，应考虑治疗。治疗适应证还应考虑患者年龄、健康状况及抗病毒药物的可获得性，应考虑到下列特殊人群：①免疫耐受患者。对于大多数 30 岁以下、ALT 持续正常、HBV-DNA 水平较高（> 10^8 拷贝 /mL）、无任何肝脏疾病征象、无肝癌、肝硬化家族史的患者，不要求即刻行肝活检或治疗，但必须进行随访。②轻度 CHB。对于 ALT 轻度升高（< 2 倍 ULN）、组织学检查示轻度病变的患者，可以不治疗，但必须随访。③代偿期肝硬化。如果检测到 HBV-DNA，即使 ALT 正常和（或）DNA < 10^4 拷贝 /mL，也应考虑治疗。④具有下列情况之一者是应用干扰素治疗的禁忌证。血清胆红素升高 > 2 倍正常值上限；失代偿期肝硬化；自身免疫病；有重要脏器病变，如严重心肾疾患、糖尿病、甲状腺功能亢进或减退及未控制的严重抑郁或精神病患者等。

IFN 治疗应答的定义：①原发无应答。治疗 24 周 DNA 下降 < 1 log IU/mL；②病毒学应答：治疗 24 周 HBV-DNA 降低至 1 log IU/mL；③血清学应答：HBeAg 阳性的患者出现 HBeAg 血清学转换。

应答预测：由于患者感染途径、性别、年龄、遗传背景、病程长短、肝脏病变程度、治疗药物敏感度、药物不良反应及耐受力、病毒基因型等诸多因素不同，患者的免疫清除功能也不相同，按同样方案治疗后是否出现应答和出现应答的时间也不尽一致。预测发生 HBeAg 血清学转换的治疗前因素是低病毒载量（HBV-DNA < 10^8 拷贝 /mL）、高血清 ALT 水平（> 3 倍 ULN）、肝活检示炎症活动较明显。治疗 12 周时 HBV-DNA 降至 < 10^5 拷贝 /mL。HBeAg 阳性患者发生 HBeAg 血清学转换的概率为 50%；HBeAg 阴性患者获得持续病毒学应答的概率为 50%。治疗 24 周时 HBeAg 水平下降可预测 HBeAg 血清学转换。

剂量和疗程：成人普通 500 MU；儿童 600 MU/m²，最大 500 MU，隔日 1 次，皮下注射。长效干扰素，派罗欣 180μg，每周 1 次，皮下注射，或佩乐能 1.5μg/kg，每周 1 次，皮下注射。疗程为 48 周。根据疗效可延长疗程。

不良反应：有流感样症状，血液系统表现，需密切监测血象，有精神和神经系统表现、免疫和内分泌系统表现，其他不良反应，如可逆性肾毒性、心肌毒性、消化系毒性、脱发、视网膜病变、间质性脑炎、听力障碍，甚至突发耳聋。

B. 核苷（酸）类似物：拉米夫定（lamivudine，ALM）具有较强抑制 HBV 复制的作用。其作用机制主要是通过抑制 HBV-DNA 逆转录酶的活性及抑制共价闭合环 DNA（CCC-DNA）的合成而抑制 HBV-DNA 的合成。全球大规模临床研究，结果已有大部分文章陆续报道。拉米夫定治疗可降低体内 HBV 病毒水平，降低 ALT 水平和胆红素水平，恢复肝功能；亦可明显改善肝脏组织学，包括已形成的肝纤维化、肝硬化，延缓肝纤维化和肝硬化的进程。国外有学者通过对肝活检组织的免疫组化研究发现，拉米夫定可减少星状细胞的激活及胶原纤维的合成，从而阻断肝纤维化的发生。美国 Schiff 等以肝活检组织研究了 324 例使用拉米夫定 5 年的患者，发现用药 2 年时，拉米夫定即可改善甚至逆转患者的肝纤维化及肝硬化：60% 患者的 Knodell 组织活动指数改善了 2 分以上，5% 患者的纤维化改善（Knodell 指数评分的纤维化部分由 3 分降至 1 分或 0 分），64% 患者的肝硬化改善（Knodell 指数评分的纤维化部分由 4 分降至 3 分或 0 分）。随机对照临床试验表明，本药可降低肝功能失代偿和 HCC 发生率。在失代偿期肝硬化患者也能改善肝功能，延长生存期。对乙型肝炎肝移植患者，移植前可用拉米夫定。随用药时间的延长患者发生病毒耐药变异的比例会增高。但即使发生 YMDD 变异仍有 40% 的患者肝纤维化得到改善。无明显副作用。

恩替卡韦是环戊酰鸟苷类似物。Ⅱ/Ⅲ期临床研究表明，成人每日口服 0.5 mg 能有效抑制 HBV-DNA 复制，抗病毒作用强，对初治患者治疗 4 年时的耐药发生率为 1.2%。，但对已发生 YMDD 变异患者治疗 1 年时的耐药发生率为 5.8%。2 年时的耐药发生率为 14%。过去对发生 YMDD 变异患者将剂量提高至每日 1 mg 能有效抑制 HBV-DNA 复制，但经多研究表明，后者提高疗效的效果不佳，且耐药发生率较初治者高，故目前已不主张加大剂量用。同时妊娠女性不主张应用。

替比夫定 GLOBE 研究显示，替比夫定可以快速、强效抑制病毒。中国 2 年临床研究显示：基线 ALT ≥ 2 ULN 和 DNA < 9 log HBeAg 阳性患者，替比夫定治疗 2 年 47% 患者实现 HBeAg 血清学转换。替比夫定治疗，基线 ALT ≥ 2 ULN 和 DNA < 9 log HBeAg 阳性患者及基线 DNA < 7 log HBeAg 阴性患者 2 年疗效更佳。替比夫定路线图提示，24 周 HBV-DNA 检测不到者，有更多机会实现 DNA 检测不到与 HBeAg 血清学转换。一般耐受性好，约 9% 的患者存在肌苷酸激酶（CK）3/4 级升高，怀疑或诊断肌病时需中断治疗，注意定期检测 CK，避免和干扰素联合使用。

阿德福韦酯目前临床应用的阿德福韦酯是阿德福韦的前体，在体内水解为阿德福韦，发挥抗病毒作用。阿德福韦酯是 5'- 单磷酸脱氧阿糖腺苷的无环类似物。随机双盲安慰剂对照的临床试验表明，在 HBeAg 阳性慢性乙型肝炎患者，口服阿德福韦酯可明显抑制 HBVDNA 复制，应用 1、2、3 年时的 HBV-DNA 转阴率（< 1 000 拷贝 /mL）分别为 28%、45% 和 56%，HBeAg 血清学转换率分别为 12%、29% 和 43%；其耐药发生率分别为 0%、1.6% 和 3.1%；治疗 HBeAg 阴性者 1、2、3 年的耐药发生率分别为 0%、3.0% 和 5.9% ~ 11%。本药对拉米夫定、恩替卡韦、替比夫定耐药变异的慢性乙肝、乙肝肝硬化代偿期和失代偿期患者均有效。定期查肾功能，对肌酐清除率降低的患者要调整剂量，有肾脏疾病者应慎用。

2）慢性丙型肝炎的治疗

丙型肝炎抗病毒治疗适应证：

只有确诊为血清 HCV RNA 阳性的丙型肝炎患者才需要抗病毒治疗，HCV-RNA ≥ 10^3 拷贝 /mL，ALT 正常或轻度升高患者，只要 HCV-RNA 阳性也可治疗。

方法及药物：IFN-α 或 IFN-α + 利巴韦林，联合治疗优于单药治疗；PEG-IFN-α 优于普通 IFN-α-2a；PEG-IFN 与利巴韦林联合治疗是目前最有效的方案。

A. α- 干扰素：指征：血清 HCV-RNA 阳性和（或）抗 HCV 阳性；血清 ALT 升高（除外其他原因）或肝穿刺检查证实为慢性肝炎。用法：α- 干扰素 5 MIU/ 次，每周 3 次皮下或肌内注射，治疗 6 个月无效者停药，有效者可继续治疗至 12 个月。根据病情需要，可延长至 18 个月。

B. 利巴韦林：在使用 α- 干扰素的同时配合使用有增加疗效的作用，用量为每天 800 ~ 1 200 mg，顿服或分 3 次服。

C. 长效干扰素：长效干扰素系 IFN-α 与聚乙烯二醇的结合物，与普通 IFN-α 相比，显示出持续吸收、限量分布和清除减少的特点，疗效比普通 IFN-α 好。派罗欣 180μg，每周 1 次，皮下注射，48 周，佩乐能 1.5μg/kg，每周 1 次，皮下注射。

六、展望

随着人们生活水平的提高，对病毒性肝炎的认知度得到提高，卫生状况也得到改善。预防接种、切断血液和体液途径、献血员筛选等一系列措施的实施保护了易感人群，降低了发病率。目前的干扰素、核苷类和核苷酸类似物的临床广泛应用，使慢性病毒性肝炎患者的病情得到缓解和部分治愈。而肝移植手术正在国内普行，并逐渐成熟，为晚期肝硬化、肝衰竭患者带来一线希望。同时，当前全球性对慢性病毒性肝炎研究财力的大力投入，将给患者带来更大的希望。

（马拯华）

第十四节　暴发型肝衰竭

暴发型肝衰竭（fulminant hepatic failure，FHF）是指患者因肝细胞功能损害，于起病 2 ~ 8 周出现肝性脑病和严重凝血功能障碍的综合征。具有起病急、预后差、死亡率高的特点，肝衰竭可由人体接触各种因素，如生物性病原体、药物、化学物质等引起，其中病毒是我国暴发型肝衰竭常见的病因，且往往比较严重。暴发型肝衰竭的发病机制至今尚未完全阐明，迄今仍无特效治疗，是当前临床研究的热点之一。

1993 年，Grandy 等根据黄疸至脑病发生的相距时间，提出一个新的 FHF 分类法，即 0 ~ 7 天者为超急性，8 ~ 28 天者为急性，29 天至 12 周者为亚急性。Williams 于 1996 年则认为除超急性和急性外，亚急性者应定为 5 ~ 26 周。现多采用此分类法，此法可评定预后，并可总结不同病因下，从黄疸至脑病出现时间 FHF 的发生率。

本病属于中医学"急黄""瘟黄"的范畴。

一、病因病理

（一）西医

1. 发病因素

（1）病毒感染：目前肝炎病毒已确定有甲、乙、丙、丁、戊、己、庚、辛八种以上。其引发本病主要表现为急性重症肝炎，其中因感染乙肝病毒所致者占 70% ~ 90%。其次为丙型与丁型肝炎病毒，约占 20%。已感染乙肝病毒者，若再感染丙肝或丁肝病毒，则较易发生急性重症肝炎。因甲、戊肝病毒所致者仅占 1% ~ 2%。急性重症肝炎在各类肝炎患者中的发生率 0.2% ~ 0.4%，其死亡率甚高，若治疗不及时，多在 3 周内因肝性脑病、急性肝衰竭和严重出血而死亡。

其他包括单纯疱疹病毒、腺病毒、EB 病毒、水痘带状疱疹病毒、登革热病毒、裂谷热（Rift Valley fever）病毒等。在使用细胞毒性药物进行免疫抑制治疗或停止免疫抑制治疗时，疱疹病毒、腺病毒感染可引起 FHF。

（2）药物中毒：对乙酰氨基酚（扑热息痛）、异烟肼最常见，特别是异烟肼与利福平联合应用时，其次为苯妥英钠、甲基烷，较少见的有氟烷、烟酸、甲基多巴，四环素、非类固醇抗炎药、单胺氧化酶抑制剂和磺胺类药也有引起 FHF 的报道。某些动植物及化学品均有致肝损伤的作用。

（3）缺血缺氧：因缺血缺氧而致 FHF 易被忽视，因此时多合并其他严重病变，掩盖了 FHF 的症状。如各种休克、肝血管闭塞、布加综合征、心力衰竭。在 FHF 病因中占 2% ~ 5%。

（4）代谢紊乱：较少见。肝豆状核变引起的 FHF，患者年龄一般小于 20 岁，多数可见 Kayser-Fleisher 环，常有抗球蛋白试验（Coombs test）阴性的溶血性贫血，胆红素水平明显升高及血清转氨酶轻度升高。妊娠脂肪肝可在妊娠后期引起 FHF，与先兆子痫有关。多数患者提早分娩后可以阻止 FHF 的发生。其他如 Reye 综合征、镰状细胞贫血、半乳糖血症均有发生本病的可能。

（5）其他：巴德－基亚里（Budd-Chiari）综合征常为血栓形成引起肝脏大静脉或下腔静脉阻塞，而肝静脉闭塞则为小叶中心静脉阻塞，常与化疗有关。由自身免疫性肝炎、毒蕈、部分肝切除术、肝原发性转移性肿瘤也可引起 FHF。

2. 发病机制

暴发型肝衰竭从细胞损伤、功能障碍至细胞死亡，其机制尚不清楚。最初的细胞改变随病因不同有所差异，但最后均形成大片肝细胞坏死。病毒可直接引起肝细胞损伤，可能以免疫机制的参与为主因。除体液免疫、细胞免疫外，目前强调内毒素与细胞因子的作用。肝脏是体内遭受内毒素攻击的首要器官：在正常情况下，肠道内及门静脉内存在内毒素，而体循环则无内毒素存在。一旦肝功能受损，肝脏单核巨噬细胞系统功能减弱，内毒素灭活功能降低，造成内毒素血症；而内毒素又可加重肝损害，内毒素不仅对肝细胞有毒性作用，还能造成肝微循环障碍，并可作用于库普弗细胞和肝窦内皮细胞，造成其过度激活和损伤，从而诱生大量多种细胞因子通过复杂的协同作用与连锁反应，造成肝细胞广泛坏死，发生肝功能衰竭。肝衰竭又可发生肠黏膜免疫屏障缺损和肝库普弗细胞的功能降低，无法有效地清除肠源性内毒素，并可形成高浓度的内毒素血症。肝衰竭患者的内毒素血症统计可高达 70% ~ 100%，而内毒素反过来又加重肝功能的衰竭，进一步诱发 MSOF，成为肝衰竭患者高病死率的主要原因。

肿瘤坏死因子（TNF）是内毒素致肝损害的关键炎症介质，其不仅能介导内毒素的多种生物学作用，并可扩大其他细胞因子的生物学效应。TNF 与内毒素作为激活剂，可诱导肝脏发生非特异性超敏反应，导致局部微循环障碍。TNF 可激活磷脂酶 A，诱导血小板活化因子、白细胞三烯、白细胞介素 –1 和白细胞介素 –6 等多种细胞因子参与肝脏的炎症反应和组织损伤，TNF 可诱发自由基产生，导致细胞膜脂质过氧化和杀细胞效应；TNF 还可引起肝窦内皮细胞的损伤，诱发 DIC 及细胞因子的产生，促进肝损伤和发展。

药物受细胞内酶的激活，可产生肝细胞大分子组成以共价键结合的衍化物，酶诱导剂使该作用增大，利福平诱导药物转化酶增强了异烟肼的毒性即是一例。另一方面，细胞内谷胱甘肽的缺失对药物衍生物的肝毒性有增强作用，肝细胞坏死区域性分布的大小取决于该部分的酶系是产生还是转化为肝毒性衍生物。

毒物中研究最多的是毒蕈，它含有两种致肝毒素，一种为毒蕈素，对肝细胞骨架如微丝、微管及细胞膜都有毒性作用；另一种为 α–菌配糖体，可抑制肝细胞 RNA 酶和蛋白质合成，改变核仁的类型。

（二）中医

1. 外感热毒

外感温热之邪，由表入里，或湿热之邪直中于里，郁遏不达，困阻中焦，脾胃运化失常，湿热熏蒸，以致肝失疏泄，气机郁滞，胆汁不循常道而外溢肌肤，发为急黄。

2. 感受疫毒

感受疫疠之气，内攻脏腑，熏蒸肝胆，逼迫胆汁外溢而发病。疫疠之邪，其性酷烈，人若感之，发病迅猛，故称瘟黄。

3. 内伤饮食，用药失慎

饮食不节，或嗜食肥甘厚味，或酗酒，或用药失慎，损伤脾胃，致运化失司，湿浊内生，郁而化热，湿热熏蒸肝胆而发黄。

4. 素体阳盛，外邪引发

脾胃有热或肝火偏旺，复感湿热之邪，或内生湿浊，则极易化火化毒，以致火毒内攻，郁结肝胆，内陷心包，扰动营血，发为急黄。

本病多由内外因共同作用，以致湿热火毒蕴结，弥漫三焦，内伤营血，上蒙清窍，发为急黄。湿热壅盛，损伤肝胆，迫使胆汁外溢，外浸肌肤，上染睛目，下流膀胱，导致身黄、目黄、小便黄；客入营血，迫血妄行，则致发斑吐衄；内陷心包，上蒙清窍，则神昏谵语；下注伤肾，气化失司，则少尿或无尿。最终因内闭外脱，脏腑衰竭，阴阳离决而死亡。病位主要在脾、胃、肝、胆，终则损及心、肾。

二、临床表现

在 FHF 病程中，机体有多系统受累，临床表现复杂，但以神经精神症状及黄疸、出血为常见表现，其他包括脑水肿、肾功能不全、感染、电解质紊乱及酸碱平衡失调，也可见低血压、低血糖、心肺并发症等，腹水不是主要临床表现。主要症状及体征分述如下。

（一）症状

1. 急性起病，部分可见发热，或高热，恶寒，乏力，少数有肌肉、关节疼痛。

2. 消化道症状。多数可见恶心，呕吐，腹胀，食欲减退。或有消化道出血表现。

3. 黄疸，并迅速加深。

4. 神经系统症状。烦躁，狂躁，或抑郁，谵妄，昏迷。

（二）体征

1. 皮肤、黏膜黄染，肝界缩小，肝臭。

2. 皮肤、黏膜出血，如见注射部位大片瘀斑。

3. 早期表现为血压特别是收缩压持续或阵发性增高，收缩压常超过 20 kPa（150 mmHg），后期出现休克。

4. 神志改变。初为性格、行为异常，继而昏睡，甚则昏迷。

5. 早期肌张力增高，常伴有磨牙。晚期表现为去大脑强直，过度换气，瞳孔对光反应迟钝，并逐渐出现呼吸变深变慢，或出现陈 – 施呼吸。

6. 可出现局限性或全身性肌痉挛，牙关紧闭，角弓反张，心动过速，眼底检查视盘水肿。

三、实验室及其他检查

1. 一般检查

（1）血象：白细胞总数与中性粒细胞或有增高，出血者血红蛋白降低，DIC 时血小板减少。

（2）尿常规：出现蛋白、管型、红细胞、白细胞及尿胆原与尿胆红素阳性。

2. 肝功能检查

（1）血胆红素迅速上升，达 171 μmol/L 以上，或每日上升 17 μmol/L 以上。

（2）血清丙氨酸转氨酶、天冬转氨酶等明显增高。如血清丙氨酸转氨酶早期升高，继而迅速下跌，出现"胆酶分离"现象，提示急性重症肝炎。

（3）凝血酶原活动度（PTA）< 40%。

3. 其他生化检查

（1）血氨增高，大于 58 μmol/L。

（2）胆碱酯酶活性降低。

（3）尿素氮可升高，二氧化碳结合力、血钾、钠、氯等可异常。可出现低血糖。

4. 血清学检查

通过血清学检查，可鉴别肝炎病毒的类型，如用酶联免疫吸附法（ELISA）检查抗 HAV-IgM、HBsAg、HBeAg、抗 HBc、抗 HBe、抗 HCV 等，用 PCR 技术检测 HBV。DNA 多聚酶及 HCV-RNA 等。必要时行药物血清学测定。

5. 病理检查

可酌情行肝脏活检，FHF 病理改变有两种类型。Ⅰ型特点是肝细胞广泛变性坏死，多由病毒、药物与毒物引起。肝细胞大面积或弥漫性坏死，汇管区及其周围明显炎症细胞浸润，残存肝细胞肿胀、气球样变性、胞浆嗜酸性小体形成。极少数可表现为多发性局灶性肝细胞坏死。Ⅱ型可见急性肝脂肪变，常见于妊娠脂肪肝、Reye 综合征、四环素中毒等，特点是肝细胞内微泡状脂肪浸润、肝细胞肿胀苍白，而肝细胞坏死与炎症则非常轻，提示 FHF 是由于肝细胞内细胞器的功能不良所致。其他可见肝细胞不同类型的坏死表现。

四、诊断与鉴别诊断

（一）诊断要点

1. 西医诊断

（1）急性起病，出现以下表现，应考虑急性肝衰竭，7 天内为超急性，8 ~ 28 天为急性。

①极度乏力，并有明显厌食、腹胀、频繁恶心、呕吐等严重消化道症状和（或）腹水。

②短期内黄疸进行性加深。

③出血倾向明显，PTA < 40%，且排除其他原因。有不同程度的肝性脑病。

④肝脏进行性缩小。

（2）亚急性肝衰竭：急性起病，在 29 天至 24 周出现以上急性肝衰竭的主要临床表现。

（3）慢性肝衰竭：慢性肝衰竭是指在慢性肝病、肝硬化基础上，肝功能进行性减退。其主要诊断要点为：有腹水或其他门静脉高压表现；肝性脑病（C 型）；血清总胆红素 > 51.3 μmol/L，白蛋白 < 30 g/L；有凝血功能障碍，PTA ≤ 40%。

2. 中医辨病与辨证要点

（1）辨病要点：患者以黄疸、食欲缺乏或恶心呕吐、乏力为主证，可伴有尿黄、口苦、腹胀，或皮肤出现瘀点或瘀斑。起病急骤，进展迅速。重者很快出现精神与意识障碍，或出现呕血与便血。舌质暗红或有瘀斑，舌苔多黄腻，病情进展渐至灰黄燥黑，脉弦数或滑数。

（2）辨证要点：辨证时应注意三个病机关键，一辨致病之病邪，系外感热毒疫毒抑或浊毒内盛，前者治宜清热解毒化湿，后者宜辟秽化浊解毒。二辨肝失疏泄的程度，黄疸愈深，腹胀愈重，消化道及其他症状愈重者，肝主疏泄的功能愈益衰竭，相应疏肝柔肝、退黄利胆等措施亦应加重。三辨病邪由肝脏入营动血的程度。一旦出现神志的改变与出血的证候，病情已进入营血阶段，此时急需和营血、益肝血，并清热化浊，安神开窍，以便遏阻病机，控制病势。

（二）鉴别诊断

1. 重症病毒性肝炎的分型鉴别

国内将病毒性重症肝炎分为急性、亚急性和慢性三型，急性者属于暴发型肝衰竭。亚急性重症肝炎的发病机理大体上与急性重症肝炎相似，唯发展略慢。病理见新旧不一的大面积肝坏死和架桥样坏死，残存肝细胞增生成团。临床以急性黄疸型肝炎起病，发病 10 天至 8 周内陷入肝衰竭，出现肝性脑病，后期死于肾衰竭与脑水肿。慢性重症肝炎为陷入肝衰竭的严重慢性活动性肝炎，有慢性肝病的病史和临床表现。

2. 药物性肝炎

也可出现明显肝损害和黄疸，但胃肠道症状不严重，且有锑、砷、抗结核药、氯丙嗪、对乙酰氨基酚等药物明确的应用史。

3. 钩端螺旋体病。

急性起病，有发热、黄疸、皮肤黏膜出血。但每有疫水接触史，周身疼痛，腓肠肌压痛，眼结合膜充血，血和尿中可找到病原体。

五、治疗

（一）西医治疗

1. 治疗原则

（1）早期诊断，早期治疗：暴发型肝衰竭通常可分为两个阶段。早期阶段及时治疗，疗效较好。相反，患者进入肝衰竭后期，同样的治疗方法其效果甚微。

（2）应常规应用预防性措施：包括防止肝细胞进一步坏死、促进再生的治疗，控制肝性脑病，并针对出血机制中的几个主要环节，如凝血因子缺乏、消化道黏膜糜烂、门静脉高压等进行治疗。

（3）抓住重点，个别对待：对具体病例仔细观察分析，抓住主要矛盾，进行针对性治疗，效果较好。

2. 治疗措施

（1）一般处理。

1）内科监护：本病应置于重症肝病监护病房，每天检查肝脏大小、神志变化及其他生命体征。饮食以高碳水化合物、低动物蛋白、低脂肪为宜，进液量应控制在每日 2 000 mL 左右，并补充足量的维生素 B、维生素 C、维生素 K 等。

2）支持治疗：每日保证足够的热量，以 10% ~ 20% 葡萄糖注射液配合氨基酸供给。应用血制品如新鲜血浆及白蛋白等，维持水、电解质及酸碱平衡。

（2）内科治疗。

1）病因治疗：针对不同病因采取不同措施。根据暴发型肝衰竭患者 70% 左右是由乙肝病毒引起的，同时患者血清中干扰素水平较低，既往早期应用大剂量干扰素（每日 300 万 ~ 400 万 U），可使存活率保持在 50% 左右。但由于本身病情的严重及干扰素的不良反应，目前应用受到限制。现对 HBV-DNA 检测阳性者酌情应用核苷类抗病毒药，如选择性应用拉米夫定、阿德福韦酯、恩替卡韦等。确诊或疑似为对乙酰氨基酚致病者，N-乙酰半胱胺酸（NAC）是其特异性解毒药物。对毒蕈中毒（通常是鬼鹅膏蕈类）引起者，可予大剂量青霉素 G 静脉滴注，亦可用水飞蓟宾静脉滴注或口服维持 3 ~ 4 天。自身免疫性肝炎出现肝衰竭，应予泼尼松 40 ~ 60 mg/d。妊娠急性脂肪肝所致者，一经确诊即终止妊娠。

2）免疫调节剂的应用：肾上腺皮质激素（作为一种免疫抑制剂）对暴发型肝衰竭的基本评价是弊多利少，不宜常规应用。对早期病例病情进展迅速者，可酌情使用。为调节患者的机体免疫功能，可使用胸腺素 α_1 等免疫调节剂。

3）促进肝细胞再生：可试用：①肝细胞生长因子及肝细胞刺激物质，其有促进 DNA 合成、促进肝细胞再生、增加肝细胞对氨基酸的摄取、增加 ATP 酶活性等作用。常用剂量为 80 ~ 120 mg/d 静脉滴注。②前列腺素 E_2，能改善组织灌流，但对已出血的患者不能应用。③生长激素（基因重组人生长激素），可增加肝细胞再生能力，提高巨噬细胞吞噬功能，增加肠黏膜屏障功能。

4）肝性脑病的预防和治疗。

①氨基酸的应用：应用支链氨基酸或支链氨基酸与精氨酸的混合制剂。此法对肝硬化肝性脑病疗效较好，而对肝炎肝昏迷效差，后者应用六合氨基酸较宜。

②左旋多巴：因可能有抑制肝血流量的作用，仅在必要时选择使用。

③乳酸果糖：该药除酸化肠道和轻泻作用外，还可降低肠道胺类吸收，使血氨下降。主要对肝硬化所致肝性脑病有效，而对肝炎肝性脑病无效。

④血浆置换疗法：本病肾血流量及其滤过率均低下，易产生肾衰竭和肝肾综合征，加重脑损伤。聚丙烯腈膜血液透析及血浆置换疗法有较好的效果。

⑤苯二氮䓬受体拮抗剂应用：可选用氟马西尼（Flumazenil）0.5 ~ 1 mg 静脉注射（1 分钟），或 25 mg 口服，每日 2 次，以起清醒的作用。

5）脑水肿的防治：脑水肿是肝性脑病最常见的死亡原因，一旦患者达到 3 级肝性脑病，就应监测颅内压（ICP），使它维持在 25 mmHg 以下，而脑灌注压（CCP，即平均动脉压减去颅内压）超过 50 mmHg，并使患者保持安静。另外，要注意脱水剂和地塞米松的应用。

①脱水剂：25% 山梨醇或 20% 甘露醇每次 250 mL 快速加压静脉滴注，于 20 ~ 30 分钟滴完，其后每 4 ~ 6 小时 1 次，使用中注意患者反跳现象。

②地塞米松：首剂 10 mg 加 25% 葡萄糖溶液 20 ~ 40 mL 静脉注射后，每 4 ~ 6 小时 5 mg，与脱水剂合用 2 ~ 3 天。同时给予白蛋白，以加强脱水效果。虽也有巴比妥类等药物治疗脑水肿的报道，但对暴发型肝衰竭引起的脑水肿须慎重应用。

6）出血的防治。

①凝血因子的补充：可给予维生素 K 静脉滴注和多价凝血因子的补充。

②控制胃酸分泌：可用 H_2 受体拮抗剂如西咪替丁每日 0.2 ~ 0.4 g，分 3 次口服，必要时以法莫替

丁静脉滴注。也可用质子泵阻滞剂，如奥美拉唑 20 mg/d。

③降低门静脉压力：可用普萘洛尔（心得安），剂量以减慢心率 25% 为度。合用西咪替丁时，剂量可从 20 mg 减为 15 mg，每日 3 次。严重出血时可用生长抑素如奥曲肽（Octreotide），剂量为先用 25 μg，以后 25 μg/h 静脉滴注；如出血未控制，则剂量逐渐增加到 50 μg/h。治疗应越早越好，持续 3 ~ 5 日，可预防出血。在控制活动性出血方面奥曲肽具有硬化剂的同样效果。

7）肝肾综合征的处理：当发生少尿或无尿时，应限制进液量，一般可采用扩容后利尿方法，如先输注白蛋白、甘露醇或多巴胺，然后用呋塞米静脉推注或静脉滴注。如肾功能仍不改善则需血液透析。应用特利加压素对肝肾综合征的患者，可增加肾小球滤过率，增加肌酐的清除率，有一定效果。

8）感染的防治：肝性脑病发展到 3 级或 4 级时，其细菌和真菌感染的发生率各为 80% 和 33%。多数为肠源性，故肠道的清除可减少感染的发生。有细菌感染征象时，选用无肝、肾毒性的抗生素如哌拉西林和头孢菌素类等。厌氧菌感染时可选用甲硝唑 500 mg，每日 1 次，静脉滴注。真菌感染时可选用制霉菌素和咪康唑口服，有深部感染时可用氟康唑，两性霉素 B 须慎用。

（3）人工肝支持治疗：人工肝的目的是清除体内有毒物质，为肝细胞再生创造条件及争取时间，并可作为肝移植等待期间的支持治疗。常用的有血液透析、血浆交换、血液灌流。现有生物人工肝，即生物反应器，患者血液 / 血浆流过生物反应器时，通过半透膜与培养肝细胞间进行物质交换，从而达到人工肝支持作用。

（4）肝细胞和干细胞移植：利用动物或人肝细胞经微载体、球载体、微囊凝胶滴等植入系统植入人的腹腔或脾脏，以取代人的肝功能。目前尚未广泛应用于临床。

（5）外科治疗：肝移植对亚急性暴发型肝衰竭有一定疗效，特别在早期应用，能使存活率提高至 55% ~ 75%。暴发型肝衰竭患者预后临床符合以下指标，可认为具有紧急肝移植的指征。

①凝血因子水平：因子 V 和因子 Ⅶ 水平对预后判断较敏感。但因不能普及检测，多以凝血酶原时间作为预后指标，凝血酶原时间 > 50 秒提示患者预后差。

②血清胆红素 > 300 μmol/L。

③年龄 < 1 岁或 > 40 岁。

④出现黄疸与肝性脑病的间隔时间 > 7 天。

⑤动脉血酮体比值（乙酰乙酸盐 / β – 羟丁酸盐） < 0.4。

⑥血清人肝细胞生长因子（hHGF）水平 > 10 mg/L。

（二）中医治疗

本证一般起病较急，多迅速出现黄疸、呕恶、腹胀等湿热内蕴之证，故诊断之后应迅速给予中医应急治疗，如病情延误或处理不当，证情常急转而下，向热盛动风；或热入营血，迫血妄行；或由肝及肾，肾失开闭；或湿热蒙窍，神明失用等方面发展，最后可呈湿热壅盛、肝肾枯竭、闭窍神昏之危候。

本病辨证治疗时，早期即应重用清热化湿、解毒退黄为主，兼养肝益肾。一旦发现热入营血的趋势，更需加用足量凉营止血之品，神志有异常者，则合用凉营开窍之品，尿少尿闭则合用滋肾利水之品，总之需把握病机的发展方向而决定治法，必要时，可在病情主要表现为湿热内盛期间，即加用少量和营醒神之品，以控制病情向危重发展，体现逆流挽舟的积极治疗原则。

1. 应急治疗

（1）本病症见发热者，可用紫雪散 1 支，口服，每日 1 ~ 3 次。或小柴胡注射液 4 mL，肌内注射。

（2）黄疸者，可口服茵栀黄颗粒或肝苏颗粒。或配合茵栀黄注射液 20 mL 于 10% 葡萄糖注射液中静脉滴注。

（3）肝性脑病者，可用安宫牛黄丸 1 粒口服，每日 1 ~ 2 次。或配合醒脑静脉注射射液 20 mL 于 10% 葡萄糖注射液中静脉滴注。

（4）对腹胀便秘者，或不能服用中药汤剂，可采用生大黄煎液灌肠。

2. 辨证论治

（1）热毒炽盛。

主要证候：黄疸急起，迅速加深，高热烦渴，呕吐频作，胁痛腹胀，烦躁不安，大便秘结或胶黏不爽，小便如浓茶。舌质红，苔黄燥，脉弦数。

治法：清热解毒，利湿退黄。

方药：茵陈蒿汤合黄连解毒汤。方中茵陈清热利湿，退黄消疸；黄芩配黄连泻中、上焦之火，黄檗泻下焦之火，栀子清湿热，利二焦；大黄降泄郁热，配茵陈、栀子通利大小便，使湿热之邪下泄。

加减：腹胀便秘者，加生大黄、芒硝、枳实通腑攻下；发热不退者，加柴胡、生石膏解肌退热；呕吐频作者，加法半夏、代赭石降气和胃。

（2）湿热蕴结。

主要证候：身目黄疸，逐渐加深，低热困倦，口苦烦渴，纳呆腹胀，烦躁不安，大便不爽，小便黄赤舌质红，苔黄厚腻，脉滑数。

治法：化浊利湿，清热解毒。

方药：甘露消毒丹。方中滑石清热利湿，茵陈、木通清热利湿，引湿热从小便而出；黄芩清热燥湿；连翘清热解毒，浙贝母、射干清热散结，石菖蒲、白蔻仁、藿香、薄荷芳香化浊，行气健脾。

加减：腹胀尿少者，加大腹皮行气利水；大黄秘结者，加生大黄、芒硝泻下软坚；发热不退者，加柴胡、生石膏解肌退热；纳呆者，加鸡内金、麦芽化食消滞。

（3）热毒内陷。

主要证候：身黄如金，高热尿闭，衄血便血，皮肤发斑，烦躁不安，或狂乱抽搐，甚则谵语昏迷。舌质红绛，舌苔秽浊，脉弦数。

治法：清热解毒，凉血开窍。

方药：犀角散。方中犀角（水牛角代）清热凉血安神，黄连解毒清心肝之火，栀子清心火、安神除烦，茵陈清热利湿而退黄，大黄、芒硝通腑泻浊热而助开窍，赤芍凉血清热，白藓皮、土瓜根化浊祛秽，柴胡疏肝退热，天花粉生津护阴，煅贝齿安神定志。

加减：腹胀尿少者，加猪苓、大腹皮行气利水；高热不退者，加生石膏、青蒿解肌退热；皮肤发斑者加生地黄、牡丹皮凉血化瘀；合并抽搐者加地龙、僵蚕清热息风。

六、临床思路

1. 急性肝衰竭死亡率甚高，如果肝细胞已大部分死亡至肝衰竭之程度，用药物恢复肝功能已不可能，此时只能以人工肝系统替代肝脏功能，尽快施行肝移植，但肝移植效果的总体现状并不满意。因此，本病的治疗关键在于早发现、早治疗，在肝脏尚存在相当数量的正常肝细胞时，治疗才可能奏效。

2. 本病应采取综合措施，中西医结合治疗。一方面注意护肝、促进肝细胞再生；另一方面注意维持内环境的平衡，及时纠正电解质紊乱、酸碱失衡、缺氧与低血糖，防治各种并发症。与此同时，结合中医中药清热解毒、凉血开窍，以降低死亡率。另外，通腑泄热在本病治疗中也占重要地位，它有釜底抽薪、急下存阴、利胆退黄、排除毒素等综合作用，在本病各阶段都可配合使用。

七、预后与转归

本病起病急，病情危重，且症状表现多种多样，即使确诊后采取积极的综合处理，但死亡率仍极高，总体死亡率在50%以上。FHF病理表现为Ⅰ型者，如残存肝细胞在45%以上者有生存希望，如残存肝细胞＜12%，则几乎无例外地死于肝衰竭，因其他并发症死亡者其残存肝细胞22%～55%。病理表现为Ⅱ型者其病情演变取决于肝衰竭的程度及对治疗的反应。对内科处理病情不能控制者，进行人工肝支持治疗或即时进行肝移植手术，现已有较大进展，有报道肝移植5年生存率已达80%左右，但供肝缺乏是该措施的主要受限因素。

八、预防与调护

1. 预防肝炎病毒的传染，除注意饮食卫生、切断消化道传播外，应针对乙肝病毒进行 DNA 型疫苗注射。

2. 注意对肝功能有损害药物的使用，控制用量及时间，出现肝功能损害应立即停用，并进行解毒护肝处理。避免与损肝毒物的接触。

3. 临床应防止危重病例因缺血缺氧导致本病，如各种休克、巴德－基亚里综合征、肝血管闭塞等。

4. 发病后应予半流质或流质易消化饮食，并保证热量摄入。忌辛辣肥甘、生冷之品。评估心、肾功能，适当增加口服及静脉补液量，以促进毒素从尿中排除。

5. 保持大便通畅，可通过中药通泻成分保持每日 2 次稀便为宜，不超过 3 次。便秘腹胀者可配以生大黄等煎液灌肠。

6. 病例观察。应注意患者的意识状态、黄疸深度变化、皮肤及黏膜或消化道出血情况以及尿量、血压的变化，病情恶化多为以上方面表现的加重。

（马拯华）

第十二章　常见泌尿系统疾病的中西医结合治疗

第一节　慢性肾衰竭

慢性肾衰竭是由多种慢性疾病造成的肾单位严重损伤，基本功能丧失，使机体在排泄代谢废物和调节水、电解质、酸碱平衡等方面出现紊乱的临床综合征。临床上以慢性肾炎、肾盂肾炎、肾小动脉硬化、肾结核引起者最为常见，肾前性及肾后性疾病引起的较少见。根据肾小球滤过率（GFR）把肾功能受损的程度分为3期，即肾功能不全代偿期、氮质血症期和尿毒症期。临床表现轻重不一，前两期除原发病症状外，多无特异见症，只有当进入尿毒症期时，才有贫血、胃肠道、呼吸道以及神经精神系统症状，但为时已晚，因此对本病要特别重视早期发现，及时治疗。根据慢性肾衰竭临床表现，中医常按"关格""癃闭""溺毒"等病证进行辨治。

一、病因病理

本病系在其他慢性病，特别是慢性肾病的基础上发展而成。病位在肾，且常累及心、肝、脾、胃等脏腑。脾肾亏虚、湿毒内停是其发病的基础病理，外感六淫、饮食失节、劳倦、房事等则是其常见的诱发因素，其病机演变不外虚实交错变化。初期多为脾肾气虚或气阴两虚，水湿不化，证情尚轻；继则气伤及阳，阴伤及血，导致阴阳气血俱虚，湿浊益甚，气滞血瘀，气机逆乱升降失常，最后湿浊酿毒，夹瘀堵塞三焦，夹痰蒙蔽心窍，化火伤阴劫液，深入营血；或引动肝风，或上凌心肺，阴竭阳亡，危象毕至。

二、诊断

由于慢性肾衰竭病情进展缓慢，加之肾脏具有较强的代偿能力，故早期不易诊断，易于忽略。对有慢性肾炎病史者，应提高警惕，争取早期诊断。本病临床表现较为复杂，涉及各系统，如疲乏无力、食欲不振、恶心呕吐、表情淡漠、头晕头痛以及常见的高血压、贫血等，晚期可出现广泛性出血倾向、谵妄抽搐、严重电解质紊乱、少尿甚至无尿等危险征象。根据肾功能受损的程度，临床上将本病分为以下几期。

（一）肾功能代偿期

肌酐清除率（Ccr）50 ~ 80 mL/min，血肌酐（Scr）133 ~ 177 μmol/L（1.6 ~ 2.0 mg/dL），大致相当于CKD2期。

（二）肾功能失代偿期

肌酐清除率（Ccr）20 ~ 50 mL/min，血肌酐（Scr）186 ~ 442 μmol/L（2.1 ~ 5.0 mg/dL），大致相当于CKD3期。

（三）肾功能衰竭期

肌酐清除率（Ccr）10 ~ 20 mL/min，血肌酐（Scr）451 ~ 707 μmol/L（5.1 ~ 7.9 mg/dL），大致相当于CKD4期。

（四）尿毒症期

肌酐清除率（Ccr）< 10 mL/min，血肌酐（Scr）≥ 707 μmol/L（≥ 8.0 mg/dL），大致相当于 CKD5 期。

其他实验室指标可出现：红细胞计数常在 2×10^{12}/L（2×10^6/mm³）以下，为正常细胞正色素性贫血。尿比重降低并固定于 1.010，酚红排泄率极度下降，B 超双肾可见肾实质明显萎缩。

此外，对慢性肾衰竭还必须做出病因诊断，主要依据病史、体检及必要的实验室检查以查明病因。确定病因对于治疗和预后的判断颇为重要。在进行诊断时应注意以下几点。

（1）某些患者的慢性肾脏疾病呈隐匿经过，当这种患者因急性应激反应状态（如外伤、感染等）致原处于代偿期或失代偿期的肾功能迅速恶化，显示出尿毒症表现，这时尿毒症易为上述诱发疾病所掩盖而被漏诊，有时还会认为是突然发生的急性肾衰竭，应注意区别。

（2）当慢性肾衰竭患者以厌食、恶心、贫血、乏力、神经精神系统症状为主诉时，如果不仔细询问病史，未想到慢性肾衰竭的可能，则往往误诊或漏诊，以致得不到及时治疗。

（3）肾脏病患者，短期内出现症状加重，肾功能急剧恶化，应寻找其原因和可逆因素，不能单凭肾功能测定结果，草率诊断为终末期尿毒症。

（4）当诊断有疑时，应行肾脏 B 超检查，了解肾脏体积大小，如果病肾已萎缩，支持终末期的诊断；如果双肾大小正常，甚至增大，除多囊肾外，应及时行肾穿刺活检，了解肾脏病理改变及其损害程度，以及采取积极的治疗措施。

三、鉴别诊断

（一）高血压脑病

高血压脑病亦有呕吐、昏迷、抽搐等表现，但发生迅速，血压剧增，可伴有暂时性瘫痪、失语及失明等，而血尿素氮、肌酐、二氧化碳结合力等检查多正常。

（二）糖尿病酮症酸中毒

糖尿病酮症酸中毒可有食欲减退、恶心、嗜睡及昏迷等表现，可根据糖尿病史、血糖增高、尿酮体、尿糖阳性等与本病相鉴别。

（三）再生障碍性贫血

再生障碍性贫血患者以贫血、鼻衄、皮肤瘀斑为主要表现者易与本病混淆。但慢性肾衰竭多有肾脏病史，血压高，血白细胞多不减少，进一步查尿及血液化学检查易鉴别。

四、并发症

（一）感染

慢性肾衰竭患者全身抵抗力下降，容易并发上呼吸道感染、肺炎、胸膜炎、腹膜炎等多种感染，但其感染症状不典型，往往容易漏诊。

（二）心血管系统疾病

慢性肾衰竭时，常并发心血管系统病变，其中以心包炎及心力衰竭为常见。心功能不全及心律失常亦是本病的重要致死原因。

1. 高血压

60% ~ 80% 病例属于容量依赖型，10% 属肾素依赖型。前者合并心、脑并发症少。后者对限制水钠、利尿和透析超滤的降压疗效不佳，易并发心、脑并发症。高血压的发生使肾功能进一步恶化。

2. 心包炎

发生率为 40% ~ 50%，多为纤维素性心包炎，心包液中含蛋白且白细胞增多，患者可有低热、胸痛，常可闻及心包摩擦音，X 线胸片及超声心动图显示心包积液征象。

3. 心力衰竭

水钠潴留引起心力衰竭、肺水肿、高血压、贫血、动脉粥样硬化及血管钙化使心力衰竭加重。早期无明显症状，仅有体重增加、水肿、血压升高等水钠潴留症状，进而肝大、压痛，颈静脉充盈，肝静脉回流征阳性，继而发展至明显的心力衰竭、肺水肿表现。

（三）消化系统疾病

由于氨和其他代谢产物的化学刺激，消化系统疾病出现较早而且普遍，患者常以恶心、呕吐、食欲减退等消化系统症状来就诊，经仔细询问检查始发现为慢性肾衰竭。常见的消化系统疾病有口腔炎、胃及十二指肠溃疡、消化道出血等。

（四）血液系统疾病

贫血与出血较常见。贫血的严重程度与肾功能损害的程度基本一致。出血表现多为皮下瘀斑、鼻衄、牙龈出血、黑粪等，这是因为尿毒症时，血小板功能较差，加上酸中毒时毛细血管脆性增加等原因所致。

（五）神经系统疾病

神经系统常受累，约占 65%。起病表现为周围神经传导速度减慢的症状，如双下肢不适感、麻木、烧灼、蚁行感、胀感等。后期可发生尿毒症脑病，不安、思维不集中、记忆力下降、易激动或抑郁、常失眠，重者嗜睡或呈木僵状态，晚期可出现惊厥、癫痫、扑翼样震颤或痉挛。

（六）肾性骨病

主要有肾性佝偻病、肾性软骨病、骨质疏松、纤维素性骨炎及骨硬化症等。其原因主要有活性维生素 D_3 合成减少、继发性甲状旁腺功能亢进、酸碱平衡失调等因素。

五、临证要点

（一）扶正祛邪法是治疗肾衰竭的根本法则

慢性肾衰竭的基本病理为脾肾衰败，水湿、湿热、瘀血内蕴是病机的关键；其演变过程是因实致虚，继而在虚的基础上产生实邪。治疗时应标本兼顾。因此，扶正祛邪法应是治疗肾衰竭的根本法则，具体应用时可根据情况，急则治其标，缓则治其本，或标本并重，扶正祛邪兼施。一般单纯扶正或祛邪则均不利于本病的治疗。

（二）扶正应根据实际情况有所侧重

慢性肾衰竭由久病迁延而来，往往正气衰败，其正虚以脾肾为主，后期涉及五脏俱虚。因此，扶助正气在本病治疗过程中必须贯彻始终。强调治疗时应维护肾气和其他内脏功能，以求增一分真阳，多一分真阴。至于正虚一般初期多为气阴两虚，继则气伤及阳，阴伤及血，导致阴阳两虚，营血亏虚，在具体治疗时须根据不同情况选用益气养阴、温补脾肾、补气养血等法。

（三）重视调理脾胃

疾病发展到慢性肾衰竭阶段，临床脾胃虚弱症状如食欲减退、恶心呕吐等出现得早而且普遍，况且脾胃为后天之本、气血生化之源，脾胃虚弱，更导致肾气不足。故调理脾胃为治疗本病重要的一环，所谓有胃气则生，无胃气则死，慢性肾衰竭也不例外。

（四）扶正与祛邪应把握轻重缓急

由于脏腑虚损，导致水湿、湿热、瘀血的产生，而这些病理产物又耗损正气、伤害脏腑，只有阻断这一恶性循环，才可防止疾病的进一步发展及恶化。因而在治疗慢性肾衰竭时，必须在扶正的同时注意祛邪，邪祛正始能安，祛湿泄浊、清热利湿解毒、活血化瘀之法最为常用。当表现为邪毒内盛，出现呕恶、尿闭、嗜睡、昏迷惊厥、出血等危重证候时，又当急则治标，采用泄浊开窍、息风止血等法，待病情缓解后再扶正祛邪兼顾。在应用祛邪法时，要注意衰其大半而止，不可一味攻伐，导致正气更衰。

六、辨证施治

（一）脾肾气（阳）虚

主证：面色㿠白，倦怠乏力，气短，纳少，腹胀，腰膝酸痛，畏寒肢冷，便溏溲少，夜尿频多。舌质淡，边有齿痕，苔薄白或腻，脉沉细。

治法：益气健脾补肾。

处方：香砂六君子汤合仙茅、淫羊藿化裁。生黄芪 30 g，党参 20 g，云苓 15 g，白术 15 g，木香 10 g，陈皮 10 g，仙茅 10 g，淫羊藿 10 g，半夏 10 g，补骨脂 15 g，菟丝子 15 g。

此型常见于慢性肾衰竭早期，临床以正虚为主，邪实之象不明显。治疗用药注重扶持正气，然而补气不可壅中留邪，温肾亦不可过用温燥，免伤阴血，更不可早投寒凉以攻下，以损伤阳气，加重病情。

若阳虚水气不化出现周身浮肿，腰以下肿甚，按之没指，党参以肾气丸之意，加入桂枝、车前子、牛膝、大腹皮；水气势甚，凌心射肺出现喘咳、心悸、端坐、胸闷痛者，可加入葶苈子、苏子、白芥子以泻肺逐饮；食少纳呆，加山楂、焦三仙以消食化滞；易感冒者，可合用玉屏风散益气固表；合并外感时，宜先治外感，可用参苏饮加减治疗，然后再图根本。

（二）脾肾气阴两虚

主证：面色少华，气短乏力，腰膝酸软，手足心热，口干唇燥，大便稀或干，尿少色黄，夜尿清长。舌淡有齿痕，脉象沉细。

治法：益气养阴。

处方：参芪地黄汤加减。党参 15 g，生黄芪 30 g，熟地黄 20 g，山药 15 g，枸杞子 15 g，山萸肉 15 g，云苓 15 g，泽泻 10 g，白芍 15 g，当归 15 g，白花蛇舌草 30 g，双花 20 g，佛手 10 g。

此型在慢性肾衰竭中较常见，虽以气阴两虚为本，但多易招致风热外袭，故治疗用药时，除以益气养阴为主外，须合用清热解毒之品，防其热化，否则病邪更为缠绵。另外，熟地黄等滋腻壅滞之品用量不宜太大，方中可适当佐以行气宽中之品。

方中参芪合六味地黄汤益气养阴，有阳生阴长之妙；当归、白芍、枸杞子助阴血；白花蛇舌草、金银花清热解毒利湿；加入佛手一味，既可杜绝大队滋阴之壅滞，又可助脾胃以运化，以升清降浊。

若是脾虚为主者，见面色少华，纳呆腹满，大便溏薄等，可配用香砂六君子丸以益气健脾；以肾气虚为主，症见腰酸膝软，小便清长者，配以金匮肾气丸；若系肾阴不足，五心烦热或盗汗，小便黄赤者，合用知柏地黄丸以滋阴清热；外感风热者，见咽喉肿痛或发热，加入金银花、连翘、玄参等清热解毒之品；气阴不足，心慌气短者，合用参脉饮以益心气，养心阴。

（三）肝肾阴虚

主证：手足心热，头晕耳鸣，目涩咽干，腰膝酸软，便干，尿少色黄。舌质红苔少，脉细数。

治法：滋阴补肾。

处方：一贯煎加减。北沙参 15 g，麦冬 15 g，生地黄 20 g，当归 15 g，白芍 15 g，枸杞子 15 g，女贞子 15 g，墨旱莲 15 g，牡丹皮 10 g，丹参 10 g，柴胡 10 g，生牡蛎（先煎）20 g。

此型患者常伴有高血压，治疗时必须及时控制高血压的发展，减轻高血压对肾脏的损伤。

方中用沙参、麦冬、生地黄、枸杞子、女贞子、墨旱莲滋补肝肾之阴液；当归、白芍养血以柔肝；柴胡、牡丹皮以疏肝气，清肝火；牡蛎潜阳。诸药合用，补中有泻，泻中寓补，相辅相成，补虚而不碍邪。临床若以头晕胀痛、心烦易怒等肝阳上亢为主证者，则以天麻钩藤饮加减；若以肝血不足为主者，则须用四物汤合逍遥散加减。

（四）阴阳两虚

主证：神疲乏力，畏寒肢冷，腰膝酸软，手足心热，小便黄赤。舌质淡，体胖大有齿痕，脉象沉细。

治法：阴阳并补。

处方：金匮肾气丸加减。熟地黄 20 g，山药 15 g，山茱萸 10 g，云苓 10 g，泽泻 10 g，牡丹皮 10 g，附子 10 g，桂枝 10 g，菟丝子 15 g，淫羊藿 15 g。

此型患者，阴阳俱伤，病情较重，变化多端，治疗用药必须慎重，防止过用峻猛及苦寒败胃之剂，且已有浊邪内生，变证蜂起，辛散燥烈之品竭阴伤阳，犯之则阴阳离决，生命危殆，故当慎之。

方中六味地黄汤补肾之阴，桂、附、淫羊藿、菟丝子温补肾阳。诸药合力，虽温而不燥，补而不腻，阳生阴长，平衡相济。

（五）脾胃虚弱，湿浊阻滞

主证：面色淡黄，体倦无力，形体消瘦，腹胀食欲缺乏，泛恶呕吐，便秘或溏。舌质淡，苔薄腻，或厚腻，脉沉细无力。

治法：健脾养血，化浊和胃。

处方：归芍六君子汤合厚朴温中汤加减。当归 15 g，白芍 15 g，党参 20 g，白术 15 g，云苓 15 g，陈皮 15 g，砂仁 6 g，厚朴 15 g，草果仁 10 g，川军 6 g，冬瓜皮 20 g，槟榔 15 g。

此证常见于慢性肾衰竭的氮质血症期。此时本虚标实，虚实夹杂，治疗必须虚实兼顾，应恰当地处理好正虚与邪实的关系。

方中以四君子汤益气健脾，资气血生化之源；当归、白芍养营血；陈皮、砂仁、厚朴、草果仁化浊和胃理气；川军、槟榔泻浊通腑；冬瓜利水，使湿浊之邪从小便而去。大黄通导之力较强，此时正气虽不足，但方中有四君子汤扶助正气，故适量用之无妨。全方补泻兼施，补不碍邪，攻不伤正，共奏健脾养血，化浊和胃之功。若气血不足明显，表现为头晕体倦、心慌气短等症，应去川军、槟榔、草果仁、冬瓜皮，加熟地黄、枸杞子、菟丝子补益精血。

（六）秽浊中阻，化热上逆

主证：头昏，胃脘胀痛，纳呆腹胀，口干，恶心呕吐，心烦失眠，便秘，口臭，口有氨味，小便清白。舌胖色淡，质灰少津，苔厚腻，脉弦数或弦滑。

治法：通腑化浊，祛湿清热。

处方：燥湿化浊汤加减。草果仁 12 g，醋制大黄 10 g，半夏 10 g，藿香 15 g，槟榔 12 g，茵陈 20 g，黄芩 10 g，陈皮 10 g，苏梗 10 g。

本方以草果仁、半夏、藿香燥湿化浊；大黄、槟榔通腑降浊；黄芩、茵陈苦寒泄热。若湿重于热，症见周身困重乏力，面色淡黄，纳呆腹满，恶心欲吐，可用三仁汤加减，宣畅气机，利湿清热。尿毒症出现精神症状，呈半昏迷或昏迷状态，牙龈溃破，舌淡等，可加入清热解毒之剂。若湿热痰浊，蒙蔽心包，症见神昏谵语，语无伦次，烦躁不安，或喉中痰鸣，大便不爽，小便短少黄赤，舌红，苔黄厚腻，少津，脉弦滑者，可用菖蒲郁金汤加僵蚕，清热解毒，豁痰开窍。

（七）邪热入血，血瘀络阻

主证：面色晦暗，精神萎靡，皮肤瘙痒，恶心呕吐，头痛心烦，口干，口唇紫暗，尿少或清长，便秘，甚至烦躁不宁。舌质紫，有瘀斑，脉弦滑。

治法：清热解毒，活血化瘀。

处方：解毒活血汤加减。葛根 30 g，桃仁 15 g，红花 15 g，连翘 20 g，赤芍 15 g，丹参 15 g，生地黄 15 g，牡丹皮 15 g，大黄 10 g，川黄连 10 g，枳壳 15 g，佛手 10 g。

本型常见于慢性肾衰竭的后期，邪浊壅盛，正气匮乏，若不急挫其势，危证立至，治疗用药更须小心，最好采用中西医结合治疗。方中用桃红、红花、当归、枳壳、赤芍、生地黄，取桃红四物汤之义，活血养血；易川芎为枳壳，取行气除胀消痞之功。益母草善活血祛瘀，既助桃红四物之力，又具利尿消肿之功。柴胡、葛根，清透邪热，升发阳气，鼓舞脾肾之气上升。连翘清透疏泄，使邪毒出；半枝莲、白花蛇舌草，清热解毒，利水消肿。综观全方，既可活血祛瘀，又有较强的清热宣透、利湿化浊之功，使湿浊瘀尽散。

若湿热瘀毒壅结，可加大黄；若出现恶心，食欲缺乏，苔厚腻，可加草果仁；若面色晦暗或黧黑，皮肤瘙痒，或舌有瘀斑，可加丹参。

七、西医治疗

（一）一般治疗

在肾功能不全或代偿期，应积极治疗原发病，防止发展成为尿毒症。在氮质血症期除应积极治疗原发病外，要减轻工作量，避免受凉、受湿和过劳，防止感冒，不使用损害肾脏的药物，并给予良好的医疗监护。已出现尿毒症症状的患者，应休息和治疗。

（二）饮食疗法

食物要易于消化，富含维生素，保证供给足够的热量，采用优质低蛋白饮食，每天蛋白质的摄入量应少于 35 g，以禽蛋及乳类为主，辅以肉类、鱼类。主食最好采用小麦淀粉，以减少非必需氨基酸的摄入。

（三）必需氨基酸疗法

慢性肾衰竭时，血浆必需氨基酸减少，非必需氨基酸增多，血非蛋白浓度因而上升。可利用非蛋白氮合成蛋白质，降低血尿素氮，纠正负氮平衡。

（四）纠正酸中毒

轻度酸中毒［CO_2 CP 在 15.7 ~ 20 mmol/L（35 ~ 44 mL/dL）之间］者可通过纠正水、电解质平衡失调来得到改善，亦可加用碳酸氢钠，每日 4 ~ 8 g，分 2 ~ 4 次口服。当 CO_2 CP < 13.5 mmol/L（30 mL/dL）时应静脉补碱，可按以下公式：5% $NaHCO_3$（mL）=（正常 CO_2 CP– 测得之 CO_2 CP）× 0.5 × 体重（kg），首次给予 1/2 量，然后根据 CO_2 CP 测定进行调整。应注意纠酸不宜过快，以免引起低钙抽搐。

（五）纠正水、电解质平衡失调

1. 脱水和低钠血症

有明显失水者，应静脉滴注 5% 葡萄糖盐水或 10% 葡萄糖注射液，一般一次 1 000 ~ 2 000mL，有严重高血压、显著水肿、心功能不全或少尿者，应适当限制水分。低钠血症时可给予生理盐水或乳酸钠。

2. 低钾和高钾血症

低钾者口服氯化钾或枸橼酸钾，必要时可静脉滴注氯化钾。高钾者，11.2% 乳酸钠溶液 60 ~ 100 mL，静脉推注；或 5% 碳酸氢钠溶液 40 ~ 100 mL 静脉推注，或 25% 葡萄糖注射液 250 mL 加普通胰岛素 20 U 静脉滴注，必要时进行透析治疗。

3. 低钙和高磷血症

低钙者口服葡萄糖酸钙或乳酸钙，发生低钙抽搐时应静脉注射 10% 葡萄糖酸钙溶液或 5% 氯化钙溶液 10 ~ 20 mL。高磷血症者口服碳酸钙 0.5 ~ 1.0 g，每日 2 次；口服氢氧化铝凝胶 10 mL，每日 3 次。

（六）对症治疗

1. 消化系统症状

恶心呕吐者，可用爱茂尔、甲氧氯普胺、氯丙嗪。呃逆可用阿托品，腹泻较重者，可用小檗碱等。

2. 神经系统症状

烦躁、失眠、惊厥等可用镇静药如地西泮、氯氮、水合氯醛、氯丙嗪；昏迷、谵妄等可选用至宝丹、苏合香丸、安宫牛黄丸等。

3. 循环系统症状

高血压者联合应用 2 ~ 3 种降压药，如甲基多巴、肼屈嗪、硝苯地平等。对于肾素型高血压可用巯甲丙脯酸。胍乙啶、美卡拉明、帕吉林等因能降低肾血流量，不宜使用。须注意不宜将血压降至正常水平或以下，以免肾血流量剧降而加重肾功能不全。若合并心力衰竭，可用洋地黄或毒毛花苷 K 纠正，但用量宜小，为常用量的一半剂量或以上。

4. 血液系统症状

优质蛋白饮食、必需氨基酸、铁剂、叶酸等，对长期摄入量不足所致的贫血治疗有效。近年来应用重组人红细胞生成素（EPO）治疗肾性贫血取得进展。当血红蛋白 < 50 g/L（< 5 g/dL）时需输入新鲜血液，每次 200 mL。若有出血，应用止血剂，如卡巴克洛、酚磺乙胺、氨甲苯酸等有一定效果。消化道出血时可用去甲肾上腺素 8 mg 加入 100 mL 0.9% 氯化钠注射液中分次口服止血，或口服三七粉 3 g、云南白药 0.5 g。

5. 肾性骨病

用氢氧化铝凝胶降磷，每次 15mL，每日 3 次口服。以乳酸钙补钙，每次 2 g，每日 3 次口服。补充维生素 D_1 或维生素 D_3 40 万 ~ 60 万 U 肌内注射，1 ~ 2 周 1 次。注射 1 ~ 2 次后，可以维生素 D 剂口服维持。

（七）透析疗法

尿毒症患者经保守治疗无效，血肌酐 ≥ 770 μ mol/L（8.0 mg/dL）或内生肌酐清除率 < 10%；或血钾 > 6.5 mmol/L（6.5 mEq/L），即应进行透析治疗。

（八）肾移植

肾移植的适应证如下。

（1）慢性肾衰竭其内生肌酐清除率 < 100%。

（2）内生肌酐清除率 > 10%，但并发顽固的严重高血压、多发性神经病变及继发性甲状旁腺功能亢进等。

（3）年龄 < 50 岁，无重要脏器如心、肺、肝、脑等以及下泌尿道的重要病变者。

（4）病变局限于肾脏本身者。

八、饮食调护

慢性肾衰竭患者大多数食欲低下，全身状况差，故饮食应清淡易消化，待脾胃功能改善，食欲增加后，方可渐进补益之品。在治疗过程中，自始至终须注意尽量少食植物蛋白食物，如豆制品、坚果类。摄入一定量的高质量动物蛋白如牛奶、鱼、肉及蛋类，并应适当补充新鲜蔬菜和水果，以增加营养。水肿和高血压患者应采用低盐或无盐饮食。

（张彩霞）

第二节　狼疮

肾炎系统性红斑狼疮是一种自身免疫性结缔组织疾病，病变累及多系统，而肾脏为主要受累器官，称之为狼疮肾炎，为继发性肾小球疾病中最常见的一种。主要病变在肾小球，也常累及肾小管和间质，系由免疫复合物在肾脏沉积而引起，肾脏病变的严重程度直接影响系统性红斑狼疮的预后。

因本病病机复杂，见症繁多，故中医无相应的病名和系统的论述。可依据不同见症，于温毒发斑、阴阳毒、水肿、悬饮、痹病、惊悸、虚劳诸门中寻求辨证论治。

中医学认为本病以阴虚火旺为本，以热毒炽盛为标。因本病多发生在育龄妇女，此时月经、妊娠、哺乳均伤阴液，加之过度劳累、七情内伤、房事不节，以致肾阴亏损，虚火内动，此为内因。外因则以烈日曝晒，使人感受火毒之邪。热毒炽盛与体内阴虚火旺之虚火相搏，毒火相煽，销铄津液，迫血妄行而见发斑、衄血、尿血；邪热伤心，心阴内耗，邪热伤肝而见肝阴不足，或肝肾阴虚之候。阴病及阳，阴亏日久，可致肾阳不足，气虚日久，也致脾阳不足，脾肾阳虚则水湿泛滥；继而气阴两虚，阴阳两虚，或夹瘀血、湿热、痰浊，则成虚实夹杂之证。

临床上凡见不规则发热，蝶形或盘状红斑，关节疼痛肿胀，伴心、肝、神经精神系统损害，贫血，红细胞沉降率增快，血小板减少，γ 球蛋白升高，抗核抗体阳性，补体 C_4、C_1 与 C_3 一致性下降者，可诊断为系统性红斑狼疮。在此基础上再有持续性尿蛋白（+）以上，或镜下红细胞 > 10 个 / 高倍视野，或管型尿和肾损害者，即可诊断为狼疮肾炎。肾组织活检对本病诊断和治疗有帮助。

一、辨证施治

本病以阴虚火旺为本，以热毒炽盛为标，故治疗大法总以滋阴降火、清热解毒为主，辅以凉血止血、活血化瘀。活动期或热毒炽盛，或虚火浮动，或水湿停聚，总以祛邪为主，而注意时时固护阴液；缓解期或肝肾阴虚，或气阴不足，总以扶正为主，而注意勿忘清热、治瘀以祛邪。同时要辨证与辨病相结合，以中西医优化选择，取得良好疗效。

（一）热毒炽盛

主证：高热不退，面颊部蝶形红斑，或周身皮下瘀斑，吐血、衄血、尿血，心悸，烦渴欲冷饮，大便秘结，甚则神昏谵语，肢体抽搐，或见关节酸痛红肿，肢体浮肿。舌质红绛，苔黄，脉洪大而数。

治法：清热解毒，凉血止血。

处方：犀角地黄汤加味。水牛角90 g，生地黄30 g，牡丹皮15 g，赤芍15 g，金银花30 g，生石膏30 g，知母12 g，紫草15 g，白花蛇舌草30 g，大黄15 g。

本型多见于急性活动期，系热毒炽盛，迫血妄行，内陷心包，气血两燔之证，病情危重，变化急骤，宜急投大剂清热解毒、气血两清之剂，故以犀角地黄汤为清解血分热毒之主方，水牛角、紫草凉血祛斑，生石膏、知母、金银花、白花蛇舌草为清解阳明气分热毒之主药，生大黄一泻阳明实热燥结，二泻血分热毒瘀积。如高热不退者可用清开灵注射液（10 mL）静脉滴注，有时可迅速退热，并有清心开窍之功效；若神昏谵语为热陷心包，可用安宫牛黄丸、紫雪散、至宝丹或用清开灵增大剂量静脉滴注；若肢体抽搐为热动肝风，可加羚羊粉3 g（分2次送服）、钩藤20 g、僵蚕12 g、全蝎10 g；若关节红肿热痛，可用宣痹汤加减：银花藤30 g，桑枝30 g，滑石12 g，防己15 g，蚕沙15 g，络石藤20 g，薏苡仁15 g，海桐皮15 g，牛膝12 g。

（二）肝肾阴虚

主证：长期低热盗汗，面部烘热，手足心热，腰膝酸软或疼痛，眼干目涩，发脱齿摇，大便干结。舌光红或光滑无苔，脉细数。阴虚火旺则见尿赤、灼热，尿血；阴虚肝阳上亢则见头晕，目眩，耳鸣。

治法：滋补肝肾，养阴清热。

处方：二至丸合六味地黄丸加减。丹参30 g，女贞子10 g，墨旱莲11 g，生地黄25 g，牡丹皮10 g，山药12 g，茯苓10 g，泽泻10 g，何首乌30 g，龟甲30 g，鳖甲30 g，青蒿15 g。

本型多见于缓解期，系水肿退后，阴液耗伤，或热毒之邪，灼伤阴液，而致肝肾阴虚，肝阳上亢，虚火浮动，虽病势渐趋平缓，而炭火未熄，仍有再燃之机。方以六味、至滋补肝肾之阴；何首乌、龟甲、鳖甲滋肝阴而潜肝阳；丹参活血养血，其性清凉；青蒿配鳖甲入于阴分，透热外出。若肝阳上亢，头晕耳鸣，可加菊花10 g，僵蚕10 g，生石决30 g，磁石15 g；若长期低热，可加白薇15 g，地骨皮12 g，银柴胡10 g。若阴虚火旺，迫血妄行，见尿赤、血尿、尿道灼热者，则多见于本病的轻度或中度活动期（亚急性期），此时当以凉血止血为主，滋阴清热为辅，方以小蓟饮子合知柏地黄丸化裁：小蓟30 g，炒蒲黄10 g，麦冬10 g，生地黄25 g，牡丹皮10 g，云苓12 g，泽泻10 g，知母10 g，川柏10 g，山药10 g，茅根30 g，益母草30 g。

（三）脾肾亏损

主证：周身浮肿，面色苍白，疲乏无力，腰膝酸软，畏寒肢冷，纳呆腹胀，泄清便溏。舌淡体胖有齿痕，质暗，脉沉细。

治法：温补脾肾，调气活血。

处方：益肾培脾汤。黄芪30 g，党参15 g，白术10 g，山药12 g，茯苓15 g，猪苓15 g，丹参30 g，何首乌30 g，黄精10 g，益母草30 g，大腹皮15 g。

本证多见于肾病综合征，一派脾肾阳虚、水湿泛溢之征。本应温阳利水，方用真武、实脾之类；但狼疮肾炎中的肾病综合征，不同于原发性肾小球疾病，就在于它以阴虚为本，常在一派肾虚见症的掩盖下，有一两个阴虚发热、气滞血瘀见症，如耳鸣、咽赤、舌暗、脉涩等，若连用桂、附、姜刚燥之品，极易伤阴化热，而气滞血阻。故以益气健脾，参、芪、术、山药为主，而以何首乌、黄精平补肝肾为辅，以猪苓、茯苓利水消肿为佐，大腹皮、丹参、益母草调气行血为使。若阳虚较显也只宜加仙茅、淫羊藿、菟丝子、巴戟天等温润之品，以求稳妥有效。

（四）气阴两虚

主证：神疲乏力，少气懒言，恶风易感，低热盗汗，五心烦热，口干纳少，腰酸，脱发，大便先干后溏。舌红，苔薄白，脉细弱。

治法：益气养阴。

处方：黄芪地黄汤、大补元煎加减。黄芪30 g，党参15 g，生地黄25 g，山萸肉12 g，山药12 g，麦冬10 g，当归10 g，丹参10 g，何首乌10 g，女贞子10 g。

本证多见于缓解期。既有气虚见症，又有阴虚见症，若进一步发展，可致阴阳两虚：故以黄芪、党参、山药健脾益气，生地黄、山萸、麦冬、何首乌、女贞子养阴，当归、丹参养血活血。气阴不足之中常夹瘀血、痰浊，故常合用桃红四物汤、泽兰、益母草、穿山甲（代）、水蛭以活血化瘀，加半夏、陈皮、胆星、瓜蒌以化痰清热。

二、狼疮肾炎的中西医研究

（一）重视中西医结合

狼疮肾炎属疑难病症，单纯中医和西医治疗效果均不理想，而中西医结合使疗效显著提高，据近年报道有效率为 83.9% ~ 97%，较国内外报道单纯西医之疗效为高。中西医结合的优点在于减少激素和细胞毒药物的不良反应及骨髓抑制，巩固疗效防止复发。

（二）狼疮肾炎的中药选择

狼疮肾炎轻度肾损害，仅有少量蛋白尿，或镜下血尿，而系统性红斑狼疮症状不明显，24 小时尿蛋白定量 1 ~ 2 g，这类患者病理多为系膜性或局灶增生性狼疮肾炎所引起，可先给中药治疗，如昆明山海棠 100 ~ 200 mg，每日 3 次，或雷公藤提取物片 40 ~ 60 mg，每日 3 次，1 个月为 1 个疗程；可使尿蛋白减少，血尿好转，同时不良反应也少。

（三）狼疮肾炎活动期中药作为配合治疗是必要的

狼疮肾炎活动期，西药的应用是必要的，包括激素、细胞毒药物、抗凝疗法、血浆置换疗法等，此阶段可应用中药配合，以使患者顺利接受西药的治疗。

活动期主要表现为：血中免疫球蛋白增高，抗核抗体滴度升高，免疫复合物阳性，各项补体下降，血及尿 FDP 增高。病理可见肾小球局灶性坏死，基膜"铁丝圈样"改变。电镜下内皮下及系膜区电子致密物质沉积较多，见核染色质碎片及苏木紫小体等。

西药治疗：激素常需大剂量，泼尼松 40 ~ 80 mg/d，3 ~ 6 个月后逐渐减至最小维持量。必要时可用冲击疗法，即在上述基础上，加甲泼尼龙静脉滴注 1 g/d，共 3 天，可使临床症状迅速缓解，血液内免疫复合物可转阴。细胞毒药物仍以环磷酰胺为首选，因其能选择性地作用于 B 淋巴细胞，抑制体液免疫，防止肾组织纤维化。目前认为环磷酰胺冲击疗法较单用激素疗效好。具体用法为：8 ~ 12 mg/kg 加 0.9% 氯化钠注射液 100 mL 静脉滴注，滴注时间不少于 1 小时，连用 2 天，每 2 周 1 次，累积总剂量 ≤ 150 mg/kg，每隔 3 个月以冲击治疗 1 次，同时口服左旋咪唑 50 mL，每日 3 次，每周 3 天，用至 6 个月。抗凝疗法运用于 C_3 补体明显降低者，用肝素 75 ~ 100 mL/d，连续 3 周为 1 个疗程，可重复 1 个疗程。急进性狼疮肾炎，在激素和环磷酰胺冲击疗法的基础上，有条件者可应用血浆置换疗法。

中药治疗：临床辨证热毒炽盛型多属急性活动期，应以清热解毒、凉血止血、活血化瘀，方用犀角地黄汤、清瘟败毒饮等，可退热化斑，同时可以防止因大量激素引起的药物性 Cushing 综合征。阴虚内热型多为轻度或中度活动期，应以养阴清热，方用青蒿鳖甲散、清营汤等，又何首乌一名红内消，对内脏之毒热有消散作用，滋肝肾对顽固性发热颇有效验，故为方中必用之药。脾肾阳虚型有不同程度的浮肿，多为肾病综合征，应以温阳利水、行气化瘀，参考肾病综合征有关方药辨证论治，但需注意此时虽有阳虚见症，但发生在系统性红斑狼疮，亦往往多阴阳寒热夹杂，宜选用淫羊藿、菟丝子等温和之品，非必要时不应轻投桂附辛燥之品。

（四）狼疮肾炎的缓解期应以中药治疗为主

狼疮肾炎的缓解期应以中药治疗为主，而以维持量的激素和环磷酰胺长期应用为辅。缓解期中医辨证多属肝肾阴虚、气阴两虚和气虚血瘀型，应分别予以滋补肝肾、益气养阴、益气活血之法。其中许多中药具有调节免疫功能的作用，如益气药黄芪、党参、白术有提高免疫功能的作用；养阴药生地黄、玄参、麦冬有延长抗体生长期的作用；活血化瘀药丹参、赤芍、红花有免疫促进和免疫抑制的双向调节作用；清热解毒药如白花蛇舌草具有刺激网状内皮系统，增加白细胞吞噬功能的作用。长期应用上述药物能逐渐改善机体免疫状态，不仅有利于递减激素，而且可使患者的激素和环磷酰胺的维持量降低。

（五）祛邪的重点在于清热解毒

热毒之邪为本病的致病因素，故祛邪的重点在于清热解毒，这是本病主要治则之一，常用药物如金银花、连翘、白花蛇舌草、土茯苓、生石膏、半边莲、半枝莲、重楼、紫草、鬼箭羽等。此外，热毒最易伤阴，故时时以护阴为要。笔者临床常用之通用方，是以加减玉女煎合四妙勇安汤化裁而成。方中生地黄、麦冬、玄参、何首乌养阴清热，以滋少阴之不足；生石膏、知母、甘草、金银花清热解毒，以泻阳明之有余；当归、牛膝以活血通络，根据不同阶段辨证化裁灵活应用，常能取得良好的效果。

（张彩霞）

第三节　过敏性紫癜性肾炎

过敏性紫癜是一种毛细血管变态反应性疾病，多见于 6～7 岁以上儿童及青年，临床上以皮肤紫斑而血小板不减少为特点，基本病变为皮肤、关节和消化道的广泛性血管炎。绝大部分的肾内毛细血管受累，但临床上只有少数出现肾小球损害症状，且以成人为多，称为过敏性紫癜性肾炎；是由于血液循环中可溶性免疫复合物（包括 IgA 和 IgG）通过激活补体旁路，在肾脏内沉积引起的一种免疫复合物性肾炎。此外，补体和血小板活化，抗凝、细胞因子和生长因子等都可能在发病机制中起一定的作用。

过敏性紫癜属中医学"阳斑""瘀斑""葡萄疫"等病范畴，紫癜性肾炎则与"水肿""尿血"相关。

中医学认为过敏性紫癜的发生，是素有血热内蕴，复感风湿热毒之邪，热毒相合，侵扰血络；或禀性不耐之体，食入鱼腥辛辣，或因虫咬，或因磺胺、止痛药、抗菌药及某些中药过敏，则热毒内蕴，扰动血络，迫血妄行，外溢于皮肤则发紫癜，流注经筋则关节痛，结聚于胃肠则腹痛，内渗于肾脏则尿血。热毒之邪不仅动血，更易伤阴，肾阴亏损则虚火妄动。病延日久，内伤脾肾，脾虚气弱，统摄无权，肾气亏损，封藏失职，皆致精血流失，进而气虚血滞，脉络痹阻，以致蛋白尿、血尿迁延难愈，反复发作，而肾功能逐渐减退。

临床上见低热伴上呼吸道感染，皮肤紫癜，严重腹痛，甚则便血，膝踝关节剧痛，局部斑块样水肿。血小板正常。受累部位组织学检查有过敏性血管炎表现，并能除外其他过敏性血管炎或肉芽肿性血管炎，可诊为过敏性紫癜。在此基础上伴有不同程度的肾损害症状，则为过敏性紫癜性肾炎。临床可以表现为血尿，伴有蛋白尿，多发生在皮肤紫癜后 1 个月内；有的仅是症状性尿异常；有些患者可呈急性肾炎表现。部分患者在急性期内尚可出现肾病综合征，严重者可出现急进性肾炎，病变迁延不愈可转变为慢性肾小球肾炎。

尿常规以血尿最常见，或伴有蛋白尿，若肉眼血尿则表明肾小球滤过膜损害严重，肾病综合征时血浆蛋白之降低较蛋白尿更为显著，尿 FDP 升高，血小板正常，红细胞沉降率稍快。血清 IgA 升高，可伴有 IgC、IgM、C3 升高。免疫复合物阳性，冷球蛋白阳性。

一、辨证施治

本病以脾肾两虚为本，以血热妄行为标，风湿热毒兼而为患。在急性期多血热妄行，当急则治其标，以清热解毒凉血为主；慢性期多气阴两虚或阴虚火旺，当益气养阴为主，清热凉血为辅；恢复期多脾肾两虚，当扶正培本，以健脾补肾为主。在发病过程中，祛风、化湿、清解之法，可随证选用，而活血化瘀之法则贯穿于本病之始终。

（一）风热伤络

主证：初起发热，微恶风寒，烦渴咽疼，继则皮肤紫癜，甚则血尿。舌质红，苔薄黄，脉浮数。

治法：祛风清热，凉血散瘀。

处方：银翘散加减。金银花 20 g，连翘 15 g，薄荷 6 g，荆芥 10 g，牛蒡子 10 g，生地黄 12 g，白茅根 30 g，麦冬 10 g，竹叶 10 g，甘草 6 g。

素有血热，外受风邪，风热伤络，故初见低热、上呼吸道感染之表现，1～3 周之后，皮肤出现斑点状出血性皮疹，甚则尿血，故以辛凉平剂之银翘散加减，以荆芥、薄荷、牛蒡子祛风散邪，金银花、连翘、竹叶清热，生地黄、麦冬、茅根凉血散瘀。在发斑以前以辛凉解表为主，发斑、尿血出现之后，则重在凉血散瘀，减荆芥、薄荷，增蝉蜕、僵蚕；尿血加小蓟、生侧柏；腹痛便血加白芍、生地榆；若夹湿热，则见口苦而黏，胸脘痞闷，渴不欲饮，舌苔黄腻，应以清热利湿，佐以活血化瘀，方用三仁汤、四妙散、大橘皮汤等，如丹参、泽兰、马鞭草、益母草等。

（二）血热妄行

主证：发热咽喉肿痛，下肢大片紫癜，色红而密，关节肿痛，肉眼血尿或镜下血尿明显，烦躁不安，口干喜凉饮。舌质红绛，苔薄黄或黄腻，脉滑数。

治法：清热解毒，凉血散瘀。

处方：犀角地黄汤合小蓟饮子。水牛角 30 g，生地黄 30 g，牡丹皮 12 g，赤芍 15 g，小蓟 30 g，藕节 10 g，蒲黄 10 g，金银花 30 g，连翘 15 g，玄参 15 g。

血热妄行多为紫癜性肾炎之急性期，热毒炽盛，病情较重，出血倾向亦重，故以犀角地黄汤清热凉血以治紫癜，小蓟饮子凉血散瘀以治血尿。本方治过敏性紫癜及其他肾外症状效果较好；而对严重肾损害疗效欠佳，常需结合激素、环磷酰胺及抗凝疗法中西医结合治疗。此外本病皮肤紫癜为多形性，虽可以中医"阳斑"等辨证，但毕竟与温病发斑不同，虽有血热妄行，但并无温病之传变过程，故单按阳毒发斑的清化方药来治疗，效果往往不够理想。考虑本病除血热妄行之外，常夹风邪，其发病急，变化多，常有瘙痒等症状，因此在清热凉血中，加入蝉蜕、防风、白蒺藜、地肤子、僵蚕、鹿衔草等具有一定抗过敏作用的祛风药，往往能提高疗效。

（三）阴虚火旺

主证：紫癜渐退，镜下血尿，口干咽燥，五心烦热，头晕目眩，腰膝足软，大便干结。舌质红少津，脉细数。

治法：滋养肝肾，凉血和络。

处方：知柏地黄丸、二至丸。知母 10 g，黄檗 10 g，生地黄 25 g，牡丹皮 10 g，茯苓 10 g，山萸肉 12 g，山药 12 g，泽泻 10 g，女贞子 15 g，墨旱莲 15 g。

过敏性紫癜 3 周后开始减退，尿血也转为镜下血尿，或有轻度浮肿、高血压，若病情不能自行缓解，则转入慢性期，因热毒迫血最易伤阴，故出现肝肾阴虚，相火妄动，灼伤血络之证，方以二至丸、六味地黄丸滋养肝肾之阴，知柏降浮游之相火。镜下血尿宜加茜草、生侧柏、赤芍、益母草、白茅根、琥珀、三七等散瘀之品；气阴两虚，气短乏力，自汗盗汗者，可加黄芪、太子参、冬虫夏草、麦冬、绿豆衣等；轻度浮肿可加冬瓜皮、赤小豆、车前子；头晕目眩，血压轻度或一过性升高，可加桑叶、菊花、钩藤、生石决。

（四）脾肾两虚

主证：紫癜消退，神疲乏力，面色萎黄，少气懒言，食欲缺乏，便溏，腰酸膝软，浮肿，蛋白尿较多。舌淡有齿痕，脉沉缓无力。

治法：健脾补肾，益气摄血，佐以活血通络。

处方：补中益气汤、归脾汤、参芪地黄汤。生黄芪 15 g，党参 12 g，白术 10 g，升麻 10 g，柴胡 10 g，当归 10 g，茯苓 10 g，龙眼肉 10 g，木香 3 g，陈皮 6 g，仙鹤草 30 g。

过敏性紫癜性肾炎，紫癜消退，热势已衰，脾肾受损，气不摄血，精血流失，而脉络痹阻，健脾益气，当以补中益气汤，重在益气而升清；血不归经，则以归脾汤，重在益气而摄血；肾气亏损，当以参芪地黄汤，重在益气补肾；脉络痹阻，当以桂枝茯苓丸，重在活血通络。此外，镜下血尿可加仙鹤草、三七、藕节；蛋白尿可加芡实、金樱子；浮肿明显，可用防己茯苓汤合当归芍药散，以健脾益气，活血利水；症状消失，病情缓解，可服人参归脾丸及六味地黄丸，以巩固疗效，达到根本治愈。

二、过敏性紫癜性肾炎的中西医研究

过敏性紫癜性肾炎，儿童大多数可在起病后数月自然缓解，而成人则有半数不能缓解，故须积极治疗。一般患者应以中药治疗为主，辅以抗过敏西药治疗，但应尽量避免应用抗生素及阿司匹林等药物。中医药治疗，在急性期常表现为热毒炽盛，迫血妄行，脉络瘀阻之证，应以清热解毒。凉血活血为主，少佐祛风抗敏之品，常选用水牛角、生地黄、牡丹皮、赤芍、紫草、大黄、金银花、连翘、大青叶、茅根、益母草、白花蛇舌草、败酱草、鱼腥草、荠菜花、防风、蝉蜕、僵蚕、鹿衔草等。慢性期常表现为阴虚火旺之证，应以滋阴降火，凉血和络为主，常选用生地黄、麦冬、玄参、知母、川柏、牡丹皮、枸杞子、女贞子、墨旱莲等。恢复期常表现为脾肾两虚之证，应以健脾补肾为主，佐以清热化湿，调气活血，常选用黄芪、党参、白术、山药、当归、山萸肉、阿胶、龟甲、鳖甲等。如此分阶段辨证论治灵活加减，意在增强或调整免疫功能，减少和防止免疫复合物之沉积，使病情趋向缓解，以达到根本治愈的目的。

（一）活血化瘀为本病的重要治则

过敏性紫癜性肾炎皮肤紫癜经久不退，或血尿持续存在，迁延难愈，均属久病入络，瘀血阻滞，法当活血化瘀。缪希雍活血三法之首，即"宜行血不宜止血""行血则血循经络，不止自止，止血则凝，血凝则发热恶食，病日痼矣"。因此，活血化瘀为本病的重要治则，无论何种原因引起之出血，也当寓止血于化瘀之中，而不宜早投收敛固涩止血之品，以防止血留瘀变生他患。活血化瘀之中，除常用之丹参、桃红四物之类外，顽固病例必要时也可选用煅花蕊石、三棱、莪术、土鳖虫、穿山甲（代）、水蛭等破血逐瘀之品。现代药理证实，活血化瘀药可以改善循环，增加外周血流量，抑制损伤性免疫反应，以扫除病损处的瘀血凝滞及代谢障碍，通过增加毛细血管张力，减低毛细血管通透性，从而减少或防止血液外渗。

（二）肾损害严重时的中西医结合治疗

过敏性紫癜性肾炎起病较急，大量蛋白尿持续存在，其尿蛋白的选择性差，肾功能不全；或急性肾炎综合征与肾病综合征同时存在，伴持续性高血压者，均表明肾损害严重，预后较差。肾脏活组织检查也常显示病变严重，新月体形成增多，此时单纯应用中药疗效不佳，应及早应用激素加免疫抑制剂治疗。单纯激素对皮肤损害及肾损害的恢复均无明显疗效，即使应用大剂量或冲击疗法亦不一定有效，但对关节肿痛及胃肠症状有益。加用免疫抑制剂环磷酰胺、硫唑嘌呤或苯丁酸氮芥等，意在阻断抗原抗体结合，减少免疫复合物在肾脏的沉积，必要时可参照应用环磷酰胺冲击疗法，配以益气养阴、清热凉血、活血化瘀之剂。有时能改善病情。如新月体形成并迅速增多者，则预示急进性肾炎之发生，应及时加用抗凝疗法，常规使用肝素及血小板拮抗剂如双嘧达莫等，有条件者可使用血浆置换疗法，病情稳定后，可继续应用活血化瘀中药治疗。有肾衰竭，可应用血液透析，或参考慢性肾衰竭有关方药辨证论治。

（张彩霞）

第四节　糖尿病肾病

糖尿病肾病（diabetic nephropathy，DN）是糖尿病（diabetic mellitus，DM）最常见的并发症之一，又称糖尿病肾小球硬化症。糖尿病肾病是在糖尿病病程中出现的以蛋白尿、血尿、高血压、水肿、肾功能不全等肾脏病变为特征的总称。临床上以糖尿病患者出现持续性蛋白尿为主要标志，其肾脏病理改变以肾小球系膜区无细胞性增宽或结节性病变，肾小球毛细血管基底膜增厚为特征，是糖尿病代谢异常引起肾小球硬化造成的肾功能损害和障碍，也是糖尿病最常见而又最难治的微血管并发症。它可以增加心血管事件的发生率与病死率，是糖尿病患者致残与死亡的重要因素之一。美国肾脏病基金会（National Kidney Foundation）于2007年2月公布了《糖尿病及其慢性肾脏病的临床实践指南》。其中指出既往常用的"糖尿病肾病"这一专业术语应由"糖尿病肾脏疾病"（diabetic kidney disease，DKD）所替代。

随着糖尿病患病率的逐年增加，糖尿病肾病的患病率亦呈增加趋势，它的危害巨大，不积极治疗，最终可发展为终末期肾衰竭（end stage renaldiease，ESRD）。糖尿病肾病发病机制比较复杂，至今尚不完全清楚，与遗传因素、高血糖相关代谢紊乱、高血压以及吸烟、血脂异常、饮食中蛋白质摄入的数量和种类等多种因素相关。最近的研究发现高血压、糖尿病肾病家族史、心血管病家族史与1型糖尿病肾病的发生有关,大多数1型糖尿病患者终身不发展为肾病,而大多数有微量白蛋白尿的患者在以后的5～10年进展为肾病。现代医学对临床糖尿病肾病主要采取对症治疗,如限制蛋白质的摄入,严格控制血糖、血压,调脂,利尿,改善微循环,保护肾功能等,临床效果往往不满意,仍然不能有效阻止肾功能的下降。近年来,不少学者应用中西医结合治疗糖尿病肾病取得良好的临床疗效,中医和中西医结合治疗糖尿病肾病有着重要的临床意义。

古医籍中虽未见有明确的关于糖尿病肾病的病名记载,但依据其临床表现及病机特点,可以归纳到中医学的"肾消""消渴""水肿""水病""胀满""尿浊""关格""虚劳""肾劳"等范畴。中医学认为消渴病病机较为复杂,早期多为气阴两虚,瘀血阻络,肾失封藏;日久则脾肾俱损,阴阳两虚,兼夹瘀血和水湿,水湿潴留可以泛溢肌肤,导致水肿的发生;病变晚期,肾阳衰败,水湿泛滥,浊毒内停,上凌心肺,可出现心悸、咳喘不得平卧、尿少、尿闭等。肾消病位主要在肺、脾、肾三脏(尤其是肾脏),关乎心、肝、胃、三焦等脏器。其病理性质属本虚标实、虚实夹杂,本虚以气阴两虚为主,标实以气滞、血瘀、水湿、浊毒结滞脉络为主。

本病的病因常因恣食肥甘,醇酒辛辣,胃中积热伤津;或情志失调,郁而化热;或禀赋不足,五脏柔弱;房劳过度,肾精暗耗。以上皆阴津亏损,燥热偏盛,病在肺胃肾,尤以肾为主。且以阴虚为本,燥热为标。盖肺为水之上源,主敷布津液,燥热伤肺,则津液不能敷布,而水液直趋下行,故口渴引饮,小便频数,饮一溲一;胃肠结热是消渴病的重要病机。阳明胃为水谷之海,燥热灼伤胃津,胃火炽盛,故消谷善饥;燥热伤肾,气化失司,固摄无权,而使精微下注,故尿频多而浑浊如脂膏。是以病之初期阴虚而热盛,日久则不仅伤阴,气亦暗耗,而为气阴两虚,后期则阴损及阳,致阴阳两虚。糖尿病肾病多为病之后期,故肾气亏损,阴阳两虚,水液不能蒸化,反而泛溢肌肤,发为水肿;精微不得固藏,反而下注,则为蛋白尿;肝阳上亢则头痛眩晕,血压升高;久病入络,由气及血,则瘀血阻络。正虚、血瘀、水湿三者交结不解,导致水肿、关格、肾风、厥脱诸证丛生,是为坏病而预后不良。

一、诊断

(一)诊断标准

(1)有确切的糖尿病病史。

(2)尿白蛋白排泄率(UAER):3个月内连续尿检查3次UAER介于20～200 g/min(28.8～1 288 mg/24 h),。且可排除其他引起UAER增加的原因者,可诊断为早期糖尿病肾病。

(3)持续性蛋白尿:尿蛋白 > 0.5 g/24 h连续2次以上,并能排除其他引起尿蛋白增加的原因者,可诊断为临床糖尿病肾病。临床凡糖尿病患者,病程较长,尿白蛋白排泄率、尿蛋白定量异常,或出现水肿、高血压、肾功能损害,或伴有糖尿病视网膜病变,都应考虑到糖尿病肾病诊断。

(二)糖尿病肾病分期标准

Ⅰ期:为糖尿病初期,又称肾小球高滤过期。①肾体积增大20%,肾小球滤过率增加40%,肾血浆流量增加,GFR > 150 mL/min;②尿微量白蛋白阴性;③肾脏组织学仅有肾小球肥大或无改变;④血压正常。

Ⅱ期:又称间断微量白蛋白尿期。①Ⅰ期的超滤状态依然存在,GFR ≥ 150 mL/min;②无临床蛋白尿,尿微量白蛋白排泄率(UAER)正常,但运动后有UAER升高;③肾小球结构损害:病程18～24个月出现基底膜轻度增厚,2～3年肾小球系膜基质开始增加,3.5～5年肾小球基底膜增厚明显;④无高血压;⑤约30%患者眼底可见视网膜微血管瘤、硬性渗出等。

Ⅲ期:又称持续微量白蛋白尿期(隐匿性肾病期或早期糖尿病肾病)。①初期GFR可以增加,后期降低;②本期初期UAFR为20～70 g/min,白蛋白排出呈间歇性,可由高血压、高血糖、运动、尿路感染和蛋白负荷增加而促进或诱发,随病情发展UAER升高并逐渐固定,后期UAER在70～200 g/min,尿常规蛋白多阴性;③肾小球基底膜电荷屏障损伤,白蛋白排出增加。④初期血压正常,后期血压升高；⑤糖尿病视网膜病变的发生率和严重度随尿白蛋白排出增加而显著增高和加重。

Ⅳ期：又称临床糖尿病肾病期或显性蛋白尿期。①本期大多数患者 GFR 下降，下降速度约为每月 1 mL/min，蛋白尿越严重，肾功能障碍越严重；②本期尿蛋白持续存在，UAER ≥ 200 ~ 300 μg/min（300 ~ 500 mg/d），24 小时尿蛋白 > 0.5 g，UAER 升高速度为每年 2 500 mL/min，肾病综合征常见，在血浆白蛋白水平还高于其他原因肾病时就出现水肿，低白蛋白血症时水肿严重，且对利尿剂反应差；③本期有典型病理改变，多表现为弥漫性肾小球硬化，K-W 结节样硬化仅见于一半的患者；④高血压多见，80% ~ 90% 的 2 型糖尿病肾病和 60% 的 1 型糖尿病肾病合并高血压；⑤常合并其他微血管并发症。

Ⅴ期：又称终末肾衰竭期或尿毒症期。① GFR < 10 mL/min，出现尿毒症表现，但肾脏体积多无缩小；②蛋白尿不随 GFR 下降而减少，反而随肾功能减退而增加，但亦可因肾小球进行性损害而减少；③本期病理为肾硬化症；④本期特点是肾衰竭的同时存在多种严重并发症，尤其是 2 型糖尿病患者合并高血压、严重高血脂、冠心病、脑血管病、糖尿病足等。

二、辨证施治

本病早期多见阴虚热盛，中期以气阴两虚为主，晚期多脾肾阳虚；若阴阳两虚，浊阴上逆，厥脱窍闭，则已进入本病之终末期，且本病宜早期治疗，抓住病机，准确辨证，恰当而稳妥用药，标本兼顾，并注意辨证分型、各型之间的转化和内在联系，只宜微调，而对虚弱患者不宜峻补强攻，以免犯虚虚实实之戒，贻误病情。

（一）主证

1. 阴虚热盛主证

口渴多饮，多食善饥，尿频量多，大便干结；或两目干涩，五心烦热，腰酸膝软；或头痛头胀，眩晕耳鸣。舌红少苔，脉象细数。

治法：养阴清热。

处方：玉女煎加减。生石膏 30 g，知母 12 g，麦冬 15 g，生地黄 30 g，川黄连 10 g，天花粉 30 g，山药 30 g，牛膝 10 g，玄参 30 g，太子参 15 g，沙参 15 g。

阴虚热盛为糖尿病肾病之早期，消渴症状明显而肾损害较轻，表现肾阴不足而肺胃热盛。故以生石膏、知母、川黄连清肺胃之热，生地黄、山药、牛膝、玄参滋补肾阴，沙参、麦冬、天花粉生津止渴。此方改善"三多"症状效果好，但降低血糖效果不理想，故在症状改善之后，应根据辨证，增入益气健脾、补肾固精之品，才能使血糖趋于下降，疗效巩固。随着病情的发展，热势已减，消渴症轻，而肾损害逐渐加重，可出现尿微量白蛋白阳性，或伴有血压升高。出现目涩、腰酸、烦热等肝肾阴虚证，和头痛眩晕等肝阳上亢证的表现，应分别给予滋补肝肾的六味地黄丸、二至丸，以及养阴平肝的三甲复脉汤，杞菊地黄丸加天麻、钩藤、僵蚕等。经过一段时间治疗，随着糖尿病的改善，血压下降，蛋白尿减少，肾损害可以得到改善。糖尿病肾病为全身微血管的病变，应用玉女煎加减，不仅可改善糖尿病肾病早期的临床症状，并对微血管的病变有明显的改善作用。借鉴系统性红斑狼疮的研究结论，针对糖尿病肾病微血管病变的治疗，也可选择应用四妙勇安汤加减治疗。并可配合鬼箭羽、益母草、泽兰、丹参、凌霄花、苏木等活血化瘀药物。

2. 脾虚不摄主证

面色㿠白，倦怠乏力，活动后尤甚，尿频量少，纳少脘胀，大便不畅或溏薄。舌淡或胖嫩，舌有齿痕，苔白滑或腻，脉细弱或见沉细。

治法：健脾益气摄纳。

处方：参苓白术散加减。党参 20 g，茯苓 20 g，炒白术 20 g，白扁豆 10 g，陈皮 15 g，山药 30 g，炙甘草 6 g，莲子 15 g，砂仁 6 g，炒薏苡仁 30 g，生黄芪 20 g，桔梗 15 g。

本型主要见于糖尿病肾病早期，临床以微量白蛋白尿、轻微水肿等为主，临床主要表现为脾气亏虚，摄纳无权，精微泄漏。因此，治疗当以健脾益气摄纳为主，用参苓白术散加减治疗。方中以党参、白术健脾摄纳，运化水谷精微以补后天，濡养诸脏；茯苓、白扁豆健脾化湿；山药、炒薏苡仁健脾利湿；砂仁、桔梗升肺气，健脾气，以助祛湿；莲子补中清利。全方合用，共奏健脾益气利湿、化浊固涩、以助摄纳之功。

3. 气阴两虚

主证：神疲乏力，气短自汗，盗汗，易于感冒，手足心热，口渴喜饮，腰膝酸软，大便燥结。舌红少苔，舌体胖大有齿痕，脉沉细。

治法：益气健脾，养阴滋肾。

处方：参芪地黄汤、大补元煎加减。生黄芪 30 g，党参 15 g，生地黄 30 g，山萸肉 15 g，山药 30 g，苍术 15 g，玄参 30 g，麦冬 15 g，枸杞子 15 g，地骨皮 30 g，生龙骨、生牡蛎各 30 g。

糖尿病病情迁延日久，不仅伤阴，也会耗气，即既有气虚见症，又有肾阴亏损的见症。糖尿病肾病肾损害逐渐加重，出现明显蛋白尿者，以气阴两虚型多见。故以黄芪、党参益气，苍术、山药健脾，生地黄、山萸肉、枸杞子、麦冬滋补肾阴，玄参、地骨皮清虚热，生龙骨、生牡蛎牡则益肾固精。其中黄芪配山药、苍术配玄参又是祝谌予用于降糖的两对主药，地骨皮重用也有良好的降糖作用。如兼见瘀血，舌质紫暗或见瘀斑，可加葛根、丹参、赤芍、川芎、红花、益母草、凌霄花、泽兰等。其中葛根不仅能生津止渴，而且因其含有葛根黄酮而具有很好的活血化瘀作用，葛根配丹参又为治疗糖尿病方中活血化瘀的主药。若夹水湿，可加冬瓜皮、赤小豆、车前子、防己。本方根据祝谌予经验对药增减而成，临床确有降糖及改善一般肾损害之功效，但须较长时间服用，且服法采取多量频服的方法较好。

4. 脾肾阳虚

主证：神疲乏力，面色㿠白，少气懒言，畏寒肢冷，口淡不渴，腰背冷痛，下肢浮肿，纳少便溏。舌淡胖嫩有齿痕，脉沉细弱。

治法：温补脾肾。

处方：真武汤加味。川附子 15 g，炒白术 10 g，云苓 15 g，生姜 2 片，白芍 12 g，党参 15 g，生黄芪 30 g，熟地黄 15 g，山茱萸 10 g，川牛膝 15 g，木香 6 g，干姜 6 g，桑白皮 20 g，泽泻 15 g，仙茅 15 g，汉防己 15 g，桂枝 10 g。

脾肾阳虚，水湿潴留，常有浮肿、大量蛋白尿、低蛋白血症，或伴血脂升高，为糖尿病后期之肾病综合征，预后多不良。此时水肿多比较严重，且有许多患者伴有血压升高，其血浆蛋白降低较蛋白尿之丢失更为明显，这可能由于蛋白除通过肾脏漏出外，还有胃肠道丢失蛋白质等可能，因而其水钠潴留较其他疾病引起的肾病综合征更为严重，对利尿剂的反应也差。补充人血白蛋白也鲜能起到应有的利尿效果。此时患者的水肿多肿胀而较硬，皮色晦暗或兼瘀斑，或见肌肤甲错，多兼见瘀血的表现。此时应用中药温肾利水之真武汤，同时加参芪补气健脾，加陈皮、木香行气运脾，令脾气健运，气行水行，另可加炙水蛭 10 ~ 15 g，常可令水肿消除，而蛋白尿也明显减少。若用水蛭粉，则每天用 2 g，温水送服或装胶囊口服即可。也可加用冬虫夏草 2 g，单独水煎或装胶囊服用。待水肿消退，阳虚内寒渐消，脾肾气虚仍在，此时可改用五子衍宗丸合补中益气汤，以健脾固肾巩固疗效，可加金樱子、芡实、沙苑子等。

5. 阴阳两虚

主证：面色黧黑，畏寒肢冷，神疲乏力，口干欲饮，腰膝酸软，夜尿多，大便干或稀，甚则可见水肿，气急，恶心，神昏。舌胖质红，脉沉细数。

治法：温补肾阳，佐以滋阴。

处方：金匮肾气丸、济生肾气丸、秘元煎加减。茜草根 30 g，川牛膝 15 g，杜仲 20 g，党参 20 g，黄芪 30 g，附子 15 g，熟地黄 25 g，山茱萸 12 g，山药 12 g，茯苓 10 g，泽泻 10 g，枸杞子 15 g，仙茅 15 g，淫羊藿 15 g，鹿角霜 15 g。

阴阳两虚型多为糖尿病肾病之后期或终末期，阴虚及阳而致阴阳两虚，既有阳虚见症，又有阴虚见症。严重时则兼浊阴上逆，虚阳上浮，亡阳欲脱之势，当此之时，虽有口干、腰酸、舌红等阴虚表现，但仍应以温阳固脱为主，少佐滋阴，切不可过用寒凉，以免阴寒益增，亡阳虚脱，而致阴阳离决。如症情平稳见恶心呕吐，则为浊邪上逆，胃失和降，可用温胆汤或苏叶黄连汤。若患者口中有尿味、皮肤瘙痒，可用大黄复方口服，或同时应用大黄牡公汤（由大黄、牡蛎、公英组成，协和医院方）水煎剂灌肠，以泻浊解毒。大黄一药是降浊之要药。无论单、复方水煎服，还是以复方灌肠，用药后大便次数以每日 2～3 次为妥，通润为度，勿使大泻，以免损伤正气。

（二）兼证

1. 水不涵木，肝阳上亢

主证：口干欲饮，心烦失眠，尿频，便秘，急躁易怒，面红目赤，心悸怔忡，头晕目眩。舌红，苔黄，脉弦数。

治法：平肝潜阳，滋补肝肾。

处方：天麻钩藤饮、扶桑丸加减。白芍 15 g，杭菊花 30 g，石决明 20 g，天麻 15 g，钩藤 15 g，茺蔚子 15 g，葛根 20 g，川芎 10 g，桑叶 15 g，茯苓 15 g，泽泻 10 g，密蒙花 15 g，珍珠母 30 g，代赭石 15 g。

本兼证多见于糖尿病肾病患者合并高血压者，多在气阴两虚、阴虚热盛的基础上，肾阴虚，水不涵木，导致肝的阴血亦不足，肝阳上亢，出现头晕目眩、面红目赤、急躁易怒等肝阳上亢的表现。本型应标本兼治或急则治标，在益气养阴或滋补肝肾之阴的基础上，再配以平肝潜阳的治法，用天麻钩藤饮、扶桑丸加减治之。或先以天麻钩藤饮治疗，肝阳上亢症状缓解后，再以滋补肝肾缓治其本。

2. 血瘀证

主证：肢体麻木或刺痛，或有胸痹心痛，或头痛经久不愈，痛如针刺而有定处，或见心悸怔忡，夜卧不宁，唇甲紫暗，或见肢体不遂。舌下脉络青紫或舌有瘀斑瘀点，苔薄，脉涩滞。

治法：活血化瘀，通络搜剔。

处方：桃红四物汤、大黄䗪虫丸或桃核承气汤加减。桃仁 15 g，红花 10 g，生地黄 15 g，当归 15 g，赤芍 10 g，川芎 10 g，牛膝 15 g，酒军 6 g，桂枝 10 g，土鳖虫 15 g，地龙 20 g，茜草 25 g，凌霄花 15 g，益母草 15 g，泽兰 20 g。

久病入络可加鬼箭羽 30 g、穿山甲（代）6 g、水蛭 10 g。

本型兼证多见于Ⅳ～Ⅴ期糖尿病肾病患者，在脾肾气阴两虚或肝肾阴虚兼水湿的基础上，久病入络，肾络瘀阻，从而出现瘀水互结的病理改变。近年来吕仁和教授提出肾"微型症瘕"学说，因此临床上应重视活血化瘀、通络散结法的应用。本型患者多数有水肿的表现，同时，此型水肿的特征有瘀血的特点，患者舌下脉络青紫或见舌面的瘀斑、瘀点。在肾穿刺病理上，多存在弥漫结节型肾小球硬化的病理改变，属中医学瘀血、瘀热的范畴。因此，在治疗上应予活血通络、逐瘀搜剔、利水的治则，方用桃红四物汤、大黄䗪虫丸或桃核承气汤加减治之。或可用血府逐瘀汤、抵当丸、下瘀血汤、桂枝茯苓丸等加减治疗。瘀血严重者可应用炙水蛭、地龙、土鳖虫、穿山甲（代）、全蝎等虫类通络搜剔之品，亦可合用血竭、鬼箭羽等破血逐瘀的中药。其中鬼箭羽为朱良春、周仲瑛二位国医大师所常用。鬼箭羽除了有活血化瘀的作用之外，还有祛风除湿和降低血糖的作用。临床研究证实，鬼箭羽能减轻糖尿病肾病肾小球硬化，是治疗糖尿病肾病的有效药物。

3. 湿热证

主证：胸脘腹胀，纳谷不香，时有恶心，身倦头胀，四肢沉重，大便秘结。舌质红体胖，苔黄腻，脉弦滑数。

治法：清热利湿，疏利三焦。

处方：四妙散或小柴胡汤合苏叶黄连汤加减。柴胡 15 g，黄芩 12 g，苏叶 15 g，黄连 6 g，半夏 6 g，砂仁 6 g，熟大黄 12 g，通草 6 g，厚朴 10 g，炒白术 12 g，茵陈 15 g，茯苓 15 g，苍术 12 g，黄檗 10 g，牛膝 15 g，生薏苡仁 15 g。

本型兼证多见于糖尿病肾病出现湿热内蕴时，湿热在肝胆，出现口苦，烦躁易怒，两胁胀痛，目红赤，可用小柴胡汤加减；湿热在中焦，可用黄连平胃散加减，出现恶心、呕吐可合用苏叶黄连汤加竹茹、炙杷叶；湿热下注，四妙散为主；湿热弥漫三焦，可用三仁汤加减；燥热不解者，用增液汤加葛根、天花粉、石斛；便秘者加生大黄、番泻叶；结热不除，选用生石膏、寒水石；如患者水肿严重，皮肤绷紧光亮，按之凹陷易复，尿少赤涩，大便干结，舌红苔黄，脉数有力，属湿热弥漫三焦，三焦水湿不运而水湿泛滥，故患者既有水肿的征象，同时又有三焦水湿化热，湿热壅盛的表现，治当清利三焦湿热，方用己椒苈黄丸合柴苓汤加减治之，也可应用疏凿饮子加减治疗。己椒苈黄丸能清热利湿，通利二便，配合柴苓汤疏利少阳三焦，使水湿得祛，水肿能除。商陆、椒目利水之力较宏。

三、糖尿病肾病的中西医研究

糖尿病肾病的现代治疗模式，学者们众说纷纭，意见尚不统一，概括而言其总的防治方案可归纳为以下"五字"。一是"早"：早期诊断，早期介入干预性防治；二是"管"：主要指糖尿病饮食的自控管理；三是"控"：控制血糖、血脂、血压及各种危险因素；四是"保"：保护肾功能，阻止或延缓其病理恶化进程；五是"治"：治疗早期糖尿病肾病、临床糖尿病肾病和晚期糖尿病肾病的肾功能损伤及各种并发症。实施糖尿病肾病防治措施的时机和水平直接影响其预后，一旦出现蛋白尿，单靠控制血糖是难以阻止糖尿病肾病的发展恶化的。

综合方法治疗是目前的共识，其中包括中医辨证论治在内的中西医结合等综合措施，其中尤以血管紧张素转换酶抑制剂（ACEI）和血管紧张素Ⅱ受体拮抗剂（ARB）的使用受到广泛重视，循证医学已证实 ACEI 和 ARB 在糖尿病肾病患者控制高血压、减少蛋白尿、延缓肾功能损害进展中的作用，众多研究表明，ACEI 能有效降低血压，扩张肾小球出球小动脉，缓解肾小球囊内压，并可降低尿微量白蛋白排泄缓解早期糖尿病肾病的高滤过状态，阻止或延缓临床糖尿病肾病及肾衰竭的到来。

（一）中西药结合有效控制血糖

糖尿病早期即开始饮食及药物治疗以控制好高血糖，是阻止糖尿病肾病发生及发展的重要措施。若血糖不能得到严格的控制，就无法预防糖尿病肾病发生及延缓其进展。对于糖尿病肾病的治疗，中西医均认为积极稳妥地控制糖尿病能减缓肾脏病变的发展。临床观察发现糖尿病患者血糖被有效控制后，尿蛋白排出量有明显下降，同时由于脂质代谢紊乱的减少，也有利于延缓肾动脉硬化的发生，减轻肾损害。无论是否存在 CKD，糖尿病患者血糖控制的目标为糖化血红蛋白（HbAlc）< 7.0%。糖尿病肾功能不全时更易发生低血糖，且多无典型表现，可以仅有意识淡漠，局限性肢体瘫痪，抽搐，甚至昏迷等。因此，血糖的控制水平应根据患者的受教育程度、年龄、是否可经常检测血糖和对低血糖的自我救护能力等情况综合考虑后再做出恰当的决定。

一旦确诊为糖尿病肾病，为避免口服抗糖尿病药物对肾脏的不良影响，一般主张应使用胰岛素控制血糖，如有困难且 GFR 尚高于 30 mL/min 者，也可使用格列苯酮，因其主要从胆道排泄，仅 5% 由肾脏排泄。临床观察其能够安全用于糖尿病肾病中度蛋白尿期。其次是格列吡嗪，因其代谢产物活性弱，故不易发生低血糖反应，比较安全。另外，诺和龙对肾脏无损伤，格列苯脲可以用于轻度肾功能不全的患者。对于血肌酐水平高、对口服降血糖药不敏感并已有肾功能不全的患者，应使用胰岛素制剂。肾功能不全的糖尿病肾病患者，应用胰岛素时应监测血糖，及时调整剂量以免发生低血糖。UKPDs 证明，多次胰岛素注射能够更好地控制血糖，可以显著地减少糖尿病的微血管并发症。

中药可配合用于糖尿病肾病血糖的控制，根据祝谌予、朱则如的经验，在治疗本病的早期，降血糖宜重用苍术、玄参，降尿糖宜重用黄芪、山药。晚期浮肿明显者常用防己黄芪汤或桂附地黄汤加减以温补脾肾，利水消肿。临床辨证应用玉女煎、玉泉丸、金匮肾气丸等方药，均能不同程度地降低血糖，而且安全稳妥有效，适宜常服，且不易发生低血糖。

（二）糖尿病合并高血压应重视控制血压

高血压使糖尿病肾病的发病率增加 4 倍，因此，合并高血压者，要积极控制血压，以延缓肾损害的进展及恶化。糖尿病肾病血压水平应控制在 125/75 mmHg。UKPDs 结果亦表明高血压和糖尿病应同时治疗。根据肾脏损害程度不同，给予不同的降压要求。降压药物首选 ACEI 类、ARB 类，其次是 β 受体阻滞剂、钙拮抗剂及利尿剂等。另外，有实验证明，ACEI 类及 ARB 类不仅降低系统高血压而且间接降低肾小球内"三高"状态，并且具有非肾小球血流动力学的效应，可有效减少蛋白尿和保护肾脏。糖尿病患者从出现尿微量白蛋白起，无论有无高血压，即可服用 ACEI 类及 ARB 类，保护肾功能，减缓其进展，有益于糖尿病的治疗，同时也有助于降低心脑血管事件的发生。

（三）控制好血脂是防治糖尿病肾病发生发展的必要措施

高脂血症（高胆固醇、高甘油三酯等）是肾功能恶化的因素之一，控制好血脂的各项指标是防治糖尿病肾病发生发展的必要措施。目前选用较多的是他汀类，现代研究表明，他汀类可从多个角度保护肾脏的结构和功能。除了降脂外，还可抑制单核细胞趋化因子基因的表达，减少纤维化因子的产生，从而延缓糖尿病肾病的进程。

终末期肾衰竭期的特殊治疗除降血糖等治疗外，同其他肾病所致的 ESRF 一样，都需进行肾脏替代疗法：血液透析、腹膜透析及肾移植。

（四）以气阴两虚和阴阳两虚为多

糖尿病以阴虚为本，燥热为标。治疗大法总以滋阴为主，以清热为辅。但糖尿病肾病多为后期，临床辨证以气阴两虚和阴阳两虚为多。以肺气虚，津液不布，饮水虽多终不得用；脾气虚弱，虽胃强能食，但肢软无力；肾气虚，肾泻大便不固而量多，此皆以气虚为本，治当以补气为主，有阴虚者，宜益气养阴。近年来更注重益气药的应用，如人参、红参、黄芪、党参等。药理研究证实，人参的主要成分是人参皂苷，能明显降低血糖，促进肝糖原的分解，增强和促进糖酵解作用。人参又有调节脂代谢作用，人参皂苷 Rb2 可使血中总胆固醇及低密度脂蛋白胆固醇显著下降。

（五）中药活血化瘀的治疗优势

糖尿病肾病患者，由于糖代谢和脂质代谢的紊乱，使血液黏度增高，纤维蛋白溶解降低，尤其是出现肾病综合征时，往往呈高凝状态和血管内凝血现象。常规使用抗凝疗法，予以肝素治疗，容易引起视网膜出血，导致视力下降，或引起其他出血倾向，此时应根据久病入络的理论，在益气养阴、温阳补肾方药中，加入中药活血化瘀治疗，可避免肝素的不良反应。同时在糖尿病肾病的后期常合并冠心病、脑梗死、静脉炎、下肢血栓形成、糖尿病足溃疡、肾衰竭等，其中也多兼夹瘀血阻滞，在辨证论治的基础上，适当加用活血化瘀、软坚散结中药，则不仅治疗糖尿病肾病，也可使上述并发症同时得到改善。常用的活血化瘀、软坚散结中药有鬼箭羽、益母草、泽兰、丹参、地龙、水蛭、土鳖虫、凌霄花、刘寄奴、牡丹皮、当归、桃仁、茜草、川芎、赤芍、穿山甲（代）、全蝎等，可酌情选用。

糖尿病肾病是由于代谢紊乱引发的涉及多方面的全身性疾病，因此其治疗相较复杂，宜具体情况具体分析，而施以不同的个性化治疗。

（张彩霞）

第五节　前列腺癌

一、概述

前列腺癌在欧美是最常见的男性恶性肿瘤之一，占第二位。在美国前列腺癌发病率中占第一位，死病死率仅次于肺癌。中国、日本、印度等亚洲国家前列腺癌发病率远低于欧美国家，但有增长趋势。前列腺癌发病率正在增长，但病死率变化不多，原因是诊断技术的提高，发现了过去临床上不易发现的潜伏癌，另一方面，随着人口老龄化，平均寿命延长，也增加了发生前列腺癌的机会。

前列腺癌的发病机制尚不明确，但年龄因素显而易见，近期研究提示：前列腺癌尚存在家族因素，前列腺癌患者直系亲属的前列腺癌易感性高于正常人群；脂肪摄入过多，特别是动物脂肪的过多摄入，会影响前列腺癌的发病率，这也是东西方前列腺癌发病率存在明显差异的原因之一；在美国的亚洲移民发病率明显高于亚洲人的调查结果提示，环境因素也有一定影响。睾酮及雌激素、催乳素水平的改变均被认为是潜在的致病因素。另外，输精管切除术、职业性金属镉接触似乎都与疾病的发生有关。

前腺癌自然病程的研究认为，前列腺潜伏癌发展为临床癌需经过 11 ～ 12 年。生存率方面，早期局限性前列腺癌的 5 年生存率可超过 90%，随着病程、生存率逐渐下降，总体 5 年生存率为40% ～ 50%。

前列腺癌可归属于中医学"癃闭""血尿"等范畴，中医学认为前列腺癌的发生是肾气亏虚、瘀血阻滞、膀胱湿热蕴结。湿热与痰瘀交结于会阴而致病。其根本在于肾之阴阳亏损，气血虚弱，湿热痰瘀夹杂。概因房事不节，过食膏粱厚味，饮食失宜，情志不调等所致肾、肝、脾、肺、膀胱等脏器功能失调而发病。

二、诊疗要点

（一）诊断依据

1. 临床表现

（1）症状：多数前列腺癌早期病变局限无症状，少数可有早期排尿梗阻症状，晚期可出现一些特异性症状。

①局部表现：局部症状包括尿道梗阻和肿瘤局部扩散对周围组织结构的影响。当肿瘤增大至阻塞尿路时，可出现与良性前列腺增生相似的膀胱颈梗阻症状。表现为逐渐加重的尿流缓慢、尿频、尿急、尿流中断、排尿不尽、排尿困难。癌引起排尿困难和血尿常属晚期，局限性病变引起的梗阻常急性发生并不断加重，是由于外腺病变侵入内腺使其在排尿时顺应性下降所致。尿路梗阻症状刚出现时不论患者本人还是医生都易忽视，尿流率轻度下降，PSA 轻度升高，常在 18 ~ 20 个月出现急性尿潴留。文献报道约 40% 的前列腺癌患者以急性尿潴留为首发症状。当病变范围广泛侵犯尿道膜部时可产生尿失禁，侵犯包膜及其附近神经周围淋巴结时，压迫神经可引起局部疼痛，压迫坐骨神经可引起下肢放射性疼痛。直肠受压时可出现排便困难，当肿瘤沿淋巴结转移致输尿管受压阻塞时，可有腰痛、肾积水表现，双侧者可出现少尿、肾衰竭。前列腺导管癌及移行细胞癌常出现无痛性血尿伴尿频、排尿困难，当肿瘤侵及精囊时可有血精。

②远处转移症状：骨转移是前列腺癌的常见症状，部分患者是以转移灶的症状就医，而无前列腺局部原发症状。任何骨骼均可被侵犯，骨盆和腰椎骨是早期转移最常见的部位，其次为胸椎、肋骨和股骨。骨转移症状表现为持续性骨痛，静卧时更为明显，可引起病理性骨折，甚至截瘫。其他转移症状可有皮下转移结节、肝肿大、淋巴结肿大，下肢淋巴回流受阻时出现下肢浮肿，脑转移时致神经功能障碍，肺转移时出现咳嗽、咯血、胸痛等。晚期患者可出现食欲不振、消瘦、乏力及贫血等表现。

（2）体征：认真、仔细的直肠指检对前列腺癌的诊断和分期有重要意义。检查时要注意前列腺大小、外形、有无不规则结节、腺体扩展程度、中央沟情况、腺体活动度、硬度及精囊情况等。前列腺癌早期，患者常无症状，前列腺癌最常见起病部位为外周带、经直肠指检容易摸到结节，可以是清楚的单个结节，也可成团块状，坚硬如石。

2. 辅助检查

（1）前列腺特异性抗原（PSA）：PSA 升高可能有前列腺癌，但 PSA 为前列腺特异性抗原，非前列腺癌特异性抗原。为提高 PSA 对前列腺癌的鉴别诊断能力，许多学者提出了不同的 PSA 指数对其进行校正。

①游离 PSA 与总 PSA 的比值（F/T）：当总 PSA 水平为 4 ~ 10 ng/mL 时 F/T 对鉴别前列腺病变的良恶性、减少不必要的活检具有重要意义。若 F/T 比值为 0.1 ~ 0.25，应行穿刺活检；若 F/T 比值大于 0.25，则前列腺癌的可能性极小，小于 10%；若 F/T 比值小于 0.1 时，则前列腺癌的可能性极大，大于 80%，应行穿刺活检。

②PSA 速度（PSAV）：是指 PSA 水平的年平均升高速度。正常情况下，PSA 随着年龄的增长而缓慢呈线形升高。前列腺癌患者的 PSA 变化是突然升高，PSAV 突然加快。前列腺癌与 BPH 的 PSAV 之间有着本质的差别，分别为 2.18 ng/（mL·A）和 0.48 ng/（mL·A）。有学者提出以 PSAV 值 0.75ng/（mL·A）作为鉴别良恶性的参考指标。

③PSA 密度（PSAD）：是指单位体积前列腺组织的 PSA 含量，为 PSA 值与前列腺体积之比值。对于 PSA 水平为 4 ~ 10 ng/mL 的患者，PSAD 可显著减少恶性病变的漏诊率。由于 PSAD 受 B 超测量的前

列腺体积影响甚大，其临床应用有一定局限性。

（2）前列腺酸性磷酸酶（PAP）：特异性及敏感性均较差。其他血清学检查包括碱性磷酸酶、乳酸脱氢酶及癌胚抗原等，由于缺乏敏感性及特异性，临床仅作为参考。

（3）B超检查：超声检查是无创性检查方法，可较早发现前列腺内的结节样改变，有助于前列腺癌的早期诊断及连续观察治疗效果。超声检查可经腹部、尿道及直肠进行，尤以经直肠检查效果最佳。前列腺癌超声检查的典型表现为前列腺外周带的低回声占位。目前超声检查是前列腺癌诊断及分期的重要手段。

（4）前列腺系统活检：在超声引导下经直肠或会阴行前列腺系统活检以成为临床常规检查方法。对血清 PSA 水平 > 10 ng/mL，或在 4 ~ 10 ng/mL 之间，而 F/T 比值降低，或直肠指检或前列腺 B 超、CT 或 MRI 提示异常的患者均应行穿刺活检。系统活检可帮助了解肿瘤的范围、估计肿瘤 Gleason 评分及确定前列腺尖部或膀胱颈部肿瘤的位置，避免手术切缘阳性。

（5）同位素骨扫描：可发现前列腺癌的骨转移灶，其可比 X 线片早 3 ~ 6 个月发现骨转移灶，但假阳性率较高。

（6）X 线检查：可发现肺及骨骼转移灶：骨骼转移灶的典型征象是成骨性破坏，骨小梁消失，有时也有溶骨性改变。最常见的转移部位是骨盆和腰椎，其次是胸椎、肋骨和股骨。

（7）CT 或 MRI：两种方法都能显示前列腺与周围组织结构的解剖关系，不能作为定性诊断，而仅能作为分期诊断。一般认为 MRI 较 CT 更有诊断价值，分期更为准确。最新的直肠内 MRI 线圈检查技术增加了 MRI 对前列腺癌的敏感度。有报告认为，MRI 发现骨转移灶要早于骨扫描约 6 个月。

（8）腹腔镜的应用：对怀疑存在淋巴结转移的患者行腹腔镜淋巴结活检术，大大提高了前列腺癌临床分期的准确性。

3. 诊断标准

前列腺癌的诊断包括分期和组织学类型，主要依据前列腺活组织检查或前列腺手术标本的病理检查及其他影像学检查。影像学检查可为前列腺癌的分期提供依据。

病理分级：前列腺癌为腺癌，75% 起源于外周带，20% 起源于移行带，5% 起源于中央带。主要有 4 种组织学分级系统，包括 Cleason 系统、Gaeta 系统、Mayo clinic 系统及 Mostofi 系统，而以 Gleason 系统应用最为推荐。它以肿瘤腺体的分化程度及腺体基质的生长方式为依据，细胞学特点对分级无影响。它将主要原发病变区分为 1 ~ 5 级，将次要的病变区也分为 1 ~ 5 级，1 级分化最好，5 级分化最差，两者级数相加就是组织学评分所得分数，应为 2 ~ 10 分。评分为 2 ~ 4 分属高分化，5 ~ 7 分为中分化，8 ~ 10 分为低分化。评分越高，肿瘤恶性程度越高，预后越差。有研究证实 Gleason 评分为 8 ~ 10 分时，肿瘤为非激素依赖性的比率较大。

4. TNM 分期（AJCC2002）

见（表 12-1）。

5. 鉴别诊断

（1）前列腺结核：有前列腺硬结，似与前列腺癌相似。但患者多年龄轻，有生殖系统其他器官，如精囊、输精管、附睾结核性病变，或有泌尿系统结核症状，如尿频、尿急、尿痛及尿道内分泌物、血精等。结核结节为局部浸润，质地较硬。尿液、前列腺液、精液内有红细胞、白细胞。X 线平片可见前列腺钙化阴影。前列腺活组织检查，可见典型的结核病变等；而癌肿结节有坚硬如石之感，且界限不清，固定。

（2）前列腺结石：前列腺有质地坚硬的结节，与前列腺癌相似。但前列腺结石做直肠指检时，前列腺质韧，扣及结石质硬，有捻发感，血 PSA 检查一般为正常。盆腔摄片可见前列腺区结石阴影。

（3）非特异性肉芽肿性前列腺炎：直肠指诊时，前列腺有结节，易与前列腺癌相混淆。但癌结节一般呈弥散性，高低不平，无弹性。而前者的硬结发展较快，呈山峰样突起，由上外向下内斜行，软硬不一，但有弹性。X 线片和酸性磷酸酶、碱性磷酸酶正常，但嗜酸性粒细胞明显增加。抗感染治疗 1 ~ 2 个月，硬结变小。前列腺硬结穿刺活组织检查，镜下有丰富的非干酪性肉芽肿，充满上皮样细胞，以泡沫细胞为主，周围有淋巴细胞、浆细胞、嗜酸性细胞；腺管常扩张、破裂、充满炎症细胞。

表 12-1　TNM 分期

原发肿瘤 (T)
T_X 原发癌不能评价
T_0 无原发肿瘤证据
T_1 不能被扪及和影像发现的临床隐匿肿瘤
$\quad T_{1a}$ 偶发肿瘤体积 ≤ 所切除组织体积的 5%
$\quad T_{1b}$ 偶发肿瘤体积 > 所切除组织体积的 5%
$\quad T_{1c}$ 穿刺活检发现的肿瘤（因 PSA 升高）
T 局限在前列腺内的肿瘤
$\quad T_{2a}$ 肿瘤限于单叶的 1/2
$\quad T_{2b}$ 肿瘤超过单叶的 1/2，但限于该单叶
$\quad T_{2c}$ 肿瘤侵犯两叶
T_3 肿瘤突破前列腺包膜
$\quad T_{3a}$ 肿瘤侵犯包膜外（单侧或双侧）
$\quad T_{3b}$ 肿瘤侵犯精囊
T_4 肿瘤固定或侵犯精囊以外的其他临近组织结构，如肿瘤侵犯膀胱颈、尿道外括约肌、直肠、肛提肌和（或）盆壁
区域淋巴结（N）
N_X 局域淋巴结不能评价
N_0 无局域淋巴结转移
N_1 区域淋巴结转移
远处转移 (M)
M_X 远处转移无法评估
M_0 无远处转移
M_1 有远处转移
$\quad M_{1a}$ 有区域淋巴结以外的淋巴结转移
$\quad M_{1b}$ 骨转移
$\quad M_{1c}$ 其他器官组织转移

（4）前列腺增生症：前列腺增生症亦可出现与前列腺癌相似的症状。但前列腺呈弥散性增大，表面光滑、有弹性、无硬结；酸性磷酸酶、碱性磷酸酶无变化，血清 PSA 正常或略高；超声检查示前列腺增大，前列腺内光点均匀，前列腺包膜反射连续，与周围组织界限清楚。

（5）前列腺肉瘤：与前列腺癌症状相似。但前列腺肉瘤发病率以青年人较高，其中小儿占 1/3；病情发展快，病程较短；直肠指检检示前列腺肿大，但质地柔韧，软入囊性；多伴有肺、肝、骨骼等处转移的临床症状。

（6）前列腺软斑病：可有排尿困难、前列腺肿大及前列腺硬结。但前列腺软斑病常有发热、血尿、尿培养有大肠埃希菌生长；抗生素治疗效果明显；前列腺活组织检查可发现软斑细胞和 M-G 小体。

（二）辨证要点

1. 血瘀证

除前气虚列腺癌特有的症状外，伴小便滴沥，尿细如线，点滴而下甚或不通，小腹作痛或身痛，舌淡暗可有齿痕，脉细或涩。

2. 湿热蕴结证

伴腰腹胀满，疼痛，小便不利，舌质红，苔黄腻，脉弦滑。

3. 脾肾两虚证

小便不畅或滴沥不通，尿无力，面色㿠白，腰膝酸软，神疲气短，食少，腹胀，便秘，舌淡胖，脉细无力。

（三）治疗常规

1. 辨证治疗

（1）血瘀证。

治法：散瘀、益气、解毒、除湿。

方药：①前列消瘤汤。蛇莓9g，生薏苡仁15g，三棱9g，白花蛇舌草10g，莪术9g，黄芪10g，当归10g，黄精15g，女贞子10g。

②膈下逐瘀汤加减。当归尾6g，赤芍10g，桃仁10g，红花6g，丹参15g，王不留行9g，败酱草15g，生薏苡仁15g，猪苓10g，黄芪10g。

（2）湿热蕴结证。

治法：清热、利湿、散瘀。

方药：八正散加减。白木通6g，瞿麦9g，金钱草15g，萹蓄10g，败酱草15g，黄檗9g，白茅根10g，白花蛇舌草9g，丹参15g，泽兰10g，昆布6g。

（3）脾肾亏虚证。

治法：健脾益肾。

方药：六君子汤加减。陈皮10g，半夏9g，党参10g，茯苓15g，白术10g，厚朴10g，山萸肉6g，生地黄10g，

2. 西医治疗

前列腺癌的治疗必须因人而异，治疗方法须与患者的预期寿命、社会关系、家庭及经济状况相适应。目前仅手术和放疗有希望治愈前列腺癌，且只适于数量有限的患者，很多疗法仅仅是姑息性的。仅能缓解症状。但由于前列腺癌患者自然病程较长，肿瘤生长速度相对较慢，老年人预期寿命较短等，疾病的缓解对许多患者意味着治愈。下面以 ABCD 分期系统为依据，简述各期肿瘤的治疗方法。

（1）前列腺癌的各种西医治疗方法。

①密切随访观察：低危前列腺癌不接受积极治疗引起的副作用的患者，定期复查血 PSA 水平及相应的影像学检查及 DRE，以确定患者病变是否有进展。

②内分泌治疗：前列腺癌分为激素依赖型及非激素依赖型两类，两者分别约占 90% 及 10%。早期的雌激素治疗曾因有比较严重的并发症，而不主张长期应用，近来有学者发现己烯雌酚及二磷酸己烯雌酚具有阻断癌细胞周期、诱发癌细胞凋亡的作用，尤其对雄激素非依赖型癌细胞更为明显，所以有重新评价己烯雌酚的趋势。目前普遍接受的首选内分泌治疗是最大雄激素阻断疗法，即药物去势（LHRH 激动剂）或手术去势（切除睾丸）加服抗雄激素药物。其次是单纯去势疗法，药物去势患者必须同时加服 1 个月抗雄激素药物，以避免睾酮水平反跳致病情恶化。最后是单独使用抗雄激素药物。

③放射治疗：放疗可达到治愈前列腺癌目的，国内外均有较广泛应用。放疗包括内放射治疗、外放射治疗及姑息性放疗等。近年来内放射治疗越来越受重视。

④化学治疗：主要作为晚期前列腺癌，即非激素依赖性前列腺癌的辅助治疗，疗效欠佳。

⑤手术治疗：包括根治性及姑息性手术等。对晚期肿瘤患者为解除其膀胱颈部梗阻可行姑息性的经尿道电切术，目的仅在于缓解梗阻症状，改善患者的生存质量，无治愈意义。对临床分期为 $T_1 \sim T_2$。期患者均可行根治性前列腺切除术，其中包括保留神经的根治术、扩大的根治术等，手术途径可经耻骨后，经会阴开放手术及经腹腔镜下根治切除术，但手术限于预期寿命大于 10 年的患者。

⑥低温疗法：近来低温前列腺切除在欧美国家屡有报道，手术中通过一个冰冻状态的探子搔抓于前列腺体表面，使前列腺组织瞬间冷冻坏死，达到前列腺切除的目的。这项技术手术创伤小、出血少、技术难度低、较安全，但设备要求较高，且切除范围较经典前列腺切除术有差距，还有膀胱出口处冻伤、术后排尿不畅、性功能减退和直肠损伤等并发症，其可行性有待进一步研究。

⑦同位素治疗：目前临床同位素治疗主要用于前列腺癌晚期患者的骨痛治疗，较流行的是 ^{89}Sr，^{89}Sr 可释放纯 β 射线，半衰期为 50 天，进入体内主要浓聚于骨转移灶成骨／破骨细胞反应区发射射线，正常骨组织吸收极少，约 50% 患者可缓解骨痛，维持 3 ~ 6 个月。其他有 ^{153}Sm、^{86}Re。注意本疗法于治疗后 8 周可出现血小板减少等不良反应。

（2）内分泌治疗具体方法：目前多数学者认为内分泌治疗以最大雄激素阻断效果最佳，依不同内分泌治疗疗效由强至弱并结合患者的易接受程度依次排列为：LHRH 激动剂＋抗雄激素药物——睾丸切除术＋抗雄激素药物——单用 LHRH 激动剂（需加用 1 个月抗雄激素药物以避免血清睾酮反跳致病情恶化）——睾丸切除术——单用抗雄激素药物。

三、疗效评定

1. 客观疗效判定标准

（1）完全缓解（CR）：血清 PSA 下降至正常值以下（即 < 4 ng/mL），持续超过 1 个月。

（2）部分缓解（PR）：PSA 下降到治疗前数值的 50%，持续 1 个月以上。

（3）无变化（NC）：PSA 下降不足 50%，或下降虽超过 50%，但持续不足 1 个月。

（4）恶化（PD）：PSA 较治疗前升高。

2. 生存质量评定

采用欧洲肿瘤研究与治疗组织（EORTC）制订的 EORTC QOL 评分量表进行评价。治疗后较治疗前减少 10 分及 10 分以上者为提高，升高 10 分及 10 分以上者为降低，其余为稳定。

四、中医诊疗进展

前列腺癌是男性常见的恶性肿瘤，在美国发病率为男性肿瘤的第一位，在我国近年的发病率及病死率也有逐年上升的趋势。中医药治疗前列腺癌的研究虽在起步阶段，但已经出现了可喜的趋势。尤其对于雄激素非依赖型的前列腺癌，抗雄治疗及放化疗效果不良。

有报道显示中药在治疗雄激素非依赖型的前列腺癌有可喜的疗效。中药枸杞子 50% 乙醇提取物中分得单体化合物莨菪亭，并证明有显著的抑制前列腺癌 PC–3 细胞增殖活性；中药制剂"消肝散结冲剂"标准化组合后作抗肿瘤实验研究，结果表明其对前列腺癌细胞株 LnCap，PC-3 有明显抑制增殖、诱导凋亡和协同放疗的作用；采用中药鸦胆子油乳液局部或静脉注射治疗中晚期前列腺癌 33 例，结果前列腺癌体积缩小，血清 PSA 降低，收到较好疗效。

由于对雄激素非依赖型的前列腺癌无很好的治疗方法，国外对中医药对前列腺癌的治疗作用也越来越重视。在美国，对 1996 年上市的中药复方"PC-SPES"以及近年来的"Equiguard"进行了大量的基础及临床研究，均显示了良好的疗效。因此我们相信，随着中医药治疗前列腺癌的临床、基础研究的不断深入，中药对前列腺癌的治疗将有所突破。需要强调指出，对于各期前列腺癌患者，应以西医规范内分泌治疗或手术治疗为主；中医药在前列腺癌治疗中起辅助作用，其目标主要以改善患者临床症状，提高患者生活质量为主。

（张彩霞）

第六节　前列腺增生症

一、概述

前列腺增生症（BPH）是老年男性中的一种常见病，也称良性前列腺增生，是一种常见的良性肿瘤。其病因仍不清楚，但是睾丸激素和老龄是 BPH 发生的必要前提。临床表现包括三个方面，即症状、增大的前列腺和膀胱出口梗阻。

中医学没有前列腺增生症的病名，但根据其主要表现认为属于"癃闭"范畴。

二、诊疗要点

（一）诊断依据

1. 临床表现

（1）症状：多发生于 50 岁以上，主要为下尿路梗阻表现。早期为尿频、夜尿增多、进行性排尿困难和尿潴留，是 BPH 主要的临床表现。也可出现血尿、充溢性尿失禁、泌尿系感染、膀胱结石、肾功能损害等并发症。由于排尿困难，长期依靠增加腹压帮助排尿，可引起腹股沟疝、痔和脱肛等病变。

（2）体征：有尿潴留时，下腹部膨隆，耻骨上区可触及充盈的膀胱；直肠指检检示，表面光滑，质地中等硬度，有弹性，中央沟变浅或消失。

大小分度及估重：Ⅰ度，腺体达正常的 2 倍，估重为 20 ~ 25 g；Ⅱ度，腺体为正常的 2 ~ 3 倍，中央沟可能消失，重 25 ~ 50 g；Ⅲ度，腺体为正常的 3 ~ 4 倍，直肠指诊刚可触及前列腺底部，中央沟消失，重 50 ~ 70 g；Ⅳ度，腺体超过正常 4 倍，指检已不能触及腺体底部，一侧或两侧侧沟消失，重 75 g 以上。

2. 辅助检查

（1）尿常规：一般前列腺增生患者尿液分析均在正常范围内。由于长期尿潴留影响肾功能，肌酐、尿素氮升高；合并尿路感染时，尿常规检查有红细胞、白细胞、脓细胞。

（2）血清前列腺特异抗原（PSA）：如前列腺有结节或体积过大应查血清 PSA，同前列腺癌相鉴别。

（3）B 超：可测出前列腺大小和突入膀胱腔内情况，可测定残余尿量多少，还可发现膀胱内病变，如憩室、结石和肿瘤等以及肾、输尿管是否积水。

（4）残余尿量测定：可以采用导尿管导尿或超声检查来测定残余尿量，正常不大于 5 mL，前列腺增生时，残余尿量增加。

（5）尿动力学检查：尿流率测定可检查下尿路有无梗阻和梗阻的程度。尿动力学同时还可了解膀胱逼尿肌和后尿道梗阻情况。

（6）膀胱镜检查：可直接观察前列腺是否增大，侧叶增生及其增大程度，还可发现膀胱继发病变，如小梁、憩室或感染等，以及并发结石和肿瘤等。

（7）泌尿道 X 线检查：腹部平片可观察膀胱结石；排泄性尿道造影可判断尿路梗阻及肾功能情况；膀胱造影可观察膀胱颈部或底部受压变形；尿道造影可显示前列腺尿道段的狭窄等。

（8）CT、MRI 检查：可发现前列腺增生的腺体部分，能将其与正常腺体区分开。用于诊断和与前列腺癌相鉴别。

3. 诊断标准

（1）年龄、病史：50 岁以上，有下尿路症状病史。

（2）症状：可见尿频、夜尿增多、进行性排尿困难，或出现尿潴留、充溢性尿失禁等下尿路梗阻症状。也可出现血尿、泌尿系感染、膀胱结石、肾功能损害等并发症。

（3）直肠指检：发现前列腺体积增大，边缘清楚，表面光滑，质地柔韧而有弹性，中央沟变浅或消失。

（4）B 超：盆腔超声提示前列腺体积增大，重量 > 20 g。

（5）尿流率测定：尿量 > 150 mL，最大尿流率 < 15 mL/s。

凡具备（1）~（4）项或兼（5）项者，即可诊断为前列腺增生症。

4. 鉴别诊断

（1）神经源性膀胱：可引起排尿困难、尿潴留或泌尿系感染等，与前列腺增生相似的症状。但神经源性膀胱患者常有明显的神经系统损害的病史和体征，如下肢感觉和运动障碍、便秘、大便失禁、会阴部感觉减退或消失，肛门括约肌松弛、收缩能力减弱或消失。直肠指检前列腺并不增大。尿流动力学检查具有较高的鉴别诊断价值。膀胱测压逼尿肌无反射、无收缩等。

（2）膀胱颈挛缩：有膀胱颈梗阻之症状。多见于青壮年，直肠指检和 B 超检查，前列腺不增大。膀胱镜检查可见膀胱颈部后唇抬高，三角区与膀胱颈的距离变短，尿道内口变形。

（3）尿道狭窄：有排尿困难、尿流细或尿潴留等症状。但有尿道损伤、尿道感染的病史；直肠指检前列腺不增大，且明显向上移位；尿道探子检查，狭窄处尿道探子受阻；膀胱尿道造影检查能显示狭窄。

（4）前列腺癌：可有排尿困难等相似症状，但直肠指检前列腺部位多可触及质地坚硬、无弹性的结节；血清 PSA 可增高；前列腺活组织检查可以发现癌细胞；B 超检查示前列腺增大，包膜反射不连续，界限不清。

（5）前列腺结石：直肠指检前列腺增大，有尿频、排尿困难等症状。指检时可扪及质地坚硬的结节，有结石摩擦感；盆腔 X 线片可见前列腺部位有结石阴影。

（6）膀胱癌：膀胱颈附近的膀胱癌，临床表现为膀胱出口梗阻，常有排尿困难等症状。但患者多有无痛性血尿，尿液脱落细胞检查可发现癌细胞。膀胱镜检查可以直接看到肿瘤的部位、大小、数目及肿瘤浸润程度，如同时取活组织检查，可明确肿瘤的性质。

（二）辨证要点

1. 湿热下注

小便灼热黄赤，滴沥不爽，甚或突然闭塞不通，少腹急满胀痛，口苦口黏，或小便不通，大便秘结，舌质红，苔黄腻，脉滑数或濡数。

2. 膀胱瘀阻证

小便滴沥难行，或尿如细线，或阻塞不通，少腹急满胀痛，舌质紫暗，或有瘀点瘀斑，脉弦或涩。

3. 脾虚气陷证

小便欲解不得，小腹下坠，排尿无力，或尿失禁，神倦气短，身倦乏力，气少声低，食欲不振，或气坠肛脱，舌质淡，苔白，脉象弱而无力。

4. 肾阳衰微证

小便频数，或排出无力，淋漓不爽，尿液澄清，面色㿠白，神疲倦怠，腰酸腿软，畏寒肢冷，或头晕耳鸣，舌质淡，苔白，脉沉细。

（三）治疗常规

1. 辨证治疗

（1）湿热下注证。

治法：清利湿热，通闭利尿。

方药：八正散合导赤散加减。萹蓄 9 g，瞿麦 9 g，车前子（包煎）9 g，木通 6 g，生地黄 10 g，大黄（后下）3～9 g，山栀 10 g，滑石 10 g，甘草 6 g，竹叶 9 g。

加减：若兼尿痛加海金沙 15 g，石韦 15 g；血尿加白茅根 30 g，地榆 10 g；尿脓加生薏苡仁 15 g，蒲公英 30 g；小便不通，少腹急满胀痛，加穿山甲（代）10 g，石菖蒲 15 g，沉香 3 g。

（2）下焦瘀阻证。

治法：行瘀散结，通利小便。

方药：代抵挡丸加减。当归 15 g，穿山甲 10 g，桃仁 10 g，生大黄（后下）6 g，川牛膝 15 g，红花 6 g，肉桂 6 g，琥珀粉（冲服）4 g，沉香（后下）2 g，生地黄 20 g，萹蓄 10 g，瞿麦 10 g，石菖蒲 10 g。

加减：尿血鲜红或伴有血块者，加三七粉 3 g，白茅根 30 g，大蓟 15 g，小蓟 15 g，地榆 10 g。本方不宜久服，中病即止，一旦小便通利，即以扶正为本。

（3）中气不足证。

治法：补气升阳，淡渗利湿。

方药：补中益气汤加减。黄芪 15 g，党参 12 g，白术 12 g，炙甘草 5 g，当归 10 g，陈皮 10 g，升麻 6 g，柴胡 6 g，桂枝 6 g，猪苓 10 g，茯苓 10 g，泽泻 10 g，

川牛膝 15 g，车前子（包煎）10 g。加减：伴尿痛、溲赤便秘者，加木通 9 g、火麻仁 15 g；伴腰膝

酸软、头晕耳鸣者，加熟地黄 15 g，龟甲 6 g，肉桂 6 g。

（4）肾阳衰微证。

治法：温补肾阳，化气利水。

方药：济生肾气丸加减。熟地黄 20 g，山药 10 g，山萸肉 15 g，牡丹皮 10 g，茯苓 15 g，泽泻 10 g，川牛膝 15 g，车前子 10 g（包煎），麦冬 10 g，肉苁蓉 10 g，制附子 6 g，肉桂 6 g，黄芪 15 g，生大黄（后下）6 g，砂仁 6 g，益智仁 10 g。

加减：若脾虚气弱加黄芪 15 g，白术 10 g；腰酸肢冷者加续断 20 g，巴戟天 15 g，鹿角 30 g；小便不通，加沉香 3 g，穿山甲（代）10 g，石菖蒲 15 g。

2. 西医治疗

（1）临床等待观察：不是所有的临床前列腺增生患者均需选择药物或手术治疗。可以采取观察等待的方法，通过简单的行为和生活指导，如减少总的水摄入量或减少睡前水的摄入量，减少含乙醇及咖啡因等刺激物的饮品等，来改善症状。定期（一般 1 年）进行评估和检查，了解症状和病情发展情况。

（2）α 肾上腺素受体阻滞剂：主要解决前列腺、膀胱颈处平滑肌张力，减轻排尿阻力。常同时降低血压。

① 兼有 α_1 和 α_2 肾上腺素受体阻滞剂：以酚苄明为代表，每次 10 mg，每日 1 ~ 2 次，对症状和尿流率均可明显改善，但副作用体位性低血压、头晕发生率在 30% 左右，目前常选择 α_1 受体阻滞剂。

② α_1 受体阻滞剂：分为短效和长效两种。短效如哌唑嗪，每次 1 mg，每日 2 ~ 3 次；阿夫唑嗪 2.5 mg，每日 2 ~ 3 次。长效以特拉唑嗪应用较广，夜间睡前服用，起始 1 mg 每晚连服 4 天，如无明显头晕、直立性低血压，可每晚 2 mg，有时可用每晚 5 mg。在长效 α_1 受体阻滞剂中又有 α_1A 选择性阻滞剂坦索罗辛，0.2 mg 每晚 1 次，其副作用更少，效果好。

（3）5α 还原酶抑制剂：目前应用最广的是非那雄胺，是一种 Ⅱ 型 5α 还原酶抑制剂，在前列腺内阻止睾酮转变为双氢睾酮，可以使前列腺缩小。该药作用时间缓慢，一般在服药 2 ~ 3 个月之后见效，且需终身服用为其缺点。此外，应用此药后 PSA 可下降一半。常用剂量为 5 mg，每日 1 次。另外一种 5α 还原酶非竞争性抑制剂爱普列特，对 Ⅰ 型、Ⅱ 型酶均有作用，明显降低血清及前列腺内的 DHT。常用量为 10 mg/d，分两次口服。主要不良反应有消化道不适、食欲减退、头晕、失眠、性欲下降、射精量减少等，总不良反应发生率不超过 40%，也可引起血清 PSA 水平下降。

（4）植物药：目前尚缺乏植物药对治疗机制的准确和完善的研究，其长期疗效有待进一步观察。目前常用的有舍尼通，能够阻止睾酮转变为双氢睾酮及抑制白三烯，每次 1 粒，每日 2 次口服，疗程为 3 ~ 6 个月。另外美洲锯叶棕榈植物（伯泌松）和非洲臀果木（通尿灵）也有临床应用。

（5）手术治疗：经尿道前列腺电切术（TURP）适用于绝大多数良性前列腺增生需手术治疗者，其手术效果至今仍被视为金标准。其他的手术还有经尿道前列腺切开术和开放性前列腺摘除术。

（6）微创治疗：微创治疗前列腺增生有一定的局限性，仍不能完全代替电切或开放手术。目前一般认为微创治疗的适应证为年老体弱、不能耐受较大手术的高危患者，不大于中度的前列腺腺体，前列腺中叶无明显增生等。包括气囊扩张、前列腺支架、微波热疗、经尿道前列腺针刺消融术、高能聚焦超声、激光治疗、经尿道前列腺电气化术等。

三、疗效评定

（1）临床控制：主要症状消失，国际前列腺症状评分（IPSS 评分）降低 90% 以上；前列腺体积缩小 20% 以上。

（2）显效：主要症状消失，IPSS 评分降低 60% ~ 89%；前列腺体积稍有缩小。

（3）有效：主要症状部分减轻，IPSS 评分降低 30% ~ 59%。

（4）无效：主要症状无变化。

四、中医诊疗进展

前列腺增生症既是常见病,又是难治病。随着人类预期寿命的延长,患有 BPH 的男性很可能继续增多。患了 BPH 之后,多数患者呈进行性进展,严重影响老年人的生活质量。

BPH 目前治疗方法主要有两类:即手术治疗和药物治疗,手术治疗应严格掌握手术适应证;药物治疗主要包括西药治疗(α 受体阻滞剂、5α–还原酶抑制剂)和中医中药治疗。α 受体阻滞剂可使前列腺平滑肌松弛,减少功能性梗阻症状;5α–还原酶抑制剂可抑制前列腺继续增生,改善尿路梗阻症状。中医中药治疗改善 BPH 患者或 BPH 术后患者临床症状、提高其生活质量方面发挥着重要作用。

近年来中医学在 BPH 诊疗方面形成了自己独特的理论认识,积累了丰富的经验。该病病因病机的主要为:肾虚、血瘀、湿热。年老体衰、肾气亏虚是本病的发病基础;瘀血、湿热是相关的病理因素。前列腺增生之纤维肌肉腺瘤样增生韧块与中医学之"症""积"相通,血瘀当是其致病的重要环节。BPH 患者多见尿频、尿急等尿路刺激症状;文献研究显示,90% 以上的 BPH 患者合并前列腺炎,充分展现湿热在该病发病中的重要地位。因此,BPH 的中医治疗基本治法是补肾益气、活血化瘀、清热利湿。研究已显示,中医中药可降低 BPH 患者的 IPSS 评分,提高其最大尿流率,减少残余尿量,提高其生活质量;同时能使部分较大的前列腺体积缩小,这些研究显示了中医药在 BPH 治疗中的作用和优势。

(张彩霞)

第七节 淋证

一、定义

淋证是指由于肾虚,膀胱湿热,气化失司导致,以小便频急,滴沥不尽,尿道涩痛,小腹拘急,痛引腰腹为主要临床表现的一类病证。

二、病因病机

病机关键:湿热蕴结下焦,肾与膀胱气化不利。

1. 膀胱湿热

多食辛热肥甘之品或嗜酒过度,酿成湿热,下注膀胱,或下阴不洁,湿热秽浊毒邪侵入膀胱,酿成湿热,或肝胆湿热下注皆可使湿热蕴结下焦,膀胱气化不利,而见热淋、血淋、石淋、膏淋诸证。

2. 肝郁气滞

恼怒伤肝,肝失疏泄或气滞不宣,郁于下焦,致肝气郁结,膀胱气化不利,发为气淋。

3. 脾肾亏虚

久淋不愈,湿热耗伤正气,或劳累过度,房事不节,或年老、久病、体弱,皆可致脾肾亏虚,发为气淋、膏淋、血淋、劳淋等。

总之,淋证的病位在肾与膀胱,且与肝、脾有关。其病机主要是肾虚,膀胱湿热,气化失司。肾与膀胱相表里,肾气的盛衰,直接影响膀胱的气化与开合。淋证日久不愈,热伤阴,湿伤阳,易致肾虚;肾虚日久,湿热秽浊邪毒容易侵入膀胱,引起淋证的反复发作。因此,肾虚与膀胱湿热在淋证的发生、发展及病机转化中具有重要的意义。淋证有虚有实,初病多实,久病多虚,初病体弱及久病患者,亦可虚实并见。实证多在膀胱和肝,虚证多在肾和脾。

三、诊断与鉴别诊断

(一)诊断

1. 发病特点

多见于已婚女性,每因疲劳、情志变化、不洁房事而诱发。

2. 临床表现

小便频急，滴沥不尽，尿道涩痛，小腹拘急，痛引腰腹，为各种淋证的主证，是诊断淋证的主要依据。根据各种淋证的不同临床特征，确定不同的淋证。病久或反复发作后，常伴有低热、腰痛、小腹坠胀、疲劳等症。

3. 理化检查

尿常规、尿细菌培养、X线腹部摄片、肾盂造影、双肾及膀胱B超、膀胱镜。

（二）鉴别诊断

1. 癃闭

两者均可见小便短涩量少，排尿困难。但癃闭以排尿困难，全日总尿量明显减少，点滴而出，甚则小便闭塞不通为临床特征，排尿时不痛，每日小便总量远远低于正常，甚至无尿排出；而淋证以小便频急、滴沥不尽、尿道涩痛、小腹拘急、痛引腰腹为特征，排尿时疼痛，每日小便总量基本正常。

2. 尿血

两者均可见小便出血，尿色红赤，甚至尿出纯血等症状。尿血多无疼痛之感，虽亦间有轻微的胀痛或热痛；而血淋则小便滴沥而疼痛难忍。其鉴别的要点是有无尿痛。《丹溪心法·淋》曰："痛者为血淋，不痛者为尿血。"

3. 尿浊

两者均可见小便浑浊。但尿浊排尿时尿出自如，无疼痛滞涩感；而淋证小便频急，滴沥不尽，尿道涩痛，小腹拘急，痛引腰腹。以有无疼痛为鉴别要点。

四、辨证论治

（一）辨证要点

1. 辨明淋证类别

由于每种淋证都有不同的病机，其演变规律和治法也不尽相同，在此需要辨明淋证类别。辨识的要点是每种淋证的各自特征。起病急，症见发热，小便热赤，尿时热痛，小便频急症状明显，每日小便可达数十次，每次尿量少者为热淋；小便排出沙石或尿道中积有沙石，致排尿时尿流突然中断，尿道窘迫疼痛，或沙石阻塞于输尿管或肾盂中，常致腰腹绞痛难忍者为石淋；小腹胀满明显，小便艰涩疼痛，尿后余沥不尽者为气淋；尿中带血或夹有血块，并有尿路疼痛者为血淋；淋证而见小便浑浊如米泔或滑腻如脂膏者为膏淋；久淋，小便淋沥不已，时作时止，遇劳即发者为劳淋。

2. 辨虚实

在区别各种不同淋证的基础上，还需辨识证候的虚实。一般而言，初起或在急性发作阶段，因膀胱湿热、沙石结聚、气滞不利所致，尿路疼痛较甚，小便浑浊黄赤者，多为实证；淋久不愈，尿路疼痛轻微，溺色清白见有肾气不足、脾气虚弱之证，遇劳即发者，多属虚证。气淋、血淋、膏淋皆有虚、实及虚实并见之证，石淋日久，伤及正气，阴血亏耗，亦可表现为正虚邪实并见之证。

3. 辨标本缓急

各种淋证之间可以相互转化，也可以同时并存，所以辨证上应区别标本缓急。一般是本着正气为本，邪气为标；病因为本，证候为标；旧病为本，新病为标等标本关系进行分析判断。以劳淋转为热淋为例，从邪与正的关系看，劳淋正虚是本，热淋邪实为标；从病因与证候的关系看，热淋的湿热蕴结膀胱为本，而热淋的证候为标，根据急则治标，缓则治本的原则，当以治热淋为急务，从而确立清热通淋利尿的治法，先用相应的方药，待湿热渐清，转以扶正为主。同样在石淋并发热淋时，则新病热淋为标，旧病石淋为本，如尿道无阻塞等紧急病情，应先治热淋，后治石淋，治愈热淋后，再治石淋。

（二）治疗原则

实则清利，虚则补益，是治疗淋证的基本原则。实证有膀胱湿热者，治宜清热利湿；有热邪灼伤血络者，治宜凉血止血；有沙石结聚者，治宜通淋排石；有气滞不利者，治宜利气疏导。虚证以脾虚为主者，治宜健脾益气；以肾虚为主者，治宜补虚益肾。

（三）分证论治

1. 热淋

小便频急短涩，尿道灼热刺痛，尿色黄赤，少腹拘急胀痛或有寒热，口苦，呕恶，或腰痛拒按，或有大便秘结，苔黄腻，脉滑数。

病机：湿热毒邪，客于膀胱，气化失司，水道不利；盖火性急迫，故溲频而急；湿热壅遏，气机失宜，故尿出艰涩，灼热刺痛；湿热蕴结，故尿黄赤；腰为肾之府，若湿热之邪侵于肾，则腰痛而拒按；上犯少阳，而见寒热起伏，口苦呕恶；热甚波及大肠，则大便秘结；苔黄腻，脉滑数，均为湿热为病之象。

治法：清热利湿通淋。

方药：八正散。大便秘结，腹胀，重用生大黄，加枳实；腹满便溏，去大黄；伴见寒热，口苦，呕恶，用小柴胡汤；湿热伤阴，去大黄，加生地黄、牛膝、白茅根；小腹胀满，加乌药、川楝子；热毒弥漫三焦，入营入血，用黄连解毒汤合五味消毒饮；头身疼痛，恶寒发热，鼻塞流涕，加柴胡、金银花、连翘。

2. 石淋

实证者尿中时夹沙石，小便艰涩或排尿时突然中断，尿道窘迫疼痛，少腹拘急，或腰腹绞痛难忍，痛引少腹，连及外阴，尿中带血，舌红，苔薄黄；虚证者病久沙石不去，可伴见面色少华，精神委顿，少气乏力，舌淡边有齿印，脉细而弱，或腰腹隐痛，手足心热，舌红少苔，脉细带数。

病机：湿热下注，化火灼阴，煎熬尿液，结为沙石，瘀积水道，而为石淋；积于下则膀胱气化失司，尿出不利，甚则欲出不能，窘迫难受，痛引少腹；滞留于上，则影响肾脏司小便之职，郁结不得下泄，气血滞涩，不通则痛，由肾而波及膀胱、阴部；沙石伤络则尿血；沙石滞留，病久耗气伤阴，但终因有形之邪未去，而呈虚实夹杂之证。

治法：实证宜清热利湿，通淋排石；虚证宜益肾消坚，攻补兼施。

方药：石韦散。排石，加金钱草、海金沙、鸡内金；腰腹绞痛，加芍药、甘草；尿中带血，加小蓟、生地黄、藕节；尿中有血条血块，加川牛膝、赤芍、血竭；小腹胀痛，加木香、乌药；兼有发热，加蒲公英、黄檗、大黄；石淋日久，用二神散合八珍汤；阴液耗伤，用六味地黄丸合石韦散；肾阳不足，用金匮肾气丸合石韦散。

3. 气淋

实证表现为小便涩痛，淋漓不宣，小腹胀满疼痛，苔薄白，脉多沉弦；虚证表现为尿时涩滞，小腹坠胀，尿有余沥，面白不华，舌质淡，脉虚细无力。

病机：肝主疏泄，其脉循少腹，络阴器，绕廷孔；肝郁气滞，郁久化火，气火郁于下焦，或兼湿热侵袭膀胱，壅遏不能宣通，故脐腹满闷，胀痛难受，小便滞涩淋漓，此为实证；年高体衰，病久不愈或过用苦寒、疏利之剂，耗气伤中，脾虚气陷，故小腹坠胀，空痛喜按；气虚不能摄纳，故溲频尿清而有余沥，小便涩滞不甚，是属气淋之属虚者。

治法：实证宜利气疏导，虚证宜补中益气。

方药：实证用沉香散，虚证用补中益气汤。胸闷胁胀，加青皮、乌药、小茴香；日久气滞血瘀，加红花、赤芍、川牛膝；小便涩痛，服补益药后，反增小腹胀满，加车前草、白茅根、滑石；兼血虚肾亏，用八珍汤倍茯苓加杜仲、枸杞子、怀牛膝。

4. 血淋

实证表现为小便热涩刺痛，尿色深红或夹有血块，疼痛满急加剧，或见心烦，舌苔黄，脉滑数；虚证表现为尿色淡红，尿痛涩滞不明显，腰酸膝软，神疲乏力，舌淡红，脉细数。

病机：湿热下注膀胱，热伤阴络，迫血妄行，以致小便涩滞而尿中带血；或心火炽盛，移于小肠，热迫膀胱，血热伤络，故血与溲俱下，血淋乃作；若热甚煎熬，血结成瘀，则溲血成块，色紫而黯，壅塞膀胱，见小腹急满硬痛，舌苔黄，脉滑数，均为实热表现；若素体阴虚，或淋久湿热伤阴，或素患痨疾，乃至肾阴不足，虚火亢盛，损伤阴络，溢入膀胱，则为血淋之虚证。

治法：实证宜清热通淋，凉血止血；虚证宜滋阴清热，补虚止血。

方药：实证用小蓟饮子，虚证用知柏地黄丸。热重出血多，加黄芩、白茅根，重用生地黄；血多痛甚，另服参三七、琥珀粉；便秘，加大黄；虚证，用知柏地黄丸加墨旱莲、阿胶、小蓟、地榆；久病神疲乏力，面色少华，用归脾汤加仙鹤草，泽泻，滑石。

5. 膏淋

实证表现为小便浑浊如米泔水，置之沉淀如絮状，上有浮油如脂，或夹有凝块，或混有血液，尿道热涩疼痛，舌红，苔黄腻，脉濡数；虚证表现为病久不已，反复发作，淋出如脂，小便涩痛反见减轻，但形体日渐消瘦，头昏无力，腰酸膝软，舌淡，苔腻，脉细弱无力。

病机：下焦湿热，阻于络脉，脂液失其常道，流注膀胱，气化不利，不能分清泌浊，因此尿液混浊如脂膏，便时不畅，属于实证；病久肾气受损，下元不固，不能摄纳脂液，故淋出如脂，伴见形瘦乏力，腰膝酸软等虚象。

治法：实证宜清热利湿，分清泄浊；虚证宜补虚固涩。

方药：实证用程氏草薢分清饮，虚证用膏淋汤。小腹胀，尿涩不畅，加乌药、青皮；小便夹血，加小蓟、蒲黄、藕节、白茅根；中气下陷，用补中益气汤合七味都气丸。

6. 劳淋

小便不甚赤涩，但淋漓不已，时作时止，遇劳即发，腰酸膝软，神疲乏力，舌质淡，脉细弱。

病机：淋证日久或病情反复，邪气伤正，或过用苦寒清利，损伤正气，转为劳淋；而思虑劳倦日久，损伤心脾肾诸脏，正气益虚，遂使病情加重；肾虚则小便失其所主，脾虚气陷则小便无以摄纳；心虚则水火失济，心肾不交，虚火下移，膀胱失约，劳淋诸证由之而作。

治法：健脾益肾。

方药：无比山药丸。小腹坠胀，小便点滴而出，可与补中益气汤同用；面色潮红，五心烦热，舌红少苔，脉细数，可与知柏地黄丸同用；低热，加青蒿、鳖甲；面色少华，畏寒怯冷，四肢欠温，舌淡，苔薄白，脉沉细者，用右归丸或用鹿角粉 3 g，分 2 次吞服。

五、其他

1. 单验方

（1）生白果 7 枚，去壳去心存衣，捣碎；用豆浆 1 碗，煮沸，放入白果，搅匀即可食用，每日 1 次。适用于淋证的虚证。

（2）生鸡内金粉、琥珀末各 1.5 g，每日 2 次吞服。适用于石淋。

（3）金钱草 6 g，水煎代茶饮，每日 1 剂饮用。适用于石淋。

（4）大小蓟、白茅根、荠菜花各 30 ~ 60 g，水煎服，每日 1 剂口服。适用于血淋及膏淋。

（5）菟丝子 10 g，水煎服，每日 3 次口服。适用于劳淋。

（6）冬葵子为末，每次 5 g，每日 3 次口服。适用于气淋。

2. 中成药

（1）热淋清颗粒：每次 4 g，每日 3 次开水冲服。适用于热淋。

（2）八正合剂：每次 15 ~ 20 mL，每日 3 次口服。适用于热淋、石淋。

（3）尿感宁冲剂：每次 15 g，每日 3 ~ 4 次口服。适用于热淋。

（4）金钱草冲剂：每次 1 袋，每日 3 次冲服。适用于石淋。

（5）三金片：每次 5 片，每日 3 次口服。适用于各种淋证。

（6）清开灵注射液 40 ~ 60 mL，加 5% 葡萄糖注射液或 0.9% 氯化钠注射液 250 mL，每日 1 次静脉滴注。适用于淋证热毒较甚，热象明显者。

3. 针刺

主穴：肾俞、膀胱俞、京门、照海、天枢。

配穴：中级、三焦俞、阴陵泉、阳陵泉、交信、水道、足三里。

手法：中强刺激，留针 15 ~ 30 分钟，每日 1 ~ 2 次。适用于治疗肾结石、输尿管上段结石，促进通淋排石，缓解疼痛。

（张彩霞）

第八节 癃闭

一、定义

癃闭是指由于肾和膀胱气化失司而导致小便量少，点滴而出，甚则小便闭塞不通为主证的一种病证。其中又以小便不利，点滴而短少，病势较缓者称为"癃"；以小便闭塞，点滴不通，病势较急者称为"闭"。

二、病因病机

病机关键：膀胱气化不利。

1. 湿热蕴结

中焦湿热不解，下注膀胱或肾热移于膀胱，膀胱湿热阻滞，导致气化不利，小便不通，而成癃闭。

2. 肺热气壅

肺为水之上源，热壅于肺，肺气不能肃降，津液输布失常，水道通调不利，不能下输膀胱；又因热气过盛，下移膀胱以致上、下焦均为热气闭阻，而成癃闭。

3. 脾气不升

劳倦伤脾，饮食不节或久病体弱，致脾虚而清气不能上升，则浊阴就难以下降，小便因而不利。

4. 肾元亏虚

年老体弱或久病休虚，肾阳不足，命门火衰，所谓"无阳则阴无以生"，致膀胱气化无权，而溺不得出；或因下焦积热，日久不愈，津液耗损，导致肾阴不足，所谓"无阴则阳无以化"，也可产生癃闭。

5. 肝郁气滞

七情内伤，引起肝气郁结，疏泄不及，从而影响三焦水液的运行及气化功能，致使水道的通调受阻，形成癃闭。

6. 尿路阻塞

瘀血败精或肿块结石，阻塞尿路，小便难以排出，因而形成癃闭。

总之，本病的病位，虽在膀胱，但与三焦、肺、脾、肾的关系最为密切，上焦之气不化，当责之于肺；中焦之气不化，当责之于脾；下焦之气不化，当责之于肾；肝郁气滞，使三焦气化不利，也会发生癃闭。此外，各种原因引起的尿路阻塞，均可引起癃闭。

三、诊断与鉴别诊断

（一）诊断

1. 发病特点

多由忧思恼怒，忍尿，压迫会阴部，过食肥甘辛辣及饮酒、贪凉、纵欲过度等引发本病。多见于老年男性或产后妇女及手术后患者。常有淋证、水肿病病史。

2. 临床表现

以排尿困难，排尿次数可增多或减少，全日总尿量明显减少，排尿无疼痛感觉，点滴而出或小便闭塞不通，点滴全无为临床特征。

3. 理化检查

肛门指检、B超、腹部X线摄片、膀胱镜、肾功能检查。

（二）鉴别诊断

1. 淋证

两者均属膀胱气化不利，故皆有排尿困难、点滴不畅的证候。但癃闭则无刺痛，每天排出的小便总量低于正常，甚则无尿排出，癃闭感受外邪，常可并发淋证；而淋证小便频数短涩、滴沥刺痛，欲出未尽，每天排出小便的总量多为正常，淋证日久不愈，可发展成癃闭。《医学心悟·小便不通》："癃闭与淋证不同，淋则便数而茎痛，癃闭则小便短涩而难通。"

2. 关格

两者均可见小便量少或闭塞不通。但关格常由水肿、淋证、癃闭等经久不愈发展而来，是小便不通与呕吐并见的病证，常伴有皮肤瘙痒，口有尿味，四肢抽搐，甚或昏迷等症状；而癃闭不伴有呕吐，部分患者有水蓄膀胱之症候，但癃闭进一步恶化，可转变为关格。

3. 水肿

两者均可表现为小便不利，小便量少。但水肿是指体内水液潴留，泛滥肌肤，引起头面、眼睑、四肢浮肿，甚者胸、腹水，并无水蓄膀胱之症候；而癃闭多不伴有浮肿，部分患者还兼有小腹胀满膨隆，小便欲解不能或点滴而出的水蓄膀胱之证。

四、辨证论治

（一）辨证要点

1. 细审主证

（1）小便短赤灼热、苔黄、舌红、脉数者属热；若口渴欲饮、咽干、气促者，为热壅于肺；若口渴不欲饮，小腹胀满者，为热积膀胱。

（2）时欲小便而不得出，神疲乏力者属虚；若老年排尿无力，腰膝酸冷，为肾虚命门火衰；若小便不利兼有少腹坠胀、肛门下坠，为中气不足。

（3）若尿线变细或排尿中断，腰腹疼痛，舌质紫暗者，属浊瘀阻滞。

2. 详辨虚实

癃闭有虚实的不同，因湿热蕴结、浊瘀阻塞、肝郁气滞、肺热气壅所致者，多属实证；因脾气不升、肾阳不足、命门火衰、气化不及州都者，多属虚证。若起病急，病程较短，体质较好，尿道窘迫，赤热或短涩，苔黄腻或薄黄，脉弦涩或数，属于实证。若起病缓，病程较长，体质较差，尿流无力，舌质淡，脉沉细弱，属于虚证。

（二）治疗原则

癃闭的治疗应根据"六腑以通为用"的原则，着眼于通，即通利小便。但在具体应用时，通之之法，又因证候的虚实而各异。实证治宜清湿热，散瘀结，利气机而通利水道；虚证治宜补脾肾，助气化，使气化得行，小便自通。同时，还要根据病因，审因论治，根据病变在肺、在脾、在肾的不同，进行辨证论治，不可滥用通利小便之品。此外，尚可根据"上窍开则下窍自通"的理论，用开提肺气法，开上以通下，即所谓"提壶揭盖"之法治疗。

（三）分证论治

1. 膀胱湿热

小便点滴不通或量少而短赤灼热，小腹胀满，口苦口黏，或口渴不欲多饮，或大便不畅，舌质红，苔黄腻，脉沉数。

病机：湿热壅积于膀胱，故小便不利而热赤，甚则闭而不通；湿热互结，膀胱气化不利，故小腹胀满；湿热内盛，故口苦口黏；舌质红，苔黄腻，脉沉数或大便不畅，均因下焦湿热所致。

治法：清热利湿，通利小便。

方法：八正散。

加减：舌苔厚黄腻，加苍术、黄柏；心烦、口舌生疮糜烂，合导赤散；大便通畅，去大黄；口干咽燥，潮热盗汗，手足心热，舌尖红，用滋肾通关丸加生地黄、车前子、牛膝。

2. 肺热壅盛

小便不畅或点滴不通，咽干，烦渴欲饮，呼吸急促或咳嗽，舌红，苔薄黄，脉数。

病机：肺热壅盛，失于肃降，不能通调水道，下输膀胱，故小便点滴不通；肺热上壅，气逆不降，故呼吸急促或咳嗽；咽干，烦渴，舌红，苔薄黄，脉数，都是里热内郁之征。

治法：清肺热，利水道。

方药：清肺饮。

加减：心烦，舌尖红或口舌生疮等症，加黄连、竹叶；大便不通，加杏仁、大黄；头痛、鼻塞、脉浮，加薄荷、桔梗。

3. 肝郁气滞

小便不通或通而不爽、胁腹胀满，善怒，舌红，苔薄黄，脉弦。

病机：七情内伤，气机郁滞，肝气失于疏泄，水液排出受阻，故小便不通或通而不爽；胁腹胀满，为肝气不舒之故。脉弦，多烦善怒，是肝旺之象；舌红，苔薄黄，是肝郁化火之势。

治法：疏利气机，通利小便。

方药：沉香散。

加减：肝郁气滞症状较重，合六磨汤；气郁化火，苔薄黄，舌质红，加牡丹皮、山栀。

4. 尿道阻塞

小便点滴而下或尿如细线，甚则阻塞不通，小腹胀满疼痛，舌质紫暗或有瘀点，脉细涩。

病机：瘀血败精阻塞于内或瘀结成块，阻塞于膀胱尿道之间，故小便点滴而下或尿如细线，甚则阻塞不通，小腹胀满疼痛，舌质紫暗或有瘀点，脉涩，都是瘀阻气滞的征象。

治法：行瘀散结，清利水道。

方药：代抵挡丸。

加减：瘀血现象较重，加丹参、红花；病久面色不华，加黄芪、丹参；小便不通，加用金钱草、海金沙、鸡内金、冬葵子、瞿麦。

5. 脾气不升

时欲小便而不得出或量少而不爽利，气短，语声低微，小腹坠胀，精神疲乏，食欲不振；舌质淡，苔薄白，脉细弱。

病机：清气不升则浊阴不降，故小便不利；中气不足，故气短语低；中气下陷，升提无力，故小腹坠胀；脾气虚弱，运化无力，故精神疲乏，食欲不振；舌质淡，脉弱细，均为气虚之征。

治法：升清降浊，化气利水。

方药：补中益气汤合春泽汤。

加减：舌质红者，加补阴益气煎；兼肾虚证候，加用济生肾气丸。

6. 肾阳衰惫

小便不通或点滴不爽，排出无力，面色㿠白，神气怯弱，畏寒怕冷，腰膝冷而酸软无力，舌质淡，苔白，脉沉细而弱。

病机：命门火衰，气化不及州都，故小便不通或点滴不爽，排出无力；面色㿠白，神气怯弱，是元气衰惫之征；畏寒怕冷，腰膝酸软无力，脉沉细而弱，都是肾阳不足之征兆。

治法：温阳益气，补肾利尿。

方药：济生肾气丸。

兼有脾虚证候，可合补中益气汤或春泽汤同用；形神委顿，腰脊酸痛，宜用香茸丸。

五、其他

1. 单验方

生大黄 12 g，荆芥穗 12 g，晒干后（不宜火焙，否则药力减弱）共研末，分 2 次服，每间隔 4 小时用温水调服 1 次，每日 2 次。适用于癃闭之肺热壅盛证。

2. 中成药

（1）参麦注射液 60 mL，加 5% 葡萄糖注射液或 0.9% 氯化钠注射液 100 mL，每日 1 次静脉滴注。适用于癃闭气阴两虚证。

（2）注射用红花黄色素氯化钠注射液 100 mL，每日 1 次静脉滴注。适用于癥闭之血瘀阻络证。

3. 针灸

选穴：足三里、中极、三阴交、阴陵泉。

刺法：反复捻转提插，强刺激。体虚者，灸关元、气海。

（张彩霞）

第九节　遗精

一、定义

遗精是指不因性交而精液自行泄出，甚至频繁遗泄的病证。有梦而遗者，名为梦遗；无梦而遗，甚至清醒时精自滑出者，名为滑精，是遗精的两种轻重不同的证候。此外中医又有失精、精时自下、漏精、溢精、精漏、梦泄精、梦失精、梦泄、精滑等名称。

二、病因病机

本病病因较多，病机复杂，但其基本病机可概括为两点：一是火热或湿热之邪循经下扰精室，开合失度，以致精液因邪扰而外泄，病变与心肝脾关系最为密切；二是因脾肾本身亏虚，失于封藏固摄之职，以致精关失守，精不能闭藏，因虚而精液滑脱不固，病变主要涉及脾肾。

1. 肾虚不藏

恣情纵欲：青年早婚，房事过度或少年频犯手淫，导致肾精亏耗。肾阴虚者，多因阴虚火旺，相火偏盛，扰动精室，使封藏失职；肾气虚者，多因肾气不能固摄，精关失约而出现自遗。

2. 君相火旺

劳心过度：劳神太过，心阴暗耗，心阳独亢，心火不能下交于肾，肾水不能上济于心，心肾不交，水亏火旺，扰动精室而遗。

3. 气不摄精

思虑过度，损伤心脾，或饮食不节，脾虚气陷，失于固摄，精关不固，精液遗泄。

4. 湿热痰火下注

饮食不节，醇酒厚味，损伤脾胃，酿湿生热或蕴痰化火，湿热痰火，流注于下，扰动精室，亦可发生精液自遗。

综上所述，遗精的发病机制，主要责之于心、肝、脾、肾四脏。且多由于房事不节，先天不足，用心过度，思欲不遂，饮食不节等原因引起。

三、诊断与鉴别诊断

（一）诊断

每周 2 次以上或一日数次，在睡梦中发生遗泄或在清醒时精自滑出，并有头昏、耳鸣、精神萎靡、腰酸腿软等症状，即可诊断为遗精。

（二）鉴别诊断

1. 生理性溢精

一般未婚成年男子或婚后长期分居者，平均每月遗精 1～2 次或虽偶有次数稍增多，但不伴有其他症状者，均为生理性溢精。此时无需进行治疗，应多了解性知识，消除不必要的紧张恐惧心理。病理性遗精则为每星期两次以上，甚则每晚遗精数次。

2. 早泄

早泄是男子在性交时阴茎刚插入阴道或尚未进入阴道即泄精，以致不能完成正常性交过程。其诊断要点在于性交时过早射精。而遗精则是在非人为情况下频繁出现精液遗泄，当进行性交时，却可能是完全正常的。其诊断要点在于非人为情况下精液遗泄，但以睡眠梦中多见。有时临床上两者可同时并存。

3. 小便尿精

小便尿精是精液随尿排出或排尿结束后又流出精液，尿色正常而不混浊，古人将本症归于"便浊""白浊""白淫""淋浊"等疾病门中。其诊断要点是精液和尿同时排出或尿后流出精液。多因酒色无度、阴虚阳亢、湿热扰动精室、脾肾气虚等引起。

4. 尿道球腺分泌物

当性兴奋时尿道外口排出少量黏稠无色的分泌物。其镜下虽偶见有精子，但并非精液，故要与遗精相鉴别。

5. 前列腺溢液

某些中青年，因纵欲、酗酒、禁欲、手淫等，致使前列腺充血，腺泡分泌增加，腺管松弛扩张，在搬重物、惊吓、大便用力时，腹压增加，会阴肌肉松弛，会有数量不等的白色分泌物流出，称为前列腺溢液，亦称前列腺漏。

四、辨证论治

（一）辨证要点

1. 审察病位

一般认为用心过度或杂念妄想，君相火旺，引起遗精的多为心病；精关不固，无梦遗泄的多为肾病；故前人有"有梦为心病，无梦为肾病"之说。但还须结合发病的新久以及脉证的表现等，才能正确辨别病位。

2. 分清虚实

初起以实证为多，日久则以虚证为多。实证以君相火旺及湿热痰火下注，扰动精室者为主；虚证则属肾虚不固，脾虚气不摄精，封藏失职。若虚而有热象者，多为阴虚火旺。

3. 辨别阴阳

遗精属于肾虚不藏者，又当辨别偏于阴虚，还是偏于阳虚。偏于阴虚者，多见头昏目眩，腰酸耳鸣，舌质红，脉细数；偏于阳虚者，多见面白少华，畏寒肢冷，舌质淡，脉沉细。

4. 洞察转归

遗精的发生发展与体质、病程、治疗恰当与否有密切关系。病变初期及青壮年患者多为火盛或湿热所致，此时若及时清泻则可邪退病愈；遗精日久必耗伤肾阴，甚则阴损及阳，阴阳俱虚，此时可导致阳痿、早泄、男子不育等。故对遗精日久不愈、有明显虚象或年老体衰者，治疗又当以补血为主。若治疗后遗精次数减少，体质渐强，全身症状减轻，则为病势好转，病将痊愈之象。

（二）治疗原则

遗精的基本病机包括两个方面，一是火邪或湿热之邪，扰及精室；二是正气亏虚，精关不固。治疗遗精切忌只用固肾涩精一法，而应该分清虚实，实证以清泻为主；虚证方可补肾固精。同时还应区分阴虚阳虚的不同情况，而分别采用滋养肾阴及温补肾阳的治法。至于虚而有热者，又当予以养阴清火，审证施治。

（三）分证论治

1. 心肾不交

每多梦中遗精，次日头昏且晕，心悸，精神不振，体倦无力，小便短黄而有热感。舌质红，脉细数。

病机：君火亢盛、心阴暗耗，心火不能下交于肾、肾水不能上济于心，水亏火旺，扰动精室，致精液走泄；心火偏亢，火热耗伤心营，营虚不能养心则心惊；外不能充养肌体，则体倦无力，精神不振；上不能奉养于脑，则头昏且晕；小便短黄而有热感，乃属心火下移小肠，热入膀胱之征；舌质红，脉细数，均为心营被耗，阴血不足之象。

治法：清心滋肾，交通心肾。

方药：三才封髓丹加黄连、灯芯草之类。方中天门冬补肺，地黄滋肾，金水相生也；黄檗泻相火，黄连、灯芯草清心泻火，水升火降，心肾交泰，则遗泄自止。若所欲不遂，心神不安，君火偏亢，相火妄动，干扰精室，而精液泄出者，宜养心安神，以安神定志丸治之。

2. 肾阴亏虚

遗精，头昏目眩，耳鸣腰酸，神疲乏力，形体瘦弱。舌红少津，脉弦细带数。

病机：恣情纵欲，耗伤肾阴，肾阴虚则相火妄动，干扰精室，致使封藏失职，精液泄出；肾虚于下，真阴暗耗，则精气营血俱不足，不能上承，故见头昏、目眩；不能充养肌肉，则形体瘦弱，神疲乏力；腰为肾之府，肾虚则腰酸；肾开窍于耳，肾亏则耳鸣；舌红少津，脉弦细带数，均为阴虚内热之象。

治法：壮水制火，佐以固涩。

方药：知柏地黄丸合水陆二仙丹化裁。方中知母、黄檗泻火，牡丹皮清热，地黄、山药、山茱萸、芡实、金樱子填精止遗。若遗精频作，日久不愈者，用金锁固精丸以固肾摄精。

3. 肾气不固

滑精频作，面白少华，精神萎靡，畏寒肢冷。舌质淡，苔白，脉沉细而弱。

病机：病久不愈，阴精内涸，阴伤及阳，以致下元虚惫，气失所摄，相关因而不固，故滑精频作；其真阴亏耗，元阳虚衰，五脏之精华不能上荣于面，则面白少华，精神萎靡，畏寒肢冷；舌淡、苔白，脉沉细而弱，均为元阳已虚，气血不足之征。

治法：补肾固精。

方药：偏于阴虚者，用六味地黄丸，以滋养肾阴；偏于阳虚者，用《济生》秘精丸和斑龙丸主之。前方偏于温涩，后者温补之力尤胜。

4. 脾虚不摄

遗精频作，劳则加重，甚则滑精，精液清稀，伴食少便溏，少气懒言，面色少华，身倦乏力。舌淡，苔薄白，脉虚无力。

病机：脾气亏虚，精失固摄，而见遗精频作；劳则更伤中气，气虚不摄，精关不固，则见滑精；频繁遗滑，故精液清稀；脾气亏虚，不能化成气血，心脉失养故心悸，气短，面色无华；脾虚气陷，无力升举故食少便溏，少气懒言；舌淡苔薄白，脉虚无力，均为脾气亏虚之象。

治法：益气健脾，摄精止遗。

方药：妙香散合水陆二仙丹或补中益气汤加减。方中人参、黄芪益气健脾生精；山药、茯苓健脾补中，兼以安神，远志、辰砂清心调神；木香调气；桔梗升清；芡实、金樱子摄精止遗。若以中气下陷为主可用补中益气汤加减。

5. 肝火偏盛

多为梦中遗泄，阳物易举，烦躁易怒，胸胁不舒，面红目赤，口苦咽干，小便短赤。舌红，苔黄，脉弦数。

病机：肝胆经绕阴器，肾脉上贯肝，两脏经络相连，如情志不遂，肝失条达，气郁化火，扰动精室，则引起遗精；肝火亢盛，则阳物易举，烦躁易怒，胸胁不舒；肝火上逆则面红目赤，口苦咽干；小便短赤，舌红苔黄，脉来弦数，均为肝火偏盛之征。

治法：清肝泻火。

方药：龙胆泻肝汤为主。方中龙胆草直折肝火，栀子、黄芩清肝，柴胡疏肝，当归、生地黄滋养肝血，泽泻、车前子、木通导湿热下行，肝火平则精宫自宁。久病肝肾阴虚者，可去木通、泽泻、车前子、柴胡等，酌加何首乌、女贞子、白芍等滋养肝肾之品。

6. 湿热下注

遗精频作或尿时有精液外流，口苦或渴，小便热赤。苔黄腻，脉濡数。

病机：湿热下注，扰动精室，则遗精频作，甚则尿时流精；湿热上蒸，则口苦而渴；湿热下注膀胱，则小便热赤；苔黄腻，脉濡数，均为内有湿热之象。

治法：清热化湿。

方药：猪肚丸。猪肚益胃，白术健脾，苦参、牡蛎清热固涩，尚可酌加车前子、泽泻、猪苓、黄蘗、萆薢等，以增强清热化湿之力。

7. 痰火内蕴

遗精频作，胸闷脘胀，口苦痰多，小便热赤不爽，少腹及阴部作胀。苔黄腻，脉滑数。

病机：痰火扰动精室，故见遗精频作；痰火郁结中焦，故见胸闷脘胀，口苦痰多；痰火互结下焦，故见小便热赤不爽，少腹及阴部作胀；苔黄腻，脉滑数，均为痰火内蕴之征。

治法：化痰清火。

方药：猪苓丸加味。方中半夏化痰，猪苓利湿。还可加黄蘗、黄连、蛤粉等泻火豁痰之品。如患者尿时不爽，少腹及阴部作胀，为病久夹有瘀热之征，可加败酱草、赤芍以化瘀清热。

（张彩霞）

第十节　阳痿

一、定义

阳痿是指青壮年男子由于虚损、惊恐或湿热等原因，致使宗筋弛纵，引起阴茎萎软不举或临房举而不坚的病证。

二、病因病机

病机关键：宗筋弛纵。

1. 命门火衰

多因房劳过度，或少年频犯手淫，或过早婚育，以致精气虚损、命门火衰，引起阳事不举。

2. 心脾受损

思虑忧郁，损伤心脾，则病及阳明冲脉，而胃为水谷气血之海，以致气血两虚，宗筋失养，而成阳痿。

3. 恐惧伤肾

恐则伤肾，恐则气下，渐至阳痿不振，举而不刚，而导致阳痿。

4. 肝郁不舒

肝主筋，阴器为宗筋之汇，若情志不遂，忧思郁怒，肝失疏泄条达，则宗筋所聚无能。

5. 湿热下注

湿热下注，宗筋弛纵，可导致阳痿，经所谓壮火食气是也。

总之，就临床所见，本病以命门火衰较为多见，而湿热下注较为少见，所以《景岳全书·阳痿》说："火衰者十居七八，火盛者，仅有之耳。"主要病位在宗筋与肾，与心、肝、脾关系密切。

三、诊断与鉴别诊断

（一）诊断

1. 发病特点

多有房事太过，久病体虚或青少年频犯手淫史，常伴有神疲乏力，腰酸膝软，畏寒肢冷或小便不畅，滴沥不尽等症。

2. 临床表现

青壮年男子性交时，由于阴茎不能有效地勃起，无法进行正常的性生活，即可诊断本病。

3. 理化检查

血、尿常规，前列腺液，夜间阴茎勃起试验，阴茎动脉测压等检查。同时排除性器官发育不全或药物引起的阳痿。

（二）鉴别诊断

1. 早泄

两者均可出现阴茎萎软，但早泄是指在性交之始，阴茎虽能勃起，但随即过早排精，排精之后因阴茎萎软遂不能进行正常的性交。阳痿是指性交时阴茎不能勃起，两者在临床表现上有明显差别，但在病因病机上有相同之处。若早泄日久，可进一步导致阳痿的发生。

2. 生理功能减退

两者均可出现阳事不举，但男子八八肾气衰，若老年人而见阳事不举，此为生理功能减退，与病理性阳痿应予以区别。

四、辨证论治

（一）辨证要点

1. 辨别有火无火

阳痿而兼见面色㿠白，畏寒肢冷，阴囊阴茎冷缩或局部冷湿，精液清稀冰冷，舌淡，苔薄白，脉沉细者，为无火；阳痿而兼见烦躁易怒，口苦咽干，小便黄赤，舌质红，苔黄腻，脉濡数或弦数者，为有火。其中以脉象和舌苔辨证为主。

2. 分清脏腑虚实

由于恣情纵欲、思虑忧郁、惊恐所伤者，多为脾肾亏虚，命门火衰，属脏腑虚证；由于肝郁化火，湿热下注，而致宗筋弛纵者，属脏腑实证。

（二）治疗原则

阳痿的治疗主要从病因病机入手，属虚者宜补，属实者宜泻，有火者宜清，无火者宜温。命门火衰者，温补忌纯用刚热燥涩之剂，宜选用血肉有情温润之品；心脾受损者，补益心脾；恐惧伤肾者，益肾宁神；肝郁不舒者，疏肝解郁；湿热下注者，苦寒坚阴，清热利湿，即《素问·脏气法时论》所谓"肾欲坚，急食苦以坚之"的原则。

（三）分证论治

1. 命门火衰

阳事不举或举而不坚，精薄清冷，腰酸膝软，精神萎靡，面色㿠白，头晕耳鸣，畏寒肢冷，夜尿清长，舌淡胖，苔薄白，脉沉细。

病机：恣情纵欲，耗损太过，精气亏虚，命门火衰，故见阳事不举，精薄清冷；肾精亏耗，髓海空虚，故见头晕耳鸣；腰为肾之府，精气亏乏，故见腰酸膝软，精神萎靡；畏寒肢冷，舌淡胖，苔薄白，脉沉细，均为命门火衰之象。

治法：温补下元。

方药：右归丸合或赞育丹。阳痿日久不愈，加韭菜籽、阳起石、淫羊藿、补骨脂；寒湿，加苍术、蔻仁；气血薄弱明显，加人参、龟甲胶、黄精。

2. 心脾受损

阳事不举，精神不振，夜寐不安，健忘，胃纳不佳，面色少华，舌淡，苔薄白，脉细弱。

病机：思虑忧郁，损伤心脾，病及阳明冲脉，而阳明总宗筋之会，气血亏虚，则可导致阳事不举，面色少华，精神不振；脾虚运化不健，故胃纳不佳，心虚神不守舍，故夜寐不安；舌淡，脉细弱，为气血亏虚之象。

治法：补益心脾。

方药：归脾汤。肾阳虚，加淫羊藿、补骨脂、菟丝子；血虚，加何首乌、鹿角霜；脾虚湿滞，加木香、枳壳；胃纳不佳，加神曲、麦芽；心悸失眠，加麦冬、珍珠母。

3. 恐惧伤肾

阳痿不举或举而不坚，胆怯多疑，心悸易惊，夜寐不安，易醒，苔薄白，脉弦细。

病机：恐则伤肾，恐则气下，可导致阳痿不举或举而不坚；情志所伤，胆伤则不能决断，故见胆怯多疑；心伤则神不守舍，故见心悸易惊，夜寐不安。

治法：益肾宁神。

方药：大补元煎或启阳娱心丹。肾虚明显，加淫羊藿、补骨脂、枸杞子；惊悸不安，梦中惊叫，加青龙齿、灵磁石。

4. 肝郁不舒

阳痿不举，情绪抑郁或烦躁易怒，胸脘不适，胁肋胀闷，食少便溏，苔薄，脉弦。

病机：暴怒伤肝，气机逆乱，宗筋不用则阳痿不举。肝主疏泄，肝为刚脏，其性躁烈，肝气郁结，则情绪抑郁或烦躁易怒；气机紊乱则胸脘不适，胁肋胀闷；气机逆乱于血脉，则脉象弦。

治法：疏肝解郁。

方药：逍遥散。肝郁化火，加牡丹皮、山栀子；气滞日久，而见血瘀证，加川芎、丹参、赤芍。

5. 湿热下注

阴茎萎软，阴囊湿痒臊臭，睾丸坠胀作痛，小便赤涩灼痛，肢体困倦，泛恶口苦，舌苔黄腻，脉濡数。

病机：湿热下注，宗筋弛纵，故见阴茎萎软；湿阻下焦，故见阴囊湿痒，肢体困倦；热蕴于内，故见小便赤涩灼痛，阴囊臊臭；苔黄腻，脉濡数，均为湿热内阻之征。

治法：清热利湿。

方药：龙胆泻肝汤。大便燥结，加大黄；阴部瘙痒，潮湿重，加地肤子、苦参、蛇床子。

五、其他

1. 单验方

牛鞭 1 根，韭菜子 25 g，淫羊藿 15 g，将牛鞭置于瓦上用文火焙干、磨细；淫羊藿加少许羊油，在文火上用铁锅炒黄（不要炒焦），再和韭子磨成细面；将上药共和混匀：每晚用黄酒冲服 1 匙或将 1 匙粉用蜂蜜和成丸，用黄酒冲服。

2. 中成药

（1）参附注射液 20 ~ 40 mL，加 5% 葡萄糖注射液或 0.9% 氯化钠注射液 100 mL，每日 1 次静脉滴注。适用于阳虚重症。

（2）参麦注射液 60 mL，加 5% 葡萄糖注射液或 0.9% 氯化钠注射液 100 mL，每日 1 次静脉滴注，适用于阳痿气阴两虚证。

（3）六味地黄丸：每次 1 丸，每日 2 次口服。适用于阳痿之肝肾阴虚证。

（4）逍遥丸：每次 1 丸，每日 2 次口服。适用于阳痿之肝气郁结证。

（5）龙胆泻肝丸：每次 1 丸，每日 2 次口服。适用于阳痿之肝经湿热证。。

3. 针灸

（1）针刺选穴：关元、中极、太溪、次髎、曲骨、阴廉。

刺法：针刺得气后留针，并温针灸 3 ~ 5 壮。

（2）灸法：取会阴、大敦、神阙，艾条温和灸与雀啄灸交替使用。

（3）耳针：取耳穴肾、皮质下、外生殖器，以 0.6 cm×0.6 cm 胶布中央粘上王不留行籽贴于上述 3 穴，然后用指稍加压。两耳交替进行，每周 2 次，10 次为 1 个疗程。

（张彩霞）

第十一节 水肿

一、定义

水肿是因感受外邪、饮食失调或劳倦内伤，导致脏腑功能失调，使气化不利，津液输布失常，出现体内水液潴留，泛溢于肌肤，引起以头面、眼睑、四肢、腹背等局部甚至全身浮肿为临床表现的一类病证。

二、病因病机

人体水液的运行，有赖于脏腑气化，诸如肺气的通调、脾气的转输、肾气的蒸腾等。由于外邪的侵袭，或脏腑功能失调，或脏气亏虚，使三焦决渎失职，膀胱气化不利，即可发生水肿。

（一）病因

1. 风邪外袭

肺为水之上源，主一身之表，外合皮毛，最易遭受外邪侵袭，一旦为风邪所伤，内则肺气失宣，不能通调水道，下输膀胱，以致风遏水阻，风水相搏，流溢于肌肤，发为水肿。

2. 风湿相搏

风湿伤人，可以导致痹证，若痹证不已，反复感受外邪，与脏气相搏，脏气受损，不能化气行水，亦可发生水肿。可见风湿相搏之为肿，即可发为痹，痹证不差，复感外邪发为水肿；也可因风湿搏结不散，胀急为肿。

3. 疮毒内犯

诸痛痒疮皆属心火，疮毒内攻，致津液气化失常，也是形成水肿的常见病因。

4. 气滞血瘀

气的升降出入失常，不能温煦和推动血的运行，致血液不能正常运行，瘀血内停，瘀滞于身体某一部位，导致局部肿胀，形成水肿。

5. 饥馑劳倦

由于兵戎战祸，或因严重天灾，生活饥馑，饮食不足，或因脾虚失运，摄取精微物质的功能障碍，加之劳倦伤脾，也是水肿发病的常见原因。

（二）病机

关于水肿的病机，历代医家多从肺、脾、肾三脏加以阐述分析，其中以《景岳全书·肿胀》论述扼要。如云："凡水肿等证，乃肺脾肾三脏相干之病。盖水为至阴，故其本在肾；水化于气，故其标在肺；水惟畏土，故其制在脾。今肺虚则气不化精而化水，脾虚则土不制水而反克，肾虚则水无所主而妄行。"说明肺肾之间，若肾水上泛，传入肺，而使肺气不降，失去通调水道的功能，可以促使肾气更虚，水邪更盛；相反，肺受邪而传入肾时，亦能引起同样结果。同时，肺脾之间，若脾虚不能制水，水湿壅甚，必损其阳，故脾虚的进一步发展，必然导致肾阳亦衰；如果肾阳衰微，不能温养脾土，则可使水肿更加严重。因此，肺、脾、肾三脏与水肿之发病，以肾为本，以肺为标，而以脾为制水之脏，实为水肿病机的关键所在。此外，水肿的病机与心、肝两脏也密切相关。如《奇效良方》说："水之始起也，未尝不自心肾而作。"肝主疏泄和藏血，肝气郁结可导致血瘀水停，发展为水肿。

三、诊断与鉴别诊断

（一）诊断

1. 发病特点

水肿一般先从眼睑开始，继则延及头面、四肢以及全身。亦有先从下肢开始，然后及于全身者。

2. 临床表现

凡具有头面、四肢、腹背，甚至全身水肿临床表现者，即可诊断为水肿。若水肿病情严重者，可见胸闷腹胀、气喘不能平卧等症状。

（二）鉴别诊断

鼓胀：腹部膨胀如鼓而命名。以腹胀大、皮色苍黄、脉络暴露为特征。其肿肢体无恙，胀唯在腹；水肿则不同，其肿主要表现为面、足，甚者肿及全身。

四、辨证论治

（一）辨证要点

1. 辨外感内伤

水肿有外感和内伤之分，外感常有恶寒，发热，头痛，身痛，脉浮等表证；内伤多由内脏亏虚，正气不足或反复外感，损伤正气所致。故外感多实，内伤多虚。不过外感日久不愈，其病亦可由实转虚；内伤正气不足，抗病能力下降，也容易招致外感。

2. 辨病性

辨水肿应分清寒热，察明虚实。阳水属热属实，阴水属寒属虚，临床上除单纯的热证和寒证外，往往是寒热兼夹，较难辨识。一般而言，青少年初病或新感外邪，发为水肿，多属实证；年老或久病之后，正气虚衰，水液潴留，发为水肿者，多以正虚为本，邪实为标。

3. 辨病位

水肿有在心、肝、脾、肺、肾之分。心水多并见心悸、怔忡；肝水多并见胸胁胀满；脾水多并见脘腹满闷食少；肺水多并见咳逆；肾水多并见腰膝酸软，或见肢冷，或见烦热。同时结合其他各脏脉证特点，综合分析，以辨明其病位。

4. 辨兼夹证

水肿常与痰饮、心悸、哮喘、鼓胀、癃闭等病证先后或同时出现，且部分患者往往还可见到多种兼证。临床时则应分清孰主孰从，以便在论治时正确处理好其标本缓急。

5. 辨病势

就是辨别疾病的发展趋势。如病始何脏，累及何脏；是脾病及肾还是肾病及脾；是气病及水还是水停导致气滞，是正复邪退还是正衰邪盛等。这些对治疗和预后都有重要意义。

（二）治疗原则

水肿的治疗，《内经》提出的"开鬼门""洁净府""去菀陈莝"三条基本原则，对后世影响深远，一直沿用至今。其具体治法，历代医家都有补充发展，现将常用的治法分述如下。

1. 利尿法

是治疗水肿病最基本、最常用的方法。常与发汗、益气、温化等法合并运用。

2. 发汗法

适用于面部水肿初起而又有肺气不宣表现的患者或水肿而兼有表证的患者、本法的使用要适可而止，同时要注意与其他治法配合应用。

3. 健脾益气法

本法并非专用于脾脏水肿，实则五脏水肿均可使用。临床上常与利尿法同用。

4. 温化法

适用于阳虚水肿，常与利尿法同用。

5. 育阴利水法

适用于口燥咽干，舌红少苔，小便黄少，脉细数，或阴虚阳亢，头目眩晕的阴虚水肿患者。

6. 燥湿理气法

适用于脾虚不运，腹胀苔腻的患者，也常与利尿法同用。气行则水行，气降则水降，畅通三焦，有助于利尿。

7. 清热解毒法

适用于发热，口渴，咽喉肿痛或身上生疮的水肿患者，常与利尿法同用。

8. 活血化瘀法

适用于有瘀血的水肿患者。

9. 泻下逐水法

适用于全身严重水肿，体实病急，诸法无效，二便不通，可用本法，治标缓急。

10. 扶正固本法

适用于水肿消退，机体正气未复的患者。本法的应用，要注意处理好扶正与祛邪的关系。一般说来，水肿的消退，不等于余邪已尽，病根已除，因此不宜立即放弃祛邪这一治疗环节，而转入纯补之法。如过早补阳则助长热邪，过早补气补阴则助长湿邪，均可引起水肿复发。在水肿消退后的余邪未尽阶段，宜用祛邪而不伤正、扶正而不碍邪的和法治疗，待余邪已尽，再根据气、血、阴、阳的偏损情况，合理进行调补善后。

（三）分证论治

1. 肺水

（1）风邪遏肺：先见眼睑及颜面浮肿，然后延及全身。兼见恶风、发热、咳嗽或咽部红肿疼痛，小便不利。舌苔薄白，脉浮。

病机：风邪犯肺，阻遏卫气，故恶寒发热、咽痛微咳；风邪外袭，肺失宣发，风水相搏，水郁气结，不能通调水道，下输膀胱，故小便不利；先见头面浮肿，逐渐导致全身水肿。

治法：疏风解表，宣肺行水。

方药：越婢加术汤加减。方用麻黄、生姜宣肺解表以行水；白术健脾制水；石膏清肺胃之郁热；大枣、甘草补益肺脾，使中焦健旺，营卫调和，结散阳通，微微汗出，风水随汗而解，小便自利，肿自消失。若口不渴，为肺胃之郁热不甚，去石膏，加茯苓皮、冬瓜皮以利小便；恶寒无汗脉浮紧，为风寒外束皮毛，去石膏加羌活、防风、苏叶发汗祛风；咳嗽喘促不得卧，为风水阻闭肺气，加杏仁、陈皮、苏子、葶苈子以利气行水；咽喉肿痛，为风邪郁结咽喉所致，去生姜，加牛蒡子、射干、黄芩、板蓝根清肺经郁热。

（2）痰热壅肺：头面四肢或全身水肿，咳嗽，痰色黄稠，胸闷气促，身热口渴，小便黄，舌苔黄，脉滑数。

病机：本证多为外邪入里化热而成。痰热壅肺，津液气化失常，不能下输膀胱，浸溢肌肤，发为水肿；痰热郁肺，窒塞胸中，故咳嗽胸闷气促；肺热内盛，故痰色黄稠；身热、口渴、小便黄、舌苔黄腻、脉滑数，为痰热之征象。

治法：清金化痰，利尿消肿。

方药：清金化痰汤合《千金》苇茎汤。方中黄芩、知母、苇茎、桑白皮清热宣肺；陈皮、桔梗、瓜蒌仁理气化痰；麦冬、贝母、甘草润肺止咳；茯苓、薏苡仁、冬瓜仁健脾渗湿消肿；桃仁逐瘀行滞，可增强桔梗、瓜蒌仁等之宣肺效果。故两方合用有清热宣肺、豁痰止咳、渗湿消肿之效。肺热壅盛，咳而喘满，咳痰黏稠不爽，去陈皮，加石膏、杏仁、鱼腥草等泻肺清热。

（3）肺气虚寒：头面或四肢浮肿，气短乏力，面色苍白，形寒畏冷，咳声无力，痰质清稀。舌淡苔白，脉虚细。

病机：肺为水之上源，肺气虚寒，不能通调水道，水液潴留，故头面四肢浮肿；肺气虚寒，上不能敷布津液于百脉，下不能温运于四肢，故气短乏力，形寒畏冷；肺气失于宣化，留而为饮，故咳吐清稀之痰；舌淡苔白，脉细弱，为虚寒之象。

治法：温阳散寒，宣肺行水。

方药：苓甘五味加姜辛半夏杏仁汤。方中干姜、细辛、半夏温化肺中寒痰；杏仁、茯苓宣肺利水；五味子收敛肺气；甘草调中益气。

2. 脾水

（1）脾胃气虚：头面或四肢水肿，时肿时消，食欲欠佳，倦怠乏力，少气懒言，面白不华或大便稀溏。舌淡苔少，脉缓弱。

病机：脾胃气虚，运化失常，水湿浸溢肌肤，故见头面四肢水肿；脾胃为后天之本，脾虚食少，化源不足，故倦怠乏力，少气懒言，面色不华，舌质淡白，脉微弱，脾虚失运，水湿下注，故大便稀溏。

治法：补益脾胃，渗湿消肿。

方药：参苓白术散。方以人参、山药、莲子、白扁豆健脾益气；茯苓、白术、薏苡仁健脾渗湿消肿；砂仁运脾化湿；甘草调中和胃；桔梗宣肺升提。

若水肿而大便稀溏，食少短气，时有肛坠，感冒时作，舌淡苔少，脉虚弱，为中气下陷之征，当补中益气，升阳举陷，用补中益气汤。

（2）脾阳不足：眼睑或全身浮肿，脘腹胀闷，腰以下肿甚，食少便溏，小便短少，面色萎黄，神倦肢冷。舌淡，苔白滑，脉沉缓。

病机：本证多由脾胃气虚发展而成。眼胞属脾，脾虚水湿运化迟缓，故眼胞先肿；脾阳虚弱，水湿停滞，故脘腹胀闷、小便短少不利；脾虚不能消磨水谷，输布精微，营养全身，故面色萎黄、神倦肢冷、食少便溏；舌淡苔白、脉沉缓，为阳气虚弱、阴邪内盛所致。

治法：温脾行水。

方药：实脾饮。方用附子、干姜、白术、厚朴、草果、茯苓温运脾阳；槟榔、木瓜、木香理气行水；生姜、甘草、大枣补中温胃。脾胃阳气健旺，气化水行，则肿胀自消。腹胀大，小便短少，为水湿内盛，原方去大枣、甘草，加桂枝、猪苓、泽泻通阳化气以行水；气短便溏，为中气大虚，加党参、黄芪以益气；咳喘不思食，为脾阳困惫，水气上泛，去大枣、甘草，加砂仁、陈皮、紫苏叶运脾利气。

3. 心水

（1）心气虚弱：下肢或全身水肿，心悸怔忡，心掣气短，胸中憋闷。舌质淡，苔薄白，脉细弱或结代。病机：心居膈上，心气贯于宗脉，若心气不足，运行无力，水邪伏留而为水肿。心气虚则心脉运行不畅，故见心悸怔忡，心掣气短，胸中憋闷；舌质淡，苔薄白，脉细弱或结代等均为心气虚衰的表现。

治法：补益心气。

方药：归脾汤。本方既可治疗心脾两虚，亦可用于心气虚弱之水肿。方中人参、黄芪、白术、炙甘草补益心气；当归、龙眼肉、茯神、酸枣仁、远志等养心血、安心神；少佐木香行气，使补而不滞。水肿较甚，加猪苓、泽泻、车前子利尿消肿；心悸失眠，加合欢花、柏子仁养心安神。

（2）心阳不振：心阳不振除有心气虚弱的证候外，还可见形寒肢冷、咳喘上逆、全身肿满等证。心阳虚衰严重时，则可见大汗淋漓，四肢逆冷，脉微欲绝。

病机：心阳鼓动血脉，运行全身，故亦有化气行水之功。心阳不足，心脉运行受阻，水不化气，上逆则咳喘，外溢而为水肿。心阳衰微不能温煦四肢百骸，故形寒肢冷；心阳外脱，则大汗淋漓；阴阳之气不相顺接，则脉微欲绝。

治法：温通心阳，化气行水。

方药：真武汤。方中附子辛温大热，强心、温阳、散寒；茯苓、白术健脾利水，导水下行；生姜温散水气；芍药敛阴和阳。水肿甚者，加猪苓、泽泻、葶苈子；心气虚，胸闷气短甚者，加人参、黄芪；汗多者，加龙骨、牡蛎、浮小麦。心阳外脱，汤剂不能及时起效，应改用参附注射液静脉注射。

（3）心血瘀阻：下肢或全身水肿，气短而咳逆，脘腹胀闷疼痛，胁下有癥块。舌质瘀暗，口唇发绀，脉结代。

病机：心血瘀阻，多由心气虚或心阳不振演变而来或相互兼见，同时心血瘀阻，亦可加重心气、心阳之虚衰，两者可互为因果。故心血运行瘀阻，气化行水之功失权，上逆而喘咳，水肿加重，脘腹胀闷疼痛等症出现。胁下癥块、舌紫唇青，则属一般瘀血所具有的临床征象。

治法：活血化瘀。

方药：桃红四物汤合四苓散。方中桃红四物汤养心血、化瘀血；四苓散健脾利水消肿。兼心气虚者，加附子、桂枝等。

此外，发于心脏的水肿，若阴阳气血均有亏损，主证表现为水肿、心动悸、脉结代，可用炙甘草汤治之。

4. 肾水

（1）膀胱停水：全身或头面水肿，烦渴饮水，水入即吐，脐下悸动，小便不利，或外有表证，头痛发热。苔白脉数。

病机：肾合膀胱，故本证属于肾水的一种证型。膀胱气化失常，水蓄于内，津液不能上承，故口渴饮水，因内有停水，故水入即吐；膀胱为太阳之府，太阳表证与膀胱停水最易同时而作，形成外有表证、内有膀胱停水之证。

治法：化气行水。

方药：五苓散。方中桂枝化气行水；白术健脾燥湿；泽泻、茯苓、猪苓甘淡渗湿，畅利水道。

（2）下焦湿热：头面与双足浮肿，甚至全身浮肿，纳呆，五心烦热，身热不扬，小便。
赤涩，尿色黄浊。舌苔白黄，脉数。

病机：肾合膀胱，同属下焦，下焦感受湿热，湿遏热郁，肾与膀胱失开阖、气化之职，水液泛溢，则出现头面、双足甚至全身浮肿。纳呆、五心烦热、身热不扬、尿黄、舌黄、脉数为湿热阻滞之象。

治法：清热除湿，利水消肿。

方药：通苓散。方以车前子、木通、茵陈、瞿麦清热除湿；以四苓散利尿消肿。腰痛甚，小便浑浊，为浊湿阻滞尿道，去白术，加黄檗、苍术、土茯苓、萆薢解毒除湿；小便带血，为热伤阴络，加茅根、生地黄、小蓟清热止血；面热、头眩、失眠、腰酸、脉弦数，为湿热日久伤及肾阴，肝阳偏旺，加菊花、钩藤、石决明镇肝潜阳。

（3）肾阳不足：周身浮肿，腰痛膝软，畏寒肢冷，小便不利或夜尿特多，舌质淡白，两尺脉弱。若阳复肿消，则可呈现面目微肿，头昏耳鸣，少寐健忘，遗精盗汗等阴虚之候。

病机：人体水液的气化、输布，主要由肾阳的蒸腾、推动来完成，若肾阳虚衰，则水液的气化失常，出现周身浮肿、腰痛膝软、小便不利或夜尿特多等症；畏寒肢冷、舌质淡白、脉虚弱均为阳虚之候。

治法：温肾行水。

方药：《济生》肾气丸。本方为《金匮》肾气丸加牛膝、车前子而成，有温补肾阳、化气行水之力。本证水肿，除济生肾气丸之外，《金匮》肾气丸和真武汤亦属常用方药，当因证选用。

（4）浊邪上逆：肿满不减或肿消之后，出现神情淡漠，嗜睡不食，甚则神志昏迷，恶心欲吐或呕吐清涎，头晕头痛，胸闷肢冷，神疲面白，少尿或无尿。舌淡苔腻，脉细弱。

病机：浊阴内盛，上扰神明，轻则嗜睡不食，甚则神昏谵语；浊阴不降，清阳不升，胃气上逆，则恶心呕吐，头晕头痛，苔腻；阴寒内盛，阳气不能外达，则四肢逆冷。本证候多为水肿经久不愈或肿虽消，浊毒未清，肾气衰败，演变而成的危急重症。

治法：化浊降逆。

方药：温脾汤加减。方中附子、党参温阳益气化湿；陈皮、茯苓、厚朴、生大黄化湿导浊下行。若阴阳俱虚，出现恶心呕吐、神志不清、面色不华、呼吸微弱、汗出肢冷、二便自遗、舌淡苔腻、脉微欲绝，应回阳救脱、益气敛阴，方用生脉散合《济生》肾气丸。

若内热较甚，身热呕吐，神昏谵语，鼻衄或牙龈出血，舌质红，苔黄燥，脉数有力，治宜清热凉血，降逆和胃止呕，方用黄连温胆汤合犀角地黄汤加大黄。

5. 肝水（气滞水停）

胁肋满痛，脘腹痞满，肢体或全身水肿，纳食减少，嗳气不舒，面色、爪甲淡白无华，小便短少。舌淡，脉弦。

病机：肝失疏达，则气滞水停，胁肋胀满；肝木侮土，运化呆滞，故食少嗳气；脾病则气血的化源不足，故面色爪甲㿠白；舌质淡、脉弦为肝郁气滞之征。

治法：疏肝理气，除湿散满。

方药：柴胡疏肝散合胃苓汤。前方疏肝解郁，理气止痛；胃苓汤燥湿散满，利水消肿。若胁腹胀满较甚，可佐入木香、香附、青皮、谷芽、麦芽等健脾理气之品；气病及血而见胁肋刺痛、舌有瘀点、脉细涩者，可加桃仁、红花、䗪虫、丹参、郁金等活血散瘀；倦怠乏力，少气懒言。气虚较甚者，加党参、黄芪、黄精以益气；畏寒、肢冷、便溏阳虚者，加附子、干姜、补骨脂等以温阳；口苦，小便黄，为气郁化热，加茵陈、虎杖、黄连等清热利湿。

五、其他

（1）木香散：木香、大戟、牵牛子各等份，研为细末，每次用糖开水冲服 3 ~ 6 g。此方多用于体实病实之证，一般以一泄为宜。

（2）大枣 150 g，锅内入水，以上没四指为度；用大蓟并根苗 30 g，煮熟为度。去大蓟吃枣，分4 ~ 6 次服，每日 2 ~ 3 次。

以上两方，均用于消肿，使用时要注意攻补兼施，中病即止。

（3）卢氏消肿方：牵牛子 130 g，红糖 125 g，老姜 500 g，大枣 62 g。共研细末，泛丸，分 3 日服完，每日 3 次，进食前服。本方能促使水邪从肠道排出，对于肾病水肿，消肿效果较好。

（4）益母草，晒干，125 g，加水 800 mL，煎至 300 mL，去渣分 4 次服，隔 3 小时服 1 次；小儿酌情减量。本方用于肾病水肿，小便不通，尿血等。

（5）福寿草（又名冰凉花），碾成粉剂，每次服 25 mg，每日 1 ~ 3 次。用于心性水肿蛮有效。但使用时要严格掌握剂量，过量可出现恶心呕吐，多汗，腹痛，头昏眩晕，视物不清，心慌等中毒症状。

（6）商陆 15 g，绿豆 30 ~ 50 g，煮熟去商陆，常服。本方适用于有热象的水肿患者，但应注意毒副反应的发生，一般不宜长用。

（7）加咪鲤鱼汤，鲤鱼 1 条（约 500 g），生姜 31 g，葱 62 g，炖汤不放盐，喝汤吃鱼。本方适用于气血虚弱患者，对邪浊上逆之肾水慎用。

（8）鳝鱼 500 g，鲜薤白 120 g，炖汤不放盐，喝汤吃鱼。本方适用于气血虚弱患者，对邪浊上逆之肾水慎用。

（9）黄芪 30 ~ 60 g，煎服每日 1 剂。有利尿消肿，消除蛋白尿作用。

（10）益肾汤：当归、川芎、赤芍、红花各 10 ~ 15 g，丹参 15 g，桃仁 9 g，益母草、金银花、白茅根、板蓝根、紫花地丁（或蒲公英）各 30 g，水煎服。适用于肾炎水肿，有出血倾向等符合有瘀血表现者。本方在消除蛋白和恢复肾功能方面有一定疗效。

（11）清热解毒方：金银花、连翘、射干、赤芍、玄参、地肤子、白茅根、白鲜皮、玄参、重楼、蒲公英。适用于水湿内蕴，郁久化热；或外感风热毒邪；或服温燥药与激素后，出现湿热表现，如咽喉干痛，唇舌干红，苔黄腻，面部或皮肤出现红色皮疹者等有一定疗效。

（张彩霞）

第十二节　关格

一、定义

关格是以小便不通、呕吐不止为主要临床表现的病证。小便不通名曰关，呕吐不止名曰格，两者并见名曰关格。关格一般起病较缓，此前多有水肿、淋证、癃闭、消渴等慢性病史，渐进出现倦怠乏力，尿量减少，纳呆呕吐，口中气味臭秽及多种复杂兼症。晚期可见神昏、抽搐、出血、尿闭、厥脱等危候。另有所述以大便不通兼有呕吐而亦称为关格者，不属于本节的讨论范围。

二、病因病机

关格是小便不通、呕吐和各种虚衰症状并见的病证，此由多种疾病发展到脾肾衰惫，浊邪壅塞所致。临证表现为本虚标实，寒热错杂，三焦不行，进而累及其他脏腑，终致五脏俱伤，气血阴阳俱虚。

1. 脾肾阳虚

水肿病程迁延，水湿浸渍或饮食不调，脾失健运，湿浊内困，以致脾阳受损，生化无源；或因劳倦过度，久病伤正，年老体虚，以致肾元亏虚，命门火衰，肾关因阳微而不能开。脾肾俱虚，脏腑失养，故见神疲乏力，面色无华，纳呆泛恶，腰膝酸软，尿少或小便不通。脾肾阳气衰微，气不化水，阳不化浊，则湿浊益甚。末期精气耗竭，阳损及阴，而呈阴阳离决之势。

2. 湿浊壅滞

脾肾虚损，饮食不能化为精微，而为湿浊之邪。湿浊壅塞，三焦不利，气机升降失调，故上而吐逆，下而尿闭。若属中阳亏虚，阳不化湿，湿浊困阻脾胃，则肢重乏力，纳呆呕恶，腹胀便溏，舌苔厚腻。若湿浊久聚，从阳热化，湿热蕴结中焦，胃失和降，脾失健运，则脘腹痞满，纳呆呕恶，口中黏腻或见便秘。浊毒潴留上熏，则口中秽臭或有尿味。湿浊毒邪外溢肌肤，症见皮肤瘙痒或有霜样物析出。湿浊上渍于肺，肺失宣降，肾不纳气，则咳逆倚息，短气不得卧。

3. 阴精亏耗

禀赋不足，素体阴虚或劳倦久病，精气耗竭，阳损及阴，以致肾水衰少，水不涵木；水不济火，心肾不交；心脾两虚，水谷精微不化气血，则面色萎黄，唇甲色淡，心悸失眠；肝血肾精耗伤，失于滋养，则头晕耳鸣，腰膝酸软；阴虚火旺，虚火扰动，则五心烦热，咽干口燥。肾病日久累及他脏，乃至关格末期阴精亏耗，浊毒泛溢，五脏同病。肾病及肝，肝肾阴虚，虚风内动，则手足搐搦，甚则抽搐；肾病及心，邪陷心包，心窍阻闭，则胸闷心悸或心胸疼痛，甚则神志昏迷。

4. 痰瘀蒙窍

脏腑衰惫，久病入络，因虚致瘀或气机不畅，血涩不行，阻塞经脉，加之湿邪浊毒内蕴，三焦壅塞，气机逆乱，以致痰浊瘀血上蒙，清窍闭阻，神机失用，则神昏谵语，烦躁狂乱或意识蒙眬。

5. 浊毒入血

痰瘀痹阻，脉络失养，络破血溢；或湿浊蕴结，酿生毒热，热入营血，血热妄行，以致吐衄便血。此乃脾败肝竭，关格病进入危笃阶段。

6. 毒损肾络

失治误治，未能及时纠偏，酿生浊毒；或久服含毒药物，以致药毒蓄积，侵及下焦，耗损气血，危害肾络，进而波及五脏。

三、诊断与鉴别诊断

（一）诊断

1. 发病特点

患者多有水肿、淋证、癃闭、消渴等基础病史，渐进出现关格见症。部分患者亦可由于急性热病、创伤、中毒等因素而突然致病。

关格一般为慢性进程，但遇外感、咳喘、泄泻、疮疡、手术等诱因引发，可致病情迅速进展或恶化。

2. 临床表现

关格临床表现为小便不通、呕吐和各种虚衰症状并见，兼证极为复杂。一般而言，关格前期阶段以脾肾症状为主，后期阶段则渐进累及多脏，出现危候。

早期阶段：在原发疾病迁延不愈的基础上，出现面色晦暗，神疲乏力。白天尿量减少，夜间尿量增多。食欲不振，恶心欲呕，晨起较为明显，多痰涎或有呕吐。部分患者可有眩晕、头痛、少寐。舌质淡而胖，边有齿印，舌苔薄白或薄腻，脉沉细或细弱。

中末期阶段：早期阶段诸般症状加重乃至恶化，恶心呕吐频作，饮食难进，口中气味臭秽，甚至有尿味。尿量减少，甚至少尿或无尿。或见腹泻，一日数次至十数次不等，或有便秘。皮肤干燥或有霜样物析出，瘙痒不堪，或肌肤甲错，甚则皱瘪凹陷。或有心悸怔忡，心胸疼痛，夜间加重，甚至不能平卧。或胸闷气短，动则气促，咳逆倚息，面青唇紫，痰声辘辘。或有肢体抖动抽搐，甚至瘛疭。或有牙宣、鼻衄、咯血、呕血、便血、皮肤瘀斑、月经不调。或烦躁不宁，狂乱谵语，意识蒙眬。或突发气急，四肢厥逆，冷汗淋漓，神志昏糊，脉微欲绝等。本证阶段患者脉象以沉细、细数、结或代为主。

（二）鉴别诊断

1. 走哺

走哺以呕吐伴有大小便不通利为主证，相似于关格。但走哺一般先有大便不通，继之出现呕吐，呕吐物多为胃中饮食痰涎或带有胆汁和粪便，常伴有腹痛，最后出现小便不通。故属实热证，其病位在肠，与关格有本质的区别。两者相比，关格属危重疾病，预后较差。

2. 转胞

转胞以小便不通利为临床主要表现或有呕吐等症。但转胞为尿液潴留于膀胱，气迫于胞则伴有小腹急痛，其呕吐是因水气上逆所致，一般预后良好。

四、辨证论治

（一）辨证要点

1. 判断临床分期

关格病的早期表现以虚证为主，脾肾气虚、脾肾阳虚或气阴两虚表现较为突出，由于原发病变不同及个体差异，部分患者可见阴虚证。此时兼有浊邪，但并不严重。把握前期阶段对疾病预后至关重要，须有效控制病情，延缓终末期进程。否则阳损及阴，浊邪弥漫，正气衰败。关格后期阶段虚实兼夹，病变脏腑已由脾肾而波及心、肺、肝诸脏，浊邪潴留，壅滞三焦，病趋恶化，以致出现厥脱等阴精耗竭、孤阳离别之危象。

2. 详审原发病证

根据临床普遍规律，脏腑虚损程度与原发疾病密切相关。原发病为本，继发病为标，不同病因对脏腑阴阳气血构成不同程度的损伤，寒化伤阳，热化伤阴，至病变晚期由于机体内在基础不一，从而呈现不同的证候趋向。如：水肿反复发作而致关格者，多以脾肾阳虚为主，很少单纯属于阴虚；淋证迁延而致关格者，由于病起于下焦湿热，湿可化热，热可伤阴，故常有阴虚见症。关格由癃闭发展而致者，转归差异很大。癃闭病因复杂，或外因感受六淫疫毒，或内因伤于饮食情志劳倦以及砂石肿物阻塞尿路，湿热、气结、瘀血阻碍为病，涉及三焦。一般而言，渐进起病的虚性癃闭而致关格者，多以气虚、阳虚见证为先，余者往往阴阳俱虚、寒热错杂。消渴的病机基础是肺燥、胃热、肾虚交互为病，病程经久，耗气伤阴，致关格阶段多属气阴两伤，阴阳俱虚。

3. 区别在气在血

关格早期阶段病在气分，后期阶段病入血分。分辨在气在血须脉症互参，其中最重要的有两点：一是兼夹风寒、风热、寒湿、湿热等各种诱发因素，病在上焦肺卫和中焦脾胃者，多在气分。可伴有发热，恶寒，或咽喉干痛，咳嗽痰黄，或尿痛淋漓，或泄泻腹胀等等。若病及心肝，则多属血分。二是不论有否外邪，凡见各种出血症状，表明病在血分，可使气血更虚，脾肾耗竭。

4. 明辨三焦病位

关格病情危重，证候复杂，辨察三焦病位是论治的关键问题。本病后期由于浊邪侵犯上、中、下三焦脏腑各有侧重，预后不同。浊邪侵犯中焦为关格必见之证，症状又有浊邪犯胃、浊邪困脾之别。病在上焦心肺，临床表现为气急，倚息不能平卧，呼吸低微，心悸胸痛，甚则神昏谵语。浊邪侵犯下焦肝肾，临床以形寒肢冷，四肢厥逆，烦躁不安，抽搐瘛疭为特点。

在关格的后期阶段，根据三焦病位可预察转归。偏于阳损者，多属命门火衰，不能温运脾土，故先见脾败，后见肝竭；偏于阴损者，多属肾阴枯竭，肝风内动，故先见肝竭，而后见脾败。至于心绝和肺绝等多数见于脾败或肝竭之后。浊邪侵犯上焦下焦，则关格病进入危重阶段，时时均可产生阴阳离决之象。

（二）治疗原则

1. 治主当缓，治客当急

本病脾肾衰惫为其本，浊毒内聚为其标。前者为主，后者为客。脏腑虚损为渐进过程，不宜峻补，而需长期调理，用药刚柔相兼，缓缓图之。湿浊毒邪内蕴，宜及时祛除继发诱因，尽力降浊排毒，以防发生浊毒上蒙清窍，阻塞经脉，入营动血或邪陷心包之变。

2. 虚实兼顾，把握中焦

关格是补泻两难的疾病。根据病程演变规律，早期宜侧重补虚，兼以化浊；后期阶段，浊邪弥漫，正气衰败，治疗宜虚实兼顾，用药贵在灵活。本病临床累及三焦脏腑虽有侧重，但浊毒壅滞中焦则贯彻病程始终，故把握中焦为治疗要务。上下交损，当治其中。其时患者尽管正气虚衰，若强用补益亦难以受纳，且更易助长邪实，加重病情。故调理脾胃，化浊降逆，缓解呕恶，增进饮食，才能为下一步的治疗提供条件。

（三）分证论治

1. 脾阳亏虚

纳呆恶心，干呕或呕吐清水，少气乏力，面色无华，唇甲苍白，晨起颜面虚浮，午后下肢水肿，尿量减少，形寒腹胀，大便溏薄，便次增多。舌质胖淡，苔薄白，脉濡细或沉细。

病机：脾阳不振，气血生化无源，气不足则少气乏力；血不足则面色无华，唇甲苍白；中运失健，湿浊内生，则尿少水肿，腹胀便溏；浊邪上逆，则恶心呕吐；脉濡细，苔薄舌质淡为脾阳虚的征象。

治法：温中健脾，化湿降浊。

方药：温脾汤合吴茱萸汤。方中附子、干姜温运中阳，人参、甘草、大枣益气健脾，大黄降浊，吴茱萸温胃散寒，下气降逆，生姜和胃止呕。本方为补泻同用之法，适用于脾胃虚寒，浊邪侵犯中焦，以致上吐下闭者。大黄攻下降浊是权宜之计，以便润为度，防止久用反伤正气；此外，人参的选用应注意原发病的内在基础，如关格由水肿发展而来，以红参为宜；若关格的本病为淋证、癃闭、血尿、肾痨，为阴损及阳，兼有湿热者，选用白参较为适当。阳虚水泛而为水肿者，治宜健脾益气，温阳利水，化裁黄芪补中汤或防己黄芪汤，以人参、黄芪益气补中，白术、苍术、防己健脾燥湿，猪苓、茯苓、泽泻、陈皮利水消肿，甘草和中。其中，生黄芪益气利水而无壅滞中满之弊，治疗水肿较为适宜。脾虚湿困而泛恶者，可用理中丸加姜半夏、茯苓利湿和胃。若湿抑中阳较著，可加用桂枝，师《金匮要略》防己茯苓汤法。

2. 肾阳虚衰

腰酸膝软，面色晦滞，神疲肢冷，下肢或全身水肿，少尿或无尿，纳呆泛恶或呕吐清冷。舌质淡如玉石，苔薄白，脉沉细。

病机：下元亏损，命门火衰，脏腑失于温煦濡养，则腰酸膝软，面色晦滞，神疲肢冷，舌淡，脉沉而细；肾阳衰微，气不化水，阳不化浊，则湿浊潴留，壅塞水道，泛滥肌肤而为水肿；肾关因阳微而不能开，则少尿或无尿。

治法：温补肾阳，健脾化浊。

方药：《济生》肾气丸化裁。方中肉桂、附子温补肾阳，地黄、山药、山茱萸滋养脾肾，茯苓、牡丹皮、泽泻、车前子、牛膝化湿和络，引药下行。肾阳亏损而水肿较重者，选用真武汤。兼有中焦虚寒者，配伍干姜、肉豆蔻、吴茱萸温运中阳。呕吐明显者，加用生姜、半夏。肾阳虚衰者，往往肾阴亦亏，在应用温肾药时，应了解关格病的原发疾病以及肾阴、肾阳虚损的情况。若原发疾病有湿热伤阴基础乃至阴损及阳，温肾药物宜选用淫羊藿、仙茅、巴戟天等温柔之品或选用右归饮，寓温肾于滋肾之中。若肾脏畸形，命火衰微，水湿潴留于肾，以致肾脏肿大，腹部症积者，治宜温补肾阳，同时配伍三棱、莪术、生牡蛎、象贝母等活血祛瘀软坚之品。

3. 湿热内蕴

恶心厌食，呕吐黏涎，口苦黏腻，口中气味臭秽，脘腹痞满，便结不通。舌苔厚腻，脉沉细或濡细。

病机：脾胃受损，纳化失常，湿浊内生，壅滞中焦。湿浊困脾，则脘腹痞满，纳呆厌食，舌苔厚腻，脉沉细或濡细；浊邪犯胃，胃失和降，故恶心呕吐；湿浊化热，则口苦黏腻，口中气味臭秽，便结不通。

治法：清化湿热，降逆止呕。

方药：黄连温胆汤化裁。方用陈皮、半夏、竹茹、枳实、茯苓、黄连清化湿热，配用生姜降逆止呕。浊邪犯胃，和胃降逆化浊法的常用方剂尚有小半夏汤、旋覆代赭汤等，后者降逆止呕的作用较强。亦可加大黄通导腑气，使浊邪从大便而出。

4. 肝肾阴虚

眩晕目涩，腰酸膝软，呕吐口干，五心烦热，食欲缺乏，少寐，尿少色黄，大便干结。舌淡红少苔，脉弦细或沉细。

病机：阴精亏耗，肾水衰少，水不涵木，肝肾失于滋养，则眩晕目涩，腰酸膝软，食欲缺乏，少寐，舌淡红少苔，脉弦细或沉细；阴虚火旺，虚火扰动，则五心烦热，咽干口燥，尿少色黄，大便干结。

治法：滋养肝肾，益阴涵阳。

方药：杞菊地黄丸化裁。方用地黄、山茱萸滋养肝肾，山药补脾固精，茯苓、泽泻渗湿，牡丹皮凉肝泄热，枸杞子、菊花滋补肝肾，平肝明目。肝肾阴虚，肝阳偏亢，易引动肝风，可配伍钩藤、夏枯草、牛膝、石决明平肝潜阳，降泻虚火，以防虚风内动。本病兼夹湿热浊毒，用药不宜滋腻，以免滞邪碍胃。

5. 肝风内动

头痛眩晕，手足搐搦或肢体抽搐，食欲缺乏，泛恶，尿量减少，皮肤瘙痒，烦躁不安，其则神昏痉厥癫痫，尿闭，舌抖或蜷缩，舌干光红或黄燥无津，脉细弦数。

病机：关格末期，肾病及肝，肝肾阴虚，肝阳上亢，则头痛眩晕，舌干光红或黄燥无津，脉细弦数；浊毒阻闭心窍，则舌抖蜷缩；浊毒泛溢，虚风内动，则肢体搐搦，皮肤瘙痒；阴分耗竭，阴不敛阳，阳越于外，故见烦躁不安，其则神昏痉厥。治法：平肝潜阳，息风降逆。

方药：镇肝熄风汤化裁。方用龙骨、牡蛎、代赭石镇肝降逆；龟甲、芍药、玄参、天冬柔肝潜阳息风；牛膝引气血下行以助潜降；合茵陈、麦芽清肝舒郁。若出现舌干光红，抽搐不止者，宜用大定风珠，方用地黄、麦冬、阿胶、生白芍、麻仁甘润存阴；龟甲、鳖甲、牡蛎育阴潜阳；五味子配甘草，酸甘化阴，滋阴息风。

6. 痰瘀蒙窍

小便短少，其则无尿，胸闷心悸，面白唇暗，恶心呕吐，痰涎壅盛或喉中痰鸣，其则神志昏蒙，气息深缓。舌淡苔腻，脉沉缓。

病机：脏腑衰惫，浊毒壅塞，气机逆乱，瘀血阻滞经脉，以致痰浊瘀血上蒙，清窍闭阻，神机失用，则诸症蜂起。

治法：豁痰化瘀，开窍醒神。

方药：涤痰汤化裁。本方适用于痰瘀蒙窍而偏于痰湿者，方中半夏、陈皮、茯苓健脾燥湿化痰；胆南星、竹茹、石菖蒲化痰开窍。若属痰瘀蒙窍而偏于痰热者，用羚羊角汤。该方以羚羊角、珍珠母、竹茹、天竺黄清化痰热；石菖蒲、远志化痰开窍；夏枯草、牡丹皮清肝凉血。以上二方化瘀力稍嫌不足，宜酌情配伍丹参、赤芍、蒲黄、桃仁、三七等化瘀之品。痰瘀浊毒内盛，上蒙清窍而致神昏者，治宜利气开窍醒神。可用醒脑静或清开灵静脉滴注或鼻饲苏合香丸。关格进入神昏危笃阶段，小便不通，治以开窍急救时，尤应注意禁用含毒药物，以免药毒蓄积，危害肾脏。

7. 浊毒入血

烦躁或神昏谵语，尿少或尿闭，呕吐臭秽，或见牙宣、鼻衄、咯血、呕血、便血、皮肤瘀斑，或有发热，大便秘结。舌干少津，脉细弦数。

病机：关格病进入危笃阶段，肾病及心，邪陷心包，或脾败肝竭，浊毒入营动血，络破血溢，以致吐衄便血，烦躁神昏。

治法：解毒化浊，宁络止血。

方药：犀角地黄汤、清宫汤化裁。适用于痰浊化热，热入血分而致鼻衄、咯血等出血证。组方宜以水牛角、生地黄、赤芍等解毒清热、凉血止血为主药或酌情配合应用至宝丹或紫雪丹。治疗血证，要掌握"治火、治气、治血"基本原则，酌情选用收敛止血、凉血止血、活血止血药物。严密观察病情变化。

8. 阳微阴竭

周身湿冷，面色惨白，胸闷心悸，气急倚息不能平卧或呼吸浅短难续，神昏尿闭。舌淡如玉，苔黑或灰，脉细数，或结或代，或脉微细欲绝或沉伏。

病机：肾者元气之根，水火之宅，五脏之阴非此不能滋，五脏之阳气非此不能发。肾阳衰微，阳损及阴，阴耗血竭，阴不敛阳，虚阳浮越，终至阳微阴竭，气脱阳亡，阴阳离决。

治法：温扶元阳，补益真阴。

方药：地黄饮子化裁。方用附子、肉桂、巴戟肉、肉苁蓉、地黄、山茱萸温养真元，摄纳浮阳；麦冬、石斛、五味子滋阴济阳；石菖蒲、远志、茯苓开窍化浊。若出现呼吸缓慢而深，肢冷形寒，汗出不止，命门耗竭者，急宜温命门之阳，用参附注射液静脉滴注。若正不胜邪，心阳欲脱，急用参麦注射液静脉滴注敛阳固脱。

凡浊邪侵犯上焦心肺或下焦肝肾，为关格进入末期危重阶段，口服药物无法受纳者，应采用中西医结合的方法进行抢救。

五、其他

1. 单方验方

（1）冬虫夏草：临床一般用量为 3 ~ 5 g，水煎单独服用或另煎兑入汤剂中，亦可研粉装胶囊服用。20 日为一个疗程，连服 3 ~ 4 个疗程。

（2）地肤子汤：地肤子 30 g，大枣 4 枚，加水煎服，每日 1 剂，分 2 次服完。具有清热利湿止痒功效，适用于关格皮肤瘙痒者。

2. 针灸治疗

主要选穴为中脘、气海、足三里、三阴交、阴陵泉、肾俞、三焦俞、关元、中极、内关。每次选主穴 2 ~ 3 个，配穴 2 ~ 3 个。可根据病情需要选择或增加穴位。虚证用补法，实证用泻法，留针 20 ~ 30 分钟，中间行针 1 次，每日针刺 1 次，10 次为 1 个疗程。

3. 灌肠疗法

降浊灌肠方：生大黄、生牡蛎、六月雪各 30 g，浓煎 200 ~ 300 mL，高位保留灌肠。2 ~ 3 小时后药液可随粪便排出。每日 1 次，连续灌肠 10 日为 1 个疗程。休息 5 日后，可再继续 1 个疗程。适用于关格早中期。

4. 药浴疗法

药浴方：由麻黄、桂枝、细辛、附子、红花、地肤子、羌活、独活等组成。将药物打成粗末，纱布包裹煎浓液，加入温水中，患者浸泡其中，使之微微汗出，每次浸泡 40 分钟，每日 1 次，10 ~ 15 日为 1 个疗程。

（张彩霞）

参考文献

[1] 张伯礼, 薛博瑜. 中医内科学 [M]. 北京: 人民卫生出版社, 2012.

[2] 何裕民. 中医学导论 [M]. 北京: 人民卫生出版社, 2012.

[3] 廖福义. 中医诊断学 [M]. 北京: 人民卫生出版社, 2010.

[4] 毛振玉. 深层针灸四十年针灸临证实录 [M]. 北京: 中国科学技术出版社, 2017.

[5] 朱世鹏. 朱新太针灸经验集朱氏针法传承 [M]. 北京: 中国中医药出版社, 2017.

[6] 冷方南. 中医内科临床治疗学 [M]. 北京: 人民军医出版社, 2013.

[7] 李乃彦. 中医内科临证辑要 [M]. 北京: 中国中医药出版社, 2013.

[8] 陈志强, 杨关林. 中西医结合内科学 [M]. 北京: 中国中医药出版社, 2016.

[9] 周云鹏. 针灸精要 [M]. 上海: 上海中医药大学出版社, 2017.

[10] 高希言, 邵素菊. 针灸临床学 [M]. 郑州: 河南科学技术出版社, 2014.

[11] 程丑夫, 谭圣娥中医内科临证诀要 [M]. 长沙: 湖南科学技术出版社, 2015.

[12] 刘雁峰. 中医妇科临证必备 [M]. 北京: 人民军医出版社, 2014.

[13] 罗元恺. 中医妇科学 (供中医专业用) [M]. 上海: 上海科学技术出版社, 2018.

[14] 胡国华, 罗颂平. 全国中医妇科流派名方精粹 [M]. 北京: 中国中医药出版社, 2016.

[15] 侯瑞祥. 实用中医内科临证手册 [M]. 北京: 中国中医药出版社, 2013.

[16] 刘晓利. 中医治疗原发性痛经文献研究概况 [D]. 北京: 北京中医药大学, 2016.

[17] 谈勇. 中医妇科学 [M]. 北京: 中国中医药出版社, 2016.

[18] 张伯礼, 吴勉华. 中医内科学 [M]. 第 10 版. 北京: 中国中医药出版社, 2017.

[19] 张伯臾. 中医内科学 [M]. 上海: 上海科学技术出版社, 2016.

[20] 李德新. 中医基础理论 [M]. 北京: 人民卫生出版社, 2011.

[21] 宋传荣, 何正显. 中医学基础概要 [M]. 北京: 人民卫生出版社, 2013.

[22] 房敏, 宋柏林. 推拿学 [M]. 北京: 中国中医药出版社, 2016.

[23] 李守先. 针灸易学校注 [M]. 郑州: 河南科学技术出版社, 2017.